CONTROLE BIOLÓGICO DE QUALIDADE DE PRODUTOS FARMACÊUTICOS, CORRELATOS E COSMÉTICOS

TEREZINHA DE JESUS ANDREOLI PINTO

TELMA MARY KANEKO

ANTONIO F. PINTO

CONTROLE BIOLÓGICO DE QUALIDADE DE PRODUTOS FARMACÊUTICOS, CORRELATOS E COSMÉTICOS

4ª

edição

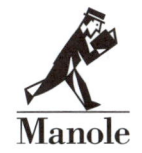

Manole

Copyright © 2015 por meio de contrato com os autores.

Editor Gestor Walter Luiz Coutinho
Editoras Eliane Usui e Juliana Waku
Produção Editorial Hudson Túlio Machado da Silva e Lara Stroesser Figueirôa

Projeto Gráfico Departamento Editorial da Editora Manole
Editoração Eletrônica Luargraf Serviços Gráficos Ltda.
Ilustrações Mary Yamazaki Yorado e Sirio José Braz Cançado
Capa Rubens Lima

Dados Internacionais de Catalogação na Publicação (CIP)
(Câmara Brasileira do Livro, SP, Brasil)

Pinto, Terezinha de Jesus Andreoli
    Controle biológico de qualidade de produtos farmacêuticos, correlatos e cos-
méticos /
Terezinha de Jesus Andreoli Pinto, Telma Mary
Kaneko, Antonio F. Pinto. -- 4. ed. -- Barueri, SP : Manole, 2015.

    Coordenadora: Terezinha de Jesus Andreoli
Pinto.
    Bibliografia.
    ISBN 978-85-204-3776-6

    1. Cosméticos - Controle de qualidade 2. Medicamentos - Controle de quali-
dade 3. Sistemas de controle biológico I. Kaneko, Telma Mary. II. Pinto, Antonio
F. III. Título.

14-12874   CDD-615.1

Índices para catálogo sistemático:

1. Produtos farmacêuticos : Controle biológico de qualidade :
Farmacologia 615.1

1ª Edição – 2000

Direitos adquiridos pela:
Editora Manole Ltda.
Avenida Ceci, 672 – Tamboré
06460-120 – Barueri – SP – Brasil
Fone: (11) 4196-6000 – Fax: (11) 4196-6021
www.manole.com.br
info@manole.com.br

Impresso no Brasil
Printed in Brazil

Sobre os autores

TEREZINHA DE JESUS ANDREOLI PINTO
Professora Titular do Departamento de
Farmácia da Faculdade de Ciências Farmacêuticas
da Universidade de São Paulo (USP).

TELMA MARY KANEKO
Professora Doutora do Departamento de
Farmácia da Faculdade de Ciências Farmacêuticas
da Universidade de São Paulo (USP).

ANTONIO F. PINTO
Farmacêutico-Bioquímico pela Faculdade de Ciências Farmacêuticas da Faculdade
de Ciências Farmacêuticas da
Universidade de São Paulo (USP).

Agradecimentos

Nossos agradecimentos a Adriana Bugno, Irene Satiko Kikuchi, Felipe Rebello Lourenço, Nádia Araci Bou-Chacra e Rosa Noriko Yamamoto que, como grupo de pesquisa, na qualidade de pós-doutorandos, de colegas professores do Departamento de Farmácia, ou ainda de colaboradores no CONFAR, de forma direta ou indireta colaboraram nesta edição. Somos igualmente gratos a todos os colaboradores das edições anteriores. Gostaríamos particularmente de realçar a importante colaboração de Wesley Anderson de Oliveira e Rafael Teruiti de Oliveira Takamoto, pelo tempo e energia que dedicaram a este projeto, para que esta edição se concretizasse.

Sumário

Prefácio

Mais uma vez expressamos nossa grande satisfação por constatarmos que esta obra continua cumprindo seu propósito, ao vê-la reiteradamente citada em teses e diversos trabalhos acadêmicos. Tem sido muito gratificante saber de sua importância para alunos e profissionais da área farmacêutica, que com frequência nos têm contactado com seus tão positivos e importantes comentários, impulsionando-nos a prosseguir no trabalho de atualização e complementação desta obra. Assim, esta nova edição veio à luz para atender a essa crescente demanda.

É portanto com muita alegria que aqui apresentamos a 4ª edição, totalmente revisada e atualizada, esperando que mais uma vez vá ao encontro das expectativas nela depositadas.

Prefácio à 3ª edição

A reiterada solicitação desta nova edição trouxe-nos indizível satisfação, não só pela constatação de que esta obra continua correspondendo a nossas expectativas, mas sobretudo pelo fato de tal se verificar 10 anos após a primeira edição.

Assim, pareceu-nos imprescindível atualizá-la, bem como acrescentar-lhe alguns relevantes capítulos, dada a constante evolução no campo da pesquisa e a nova abordagem nos conceitos de qualidade, fruto de uma tendência mundial de harmonização regulatória.

Infelizmente, porém, não nos foi possível considerar a 5ª edição da *Farmacopeia Brasileira*, a despeito de sua extrema importância, posto que se encontra em fase de preparação, tendo seu lançamento previsto para o final do corrente ano.

Esperamos, assim, continuar mantendo vivo nosso ideal de atender às atuais necessidades na área de qualidade de medicamentos, correlatos e cosméticos, dada a sua vital importância.

São Paulo, junho de 2010

Terezinha de Jesus Andreoli Pinto
Telma Mary Kaneko
Antonio F. Pinto

Prefácio à 1ª edição

Há duas décadas ministrando a disciplina de Controle Biológico de Qualidade de Medicamentos e Cosméticos na Faculdade de Ciências Farmacêuticas da USP, deparamos com dificuldades na indicação de uma bibliografia que pudesse servir de base ao aluno. Isto devido à ausência de um livro-texto, preferencialmente no idioma português, que pudesse contemplar os tópicos básicos da disciplina.

O desafio da elaboração de um livro básico, a ser adotado por alunos ou mesmo por profissionais como primeira instância de consulta, foi-nos inicialmente colocado pela Profa. Dra. Takako Saito, a quem muito agradecemos pela orientação, incentivo e auxílio recebidos. A organização dos capítulos apresentados teve por meta contemplar aspectos conceituais de qualidade, aplicáveis a produtos, sistemas e processos, tanto gerais como no âmbito biológico.

Esta abordagem levou a indecisões quanto ao próprio título do livro, tendo porém prevalecido aquele caracterizado pelo específico, ao qual o geral é indispensável.

A pretensão das autoras não foi de criar uma obra completa de Controle de Qualidade ou de Controle Biológico de Qualidade de Medicamentos e Cosméticos, mas sim de possibilitar acesso a um livro fácil, conciso e atual, que contribua para o ensino nas Faculdades de Farmácia do país.

São Paulo, janeiro de 2000

Terezinha de Jesus Andreoli Pinto
Telma Mary Kaneko
Mitsuko Taba Ohara

Controle total e garantia de qualidade de produtos farmacêuticos, correlatos e cosméticos

1

INTRODUÇÃO E EVOLUÇÃO DOS CONCEITOS CLÁSSICOS DE QUALIDADE

A preocupação relativa à qualidade, quando associada à atividade produtiva, foi sempre aspecto inerente ao ser humano, que busca aperfeiçoar, desenvolver, superar limites, independentemente da atividade que exerça, a fim de atender aos anseios da sociedade como consumidora.

Evidentemente que sofre influências da cultura e dos conhecimentos de cada época, desde antes do período da industrialização. A proximidade existente entre produtor-artesão e consumidor favorecia a solicitação do item desejado com definição de características específicas. Assim, sem uma estrutura formal, sem escalões ou setores independentes, o mesmo indivíduo recebia o pedido, fazia a aquisição de matérias-primas quando necessário, fabricava e entregava ao solicitante o produto em questão. A perfeição com que o trabalho fosse executado, conseguindo atender à expectativa do comprador, as características do produto atuavam como recursos promotores para novas vendas, tanto para o mesmo cliente como para outros que tivessem sido informados a seu respeito. Assim, embora intuitiva e empiricamente, o conceito de qualidade era inserido nos itens produzidos de maneira bastante perfeita.

As primeiras incursões na produção massificada, envolvendo diferentes etapas, com a operação manufatureira segmentada, executada por indivíduos distintos, ou até mesmo com participação de empresas intermediárias, quebraram frequentemente a escala ideal de qualidade, que ainda hoje, mesmo com todos os aspectos teóricos definidos, se procura buscar, compatibilizando diferentes aspectos, a fim de efetivar a satisfação do consumidor.

Acompanhando as diferentes etapas da industrialização, conceitos foram sendo delineados, considerando como essencial nos produtos a adequação ao uso.

Um dos grandes mestres da qualidade, Juran (JURAN; DODFREY, 1998), expressa como sendo um dos melhores conceitos de qualidade do produto a condição de adequação ao uso, sob o ponto de vista do consumidor, que deve ser acessível e a preço desejável. Distintos padrões exigem da qualidade de bens e serviços a excelência quanto à satisfação do consumidor.

A adequação ao uso é por sua vez determinada por aquelas características do produto que o usuário pode reconhecer como benéficas para si, como o gosto do pão recém-assado, a clara recepção de programas de televisão, a pontualidade do serviço de transporte coletivo, a vida útil dos sapatos, a beleza de uma pintura etc. A adequação ao uso de um carro, por exemplo, não é o automóvel, e sim aquilo que o usuário deseja ao comprá-lo, como qualidade, conforto, *status* etc.

A industrialização de produtos farmacêuticos, correlatos e cosméticos vem acompanhando a evolução tecnológica do século atual, envolvendo complexidade crescente até a obtenção do produto terminado. Nesse caso, as características essenciais de qualidade esperadas pelo consumidor são a eficácia terapêutica, funcional e cosmética, além da segurança, ao lado de características menos fundamentais, porém de suma importância, como a beleza do produto e propriedades organolépticas, que conduzam à aceitabilidade do produto.

Dentro do conceito amplo de qualidade de medicamento, correlato ou cosmético, devem ser ressaltados aspectos inerentes ao consumidor, ao profissional médico, à legislação pertinente e à própria indústria.

Pontos básicos que se constituem em itens de adequação ao uso são as características de qualidade, incorporadas e comprovadas a cada etapa. Para atingi-las, há que se levar em conta os seguintes aspectos:

- tecnológicos: itens como dureza, condutividade, acidez. A dureza de um comprimido, por exemplo, pode ser relacionada ao seu tempo de desagregação;
- psicológicos: características organolépticas e de apresentação, tanto da embalagem como do produto em si;
- relacionados ao tempo: confiabilidade, segurança, manutenção; no caso de medicamentos, podem derivar de uma boa formulação, por sua vez submetida a criterioso estudo de estabilidade;
- contratuais: propostas de garantia; podem envolver a responsabilidade de fornecimento ininterrupto, no caso de fármacos dos quais o paciente seja dependente;
- éticos: cortesia do pessoal de vendas, honestidade do serviço de vendas; pode-se considerar a situação de bula honesta, que não omita os efeitos adversos, exacerbando resultados de eficácia terapêutica.

Em uma outra forma de visualização, a qualidade pode ser facilmente classificada em diversas categorias ou parâmetros de adequação ao uso. Medem-se simultaneamente o quanto se conseguiu, no planejamento do produto, captar a necessidade real do usuário e profissional da área, e a qualidade de conformidade, obtida no decorrer da atividade produtiva.

Apesar da importância da adoção do conceito de adequação ao uso para traduzir a qualidade de um produto, existem limitações no que se refere à sua subjetividade, o que torna necessário, sempre que possível, defini-lo por meio de expressão técnica e especificações. Para qualquer produto, as atividades de planejamento, produção, venda, assistência técnica etc. são desempenhadas por diferentes pessoas, inclusive empresas distintas. A existência de especificação bem elaborada, com faixas de tolerância definidas, ao lado da metodologia analítica adequada, consegue uniformizar a linguagem entre partes, permitindo a manutenção da qualidade, apesar de alterações de quadros funcionais.

Outra consideração relativa à qualidade exige atuação dinâmica, envolvendo todas as interfaces de forma crescente e evolutiva, facilitando a entrada e a saída de informações e influências, bem como recebendo suporte da pesquisa e desenvolvimento, sempre que necessário.

Dentre as múltiplas funções que contribuem diretamente para a qualidade do produto, podem ser citados diferentes setores de uma empresa, como o de compras, almoxarifado, produção, vendas etc. O departamento de compras pode analisar vantagens e desvantagens dos orçamentos apresentados pelos fornecedores de matérias-primas, pois dentre várias amostras da mesma substância, ainda que obedeçam aos limites especificados, há sempre possibilidade de opção por aquela de melhor qualidade, em função do preço. É de suma importância o trabalho de certificação de fornecedores, desenvolvido entre os departamentos de suprimentos, e a garantia de qualidade.

A participação do setor de almoxarifado diz respeito ao cumprimento da estocagem adequada das matérias-primas e dos produtos acabados, além do fornecimento de insumos para os departamentos de produção. Adicionalmente, as normas de segurança para o pessoal, bem como para os materiais armazenados, devem ser contempladas.

O setor de produção contribui, seguindo os procedimentos padronizados para higiene e sanitização de áreas e equipamentos, executando todas as operações unitárias conforme constam das fichas de fabricação, não somente nos itens de formulação propriamente dita, mas referentes a todas as etapas de envase e embalagem, bem como respeitando as normas de quarentena, inspeção e amostragem.

Os departamentos de vendas e de marketing dão sua contribuição ao estudar e planejar os recursos de propaganda científica e, em conjunto com o departamento médico, programam as estratégias de novos lançamentos frente ao mercado de concorrentes.

Outros setores, embora não diretamente relacionados à fabricação, mas igualmente importantes dentro da filosofia de controle de qualidade, também contribuem em parcelas somatórias para a manutenção do nível de qualidade planejado. Ainda assim, é fundamental que a empresa tenha em sua estrutura departamento exclusivamente direcionado à função qualidade, tendo por tarefa o zelo, no sentido de preservá-la. Dentro do organograma da empresa, este pessoal não deve ser subordinado ao setor produtivo, ou a outro que possa tolher ou intimidar quanto às ações corretivas ou de rejeições que se façam necessárias. Esse setor deve ser comandado por elemento facilitador da interligação entre diferentes departamentos, liderando o movimento rumo à qualidade.

Uma vez que se tenha visão conceitual do que seja qualidade, e inclusive de que esta deve ser uma característica incorporada ao produto durante a sua manufatura, há que se dar atenção à forma pela qual o referido setor pode atuar. Para isso, faz-se necessário definir a terminologia "controle", que significa avaliação sistemática pela qual todos os parâmetros de um produto devem ser avaliados quanto ao enquadramento nos limites preestabelecidos.

Inicialmente, o controle de qualidade foi exercido na forma de inspeções a produtos terminados. Havia vários aspectos negativos nesta primeira estratégia, entre os quais elevados refugos com valor agregado considerável, além da atitude extremamente antipática, conferindo aos inspetores de qualidade a conotação de policiais: buscava-se esconder as falhas, em vez de saná-las.

Durante a Segunda Grande Guerra, no fornecimento de armas militares, particularmente para o exército norte-americano, houve a introdução de planos de amostragem em níveis acordados entre as partes. Tal metodologia de trabalho, com reflexo de entusiasmo para as indústrias, apresentou grande aplicação na produção farmacêutica, no período de 1930 a 1950. Surgiram, então, os gráficos de controle (SHEWART, 1931) e amostragem estatística (DODGE; ROMING, 1959), nos Estados Unidos, com adoção posterior em diversos países europeus, ao lado da criação de diferentes sociedades ou órgãos de controle de qualidade. Foi a era do controle estatístico de qualidade, ferramenta empregada até os dias atuais, com muita pertinência.

Na década de 1960, dois outros movimentos tiveram grande influência na indústria farmacêutica. O primeiro, das ações regulatórias, agrupadas sob a denominação de boas práticas de fabricação (BPF) (FDA, 2009), introduziu a confiabilidade no processo produtivo. A adoção desse sistema de trabalho era compulsória em grande parte dos países; paralelamente, a engenharia da qualidade ganhava ênfase, carregando consigo o conceito de controle total de qualidade (ISHIKAWA, 1986). Dessa forma, evidencia-se que a qualidade de produtos não é alcançada por inspeção, mas deve ser obtida durante o processo de fabricação. É curioso que outros segmentos de produtos e serviços estejam apenas recentemente aprendendo e incorporando tal conceito, quando já precocemente fora adotado pela indústria farmacêutica.

O conceito de controle total de qualidade de produtos farmacêuticos, correlatos e cosméticos consiste no esforço organizado dentro de uma empresa, no sentido do *design* e de projetar (idealizar), produzir, manter e assegurar as características especificadas em cada unidade do produto distribuído para comercialização.

O segundo movimento da referida década, também de elevado impacto, foi decorrente da influência japonesa, cujo aprendizado sobre a qualidade, levado extremamente a sério, provocou a busca do "defeito zero", além de introduzir diferentes ferramentas auxiliares, como os "5 S"

(OSADA, 1991): *seiri* (organização), *seiton* (arrumação), *seisô* (limpeza), *seiketsu* (asseio) e *shitsuke* (disciplina), sendo este último o mais difícil de atingir, caracterizando-se por ser o estágio em que a assimilação do conceito atinge tamanho grau que todos os "S" são aplicados de maneira automática, quase inconsciente. Vale ainda ressaltar o Diagrama de Ishikawa (ISHIKAWA, 1988), da espinha de peixe, ou ainda causa-efeito, em que aspectos de motivação, gerenciamento, materiais, métodos, máquinas e *manpower* (instrução, habilidade, treinamento, disponibilidade) são exaustivamente investigados, no sentido da solução de problemas.

Além dessas ferramentas de origem oriental, uma outra passou a ser considerada de grande valia para a detecção de causas de falhas, buscando sua prevenção: a lei de Pareto (KOCH, 1999), que amplamente contribuiu para a revolução em prol da qualidade. Esta permite que, de muitos fatores causativos, se possa isolar aquele de maior impacto, sendo a meta não apenas conhecê-lo, mas a partir disso atuar sobre as suas possíveis causas. Merece também menção o ciclo PDCA (DEMING, 1986), sigla originada dos termos do idioma inglês: *plan* (planejar), *do* (fazer), *check* (verificar) e *act* (agir). Esse, quando aplicado sob visão atual, atribuindo as etapas do ciclo aos diferentes escalões, operacionais e gerenciais, consiste em ferramenta interessante, no sentido de promover a melhoria contínua.

No fim da década de 1970, surge não apenas mais um conceito, mas uma filosofia de trabalho, denominada garantia de qualidade, que consiste em tornar evidente, em toda a amplitude, a garantia confiabilidade, de que a função qualidade está sendo adequadamente cumprida. É fundamental a posição a ser adotada pela alta gerência, cujo envolvimento é essencialmente necessário, adotando como ferramentas de trabalho todos os sistemas inerentes à qualidade, incorporando o conceito de controle total de qualidade, dando-lhe um tratamento gerencial. O elemento responsável pela garantia de qualidade deve ocupar posição de destaque no organograma da empresa, influenciando atitudes dos diferentes segmentos da empresa: industrial, comercial e administrativo.

Sempre somando, nunca invalidando os conceitos anteriores, surgem sistemas envolvendo certificação, respaldados em normas internacionais da International Standard Organization (ISO), particularmente a série 9000 (ISO, 2009). Sua influência sobre bens e serviços é extremamente forte devido ao impacto econômico, seja no mercado interno ou, mais intensamente, no de exportações, pela tendência universal de formação de mercados fechados que as empregam como mecanismo protecionista. Tamanha foi sua influência, que a Food and Drug Administration (FDA) realizou trabalho de compatibilização entre seu já tradicional sistema de *good manufacturing practice* (GMP) e a ISO série 9000. As necessárias atualizações fazem imprescindível que os sistemas mereçam adaptações. Assim, é usual hoje a sigla cGMP, correspondente a *current good manufacturing practice*, cujo indicativo de atual (a letra c), embora não expresso, deve ser considerado implícito no tratamento subsequente do assunto.

Independentemente do modelo de sistema adotado, no caso de medicamentos há a necessidade de serem estabelecidos padrões ou níveis de qualidade idealizados para cada produto, cujo modelo deve ser atingido em cada lote produzido, de forma que o médico que prescreve uma medicação, e sobretudo o próprio paciente, tenham segurança quanto ao seu efeito. É também imprescindível o atendimento às características funcionais e de biocompatibilidade, que objetivaram o desenvolvimento de um correlato ou de um medicamento, respeitando sua natureza invasiva, protética, de suporte, eletromédica, ou outra natureza específica. No caso de cosmético, o desempenho do produto em atendimento às características idealizadas, de forma consistente e reprodutível, responderá pela credibilidade de quem o recomenda ou utiliza, e/ou pela fidelidade do usuário ao produto, em particular, considerado. Evidentemente que, por trás do critério de garantia de qualidade, deve existir a rentabilidade para a empresa produtora. Convém ressaltar que a qualidade do medicamento é fator promocional para obtenção desse lucro, assim como evitar ações judiciais em função de problemas decorrentes da má qualidade. Essa filosofia de trabalho, também denominada gestão de qualidade total, encontra respaldo no gerenciamento por objetivos (Estados Unidos), ou gerenciamento por diretrizes (Japão). Influência adicional e irreversível a ser considerada decorre do processo de globalização e da consolidação da União Europeia, assim como das negociações do Mercado Comum do Cone Sul (Mercosul). Somadas tais influências à abertura de mercado, há hoje no parque industrial brasileiro uma busca desenfreada por qualidade e produtividade. Enquanto a competitividade provocada por tais tendências privilegia aquelas empresas que, de forma consistente, aplicaram sistemas sólidos de gestão de qualidade, muitas outras têm sucumbido às crescentes exigências.

GESTÃO DA QUALIDADE

Sistemas de administração da produção: elo com a qualidade

No período industrial pós-guerra, caracterizado por grandes transformações, a atividade produtiva provocava menor interesse, pois ocorria em ambientes menos sofisticados, envolvendo conhecimento técnico que a poucos interessava. A desvalorização decorrente desse quadro conduzia o pessoal envolvido a grande atribulação e, consequentemente, à busca por soluções imediatistas para a resolução dos problemas emergentes.

Essa situação tem se alterado de forma radical, havendo basicamente três fatores para a mudança: a crescente pressão por competitividade, em nível mundial, com quebra de barreiras alfandegárias protecionistas; em segundo lugar, o potencial competitivo representado pelo recente desenvolvimento de tecnologias de gestão de qualidade e de produtividade, simultâneos em vez de excludentes, e com a flexibilização necessária; por último, o melhor entendimento da estratégia global de uma empresa, em que as metas são atingidas via interação dos vários tipos de atividade, dentre os quais o industrial.

Nos últimos 40 anos, as posições relativas ocupadas pelos países industrializados se alteraram. Exemplificando, as empresas japonesas foram as que mais sobressaíram em determinados setores, como o de motocicletas, eletrodomésticos, automóveis, câmaras fotográficas, aparelhos de som e produção de aço. Isso deveu-se em parte à sua habilidade na gestão comercial e financeira, mas principalmente à alta qualidade e aos baixos preços de seus produtos, obtidos graças a uma excelência do processo produtivo, extremamente vinculado à qualidade.

No Brasil, até anos recentes, a competição advinda do mercado internacional, não era preocupante devido às restrições protecionistas. Apenas das empresas exportadoras era exigido o atendimento a normas rígidas de qualidade, no que se referia tanto ao processo, como ao produto. Atualmente, com a derrubada das barreiras alfandegárias, novas bases de competição foram definidas.

Não basta superioridade em relação aos concorrentes nacionais. É necessário superioridade competitiva em relação ao mercado internacional, em relação às nações tradicionais, principalmente no que diz respeito aos produtos terminados, em se considerando a área farmacêutica. No que diz respeito aos insumos e também a alguns produtos, como farmacêuticos ou correlatos, além dos cosméticos, estes devem ser igualmente competitivos com os mercados em desenvolvimento (como China, Índia e Rússia). Particularmente no caso de produtos cosméticos, com venda direta ao consumidor, o importado passa a ser privilegiado pela ainda insuficiente educação e nível de cobrança nos vários níveis por parte do consumidor, e impotência dos órgãos fiscalizadores.

Houve falha, consciente ou não, quanto à acomodação dos administradores de empresas no Brasil, assim como em outros países protegidos por barreiras alfandegárias, que permaneceram em posições confortáveis de monopolistas ou oligopolistas no mercado interno, até o início dos anos 1970.

Para um bom perfil de uma empresa, é indispensável desenvolver a comunicação entre os setores da organização, promovendo a quebra de barreiras. Deve ser privilegiada a comunicação e a intensa interação entre as diversas funções, impedindo ou minimizando isolamentos, assim como a valorização do ser humano como elemento ativo, pelo potencial de contribuição que ele representa, independentemente do nível hierárquico.

Sempre que se justifique a necessidade de projetos de desenvolvimento de produtos novos ou programas de melhoria de qualidade, devem, portanto, ser adotados sistemas participativos, com envolvimento de funções múltiplas, nas empresas que pretendam ser competitivas. Para as funções operacionais, em que não se aplica o conceito de grupos multidisciplinares, tem-se adotado o conceito de clientes internos, iniciado por Schonberger (1996). Todos, dentro de uma organização, têm ao menos um cliente, o qual deve ser atendido com a mesma excelência do cliente externo.

A gestão da tecnologia de fabricação assim como a própria tecnologia adotada constituem-se em áreas da maior importância dentro da função de administração da produção. Se durante muito tempo a tecnologia sofreu mudanças lentas e graduais, com os recursos gerados pela microeletrônica e informática, um novo panorama foi estabelecido. Robótica, *computer aided design* (CAD), sistemas flexíveis de manufatura (SFM), entre outros, são termos usuais em ambientes de fabricação, sendo conceitos que desafiam seus precedentes, considerados intocáveis anteriormente. Operários envolvidos em áreas tecnológicas, apesar de altamente especializados, nem sempre se apercebem de que a escolha da tecnologia a adotar consiste em decisão estratégica crítica, com elevada implicação sobre o controle e competitividade da organização. Por outro lado, novas abordagens gerenciais são necessárias para dar suporte às novas tecnologias e, por conseguinte, à nova função estratégica da manufatura. Tornam-se relevantes os novos sistemas de administração da produção, com destaque para o *just in time* (JIT) (CHENGE; PODOLSKY, 1996), o *material requirements planning* (MRP) (PLOSSY, 1994) e a *optimized production technology* (OPT) (LUDRIGAN, 1986).

Embora eventualmente questionável, a abordagem da administração da produção, em um capítulo que tem por meta a qualidade, justifica-se por ser atualmente impossível a desvinculação radical entre ambos, tamanha a sua interdependência. Ao se considerarem as cinco prioridades competitivas principais, pode-se compreender tal necessidade: produzir com menor custo que o concorrente; produzir bens e serviços que tenham qualidade incorporada em nível superior ao concorrente; entregar rapidamente em relação ao concorrente; ser fiel ao prazo de entrega prometido; ser capaz de alterar rapidamente o que se esteja fazendo, ganhando em flexibilidade.

No contexto industrial, em adição aos critérios inerentes à manufatura acima mencionados, devem ser consideradas as principais áreas estratégicas dentro da função de produção, a saber: capacidade, instalações, tecnologia, força de trabalho, qualidade (novamente), fluxo de materiais, novos produtos, medidas de desempenho e organização.

Nos sistemas de administração da produção (SAP) tradicionais, a interface da produção com a qualidade consiste, em termos práticos, nos registros de itens defeituosos resultantes de cada etapa produtiva, de maneira passiva, de forma a permitir programação de compras e produção em quantidades superiores àquelas estritas, camuflando problemas.

A versão atual dos SAP é decisiva na redução dos níveis de estoque ao longo do processo produtivo. Aspecto positivo dessa redução, adicionalmente à redução de capital que decorre automaticamente, está na evidência de falhas de cada etapa produtiva, portanto, catalisando a localização do problema e propiciando a melhoria do processo, assim como aguçando o poder de percepção preventiva.

Just in time

O JIT surgiu no Japão, em meados da década de 1970, como um sistema de administração revolucionário em muitos aspectos, cujas linhas mestras preconizam: produção sem estoques; eliminação de desperdícios; manufatura de fluxo contínuo; esforço contínuo na resolução de problemas; melhoria contínua dos processos.

Seu objetivo fundamental é a melhoria contínua do processo produtivo, a ser atingido empregando mecanismo de redução de estoques, que elimina a camuflagem de problemas. Os estoques têm sido usados no sentido de evitar descontinuidade do processo produtivo frente a problemas de produção, seja ele decorrente de falha de qualidade de materiais, quebra de máquina e/ou dificuldade na sua preparação, ou outras falhas. Na evidenciação do problema em razão da redução de estoque, este será eliminado via esforços concentrados e priorizados.

O sistema JIT apresenta diferenças de abordagem relativamente aos sistemas tradicionais de produção, das quais talvez a mais importante seja a de forçar a capacidade produtiva, de acordo com a demanda, enquanto os sistemas convencionais atuam ao contrário, na medida em que ocorre a aquisição de matérias-primas (CHENGE; PODOLSKY, 1996).

Característica adicional do sistema é a de ser ativo, e não passivo, como os convencionais. Isso porque incentiva o questionamento e a melhoria de características que o sistema anterior iria considerar fixas, como níveis de refugo, tempo de preparo de máquina e frequência de quebra de equipamentos, entre outros. Da mesma forma, os estoques dão independência a cada fase produtiva, de forma que os problemas inerentes a esta não atinjam a fase subsequente; na filosofia JIT, os estoques são considerados nocivos, não apenas por ocasionarem investimento de capital e ocuparem espaço, mas principalmente por ocultarem aqueles problemas que ocasionam baixa qualidade e baixa produtividade.

Outro de seus aspectos fundamentais consiste na redução do tamanho de lotes, tanto na aquisição quanto na produção. Derruba-se assim o conceito convencional de lote econômico, definido por meio do balanço entre os custos com a manutenção de estoques e os fixos envolvidos. Ora, o parágrafo anterior fornece argumentos que permitem questionar as bases deste cálculo, na medida em que estoque, assim como parcelas do custo fixo, são questionados.

A abordagem tradicional considera os erros inevitáveis, sendo este outro aspecto de conflito com o JIT, que assume como meta a sua eliminação. Muito embora alcançar o preconizado "defeito zero" de forma absoluta seja, no geral, utópico, permanece essencialmente como mecanismo motivador para aprimoramento contínuo, e deste a filosofia JIT não permite fugas.

Desafios ao sistema ocorrem, por exemplo, quando se lida com demandas variáveis, gerando necessidades instáveis de matérias-primas e do próprio produto terminado. Essa questão evidencia situações limitantes para a implementação do sistema JIT na íntegra, que pressupõe estabilidade de demanda e diversidade reduzida de produtos.

O sistema JIT é direto, impõe – ou permite, já que a conquista é fator de motivação – à mão de obra direta responsabilidades supostamente inerentes aos setores de apoio: se a empresa deseja fazer as coisas certas de imediato, então os operários devem fazê-las. Esse é o ponto crucial do sistema, agregando a característica qualidade ao produto, à medida em que ele vai sendo manufaturado.

Retomando o conceito de qualidade total, preconizado muito anteriormente ao *boom* da filosofia equivalente, surgida no fnal da década de 1990, o JIT é, com certeza, a resposta, pois em ambos os casos se busca agregar qualidade ao produto durante sua elaboração, os instrumentos reais são praticamente idênticos, exceto por mecanismos específicos de otimização e simplificação (como o *kanban* – cartões de produção e de transporte). Entretanto, a diretriz básica, ou mesmo a filosofia, é distinta. Por exemplo, no sistema JIT, a manutenção de equipamentos e instalações é feita pelo próprio operário, e não por equipe especializada (JAPAN MANA-

GEMENT ASSOCIATION, 1989), É dada ênfase à manutenção preventiva de caráter simples, como lubrificação, limpeza, e em particular a operação cuidadosa dos equipamentos. De forma similar, são tratados itens fundamentais, como organização e limpeza. Os pontos básicos da filosofia JIT são: zero defeitos; tempo zero de preparação (*setup*); estoque zero; movimentação zero; perda zero; tempo de ressuprimento zero (*lead time*); lote mínimo. Embora audaciosas, essas metas buscam assegurar que se mantenha o esforço para melhoria contínua, sem acomodação. Em outros termos, induz à melhoria contínua, acabando com o desperdício.

Material requirements planning

Para entender este sistema, deve-se recorrer aos termos que definem a sigla, ou seja, *material requirements planning* – planejamento das necessidades de materiais –, assim como ao *manufacturing resources planning* MRP (JACOBS, 1983) – planejamento dos recursos de manufatura. São SAP que, de forma predominante, têm sido implantados nas empresas, em nível internacional, desde os anos de 1970.

Apresenta como metas básicas o cumprimento dos prazos de entrega, conforme os pedidos dos clientes e, simultaneamente, a obediência à minimização de estoques. Essas duas metas, entretanto, nem sempre são priorizadas e sequer enfatizadas na literatura pertinente. Muito mais se prende ao princípio básico do cálculo de necessidades, via recurso da informática, com a quantificação dos itens necessários à manufatura (materiais, recursos humanos, equipamentos), ainda respeitando o estoque mínimo, para o atendimento a prazos de entrega.

O MRP II, sucedâneo do MRP (Figura 1), incorpora capacidade suficiente de armazenagem e processamento de dados, viabilizando aplicações práticas em planos de demanda independente e dependente de materiais; é disponível no mercado sob a forma de sofisticados programas para computador. Compõe-se, no geral, de cinco módulos principais: planejamento da produção (*production planning*); planejamento-mestre de produção (*master production schedule*); cálculo de necessidade de materiais (*material requirements planning*); cálculo de necessidade de capacidade (*capacity requirements planning*); controle de fábrica (*shop floor control*) (BAUER *et al.*, 1993).

O mecanismo do planejamento-mestre de produção induz, em certos momentos, a que alguns itens sejam produzidos, ainda que sem necessidade imediata, objetivando a otimização da capacidade instalada, em detrimento de outros itens exigidos pelo mercado consumidor.

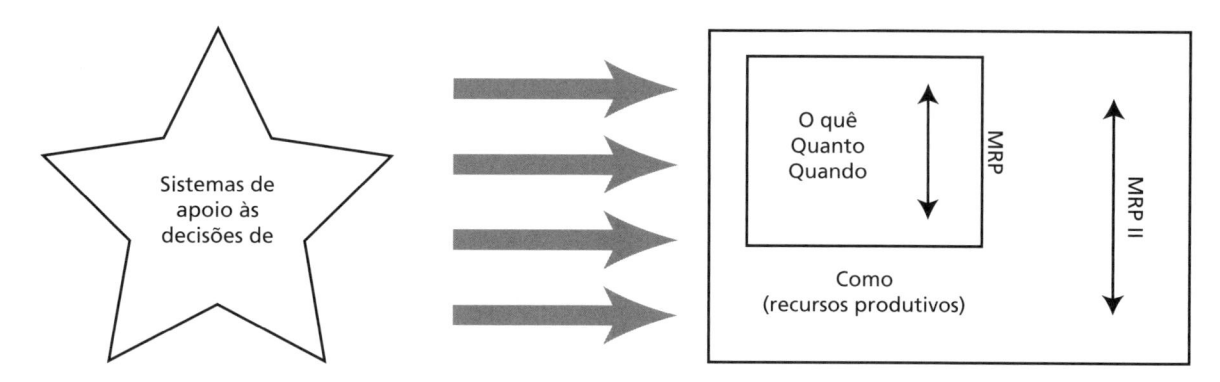

Figura 1   Representação esquemática de sistema de administração de produção MRP e MRP II (*manufacturing resources planning*).

Apenas quando de posse destas informações o estabelecimento das prioridades pode ser eficaz.

Sendo baseada em informações geradas por um *software* potente, a tomada de decisão em sistema MRP II é bastante centralizada, com pequena margem de manobra para quem executa as operações e a quem compete cumprir os programas estabelecidos. Assim, há implicações de descomprometimento, minimizando a capacidade de resolução de problemas e restringindo ajustes locais. Os dados de ressuprimento (*lead time*), constituindo-se em dados de entrada do sistema, são considerados estáveis, o que nem sempre é real na situação prática.

A vantagem principal do MRP II consiste em seu caráter dinâmico, que reage bem a mudanças, condição cada vez mais importante em ambiente competitivo e turbulento. É particularmente útil em estruturas com produtos complexos, em vários níveis e diversos componentes por nível, inclusive com demandas instáveis, extremamente comuns no que se refere a correlatos ou medicamentos. No que diz respeito às limitações, estas estão fundadas na complexidade e preço do sistema, resultando em dificuldades de adaptação às necessidades da empresa usuária.

O gerenciamento da implantação deve ser feito de forma extremamente criteriosa, com cuidado e coordenação inerentes à técnica de gestão de projetos, e envolvendo todos os usuários e operadores do sistema desde as primeiras etapas do processo. O bom andamento requer informações acuradas e atualizadas, sem o que todo o esforço anterior terá sido em vão.

Optimized production technology

A OPT foi desenvolvida por um grupo de pesquisadores israelenses. Seus criadores mantiveram secretos alguns dos princípios envolvidos, diferentemente do MRP II, que logo caiu em domínio público. A técnica é também baseada no emprego de um *software*.

Considera que o objetivo básico das empresas é "ganhar dinheiro", e que a fabricação deve contribuir para tal, atuando sobre o fluxo de materiais, que deve ser maximizado, enquanto estoques e despesas operacionais devem ser minimizados. Dessa maneira, estarão sendo otimizados o lucro líquido, o retorno sobre investimento e o fluxo de caixa.

À semelhança dos sistemas anteriores, questiona e nega alguns dos conceitos tradicionais, particularmente considerando a reavaliação de quatro aspectos: tipos de recursos (recursos-gargalo e recursos não gargalo); preparação de máquina (a ser considerada diferentemente na dependência do tipo de recurso); tamanho de lote (variável em vez de fixo); efeitos das incertezas (flutuações decorrentes destas incertezas, merecendo tratamento estatístico) (PTAK *et al.*, 1991).

Esse é um sistema proprietário, razão pela qual poucas empresas são licenciadas para comercializá-lo. Como vantagem, o OPT auxilia a empresa a focalizar a atenção em seus problemas específicos. Como considera os recursos-gargalo merecedores de atenção especial e estes, no geral, se apresentam em número reduzido, as empresas são encorajadas a não dispersar esforços e a concentrá-los na resolução de problemas que possam comprometer o seu desempenho.

Trabalha com a lógica de um simulador, respondendo a questões do tipo "o que aconteceria se...", e restringe a necessidade de dados com alta acuidade, uma vez que são apenas necessários para os recursos-gargalo. Apresenta como limitação a centralização de decisões e, como risco intrínseco, a identificação incorreta de um gargalo.

Paralelo entre os sistemas

Por ocasião da escolha de um dos sistemas expostos, devem ser levados em consideração os seguintes aspectos:

■ variedade de produtos: esse é aspecto fundamental e dependente da linha de produtos da empresa, ou da unidade. Normalmente, menor variedade de produtos está associada a equipamentos mais especializados e maiores volumes de produção. Situações de maior variedade exigem, no geral, maior flexibilidade em volumes produzidos. A primeira situação constitui-se em bom exemplo de aplicabilidade do JIT, enquanto no caso de flexibilização maior o OPT e o MRP II são mais vantajosos;

■ nível de controle: a simplicidade do sistema JIT coloca o controle totalmente na posição operacional, estando aí a causa de seu sucesso. Particularmente no MRP II, maior centralização é preocupante, assim como o elevado risco de comprometimento por alimentação com dados incorretos, devendo-se proceder a reajustamento dos recursos no decorrer do processo;

■ complexidade do processo produtivo: apresenta limitações no sistema JIT, que, exceto se complementado com recursos adicionais, terá sua simplicidade impedindo o sucesso da aplicação;

■ introdução de produtos novos: depende de quão distintos são em relação aos preexistentes. Trata-se, portanto, de situação a ser estudada caso a caso, na dependência do tipo de produto;

■ centralização da tomada de decisões: nesse particular, a própria filosofia do sistema JIT localiza-o como tipicamente delegando responsabilidades ao operário, inclusive em relação a planejamento. Os sistemas OPT e MRP II carregam embutida a característica de centralização de decisões;

■ favorecimento do processo de melhoria contínua: embora se constitua na essência do JIT, também é incorporado pelos demais sistemas tratados neste capítulo;

■ complexidade do sistema: fica implícita, nos sistemas mais complexos, a necessidade de implementação do MRP II ou OPT.

Inúmeras empresas adotam sistemas híbridos, em decorrência dos conflito entre as vantagens e desvantagens dos diferentes sistemas. Em geral, os profissionais práticos ou acadêmicos consideram os dois sistemas, MRP II e JIT, complementares entre si, e não exclusivos. O uso da sistemática JIT, muito mais simples, simplifica a utilização do MRP II, no qual permanece menor número de itens a administrar.

Trunfo adicional desta hibridação insere-se na filosofia do sistema JIT, dentre os três o único que privilegia em primeira mão a qualidade, na busca ostensiva da melhoria contínua. Assim, em certos tratados o sistema JIT é apresentado como sendo o único dirigido à qualidade, permanecendo confusa ou camuflada a natureza essencial de SAP.

Essencial é enfatizar que, se bem aplicados e administrados, os diferentes sistemas são agentes facilitadores da obtenção da qualidade, desde que a própria empresa, representada pela alta administração, esteja imbuída desta meta. Atualmente, qualidade não se constitui em custo adicional, e sim em valor agregado, que gera benefícios à empresa como um todo. Por mais perfeito que seja o sistema, sem o comprometimento geral com a qualidade a meta não será atingida.

Sistemas de gestão da qualidade

A pergunta clássica do meio industrial ocidental – até onde reduzir a qualidade, sem que ocorra a perda do cliente – de forma alguma tem sido benéfica. Obviamente, o suposto objetivo está na redução dos custos.

O raciocínio deveria ser o inverso, visando à melhoria da qualidade, assim como à redução do desperdício de horas-homem e tempo-máquina, no sentido da fabricação de um bom produto, e desta forma, chegar, como consequência e não como meta, a custos mais baixos, com melhor posição competitiva e maior realização pessoal no trabalho.

Aspecto também por vezes enganoso é associar a aquisição de equipamentos caros a ganhos na qualidade e produtividade. Muitas vezes, por planejamento inadequado, o resultado pode não ocorrer na razão direta. Paralelamente ao investimento de capital, há que igualmente fazê-lo em relação a bons fornecedores, com o objetivo de adequar os bens fornecidos por estes e o equipamento disponível. Otimizando a interface para atingir a parceria, certamente bons resultados serão obtidos.

A importância do elemento humano na busca pela qualidade é de conhecimento geral. Se todos os escalões são importantes, é fundamental que a alta administração não apenas apoie o sistema. Mais ainda: não basta que se dedique à qualidade: é necessário conhecer o seu objetivo, o que precisa ser feito para atingi-lo. Para isso, não é satisfatório apenas o apoio; é preciso que o administrador mostre ação, defina as diretrizes, não seja superficial. Sua visão não deve ser imediatista, visando à lucratividade.

A esse respeito, pode ser de extrema importância a apresentação dos princípios da administração, preconizados pela indústria norte-americana e apresentados aos altos executivos do Japão, em 1950 e anos subsequentes. A sua adoção, acompanhada da ação correspondente, é indicativo de que a administração pretende manter a empresa em atividade, protegendo o seu capital e mantendo empregos. Aplicam-se indistintamente a organizações pequenas e grandes, seja na área de serviços ou de transformação, ou mesmo a divisões particularizadas em uma empresa. Estes princípios fundamentais são (JURAN; GODFREY, 1998):

■ estabeleça constância de propósitos para a melhoria do produto e do serviço, objetivando a tornar-se competitivo e a manter-se em atividade, bem como a criar emprego;

- adote uma nova filosofia. Estando em uma nova era econômica, a administração ocidental deve acordar para o desafio, conscientizar-se de suas responsabilidades e assumir a liderança no processo de transformação;

- deixe de depender da inspeção para atingir a qualidade. Elimine a necessidade de inspeção em massa, introduzindo a qualidade no produto desde o seu primeiro estágio;

- cesse a prática de aprovar orçamentos com base no preço. Em vez disso, minimize o custo total. Desenvolva um único fornecedor para cada item, em um relacionamento a longo prazo, fundamentado na lealdade e confiança;

- melhore constantemente o sistema de produção e de prestação de serviços, de modo a melhorar a qualidade e a produtividade e, consequentemente, reduzir de forma sistemática os custos;

- institua treinamento no local de trabalho;

- institua liderança. O objetivo da chefia deve ser ajudar as pessoas, máquinas e dispositivos a executarem um trabalho melhor. A chefia administrativa necessita de uma revisão de postura quanto a chefia e trabalhadores de produção;

- elimine o medo, de tal forma que todos trabalhem de modo eficaz para a empresa;

- elimine as barreiras entre os departamentos. As pessoas engajadas em pesquisas, projetos, vendas e produção devem trabalhar em equipe, de modo a minimizar problemas de produção e utilização do produto ou serviço;

- elimine lemas, exortações e metas que exigem nível zero de falhas e estabeleça níveis reais de produtividade. As exortações geram inimizades, visto que as causas da baixa qualidade e baixa produtividade normalmente se encontram no sistema, portanto, fora do alcance dos trabalhadores;

- elimine padrões de trabalho (quotas) na linha de produção. Substitua-os pela liderança;

- elimine o processo de administração por objetivos numéricos e substitua-os pela administração por processos, por meio do exemplo de líderes;

- remova as barreiras que privam o operário horista de seu direito de se orgulhar do seu desempenho. A responsabilidade dos chefes deve ser alterada, de números absolutos para a qualidade;

- remova as barreiras que privam as pessoas das áreas administrativa e técnica do direito de conhecer seu desempenho. Isto significa abolir a avaliação anual de desempenho ou de mérito, bem como a administração por objetivos;

- institua um forte programa de educação e autoaprimoramento;

- engaje toda a empresa no processo de realizar a transformação, a qual é da competência de todos.

A nova filosofia deve ser adotada, não sendo mais passivamente admitidos níveis comumente aceitos de erros, falhas, materiais inadequados, pessoas que desconheçam seu trabalho e que tenham medo de perguntar, métodos antiquados de treinamento no trabalho, chefia inadequada e ineficiente, administração sem raízes na empresa.

Da mesma forma, as indústrias de um modo geral, e particularmente as de medicamentos, correlatos e cosméticos, estão extremamente afetas a alterações nos diferentes escalões das estruturas governamentais. Mudanças de elementos-chave significam alterações que, na dependência do nível, modificam profundamente aspectos políticos e/ou operacionais, com reflexos diretos nas atividades privadas. A nova filosofia deve, na medida do possível, contagiar todo o país, tendo por disseminadores elementos das mais abrangentes áreas.

Retornando à área industrial, é importante minimizar a dependência de inspeções em massa. Exemplificando, a rotina de inspeção 100% para aprimorar a qualidade pode equivaler a planejar falhas, reconhecendo que o processo não está capacitado a satisfazer às especificações. Vale observar que há exceções, circunstâncias em que erros e falhas são inevitáveis, apesar de inaceitáveis. Ou situações em que, ao se considerar o risco inerente ao produto, tal preocupação seja justificada, como no caso de certas operações envolvidas na produção de oxigenadores sanguíneos e outros correlatos.

O mesmo raciocínio deve ser aplicado no que diz respeito a inspeções 200% que, conforme praticadas, podem ser menos confiáveis que uma inspeção 100%, pelo simples motivo de que cada inspetor passa a confiar que o segundo efetue a inspeção. Persiste, entretanto, o receio em certas circunstâncias, da eliminação do cheque duplo, considerado necessário em etapas específicas, e mencionado inclusive como ponto de marketing dos produtos.

Envolvendo os insumos, há também que serem revistos alguns conceitos, particularmente devendo causar surpresa a alteração para busca de fornecedor único em detrimento de fornecedores múltiplos, que, embora defendida como mecanismo protetor, é extremamente dispendiosa. Um fornecedor tenderá a não ser criativo para desenvolver de forma econômica seus processos produtivos se sua expectativa de fornecimento for de curto prazo. Pesa também o aspecto das diferenças, às vezes sutis, mas impactando a qualidade final do produto, decorrentes da não uniformidade da matéria-prima entre mais de um fornecedor. Se a variação lote a lote do mesmo fornecedor, constitui-se já em fator de influência sobre a qualidade, mais intensa será quando oriunda de fornecedores distintos.

A mão de obra, dentro da filosofia japonesa voltada à qualidade, exige no geral operários mais bem treinados, mais capacitados e mais flexíveis em suas tarefas. Afinal, constituem-se no ativo mais importante da empresa. O pessoal operacional participa regularmente das decisões, inclusive envolvendo planejamento, estabelecimento de metas e acompanhamento de desempenho. Os operários são estimulados a fazer sugestões, e assumem um grau de responsabilidade relativamente elevado.

Dentro desse contexto, o conhecido conceito de "círculo de qualidade" (ISHIKAWA, 1985) encontra terreno fértil. Envolve equipes pequenas, com cerca de cinco a quinze funcionários, de espírito de equipe positivo, lealdade e motivação intensos, com o realce de uma comunicação eficaz de administração. Os grupos são formados de baixo para cima, na estrutura. Jamais podem, porém, substituir a responsabilidade fundamental da administração na construção da cultura empresarial. Os administradores não devem assumir o crédito pelo sucesso, ou culpar os trabalhadores pelos fracassos, pois esta atitude não será efetiva na solução de problemas.

A melhoria real da qualidade deve ser constante e continuamente desenvolvida. Exemplificando, enquanto o modelo americano busca adequação a especificações, os japoneses se preocupam com a uniformidade, buscando obter variação cada vez menor em torno do valor nominal. Melhorar o processo embute uma melhor alocação do esforço humano. Inclui a seleção de pessoal e o seu treinamento, de forma que todos tenham oportunidade de ampliar seu conhecimento e contribuir com o máximo de suas habilidades. Valoriza o justo orgulho pelo trabalho bem feito, seja por operários, técnicos ou administradores.

Atitudes rotineiramente chamadas de "apagar incêndios" não se constituem em melhorias do processo, assim como não melhoram o processo, a descoberta e remoção de uma causa especial de desvio detectada. Isso apenas faz o processo retornar ao ponto em que inicialmente deveria estar.

A melhoria do processo poderá exigir o estudo de registros, a fim de analisar efeitos de variação de temperatura, pressão, velocidade, mudança de materiais. A introdução de ajustes em um processo sob controle estatístico, quando do surgimento de itens defeituosos, poderá ter efeito inverso, gerando maiores problemas.

A função da administração da qualidade não consiste em supervisionar, e sim em liderar. Um líder, em vez de ser um juiz, será um colega, aconselhando e conduzindo as pessoas no dia a dia, aprendendo com elas e junto delas. A administração deve trabalhar as fontes de melhoria, isto é, usando estilo de liderança em vez de supervisão. É recomendável que a liderança substitua o enfoque dirigido a resultados, representado pela administração por números, por conformidade às especificações, zero defeitos ou avaliação de desempenho. Uma ferramenta de extrema importância consiste na eliminação de barreiras que impeçam o operário de executar seu trabalho, orgulhoso de sua capacidade profissional. E certamente *slogans* e exortações não conduzirão a isso.

Por outro lado, como pode o operário orgulhar-se de seu trabalho quando se depara com insegurança quanto ao critério de aprovação, com instrumentais não calibrados, máquinas falhas, pressão para obter quota quantitativa, e política de recursos humanos que o desvaloriza?

No aspecto de recursos humanos, sabe-se que o trabalhador que se sente valorizado fará todo o possível para não falhar. Ele se sentirá importante se puder se orgulhar de seu trabalho e desempenhará a sua parte na melhoria do sistema. Faltas, absenteísmo e rotatividade derivam de desinteresse por melhorias, por parte da chefia e administração inadequadas.

As tentativas de tratar corretamente o trabalhador têm sido, frequentemente, superficiais. Os administradores norte-americanos vêm apresentando programas tanto para pacificar as emoções como para aumentar a produtividade. Atualmente, os trabalhadores recebem essas soluções com ceticismo em razão de sua efemeridade. Música de fundo, caixa de sugestões, aconselhamento psicológico, entre outros, foram tentados e abandonados, e são reconhecidos pelos operários como tentativas ingênuas para fazê-los trabalhar mais.

No Japão, quando determinada empresa sofre dificuldades econômicas repentinas, como queda de 25% nas vendas, a ordem de sacrifícios está firmemente estabelecida. A primeira coisa a ser cortada é o dividendo dos acionistas da empresa. Depois, os salários e gratificações da direção são reduzidos e, a seguir, os dos administradores, do mais alto até o meio da hierarquia. Finalmente, consulta-se o pessoal de nível hierárquico mais baixo, se aceitam cortes no salário ou redução do número de empregados, forçada ou voluntária. Em circunstâncias semelhantes, a conduta de uma empresa tipicamente norte-americana seria oposta.

Dentre as empresas ocidentais bem-sucedidas, prevalecem aquelas consideradas visionárias, com ênfase para as que adotam verdadeiros credos, sobre os quais exercem processos de doutrinação dos funcionários, em que se ensinam valores, normas comportamentais, ideologia corporativa, história e tradições. Os treinamentos são contínuos, com conteúdo ideológico. A contratação de elementos jovens é seguida de promoções internas, induzindo à adaptação na maneira de pensar.

International Standard Organization (ISO)

O modelo internacional ISO, intensamente explorado pela abrangência e objetividade, sofreu recentemente reformulação, adequando-se às novas tendências técnicas e de mercado. A ISO 9000 alterou alguns aspectos conceituais e aplicativos anteriormente adotados, eliminando inclusive a sistemática ultrapassada do "escreva o que faz, faça o que está escrito e comprove".

O novo enfoque na gestão do sistema baseado na abordagem por processos exige maior comprometimento da alta direção quanto ao estabelecimento, monitoramento e alcance de metas e objetivos.

A revisão 2000 tornou mais flexível a aplicação da Norma nos diversos ramos de atividades, seja no setor de serviços ou na indústria. A ISO 9000 eliminou a ISO 8402, a ISO 9002 e a ISO 9003, mantendo os seguintes títulos:

- Norma NBR ISO 9000: descreve os fundamentos de sistema de gestão da qualidade e estabelece a terminologia para estes sistemas.
- Norma NBR ISO 9001: especifica requisitos para um sistema de gestão da qualidade, segundo os quais a organização precisa demonstrar sua capacidade para fornecer produtos que atendam aos requisitos dos clientes e aos requisitos regulamentares aplicáveis, e objetiva aumentar a satisfação do cliente.
- Norma NBR ISO 9004: fornece diretrizes que consideram tanto a eficácia como a eficiência do sistema de gestão da qualidade. O objetivo desta norma é melhorar o desempenho da organização e a satisfação dos clientes e das outras partes interessadas.

Tomando em particular a Norma NRB ISO 9001:2000, ela incentiva a adoção de uma abordagem de processo para o desenvolvimento, implementação e melhoria da eficácia e eficiência de sistema de gestão da qualidade, para aumentar a satisfação das partes interessadas, por meio do atendimento aos requisitos destas.

A liderança, o comprometimento e o envolvimento ativo da alta administração são essenciais para desenvolver e manter um sistema de gestão da qualidade eficaz e eficiente, para alcançar benefícios para as partes interessadas. Dessa forma, é necessário instituir, sustentar e aumentar a satisfação do cliente. Para tal, convém que a alta administração considere ações, como:

- instituir visão, políticas e objetivos estratégicos consistentes com o propósito da organização;
- conduzir a organização por meio de exemplos, para desenvolver confiança entre as pessoas;
- participar em projetos de melhoria, buscando novos métodos, soluções e produtos;
- obter realimentação direta sobre a eficácia e eficiência do sistema de gestão da qualidade;
- identificar os processos de realização do produto que agregam valor para a organização;
- identificar os processos de apoio que influenciam na eficácia e eficiência dos processos de realização;
- criar um ambiente que encoraje o envolvimento e o desenvolvimento das pessoas;
- fornecer a estrutura e os recursos necessários para apoiar os planos estratégicos da organização.

Além disso, a alta administração deverá definir métodos de medição do desempenho da organização para determinar se os objetivos planejados foram alcançados.

Em complemento à melhoria passo a passo ou contínua, convém que a alta administração também considere mudanças, ou ruptura nos processos, como uma forma de melhorar o desempenho da organização. Durante tais mudanças, convém que a administração tome providências para assegurar que sejam fornecidos os recursos e a comunicação necessários para manter as funções do sistema de gestão da qualidade.

É conveniente que a administração assegure que os processos operem como uma rede eficaz e eficiente. É recomendável que a administração analise e otimize a interação dos processos, tanto os de realização quanto os de apoio.

Para dirigir e operar uma organização com sucesso, é necessário que sua gestão seja sistemática e transparente. As orientações para gestão oferecidas pela Norma ISO 9001:2000 baseiam-se nos oito princípios de gestão de qualidade, desenvolvidos para serem utilizados pela alta administração com vistas à melhoria de desempenho da organização, a seguir explicitados:

- foco no cliente: as organizações dependem de seus clientes e, consequentemente, convém que entendam suas necessidades atuais e futuras, atendam aos seus requisitos e se esforcem para exceder as suas expectativas;
- liderança: os líderes estabelecem unidade de propósitos e direção para a organização. Convém que eles criem e mantenham um ambiente interno no qual as pessoas possam se tornar totalmente envolvidas em atingir os objetivos da organização;
- envolvimento das pessoas: as pessoas de todos os níveis são a essência de uma organização, e seu pleno envolvimento permite a utilização de suas habilidades em benefício da própria organização;
- abordagem de processo: um resultado desejado é alcançado mais eficientemente quando as atividades e os recursos relacionados são geridos como um processo;

- abordagem sistêmica da gestão: identificar, compreender e gerir processos inter-relacionais como um sistema contribui para a eficácia e eficiência de uma organização em alcançar seus objetivos;

- melhoria contínua: convém que a melhoria contínua do desempenho global seja um objetivo permanente da organização;

- abordagem factual para a tomada de decisões: decisões eficazes são baseadas na análise de dados e de informações;

- relações mutuamente benéficas com fornecedores: uma organização e seus fornecedores são interdependentes, e uma relação de benefício mútuo aumenta a possibilidade de criar valor para ambos.

O uso com sucesso dos oito princípios de gestão por uma organização resultará em benefícios para as partes interessadas, como melhoria no retorno financeiro, criação de valor e aumento de estabilidade.

Com outro escopo, que igualmente toma relevância no âmbito internacional, merece ser apresentada a NBR ISO/IEC 17025:2005, que contém todos os requisitos para laboratórios de ensaio e calibração que desejam evidenciar que implementaram sistema da qualidade, que são tecnicamente competentes e que são capazes de produzir resultados tecnicamente válidos.

Trata-se de norma que evoluiu a partir da ISO/IEC Guia 25:1993, passando a se constituir em Norma.

A competência técnica do laboratório constitui-se na principal diferença entre a série ISO 9000 e a NBR ISO/IEC 17025, que por sua vez incorpora todos os requisitos da primeira. Há diferença também no que tange a organismos certificadores, múltiplos no caso da ISO 9001, e único com reconhecimento no Brasil (Instituto Nacional de Metrologia, Normalização e Qualidade industrial – Inmetro) para ISO/IEC 17025. As definições aplicáveis à ISO/IEC 17025 estão elencadas a seguir.

Calibração

Calibração é o conjunto de operações que estabelece, sob condições especificadas, a relação entre os valores indicados por um instrumento de medição, ou valores representados por uma medida materializada ou um material de referência, e os valores correspondentes das grandezas estabelecidas por padrões.

- O resultado de uma calibração permite tanto o estabelecimento dos valores do mensurando para as indicações como a determinação das correções a serem aplicadas.

- Uma calibração pode também determinar outras propriedades metrológicas, como o efeito das grandezas de influência.

- O resultado de uma calibração pode ser registrado em um documento, algumas vezes denominado certificado de calibração ou relatório de calibração.

Rastreabilidade

Rastreabilidade é a propriedade do resultado de uma medição ou do valor de um padrão estar relacionado a referências estabelecidas, geralmente padrões nacionais ou internacionais, através de uma cadeia contínua, de comparações, todas tendo incertezas estabelecidas.

- O conceito é geralmente expresso pelo adjetivo rastreável.

- Uma cadeia contínua de comparações é denominada de cadeia de rastreabilidade.

Ensaio

Ensaio é uma operação técnica que consiste na determinação de uma ou mais características, ou desempenho de um dado produto, material, equipamento, organismo, fenômeno físico, processo ou serviço, de acordo com um procedimento especificado.

Ensaio de proficiência

Ensaio de proficiência é a determinação do desempenho da calibração ou de ensaio de um laboratório, por meio de comparações interlaboratoriais.

Melhor capacidade de medição

A chamada melhor capacidade de medição é a menor incerteza de medição que um laboratório de calibração pode obter para uma determinada calibração rotineira (ou tipo de calibração), realizada sob condições especificadas para o laboratório.

Para a determinação da melhor capacidade de medição, assume-se que o instrumento calibrado possui comportamento ideal.

Incerteza de medição

A incerteza de medição é um parâmetro associado ao resultado de uma medição, que caracteriza a dispersão dos valores, que podem ser de maneira fundamentada atribuídos a um mensurado.

- Entende-se que o resultado da medição é a melhor estimativa do valor do mensurado, e que todos os componentes da incerteza, incluindo aqueles resultantes dos efeitos sistemáticos, como os componentes associados com correções e padrões de referência, contribuem para a dispersão.

- A incerteza de medição compreende, em geral, muitos componentes. Alguns desses componentes podem ser estimados com base na distribuição estatística dos resultados das séries de medições e podem ser caracterizados por desvios-padrão experimentais. Os outros componentes, que também podem ser caracterizados por desvio-padrão, são avaliados por meio de distribuição de probabilidade assumida, baseada na experiência, ou em outras informações.

- O parâmetro pode ser, por exemplo, um desvio-padrão (ou múltiplo dele), ou a metade de um intervalo correspondente a um nível de confiança estabelecido.

Dentre os requisitos técnicos que contribuem para a incerteza de medição, devem ser considerados: pessoal, acomodações e condições ambientais, métodos de ensaio, calibração e validação dos métodos, equipamentos, rastreabilidade de medição, amostragem, manuseio de itens de ensaio e calibração, garantia da qualidade de resultados de ensaio e calibração e, por fim, a apresentação dos resultados.

Entre os documentos exigidos no sistema ISO, é considerado de nível 1 o manual da qualidade, com aprovação prévia da alta administração, que contém basicamente a política da qualidade, diretrizes gerais, definições de responsabilidades, são princípios do sistema da qualidade.

Seguem-se documentos de nível 2, contendo a descrição dos procedimentos pertinentes aos distintos elementos do sistema da qualidade.

São mecanismos orientativos para as atividades necessárias à operação do sistema de qualidade (Figura 2), e buscam adicionalmente sua padronização. Todos os procedimentos, somados ao manual da qualidade, proporcionam a descrição completa do sistema de qualidade.

Os procedimentos, no geral interfuncionais, devem definir com clareza as interfaces e interações de funções e atividades.

No nível 3, encontram-se as instruções detalhadas de como executar atividades e operações específicas. Constituem-se nas especificações, desenhos, instruções de processo, instruções de inspeção, métodos de ensaio e similares.

Uma vez conhecidos os conceitos acima descritos, deve-se atentar às etapas de implementação do sistema, que em primeiro lugar contemplam o treinamento e capacitação gerencial, seguida da introdução das técnicas e ferramentas necessárias a cada função da empresa. Com o mesmo nível de importância, devem-se introduzir programas participativos.

Com a publicação da RDC n. 12, de 16 de fevereiro de 2012, fica aprovado o regulamento técnico que dispõe sobre a rede brasileira de laboratórios analíticos em saúde (Reblas). Para solicitar a habilitação, o laboratório deve ser licenciado pelo órgão de vigilância sanitária competente, e acreditado ou reconhecido conforme o caso, pelo Inmetro. Para a habilitação, será considerada a acreditação segundo as normas vigentes ABNT NBR ISSO/IEC 17025, ABNT NBR ISSO/IEC 17043 ou o reconhecimento segundo os princípios das boas práticas de laboratório (BPL) e seus documentos complementares da organização para corporação e desenvolvimento econômico (OCDE), ou outras normas aplicáveis à acreditação ou reconhecimento de laboratórios. A permanência do laboratório no Reblas está condicionada à manutenção da acreditação ou reconhecimento pelo Inmetro e do licenciamento sanitário.

Sistemas de qualidade e qualidade por *design* (QbD)

As boas práticas de fabricação de medicamentos (BPFM) para o século XXI aborda a adoção de tecnologias analíticas inovadoras que permitam a avaliação do processo em tempo real, assim como da análise de risco de falhas e demais ferramentas de qualidade e estatística, tendo em vista a construção da qualidade no ciclo produtivo. Além disso, busca-se o estado permanente de verificação do processo e aquisição de conhecimento sistematizado da região de trabalho que atenda às especificações

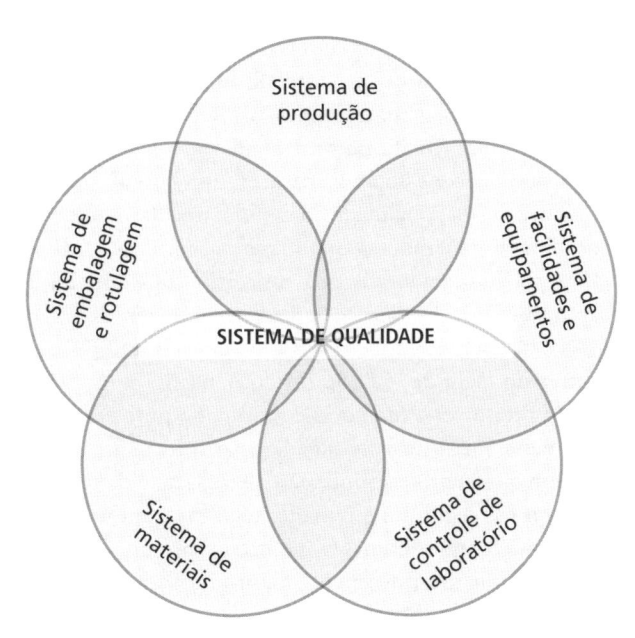

Figura 2   Ilustração representativa do sistema de qualidade.

preestabelecidas. A aquisição desse conhecimento, além das atividades de revisão e de inspeção fundamentada na análise de risco, promove oportunidade para abordagem regulatória com maior flexibilidade. Assim, será possível a redução de submissões pós-aprovação do produto.

Entre as ferramentas estatísticas para determinar a região de trabalho que atenda às especificações preestabelecidas, o *design space* tem sido utilizado com elevada frequência. Essa ferramenta permite otimizar, de forma simultânea, diferentes variáveis maximizando, por exemplo, o rendimento do processo além de determinar aquelas variáveis que devem ser controladas com maior restrição (variáveis críticas). Adicionalmente, seu emprego permite conhecer os efeitos de interações entre as variáveis, assim como modelar, de forma empírica, a relação entre variáveis do processo e do produto (ICH Q8).

Nesse sentido, o planejamento e a condução de estudos na fase de desenvolvimento do produto e do processo devem ser consistentes com o propósito pretendido. O nível de conhecimento obtido, não a quantidade de dados coletados, provê fundamentação no sentido de flexibilizar as exigências regulatórias.

De forma geral, o nível atual da qualidade dos produtos farmacêuticos pode ser considerado adequado para o uso pretendido, porém o processo pelo qual as empresas alcançam esse nível é ineficiente. No geral, probabilidade de falha inferior a 10% é aceita. Se superior a esse índice, o processo perde sua consistência e, portanto, sua condição de validado.

Para Harwood e Molnar (1998), o exercício de validação convencional precede período isento de problemas na área de fabricação, somente para ser seguido de muitas horas (possivelmente dias ou semana) de problemas e trabalho experimental, após um lote ou dois falharem em atender às especificações. Além disso, os riscos decorrentes de processos subótimos incluem a liberação de produtos com qualidade inadequada (as ferramentas de controle de qualidade não incluem o recolhimento do produto), assim como a demora na aprovação, ou a interrupção no fornecimento de importantes medicamentos. Dessa forma, as atividades contínuas de otimização na fase pós-aprovação são de fundamental importância. Alternativa a essa condição consiste na convivência indefinida de processo "validado", mas ineficiente. As dificuldades recorrentes de processo com tal característica (baixa eficiência e capacidade) incluem risco elevado de não aprovação e/ou atrasos nas aprovações pelos órgãos regulatórios. Nesse sentido, os autores afirmam que os recursos da indústria e da FDA estão sendo gastos com problemas recorrentes.

A qualidade por *design* (QbD) (Figura 3) pode ser definida como uma abordagem sistemática que enfatiza o entendimento de produtos e processos, bem como seu

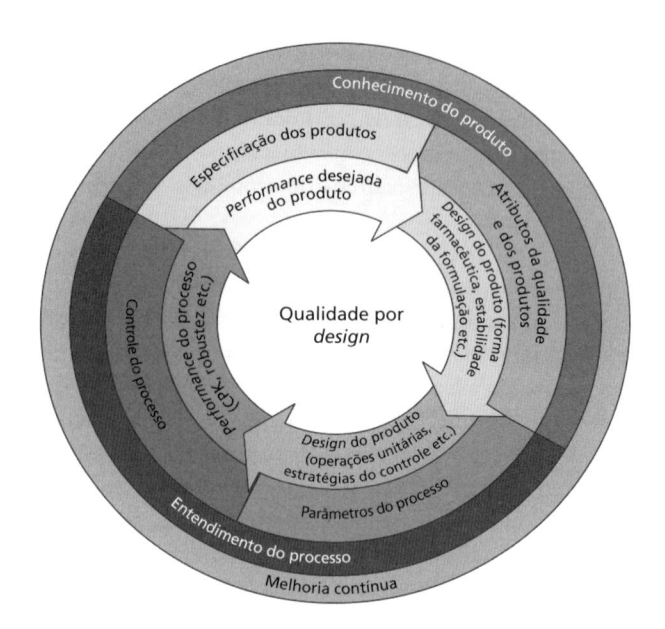

Figura 3 Representação gráfica da abrangência da qualidade por *design* (QbD).

controle, e o gerenciamento do risco a partir de objetivos predefinidos (ICH Q8). Dessa forma, as boas práticas de fabricação do século XXI confrontam as seguintes situações: desenvolvimento empírico *versus* abordagem sistemática no desenvolvimento; avaliação de uma variável por vez *versus* experimentos multivariados; processos com parâmetros fixos *versus* processos com parâmetros ajustáveis, dentro da região de trabalho conhecida; foco na reprodutibilidade *versus* foco na estratégia de controle e na robustez do processo; análises *off-line versus* análises em tempo real (TAP); qualidade assegurada por meio de testes *versus* estratégia de controle de processo baseada no risco (liberação do produto em tempo real); gerenciamento do ciclo de vida do produto de forma reativa (ações corretivas) *versus* gerenciamento preventivo do ciclo de vida do produto (melhoria continuada).

A descrição de modelo para efetivo sistema de gerenciamento da qualidade na indústria farmacêutica, denominada sistema de qualidade farmacêutica (ICH Q10), está fundamentada nos conceitos ISO e inclui as boas práticas de fabricação e seus complementos (ICH Q8) (ICH, 2009). A adoção desse sistema (ICH Q10), no decorrer do ciclo de vida do produto, facilita a inovação, além de promover a melhoria contínua do processo. Adicionalmente, permite estreitar a ligação entre as atividades de desenvolvimento e a produção. O ciclo de vida do produto inclui as seguintes atividades técnicas, para produtos novos e existentes: desenvolvimento de substâncias ativas e novos excipientes; desenvolvimento de formulação incluindo novos sistemas de liberação, assim como material de acondicionamento; desenvolvimento de processo de fabricação e processo em escala comercial e dos métodos analíticos. No que se refere à transferência de tecnologia, o conceito de ciclo de vida do produto abrange a transferência de novos produtos, do desenvolvimento à produção, assim como a transferência dentro, ou entre plantas de fabricação e plantas testes, para produtos comercializados.

Metodologia seis sigma

A melhoria contínua de processos consiste em atividade de fundamental importância no escopo do sistema de qualidade farmacêutica (ICH, Q10). Nesse sentido, a aplicação da metodologia seis sigma tem sido cada vez mais frequente entre as indústrias farmacêuticas. Tal metodologia utiliza ferramentas estatísticas e não estatísticas integradas, em sequência lógica, com o objetivo de elevar os níveis de desempenho de processos. Os resultados decorrentes da aplicação dessa metodologia podem ser mensurados e expressos por meio de sua variabilidade representada pela letra grega δ. Em empresas "Seis Sigma", os defeitos gerados são apenas da ordem de 3,4 por milhão. O núcleo central da metodologia seis sigma consiste no modelo *define, measure, analyze, improve and control* (DMAIC) (Figura 4). Tal modelo consiste em: definir os problemas e situações a serem melhorados; medir ou mensurar, objetivando à avaliação do processo (estudo da capacidade do processo, análise do sistema de medição e análise de modo de falha e efeitos – FMEA); analisar os dados obtidos (teste de hipóteses, análise de correlação e

regressão e análise de variância); melhorar o desempenho do processo (planejamento de experimentos) e controlar os processos aperfeiçoados, a fim de gerar ciclo de melhoria contínua (gráficos de controle).

Gráficos de controle têm sido empregados em várias operações farmacêuticas e podem ser usados como instrumento auxiliar no controle e análise de parâmetros físicos, químicos ou biológicos de determinado produto. Qualquer medida que possa formar a base de aceitação ou rejeição de um produto permite acompanhamento por meio gráfico.

Gráficos de controle

A previsibilidade de determinado processo (estabilidade estatística) pode ser efetuada mediante gráfico de controle, calculando as estatísticas de posição (ou centralização) e dispersão para cada conjunto de dados (SHEWART, 1931). Considera-se sob controle o processo no qual todas as causas especiais de variação foram eliminadas, restando apenas as causas comuns, ou seja, a variação observada pode ser atribuída a um sistema constante de causas ocasionais, evidenciada em gráfico de controle pela ausência de pontos além dos limites de controle e pela ausência de padrões não aleatórios, ou tendências dentro dos limites de controle.

A observação de tendências de variações intra e interlotes e acompanhamento de valores médios de determinada especificação, como resultado de ensaio ou peso de comprimido, oferecem oportunidade na busca da melhoria contínua do processo. Há dois tipos básicos de gráficos de controle de qualidade: um é baseado em variáveis; o outro, em atributos. Gráficos de atributos referem-se a situações do tipo passa não passa, em que cada amostra é avaliada quanto à conformidade aos requisitos; gráficos de variáveis são baseados em distribuição contínua de medidas, que podem determinar graus de não aceitabilidade. Ambos os gráficos são desenvolvidos tendo por base certas características, que se prestam a manter o produto sob controle.

A maioria das inspeções de fabricação de produtos farmacêuticos efetua-se por atributos, concentrando-se o interesse no número de unidades defeituosas por lote. Em geral, gráficos de variáveis são mais sensíveis que os de atributos, porém os últimos são usualmente mais fáceis de implementar. Para aplicar gráficos de controle por atributos, alguns aspectos devem ser considerados: a amostra deve ser tomada de forma aleatória; deve ser fixado um número de amostras (n) a ser tomado em cada inspeção, isto é, cada ampola ou comprimido é uma amostra; cada amostra é avaliada e considerada aceita ou defeituosa; cada amostra deve ser independente.

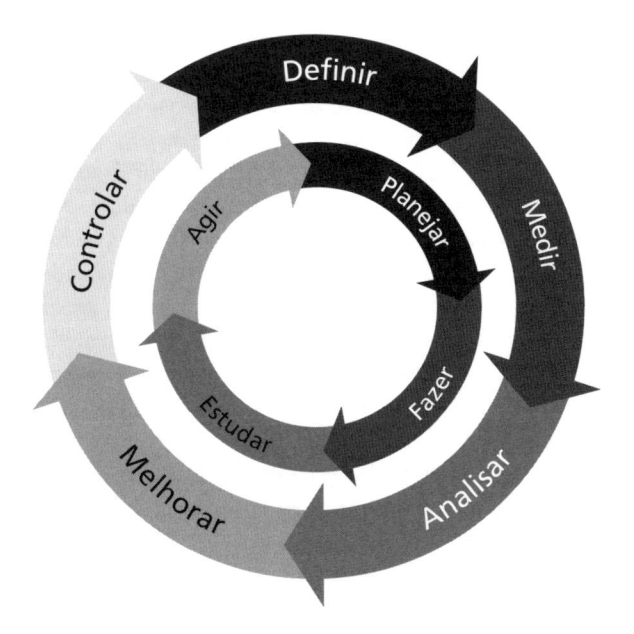

Figura 4 Representação gráfica do ciclo *define, measure, analyze, improve and control* (DMAIC) comparativa ao ciclo *plan, do, check and act* (PDCA).

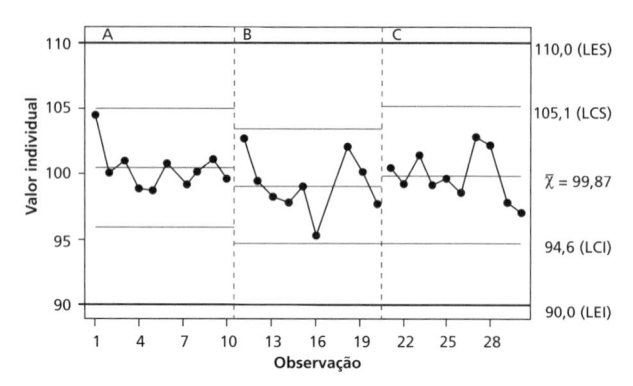

Figura 5 Gráfico de controle para o teor (% p/p) de vitamina C em mistura polivitamínica. LCS: limite de controle superior; LCI: limite de controle inferior; LES: limite de especificação superior; LEI: limite de especificação inferior.

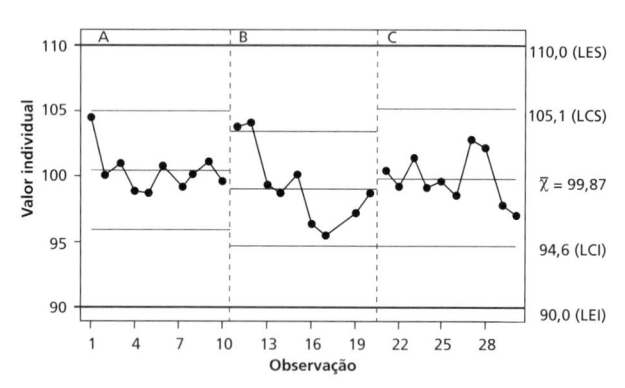

Figura 6 Gráfico de controle para o teor (% p/p) de vitamina C em mistura polivitamínica com observação de causa especial. LCS: limite de controle superior; LCI: limite de controle inferior; LES: limite de especificação superior; LEI: limite de especificação inferior.

O estágio ideal de um processo ou situação estatisticamente controlada ocorre quando tanto o nível de qualidade, refletido pelo valor médio X do gráfico, quanto a variabilidade inerente, essas encontram-se nos limites previstos pela variação ordinária. A Figura 5 ilustra processo sob condição ideal de controle de qualidade. Nem sempre é essa a situação na prática, e a falta de controle pode ser indicada por três situações particulares: a variabilidade inerente permanece essencialmente constante, mas o nível de qualidade desvia-se de tempos em tempos; o nível de qualidade pode permanecer essencialmente constante, mas a variabilidade altera-se de tempos em tempos; e ambos, nível de qualidade e variabilidade inerente, sofrem oscilações. A Figura 6 ilustra situação em que o processo não apresenta estabilidade (presença de causa especial: valores acima dos limites de controle).

Considerando que o controle gráfico fornece uma monitorização contínua do processo, ele atua como um sinal de alarme rápido quando a propriedade sob avaliação cai fora dos limites de controle. Como resultado, atitudes corretivas podem ser imediatamente tomadas a qualquer indicação, antes de novas incidências de problema.

Análise de risco

O termo risco pode ser definido como a combinação entre a probabilidade de ocorrência de determinada falha do processo e sua gravidade. No caso da indústria farmacêutica, o gerenciamento de risco de qualidade deve considerar prioritariamente, em sua abordagem, o paciente. Nesse sentido, a análise de risco consiste na identificação dos potenciais perigos decorrentes de falhas do processo, assim como na exposição de pacientes a esses perigos. Dessa forma, essa ferramenta propõe-se a mensurar os problemas e situações a serem melhoradas.

No contexto das BPFM, a análise de risco desempenha papel de fundamental importância, razão pela qual foi definida como ferramenta para a identificação e classificação das etapas críticas do processo. Para abordar a questão do gerenciamento de risco, é necessário definir o que este significa. Pela ISO 14971:2004, risco depende da combinação de dois componentes, ou seja, a probabilidade de ocorrência de um dano e a frequência com que pode ocorrer.

A avaliação e a documentação de riscos no decorrer do ciclo produtivo têm por objetivo auxiliar nas decisões em casos de desvios de qualidade novos ou reincidentes. Tal procedimento permite detectar as potenciais falhas do processo e substituir as ações corretivas por ações preventivas. Essas últimas apresentam significativas vantagens no que se refere aos aspectos econômicos, produtivos e de qualidade. Quanto à frequência da análise de risco, essa deve ser utilizada nos estágios iniciais do desenvolvimento. Além disso, a análise deve ser realizada à medida que informações adicionais relativas ao processo tornam-se disponíveis. Essa atividade pode ser precedida de etapa de identificação das potenciais causas de risco na qualidade do produto. Nesse caso, a utilização de ferramentas como o diagrama de causa e efeito (diagrama de Ishikawa) e Pareto auxiliam na identificação de tais fatores. Após a identificação dos riscos, é possível priorizá-los por meio da avaliação da probabilidade, da severidade e do potencial de sua detecção, empregando, por exemplo, análise de modo e efeito de falha (*failure mode and effects analysis* – FMEA), ou outra ferramenta similar, para a classificação de falhas. O resultado conduz a maior entendimento do processo e ao desenvolvimento de estratégia de controle eficaz do risco.

As bases da FMEA são: o *brainstorming* (tempestade de ideias) entre equipe multidisciplinar que detenha amplo conhecimento do processo, a identificação das falhas potenciais, como resultado da implementação das etapas do processo e respectivas avaliações, por meio do uso de escala numérica, da severidade (S), frequência de ocorrência (O) e viabilidade de detecção (D) das falhas. Tal ferramenta, portanto, permite que cada uma das potenciais falhas apontadas obtenha um número de prioridade de risco (NPR). Esse número, por sua vez, é obtido empregando a multiplicação das três escalas avaliadas, ou seja, S x O x D. A autora relata que falhas com NPR > 150 representam elevado risco ao processo, sendo necessárias maiores investigações visando à redução desse número (McCAIN, 2006).

O procedimento para tal atividade abrange, em seu início, a descrição bem definida do problema ou questão. Assim, três questões fundamentais de ordem prática podem ser abordadas: o que pode dar errado? Qual a probabilidade de erro? Quais as consequências do erro (gravidade)?

Quanto às atividades para o controle do risco, no geral, essas deverão ser conduzidas no sentido de eliminá-lo ou de reduzi-lo a nível aceitável. O esforço empregado no seu controle deverá ser proporcional à sua significância. Assim, quanto maior a ocorrência e a severidade do risco, maior deverá ser o esforço para o seu controle. Dessa forma, as atividades deverão ser direcionadas tendo em vista a obtenção das respostas relativas às seguintes questões: O risco em questão está acima do nível aceitável? O que pode ser feito para reduzir ou eliminar tal risco? Qual o apropriado balanço entre os benefícios, os riscos e os recursos? Novos riscos serão introduzidos como resultado do controle dos riscos identificados?

Os esforços para a redução de riscos devem ser conduzidos no caso daqueles que excedem as especificações. Tais esforços podem incluir ações que atenuem sua severidade e sua probabilidade, assim como elevem seu grau de detecção. A decisão de aceitar o risco pode constituir ato formal, no sentido de conviver com riscos residuais. Para alguns tipos de risco, as melhores práticas de gerenciamento de qualidade podem não ser suficientes para eliminá-lo de forma completa. Nesse caso, o risco deve ser reduzido a nível aceitável.

Entre as metodologias para o gerenciamento de risco, devem ser selecionadas aquelas que permitem acessar a probabilidade, a severidade e, ainda, seu grau de detecção. Algumas dessas ferramentas incluem gerenciamento básico de risco empregando fluxogramas, entre outras ferramentas; FMEA; análise de modo, efeito e criticidade (*failure mode, effects and criticality analysis* – FMECA); *fault tree analysis* (FTA); e *hazard analysis and critical control points* (HACCP).

Process analytical technology ou tecnologia analítica de processos

Nos últimos anos, a FDA tem incentivado o desenvolvimento de possibilidades inovadoras para o controle do processo em tempo real. Assim surgiu a tecnologia analítica de processos (TAP), que consiste em sistema para análise contínua e controle do processo de fabricação, fundamentado em medidas em tempo real, ou em medidas rápidas, durante o processo, da qualidade e do desempenho de atributos das matérias-primas, materiais em processo e processados para assegurar a qualidade do produto na fase final do processo.

A aplicação adequada da TAP pode melhorar a capacidade e a eficiência dos processos farmacêuticos e/ou melhorar a qualidade do produto. Tal abordagem permite maior entendimento do processo e tem como objetivo assegurar que as características de qualidade do produto sejam construídas ou planejadas no decorrer de seu desenvolvimento. Além disso, podem-se reduzir os riscos de falha do processo, o tempo para o ciclo de produção, e/ou aprimorar a capacidade de sua utilização.

As discussões relativas à TAP tiveram início na *AOAC International Special Symposium: "Pharmaceutical Process Control and Quality Assessment by Non-Traditional Means," Outubro de 1993, St. Louis, Missouri, e "FIP's Millennium Congress, New Technology Forum of the Royal Pharmaceutical Society, PhRMA Technical Conclave"*, no final de 1999. Desde essa data, a TAP tem sido adotada com cautela pelas indústrias farmacêuticas, em função dos riscos e das incertezas do ponto de vista regulatório, e não adequadamente compreendidos. Produtos antigos avaliados por novas tecnologias resultam em novos questionamentos regulatórios. No geral, os problemas não são visíveis sob os atuais sistemas.

Além de eliminar os questionamentos de ordem regulatória, a TAP poderá substituir o atual teste para o controle final de liberação, como no caso de liberação paramétrica para produtos estéreis. Adicionalmente, a TAP pode ser utilizada em produtos comercializados com característica robusta de qualidade para melhorar a eficiência do processo; nos produtos comercializados que necessitam de melhoria no produto e na eficiência do processo; e em novos produtos, no decorrer do desenvolvimento e da transposição do processo para escala comercial.

De forma convencional, o controle de processo corresponde à análise química ou física dos materiais *in-line* ou *on-line*. O escopo clássico dessa abordagem é a complementação do tradicional, que preconiza os testes de liberação final do produto. Entre as vantagens da análise de processo em relação à análise laboratorial, destacam-se: a velocidade da análise permitindo rápida retroalimentação do sistema de qualidade; a eliminação da amostra manual, com ganho em segurança, ao eliminar erros do operador e a capacidade de manter a integridade da amostra.

No início deste século, a FDA inseriu no contexto farmacêutico a TAP, ao estimular a indústria farmacêutica a aumentar a introdução de novas pesquisas em tecnologias analíticas (FDA, 2005). O emprego dessas tecnologias na produção possibilita medições em linha de parâmetros críticos do produto (WORKMAN *et al.*, 2003). Essa iniciativa abre claramente novas perspectivas para a implantação das inovações tecnológicas no controle de processos e na qualidade de matérias-primas, dos produtos intermediários e do produto acabado (COOLEY; EGAN, 2004). Essas tecnologias são usadas para controlar, entender o processo produtivo e assegurar melhor qualidade ao produto. Número crescente de aplicações da TAP (GUPTA *et al.*; ROGGO, 2005), no monitoramento das reações (STORDRANGE, 2002) e no controle de qualidade (BLANCO; ALCALA, 2006) tem sido relatado na última década.

Laitinen *et al.* (2004) apresentaram a TAP como inovação empregada na caracterização de formas farmacêuticas sólidas. Os autores revelaram o interesse da FDA em facilitar a introdução e a propagação dessa tecnologia nas indústrias farmacêuticas. Como consequência, a validação de processos será significativamente influenciada por essa tecnologia.

A TAP permite planejar e desenvolver processos eficientes, continuamente controlados por mensurações *in-line* (mensuração, invasiva ou não invasiva, quando a amostra não é retirada do processo), *on-line* (mensuração efetuada quando a amostra é retirada do processo e pode retornar ao processo) e *at-line* (mensuração efetuada quando a amostra é retirada e analisada) das etapas produtivas críticas do processo, que consistentemente irão assegurar a qualidade predefinida no final do processo de fabricação. Nesse contexto, a TAP pode ser considerada forte conexão entre os domínios científicos da química analítica e da tecnologia farmacêutica.

A espectroscopia no infravermelho próximo (*near infrared spectroscopy* – NIR) concretizou-se entre as primeiras tecnologias analíticas de processo a serem adotadas pela indústria farmacêutica. O primeiro espectro de absorção em região não visível foi descoberto em 1800, mas os químicos analíticos fizeram pouco uso dessa informação até a década de 1950. No entanto, desde 1960, aplicações de técnicas analíticas por *NIR* têm crescido drasticamente (BLANCO, 1998). Em 1987, foi realizada a 1ª Conferência Internacional de Espectroscopia por *NIR,* no Reino Unido. O objetivo da 2ª Conferência, no Japão, foi evidenciar essa tecnologia, para que fosse aplicada aos processos, com a vantagem de aumentar a velocidade, fornecer maior simplicidade na preparação das amostras, além de permitir multiplicidade das análises a partir de uma única leitura. Adicionalmente, essa tecnologia tem característica não destrutiva, ou seja, não destrói a amostra no decorrer da análise.

A espectroscopia no infravermelho próximo pode ser aplicada em três níveis do processo de produção de sólidos: no monitoramento da homogeneidade de mistura, na avaliação da uniformidade de conteúdo dos comprimidos e na determinação da espessura do revestimento de comprimidos. Um simples espectro inclui informações químicas e físicas da amostra (REICH, 2005). A identificação de matérias-primas, as análises de homogeneidade ou o controle de polimorfos e isômeros ópticos são exemplos de análises quantitativas que podem ser executadas por NIR (SARRAGUÇA; LOPES, 2009). A técnica pode ser usada para validar todo o processo e constitui ferramenta interessante para mostrar possíveis variações durante o processo, que podem conduzir o produto acabado a resultados fora da especificação. Trata-se, portanto, de método confiável, que oferece importantes vantagens para a produção de comprimidos em larga escala, bem como alto conhecimento e coleta de dados multiparamétricos precisos.

Atualmente, o espectro por NIR de amostra de substância simples, ou de multicomponentes, pode ser registrado e analisado em intervalo inferior a 1 minuto. Tal característica garante redução de tempo e de custo em cerca de 80%. A simplicidade e a precisão, combinadas com a velocidade com que os resultados são obtidos, conferem à NIR, em muitos casos, enormes vantagens, comparativamente aos tradicionais métodos químicos (cromatografia e outras técnicas de espectroscopia). A conveniência da NIR na avaliação de processo de mistura de pós tem sido amplamente descrita como técnica adequada ao método de rotina, para comprovar a conformidade de lotes. Além disso, o método é não destrutivo, é livre de reagentes, quase independente de operador, é sensível, rápido, preciso e exato. Porém, a maior vantagem da NIR é a obtenção dos resultados em tempo real.

A técnica de espectroscopia por NIR pode igualmente ser usada para melhorar o entendimento de materiais farmacêuticos, processos e formulações. No que se refere a aplicações qualitativas, a espectroscopia pela NIR tem resolvido vários problemas, como investigações preliminares das análises de mistura, ou discriminação entre produtos similares. Mais difundida, no entanto, é a identificação de substâncias químicas puras, por meio de biblioteca existente de espectro de referência.

Além da espectroscopia no infravermelho próximo, outras técnicas espectroscópicas têm sido relatadas com potencial uso no controle em tempo real de processos farmacêuticos, entre as quais a espectroscopia Raman. Tal técnica permite a caracterização estrutural do material em poucos segundos, não requer qualquer preparação da amostra para a análise, nem apresenta caráter destrutivo (não invasivo). Além das vantagens relatadas, a espectroscopia Raman permite a análise quantitativa do material em amostras com diferentes características: líquidas, sólidas e multifases (DE BEER; BODSON; DEJAEGHER *et al.*, 2008). Em um estudo comparativo entre as técnicas mencionadas, a Raman apresenta menor sensibilidade a variações nos parâmetros físicos da amostra. Porém, até o presente momento, o uso dessa espectroscopia ainda é pouco explorado. Tal fato pode ser decorrente do custo do equipamento, significativamente superior àquele usado na NIR (FOLESTAD; JOHANSSON, 2009).

Boas práticas de fabricação de medicamentos de origem sintética e biológica, correlatos e cosméticos

Evolução e conceito

As BPFM são normas aplicáveis às atividades de produção de medicamentos, incluindo aqueles destinados a ensaios clínicos, assim como o armazenamento e a distribuição de produtos para a saúde. No caso dos medicamentos, essas normas visam a garantir o atendimento das indústrias farmacêuticas às exigências de sua identidade, teor, qualidade e pureza.

As BPFM são elaboradas pelas agências regulatórias e, no Brasil, a Agência Nacional de Vigilância Sanitária (Anvisa) em período anterior à consolidação do texto final, publica tais normas na forma de consulta pública. Criada pela Lei n. 9.782, de 26 de janeiro de 1999, a Anvisa, autarquia sob regime especial, caracteriza-se pela independência administrativa, estabilidade de seus dirigentes durante o período de mandato e autonomia financeira.

A "consulta pública" permite a participação de setores especializados, assim como da sociedade em geral, na elaboração dessa regulamentação. Dessa forma, a discussão relativa às BPFs pode ser considerada democrática e transparente. Em 13 de janeiro de 2009, a Consulta Pública n. 3 foi publicada, tendo em vista contemplar nova proposta relativa às BPFM. Como acompanham a evolução das novas tecnologias, são passíveis de atualização contínua. Desta forma, com a publicação da Resolução RDC n. 17, de 16 de abril de 2010, esta consiste no documento final (BRASIL, 2010) Além de revogar e substituir a Resolução RDC n. 210, de 04 de agosto de 2003, também revoga a Portaria SVS/MS n. 500, de 09 de outubro de 1997.

No que se refere à evolução da legislação sanitária federal no Brasil, a Lei n. 6437, de 20 de agosto de 1977, revogou o Decreto-Lei n. 785, de 1969 (BRASIL, 1969; 1977) Fundamentada nessa Lei, foi publicada a Portaria n. 14, da Secretaria de Vigilância Sanitária do Ministério da Saúde, em 16 de outubro de 1981, que estabeleceu sequência de inspeções objetivando avaliar o atendimento

às BPFM. Tal regulamentação constituiu a primeira versão das boas práticas de fabricação. Posteriormente, em 6 de março de 1995, foi publicada a Portaria n. 16, que determinou a todos os estabelecimentos produtores de medicamentos o cumprimento das diretrizes estabelecidas pelo *Guia de boas práticas de fabricação para indústrias farmacêuticas* (BRASIL, 1995). Esse documento foi aprovado na 28ª Assembleia Mundial de Saúde, em maio de 1975, e revisado em Genebra, em 1992. A Organização Mundial da Saúde (OMS) elaborou seu primeiro texto relativo às BPFM no período entre 1967 e 1969.

Após intervalo de quase 6 anos, a Portaria n. 16 foi reformulada, com base nas novas recomendações da OMS, no que se refere à Certificação de Qualidade dos Produtos Farmacêuticos, dando origem à Resolução RDC n. 134, de 13 de julho de 2001 (BRASIL, 2001). Essa Resolução teve como objetivo padronizar as ações da Vigilância Sanitária e atualizar o Guia das BPFM, com o objetivo de acompanhar os avanços tecnológicos, assim como incorporar os relevantes documentos internacionais relativos às BPFM. A adequação às normas internacionais exerceu impactos positivos e teve por objetivo viabilizar a exportação de medicamentos nacionais. Pela primeira vez, os princípios e conceitos das atividades de validação foram regulamentados de forma a complementar as BPFM. Nesse sentido, as atividades de validação visavam a assegurar a produção de lotes uniformes, tendo em vista atender às especificações requeridas.

Em 04 de agosto de 2003, a Resolução n. 134 foi revogada e substituída pela Resolução da Diretoria Colegiada RDC n. 210. Nessa nova Resolução foi determinado que todos os estabelecimentos fabricantes de medicamentos cumprissem as diretrizes estabelecidas em Regulamento Técnico das BPFM, além de ter sido instituída a norma da autoinspeção, dentre outras regulamentações. Comparando as últimas resoluções, as diretrizes de BPF não sofreram alterações em relação à Resolução RDC n. 134, exceto pela revisão de alguns textos, com o intuito de melhorar a compreensão dos requisitos e incluir algumas definições no glossário. Além disso, no capítulo referente à produção de estéreis foi contemplada a orientação da OMS quanto ao sistema para a classificação do ar. Com a revogação dos Anexos A, B, I e L da Portaria n. 500, de 9 de outubro de 1997, foram incluídos itens específicos na Resolução RDC n. 210, para o segmento de soluções parenterais de grande volume. No roteiro de inspeção, os itens referentes às exigências de validação foram desdobrados para melhor operacionalização das inspeções (BRASIL, 1997; 2000). A publicação da RDC n. 17 de 16 de abril de 2010, que dispõe sobre as BPFM revoga a Portaria SVS/MS n. 500, de 9 de outubro de 1997 e a Resolução RDC n. 210, de 04 de agosto de 2003. Os processos e sistemas considerados críticos, como, a água para injetáveis, a

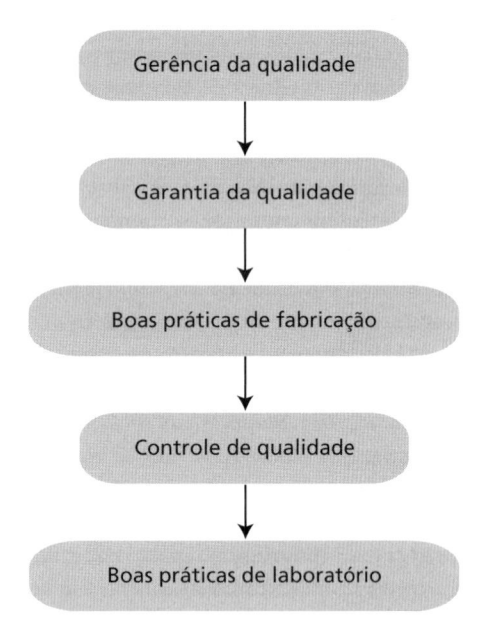

Figura 7 Representação ilustrativa das atividades da garantia de qualidade em relação às boas práticas de fabricação e ao controle de qualidade.

esterilização e a despirogenização, cuja validação era exigida desde a antiga Portaria SVS/MS n. 16/1995, permanecem como itens necessários no Roteiro de Inspeção atual. Como requisito mínimo, a validação dos demais processos deve estar incluída no Plano Mestre de Validação, bem como a validação de limpeza e de métodos analíticos. O item referente à qualificação de fornecedores foi desdobrado para melhor atendimento da política de aquisição de insumos farmacêuticos pelos fabricantes, durante as inspeções. Os questionamentos relativos ao controle de qualidade e garantia de qualidade (Figura 7) foram ampliados, para contemplar as boas práticas de laboratório (BPL) e a verificação da implementação efetiva de um sistema de qualidade. Os itens relacionados às instalações foram revisados, para esclarecer aspectos relativos à produção de medicamentos, empregando substâncias sensibilizantes altamente ativas e outras classes terapêuticas.

A Resolução RDC n. 210 foi revogada e substituída pela Resolução da Diretoria Colegiada RDC n. 17 de 16 de abril de 2010 (BRASIL, 2010), composta por doze capítulos distribuídos em nove títulos além de um anexo; também internaliza a Resolução GMC n. 15/09 – "boas práticas de fabricação de produtos farmacêuticos e mecanismo de implementação no âmbito do Mercosul". Sendo assim, a nova resolução além de ter incorporado em sua abrangência os medicamentos destinados à ensaios clínicos, alterou e agregou outros temas ao texto da RDC 210/03, a começar pelo objetivo (DEUS; SÁ, 2011).

Seu escopo é estabelecer os requisitos mínimos a serem seguidos na fabricação de medicamentos, a fim de padronizar a verificação do cumprimento das BPFM de uso humano durante as inspeções sanitárias e Mecanismos de Implementação no âmbito do Mercosul. Ações alternativas àquelas descritas nesta nova resolução podem ser adotadas de modo a acompanhar o avanço tecnológico ou o atendimento de necessidades específicas de determinado medicamento, contanto que sejam validadas e que a qualidade seja assegurada pelo fabricante. Apesar do rigor sanitário, essa maior flexibilidade ao fabricante pode ser considerada uma alteração vantajosa, pois permite o acompanhamento do controle de processos considerando a possibilidade de avanços tecnológicos no setor assim como o atendimento a determinadas peculiaridades de medicamentos específicos.

Referente a garantia da qualidade, a RDC n. 17 traz mais requisitos além daqueles contemplados anteriormente pela RDC n. 210 (BRASIL, 2003), para assegurar uma melhor fabricação de medicamentos. Quanto à qualificação e validação, essa trouxe uma estrutura mais moderna, que contempla utilização de sistemas computadorizados.

Também é apontada a obrigatoriedade de uma análise prévia da legislação vigente para promover o recolhimento de produtos que apresentem desvios de qualidade, o que não constava na RDC n. 210/2003. Os produtos recolhidos devem ter sua destruição imediata, a menos que seja possível assegurar que sua qualidade continue satisfatória, sendo que este procedimento não deve alterar a qualidade do produto final.

Foram incluídos novos itens para realização de autoinspeções que incluem as áreas de vestiários, verificação da atividade de armazenamento de produtos intermediários, assim como são instituídos sistemas computadorizados relativos às BPF e ao transporte de medicamentos intermediários. A RDC n. 17 também dispõe que as frequências com que as autoinspeções devem ser realizadas decorre das características da empresa, sendo preferencialmente anual (DEUS; SÁ, 2011).

A atual regulamentação também inova ao discorrer acerca dos equipamentos utilizados nos processos de produção. Equipamentos fechados devem ser utilizados sempre que for apropriado e quando são utilizados equipamentos conceitualmente abertos, ou quando são excepcionalmente abertos durante qualquer operação, devem ser tomadas precauções para minimizar a contaminação. Também é apresentada a necessidade do uso de um procedimento de limpeza devidamente validado para equipamentos dedicados e não dedicados, de modo a evitar possíveis contaminações (cruzadas no geral e microbianas).

Os ensaios necessários para matérias-primas e materiais de embalagem também sofreram alterações importantes. Destaca-se ainda a ampliação do conceito de materiais, o qual inclui gases, materiais auxiliares ao processo e os materiais de rotulagem, além de outros não contemplados na RDC n. 210/2010 (DEUS; SÁ, 2011).

Em relação aos registros e procedimentos operacionais padrão (POP), a nova RDC inclui a necessidade da criação de um POP específico para assegurar a rastreabilidade de lotes, possibilitando sua ocorrência em todas as etapas de fabricação. Desobriga que os livros de registros diários sejam mantidos junto aos principais equipamentos e que devam registrar sua utilização, validação, calibração, manutenção, limpeza ou operações de reparo, tampouco as datas e a identificação da pessoa que os tenha realizado, tendo em vista a informatização e automação proposta.

Mantendo um rigor sanitário adequado, a RDC n. 17/2010 deixou de prever um grande número de exigências publicadas na RDC n. 210/2003, simplificando-as. Contudo, exigências adicionais foram incluídas, por exemplo, a exigência da imunização por vacinas específicas e o controle de doenças infectocontagiosas anteriormente exigidas apenas para os envolvidos na produção, foram estendida ao pessoal envolvido direta ou indiretamente na manutenção e controle de biotérios. Outra exigência incluída consiste em determinar que o ar das áreas contaminadas com microrganismos patógenos não deverá ser recirculado (DEUS; SÁ, 2011).

Inclui-se ainda no escopo da RDC n. 17/2010 três novos itens até então carentes de uma regulamentação consistente, a saber: água para uso farmacêutico (Título VI), sistemas de informação computadorizados (Título VII) e BPFM fitoterápicos (Título VIII) (DEUS; SÁ, 2011).

Resumindo, as modificações trazidas pela RDC n. 17/2010 foram muito significativas, visto sua maior abrangência e simplicidade. Apresenta também um conteúdo mais completo e dinâmico, apesar da extensão. Sua estruturação facilita o seu entendimento e minimiza possíveis erros de interpretação. Novas exigências como aquelas destinadas a produtos estéreis ou água para uso farmacêutico serão devidamente abordadas, mais detalhadamente, nos capítulos específicos.

Nos Estados Unidos, as cGMP são promulgadas pela FDA sob a autoridade do *Federal Food, Drug Act*. Essas regulamentações têm força de lei e exigem que os fabricantes de medicamentos e as empresas de embalagem terceirizadas, assim como de material correlato, de alimentos especiais e de derivados de sangue garantam a segurança, a pureza e a eficácia de seus produtos. As boas práticas de fabricação têm por objetivo capacitar as empresas a minimizar ou eliminar casos de contaminações (cruzadas ou não) e erros. Nesse sentido, as BPFM têm por finalidade proteger o consumidor americano de produtos ineficazes, ou até mesmo de produtos que possam causar prejuízos a saúde.

A FDA, por meio das cartas de advertência (*warning letters*) enviadas ao presidente da empresa que tenha violado a regulamentação vigente, exige pronta ação corretiva e o estabelecimento de procedimentos, para que não haja recorrência de tal violação. A carta de advertência estabelece um curto prazo para a elaboração de resposta e das ações necessárias para proteger o consumidor e, ainda, adverte que falha em corrigir tais violações pode resultar em sanções punitivas severas para a indústria.

No Brasil, a interdição de produtos que não atendem às exigências regulatórias é efetuada por meio de Resolução (RE) publicada em Diário Oficial da União. Nesse caso, a Anvisa determina, como medida de interesse sanitário, a interdição cautelar em todo o território nacional, do produto que apresentou o desvio de qualidade. A interdição cautelar suspende a comercialização, a distribuição e a dispensação do lote do medicamento em questão, ou de todos os lotes, se necessário. Assim como a FDA, a Anvisa tem como finalidade principal proteger os consumidores brasileiros de produtos ineficazes, e/ou que possam causar prejuízos a sua saúde.

No Brasil, no período entre 2003 a 2007 foram registradas 177 interdições cautelares, sendo que no ano de 2006 foi observada a maior incidência, após tendência de redução observada nos anos de 2003, 2004 e 2005. Nesse período, foi observado maior número de empresas incluídas nas interdições, assim como maior frequência de interdições por empresa.

Dentre as formas farmacêuticas com maior frequência de interdição, aquelas não estéreis representaram quase a totalidade: 98% (formas farmacêuticas sólidas e líquidas, respectivamente, com frequência de 55 e 43%). No que se refere às especialidades, os comprimidos não revestidos revelaram incidência de 41% das interdições. As soluções e suspensões orais totalizaram 23%, enquanto os comprimidos revestidos e os pós apresentaram incidência de 10%. Considerando apenas as formas farmacêuticas sólidas, os comprimidos revestidos representaram 76% das interdições. A maior frequência de interdições entre os comprimidos (revestidos ou não) pode ser prevista por sua elevada frequência de prescrição. Quanto às formas farmacêuticas líquidas, os produtos estéreis representaram 72% das interdições, no período avaliado. Com referência às não conformidades relativas a essa especialidade, foram detectadas as presenças de endotoxina bacteriana e de contaminação microbiana. Considerando a via de administração dos produtos estéreis (parenteral e ocular), tais não conformidades podem representar elevado risco à saúde pública.

Quanto às classes terapêuticas, os analgésicos e os antipiréticos totalizaram 22% das interdições e os antibióticos e os anti-hipertensivos apresentaram, respectivamente, 21 e 12%. Com referência às não conformidades, o teor, a dissolução e a uniformidade de conteúdo apresentaram maior frequência no total das interdições, respectivamente 37, 29 e 13% (GOMES; BOU-CHACRA, 2008).

Na Europa, a European Medicines Agency (EMEA) define as boas práticas de fabricação como "parte da garantia de qualidade que assegura que os produtos são consistentemente produzidos e controlados, de acordo com os padrões de qualidade apropriados para seu uso pretendido". Os princípios e os guias para as boas práticas de fabricação na Europa são especificados em duas diretivas (disposições legislativas, regulamentares e administrativas): 2003/94/EC, para medicamentos e medicamentos em fase de pesquisa clínica, para uso humano; 91/412/EEC, relativa aos produtos para uso veterinário. Tais firetivas são elaboradas por grupo de serviços de inspeção de boas práticas de fabricação e publicadas no volume 4 da EudraLex, pela Comisssão Europeia (coleção de regras e de regulamentações governamentais, em dez volumes, para produtos medicinais, na União Europeia).

Outro órgão internacional que merece destaque pelo seu trabalho técnico relativo às BPFM é a The Pharmaceutical Inspection Co-operation Scheme (PIC/S), representada por 37 autoridades. Em outubro de 1970, a Pharmaceutical Inspetion Convention (PIC) foi fundada pela European Free Trade Association (EFTA) e constituída, inicialmente, por 10 países europeus, entre eles a Áustria, Reino Unido, Portugal, Suíça e Suécia. Seu objetivo foi harmonizar os assuntos referentes aos sistemas de inspeções e aos requerimentos de BPFM. Atualmente, a EFTA atua em parceria com a EMEA, uma das principais agências da Comunidade Europeia, com atividades iniciadas após o estabelecimento do Conselho Europeu, ocorrido em Bruxelas, em 1993, tendo como objetivo elevar o nível de avaliação e de supervisão dos medicamentos comercializados na Europa (EMEA, 2005). Esse órgão tem como missão implementar e manter as BPFM harmonizadas. A última versão das BPFMs, publicada pela PIC, refere-se à PE – 009-8, de 21 de janeiro de 2009. A harmonização entre os membros da PIC tem sido alcançada por meio da elaboração de guias técnicos, da qualificação das autoridades competentes, em particular dos inspetores, além da cooperação mútua entre seus membros.

Na Europa, restrições de ordem legal impedem a inclusão de outros países, não pertencentes à Comunidade Europeia, à PIC. Tal situação foi contornada pela criação, em novembro de 1995, da PIC/S. Esse novo órgão adotou os mesmos princípios da PIC, porém sem *status* legal e atuando apenas entre as autoridades de saúde dos países europeus. A partir dessa data, ambas operam em paralelo, sob a sigla conhecida como PIC/S, e os documentos por elas publicados são utilizados como referência para as BPFM (PHARMACEUTICAL INSPECTION CO-OPERATION SCHEME, 2009).

Assim como a PIC/S, a International Conference on Harmonisation (ICH) tem como objetivo a elaboração de recomendações técnicas, visando a alcançar maior harmonização na interpretação e na aplicação dos guias técnicos para o registro de produtos. As atividades da ICH tiveram início em abril de 1990, com o suporte da European Federation of Pharmaceutical Industries and Associations (EFPIA), em Bruxelas. Nessa ocasião, os representantes das agências regulatórias e das associações das indústrias farmacêuticas da Europa, do Japão e do Estados Unidos se encontraram com a finalidade de planejar a conferência internacional, que incluiu discussão no que se refere às implicações mais abrangentes no âmbito da harmonização de guias técnicos para a indústria farmacêutica. A partir dessa data, foi estabelecido que novas reuniões seriam agendadas duas vezes ao ano, tendo em vista a continuidade das atividades de harmonização.

A ICH tem como missão reduzir, antecipar ou prevenir a duplicidade de testes conduzidos no decorrer da pesquisa e do desenvolvimento de novos medicamentos. Como consequência, os atrasos desnecessários para a disponibilização desses podem ser minimizados, resguardadas as exigências de qualidade, de segurança e de eficácia, assim como as obrigatoriedades regulatórias. Embora a ICH disponibilize recomendações nos tópicos de qualidade, segurança, eficácia, e ainda alguns tópicos multidisciplinares, tais recomendações não contemplam as BPFM, embora incluam aquelas para os insumos farmacêuticos (INTERNATIONAL CONFERENCE ON HARMONISATION OF TECHNICAL REQUIREMENTS FOR REGISTRATION OF PHARMACEUTICALS FOR HUMAN USE, 2000).

A evolução das exigências regulatórias nos Estados Unidos tem como marco a criação do *Food and Drug Act*, em 30 de junho de 1906, pelo Presidente Theodore Roosevelt. O objetivo inicial desse ato abrangeu apenas a proibição da adulteração de alimentos, bebidas e medicamentos comercializados nos Estados Unidos. Na mesma ocasião, o congresso americano aprovou o ato de inspeção de carne *(meat inspection act),* decorrente da repercussão do livro *The jungle,* do escritor e romancista Upton Sinclair, que denunciou, nessa obra, as péssimas condições de higiene das indústrias de carne de Chicago, assim como as péssimas condições de vida e de trabalho dos operários dessas empresas. A denúncia resultou em aproximadamente 50% na redução do consumo de carne em todo país.

Em 1938, novas alterações regulatórias foram implementadas, resultando no *Federal Food, Drug and Cosmetic Act (FD&C Act)*, com ação mais abrangente. O documento incluiu o controle de cosméticos, de novos fármacos, de novos equipamentos, além de autorizar inspeção em fábricas, entre outras funções, com o intuito de garantir a segurança dos produtos comercializados. Essa nova ação foi decorrente de evento dramático, ocorrido em 1937. Nessa ocasião, 107 pessoas morreram, a maioria crianças, em função do uso de medicamento contendo sulfanilamida (elixir de sulfanilamida), contaminada com dietileno glicol, solvente tóxico utilizado como anticongelante. Após quase 70 anos, em junho de 2006, a FDA suspendeu a comercialização de todos os dentrifrícios, assim como a importação daqueles fabricados na China, devido à presença de dietileno glicol em diversos desses produtos. Com referência aos incidentes relativos à contaminação do glicerol, questões foram esclarecidas pela *EU GMP Guide Annexes – Supplementary Requirements – Annex & Sampling of Starting and Packaging Materials*. A EMEA informou que há histórico esporádico de relatos de fornecimento de glicerol contaminado com dietileno glicol (DEG) resultando na morte de pacientes que receberam o produto contaminado. No final de 2006, xarope para tosse contaminado com DEG foi responsável pela morte de 50 pacientes, no Panamá. As mortes foram similares àquelas ocorridas no Haiti, entre 1955 e 1956. Outros incidentes foram relatados na Argentina, Bangladesh, India e Nigéria, e causaram a morte de centenas de crianças, de forma similar àquela ocorrida em 1937, nos Estados Unidos. Os incidentes, segundo a EMEA, decorriam da contaminação do glicerol para uso farmacêutico com aquele de grau industrial.

Em 1962, após 25 anos do caso envolvendo o elixir de sulfanilamida, novas emendas foram propostas em função de outro evento, ainda mais dramático. Na Europa, centenas de bebês nasceram com anomalia em função do consumo de talidomida por gestantes. O fármaco, com ação indutora do sono, apresentou efeito teratogênico. Os adendos, denominados *Kefauver-Harris Amendments,* em homenagem ao seu propositor, foram aprovados e incorporados ao *FD&C Act* de 1938. Nascia, dessa forma, a primeira versão das BPFM. Além das exigências anteriores de prevenir a adulteração e de garantir a segurança, o novo documento exigia prova da eficácia do produto.

O *US federal food, drug, and cosmetics act* designou a *The United States Pharmacopeia – National Formulary* (USP-NF) como o compêndio oficial para produtos farmacêuticos, substâncias ativas, excipientes, material correlato e suplemento alimentar comercializados nos Estados Unidos. Dessa forma, a Farmacopeia Americana (USP) define os padrões de qualidade para esses produtos. No que se refere à sua constituição legal, esse órgão pode ser definido como organização não governamental, de saúde pública e sem fins lucrativos. À FDA foi atribuída a responsabilidade pela fiscalização das indústrias, seguindo os padrões estabelecidos pela Farmacopeia Americana.

No Brasil, a Farmacopeia Brasileira é o código oficial farmacêutico do país, que estabelece, entre outros, os requisitos mínimos de qualidade para fármacos, insumos, drogas vegetais, medicamentos e correlatos. Elaborada em parcerias, principalmente com Universidades credenciadas, e homologada pela Conselho Deliberativo da Farmacopeia Brasileira, comissão oficial nomeada pela Anvisa. Portanto, a Farmacopeia Brasileira faz parte da Anvisa. O recente lançamento de sua 5ª edição harmoniza grande parte do conteúdo com os principais compêndios internacionais.

Medicamentos sintéticos e correlatos

No que se refere às inspeções, aquelas conduzidas pela FDA nas indústrias farmacêuticas têm por objetivo detectar os desvios de qualidade, os quais são documentados e apresentados à companhia (*FDA Form 483 – Inspectional Observations*), no final da inspeção. No Brasil, as certificações das boas práticas de fabricação, armazenamento e distribuição de produtos para saúde são realizadas por técnicos capacitados da gerência geral de inspeção e controle de insumos, medicamentos e produtos (Anvisa). Os inspetores utilizam roteiro de inspeção técnico específico, para cada segmento. No caso de cumprimento das BPFMs, concede-se a certificação à empresa inspecionada por meio de publicação, no Diário Oficial da União, em formato de Resolução (RE), com validade de 12 meses. A prorrogação das boas práticas de fabricação, armazenamento e distribuição de produtos para a Saúde foi regulamentada por meio da Resolução (RE) n. 16, de 23 de abril de 2009. Para a prorrogação, a empresa deve atender às seguintes exigências: não possuir ocorrência de desvio da qualidade nos últimos 12 meses, a ser ponderado pela Anvisa; a certificação de boas práticas anterior deve ter sido concedida mediante inspeção sanitária ocorrida até 12 meses antes da data de publicação da certificação no *Diário Oficial da União (DOU)*; não possuir falhas no cumprimento das boas práticas, detectadas em inspeção sanitária realizada nos últimos 12 meses. Dessa forma, a autoinspeção poderá ser utilizada como instrumento, não exclusivo, de avaliação do cumprimento das boas práticas de fabricação, armazenamento e distribuição de produtos para saúde, para fins de prorrogação da validade do Certificado de boas práticas.

No que refere às boas práticas de manipulação (BPM) em farmácias, a Portaria n. 792, de 7 de outubro de 1998, publicada no *DOU* de 9 de outubro de 1998, submeteu à consulta pública o Regulamento Técnico, com a finalidade de instituir padrão de qualidade que contemplasse os requisitos mínimos exigidos para a manipulação, fracionamento, aditivação, conservação, transporte, dispensação de fórmulas magistrais e oficinais, e de outros produtos de interesse da saúde. Essa Portaria foi revogada pela RDC n. 33, de 19 de abril de 2000, atualizada em 8 de janeiro de 2001, que aprovou o Regulamento Técnico sobre boas práticas de Manipulação em Farmácias e seus anexos. Nos anos seguintes, intensas discussões entre os órgãos regulatórios e as entidades de classes resultaram em alterações dessa Resolução, no sentido de promover maior qualidade, segurança e eficácia dos produtos magistrais. Dessa forma, a Consulta Pública n. 31, de 15 de abril de 2005, possibilitou ampliar tais discussões, resultando na publicação da Resolução RDC n. 214, de 12 de dezembro de 2006 (BRASIL, 2006). Exigências com referência ao controle de qualidade das matérias-primas utilizadas para a manipulação dos produtos magistrais e oficinais resultaram em nova publicação, a Resolução RDC n. 67, de 8 de outubro de 2007 (BRASIL, 2007). Essa abrange, em seus anexos, as boas práticas de manipulação em farmácias, boas práticas de fabricação de substâncias de baixo índice terapêutico, boas práticas de manipulação de antibióticos, hormônios, citostáticos e substâncias sujeitas a controle especial, boas práticas de manipulação de produtos estéreis, boas práticas de manipulação de preparações homeopáticas, boas práticas para a preparação de dose unitária e unitarização de doses de medicamentos em serviços de saúde, roteiro de inspeção para farmácia e padrão mínimo para informações aos pacientes, usuários de fármacos de baixo índice terapêutico.

Quanto às condições gerais, estas incluem responsabilidades e atribuições; treinamentos; saúde, higiene, vestuário e conduta; infraestrutura física (condições gerais e específicas; área de manipulação; área de dispensação; equipamento, mobiliários e utensílios: localização e instalação; calibração e verificação; manutenção; limpeza e sanitização; materiais: aquisição, recebimento e armazenamento; água; controle do processo: avaliação farmacêutica da prescrição, manipulação, rotulagem e embalagem; conservação e transporte; dispensação).

Questões adicionais relativas ao controle de qualidade não contempladas, ou com necessidade de ajustes, foram regulamentadas em nova Resolução, a RDC n. 87, vigente desde 21 de novembro de 2008, publicada no DOU de 24 de novembro de 2008.

Com relação aos produtos correlatos, a Portaria n. 2043, de 12 de dezembro de 1994, instituiu o sistema de garantia de qualidade de produtos correlatos submetido ao regime da Lei n. 6.360, de 27 de setembro de 1976, e no Decreto n. 79.094, de 5 de janeiro de 1977. No que se refere aos conceitos técnicos, equipamentos e materiais de saúde ou produtos correlatos são aparelhos, materiais ou acessórios cujo uso ou aplicação esteja ligado à defesa e proteção da saúde individual ou coletiva, à higiene pessoal ou de ambientes, ou a fins diagnósticos e analíticos, a cosméticos e perfumes, e, ainda, aos produtos dietéticos, ópticos, de acústica médica, odontológicos e veterinários (Inciso IV do art. 3°, Decreto n. 79.094) (BRASIL, 1977). Esse universo, para fins de aplicação da legislação sanitária, compreende os seguintes produtos, definidos na Portaria n. 2.043, de 12 de dezembro de 1994, e Portaria SVS n. 686, de 27 de agosto de 1998: equipamentos de diagnóstico; equipamentos de terapia; equipamento de apoio médico-hospitalar; material de uso em saúde; materiais e artigos descartáveis; materiais e artigos implantáveis; materiais e artigos de apoio médico-hospitalar; produtos para diagnósticos de uso *in vitro*; produtos para saúde.

Considerando a necessidade de instituir e implementar requisitos de BPF para estabelecimentos que fabriquem ou comercializem produtos médicos, foi publicada a Resolução RDC n. 59, de 27 de junho de 2000, cujo intuito é garantir a qualidade do processo e o controle dos fatores de risco à saúde do consumidor, com base nos instrumentos harmonizados no Mercosul.

A FDA exige que os fabricantes de produtos correlatos estabeleçam e sigam sistema de qualidade para assegurar que seus produtos atendam, com consistência, aos pré-requisitos de qualidade adotados. Os sistemas de qualidade para os produtos regulados pela FDA são conhecidos como as BPF em vigor. As BPF para os produtos correlatos na parte 820 (UNITED STATES OF AMERICA, s/d) foram primeiramente autorizadas pela seção 520 (f) do *federal, food, drug and cosmetic act*. Sob a seção 520 (f) do ato, a FDA publicou a regra final no *Federal Register*, de 21 de julho de 1978 (43 FR 31 508), apresentando as BPF para os produtos correlatos. Em 18 de dezembro de 1978, a regulamentação entrou em vigor, constando na seção 820 (UNITED STATES OF AMERICA, s/d).

Em 1990, a FDA iniciou a revisão das BPF, com o objetivo de adicionar os controles planejados autorizados pelo *Safe Medical Devices Act*. Além disso, as revisões contemplaram alterações tendo em vista as exigências para o sistema de qualidade, abrangendo as normas ISO 9001:1994, *Quality Systems-Model for Quality Assurance in Design, Development, Production, Installation, and Servicing*, assim como a ISO 13485:1996, *Medical devices – Quality management systems – Requirements for regulatory purposes*, revisada em 2003 (ISO, 2003).

Ainda na década de 1990, a Global Harmonization Task Force (GHTF) foi criada com o objetivo de reunir esforços, no sentido de alcançar maior uniformidade entre os sistemas regulatórios para os correlatos. A GHTF, constituída por parceria entre as autoridades regulatórias e as indústrias do setor, abrange cinco membros fundadores: União Europeia, Estados Unidos, Canadá, Austrália e Japão. A GHTF publicou, em 2008, o documento *"Quality Management System – Medical Devices – Guidance on the Control of Products and Services Obtained from Suppliers"*, com base nas Normas ISO 9000:2005.

Como iniciativa complementar de natureza diversa, em período recente a Anvisa publicou documento relativo às boas práticas de fabricação de gases medicinais (BRASIL, 2008). No que se refere ao regulamento técnico para fixar os requisitos mínimos exigidos para a terapia de nutrição enteral, a Resolução RDC n. 63, de 8 de julho de 2000 (BRASIL, 2000), revogou a Portaria n. 337/MS, de 14 de abril de 1999 (BRASIL, 1999) Quanto à terapia de nutrição parenteral, a Portaria n. 272, de 08 de abril de 1998 (BRASIL, 1998), aprovou o regulamento técnico para fixar a exigência relativa aos requisitos mínimos de qualidade.

Medicamentos biológicos

Considerando a necessidade de direcionamento específico para garantir e avaliar a qualidade dos insumos farmacêuticos ativos fabricados por cultura de células/fermentação foi proposta a Consulta Pública n. 70, de 3 de novembro de 2009 (BRASIL, 2009). Essa proposta de resolução tem por objetivo normatizar as boas práticas de fabricação de tais insumos. A proposta refere-se à complementação da RDC n. 249 de 13 de setembro de 2005 que contempla as boas práticas de fabricação de Produtos Intermediários e Insumos Farmacêuticos Ativos.

Adicionalmente, foram propostas outras duas resoluções complementares. A primeira objetivando a regulamentação de alterações, inclusões, suspensões, reativação e cancelamentos pós-registro de produtos biológicos (BRASIL, 2009). E, a segunda, dispõe sobre os procedimentos e condições de realização de estudos de estabilidade para o registro ou alterações pós-registros de produtos biológicos (BRASIL, 2009).

As boas práticas de fabricação de produtos biológicos são regulamentadas pela n. 17, de 16 de abril de 2010, no Título IV. Aos produtos biológicos acrescentaram-se dois tipos de produtos: os alergênicos e os produtos de fermentação (incluindo produtos derivados de DNA), e excluíram-se os produtos de biotecnologia. No que se refere aos procedimentos de fabricação, a regulamentação contempla aqueles produtos derivados de extração de princípios ativos a partir de fluidos biológicos ou de tecido de origem animal ou vegetal; as técnicas de DNA recombinante e de hibridoma; os procedimentos que incluem a multiplicação de microrganismos em embriões ou em órgãos de animais, e o crescimento de cepas de microrganismos e de células eucarióticas. Entre os produtos derivados desses procedimentos destacam-se: alergênicos, antígenos, vacinas, hormônios, citocinas, enzimas, derivados de plasma humano, soros hiperimunes (heterólogos), imunoglobulinas (incluindo anticorpos monoclonais), produtos de fermentação (incluindo produtos derivados de DNA).

No âmbito internacional, o Center for Biologics Evaluation and Research (CBER), da FDA, regula os seguintes produtos biológicos, entre outros: produtos alergênicos, sangue e seus derivados, produtos para terapia gênica, testes e dispositivos para diagnósticos, tecido humano e produtos celulares utilizados em tranplantes e vacinas. Além disso, o centro regula outras categorias de produtos biológicos, produtos obtidos por métodos biotecnológicos, como: anticorpos monoclonais, citoquinas, fatores de crescimento, enzimas e imunomoduladores.

A maioria dos produtos biológicos é constituída de misturas complexas não facilmente identificadas ou caracterizadas que, portanto, requerem métodos específicos para atestar sua qualidade, segurança e eficácia. Além disso, tais produtos apresentam elevada tendência de termossensibilidade e maior susceptibilidade à contaminação microbiana. Nesse sentido, a ICH publicou guias relativos à qualidade de produtos biotecnológicos e biológicos, como: *Viral Safety Evaluation of Biotechnology Products Derived from Cell Lines of Human or Animal Origin* (Q5A-R1) (INTERNATIONAL CONFERENCE ON HARMONISATION, 1999); *Quality of Biotechnological Products: Analysis of the Expression Construct in Cells Used for Production of r-DNA Derived Protein Products* (Q5B) (INTERNATIONAL CONFERENCE ON HARMONISATION, 1995); *Quality of Biotechnological Products: Stability Testing of Biotechnological/Biological Products* (Q5C) (INTERNATIONAL CONFERENCE ON HARMONISATION, 1995); *Derivation and Characterization of Cell Substrates Used for Production of Biotechnological/Biological Products* (Q5D) (INTERNATIONAL CONFERENCE ON HARMONISATION, 1997); o guia *Comparability of Biotechnological/Biological Products Subjected to Changes in their Manufacturing Process* (Q5E) (INTERNATIONAL CONFERENCE ON HARMONISATION, 2004).

No que se refere às BPF, a FDA publicou, em 23 de setembro de 2009, proposta para os produtos combinados, definidos como aqueles para o tratamento e dignóstico de doenças que combinam medicamentos, correlatos e/ou produtos biológicos.

Cosméticos

A legislação sanitária relativa aos produtos cosméticos evoluiu de forma significativa a partir da publicação da Portaria n. 348, de 18 de agosto de 1997, que determinou, para todos os estabelecimentos fabricantes de produtos de higiene pessoal, cosméticos e perfumes, o cumprimento das diretrizes estabelecidas no Regulamento Técnico – Manual de boas práticas de fabricação desses produtos. A certificação das boas práticas de fabricação foi instituída pela Resolução RE n. 1450, de 11 de setembro de 2001, e, após período aproximado de 4 anos, a Portaria n. 13, de 5 de janeiro de 2005, instituiu a autoinspeção das BPF para esses produtos.

No mesmo período, foi publicada a Resolução RDC n. 332, de 1 de dezembro de 2005 (BRASIL, 2005), estabelecendo a obrigatoriedade de implementação de sistema de cosmetovigilância pelas empresas fabricantes/importadoras de produtos de higiene pessoal, cosméticos e perfumes. Tal regulamentação teve como objetivo o cumprimento dos requisitos obrigatórios relacionados à comprovação da segurança e da eficácia desses produtos, além de aprofundar o cumprimento dos padrões de qualidade dos mesmos.

De forma complementar, a melhoria contínua da qualidade, da segurança e da eficácia dos produtos de higiene pessoal, de cosméticos e de perfumes foram temas abordados nos Guias de estabilidade (BRASIL, 2004) e de controle de qualidade de produtos cosméticos: foi feita uma abordagem sobre os ensaios físicos e químicos, em 2008, em sua segunda edição. Com referência aos parâmetros de controle microbiológico para os produtos de higiene pessoal, cosméticos e perfumes, esses foram estabelecidos por meio da publicação da Resolução RE n. 481, de 23 de setembro de 1999 (BRASIL, 1999).

Ainda com referência aos produtos cosméticos, as seguintes regulamentações foram publicadas: Resolução RDC n. 176, de 21 de setembro de 2006, aprovando o regulamento técnico "Contratação de terceirização para produtos de higiene pessoal, cosméticos e perfumes"; Resolução RDC n. 25, de 29 de março de 2007 (BRASIL, 2007), versando sobre a terceirização de etapas de produção, de análises de controle de qualidade e de armazenamento de medicamentos; a Resolução RDC n. 66, de 5 de outubro de 2007 (BRASIL, 2007), dispondo sobre os critérios para concessão de cerfificação das boas práticas de fabricação, fracionamento, distribuição e/ou armazenamento de medicamentos, insumos farmacêuticos, produtos para saúde, cosméticos, perfumes, produtos de higiene e saneantes.

Requisitos gerais

Em termos gerais, a política da empresa farmacêutica, de correlatos e cosméticos, assim como seus procedimentos, devem obrigatoriamente induzir a que suas diretrizes básicas sejam contempladas com os pontos fundamentais, a saber:

■ as instalações das fábricas devem ser projetadas com a finalidade de proporcionar a fabricação adequada e facilidades de armazenagem;

■ o pessoal responsável pela produção e garantia de qualidade deve ser devidamente qualificado pela educação, experiência, histórico de competência e perfil de confiabilidade, para assegurar a integridade do produto;

■ os insumos devem ser apropriadamente estocados e testados antes do uso; os recipientes claramente identificados, e os registros de cada lote indicando sua origem, controle e disposição;

■ ordens de fabricação devem ser mantidas, com instruções claras de todos os itens na preparação dos produtos, com as execuções respeitadas e registradas lote a lote;

■ equipamentos usados nos processos devem ser limpos entre os diferentes lotes;

■ todos os materiais em processo e equipamentos envolvidos devem ser devidamente identificados;

■ a unidade de garantia de qualidade deve ter instalação adequada para a avaliação e reavaliação necessárias relativamente à identidade, eficácia, pureza e atributos de qualidade de cada lote do produto, bem como de todos os materiais direta ou indiretamente integrantes do processo de fabricação;

■ devem ser mantidos arquivos de documentação pertinente a todos os lotes fabricados, bem como de amostras de todos os produtos, com os respectivos registros de distribuição.

Atividades de validação

Histórico e evolução do conceito

Os estudos de validação são parte essencial das BPFM, e seu conceito surgiu como extensão dessas normas e elemento da garantia da qualidade, associado a um produto ou processo em particular. Os princípios fundamentais da garantia de qualidade têm como objetivo a produção de medicamentos adequados ao uso pretendido. Segundo a RDC n. 17, no Capítulo I do Título V, esses princípios são:

a. a qualidade, a segurança e a eficácia devem ser planejadas e definidas para o produto;

b. a qualidade não pode ser inspecionada ou testada no produto;

c. cada etapa crítica do processo de fabricação deve ser validada. Outras etapas do processo devem estar sob controle, para que os produtos sejam consistentemente produzidos e que atendam às especificações definidas e requisitos de qualidade.

O primeiro relato de validação aplicada à indústria farmacêutica foi realizado por Ted Byers e Bud Loftus, membros da FDA nos Estados Unidos, em meados dos anos de 1970, decorrente da necessidade de melhoria do processo de esterilização de produtos parenterais de grande volume. Portanto, os estudos de validação foram iniciados em sistemas e atividades relacionados à produção de medicamentos estéreis, como: ciclos de esterilização empregando calor seco, vapor, filtração, radiação ionizante, além dos procedimentos de sanitização de equipamentos e monitoramento ambiental, tendo em vista o controle de contaminação microbiana. Em 1978, a FDA conduziu estudo comparativo entre os fabricantes de comprimidos de digoxina, o qual revelou casos de não uniformidade de conteúdo desse produto, que apresenta janela terapêutica estreita. O resultado do trabalho revelou a necessidade de ampliar os estudos de validação para os produtos não estéreis. Dessa forma, a FDA demonstrou que as atividades de validação, apesar de agregarem custos ao produto, constituem ferramenta de melhoria e de controle dos processos produtivos. Além disso, tal recurso foi capaz de garantir a qualidade dos produtos farmacêuticos, com consequente redução de retrabalhos, retestes, reprovações de lotes e reclamações de clientes (UNITED STATES, 2005).

Em março de 1983, a FDA disponibilizou o seu primeiro rascunho do Guia de Validação de Processos, direcionado não apenas para processos estéreis. Em 1985, a Pharmaceutical Manufacturers of America (PMA), atualmente conhecido como Pharmaceutical Research and Manufacturers of America (*PhRMA*), anunciou seu Comitê de Validação (Validation Advisory Committee – VAC) (UNITED STATES, 2005). Porém, o trabalho da FDA foi finalizado apenas em maio de 1987, quando da publicação do *Guideline on General Principles of Process Validation* (FDA, 1987). Durante esses 4 anos, os outros dois comitês da PMA publicaram seus guias de validação industrial: VAC, o Comitê da Água Deionizada (*Deionized Water Committee, 1985)* e o Comitê de Validação de Sistemas Computadorizados (*Computer System Validation Committee, 1986*). Em etapa anterior a cada publicação, foram realizadas reuniões entre a PMA e a FDA, nas quais foram extensamente discutidos os termos apresentados no documento, tendo em vista acordo entre os especialistas em regulamentação e produção industrial (CHAPMAN, 2000).

Após duas décadas, em novembro de 2008, a FDA publicou rascunho relativo ao novo Guia de Validação de Processo (*Process Validation: General Principles and Practices*). Essa proposta alinha as atividades de validação com o conceito de ciclo de vida, que abrange as etapas de desenvolvimento do produto e do processo, a qualificação do processo de fabricação em escala comercial e a manutenção do processo em estado permanente de controle, durante a rotina de produção comercial. Promove ainda os princípios modernos de fabricação, a melhoria do processo, promove também as inovações e a fundamentação científica nos princípios abordados. Provê recomendações que refletem alguns dos objetivos da iniciativa da FDA no que se refere às "BPFM para o século XXI: abordagem fundamentada na análise de risco do processo", em particular considerando o uso dos avanços tecnológicos na produção de medicamentos, assim como a implementação do gerenciamento moderno de risco, bem como conceitos e ferramentas de sistema de qualidade. Esse guia, a partir da publicação de seu texto final, irá substituir o anterior, de 1987.

A verificação contínua do processo pode ser considerada alternativa à validação de processos. Para tanto, devem ser utilizados procedimentos empregando tecnologias que permitam, de forma confiável, a monitorização e a avaliação permanente do processo, além da adoção de ferramentas de qualidade e estatística com base no conceito de sistema de qualidade farmacêutica.

No continente europeu, os princípios e aplicações básicas para a qualificação e para as atividades de validação, relativas aos medicamentos não estéreis, estão descritas no Anexo n. 15 da PIC/S e no *Good Manufacturing Practice (GMP)* da União Europeia. O documento abrange recomendações em quatro tópicos: plano mestre de validação, qualificação de instalação e de operação, validação de processos de produtos não estéreis e validação de limpeza. Após a primeira publicação dessa recomendação (PI 006-1), em 2001, foram efetuadas duas revisões adicionais, sendo a mais recente de 2007. A PIC/S enfatiza que tal recomendação não pretende constituir barreira a quaisquer inovações tecnológicas ou à busca de excelência.

Quanto às recomendações relativas à validação de processos de fabricação de medicamentos, por meio de processo asséptico (PIC/S, 2009), as recomendações incluem os procedimentos, assim como as condições para as suas simulações, incluindo a produção de líquidos, de pós para injetáveis (liofilizados), de semissólidos (pomadas oftálmicas) e suspensões estéreis, entre outros. Adicionalmente, o documento apresenta recomendação para a interpretação dos dados obtidos nas simulações, assim como os procedimentos para a monitorização do pessoal e do ambiente. Recomenda ainda a observação de importantes fatores, como: integridade do sistema de vedação do frasco; esterilização do material de acondicionamento; limpeza, desinfecção e esterilização dos equipamentos; qualificação dos filtros esterilizantes. Essa recomendação, em sua quinta revisão, foi publicada pela primeira vez em 2001. Nesse mesmo período, foi publicado o Guia da EMEA (EUROPEAN MEDICINES AGENCY, s/d), após quase 3 anos de intensas discussões (*discussion in the Quality Working Party*).

Em 2005, a OMS divulgou, em caráter preliminar e de forma restrita, suplemento intitulado *Supplementary Guidelines on Good Manufacturing Practices: Validation*. Esse documento apresenta, de forma clara e detalhada, os tipos de alterações no processo produtivo que requerem a revalidação. Além disso, tal suplemento agregou, aos conceitos de validação, importantes anexos, que englobaram diretrizes relativas à validação de sistemas de água, sistemas computadorizados, de ar condicionado, assim como validação de limpeza, validação de processos não estéreis e qualificação de equipamentos.

No que se refere aos produtos correlatos, a GHTF, publicou em 2004 a segunda edição do documento "*Quality management systems: process validation guidance*", originalmente finalizado em 1999, que apresenta, entre outros tópicos, métodos estatísticos e ferramentas de qualidade para a validação de processos, além de estabelecer o estado contínuo do controle em processo.

A Resolução RDC n. 210 não apresentou qualquer alteração, quando comparada à Resolução RDC n. 134, em sua exigência quanto ao requisitos mínimos para a validação de processos. A publicação da RDC n. 17 de 16 de abril de 2010, que revoga a RDC n. 210, trouxe uma estrutura mais moderna, com a utilização de sistemas computadorizados.

Tais regulamentações constituem documentos de referência na legislação brasileira, no que se refere à implementação da validação de processos com aplicação mandatória à produção de todos os medicamentos.

Segundo a FDA (1987), validação de processos é definida como o estabelecimento de evidência documentada de um processo que, com alto grau de segurança, produzirá, consistentemente, um produto que atenda a especificações predeterminadas e atributos de qualidade. A partir da publicação, em novembro de 2008, do novo guia, o conceito relativo às atividades de validação evoluiu, adquirindo uma visão moderna. Assim, nesse documento, validação de processos é definida como a coleta e avaliação de dados, a partir do estágio do planejamento do processo e no decorrer de sua produção comercial, que estabelece evidência científica de que o processo é capaz de consistentemente produzir medicamentos com as características de qualidade adequadas.

Segundo a PIC/S (2007), a validação de processos constitui evidência documentada que determinado processo produzirá, de acordo com os parâmetros estabelecidos e de forma repetitiva e reprodutiva, um produto final que atenda a especificações predeterminadas e atributos de qualidade, de forma similar à regulamentação brasileira.

Os termos "consistentemente", "alto grau de segurança" e "de forma repetitiva e reprodutiva", empregados no conceito de validação da FDA, da PIC e da RDC n. 17, referem-se à abordagem racional-científica nas atividades de validação. A aplicação de tal abordagem foi demonstrada por Vissotto *et al.* (2008) na avaliação do processo de fabricação de comprimidos de metamizol 500 mg. Além da determinação dos índices de capacidade, foi utilizada análise de variância visando à comparação das médias relativas ao peso individual e da uniformidade de conteúdo do comprimido. Os resultados revelaram que, para o peso individual, a média dos três lotes apresentou diferença significativa. Considerando os requisitos mínimos relativos ao desempenho do processo de fabricação, diferenças significativas na média do peso individual entre lotes não permitem atestar sua consistência.

Sistemática da validação

Com referência à terminologia adotada, a RDC n. 17 estabelece que validação e qualificação são componentes essencialmente de mesmo conceito. O termo qualificação é normalmente utilizado para equipamentos, utilidades e sistemas, enquanto validação é aplicada a processos. Nesse sentido, a qualificação constitui parte da validação e pode ser dividida em quatro estágios: qualificação de projeto (QP); qualificação de instalação; qualificação de operação (QO); e qualificação de desempenho (QD). Assim, qualificação é definida como conjunto de ações realizadas para atestar e documentar que quaisquer instalações, sistemas e equipamentos estão propriamente instalados, e/ou funcionam corretamente, conduzindo aos resultados esperados. A qualificação é frequentemente parte da validação (o estágio inicial), mas as etapas de qualificação (QP, QI, QO e QD) não constituem, isoladas, validação de processo.

Tipos de validação

No que se refere à abordagem, há três tipos de validações de processo, que apresentam definições muito similares, segundo os documentos de referência: FDA (1987), PIC/S (2004), RDC n. 17 (BRASIL, 2010). A validação prospectiva é realizada durante o estágio de desenvolvimento, antes da comercialização de novo produto, ou de produto manipulado com novo processo de fabricação, baseado na análise de risco detalhada do processo de fabricação, que definirá os aspectos críticos do processo. A validação concorrente ou simultânea é realizada durante a produção de rotina. Além disso, tal abordagem pode ser utilizada nos casos de alterações de etapas do processo de fabricação, desde que restrita a situações nas quais o conhecimento da base do processo permita as

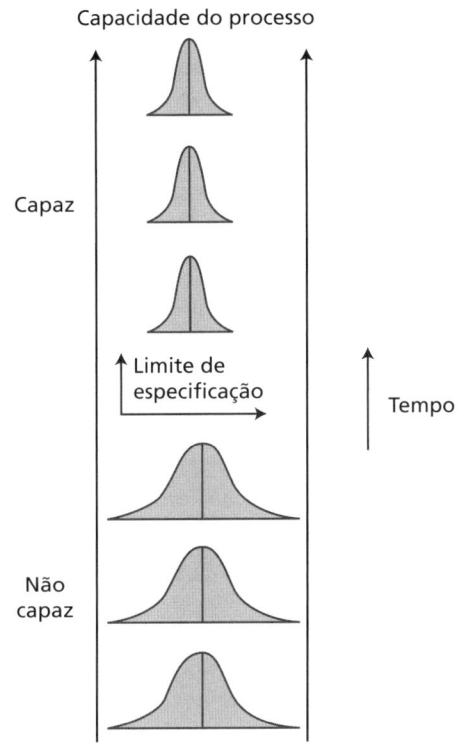

Figura 8 Representação gráfica de processo capaz e não capaz.

monitorizações dos primeiros lotes de produção industrial. As validações prospectiva e concorrente do processo consideram aceitável a observação dos três primeiros lotes consecutivos de produção. Os ensaios relativos ao estudo de validação devem atender às especificações. Os três lotes consecutivos conferem apenas certo grau de segurança da adequação do processo e indicação limitada de reprodutibilidade (CHAPMAN *et al.*, 2000).

A validação de três lotes não constitui exigência para aprovação da produção do medicamento. Entretanto, a empresa deve apresentar dados que justifiquem a aplicação do produto para a produção comercial, nos seguintes casos: registros de novos medicamentos (*new drug application* – NDA); registro abreviado de medicamentos (*abbreviated new drug application* – ANDA); registro de novos medicamentos para uso veterinário (*new animal drug application* – NADA); registro abreviado de medicamentos veterinários (*abbreviated new animal application* – ANADA).

Assim sendo, a empresa deve avaliar os lotes-teste para estabelecer as especificações de fabricação e os procedimentos de controle apresentados na aplicação. Esses dados e especificações formam a base para o protocolo de validação. A etapa final deverá garantir que o processo desempenhará de forma consistente a produção de lotes uniformes. A empresa deverá validar o processo, tendo em vista as especificações declaradas para o produto. No que se refere à Anvisa, a RDC n. 17, no Título V, Capítulo III, Seção II, Art. 471, a validação deve ser conduzida durante determinado espaço de tempo, por exemplo, três lotes consecutivos (escala industrial), os quais devem ser validados para demonstrar a consistência do processo. Situações de pior caso devem ser consideradas.

O terceiro tipo de validação de processo é a retrospectiva, baseada na revisão e análise de registros históricos que visam a atestar que determinado sistema, processo, equipamento ou instrumento de rotina satisfaz as especificações requeridas e as expectativas de desempenho, desde que a composição, procedimentos e equipamentos tenham permanecido inalterados durante o período avaliado. Esse tipo de validação não pode ser aplicado a novos processos e aos processos para produção de estéreis. É considerado somente em situações especiais, como quando os requisitos de validação são estabelecidos pela primeira vez na empresa. Nesse caso, tal abordagem pode ser útil no estabelecimento das prioridades do programa de validação. A abordagem restrospectiva para a validação de processos apresenta como vantagem maior quantidade de dados e informações. As fontes de dados para esse tipo de validação podem ser, entre

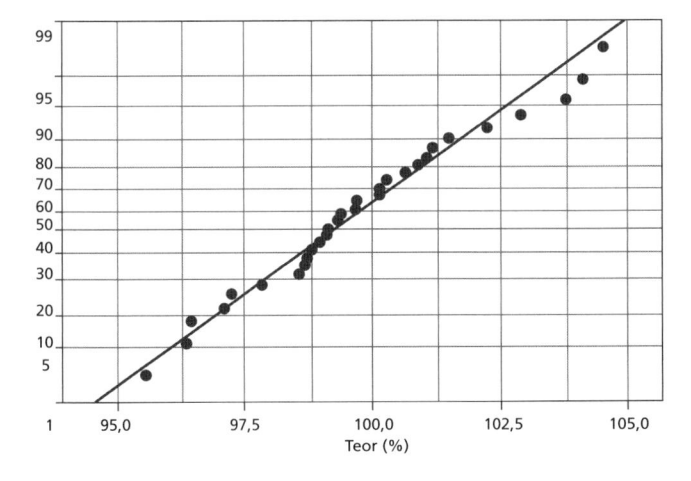

Mean	99,76
StDev	2,258
N	30
AD	0,303
P	0,553

Figura 9 Teste de normalidade (Anderson-Darling) para teor (% p/p) de vitamina C em mistura polivitamínica (Minitab®). *Mean*: média; STDEV: desvio-padrão; N: número; AD: teste Anderson-Darling; P: valor.

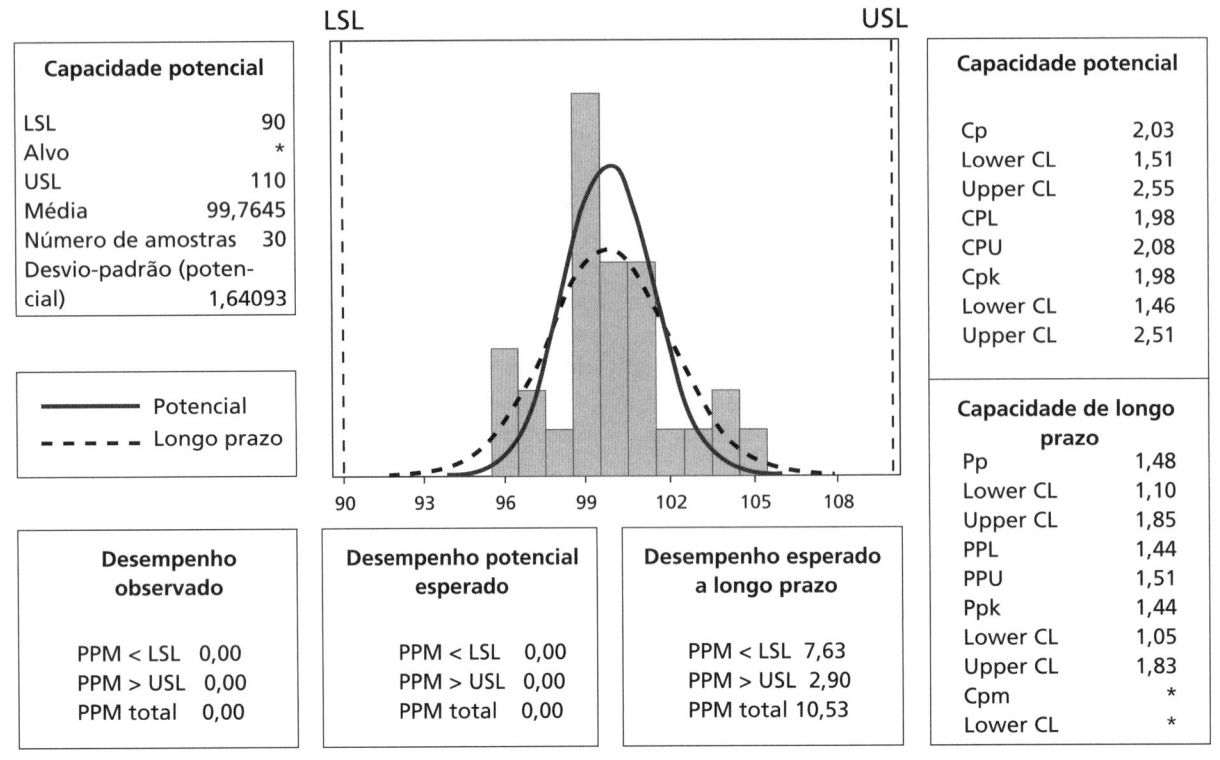

LSL   **USL**

Capacidade potencial

LSL	90
Alvo	*
USL	110
Média	99,7645
Número de amostras	30
Desvio-padrão (potencial)	1,64093

——— Potencial
— — — — Longo prazo

90   93   96   99   102   105   108

Desempenho observado

PPM < LSL   0,00
PPM > USL   0,00
PPM total   0,00

Desempenho potencial esperado

PPM < LSL   0,00
PPM > USL   0,00
PPM total   0,00

Desempenho esperado a longo prazo

PPM < LSL   7,63
PPM > USL   2,90
PPM total   10,53

Capacidade potencial

Cp	2,03
Lower CL	1,51
Upper CL	2,55
CPL	1,98
CPU	2,08
Cpk	1,98
Lower CL	1,46
Upper CL	2,51

Capacidade de longo prazo

Pp	1,48
Lower CL	1,10
Upper CL	1,85
PPL	1,44
PPU	1,51
Ppk	1,44
Lower CL	1,05
Upper CL	1,83
Cpm	*
Lower CL	*

Figura 10 Gráfico da capacidade de processo para teor (% p/p) de vitamina C em mistura polivitamínica (Minitab®), usando IC (de 95%). Cp: índice de capacidade potencial do processo; Cpk: índice de capacidade efetiva do processo; CPL: índice de capacidade potencial do processo (em relação ao limite inferior de especificação); CPU: índice de capacidade potencial do processo (limite superior de especificação); Lower CL: limite de controle inferior; LSL: limite inferior de especificação; PPL: índice de desempenho do processo (em relação ao limite inferior de especificação); PPM: partes por milhão; PPU: índice de desempenho do processo (em relação ao limite superior de especificação); Upper CL: limite de controle superior; USL: limite superior de especificação.

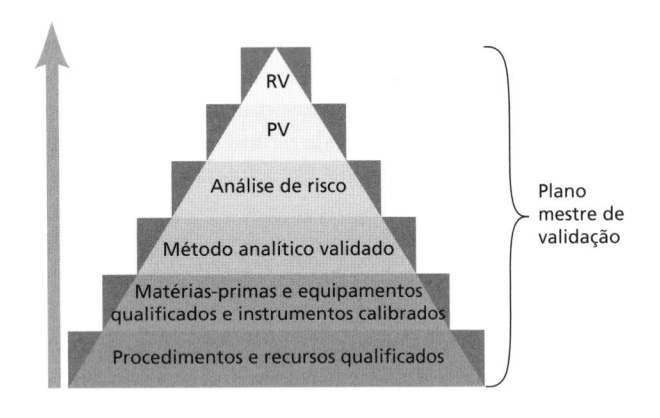

Figura 11 Diagrama, em formato de pirâmide, relativo ao plano mestre de validação. RV: relatório de validação; PV: protocolo de validação (VISSOTO, 2007).

outras, fichas de fabricação dos lotes do produto, gráficos do controle em processo, os livros de registro do processo, relatórios de mudanças no pessoal operacional envolvido, estudos de capacidade do processo (Figura 8) (cálculo dos índices de capacidade: Cpk, Cp), e dados do controle do produto final, incluindo gráficos de tendência e resultados do estudo de estabilidade (PIC/S, 2007).

Com referência à adoção de abordagem retrospectiva na validação de processos farmacêuticos, Vissotto *et al.* (2008) avaliaram processo de fabricação de mistura polivitamínica por meio de dados retrospectivos de 26 lotes do produto. Os índices de capacidade foram calculados após avaliação da estabilidade do processo e da distribuição dos dados, por meio de teste de Anders on-Darling (NOCETI *et al.*, 2003), conforme as Figuras 9 e 10. Para todas as vitaminas, os índices de capacidade foram superiores a 1. De forma similar, Ramos, Bou-Chacra e Pinto (2006) apresentaram proposta para avaliar processos farmacêuticos fundamentada em ferramenta estatística e de qualidade.

Alterações que possam ter sido introduzidas no processo, de forma intencional ou não, devem ser avaliadas, tendo em vista o seu impacto nas características do processo e na qualidade do produto. Nesse caso, há duas condições em que a revalidação pode ser realizada: em casos de alterações de processos e equipamentos conhecidos, o que é aplicável inclusive a transferências de processo de uma empresa para outra e de uma planta para outra da mesma empresa, e no caso de revalidações periódicas, estabelecidas de acordo com cronograma definido (PHARMACAUTICAL INSPECTION CO-OPERATION SCHEME, 2009).

Documentos nas atividades de validação

Os documentos elaborados nas atividades de validação incluem: os POP revisados; as especificações; o plano mestre de validação; os protocolos e relatórios de validação.

Plano mestre de validação

Existem pelo menos duas definições para o plano mestre de validação, mencionadas nos principais documentos de referência de validação. Esse plano pode ser definido com maior abrangência, englobando os procedimentos operacionais padrão relacionados, políticas e filosofias de validação da empresa e outros documentos relevantes, nos quais o esforço da validação de um específico sistema ou processo será fundamentado. Pode também ser definido como programa orientativo, com a finalidade de coordenar e planejar todas as atividades de validação relacionadas a qualquer processo produtivo novo ou existente, com objetivos, procedimentos, prazos e responsabilidades definidas. Tal programa constitui o início de todo e qualquer projeto de validação, devendo ser regularmente atualizado, conforme necessário, no decorrer da vida útil do produto.

Segundo a RDC n. 17, o plano mestre de validação (PMV) deve conter os elementos-chave das atividades de validação. Assim, esse documento deverá abordar as políticas adotadas pela empresa para tais atividades. No geral, essas políticas devem estabelecer a validação como aspecto essencial das BPF. As políticas modernas inserem as atividades de validação no ciclo de vida do produto e buscam visão abrangente, no que se refere à aquisição de conhecimento dos processos, em especial daqueles que possibilitam identificar e quantificar suas fontes de variação. Além da política de validação, o PMV deverá apresentar estrutura organizacional das atividades por meio de atribuição específica das inúmeras tarefas que as compõe, assim como visão geral das instalações, sistemas, equipamentos e processos já validados, e daqueles ainda aguardando os estudos de validação. Os procedimentos operacionais relacionados à validação do processo devem ser revisados, atualizados, devendo o pessoal envolvido ser qualificado (treinamento, avaliação e formação adequada) (Figura 11).

Para cada atividade de validação devem ser elaborados o protocolo e o relatório de validação. O PMV deverá contemplar modelos desses documentos e o planejamento total das atividades (prioridade para os novos processos e processos dirigidos à fabricação de estéreis, p. ex.), bem como seu cronograma de execução. Nesse aspecto, as atividades de validação requerem a colaboração de especialistas de diferentes áreas (equipe multidisciplinar), compreendendo a garantia de qualidade, o controle de qualidade, a engenharia, a produção, a pesquisa e o desenvolvimento, entre outras áreas. Essa equipe deverá estar comprometida com todas as atividades de validação, incluindo seu cronograma de execução.

O controle de mudança constitui outro elemento-chave do PMV. Esse procedimento deve estabelecer um sistema de gerenciamento de mudanças, com o objetivo de manter sob controle quaisquer alterações que venham a ter impacto sobre os sistemas e equipamentos qualificados, bem como sobre os processos e procedimentos previamente validados, podendo ou não ter influência na qualidade dos produtos fabricados. Dessa forma, quaisquer mudanças devem ser avaliadas pela equipe de validação quanto ao seu impacto na qualidade, na segurança e na eficácia do produto.

Alterações pouco significativas nos procedimentos, nos equipamentos e nas instalações, que demonstraram não ter impacto na qualidade do produto final, podem não necessitar de aprovação dos órgãos regulatórios e podem ser avaliadas por meio de revalidação e/ou requalificação parcial ou total do equipamento. Porém, mudanças significativas no processo (tempo de mistura, temperatura de secagem), assim como aquisição de novos equipamentos com diferentes projetos e princípios operacionais, necessitam de aprovação prévia dos órgãos regulatórios. Nesse sentido, a FDA publicou, em 1999, um guia para a indústria, *o Scale Up Post Approval Change (SUPAC) IR-MR: Immediate release and Modified Release Solid Oral Dosage Forms – Manufacturing Equipment Addendum*, com o objetivo de classificar os princípios dos equipamentos. A substituição de equipamento por outro, com diferente princípio de funcionamento, pode resultar em exigências relativas a novos estudos de estabilidade, além de revalidação parcial ou total do processo. Nesse caso, deve-se efetuar a programação da substituição em questão, tendo em vista o período necessário para o estudo de estabilidade do produto, sendo esse, no mínimo, de 6 meses.

Protocolo de validação

Com relação ao protocolo de validação, devem constar nesse documento as seguintes informações: os objetivos do estudo; o local/planta onde será conduzido o estudo; as pessoas responsáveis; a descrição dos procedimentos a serem seguidos; os equipamentos a serem usados, os padrões e critérios para produtos e processos relevantes; o tipo de validação; os processos e/ou parâmetros; a amostragem, os testes e requisitos de monitoramento e os critérios de aceitação. Além disso, deverá haver descrição do procedimento para a análise dos resultados, o que poderá incluir o uso de ferramentas de qualidade e estatística apropriadas, assim como o *software* utilizado para tal análise. Após elaboração, o protocolo deverá ser aprovado pelo responsável, em período anterior às atividades de validação. No caso da FDA, os protocolos não são exigidos na etapa pré-inspeção (*pre-approval inspection*), porém são exigidos nas inspeções após aprovação (*pos-approval inspection*).

Relatórios da validação

No caso dos relatórios de validação, esses devem seguir as disposições gerais do protocolo. O relatório deve contemplar, no mínimo, o título, o objetivo do estudo, bem como fazer referência ao protocolo, detalhes de materiais, equipamentos, programas e ciclos utilizados, e ainda mencionar os procedimentos e métodos utilizados, assim como os resultados e a conclusão das atividades, fundamentada em sua análise. A aprovação do relatório deve ser realizada pelos departamentos responsáveis pela qualificação dos equipamentos e pela validação do processo.

Limpeza e sanitização de áreas

No que tange à limpeza ou à sanitização, as metas, procedimentos operacionais, profundidade de estudo e detalhamentos devem considerar o tipo de produção envolvida, seja quanto à exigência de pureza química ou microbiana, riscos envolvidos na contaminação cruzada, forma e formulação, ou ao grau de automatização, diagramas e fluxogramas, identificação de equipamentos, válvulas, tubulações, tempo entre final de uso e operações de limpeza. Além disso, os procedimentos de limpeza e sanitização devem considerar aspectos inerentes à classificação da área (p. ex., ISO classe 5, ISO classe 8, ou não classificada), ao tipo de produto estéril ou não estéril, formas líquidas ou pós-higroscópicos, contaminações cruzadas, entre outras variáveis. A validação do processo de limpeza e/ou de sanitização deve abranger aspectos químicos e microbiológicos.

Os procedimentos de limpeza e santização também devem ser validados. A RDC n. 17 define validação de limpeza como evidência documentada demonstrando que os procedimentos são capazes de remover os resíduos em níveis predeterminados de aceitação. Fatores como o tamanho do lote, a concentração do ativo, os aspectos toxicológicos do contaminante, assim como as dimensões dos equipamentos e sua configuração, devem ser considerados na análise de risco de contaminação do próximo lote, assim como na determinação da concentração aceitável dos resíduos. No que se refere aos métodos, para detectar a concentração residual de contaminantes, aqueles com maior especificidade e sensibilidade devem ser priorizados. Nesse sentido, a utilização de equipamento para a determinação de carbonos orgânicos totais (*total organic carbon* – TOC) tem como vantagem elevada sensibilidade (quantificação de carbonos orgânicos totais da ordem de ppm e ppb). Porém, tal método não apresenta especificidade, uma vez que a origem do carbono orgânico detectado pode não ser determinada. A cromatografia líquida de alta eficiência (CLAE) apresenta como vantagem a especificidade (a substância residual pode ser determinada). Porém, a sensibilidade desse método será condicionada ao seu limite de quantificação e de detecção, características de desempenho avaliadas nas atividades de validação do método.

Os locais de amostragem devem ser selecionados contemplando duas abordagens distintas: os locais em que o resíduo será diluído no próximo lote, como resíduo na parede de tanque de manipulação de produtos líquidos ou emulsões, e locais em que o resíduo poderá contaminar uma única dose do próximo produto (punção ou bico de envase, p. ex.). Esse último caso apresenta possibilidade de elevada concentração de resíduo em uma única dose do produto e, portanto, o risco de tal ocorrência deve ser avaliado nas atividades de validação.

Com relação aos métodos de amostragem, no geral, seleciona-se os que permitem amostragem em área com dimensão específica (p. ex., 25 cm²), assim como aqueles que permitem avaliação de área com maior abrangência e de difícil acesso. Assim, no primeiro caso, em geral utiliza-se o dispositivo *swab* (zaragatoa) e, no segundo, solvente adequado para o enxágue da superfície do equipamento. Em ambos os casos o método de quantificação do resíduo deve ser validado. Nas situações em que o *swab* é utilizado, deve-se avaliar a taxa de recuperação do resíduo da superfície em análise, assim como a taxa de recuperação desse resíduo ou microrganismo associado ao *swab*, no caso dos procedimentos de sanitização. Quanto ao método empregando enxágue por meio de solvente (p. ex., água purificada), a homogeneização do resíduo e/ou contaminação microbiana, no total de solvente utilizado, e a quantidade de amostra a ser analisada constituem etapas críticas.

Preferencialmente, os processos de fabricação devem ser planejados de forma a minimizar ou reduzir os riscos de contaminação no próximo lote (*PHARMACEUTICAL INSPECTION CO-OPERATION SCHEME*, 2009). Nesse caso, o projeto dos equipamentos desempenha papel fundamental para atingir tal objetivo. O objetivo da validação de limpeza é a confirmação de adoção de procedimento confiável, que permita a omissão ou redução de inspeções por meio de ensaios analíticos nas atividades de rotina.

No caso de equipamentos dedicados à fabricação de produto único, poderá não ser necessária a limpeza após o processamento de cada lote. Porém, questões relativas à degradação do ativo no intervalo selecionado para a limpeza dos equipamentos e sua toxicidade, assim como questões referentes aos aspectos sanitários, devem ser avaliadas. Além de água e outros solventes utilizados na limpeza, deve-se considerar a necessidade de agentes clássicos contendo agentes tensoativos. A inclusão de tais agentes nos procedimentos de limpeza constitui risco adicional de contaminação no lote subsequente, o que deve ser abordado nas atividades de validação.

Quanto aos critérios de especificação estabelecidos, devem ser fundamentados em base racional científica, considerando a toxicidade do contaminante, o tamanho do próximo lote, assim como a dose terapêutica do lote anterior (LEBLANC, 1998). Além disso, no caso de limpeza manual, o grau de desmontagem do equipamento, bem como o resultado de inspeção visual após a execução da limpeza, devem ser contemplados nas atividades de validação.

Edifícios e instalações

A construção de um edifício para fins de manufatura de produtos farmacêuticos, correlatos e cosméticos deve obedecer às exigências legais dos órgãos sanitários locais. A edificação deve ser acompanhada da orientação de técnico especializado, o qual deve conhecer os requisitos pertinentes a diferentes graus de pureza exigidos para cada forma farmacêutica. Basicamente, deve respeitar requisitos de distribuição adequada de área útil para cada tipo de produção ou equipamento a ser instalado, de modo a reduzir ao mínimo o risco de contaminação cruzada entre diferentes componentes ou medicamentos, fundamentado em estudo racional de fluxo de material e pessoal. Nesse aspecto, deve haver a verificação da necessidade ou não do tratamento de ar insuflado para cada área produtiva, ou mesmo edifícios distintos, compatibilizando as distintas operações de fabricação.

Convém não esquecer características de construção no que diz respeito à higiene e sanitização da indústria, recursos antipoluentes e tratamentos de descartes, para não quebrar o equilíbrio do ecossistema, bem como prover a fábrica com barreiras, compatíveis com o grau de exigência de cada caso.

Para o bom andamento das atividades industriais, devem ser consideradas as áreas administrativa e técnica, sendo esta última constituída por:

- armazenamento de insumos, produtos em processo e acabados, por sua vez subdivididas ou não em "quarentena", "aprovados", ou "rejeitados". Cuidados adicionais dizem respeito ao armazenamento de substâncias higroscópicas ou termossensíveis e livres de contaminação microbiana viável, as quais devem ser segregadas, de modo que mantenham suas características, o que impõe a

construção de salas especiais climatizadas ou providas de barreiras comprovadamente eficientes;

- produção, subdividida em função da natureza dos produtos de cada empresa, podendo ou não ser linha contínua abrangendo as etapas de manipulação e embalagem, incluindo, também, a fase de envase;
- controle de qualidade, subdividido em função do envolvimento de testes biológicos, e consequentemente com área destinada ao biotério (em edifício separado da planta de produção);
- manutenção, com reparo de equipamentos e aparelhos, procurando, cada vez mais, a implantação de engenharia de manutenção preditiva;
- pesquisa e desenvolvimento, tanto de produtos como de métodos analíticos.

Fluxo de materiais

Durante todas as etapas, desde o recebimento de todo e qualquer tipo de insumo, além de materiais de acondicionamento e embalagem, até a expedição de produtos terminados, devem existir áreas segregadas específicas, nas quais os materiais, identificados e adequadamente manuseados, permanecem durante tempos que se façam necessários e prossigam, de acordo com fluxo planejado. É fundamental, por exemplo, que as matérias-primas recebidas sejam mantidas em uma área de quarentena, assim denominada, até que disposição emitida pela unidade de controle de qualidade as considere aprovadas, ou rejeitadas.

Sinalização em cores, seja nas etiquetas, ou mesmo nas demarcações de áreas, como aquelas empregadas nos sinais de trânsito de veículos, é recurso útil, sendo frequentemente adotado.

Apenas itens aprovados podem ser transferidos para o almoxarifado, onde, ainda assim, na dependência do tempo que permaneçam, devem merecer avaliações periódicas, seja para definir perda de atividade, contaminação por impurezas, ou mesmo desenvolvimento de contaminante microbiano. Esses materiais devem ser empregados de maneira que seja respeitada a ordem de utilizar primeiro os que também primeiro entraram no estoque.

Qualquer matéria-prima que não atenda às especificações deve ser isolada dos materiais aceitáveis, identificada como rejeitada e retornada ao fornecedor, ou destruída prontamente. Os contratos com fornecedores qualificados facilitam a base de entendimento.

O fracionamento de matérias-primas conforme a demanda, seguindo o programa de fabricação, deve respeitar as mesmas exigências, devendo ser adequadamente acondicionadas e encaminhadas às áreas de produção.

O fluxo de materiais e insumos, durante a fase de manipulação, envase e embalagem, deve ser acompanhado de documentação pertinente, que especifique qualitativa e quantitativamente cada item envolvido em determinado produto. O fluxo de amostras deve igualmente ser considerado em função da etapa e ensaio analítico a que deve ser submetido.

A quarentena dos produtos em processo deve efetuar-se em área destinada para este fim, respeitados todos os cuidados já mencionados para os insumos, até que, no final, o destino do lote aprovado para distribuição e comercialização seja encaminhado para o setor de armazém de embarque. Mesmo em relação à comercialização dos produtos aprovados, o fluxo dos mesmos deve ser devidamente anotado, a fim de permitir o acompanhamento da distribuição geográfica e eventual necessidade de recolhimento dos mesmos, por razões diversas. No caso de insumos rejeitados, os produtos recolhidos ou devolvidos, impróprios para uso devido à expiração do prazo de validade, ou a alguma avaria que tenha quebrado a sua integridade, devem ser prontamente destruídos, conforme os procedimentos legais vigentes.

Cuidado especial merece também a agregação de itens distintos envolvidos na fabricação de um determinado lote, de forma a minimizar a probabilidade de erros na formulação, a contaminação cruzada, ou mesmo a inversão de componentes. É salutar a dupla conferência, por funcionários distintos, no momento da pesagem, em área específica e empregando balança de sensibilidade adequada preferivelmente com etiqueta registradora.

No caso de produtos estéreis, o fluxo deve ser unidirecional, de forma a impedir a eventual mistura entre itens submetidos ou não ao processo esterilizante, e ainda assim preferivelmente empregando indicadores químicos que identifiquem com cores a submissão ao processo.

Os produtos já embalados, porém aguardando aprovação, seja no caso de produtos estéreis, com maior envolvimento de tempo, ou mesmo de não estéreis, devem ser mantidos em área de quarentena, fisicamente segregada, até que a Unidade de Controle Farmacêutico proceda à liberação formal dos produtos, quando serão transferidos ao estoque de produtos terminados, ou, em caso de rejeição, encaminhados para reprocesso ou destruição, conforme pertinente.

Ficha de fabricação

As fichas de fabricação, também denominadas de ordem de fabricação, são documentos que espelham, lote a lote, todos os produtos da empresa, com fidelidade de informações, mesmo após o consumo completo das unidades pertencentes a um ciclo de fabricação. Portanto, a partir de uma ficha padrão de fabricação deverão ser reproduzidas cópias fiéis e executadas todas as operações segundo a mesma, registrando dados inerentes a este ciclo de fabricação.

Deve conter cabeçalho com a identidade do produto, sua forma de apresentação, dosagem, código, número de lote, registro dos departamentos envolvidos na manipulação, tamanho teórico do lote, assinatura dos responsáveis pela elaboração da ficha, início e fim de produção, rendimento real do lote, perdas etc.

A segunda parte consiste na fórmula integral do produto, mencionando a quantidade teórica de todas as matérias-primas (princípio ativo e excipiente) por unidade de peso ou volume, com denominação padronizada destes insumos, seguida de espaço para identificação dos seus lotes, e coluna contendo informação quanto à quantidade total de cada um para o tamanho do lote. Em se tratando de matéria-prima de potência variável, deverão ser feitos cálculos a cada lote, levando em consideração o resultado analítico.

As operações unitárias, descritas de maneira clara e ordenada, devem igualmente constar na ficha de fabricação, salientando precauções importantes, em alertas especiais.

Devem constar itens relativos à limpeza do local, da indumentária do operador, do equipamento, incluindo quem o limpou, qual o produto utilizado, validade, e quem autorizou o uso do equipamento. Todas as informações devem ser documentadas, conferidas e revisadas.

São também envolvidas todas as operações de controle em processo, com discriminação de quais testes, em que momentos, com que frequência e em que quantidade da amostra que deve ser removida, bem como se os testes são ou não destrutivos.

Dentro das operações unitárias é importante a inclusão das etapas de inspeção, amostragem dos produtos em diferentes fases de fabricação, bem como a verificação do rendimento após determinadas operações e a obediência às condições de quarentena.

O andamento sequencial das operações unitárias deverá, a cada passo importante, receber autorização do supervisor competente, ou ainda a disposição conjunta dos responsáveis dos departamentos envolvidos nesta tarefa. Toda operação efetuada por um elemento deverá ser conferida por um segundo, devendo ambos rubricar a exatidão dos procedimentos executados. Deverão ser registrados todos os dados determinados em observações físicas, quantitativas, e aquelas necessárias durante certas etapas de fabricação, como variação de peso de comprimidos e cápsulas, volume de injetáveis, peso médio de suspensões etc. Esses dados poderão ser registrados sob a forma de gráficos ou tabelas.

Na etapa final, deverá ser averiguado o rendimento real de produção, após amostragem de unidades para referência, seguindo as normas nacionais, ou quantidade suficiente para análise completa em duplicata.

O arquivamento das fichas de fabricação, quer seguindo o conceito expresso de documento único, ou como reunião de documentos distintos que contenham a totalidade de informações necessárias, deve ficar sob a responsabilidade da unidade de controle de qualidade ou garantia de qualidade, conforme descrição de atribuições na empresa específica, por período de 5 anos, ou no mínimo até um ano após o prazo de validade do lote em questão. A elementos da fiscalização sanitária deve ser permitido o acesso à documentação, assim como às amostras-referência.

Os dados de ensaios analíticos poderão ser anotados em espaços predeterminados da ficha de fabricação, após a amostragem das etapas estipuladas como necessárias. Alternativamente, a cópia dos boletins analíticos pode ser arquivada em anexo ao documento de produção.

Amostragem e planos de amostragem

A amostragem, processo de retirada de número apropriado de itens de uma população ou porção adequada de material, com a finalidade de determinar suas características, atinge seu objetivo quando certos cuidados forem intrínsecos à própria técnica. Aplicável a matérias-primas, produtos em processo e terminados, a técnica de amostragem envolve algumas considerações e cuidados.

A representatividade da amostra consiste em aspecto fundamental, devendo estar correlacionada ao tamanho do lote, tipo de defeito considerado (crítico, grave e leve), situação de atributos ou parâmetros quantificáveis, além do nível de qualidade preestabelecido. A amostragem deve ser efetuada, considerando as diversas etapas de fabricação e o próprio produto farmacêutico: matérias-primas, produtos em processo, produtos terminados; materiais sólidos, líquidos, e quaisquer componentes. Itens a serem considerados e documentados abrangem: quando amostrar; quem deve amostrar; como deverá ser efetuada a amostragem, e em que quantidade.

Pode-se considerar, por exemplo, a questão das matérias-primas, que, após recebidas, são amostradas por elemento treinado da área de qualidade. O tamanho da amostra (n) de um lote de N unidades é normalmente $\sqrt{N}$, ou $\sqrt{N} + 1$, sempre considerando também a amostra de recebimento e de retenção a ser mantida até o vencimento do produto no qual foi empregada a matéria-prima. Considerando cada recipiente do qual se retirou a amostra, é também fundamental que a amostragem seja efetuada das partes superior, intermediária e inferior. A transferência para recipientes limpos deve ocorrer por meio de dispositivos auxiliares, como espátulas, tesouras e pipetas longas, também limpos e, se necessário, estéreis.

No caso de comprimidos, drágeas e cápsulas, quando da mistura dos pós, a amostragem deve ter tamanho que permita a execução dos testes, com quantidade adicional para contraprova, a ser mantida temporariamente. Para essa etapa, assim como para os comprimidos já formados, a recomendação far-

macopeica aconselha a equivalência a vinte unidades. No caso dos comprimidos como produto terminado, amostra legal mais contraprova envolvem ao menos três embalagens originais completas, ou suficientes para três análises completas.

No caso de líquidos, pomadas, cremes e suspensões, as amostragens devem envolver tanto etapas intermediárias quanto o produto terminado, permitindo assegurar as características farmacotécnicas especificadas.

No caso de produtos estéreis, a amostragem toma características particulares. Em se tratando de matérias-primas, pode-se obedecer à regra geral de $\sqrt{N}$, ou $\sqrt{N} + 1$, à amostragem de 100% das unidades, ou mesmo número menor, na dependência da confiabilidade no fornecedor, e na relação de risco-benefício, em se considerando a contaminação acidental inerente à técnica de amostragem. Quando durante o processo, particularmente no caso de vitaminas, é muitas vezes interessante amostrar o produto anteriormente ao envase. Também relativamente ao produto terminado existem particularidades, sendo que para lotes industriais a amostragem independe de seu tamanho, mantendo-se na faixa de dez a quarenta unidades. Há que se considerar, entretanto, a diferença do conceito de lote, que diverge do comercial e se atém ao nível de risco do processo, ponderando sua extensão ou ciclos distintos.

Para os materiais de acondicionamento e de rotulagem, aplicam-se os conceitos não apenas de amostragem mas do controle estatístico do processo. Pode-se atribuir aos defeitos pesos distintos, na dependência de sua gra-

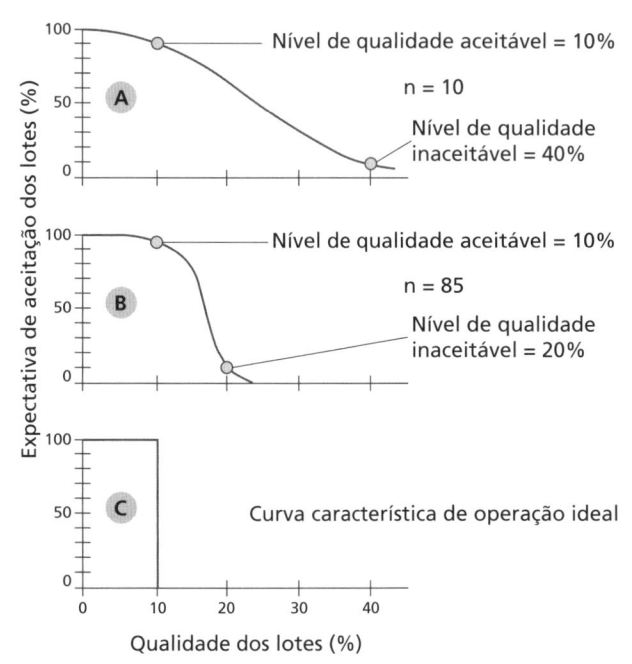

Figura 12 Exemplos de curvas características de operação para diferentes tamanhos de amostra (n).

vidade, o que permite efetuar o cálculo dos deméritos. Exemplificando, pode-se considerar: defeito crítico (5); defeito grave (2); defeito leve (1). Multiplicam-se os valores atribuídos pelo número de unidades com o nível de defeito, chegando-se ao número de deméritos, por sua vez transportados a tabelas estatísticas, para decisão.

Um bom plano estatístico de amostragem deve permitir bom nível de discernimento, ou seja, que se aprove uma alta porcentagem de lotes adequados e que se rejeitem aqueles inaceitáveis. O número de unidades inaceitáveis é controlado por padrões rígidos. A variedade de planos de amostragem, procedimento e tabelas que podem ser construídos é ilimitada. As vantagens e desvantagens de cada uma das diversas escolhas possíveis devem ser cuidadosamente avaliadas do ponto de vista teórico e prático. Frequentemente, a facilidade de implementação é mais considerada que aspectos estatísticos, devido a custos e à própria facilidade; eventualmente, a alteração de planos pode trazer à luz evidências anteriormente não vislumbradas. A escolha do plano mais vantajoso ocorre após evidências acumuladas.

Para propósitos práticos, o trabalho envolvido no delineamento de plano de amostragem pode ser grandemente reduzido, ou até eliminado, pelo uso de uma série de planos desenvolvidos previamente, como o *millitary standard* (MIL-STD) do governo americano, com planos de amostragem para variáveis e para atributos. Além de poupar tempo, a adoção de tais planos apresenta larga aceitação pelas diferentes indústrias.

Um plano de amostragem indica o número de unidades de produto de cada lote a ser inspecionado (tamanho de amostra ou séries de tamanho de amostra) e o critério para determinar a aceitabilidade do lote. O nível de inspeção determina o relacionamento entre o tamanho do

lote e o tamanho da amostra, por sua vez definido pela autoridade responsável.

Os métodos mais comuns e distintos de inspeção são os métodos de amostragem simples e duplo. Na amostragem simples, somente o tamanho de amostra especificado é inspecionado antes da decisão quanto à disposição do lote, e o critério de aceitação é expresso como um número de aceitação. Na amostragem dupla, uma segunda amostra para inspeção é permitida, se a primeira falhar, e dois números aceitáveis são usados – o primeiro aplicado ao número de defeituosos apenas da primeira amostra, e o segundo aplicado ao número de defeituosos encontrados na forma cumulativa.

A construção de um plano de amostragem estatístico normalmente requer especificação de quatro itens básicos: nível aceitável de qualidade (NQA); nível inaceitável de qualidade; risco ou erro, designado como α (risco do produtor), da probabilidade de rejeitar um lote adequado; risco ou erro, designado com β (risco do consumidor), que é a probabilidade de aceitar um lote ruim. No geral, o esquema de amostragem é planejado de forma que erros α e β sejam acordados entre produtor e consumidor.

Se níveis aceitável e não aceitável de qualidade forem próximos, e α e β muito pequenos, como no caso de drogas de baixa dosagem, ou extremamente potentes, uma grande amostragem é exigida para plano adequado. Entretanto, um plano com pequena amostragem ocorre se os níveis aceitável e não aceitável de qualidade forem distantes, com α e β grandes. A Figura 12 exemplifica curvas características de operação, com inversão de risco do produtor de elevado (α), reduzido a metade, embora com aumento discreto no risco do consumidor (β), e situação de discriminação perfeita (100%).

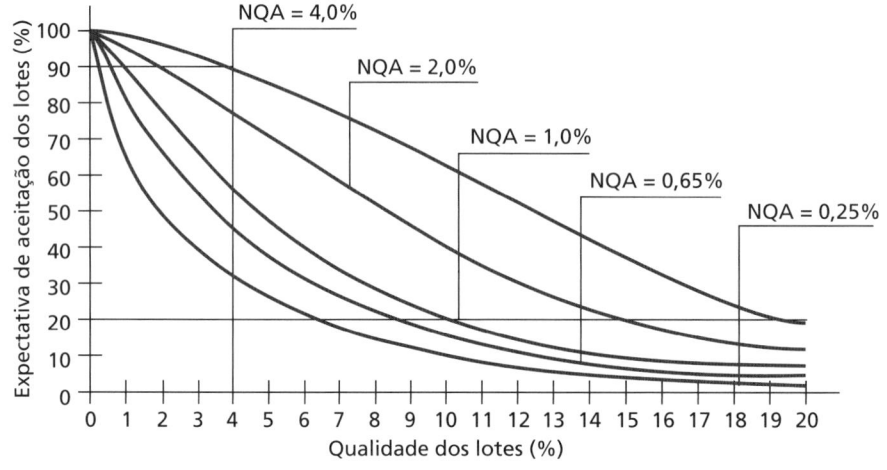

Figura 13 Curvas características de operação para planos de amostragem (tamanho de amostra = n = 10).

As características NQA e inaceitável, riscos de produtor e consumidor e número total de unidades (n) operam em um plano de amostragem, conforme pode ser avaliado nas curvas características, com n = 10, na Figura 13.

A escala horizontal de 0 a 100% representa a qualidade dos lotes submetidos quanto à porcentagem de defeituosos. A escala vertical, também de 0 a 100, representa a porcentagem de lotes com proporção não aceitável estabelecida que se espera encontrar no plano de amostragem.

A Figura 13 mostra que, à medida que se eleva o valor de NQA, a porcentagem não aceitável que pode ser tolerada é também aumentada a um dado valor a e tamanho de amostra.

Fixando agora o NQA (1%) e variando os tamanhos de amostra, observa-se que, em um dado NQA, a porcentagem inaceitável do lote sob avaliação que pode ser tolerada é reduzida, aumentando o tamanho de amostra. Isso demonstrou que, em um mesmo NQA, os planos de amostragem são mais discriminatórios com tamanhos maiores de amostras.

O plano de amostragem Dodge é distinto quanto a ser de natureza contínua, exigindo no início que, por exemplo, 100% dos comprimidos sejam consecutivamente testados até que se encontre uma sucessão sem defeitos. Interrompe-se então o teste 100%, e uma fração dos comprimidos é avaliada por amostragem aleatória. Quando uma amostragem inaceitável for encontrada, retorna-se ao teste 100%, até que comprimidos em amostragens sucessivas sejam novamente livres de defeitos.

ATIVIDADES DA UNIDADE DE CONTROLE DE QUALIDADE

O setor de controle de qualidade, dentro da empresa, não reporta ao departamento de produção e exerce atividades específicas inerentes à comprovação da qualidade nos insumos adquiridos ou produtos elaborados a partir dos mesmos. Além disso, participa, em todos os níveis, de assuntos indiretamente relacionados à qualidade final dos produtos. Em vista disso, a qualificação profissional dos funcionários envolvidos exige formação técnica ou universitária específica.

As atividades específicas principais desta unidade ou departamento encontram-se relacionadas a seguir:

■ avaliar as condições de transporte e armazenamento dos insumos recebidos, por ocasião da amostragem;

■ aprovar ou rejeitar matérias-primas, material de embalagem, rótulos, produtos semielaborados e lotes de produtos terminados, de acordo com normas próprias de controle de qualidade;

■ amostrar todos os insumos, seguindo as instruções específicas, a fim de não alterar sua integridade, seja por contaminação cruzada ou por agentes microbianos;

■ executar análises em amostras, por meio de testes físicos, químicos ou biológicos;

■ rever e revisar registros de produção, para assegurar que não foram cometidos enganos e, se o foram, que providências corretivas tenham sido tomadas, assim como suas causas investigadas e sanadas;

■ acompanhar cada processo de produção para certificar-se de que os métodos de produção preconizados

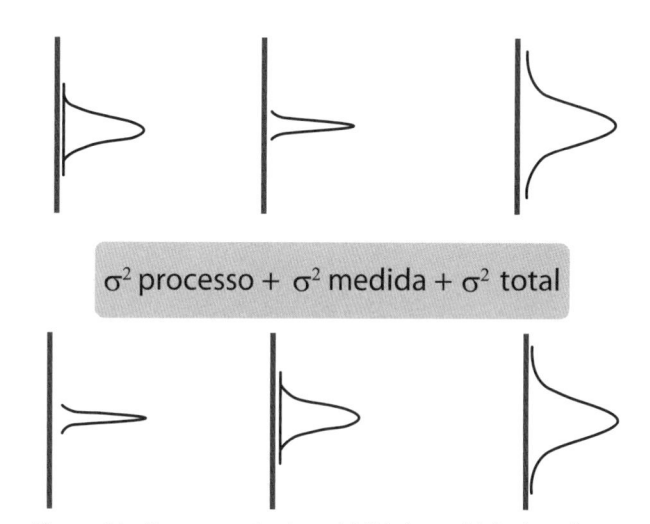

$$\sigma^2 \text{ processo} + \sigma^2 \text{ medida} + \sigma^2 \text{ total}$$

Figura 14 Representação da variabilidade total (σ^2_{Total}) em função da variabilidade do sistema de medição (σ^2_{Medida}) e da variabilidade real do processo ($\sigma^2_{Processo}$).

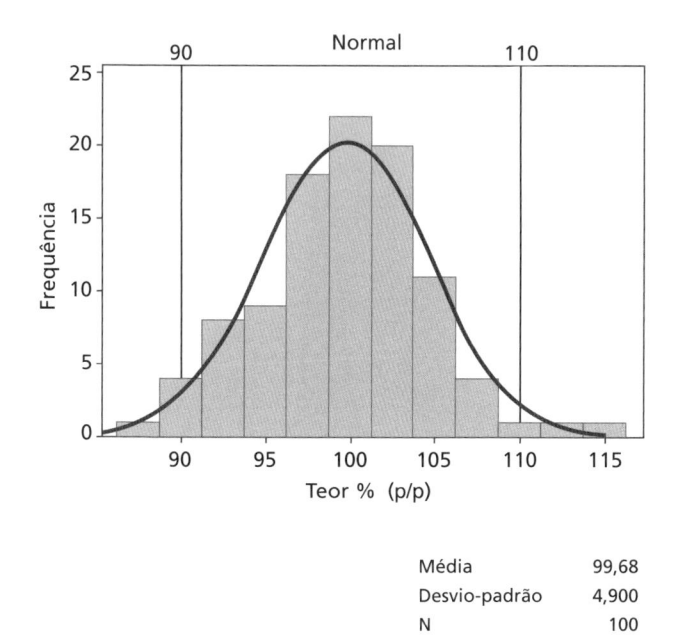

Média	99,68
Desvio-padrão	4,900
N	100

Figura 15 Histograma para valores hipotéticos de teor de ativo (%) considerando desvio padrão: 4,9.

estão sendo seguidos, bem como verificar se os limites de segurança em cada etapa estão de acordo com as especificações de qualidade;

■ elaborar métodos de controle de qualidade adequados à sua finalidade, bem como especificações a serem seguidas no ciclo de produção, que garantam a qualidade nos aspectos da identidade, teor e pureza dos produtos fabricados. Para tanto, tais métodos e especificações devem estar definidos por escrito e aprovados pelo técnico responsável pela empresa;

■ emitir boletins analíticos;

■ avaliar as condições ambientais da área produtiva, antes ou durante a manipulação dos produtos;

■ avaliar e calibrar equipamentos analíticos e/ou de produção;

■ estudar novas técnicas analíticas com adaptação dos métodos para os produtos da empresa;

■ elaborar os planos de estudo de estabilidade em produtos novos;

■ dar suporte técnico aos demais setores, quando relacionados com aspectos de qualidade dos produtos da empresa;

■ participar de estudos e atividades de validação.

Para que todas essas atividades possam ser exercidas com êxito, deverá a unidade de controle de qualidade contar com pessoal, recursos e instalações adequados à sua finalidade.

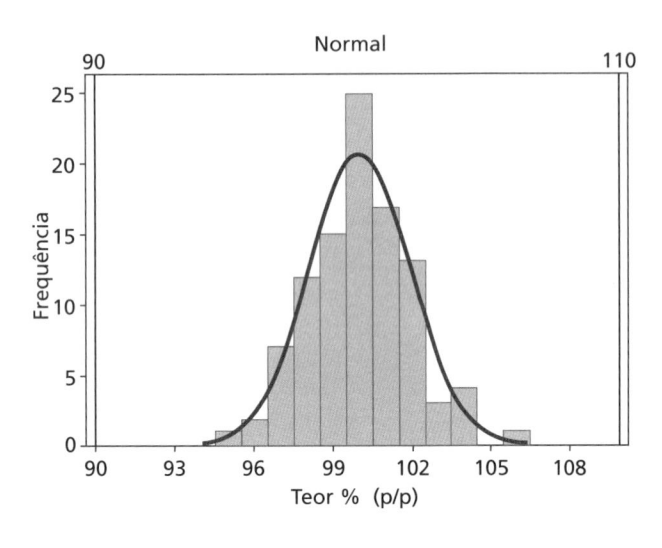

Média	100,00
Desvio-padrão	1,929
N	100

Figura 16 Histograma para valores hipotéticos de teor de ativo (%) considerando desvio padrão: 1,9.

Validação de métodos analíticos

De acordo com a FDA, os métodos devem ser capazes de medir características que podem variar. Tais métodos devem produzir resultados não apenas do tipo passa/não passa, de forma a detectar variação dentro dos limites de especificação do processo e do produto. A variabilidade total observada é resultante da somatória da variabilidade real do processo e da variabilidade do sistema de medição. Assim sendo, a validação do método analítico deverá assegurar a adequação e a confiabilidade dos resultados obtidos. Entre as características de desempenho investigadas no estudo, destacam-se: exatidão; precisão; especificidade; limite de detecção; limite de quantificação; linearidade. A Resolução RE n. 899, de 29 de maio de 2003 (*DOU* de 02 de junho de 2003), que inclui o *Guia para validação de métodos analíticos e bioanalíticos*, estabelece, para a variabilidade do método, desvio-padrão relativo (DPR) inferior a 5%.

A capacidade do sistema de medição pode ser calculada por meio da relação entre a precisão (P) e a tolerância (T), %P/T, a partir da seguinte equação:

$$\% \, {}^{P}\!/_{T} = \frac{6\sigma}{LSE - LIE} \, 100$$

em que: 6s representa a variação da medição; LSE, limite superior de especificação; LIE, limite inferior de especificação.

De acordo com Montgomery (2004) e Pearn & Liao (2005)· os valores %P/T < 10% são considerados ótimos,

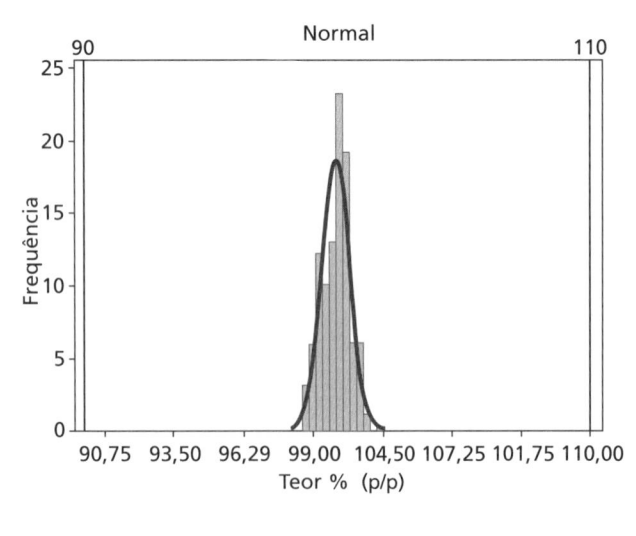

Média	99,88
Desvio padrão	0,5318
N	100

Figura 17 Histograma para valores hipotéticos de teor de ativo (%) considerando desvio padrão: 0,53.

valores entre 10% < %P/T < 30% são considerados aceitáveis e, acima de 30%, inaceitáveis (Figura 14).

Considerando desvio-padrão igual a 4,9, observa-se que a variabilidade do método excede a faixa de tolerância adotada (90-110%), conforme Figura 15. Para valor hipotético de desvio-padrão igual a 1,9, o índice %P/T resulta em valor igual a 60% (Figura 16). Apenas quando o desvio-padrão alcança valor igual a 0,5, o índice %P/T pode ser considerado aceitável (Figura 17) Dessa forma, o requisito quanto ao desvio-padrão relativo preconizado pela RE n. 899, de 29 de maio de 2003, para método analítico, não atende ao conceito moderno das BPFM.

Os equipamentos, os instrumentos e as vidrarias utilizados na validação do sistema de medição devem ser qualificados e/ou certificados, e devidamente calibrados. A calibração é definida, segundo a RDC n. 17, como o conjunto de operações que estabelece, em condições específicas, a relação entre valores indicados por determinado instrumento ou sistema de medição ou valores representados por uma medida materializada ou um material de referência, e os valores correspondentes das grandezas estabelecidas por padrões.

Métodos analíticos

Devem estar documentados, incorporando protocolo de validação.

As análises são desenvolvidas para fornecer informações confiáveis quanto à natureza e composição dos materiais a elas submetidos. A sua variabilidade aumenta quando as medidas são feitas por diferentes analistas no mesmo laboratório, e mais ainda quando os analistas estão em laboratórios diferentes. Um dos objetivos do programa de garantia de qualidade é manter em um patamar mínimo esta variabilidade.

Métodos de análise têm certos atributos, como exatidão, precisão, especificidade, sensibilidade, e todos devem ser considerados ao selecionar um que seja apropriado para uma situação específica. Nem sempre é possível, ou mesmo desejável, otimizar, todos estes atributos simultaneamente. De forma resumida, o analista deve avaliar toda a informação disponível e decidir considerando o nível de incerteza aceitável. A informação científica deve ser considerada frente a aspectos práticos, como tempo e custo da análise, risco de erro e nível de experiência do analista, para um desempenho satisfatório.

No mínimo, porém, o método deve assegurar evidência da identificação da substância em análise, de sua separação de substâncias interferentes e nível inferior de medida da concentração; um dimensionamento razoável da precisão obtida no laboratório e, se possível, entre laboratórios; exatidão da medida em níveis típicos de concentração. Em outras palavras, são requeridas especificidade, sensibilidade, reprodutibilidade e exatidão.

A precisão irá depender do analista, das condições do laboratório, da concentração, integridade e estabilidade da substância em análise, tipo e natureza dos interferentes ou contaminantes, limites de detecção e quantificação. Essas influências irão afetar a reprodutibilidade mais significantemente, à medida que a substância em análise tenha menor concentração.

Controle das etapas de fabricação

Essa é a parte, entre os aspectos de controle, com maior contribuição para a qualidade final do produto, pois as características nele desejáveis são obtidas durante a fase de fabricação propriamente dita.

Pode-se definir a fabricação (produção, elaboração) como o conjunto de todas as etapas que intervêm na obtenção de um produto. Esse conceito necessariamente implica a definição de número de lotes do produto. Lote é a quantidade total de unidades de um determinado produto, obtido através de um ciclo de fabricação, cuja identidade se faz através de um número ou combinação número-letra, conforme critério de cada empresa. Isso implica dizer que a homogeneidade inerente a cada uma das unidades é característica fundamental.

A importância das especificações padronizadas, já mencionada, para que todos os lotes sejam igualmente eficazes e seguros, implica a necessidade de padronização das operações produtivas, de modo que as unidades pertencentes a diferentes lotes sejam sempre equivalentes entre si.

Portanto, os procedimentos de produção devem ser devidamente estudados e padronizados, resultando no que se chama de ficha de fabricação (ou ordem de fabricação, relatório de produção etc.).

Controle de matérias-primas

Especificações de matérias-primas devem ser escritas em terminologia precisa, devem ser completas, fornecer detalhes específicos dos métodos do teste, tipo de instrumentos, e estabelecer a técnica de amostragem. As amostras e as próprias matérias-primas devem, por sua vez, ser adequadamente identificadas.

As etapas operacionais envolvem o fabricante, para que inspecione fisicamente o material recebido e registre o número de lote para todas as matérias-primas recebidas, mantendo-as em quarentena até serem aprovadas para uso. Cada matéria-prima é amostrada de acordo com procedimentos-padrão de amostragem e encaminhada ao laboratório de controle de qualidade, para testes. Se aceitável, será transferida para a área de estocagem de aprovados, e adequadamente identificada com número do item, nome do material, número do lote, data de liberação, data de reteste e assinatura do inspetor responsável. O reteste é efetuado, conforme necessário, para garantir que, no momento do uso, ainda haja conformidade do item à especificação.

O departamento de garantia de qualidade deve manter retidas amostras de matérias-primas ativas em quantidades correspondentes ao menos a três vezes a quantidade necessária para execução de todos os testes exigidos. Essas amostras devem ser retidas por pelo menos 5 anos, e, conforme a legislação brasileira, ao menos até um ano após decorrido o prazo de validade do produto.

Qualquer matéria-prima que não atenda às especificações deve ser isolada dos materiais aceitáveis, identificada como rejeitada, e retornada ao fornecedor, ou destruída prontamente. Para verificar a conformidade às especificações do fabricante, inspeções periódicas são pertinentes ao controle total de matérias-primas. Esse procedimento permite detectar contaminação cruzada decorrente de más práticas de amostragem, de falhas no *house keeping*, ou de outra origem. No geral, as matérias-primas podem ser classificadas em dois grupos: ativas ou terapêuticas, e inativas ou inertes.

Materiais ativos ou terapêuticos

As edições atuais de farmacopeias apresentam monografias para a maioria dos materiais terapeuticamente ativos usados na fabricação, sendo impossível sumarizá-los, pela grande variedade. Uma das mais importantes considerações no controle da matéria-prima é relativa ao grau de pureza a ser mantido para cada insumo. Não é incomum que se encontre variação apreciável no grau de pureza entre amostras da mesma matéria-prima, adquirida de diferentes fontes comerciais. A seleção deve então dirigir-se àquela de maior pureza ainda factível, consistente com segurança e eficácia na forma final de dosagem. No geral, os compêndios oficiais exigem para as matérias-primas nível de pureza mínimo de 97%. Nas especificações, normalmente estão inclusos solubilidade, identificação, faixa de fusão, perdas na secagem, resíduo de ignição, testes especiais para metais, testes específicos para impurezas pertinentes ao método de síntese, e ensaio de teor, na maior parte das vezes pelo método químico.

Deve ser entendido que estes compêndios especificam o mínimo exigido para efeito legal, e que para certos produtos são necessárias especificações mais rígidas. Matérias-primas não podem ser adequadamente avaliadas e controladas sem instrumentação especial, como o uso de técnicas espectrofotométricas, potenciométricas, titulométricas, cromatográficas, polarográficas, de difração de raios X, entre outras. Não menos importantes são os testes biológicos exigidos. Para

certos produtos, mesmo quando matérias-primas são altamente purificadas e bem caracterizadas, as especificações devem incluir testes críticos adicionais, como tamanho de partícula, forma do cristal, e apresentação amorfa ou cristalina. Algumas dessas características podem afetar a segurança e efetividade da forma final de dosagem.

Os antibióticos estão entre os fármacos para os quais a metodologia oficial aparece no *Code of Federal Regulations (Title 21, Chapter 1, parts 436 a 436.517 e parts 442 e 455)*, sendo que o número e tipo de teste variam de acordo com o antibiótico.

Os testes analíticos para essa classe de fármacos geralmente abrangem metodologia química, microbiológica, biológica, ou os três métodos. A amostragem deve ser efetuada em atmosfera relativamente seca, livre de poeira e de contaminação ambiental química ou biológica, e a exposição deve ocorrer pelo menor tempo possível. Especial atenção deve ser dada ao ensaio de potência de matérias-primas antibióticas.

Uma vez que o valor de potência, em termos de microgramas por miligrama, obtido para este material é usado para calcular a quantidade requerida para a formulação a ser produzida, este valor deve ser exato. Portanto, ao menos duas pesagens em separado devem ser ensaiadas em cada dia, durante três dias diferentes (seis diferentes ensaios usando seis diferentes pesagens). Se os resultados não apresentarem uma distribuição normal, ou mostrarem muita variação, ensaios adicionais devem ser feitos, até uma potência média com valores de confiança de $\pm$ 2,5%, no mínimo, a $p = 0,05$.

Materiais inativos ou inertes

Materiais inativos ou inertes usualmente constituem a maior porção da forma final de dosagem. Portanto suas características, como cor, odor e materiais estranhos são tão importantes quanto sua pureza química. Entre outras importantes especificações de materiais inativos ou inertes, estão o tamanho de partícula, conteúdo de metal pesado, arsênico, selênio, conteúdo de água, limite microbiano, material estranho, resíduo de ignição, pH etc.

Quando do uso de corantes ou flavorizantes, deve haver a preocupação em utilizar aqueles aprovados em relações oficiais, adicionalmente aos ensaios de identificação e pureza comuns a outras matérias-primas.

Controle em processo

Conformidade aos padrões dos compêndios, como base única para julgar a qualidade de uma forma final de dosagem, pode conduzir a conclusão errônea. Obviamente, estas especificações não podem cobrir todas as possibilidades de afetar adversamente a qualidade de um produto. Essa dificuldade advém, em parte, do fato que as formas finais de dosagem são frequentemente produzidas em lotes de centenas, ou milhares de unidades.

Há uma real e significativa diferença entre um produto terminado conforme especificação de compêndio e a garantia de qualidade conferida durante o processo de fabricação. As normas de BPF enfatizam fatores ambientais para minimizar contaminação cruzada de produtos, erros na rotulagem e embalagem, e a integridade dos registros de produção e controle de qualidade. Porém, nem sempre são suficientes para minimizar variações lote a lote na produção. Portanto, é função fundamental do programa em processo da garantia de qualidade certificar que formas finais de dosagem apresentem pureza e qualidade uniformes num lote e entre lotes. Isso é obtido identificando as etapas críticas no processo de fabricação e controlando-as, dentro de limites definidos.

Procedimentos para trabalho e formulação (ficha de fabricação)

A documentação dos componentes e etapas de processo, juntamente com as especificações de operação de produção e os equipamentos a serem usados, devem obedecer a condições prescritas nos procedimentos para trabalho e formulação.

Cada lote a ser produzido deverá ser acompanhado de um de procedimento para trabalho e formulação (ficha de fabricação). O pessoal da garantia de qualidade deve revisar e verificar o procedimento para trabalho de cada lote, nas diferentes etapas produtivas e após o término da produção. Datas e vistos de funcionários da produção e da garantia de qualidade devem acompanhar os documentos.

Esses documentos irão identificar nome do produto, forma de dosagem, número de lote, data, além de quantidade, lote, e número de código de cada matéria-prima utilizada; ingredientes ativos, especialmente quando envolvem cálculos de correção de potência para 100%, devem constar desta documentação.

Controle microbiológico e sanitização ambiental

Para garantir que formas finais de dosagem sigam padrões elevados de qualidade e pureza, é necessário um programa efetivo de sanitização na planta, além do programa bem elaborado de combate a insetos e roedores, na planta e seus arredores. Limpeza, vestimenta e proteção dos cabelos do pessoal envolvido devem ser exigidos. Pisos, paredes e tetos devem ser isolados do meio externo, proporcionar fácil limpeza e estar em bom estado de conservação. Ventilação, temperatura e umidade adequa-

das devem ser proporcionadas. Filtros de ar, assim como sistemas adicionais de retenção de poeiras, necessários em áreas produtivas, devem ser, assim como o próprio ar, monitorados num esquema de rotina.

Também a água fornecida, seja potável ou purificada, deve apresentar fluxo adequado, além de adequação aos aspectos de pureza química e microbiológica.

Matérias-primas

O pessoal da garantia de qualidade deve verificar os recipientes originais de matérias-primas liberadas quanto à limpeza, antes de serem recebidas pelo departamento de produção. A maioria das matérias-primas, porém, é pesada em uma área específica e transferida para recipientes secundários, que circulam apenas no departamento de produção.

Matérias-primas destinadas à fabricação de um lote de produto específico, após a pesagem devem ser armazenadas juntas, em local especificamente designado.

Equipamento de produção

Elementos da garantia de qualidade devem assegurar que os equipamentos de fabricação estejam planejados, localizados e mantidos de forma a facilitar a limpeza, que sejam adequados para o uso e que minimizem o potencial de contaminação durante a fabricação. Equipamentos e utensílios de fabricação devem ser cuidadosamente limpos e mantidos, de acordo com instruções escritas específicas. Sempre que possível, o equipamento deve ser desmontado e completamente limpo, para impedir transferência de resíduos das operações anteriores. Registros adequados de tais procedimentos e testes, se apropriados, devem ser monitorizados por funcionários da garantia de qualidade.

Anteriormente ao início de qualquer operação de produção, o pessoal da garantia de qualidade deve se certificar de que equipamentos e utensílios adequados para cada estágio de fabricação estejam sendo empregados. Os equipamentos devem ser identificados por etiquetas contendo o nome, a forma de dosagem, e número de lote do produto a ser processado. O equipamento usado para lotes especiais de produção deve ser completamente separado no departamento de produção, e todas operações que produzam poeiras devem ser protegidas com sistema de exaustão adequado, para impedir contaminação cruzada e recirculação do ar contaminado. Medidas mais drásticas fazem-se necessárias no caso de antibióticos, hormônios e produtos citostáticos, exigindo plantas dedicadas e sistemas de ventilação autônomos para os funcionários, entre outros itens.

Equipamentos de pesagem e outros usados nos processos produtivos e de controle de qualidade, como termômetros e balanças, devem ser calibrados e verificados a intervalos adequados por métodos apropriados; registros de tais testes devem ser mantidos pelo pessoal da garantia de qualidade e da produção.

Processo

A responsabilidade por assegurar identificação adequada de todos os recipientes de matérias-primas e equipamentos, sua limpeza e permanência na área específica, assim como adequada execução das etapas do processo produtivo, são atribuições da garantia de qualidade.

O processo de fabricação inicia-se com o ajuste do equipamento de produção para a elaboração da forma final de dosagem, com os limites especificados para um determinado produto. A cada passo significativo no procedimento, o pessoal da garantia de qualidade verifica se o processo ocorre de acordo com instruções escritas e em conformidade a padrões exigidos.

Um grupo variável de testes é geralmente usado para medir características de controle em processo incluindo aparência física, cor, odor, espessura, diâmetro, friabilidade, dureza, variação de peso, tempo de desagregação, volume, viscosidade e pH. Tais testes em processo são planejados para impedir o surgimento de problemas durante a fabricação de formas finais de dosagem.

Conceitos de BPF requerem que a garantia de qualidade em processo seja adequadamente documentada no decorrer de todos os estágios de fabricação. Nessas etapas, amostras são retiradas e testadas, e os resultados registrados em formulários próprios. Ocorrendo desvios dos limites especificados, as ações corretivas são tomadas e registradas; é então feita nova amostragem e testes, para determinar se a qualidade do produto passou a atender aos limites. Em algumas circunstâncias, como no caso de variação de peso segundo o compêndio, o desvio deve dirigir a que unidades produzidas antes da ação corretiva sejam isoladas, contadas e rejeitadas.

Adicionalmente, porções de amostra inicial, intermediária e final do processo são usadas para fornecer amostras médias para o controle laboratorial, para análise final e liberação do produto.

Garantia de qualidade na produção

Matérias-primas

Somente matérias-primas liberadas, adequadamente etiquetadas, podem ser transferidas para a área produtiva. Dependendo da natureza do produto, elementos da garantia de qualidade devem assegurar que a temperatura e umidade na área estejam nos limites especificados para o produto. Se a temperatura e/ou umidade relativa estiverem fora dos limites especificados, a produção deve ser informada e tomadas ações corretivas.

Representantes da garantia de qualidade devem verificar e documentar o equipamento adequado, a adição de ingrediente, o tempo de mistura, o tempo de secagem, a filtração e o tamanho de tamises usados, quando pertinente.

Em certos momentos, são tomadas amostras para o laboratório de controle de qualidade, para ensaio de potência, ou qualquer outro teste necessário, para garantir a uniformidade e pureza do lote. Recipientes de matérias-primas em processo devem ser rotulados com o nome do produto, o número de lote, e o peso líquido do conteúdo.

Controle do produto

Testes finais do produto terminado são feitos no laboratório de controle de qualidade, e planejados para determinar conformidade com especificações. Então, os testes do produto terminado, quanto à conformidade com padrões preestabelecidos, antes da liberação do produto para embalagem e subsequente distribuição, consistem em fator crítico para a garantia de qualidade. Quando efetuados ao longo do processo, garantem que cada unidade contenha a quantidade de fármaco conforme declarado no rótulo, que o mesmo seja estável na formulação em seu acondicionamento final, durante o período de vida útil, e que as unidades de dosagem não contenham substâncias estranhas tóxicas.

Normalmente, o planejamento dos parâmetros de teste, procedimentos e especificações é feito durante o desenvolvimento do produto. Posteriormente, os resultados dos estudos feitos durante lotes-piloto e de produção devem ser submetidos a análise estatística, para avaliar a precisão e exatidão de cada procedimento quanto a cada característica.

Cada lote de produto na fase de granel (*bulk*) deve ser testado, para garantir que o produto esteja de acordo com as especificações (identidade, qualidade, potência e pureza). Um elemento da garantia de qualidade autoriza a liberação para processamento posterior, tendo por base testes laboratoriais físicos, químicos e/ou biológicos.

Testes exigidos pelos compêndios oficiais aplicam-se a todos os fabricantes de medicamentos. Entretanto, não é exigido do fabricante que empregue procedimentos analíticos oficiais para avaliar a conformidade de seus produtos com os requisitos do compêndio. Podem-se empregar métodos alternativos que sejam mais específicos, exatos ou econômicos que aqueles oficiais. No caso de uma ação legal, porém, o procedimento do compêndio é o de referência, para determinar a conformidade.

Garantia de qualidade durante operação de embalagem

Se a análise do laboratório de controle de qualidade confirmar que o produto apresenta conformidade com as especificações, e se a auditoria de garantia de qualidade indicar que as operações de fabricação são satisfatórias, o produto *bulk* é liberado para embalagem. Deve-se assegurar a segregação frente à embalagem de outros lotes, periodicamente inspecionar as linhas de embalagem e verificar o atendimento quanto à conformidade com especificações escritas. Equipamentos automatizados podem ser providos de dispositivos de teste para controlar enchimento das unidades. Alternativamente, um técnico pode inspecionar visualmente todas as embalagens. Em ambos os casos, o pessoal da garantia de qualidade deve efetuar uma inspeção independente, além de aleatoriamente amostrar unidades a serem retidas em cada lote. As amostras retidas de cada lote devem consistir de ao menos três vezes a quantidade necessária para efetuar todos os testes exigidos para atendimento às especificações. Estas amostras devem ser retidas por ao menos um ano após a data de expiração e devem ser estocadas em sua embalagem original, sob condições consistentes com a rotulagem do produto.

Controle de materiais de acondicionamento

Define-se como material de acondicionamento o recipiente que contém o produto, ou está em contato direto com ele. O dispositivo de fechamento é considerado parte do acondicionamento. Devido às tendências referentes à nomenclatura nomeadamente em relação ao Mercosul, essa terminologia ainda não está sedimentada, razão pela qual ainda nos reportamos àquela adotada pela Farmacopeia Americana (USP).

Materiais de acondicionamento não devem interagir física ou quimicamente com o produto terminado, ou interferir na sua qualidade, particularmente no que se refere a sua potência e pureza. As suas especificações são planejadas na dependência do produto a ser acondicionado. As características a serem planejadas numa especificação de material de acondicionamento são de natureza mecânica (dureza, flexibilidade), física (hermeticidade, permeabilidade) e química, devendo os materiais ser atóxicos e compatíveis com o produto neles contido.

Controle de materiais de embalagem e informativos

O controle de produção envolve um formulário de embalagem que contém o nome do produto, número de lote, número ou código de rótulos, insertos (bulas e outros), materiais de embalagem (cartonagem) a serem utilizados, operações a serem executadas e a quantidade total teórica a ser embalada. Como eventualmente podem ocorrer danos com os rótulos durante a operação de embalagem, um número definido em excesso àquele realmente requerido deve ser emitido; todos os rótulos devem ser contabilizados no final da produção, e os não usados devem ser contados antes de sua destruição, uma vez que a identificação inerente à data e lote de fabricação está nele impresso, não servindo para outro ciclo de embalagem.

O pessoal da garantia de qualidade inspeciona e verifica todos os componentes e equipamentos a serem usados na operação de embalagem, garantindo identificação adequada, limpeza correta, e que todo o material de rotulagem e embalagem da operação anterior tenha sido completamente removido. Reconciliação adequada e disposição sobre rótulos não usados e desprezados deve ocorrer no final da operação de embalagem.

Controle de produtos terminados

Considera-se que, tendo sido produzido em obediência aos conceitos de qualidade, com atendimento a BPF, no final do processo o produto estará certamente atendendo às especificações planejadas. Ainda assim, para cada produto deverá haver uma especificação para esta etapa, definindo ensaios e limites a serem considerados para o produto embalado. São no geral efetuados doseamentos do princípio ativo, por método físico-químico ou microbiológico e ensaios de pureza microbiana, entre outros.

A especificação deve contemplar os aspectos legais inerentes a cada grupo de produtos, respeitando o tipo de utilização, seja do medicamento, cosmético ou correlato. Embalagens individuais e múltiplas devem possuir as características de hermeticidade necessárias, bem como as inscrições de número de lote, fabricante, endereço, número de registro no Ministério da Saúde, data de fabricação e data ou prazo de validade do produto, além do nome do técnico responsável e seu número de registro no Conselho de Classe. Instruções de uso ou bula devem estar disponíveis nas embalagens individuais.

O produto apenas deverá receber a aprovação final após obtidos resultados satisfatórios em todos os itens da especificação, o que implica, para produtos estéreis, período de no mínimo 14 dias de espera após o processo esterilizante.

Auditoria

A auditoria interna, também denominada de autoinspeção, é exigência para o atendimento às BPF. A atribuição da garantia de qualidade envolve a inspeção de todas as etapas produtivas, procedimentos e instalações envolvendo a área industrial, assim como de suprimentos e distribuição dos produtos terminados. Exige que o processo de fabricação seja adequadamente documentado, em todos os estágios de operação: o histórico de cada tarefa, incluindo os materiais iniciais, o equipamento usado, o pessoal envolvido na produção e controle, até a embalagem estar encerrada. Investiga ainda a rastreabilidade, da matéria-prima ao produto, e igualmente este, até o local em que é consumido. Efetuada periodicamente, detecta eventuais falhas e investiga a implementação de ações corretivas, preparando a estrutura para inspeções externas.

Especificações

Abrangendo matérias-primas, produtos em processo e produtos terminados, especificações são documentos contendo exigências qualitativas, expressas através de descrição, bem como semiquantitativas e quantitativas, estas discriminadas numericamente, seja de forma percentual, valor absoluto, peso, volume etc., geralmente com limites inferior e superior. Por vezes, quando os itens a serem analisados correspondem aos relacionados em Farmacopeias, apenas são feitas referências a tais compêndios. Nesse sentido, a admissibilidade de códigos farmacêuticos internacionais, como referência no controle de qualidade de insumos e produtos farmacêuticos, é pautada na Resolução RDC n. 39, de 6 de julho de 2009 (*DOU* de 8 de julho de 2009), a qual revoga as Resoluções RDC n. 169, de 21 de agosto de 2006 (*DOU* de 4 de agosto de 2006), e RDC n. 79, de 11 de abril de 2003 (BRASIL, 2003). Tal Resolução determina que, na ausência de monografia oficial de matéria-prima, formas farmacêuticas, correlatos e métodos gerais inscritos na Farmacopeia Brasileira, poderá ser adotada monografia oficial, em sua última edição, de um dos seguintes compêndios: Farmacopeia Alemã, Farmacopeia Americana, Farmacopeia Argentina, Farmacopeia Britânica, Farmacopeia Europeia, Farmacopeia Francesa, Farmacopeia Internacional (OMS), Farmacopeia Japonesa, Farmacopeia Mexicana e Farmacopeia Portuguesa. Além disso, especifica que, na ausência de substâncias químicas de referência certificadas pela Farmacopeia Brasileira, poderão ser utilizadas as substâncias químicas de referência certificadas pelas referidas farmacopeias.

Boletim analítico

O boletim de análise, seja para matéria-prima, material de embalagem e acondicionamento, ou o próprio produto, em etapas intermediárias, ou final de elaboração, deve conter itens mínimos relacionados à identidade da amostra em questão, além de espaços destinados ao registro de avaliações organolépticas, visuais, físicas, químicas ou biológicas, em nível qualitativo e quantitativo.

Deve incluir, ainda, quem executou as análises, o tempo gasto para tal, a metodologia empregada, níveis de amostragem e limites de especificações, de forma a justificar a disposição final quanto à aprovação ou rejeição da amostra em questão, por funcionário habilitado para tal decisão. O material deve ser arquivado durante ao menos o tempo de validade do produto, sob a responsabilidade da unidade de controle de qualidade.

Aspectos legais

Toda indústria deve empregar pessoal especializado e competente, atendendo às exigências da legislação. Além disso, todos os elementos relacionados direta ou indiretamente com a produção farmacêutica devem estar devidamente treinados, com enfoque para as normas de qualidade adotadas pela empresa. Além deste treinamento, dependendo das exigências de qualidade do produto, os elementos com problemas de saúde devem ser afastados do local de produção.

No caso da indústria farmacêutica, é o farmacêutico que agrega conhecimento em áreas distintas, tanto na amplitude como na profundidade, atuando como responsável técnico, ou coordenando as distintas etapas de desenvolvimento e industrialização de um medicamento. Tal particularidade é contemplada, embora não de forma específica, pelo Decreto n. 12.479, de 18 de outubro de 1978, que estabelece a obrigatoriedade da presença de técnico responsável nos estabelecimentos médicos, farmacêuticos e afins. O regime de trabalho deve ser de dedicação integral e, na ausência de titular, é previsto um corresponsável. Respeitando o mesmo regime de trabalho, é dada abertura a químicos, quando se trata de produtos cosméticos. Na área de correlatos deve prevalecer, apesar da omissão legal, a coerência do profissional que possa, para cada segmento de grupo tão abrangente, agregar conhecimento pertinente a seu processo produtivo. São considerados profissionais indicados particularmente o farmacêutico, o químico e o engenheiro, dependendo do produto específico.

Em uma abordagem mais ampla, é fundamental na indústria farmacêutica o atendimento à Lei n. 6.360 (BRASIL, 1976), de 23 de setembro de 1976, segundo a qual (artigo 2°) "apenas poderão extrair, produzir, fabricar, transformar, sintetizar, purificar, fracionar, embalar, reembalar, importar, exportar, armazenar produtos de que trata o artigo 1° (medicamentos e correlatos) empresas para tal fim autorizadas pelo Ministério da Saúde e cujo estabelecimento tenha sido licenciado pelo órgão sanitário da Unidade Federativa em que se localize". No entanto, a mesma foi alterada pela Lei n. 9.787, de 10 de fevereiro de 1999, que além de dispor sobre a vigilância sanitária, estabelece o medicamento genérico, dispõe sobre a utilização de nomes genéricos em produtos farmacêuticos, entre outras providências. Posteriormente, foi atualizada pela Lei n. 10.742, de 6 de outubro de 2003 (BRASIL, 2003), a qual define normas de regulação para o setor farmacêutico, cria a Câmara de Regulação do Mercado de Medicamentos (CMED), altera o artigo 16 da Lei n. 6.360, de 23 de setembro de 1976, no que diz respeito à inclusão da necessidade do registro de correlatos, e revoga o artigo 23 dessa mesma Lei, o qual isentava o registro para os seguintes produtos: aqueles cujas fórmulas estejam inscritas na Farmacopeia Brasileira, no códex ou nos formulários aceitos pelo Ministério da Saúde; os preparados homeopáticos constituídos por simples associações de tinturas ou por incorporação a substâncias sólidas; os solutos concentrados que sirvam para a obtenção extemporânea de preparações farmacêuticas e industriais, considerados produtos oficinais; aqueles produtos equiparados aos oficinais, cujas fórmulas não se achem inscritas na Farmacopeia ou nos formulários, mas sejam aprovados e autorizados pelo Ministério da Saúde.

A Lei n. 6.360 permanece, portanto, acrescida de tais alterações. Por sua vez, sendo regulamentada pelo Decreto n. 79.094, de 5 de janeiro de 1977, este é também alterado, pelo Decreto n. 3.961, de 10 de outubro de 2001, quanto a ações de vigilância sanitária, questões inerentes a medicamentos genéricos e Mercosul. Revoga apenas os artigos 27 e 32 do Decreto n. 79.094. Entre outras exigências, todos os produtos fabricados recebem Registro ou Isenção de Registro, assim como todas as modificações devem ser notificadas ao Ministério da Saúde.

A questão envolvendo registro de produtos tem merecido atenção especial, e para cada grupo de produtos são frequentemente publicados dispositivos legais que regulamentam a matéria. A Instrução Normativa n. 1, de 30 de setembro de 1994, publicada no *DOU* de 04 de outubro de 1994, estabelece os documentos necessários para Processos de Petições, junto à Secretaria de Vigilância Sanitária (SVS), abrangendo petição, comprovante de pagamento de preço público (DARF – Código n. 6.470), contrato social explicitando os objetivos das atividades, Cadastro Geral de Contribuintes (CGC), relação da natureza e espécie de produtos, declaração com dados do responsável técnico legal, Relatório de Capacitação Técnica, (incluindo descrição que caracterize as edificações, aparelhagem, maquinário e instalações, aspectos organizacionais e Manual de boas práticas de fabricação), Termo de Responsabilidade emitido pelo Conselho Regional respectivo, do responsável técnico, cópia do seu contrato de trabalho, e cópia do Alvará Sanitário da empresa. A Instrução Normativa n. 1 foi alterada pela Resolução RDC n. 24, de 7 de dezembro de 1999 (BRASIL, 1999), no que diz respeito à necessidade, ou não, de nova Autorização de Funcionamento nos casos de fusão, cisão ou incorporação de empresas. Além disso, a Portaria n. 6, de 29 de janeiro de 1999 (BRASIL, 1997), foi publicada revogando itens relacionados às substâncias e/ou produtos psicotrópicos ou entorpecentes (itens 003A, 003B, 003C, 004A, 004B, 004C, 005A, 005B). Posteriormente, essa Instrução Normativa foi revogada pela Resolução RDC n. 157, de 31 de maio de 2002, apenas nas questões referentes ao registro de medicamentos similares. Apesar de ser a regulamentação vigente, não tem sido utilizada pela Anvisa, visto ter sido publicada exclusivamente para satisfazer acordos internacionais do Mercosul com relação à política de medicamentos. A documentação solicitada no ato do registro ainda é aquela indicada na Instrução Normativa.

Essa Instrução Normativa particulariza exigências para os diferentes grupos de produtos, sendo que para produtos de higiene e cosméticos remete à Portaria SVS n. 109, de 26 de setembro de 1994, a qual foi revogada pela Resolução RDC n. 302, de 3 de dezembro de 2004 (BRASIL, 2004). Considerando a necessidade de atualização e de adoção de normas técnicas referentes a empresas e produtos, a Portaria n. 71, de 29 de maio de 1996, além de tratar dos documentos necessários à formação de processos de registro de produtos, classifica os produtos de higiene pessoal, cosméticos e perfumes, além de outros, quanto ao grau de risco, dada a finalidade de seu uso. Também define substâncias aprovadas (conservantes/antimicrobianos, corantes, filtros ultravioletas, filtros solares) e aquelas proibidas para tais produtos, além de estabelecer normas de rotulagem. A Portaria n. 71 é alterada pela Resolução RDC n. 79, de 28 de agosto de 2003 (BRASIL, 2003), que revoga os anexos IV, V, VI, VII, VIII, IX, X, XI, XII, XIII, XIV, XV, XVI, XVII, XVIII, XIX e XX da Portaria. Esta RDC n. 79 revoga ainda a Portaria n. 01/DICOP, de 13 de julho de 1983, Portaria a SVS/MS n. 30, de 6 de abril de 1995, e a Portaria n. 31, de 26 de maio de 1996.

Em seu Anexo I, a RDC n. 79 define produtos cosméticos e produtos de higiene e perfumes, enquadrando-os em categorias:

1. produtos de higiene;
2. cosméticos;
3. perfumes;
4. produto de uso infantil.

Classifica-os, ainda, quanto ao grau de risco, sendo grau 1 os produtos com risco mínimo e grau 2, produtos com risco potencial. Os critérios para essa classificação foram definidos em função da finalidade de uso do produto, das áreas do corpo abrangidas, do modo de usar e dos cuidados a serem observados quando de sua utilização, sendo os produtos infantis sempre considerados de risco potencial. Segue lista de conservantes permitidos, com máxima concentração autorizada, limitações, condições de uso e advertências (Anexo II); lista de corantes permitidos com campo de aplicação, limitações e requisitos (Anexo III); lista de filtros ultravioleta permitidos com concentração máxima autorizada (Anexo IV); lista restritiva de substâncias a serem empregadas exclusivamente sob condições estabelecidas (Anexo V); lista de substâncias proibidas (Anexo VI). A RDC contempla ainda normas de rotulagem (Anexo VII), notificação de produto conforme Resolução RDC n. 335/99, *DOU* de 23 de julho de 1999, revogada pela Resolução RDC n. 343/2005 (BRASIL, 2005), – Anexo VIII, Registro de Produto (Anexo IX) e suas alterações (Anexo X), revalidações e renovações (Anexo XI), cancelamento do Registro (Anexo XII), cancelamento de tonalidade (Anexo XIII), Certificação de livre comercialização ou Certidão do Produto (Anexo XIV), retificação de publicação do Registro ou de suas alterações (Anexo XV), cessão de Registro (Anexo XVI), mudança do local de fabricação (Anexo XVII) e alteração do prazo de validade (Anexo XVIII). O termo de responsabilidade quanto à eficácia e segurança do produto, além de atendimento a aspectos legais e parâmetros técnicos relativos às boas práticas de fabricação e controle pertinentes à categoria do produto, deve ser assinado pelos representantes técnicos e legais da empresa (Anexo XXI).

No que tange a saneantes, a RDC n. 184, de 22 de outubro de 2001, define questões pertinentes ao seu registro. Considera as Resoluções Mercosul GMC n. 25/1996 e GMC n. 35/1999 e abrange os saneantes de uso domiciliar, institucional e profissional, levando em consideração a avaliação e gerenciamento do risco destes produtos. Vale ressaltar que a RDC n. 254, de 12 de setembro de 2002 (*DOU* de 13 de setembro de 2002), apresenta alteração no artigo 15 da RDC n. 184/2001, no que diz respeito à manifestação da Anvisa, acerca de notificação de produtos de risco I, a qual será divulgada exclusivamente por meio da página eletrônica da Agência, na rede mundial de computadores – internet.

Para o registro de drogas, medicamentos, insumos farmacêuticos e produtos dietéticos, a Instrução Normativa n. 1, de 30 de setembro de 1994, ainda operacional apesar de revogada pela Resolução RDC n. 157, de 31 de maio de 2002, define situações a serem enquadradas, como registro de produto novo (alteração na concentração de substâncias ativas ou de propriedades farmacocinéticas; substâncias ativas não registradas para a indicação que se pretende; retirada ou substituição de componente ativo de produto já registrado), produto resultante de entidade molecular nova, sal novo de entidade molecular anteriormente autorizada, ou duas ou mais substâncias ativas associadas não registradas.

Os documentos requeridos para a formação do processo, no caso de produto novo, são: petição (formulários FP1 e FP2); comprovante de pagamento de preço público; autorização de funcionamento da empresa; comprovante do registro de produto, acompanhado das respectivas bulas originais, aprovadas no país de origem e em outros, se houver; relatório de experimentação terapêutica, enfatizando a biodisponibilidade, bioequivalência (se aplicável) e toxicidade; relatório técnico com dados gerais, farmacodinâmica e informações sobre a produção e controle de qualidade, dados complementares abrangendo disposições especiais e bibliografia; modelos de rótulos, bulas e embalagens; cópia do alvará de licenciamento da empresa e/ou alvará sanitário; comprovante da assistência do técnico responsável, habilitado para tal fim.

No caso de produto similar (é considerado medicamento similar aquele que contenha o(s) mesmo(s) princípio (s) ativo(s), apresente a mesma concentração, forma farmacêutica, via de administração, posologia e indicação terapêutica, e que seja equivalente ao medicamento registrado no órgão federal responsável pela vigilância sanitária, podendo diferir somente em características relativas ao tamanho e forma do produto, prazo de validade, embalagem, rotulagem, excipientes e veículo, devendo sempre ser identificado por nome comercial ou marca), a Resolução RDC n. 17, de 2 de março de 2007 (BRASIL, 2007), define as diretrizes para o seu registro. Tal regulamento revoga as Resoluções RDC n. 133/2003 (BRASIL, 2003) e RDC n. 72/2004 (BRASIL, 2004) e é composto por cinco partes: das medidas antecedentes ao registro de medicamento similar; do registro; das medidas pós-registro; da renovação de registro de medicamento similar e dos medicamentos que não serão aceitos como similares.

No que se refere aos medicamentos fitoterápicos, foi publicada em 31 de março de 2010 a Resolução RDC n. 14 (BRASIL,2010), a qual dispõe sobre seu registro, revogando a Resolução RDC n. 48, de 16 de março de 2004 (BRASIL, 2004). Ainda sob esse aspecto, vale ressaltar a Instrução Normativa n. 5, de 11 de dezembro de 2008 (BRASIL, 2008), a qual torna pública a lista de medicamentos fitoterápicos de registro simplificado, e revoga a Resolução RE n. 89, de 16 de março de 2004 (BRASIL, 2004).

Com relação aos medicamentos específicos (soluções de grande e pequeno volume, parenterais ou não, como água para injeção, soluções de glicose, cloreto de sódio, demais compostos eletrolíticos ou açúcares, opoterápicos, os medicamentos à base de vitaminas e/ou minerais e/ou aminoácidos, isolados ou associados entre si, com pelo menos um dos componentes acima dos limites nutricionais estabelecidos pela Resolução RDC n. 269, de 22 de setembro de 2005), a Resolução RDC n. 24, de 14 de junho de 2010 (BRASIL, 2010) dispõe sobre seu registro.

A Secretaria de Vigilância Sanitária, na Portaria Conjunta n. 2, de 30 de outubro de 1998, entre outras providências, define em seu Anexo I os aspectos gerais para produção e controle de qualidade de hemoderivados para uso humano. Ests Portaria foi, entretanto, revogada pela Resolução RDC n. 46, de 18 de maio de 2000, que define hemoderivados como produtos farmacêuticos obtidos a partir do plasma humano, submetidos a processos de industrialização e normatização que lhes conferem estabilidade, atividade e especificidade. A RDC apresenta, em seu Anexo I, Regulamento Técnico para Produção e controle de qualidade de Hemoderivados de Origem Plasmática.

No que abrange os produtos biológicos, sua regulamentação foi iniciada pela Resolução RDC n. 80 de 18 de março de 2002 (BRASIL, 2002), a qual aprovou o regulamento técnico de registro, alterações e inclusão pós-registro e revalidação dos produtos biológicos e revogou a Portaria n. 109 de 4 novembro de 1993 e a Portaria n. 107 de 20 de setembro de 1994. Posteriormente, publicou-se a Resolução RDC n. 315, de 26 de outubro de 2005 (BRASIL, 2005), revogada pela Resolução RDC n. 49 de 20 de setembro de 2011 (BRASIL, 2011). Visto a complexidade envolvida no processo de fabricação e controle de qualidade no que tange aos produtos biológicos, sua regulamentação foi atualizada e em 16 de dezembro de 2010 foi publicado a Resolução RDC n. 55 (BRASIL, 2010) somente sobre o processo de registro. A Resolução RDC n. 49/2011 trata sobre os processos de pós-registro e a Resolução RDC n. 50 de 20 de setembro de 2011 (BRASIL, 2011) dispõe sobre os procedimentos e condições de realização de estudos de estabilidade somente dos produtos biológicos.

De acordo com a nova regulamentação no Brasil, novos produtos bioterapêuticos são chamados de novos produtos biológicos e as "cópias" são chamadas de produtos biológicos que podem ser regulamentadas pela via comparativa ou o caminho de desenvolvimento individual. O novo regulamento brasileiro tem muitas semelhanças com a Organização Mundial de Saúde. Há conceitos gerais comuns, como a necessidade de uma via específica para produtos biossimilares, o uso de um produto biológico de referência com base em um período adequado de uso de mercado e a demonstração de informações científicas sufi-

cientes sobre a eficácia, qualidade e segurança, bem como a necessidade de uma farmacovigilância especificada.[106,107]

Para o registro de produtos correlatos, o procedimento deve seguir as instruções da RDC n. 185, de 22 de outubro de 2001, republicada no *DOU*, em 6 de novembro de 2001, a qual revogou a Portaria Conjunta n. 1, de 23 de janeiro de 1996, publicada no *DOU* de 24 de janeiro de 1996, da Secretaria de Assistência à Saúde (SAS) e Secretaria da Vigilância Sanitária (SVS). Embora esta resolução referencie produto médico, traz a definição de correlatos mais adequados e atual: "Produto para a saúde, tal como equipamento, aparelho, material, artigo ou sistema de água de uso ou aplicação médica, odontológica ou laboratorial, destinado à prevenção, diagnóstico, tratamento, reabilitação ou anticoncepção e que não utiliza meio farmacológico, imunológico ou metabólico, para realizar sua principal função em seres humanos, podendo entretanto ser auxiliado em suas funções por tais meios". Posteriormente, foi publicada a RDC n. 207, de 17 de novembro de 2006 (BRASIL, 2006), alterando dispositivos da Resolução – RDC n. 185, de 22 de outubro de 2001. Esse grupo é definido, no artigo 3, item IV, do Decreto n. 79.094, de 05 de janeiro de 1997, como: "Substância, produto, aparelho ou acessório não enquadrado no conceito anterior, cujo uso ou aplicação esteja ligado à defesa e proteção da saúde individual ou coletiva, à higiene pessoal ou de ambientes, ou a fins diagnósticos e analíticos, os cosméticos, ópticos, de acústica médica, odontológicos e veterinários". Essa abrangência sofre restrição, se contemplada a Portaria n. 2.043, de 12 de outubro de 1994 (BRASIL, 1994), atualizada pela Portaria n. 2661, de 20 de dezembro de 1995 (*DOU* de de 22 de dezembro de 1995), que institui o sistema de garantia da qualidade de produtos correlatos, aplicada aos seguintes itens: equipamentos de diagnósticos; equipamentos de terapia; equipamentos de apoio médico-hospitalar; materiais e artigos implantáveis; materiais e artigos de apoio médico-hospitalar; equipamentos; materiais e artigos de Educação Física, embelezamento ou correção estética. Exclui, portanto, entre outros, os produtos para diagnóstico *in vivo* e *in vitro*.

Para fins de registro, a Portaria n. 2.661, de 20 de dezembro de 1995, cria, em substituição às classes III, II e I, à semelhança da classificação adotada pela FDA: classe 1, para produtos de baixo risco; classe 2, para os de médio risco; e classe 3, para os de alto risco.

Outra particularidade para equipamentos encontra-se descrita na Portaria n. 1104, de 30 de agosto de 1999 (BRASIL, 1999), a qual revogou a Portaria n. 2.663/1995, de 22 de dezembro de 1995 (*DOU* de 26 de dezembro de 1995), e regulamenta a segurança de equipamentos eletromédicos. Para tal, adota a Norma Técnica Brasileira NBR IEC n. 601.1, exige o certificado de conformidade emitido no âmbito do Sistema Brasileiro de Certificação e prevê o estabelecimento de requisitos para certificação, elaborados por Comissão Técnica instituída no âmbito do Comitê Brasileiro de Certificação. Esta passa a ser regulamentada pela Resolução n. 444 da Anvisa, de 31 de agosto de 1999 (BRASIL,1999), a qual, mais recentemente, foi revogada pela Resolução RDC n. 32, de 29 de maio de 2007 ((BRASIL, 2007).

A Resolução RDC n. 207, de 17 de novembro de 2006, que altera dispositivos da Resolução RDC n. 185, de 22 de outubro de 2001 (BRASIL, 2001), aprova Regulamento Técnico que trata do registro, alteração, revalidação e cancelamento do registro de produtos médicos na Anvisa, equiparando-se a outros produtos para saúde, definidos como correlatos pela Lei n. 6.360/1976 e Decreto n. 79.094/1977, excluindo porém os reagentes para diagnóstico de uso *in vitro*. Essa Resolução revoga a Portaria Conjunta SVS/SAS n. 1, de 23 de janeiro de 1996, e a Portaria SVS n. 543, de 29 de outubro de 1997. Enquadra os produtos segundo o risco intrínseco que representam à saúde do consumidor, paciente, operador ou terceiros envolvidos, nas classes I, II, III ou IV, descritas no Anexo II do documento.

A Resolução RDC n. 56, de 6 de abril de 2001 (BRASIL, 2001), dirige-se também aos correlatos, fazendo exceção aos produtos para diagnóstico de uso *in vitro*. Considerando a necessidade de se dispor de requisitos mínimos para comprovar a segurança e eficácia de produtos para a saúde, e que dados de pesquisa clínicas realizadas com tais produtos são indicadores essenciais destas características, apresenta, como Anexo, regulamento Técnico em Requisitos Essenciais de Segurança e Eficácia de Produtos para Saúde. Particularmente produtos das classes III ou IV, segundo a classificação de risco dos mesmos, devem ser projetados e fabricados de forma que seu uso não comprometa o estado clínico e a segurança dos pacientes, nem a segurança e saúde dos operadores ou, quando for o caso, de outras pessoas, quando usados nas condições e finalidades previstas. Considerando os regulamentos técnicos aplicáveis, a adequação dos dados clínicos deve basear-se na compilação da bibliografia científica de publicações indexadas relativas a pesquisas clínicas, sobre o uso proposto do produto para saúde e, quando for o caso, relatório escrito contendo uma avaliação crítica desta bibliografia. Alternativamente, pode-se considerar resultados e conclusões de uma pesquisa clínica especificamente desenvolvida para o produto em questão.

Os produtos com finalidade diagnóstica que também merecem regulamentação específica sendo que aqueles *in vitro* são contemplados na Portaria n. 8, de 23 de janeiro de 1996. Esta Portaria n. 8 foi alterada pela Portaria n. 144, de 19 de setembro de 1996, em particular no seu Anexo III – Documentos para Petição. Posteriormente, foi publicada a Resolução RDC n. 206, de 17 de novembro de 2006 (BRASIL, 2006), revogando a Portaria n. 8, de 23 de janeiro de 1996, e estabelecendo Regulamento Técnico de Produtos para Diagnóstico de uso *in vitro* e seu registro, cadastramento, bem como suas alterações, revalidações e cancelamento.

De forma geral, a legislação vigente contempla a harmonização no âmbito do Mercosul.

Toda a questão normativa tem merecido simultâneas revisões, tanto no território nacional como no Mercosul, inclusive com respeito ao polêmico tema da implementação de política de medicamentos genéricos. Assim, na Resolução n. 227, de 8 de maio de 1997, publicada no *DOU* de 23 de setembro de 1997, o Plenário do Conselho Nacional de Saúde, constituiu entre outras decisões, um grupo de trabalho com o objetivo de discutir e formular estratégias e mecanismos para a implementação de política de medicamentos genéricos no Brasil. A Lei n. 9.787, de 10 de fevereiro de 1999, regulamentada pela Resolução n. 391, de 9 de agosto de 1999, finalmente altera a Lei n. 6.360, de 23 de setembro de 1976, estabelecendo o medicamento genérico, e dispondo sobre a utilização de nomes genéricos em produtos farmacêuticos, entre outras providências. A Resolução RDC n. 391 foi revogada pela Resolução RDC n. 10, de 2 de janeiro de 2001, por sua vez revogada pela Resolução RDC n. 84, de 19 de março de 2002. Posteriormente, esta foi revogada pela Resolução RDC n. 135, de 29 de maio de 2003 (BRASIL, 2003) e, no ano de 2007, foi publicada a Resolução RDC n. 16, de 2 de março de 2007 (BRASIL, 2007), a qual revogou a RDC n. 135. Esta Resolução aprova o regulamento técnico para medicamentos genéricos, contemplando medidas antecedentes ao registro, aspectos legais e técnicos do registro, medidas pós-registro, critérios para a prescrição e dispensação de medicamentos genéricos, exigências de novos ensaios de bioequivalência, além de descrição dos medicamentos que não serão aceitos como genéricos.

A Resolução n. 251, de 5 de agosto de 1997, foi publicada no *DOU* de 23 de setembro de 1997, aprovando normas de pesquisa envolvendo seres humanos para área temática de pesquisa com novos fármacos, medicamentos, vacinas e testes diagnósticos, e reportando ao Grupo de Mercado Comum n. 129/1996, que dispõe acerca de regulamento técnico sobre a verificação de boas práticas de pesquisa clínica. Existe íntima relação entre as diferentes abordagens, em se considerando o conceito de bioequivalência de medicamentos.

No caso de correlatos, o trabalho tem também evoluído, com documentos em fase de estudo no que diz respeito à elaboração do documento de boas práticas de fabricação, com trabalho integrado da Associação Brasileira de Indústrias de Artigos e Equipamentos Médicos, Odontológicos, Hospitalares e de Laboratórios (Abimo) junto ao Ministério da Saúde, e em harmonização com o Mercosul.

Outra matéria extremamente debatida nos últimos tempos, a definição do sistema de vigilância sanitária, no nível nacional, culminou com a publicação da Medida Provisória n. 1.791, de 30 de dezembro de 1998. Esta foi posteriormente promulgada como Lei n. 9.782, de 26 de janeiro de 1999, que criou a Anvisa, e o Decreto n. 3.961, de 10 de outubro de 2001, modificando parcialmente a Lei n. 6.360 e Decreto n. 79.094. A agência, autarquia sob regime especial, ficou vinculada ao Ministério da Saúde, sendo caracterizada por independência administrativa, estabilidade de seus dirigentes e autonomia financeira. Alterações não substanciais na estrutura da Agência foram introduzidas na Medida Provisória n. 1.814, de 26 de fevereiro de 1999.

A agência tem por finalidade institucional promover a proteção da saúde da população, por intermédio do controle sanitário da produção e da comercialização de produtos e serviços submetidos à vigilância sanitária, inclusive dos ambientes, dos processos, dos insumos e das tecnologias a eles relacionados, bem como o controle de portos, aeroportos e fronteiras.

Surpreende positivamente a rápida evolução observada na última década, em decorrência de ações da Anvisa. Ao se avaliar o *Guidance for Industry – Changes to an Approved Application for Specified Biotechnology and Specified Synthetic Biological Products*", emitido em julho de 1997 pelo *US Departament of Public Health – Food and Drug Administration – Center for Biologies Evoluation and Research – Center for Drug Evaluation and Research*, que apresenta requisitos relativos a eventuais efeitos adversos decorrentes de falha na identidade, potência, qualidade e pureza, com exigências pré-registro e anuais, podem-se constatar os paralelos com o atual modelo brasileiro.

De forma semelhante, a leitura do *"Guidance for Industry – Changes to an Approved or ANDA"*, emitido em novembro de 1999 pelo *US Departament of Health and Human Services – Food and Drug Administration, Center for Drug Evaluation and Research"*, com o objetivo de proporcionar recomendação para alterações pós-registro, de acordo com a Section 506A, abrangendo aspectos como componentes/composição, locais de fabricação, processos de fabricações, especificações, embalagem, rotulagem entre outros, traz certa tranquilidade, já que trata, na atual política local, dos mesmos problemas, com profundidade e seriedade semelhantes.

REFERÊNCIAS BIBLIOGRÁFICAS

1.   ARNOLD, J.R.T.; CHAPMAN, S.N.; CLIVE, L.M. *Introduction to materials management*. 6.ed. New Jersey: Prentice Hall; 2007. 528p.

2.   BAUER, A.; BROWNE, J.; OWDEN, R.; DUGGAN, J. *Shop Floor Control Systems*. London: Chapman & Hall; 1993. 368p.

3.   BAUGHMAN, Ernest. Process Analytical Chemistry: Introduction and Historical Perspective. In: BAKEEV, K.A. *Process Analytical Technology*. Oxford: Blackwell Publishing, 2005. cap. 1.p.1-12.

4.   BLANCO, M. et al. Identification and quantification assays for intact tablets of two related pharmaceutical preparations by reflectance near-infrared spectroscopy: validation of the procedure. *Journal of Pharmaceutical and Biomedical Analysis*, v.22, n.1, p.139-148, 2000.

5.   BLANCO, M. et al. Near-infrared spectroscopy in the pharmaceutical Industry. *Analyst*, v.123, p.135-150. 1998.

6.   BLANCO, M.; ALCALA, M. Simultaneous quantitation of five active principles in a pharmaceutical preparation: Development and validation of near infrared spectroscopy method. *European Journal of Pharmaceutical Sciences*, v.27, n.2-3, p.280-286, 2006.

7.   BRASIL. Agência Nacional de Vigilância Sanitária. Consulta Pública n. 3, de 13 de janeiro de 2009. Diário Oficial da União, Poder Executivo, Brasília, DF, 17 fev. 2009. Disponível em: <http://www.puntofocal.gov.ar/notific_otros_miembros/bra326_t.pdf>. Acesso em: 09 out. 2009.

8.   BRASIL. Agência Nacional de Vigilância Sanitária. Consulta Pública n. 31, de 15 de abril de 2005. Diário Oficial da União, Brasília, DF, 18 abr. 2005. Disponível em: <http://www4.anvisa.gov.br/base/visadoc/CP/CP%5B10060-6-0%5D.PDF>. Acesso em: 21 out. 2009.

9.   BRASIL. Agência Nacional de Vigilância Sanitária. Consulta Pública n. 70, de 03 de novembro de 2009. Determina a publicação da proposta de complementação da Resolução RDC n. 249, de 13 de setembro de 2005, que dispõe sobre as boas práticas de fabricação de produtos intermediários e insumos farmacêuticos ativos. Diário Oficial da União, Poder Executivo, Brasília, DF, 10 nov. 2009. Disponível em: <http://www4.anvisa.gov.br/base/visadoc/CP/CP%5B28348-1-0%5D.PDF>. Acesso em: 20 jan. 2010.

10.   BRASIL. Agência Nacional de Vigilância Sanitária. Consulta Pública n. 71, de 04 de novembro de 2009. Determina a publicação de proposta de Resolução que dispõe sobre realização de alterações, inclusões, suspensão, reativação e cancelamentos pós-registro de produtos biológicos. Diário Oficial da União, Poder Executivo, Brasília, DF, 10 nov. 2009. Disponível em: <http://www4.anvisa.gov.br/base/visadoc/CP/CP%5B28349-1-0%5D.PDF>. Acesso em: 20 jan. 2010.

11.   BRASIL. Agência Nacional de Vigilância Sanitária. Consulta Pública n. 72, de 04 de novembro de 2009. Determina a publicação de proposta de Resolução que dispõe sobre realização de alterações, inclusões, suspensão, reativação e cancelamentos pós-registro de produtos biológicos. Diário Oficial da União, Poder Executivo, Brasília, DF, 10 nov. 2009. Disponível em: <http://www4.anvisa.gov.br/base/visadoc/CP/CP[28412-1-0].PDF>. Acesso em: 20 jan. 2010.

12.   BRASIL. Agência Nacional de Vigilância Sanitária. Farmacopeia Brasileira, 5ªed. Brasília:Anvisa, 2010. v.1, 545p. Disponível em: <http://www.anvisa.gov.br/hotsite/farmacopeia/index.htm>. Acesso em: 30 out. 2009.

13.   BRASIL. Agência Nacional de Vigilância Sanitária. *Guia de controle de qualidade de Produtos Cosméticos: Uma abordagem sobre os ensaios físicos e químicos*. 2. ed. Brasília: Anvisa, 2008. 120p. Disponível em: <http://www.anvisa.gov.br/cosmeticos/material/guia_cosmetico.pdf>. Acesso em: 30 out. 2009.

14.   BRASIL. Agência Nacional de Vigilância Sanitária. *Guia de Estabilidade de Produtos Cosméticos*. 1. ed. Brasília: Anvisa, 2004. 52p. Disponível em: <http://www.anvisa.gov.br/divulga/public/series/cosmeticos.pdf>. Acesso em: 30 out. 2009.

15.   BRASIL. Agência Nacional de Vigilância Sanitária. Portaria n. 500, de 09 de outubro de 1997. Aprova o Regulamento Técnico de Soluções Parenterais de Grande Volume – SPGV – e seus anexos. Diário Oficial da União, Poder Executivo, Brasília, DF, 13 out. 1997. Disponível em: <http://e-legis.bvs.br/leisref/public/showAct.php>. Acesso em: 22 de out. 2009.

16. BRASIL. Agência Nacional de Vigilância Sanitária. Resolução n. 214, de 12 de dezembro de 2006. Dispõe sobre boas práticas de Manipulação de Medicamentos para Uso Humano em farmácias. Diário Oficial da União, Poder Executivo, Brasília, DF, 18 dez. 2006. Disponível em: <http://e-legis.anvisa.gov.br/leisref/public/showAct.php?id=25128&word>. Acesso em: 21 out. 2009.

17. BRASIL. Agência Nacional de Vigilância Sanitária. Resolução n. 67, de 08 de outubro de 2007. Dispõe sobre boas práticas de Manipulação de Preparações Magistrais e Oficinais para Uso Humano em farmácias. Diário Oficial da União, Poder Executivo, Brasília, DF, 09 out. 2007. Disponível em: <http://www.anvisa.gov.br/inspecao/farmacias/rdc_67.pdf>. Acesso em: 22 out. 2009.

18. BRASIL. Agência Nacional de Vigilância Sanitária. Resolução n. 87, de 21 de novembro de 2008. Altera o Regulamento Técnico sobre boas práticas de Manipulação em Farmácias. Diário Oficial da União, Poder Executivo, Brasília, DF, 24 nov. 2008. Disponível em: <ftp://ftp.saude.sp.gov.br/ftpsessp/bibliote/informe_eletronico/2008/iels.nov.08/iels224/U_RS--MS-ANVISA-RDC-87_211108.pdf>. Acesso em: 22 out. 2009.

19. BRASIL. Agência Nacional de Vigilância Sanitária. Resolução RDC n. 80 de 18 de março de 2002. Aprova o Regulamento Técnico de Registro, Alterações e Inclusão Pós-Registro e Revalidação dos produtos Biológicos, conforme documento anexo e esta Resolução. Diário Oficial da União, Poder Executivo, Brasília, DF, 19 mar. 2002. Disponível em: < http://www.anvisa.gov.br/legis/resol/2003/rdc/80_03rdc.htm> acesso em: 18 ago. 2012.

20. BRASIL. Agência Nacional de Vigilância Sanitária. Resolução RDC n. 315, de 26 de outubro de 2005. Dispõe sobre o Regulamento Técnico de Registro, Alterações Pós-Registro e Revalidação de Registro dos Produtos Biológicos Terminados. Diário Oficial da União, Poder Executivo, Brasília, DF, 31 out. 2005. Disponível em: <http://bvsms.saude.gov.br/bvs/saudelegis/anvisa/2005/res0315_26_10_2005.html> acesso em: 18 ago. 2012.

21. BRASIL. Agência Nacional de Vigilância Sanitária. Resolução RDC n. 49 de 20 de setembro de 2011. Dispõe sobre a realização de alterações e inclusões pós-registro, suspensão e reativação de fabricação e cancelamentos de registro de produtos biológicos e dá outras providências. Diário Oficial da União, Poder Executivo, Brasília, DF, 22 set. 2011. Disponível em:<http://bvsms.saude.gov.br/bvs/saudelegis/anvisa/2011/res0049_20_09_2011.html> acesso em: 18 ago. 2012.

22. BRASIL. Agência Nacional de Vigilância Sanitária. Resolução RDC n. 55 de 16 de dezembro de 2010. Dispõe sobre o registro de produtos biológicos novos e produtos biológicos e dá outras providências. Diário Oficial da União, Poder Executivo, Brasília, DF, 17 dez. 2010. Disponível em:< http://bvsms.saude.gov.br/bvs/saudelegis/anvisa/2010/res0055_16_12_2010.html> acesso em: 18 ago. 2012.

23. BRASIL. Agência Nacional de Vigilância Sanitária. Resolução RDC n. 50 de 20 de setembro de 2011. Dispõe sobre os procedimentos e condições de realização de estudos de estabilidade para o registro ou alterações pós-registro de produtos biológicos e dá outras providências. Diário Oficial da União, Poder Executivo, Brasília, DF, 22 set. 2011. Disponível em:< http://bvsms.saude.gov.br/bvs/saudelegis/anvisa/2011/res0050_20_09_2011.html> acesso em: 18 ago. 2012.

24. BRASIL. Agência Nacional de Vigilância Sanitária. Resolução RDC n. 17, de 16 de abril de 2010. Dispõe sobre as boas práticas de fabricação de medicamentos. Diário Oficial da União, Brasília, DF, 19 abr. 2010. Seção 1, p.94-110.

25. BRASIL. Agência Nacional de Vigilância Sanitária. Resolução RDC n. 249, de 13 de setembro de 2005. Determina a publicação do Regulamento Técnico das boas práticas de fabricação de Produtos Intermediários e Insumos Farmacêuticos. Diário Oficial da União, Poder Executivo, Brasília, DF, 26 set. 2005. Disponível em: <http://e-legis.anvisa.gov.br/leisref/public/showAct.php?id=18892&word=>. Acesso em: 20 jan. 2010.

26. BRASIL. Agência Nacional de Vigilância Sanitária. Resolução RDC n. 134, de 13 de julho de 2001. Determina para todos os estabelecimentos fabricantes de medicamentos, o cumprimento das diretrizes estabelecidas no Regulamento Técnico das boas práticas para a fabricação de Medicamentos, conforme o Anexo I da presente Resolução. Diário Oficial da União, Poder Executivo, Brasília, DF, 16 jul. 2001. Disponível em: <http://e-legis.anvisa.gov.br/leisref/public/showAct.php?id=16038&word>. Acesso em: 09 out. 2009.

27. BRASIL. Agência Nacional de Vigilância Sanitária. Resolução RDC n. 210, de 04 de agosto de 2003. Determina para todos os estabelecimentos fabricantes de medicamentos, o cumprimento das diretrizes estabelecidas no Regulamento Técnico das boas práticas para a fabricação de Medicamentos, conforme o Anexo I da presente Resolução. Diário Oficial da União, Poder Executivo, Brasília, DF, 14 ago. 2003. Disponível em: <http://e-legis.anvisa.gov.br/leisref/public/showAct.php?id=22321&word=>. Acesso em: 09 out. 2009.

28. BRASIL. Agência Nacional de Vigilância Sanitária. Resolução RDC n. 59, de 27 de junho de 2000. Determina para todos fornecedores de produtos médicos, o cumprimento dos requisitos estabelecidos pelas "boas práticas de fabricação de Produtos Médicos". Diário Oficial da União, Poder Executivo, Brasília, DF, 29 jun. 2000. Disponível em: <http://e-legis.anvisa.gov.br/leisref/public/showAct.php?id=15279&word>. Acesso em: 22 out. 2009.

29. BRASIL. Agência Nacional de Vigilância Sanitária. Resolução RDC n. 69, de 01 de outubro de 2008. Dispõe sobre as boas práticas de fabricação de Gases Medicinais. Diário Oficial da União, Poder Executivo, Brasília, DF, 02 out. 2008. Disponível em: <http://e-legis.bvs.br/leisref/public/showAct.php?id=33383>. Acesso em: 22 out. 2009.

30. BRASIL. Agência Nacional de Vigilância Sanitária. Resolução RDC n. 63, de 06 de julho de 2000. Aprova o Regulamento Técnico para fixar os requisitos mínimos exigidos para a Terapia de Nutrição Enteral. Diário Oficial da União, Poder Executivo, Brasília, DF, 07 jul. 2000. Disponível em: <http://e-legis.anvisa.gov.br/leisref/public/showAct.php?id=17610&word=>. Acesso em: 22 out. 2009.

31. BRASIL. Agência Nacional de Vigilância Sanitária. Resolução RDC n. 332, de 01 de dezembro de 2005. As empresas fabricantes e/ou importadoras de Produtos de Higiene Pessoal, Cosméticos e Perfumes, instaladas no território nacional, deverão implementar um Sistema de Cosmetovigilância, a partir de 31 de dezembro de 2005. Diário Oficial da União, Poder Executivo, Brasília, DF, 02 dez. 2005. Disponível em: <http://e-legis.anvisa.gov.br/leisref/public/showAct.php?id=19889&word=>. Acesso em: 22 out. 2009.

32. BRASIL. Agência Nacional de Vigilância Sanitária. Resolução RDC n. 176, de 21 de setembro de 2006. Aprova o Regulamento Técnico "Contratação de Terceirização para Produtos de Higiene Pessoal, Cosméticos e perfumes". Diário Oficial da União, Poder Executivo, Brasília, DF, 25 set. 2006. Disponível em: <http://e-legis.anvisa.gov.br/leisref/public/showAct.php?id=24040&word>. Acesso em: 22 out. 2009.

33. BRASIL. Agência Nacional de Vigilância Sanitária. Resolução RDC n. 25, de 29 de março de 2007. Dispõe sobre a terceirização de etapas de produção, de análises de controle de qualidade e de armazenamento de medicamentos. Diário Oficial da União, Poder Executivo, Brasília, DF, 02 abr. 2007. Disponível em: <http://e-legis.anvisa.gov.br/leisref/public/showAct.php?id=26352&word>. Acesso em: 22 out. 2009.

34. BRASIL. Agência Nacional de Vigilância Sanitária. Resolução RDC n. 66, de 05 de outubro de 2007. Dispõe sobre os critérios para concessão de certificação de boas práticas de fabricação e/ou armazenamento de medicamentos, insumos farmacêuticos, produtos para saúde, cosméticos, perfumes, produtos de higiene e saneantes. Diário Oficial da União, Poder Executivo, Brasília, DF, 06 out. 2007. Disponível em: <http://e-legis.anvisa.gov.br/leisref/public/showAct.php?id=28460&word>. Acesso em: 22 out. 2009.

35. BRASIL. Agência Nacional de Vigilância Sanitária. Resolução RDC n. 269 de 22 de setembro de 2005. Aprova o "REGULAMENTO TÉCNICO SOBRE A INGESTÃO DIÁRIA RECOMENDADA (IDR) DE PROTEÍNA, VITAMINAS E MINERAIS", constante do anexo desta resolução. Diário Oficial da União, Poder Executivo, Brasí-

lia, DF, 23 set. 2005. Disponível em:< http://www.crd.defesacivil.rj.gov.br/documentos/IDR.pdf> acesso em: 18 ago. 2012.

36. BRASIL. Agência Nacional de Vigilância Sanitária. Resolução RDC n. 24 de 14 de junho de 2010. Dispõe sobre o registro de medicamentos específicos. Diário Oficial da União, Poder Executivo, Brasília, DF, 17 jun. 2011. Disponível em: <http://bvsms.saude.gov.br/bvs/saudelegis/anvisa/2011/res0024_14_06_2011.html> acesso em: 18 ago. 2012.

37. BRASIL. Agência Nacional de Vigilância Sanitária. Resolução RDC n. 14 de 31 de março de 2010. Dispõe sobre o registro de medicamentos fitoterápicos. Diário Oficial da União, Poder Executivo, Brasília, DF, 05 abr. 2010. Disponível em: < http://portal2.saude.gov.br/saudelegis/leg_norma_espelho_consulta.cfm?id=4053023&highlight=&tipoBusca=post&slcOrigem=0&slcFonte=0&sqlcTipoNorma=32&hdTipoNorma=32&buscaForm=post&bkp=pesqnorma&fonte=0&origem=0&sit=0&assunto=&qtd=10&tipo_norma=32&numero=14&data=&dataFim=&ano=2010&pag=1> acesso em: 18 ago. 2012.

38. BRASIL. Agência Nacional de Vigilância Sanitária. Resolução RE n. 1450, de 11 de setembro de 2001. Institui e aprova o Certificado de boas práticas de fabricação para Cosméticos, Produtos de Higiene Pessoal e Perfumes, e Modelo de Formulários de Petição. Diário Oficial da União, Poder Executivo, Brasília, DF, 12 set. 2001. Disponível em: <http://e-legis.anvisa.gov.br/leisref/public/showAct.php?id=2932>. Acesso em: 22 out. 2009.

39. BRASIL. Agência Nacional de Vigilância Sanitária. Resolução RE n. 481, de 23 de setembro de 1999. Estabelece os parâmetros de controle microbiológico para os produtos de higiene pessoal, cosméticos e perfumes, conforme o anexo desta resolução. Diário Oficial da União, Poder Executivo, Brasília, DF, 27 set. 1999. Disponível em: <http://e-legis.anvisa.gov.br/leisref/public/showAct.php?id=259>. Acesso em: 22 out. 2009.

40. BRASIL. Agência Nacional de Vigilância Sanitária. Resolução RE n. 889, de 29 de maio de 2003. Determina a publicação do "Guia para validação de métodos analíticos e bioanalíticos". Diário Oficial da União, Poder Executivo, Brasília, DF, 02 jun. 2003. Disponível em: <http://e-legis.anvisa.gov.br/leisref/public/showAct.php?id=15132&word>. Acesso em: 23 out. 2009.

41. BRASIL. Anvisa – Agência Nacional de Vigilância Sanitária. Portaria n. 16, de 06 de março de 1995. Determina para todos os estabelecimentos produtores de medicamentos, o cumprimento das diretrizes estabelecidas pelo "GUIA DE BOAS PRÁTICAS DE FABRICAÇÃO PARA INDÚSTRIAS FARMACÊUTICAS", aprovado na 28ª Assembleia Mundial de Saúde, em maio de 1975. Diário Oficial da União, Poder Executivo, Brasília, DF, 09 mar. 1995. Disponível em: <http://e-legis.anvisa.gov.br/leisref/public/showAct.php?id=5355&word>. Acesso em: 20 out. 2009.

42. BRASIL. Anvisa – Agência Nacional de Vigilância Sanitária. Resolução n. 33, de 19 de abril de 2000. Aprova o Regulamento Técnico sobre boas práticas de manipulação, fracionamento, conservação, transporte, dispensação de preparações magistrais e oficiais alopáticas e/ou homeopáticas, de medicamentos e outros produtos de interesse para a saúde. Diário Oficial da União, Brasília, DF, 08 jan. 2001 (republicação). Disponível em: <http://www.anvisa.gov.br/legis/resol/2000/33_00rdc.htm>. Acesso em: 21 out. 2009.

43. BRASIL. Decreto n. 12.479, de 18 de outubro de 1978. Aprova Norma Técnica Especial Relativa às Condições de Funcionamento dos Estabelecimentos sob Responsabilidade de Médicos, Dentistas, Farmacêuticos, Químicos e outros Titulares de Profissões afins. Diário Oficial de São Paulo, Poder Executivo, São Paulo, SP, 19 out. 1978. Disponível em: <http://e-legis.anvisa.gov.br/leisref/public/showAct.php?id=7429&word>. Acesso em: 10 dez. 2009.

44. BRASIL. Decreto n. 3.691, de 10 de outubro de 2001. Altera o Decreto n. 79.094, de 5 de janeiro de 1977, que regulamenta a Lei n. 6.360, de 23 de setembro de 1976. Diário Oficial da União, Poder Executivo, Brasília, DF, 11 out. 2001. Disponível em: <http://e-legis.anvisa.gov.br/leisref/public/showAct.php?id=239&word>. Acesso em: 10 dez. 2009.

45. BRASIL. Decreto n. 79.094, de 05 de janeiro de 1977. Regulamenta a Lei n. 6.360, de 23 de setembro de 1976, que submete a sistema de vigilância sanitária os medicamentos, insumos farmacêuticos, drogas, correlatos, cosméticos, produtos de higiene, saneantes e outros. Diário Oficial da União, Poder Executivo, Brasília, DF, 07 jan. 1977. Disponível em: <http://e-legis.anvisa.gov.br/leisref/public/showAct.php?id=16611&word=>. Acesso em: 10 dez. 2009.

46. BRASIL. Instrução Normativa n. 1, de 30 de setembro de 1994. Estabelece os documentos necessários para Processos de Petições junto à Secretaria de Vigilância Sanitária.. Diário Oficial da União, Poder Executivo, Brasília, DF, 04 out. 1994. Disponível em: <http://e-legis.anvisa.gov.br/leisref/public/showAct.php?id=1728&word=>. Acesso em: 10 dez. 2009.

47. BRASIL. Instrução Normativa n. 1, de 30 de setembro de 1994. Estabelece os documentos necessários para Processos de Petições junto à Secretaria de Vigilância Sanitária. Diário Oficial da União, Poder Executivo,Brasília, DF, 04 out. 1994. Disponível em: <http://e-legis.anvisa.gov.br/leisref/public/showAct.php?id=1728&word=>. Acesso em: 11 dez.2009.

48. BRASIL. Instrução Normativa n. 5, de 12 de dezembro de 2008. Determina a publicação da "LISTA DE MEDICAMENTOS FITOTERÁPICOS DE REGISTRO SIMPLIFICADO".. Diário Oficial da União, Poder Executivo,Brasília, DF, 13 dez. 2008. Disponível em: <http://e-legis.anvisa.gov.br/leisref/public/showAct.php?id=34477&word=>. Acesso em: 11 dez. 2009.

49. BRASIL. Lei n. 10.742, de 06 de outubro de 2003. Define normas de regulação para o setor farmacêutico, cria a Câmara de Regulação do Mercado de Medicamentos – CMED e altera a Lei n. 6.360, de 23 de setembro de 1976, e dá outras providências. Diário Oficial da União, Poder Executivo, Brasília, DF, 07 out. 2003. Disponível em: <http://e-legis.anvisa.gov.br/leisref/public/showAct.php?id=10002&word=>. Acesso em: 10 dez. 2009.

50. BRASIL. Lei n. 6.360, de 26 de setembro de 1976. Dispõe sobre a vigilância sanitária a que ficam sujeitos os medicamentos, as drogas, os insumos farmacêuticos e correlatos, cosméticos, saneantes e outros produtos, entre outras providências. Diário Oficial da União, Poder Executivo, Brasília, DF, 26 set. 1976. Disponível em: <http://e-legis.anvisa.gov.br/leisref/public/showAct.php?id=16615&word=>. Acesso em: 10 dez. 2009.

51. BRASIL. Lei n. 6.360, de 27 de setembro de 1976. Dispõe sobre a vigilância sanitária a que ficam sujeitos os medicamentos, as drogas, os insumos farmacêuticos e correlatos, cosméticos, saneantes e outros produtos, e dá outras providências. Diário Oficial da União, Poder Executivo, Brasília, DF, 24 set. 1976. Disponível em: <http://www.anvisa.gov.br/legis/consolidada/lei_6360_76.pdf>. Acesso em: 22 out. 2009.

52. BRASIL. Lei n. 9.782, de 26 de janeiro de 1999. Define o Sistema Nacional de Vigilância Sanitária, entre outras providências. Diário Oficial da União, Poder Executivo, Brasília, DF, 27 jan. 1999. Disponível em: <http://e-legis.anvisa.gov.br/ leisref/public/showAct.php?id=16621>. Acesso em: 09 out. 2009.

53. BRASIL. Lei n. 9.787, de 10 de fevereiro de 1999. Altera a Lei n. 6.360, de 23 de setembro de 1976, que dispõe sobre a vigilância sanitária estabelece o medicamento genérico, dispõe sobre a utilização de nomes genéricos em produtos farmacêuticos e dá outras providências. Diário Oficial da União, Poder Executivo, Brasília, DF, 11 fev. 1999. Disponível em: <http://e-legis.anvisa.gov.br/leisref/public/showAct.php?id=16622&word=>. Acesso em: 10 dez. 2009.

54. BRASIL. Lei n. 9782, de 26 de janeiro de 1999. Define o Sistema Nacional de Vigilância Sanitária, cria a Agência Nacional de Vigilância Sanitária, e dá outras providências. Diário Oficial da União, Poder Executivo,Brasília, DF, 27 jan. 1999. Disponível em: <http://e-legis.anvisa.gov.br/leisref/public/showAct.php?id=16621&word=> Acesso em: 17 jan. 2010.

55. BRASIL. Lei n. 9782, de 26 de janeiro de 1999. Define o Sistema Nacional de Vigilância Sanitária, cria a Agência Nacional de Vigilância Sanitária, e dá outras providências. Diário Oficial da União, Poder

Executivo,Brasília, DF, 27 jan. 1999. Disponível em: <http://e-legis.anvisa.gov.br/leisref/public/showAct.php?id=16621&word=> Acesso em: 17 jan. 2010.

56. BRASIL. Medida Provisória n. 1791, de 30 de dezembro de 1998. Define o Sistema Nacional de Vigilância Sanitária, cria a Agência Nacional de Vigilância Sanitária, e dá outras providências. Diário Oficial da União, Poder Executivo,Brasília, DF, 31 dez. 1998. Disponível em: <http://e-legis.anvisa.gov.br/leisref/public/showAct.php?id=7451&word=> Acesso em: 17 jan. 2010.

57. BRASIL. Ministério da Saúde. Portaria n. 2043, de 12 de dezembro de 1994. Institui o Sistema de garantia de qualidade de produtos correlatos submetidos ao regime da Lei n. 6.360, de 27 de setembro de 1976, e o Decreto n. 79094, de 05 de janeiro de 1977. Diário Oficial da União, Poder Executivo, Brasília, DF, 13 dez. 1994. Disponível em: <http://e-legis.anvisa.gov.br/leisref/public/showAct.php?id=723>. Acesso em: 22 out. 2009.

58. BRASIL. Ministério da Saúde. Secretaria de Vigilância Sanitária. Portaria n. 792, de 07 de outubro de 1998. Submete à consulta pública Proposta de Regulamento Técnico, para fixar os requisitos mínimos exigidos para a manipulação, fracionamento, aditivação, conservação, transporte e registro de medicamentos em farmácias, entre outras providências. Diário Oficial da União, Poder Executivo, Brasília, DF, 09 out. 1998. Disponível em: <http://www.pharmanet.com.br/legisla/index2.htm>. Acesso em: 23 out. 2009.

59. BRASIL. Ministério da Saúde. Secretaria de Vigilância Sanitária. Portaria n. 686, de 27 de agosto de 1998. Determina para todos os estabelecimentos que fabriquem produtos para diagnóstico de uso in vitro, o cumprimento das diretrizes estabelecidas pelas "boas práticas de fabricação e Controle" em Estabelecimentos de Produtos para Diagnóstico de uso in vitro. Diário Oficial da União, Poder Executivo, Brasília, DF, 28 ago. 1998. Disponível em: <http://e-legis.bvs.br/leisref/public/showAct.php>. Acesso em: 22 out. 2009.

60. BRASIL. Ministério da Saúde. Secretaria de Vigilância Sanitária. Portaria n. 337, de 14 de abril de 1999. Aprova o Regulamento Técnico para fixar os requisitos mínimos exigidos para a Terapia de Nutrição Enteral. Diário Oficial da União, Poder Executivo, Brasília, DF, 15 abr. 1999. Disponível em: <http://e-legis.anvisa.gov.br/leisref/public/showAct.php>. Acesso em: 22 out. 2009.

61. BRASIL. Ministério da Saúde. Secretaria de Vigilância Sanitária. Portaria n. 272, de 08 de abril de 1998. Aprova o Regulamento Técnico para fixar os requisitos mínimos exigidos para a Terapia de Nutrição Parenteral. Diário Oficial da União, Poder Executivo, Brasília, DF, 15 abr. 1999 (republicado). Disponível em: <http://e-legis.bvs.br/leisref/public/showAct.php?id=21359&word>. Acesso em: 23 out. 2009.

62. BRASIL. Ministério da Saúde. Secretaria de Vigilância Sanitária. Portaria n. 348, de 18 de agosto de 1997. Determina para todos estabelecimentos produtores de Produtos de Higiene Pessoal, Cosméticos e Perfumes, o cumprimento das Diretrizes estabelecidas no Regulamento Técnico – Manual de boas práticas de fabricação para Produtos de Higiene Pessoal, Cosméticos e Perfumes. Diário Oficial da União, Poder Executivo, Brasília, DF, 19 ago. 1997. Disponível em: <http://e-legis.anvisa.gov.br/leisref/public/showAct.php?id=7315&word>. Acesso em: 22 out. 2009.

63. BRASIL. Ministério de Estado da Saúde. Portaria n. 13, de 05 de janeiro de 2005. Torna pública a proposta de Projeto de Resolução "Auto-Inspeções de boas práticas de fabricação e Controle na Área de Produtos de Higiene Pessoal, Cosméticos e Perfumes", entre outras providências. Diário Oficial da União, Poder Executivo, Brasília, DF, 06 jan. 2005. Disponível em: <http://e-legis.anvisa.gov.br/leisref/public/showAct.php?id=13990&word=>. Acesso em: 22 out. 2009.

64. BRASIL. Portaria Conjunta n. 1, de 23 de janeiro de 1996. Dispõe sobre alteração no registro de produtos correlatos na Secretaria de Vigilância Sanitária. Diário Oficial da União, Poder Executivo,Brasília, DF, 24 jan. 1996. Disponível em: <http://e-legis.anvisa.gov.br/leisref/public/showAct.php?id=700&word=>. Acesso em: 11 dez. 2009.

65. BRASIL. Portaria Conjunta n. 2, de 30 de outubro de 1998. Responsabiliza a Secretaria de Políticas de Saúde estabelecer as Especificações dos Medicamentos Hemoderivados de uso humano e estabelecer Normas que viabilizem a aquisição e distribuição de Medicamentos Hemoderivados de uso humano no País. Diário Oficial da União, Poder Executivo,Brasília, DF, 1998. Disponível em: <http://e-legis.anvisa.gov.br/leisref/public/showAct.php?id=17776&word=>. Acesso em: 11 dez. 2009.

66. BRASIL. Portaria n. 1104, de 30 de agosto de 1999. Determina à Agência Nacional de Vigilância Sanitária a publicação do regulamento técnico sobre a Qualidade de Equipamentos Eletromédicos. Diário Oficial da União, Poder Executivo,Brasília, DF, 01 set. 1999. Disponível em: <http://e-legis.anvisa.gov.br/leisref/public/showAct.php?id=1546&word=>. Acesso em: 11 dez. 2009.

67. BRASIL. Portaria n. 144, de 19 de setembro de 1996. Altera o item 2, do anexo III – DOCUMENTOS PARA PETIÇÃO, constante da Portaria n. 08 de 23 de janeiro de 1996. Diário Oficial da União, Poder Executivo,Brasília, DF, 23 set. 1996. Disponível em: <http://e-legis.anvisa.gov.br/leisref/public/showAct.php?id=4361&word=>. Acesso em: 11 dez. 2009.

68. BRASIL. Portaria n. 2043, de 12 de dezembro de 1994. Institui o Sistema de Garantia da Qualidade de produtos correlatos submetidos ao regime da Lei n. 6.360, de 27 de setembro de 1976 e o Decreto n. 79.094, de 05 de janeiro de 1977. Diário Oficial da União, Poder Executivo,Brasília, DF, 13 dez. 1994. Disponível em: <http://e-legis.anvisa.gov.br/leisref/public/showAct.php?id=723&word=>. Acesso em: 11 dez. 2009.

69. BRASIL. Portaria n. 2043, de 20 de dezembro de 1995. Altera o item 4 da Portaria n. 2.043, de 12 de dezembro de 1994, o qual passa a vigorar com a redação disposta nesta Portaria. Diário Oficial da União, Poder Executivo,Brasília, DF, 22 dez. 1995. Disponível em: <http://e-legis.anvisa.gov.br/leisref/public/showAct.php?id=801&word=>. Acesso em: 11 dez. 2009.

70. BRASIL. Portaria n. 543, de 29 de outubro de 1997. Determina à Agência Nacional de Vigilância Sanitária a publicação do regulamento técnico sobre a Qualidade de Equipamentos Eletromédicos. Diário Oficial da União, Poder Executivo,Brasília, DF, 30 out. 1997. Disponível em: <http://e-legis.anvisa.gov.br/leisref/public/showAct.php?id=488&word=>. Acesso em: 11 dez. 2009.

71. BRASIL. Portaria n. 6, de 29 de janeiro de 1999. A prova a Instrução Normativa da Portaria SVS/MS n. 344 de 12 de maio de 1998 que instituiu o Regulamento Técnico das substâncias e medicamentos sujeitos a controle especial. Diário Oficial da União, Poder Executivo, Brasília, DF, 01 fev. 1999. Disponível em: <http://e-legis.anvisa.gov.br/leisref/public/showAct.php?id=839&word=>. Acesso em: 10 dez. 2009.

72. BRASIL. Portaria n. 71, de 29 de maio de 1996. Aprovar a relação de documentos necessários à formação de processos para autorização, alteração e cancelamento de funcionamento de empresa, registro de produto, suas alterações, revalidação, cancelamento e outros procedimentos afins, conforme anexos. Diário Oficial da União, Poder Executivo, Brasília, DF, 30 mai. 1996. Disponível em: <http://e-legis.anvisa.gov.br/leisref/public/showAct.php?id=191&word=>. Acesso em: 10 dez. 2009.

73. BRASIL. Portaria SVS n. 109, de 26 de setembro de 1994. Resolve que todas as petições formuladas à Secretaria de Vigilância do Ministério da Saúde deverão ser exclusivamente recebidas pelo Sistema Único de Saúde estadual ou municipal, através do seu respectivo órgão de vigilância sanitária, que detenha competência específica para este fim, mediante convênio. Diário Oficial da União, Poder Executivo, Brasília, DF, 04 out. 1994. Disponível em: <http://e-legis.anvisa.gov.br/leisref/public/showAct.php?id=623&word=>. Acesso em: 10 dez. 2009.

74. BRASIL. Presidência da República. Decreto n. 79094, de 05 de janeiro de 1977. Regulamenta a Lei n. 6.360, de 23 de setembro de 1976, que submete o sistema de vigilância sanitária os medicamentos, insumos farmacêuticos, drogas, correlatos, cosméticos, produtos de higiene e saneantes entre outros. Diário Oficial da União, Poder Executivo, Brasília, DF, 07 jan. 1977. Disponível em: <http://e-legis.anvisa.gov.br/leisref/public/showAct.php?id=16611>. Acesso em: 22 out. 2009.

75. BRASIL. Presidência da República. Decreto-lei n. 785, de 25 de agosto de 1969. Diário Oficial da União, Poder Executivo, Brasília, DF, 26 ago. 1969. Disponível em: <http://www.planalto.gov.br/ccivil_03/Decreto-Lei/1965-1988/Del0785.htm>. Acesso em: 09 out. 2009.

76. BRASIL. Presidência da República. Lei n. 6437, de 20 de agosto de 1977. Configura infrações à legislação sanitária federal, estabelece as sanções respectivas, entre outras providências. Diário Oficial da União, Poder Executivo, Brasília, DF, 24 de agosto de 1977. Disponível em: <http://e-legis.anvisa.gov.br/leisref/public/showAct.php?id=16617>. Acesso em: 09 out. 2009.

77. BRASIL. RDC n. 10, de 02 de janeiro de 2001. Aprova o Regulamento Técnico para Medicamentos Genéricos. Diário Oficial da União, Poder Executivo,Brasília, DF, 09 jan. 2001. Disponível em: <http://e-legis.anvisa.gov.br/leisref/public/showAct.php?id=19777&word=>. Acesso em: 17 jan. 2010.

78. BRASIL.RDC n.132,de 29 de maio de 2003.Dispõe sobre o registro de medicamentos específicos. Diário Oficial da União, Poder Executivo,Brasília, DF, 02 jun. 2003. Disponível em: <http://e-legis.anvisa.gov.br/leisref/public/showAct.php?id=7885&word=>. Acesso em: 11 dez. 2009.

79. BRASIL. RDC n. 133, de 29 de maio de 2003. Dispõe sobre o registro de Medicamento Similar e dá outras providências. Diário Oficial da União, Poder Executivo,Brasília, DF, 02 jun. 2003. Disponível em: <http://e-legis.anvisa.gov.br/leisref/public/showAct.php?id=7901&word=>. Acesso em: 11 dez. 2009.

80. BRASIL. RDC n. 135, de 19 de março de 2003. Aprova Regulamento Técnico para Medicamentos Genéricos. Diário Oficial da União, Poder Executivo,Brasília, DF, 20 mar. 2003. Disponível em: <http://e-legis.anvisa.gov.br/leisref/public/showAct.php?id=7909&word=> Acesso em: 17 jan. 2010.

81. BRASIL. RDC n. 157, de 31 de maio de 2002. Estabelece requisitos para o registro de medicamentos similares. Diário Oficial da União, Poder Executivo,Brasília, DF, 07 jun. 2002. Disponível em: <http://c-legis.anvisa.gov.br/leisref/public/showAct.php?id=7251&word=>. Acesso em: 11 dez. 2009.

82. BRASIL. RDC n. 16, de 02 de março de 2007. Aprova o Regulamento Técnico para Medicamentos Genéricos, anexo I. Acompanha esse Regulamento o Anexo II, intitulado "Folha de rosto do processo de registro e pós-registro de medicamentos genéricos". Diário Oficial da União, Poder Executivo,Brasília, DF, 05 mar. 2007. Disponível em: <http://e-legis.anvisa.gov.br/leisref/public/showAct.php?id=25960&word=> Acesso em: 17 jan. 2010.

83. BRASIL. RDC n. 17, de 02 de março de 2007. Dispõe sobre o registro de Medicamento Similar e dá outras providências. Diário Oficial da União, Poder Executivo,Brasília, DF, 05 mar. 2007. Disponível em: <http://e-legis.anvisa.gov.br/leisref/public/showAct.php?id=26132&word=>. Acesso em: 11 dez. 2009.

84. BRASIL.RDC n. 17,de 24 de fevereiro de 2000. Dispõe sobre o registro de medicamentos fitoterápicos Dispõe sobre o registro de medicamentos fitoterápicos. Diário Oficial da União, Poder Executivo,Brasília, DF, 25 fev. 2000. Disponível em: <http://e-legis.anvisa.gov.br/leisref/public/showAct.php?id=1380&word=>. Acesso em: 11 dez. 2009.

85. BRASIL. RDC n. 206, de 17 de novembro de 2006. Estabelece Regulamento Técnico de Produtos para Diagnóstico de uso in vitro e seu Registro, Cadastramento, e suas alterações, revalidações e cancelamento. Diário Oficial da União, Poder Executivo, Brasília, DF, 20 nov. 2006. Disponível em: <http://e-legis.anvisa.gov.br/leisref/public/showAct.php?id=24759&word=>. Acesso em: 11 dez. 2009.

86. BRASIL. RDC n. 206, de 17 de novembro de 2006. Estabelece Regulamento Técnico de Produtos para Diagnóstico de uso in vitro e seu Registro, Cadastramento, e suas alterações, revalidações e cancelamento. Diário Oficial da União, Poder Executivo,Brasília, DF, 20 nov. 2006. Disponível em: <http://e-legis.anvisa.gov.br/leisref/public/showAct.php?id=251&word=>. Acesso em: 11 dez. 2009.

87. BRASIL. RDC n. 207, de 17 de novembro de 2006. Altera dispositivos da Resolução – RDC n. 185, de 22 de outubro de 2001.

Diário Oficial da União, Poder Executivo,Brasília, DF, 27 nov. 2006. Disponível em: <http://e-legis.anvisa.gov.br/leisref/public/showAct.php?id=24877&word=>. Acesso em: 11 dez. 2009.

88. BRASIL. RDC n. 32, de 29 de maio de 2007. Dispõe sobre a certificação compulsória dos equipamentos elétricos sob regime de Vigilância Sanitária e dá outras providências. Diário Oficial da União, Poder Executivo,Brasília, DF, 01 jun. 2007. Disponível em: <http://e-legis.anvisa.gov.br/leisref/public/showAct.php?id=27015&word=>. Acesso em: 11 dez. 2009.

89. BRASIL. RDC n. 46, de 18 de maio de 2000. Normatiza os processos de produção e Controle de qualidade, a aquisição e distribuição dos medicamentos hemoderivados para uso humano. Diário Oficial da União, Poder Executivo,Brasília, DF, 19 mai. 2000. Disponível em: <http://e-legis.anvisa.gov.br/leisref/public/showAct.php?id=496&word=>. Acesso em: 11 dez. 2009.

90. BRASIL. RDC n. 48, de 07 de julho de 2004. Dispõe sobre os procedimentos administrativos para a reavaliação toxicológica de produtos técnicos e formulados com base em ingredientes ativos com preocupação para a saúde e altera dispositivos da RDC n. 10 de 22 de fevereiro de 2008. Diário Oficial da União, Poder Executivo, Brasília, DF, 07 jul. 2004. Disponível em: <http://e-legis.anvisa.gov.br/leisref/public/showAct.php?id=31728&word=>. Acesso em: 11 dez. 2009.

91. BRASIL. RDC n. 56, de 06 de abril de 2001 Estabelece os requisitos essenciais de segurança e eficácia aplicáveis aos produtos para saúde, referidos no Regulamento Técnico anexo a esta Resolução. Diário Oficial da União, Poder Executivo,Brasília, DF, 10 abr. 2001. Disponível em: <http://e-legis.anvisa.gov.br/leisref/public/showAct.php?id=5838&word=>. Acesso em: 11 dez. 2009.

92. BRASIL. RDC n. 72, de 07 de abril de 2004. Dispõe sobre medicamentos importados a granel ou em sua embalagem primária. Diário Oficial da União, Poder Executivo, Brasília, DF, 08 abr. 2004. Disponível em: <http://e-legis.anvisa.gov.br/leisref/public/showAct.php?id=10615&word=>. Acesso em: 11 dez. 2009.

93. BRASIL. RDC n. 84, de 19 de março de 2002. A Aprova o Regulamento Técnico para Medicamentos Genéricos. Diário Oficial da União, Poder Executivo,Brasília, DF, 20 mar. 2002. Disponível em: <http://e-legis.anvisa.gov.br/leisref/public/showAct.php?id=1692&word=> Acesso em: 17 jan. 2010.

94. BRASIL. Resolução n. 35, de 10 de junho de 1999. Registro de produtos domissanitários (complementação da resolução gmc n. 25/96). Diário Oficial da União, Poder Executivo, 1999. Disponível em: <http://e-legis.anvisa.gov.br/leisref/public/showAct.php?id=15822&word=>. Acesso em: 10 dez. 2009.

95. BRASIL. Resolução n. 35, de 12 de setembro de 2002. Faz alterações na redação dos seguintes artigos: 12 da Resolução n. 335, de 22 de julho de 1999; 15 da Resolução – RDC n. 184, de 22 de outubro de 2001. Diário Oficial da União, Poder Executivo,Brasília, DF, 13 set. 2002. Disponível em: <http://e-legis.anvisa.gov.br/leisref/public/showAct.php?id=1650&word=>. Acesso em: 11 dez. 2009.

96. BRASIL. Resolução n. 391, de 09 de agosto de 1999. Aprova o Regulamento Técnico para Medicamentos Genéricos. Diário Oficial da União, Poder Executivo,Brasília,DF,10 ago. 1999. Disponível em: <http://e-legis.anvisa.gov.br/leisref/public/showAct.php?id=251&word=>. Acesso em: 11 dez. 2009.

97. BRASIL. Resolução n. 444, de 31 de agosto de 1999 Adota a norma técnica brasileira NBR IEC 60601.1:Equipamento Eletromédico. Parte 1 – Prescrições Gerais para Segurança e normas técnicas particulares brasileiras da série NBR IEC 60601.2. Diário Oficial da União, Poder Executivo,Brasília, DF, 01 set. 1999. Disponível em: <http://e-legis.anvisa.gov.br/leisref/public/showAct.php?id=19533&word=>. Acesso em: 11 dez. 2009.

98. BRASIL. Resolução n. 89, de 16 de março de 2004. Determina a publicação da "LISTA DE REGISTRO SIMPLIFICADO DE FITOTERÁPICOS".. Diário Oficial da União, Poder Executivo,Brasília, DF, 16 mar. 2004. Disponível em: <http://e-legis.anvisa.gov.br/leisref/public/showAct.php?id=10241&word=>. Acesso em: 11 dez. 2009.

99. BRASIL. Resolução RDC n. 157, de 31 de maio de 2002. Estabelece requisitos para o registro de medicamentos similares. Diário Oficial da União, Poder Executivo, Brasília, DF, 07 jun. 2002. Disponível em: <http://e-legis.anvisa.gov.br/leisref/public/showAct.php?id=7251&word=>. Acesso em: 10 dez. 2009.

100. BRASIL. Resolução RDC n. 16, de 23 de abril de 2009. Dispõe sobre a prorrogação da certificação de boas práticas de fabricação e Armazenamento de Distribuição de Produtos para a Saúde, entre outras providências. Diário Oficial da União, Poder Executivo, Brasília, DF, 24 abr. 2009. Disponível em: <ftp://ftp.saude.sp.gov.br/ftpsessp/bibliote/informe_eletronico/2009/iels.abr.09/iels75/U_RS-Anvisa--RDC-16_230409.pdf>. Acesso em: 21 out. 2009.

101. BRASIL. Resolução RDC n. 184, de 22 de outubro de 2001. Altera a Resolução 336, de 30 de julho de 1999. Diário Oficial da União, Poder Executivo, Brasília, DF, 23 out. 2001. Disponível em: <http://e-legis.anvisa.gov.br/leisref/public/showAct.php?id=20053&word=>. Acesso em: 10 dez. 2009.

102. BRASIL. Resolução RDC n. 24, de 07 de setembro de 1999. Altera a nota 3 do item 006, da Instrução Normativa n. 1-SVS/MS, de 30 de setembro de 1994, publicada no DOU de 8 de dezembro de 1999, Seção I, pág. 14938. Diário Oficial da União, Poder Executivo, Brasília, DF, 04 out. 1994. Disponível em: <http://e-legis.anvisa.gov.br/leisref/public/showAct.php?id=1272&word=>. Acesso em: 10 dez. 2009.

103. BRASIL. Resolução RDC n. 302, de 03 de dezembro de 2004. As petições formuladas à Anvisa deverão ser recebidas pelo Sistema Único de Saúde estadual ou municipal, através do seu respectivo órgão de vigilância sanitária, que detenha competência específica para este fim. Diário Oficial da União, Poder Executivo, Brasília, DF, 06 dez. 2004. Disponível em: <http://e-legis.anvisa.gov.br/leisref/public/showAct.php?id=13555&word=>. Acesso em: 10 dez. 2009.

104. BRASIL. Resolução RDC n. 343, de 13 de dezembro de 2005. Institui novo procedimento totalmente eletrônico para a Notificação de Produtos de Higiene Pessoal, Cosméticos e Perfumes de Grau 1.. Diário Oficial da União, Poder Executivo, Brasília, DF, 14 dez. 2005. Disponível em: <http://e-legis.anvisa.gov.br/leisref/public/showAct.php?id=20100&word=>. Acesso em: 10 dez. 2009.

105. BRASIL. Resolução RDC n. 79, de 11 de abril de 2003. Na ausência de monografia oficial de matéria-prima, formas farmacêuticas, correlatos e métodos gerais inscritos na Farmacopeia Brasileira. Diário Oficial da União, Poder Executivo, Brasília, DF, 14 abr. 2003. Disponível em: <http://e-legis.anvisa.gov.br/leisref/public/showAct.php?id=10936&word=>. Acesso em: 10 dez. 2009.

106. CASTANHEIRA, L. G.; BARBANO, D. B. A.; RECH, N; Current development in regulation of similar biotherapeutic products in Brazil. Biologicals, v. 39, p. 308-311, set. 2011a.

107. CASTANHEIRA, L. G.; Reviewing non clinical data for a granulocyte colony stimulatory factor product: Experience in Brazil. Biologicals, v. 39, p. 282-283, set. 2011b.

108. CHAPMAN, K.G.; AMER, G.; BOYCE, C.; BROWER, G.; GREEN, C.; HALL, W.E.; HARPAZ, D.; MULLENDORE, B. Proposed validation standard VS-1. J. Val. Tech., v.6, n.2, p.502-520, 2000.

109. CHENG, T.C.E.; PODOLSKY, S. Just-in-time manufacturing: an introduction. 2ª ed. London: Chapman & Hall, 1996. 249 p.

110. COOLEY, R.; EGAN, J. The impact of process analytical technology (PAT) on pharmaceutical manufacturing. American Pharmaceutical Review, v.7, n.1, p.62-68, 2004.

111. DE BEER, T.R.M.; BODSON, C.; DEJAEGHER, B.; WALCZAK, B.; VERCRUYSSE, P.; BURGGRAEVE, A.; LEMOS, A.; DELATTRE, L.; VANDER HEYDEN, Y.; REMON, J.P.; VERVAET, C.; BAEYENS, W.R.G. Raman spectroscopy as a process analytical technology (PAT) tool for the in-line monitoring and understanding of a powder blending process. Journal of Pharmaceutical and Biomedical Analysis. v.48, n.3, p.772-779, 2008.

112. DE BEER, T.R.M.; BODSON, C.; DEJAEGHER, B.; WALCZAK, B.; VERCRUYSSE, P.; BURGGRAEVE, A.; LEMOS, A.; DELATTRE, L.; VABDER HEYDENY, Y.; REMON, J.P.; VERVAET, C.; BAEYENS, R.G. Raman spectroscopy as a process analytical technology (PAT) tool for the in-line monitoring and understanding of a powder blending process. Journal of pharmaceutical and biomedical analysis. v.48, n.3, p.772-779, 2008.

113. DEMING, W.E. Out of the Crisis. MIT Center for Advanced Engineering Study, 1986, 507p.

114. DEUS, F.J.T.; SÁ, P.F.G. Evolução da normatização de boas práticas de fabricação (BPF) e o seu impacto na qualidade de medicamentos comercializados no Brasil. 2011. Disponível em: <http://www.cpgls.ucg.br/6mostra/artigos/SAUDE/FERNANDO%20JUSTINO%20TORRES%20DE%20DEUS.pdf>. Acesso em: 16 de maio de 2013.

115. DODGE, H.F.; ROMING, H.G. Sampling Inspection Tables: single and double sampling. John Wiley, New York., 1959, 375p.

116. EUROPEAN FEDERATION OF PHARMACEUTICAL INDUSTRIES AND ASSOCIATIONS. About EFPIA. Disponível em: <http://www.efpia.org/content/default.asp?PageID=319>. Acesso em: 30 out. 2009.

117. EUROPEAN FREE TRADE ASSOCIATION. The European Free Trade Association. Disponível em: <http://www.efta.int/content/efta-secretariat/content/about-efta/aboutefta>. Acesso em: 30 out. 2009.

118. EUROPEAN MEDICINES AGENCY. About EMEA – Structure. Disponível em: <http://www.emea.europa.eu/htms/aboutus/emeaoverview.htm>. Acesso em: 30 out. 2009.

119. EUROPEAN MEDICINES AGENCY. Inspections – Good Manufacturing Practice – Questions & Answers. Disponível em: <http://www.emea.europa.eu/Inspections/gmp/q16.htm>. Acesso em: 23 out. 2009.

120. EUROPEAN MEDICINES AGENCY. Inspections – Good Manufacturing Practice. Disponível em: <http://www.emea.europa.eu/Inspections/GMPhome.html>. Acesso em: 29 out. 2009.

121. EUROPEAN MEDICINES AGENCY. Inspections – Good Manufacturing Practice: Compilation of Community Procedures on Inspections and Exchange of Information. Disponível em: <http://www.emea.europa.eu/Inspections/GMPCompproc.html>. Acesso em: 30 out. 2009.

122. EUROPEAN MEDICINES AGENCY. Inspections – Good Manufacturing Practice: Good Manufacturing Practice – Overview. Disponível em: <http://www.emea.europa.eu/Inspections/GMPhome.html>. Acesso em: 30 out. 2009.

123. EUROPEAN MEDICINES AGENCY. Inspections – Good Manufacturing Practice – Questions & Answers: EU GMP Guide Annexes – Supplementary Requirements – Annex 8 Sampling of Starting and Packaging Materials. Disponível em: <http://www.emea.europa.eu/Inspections/gmp/q16.htm>. Acesso em: 30 out. 2009.

124. EUROPEAN MEDICINES AGENCY. Note for Guidance on Process Validation. London, 1999. Disponível em: <http://www.emea.europa.eu/pdfs/human/qwp/084896en.pdf>. Acesso em: 23 out. 2009.

125. EUROPEN MEDICINES AGENCY. Commission Directive 2003/94/EC. Disponível em: <http://ec.europa.eu/enterprise/pharmaceuticals/eudralex/vol-1/dir_2003_94/dir_2003_94_en.pdf>. Acesso em: 29 out. 2009.

126. EUROPEN MEDICINES AGENCY. Commission Directive 91/412/EEC. Disponível em: <http://ec.europa.eu/enterprise/pharmaceuticals/eudralex/vol-5/dir_1991_412/dir_1991_412_en.pdf>. Acesso em: 29 out. 2009.

127. EUROPEN MEDICINES AGENCY. Eudralex – Volume 4. Good Manufacturing Practice Guidelines. Disponível em: <http://ec.europa.eu/enterprise/pharmaceuticals/eudralex/vol4_en.htm>. Acesso em: 29 out. 2009.

128. FOLESTAD, S.; JOHANSSON, J. Raman Spectroscopy: a technique for the process analytical technology toolbox. Pharmaceutical Review. Disponível em: <http://www.americanpharmaceuticalreview.com/viewArticle.aspx?ContentID=12>. Acesso em: 02 nov. 2009.

129. FOOD AND DRUG ADMINISTRATION (FDA). The story of the laws behind the labels. Janssen, W. F. Disponível em: <http://www.fda.gov/AboutFDA/WhatWeDo/History/Overviews/ucm056044.htm>. Acesso em: 30 out. 2009.

130. FOOD AND DRUG ADMINISTRATION / INTERNATIO-NAL CONFERENCE ON HARMONISATION. *Q8 Pharmaceutical Development, Guidance for industry*. 2006. Disponível em: <http://www.fda.gov/downloads/RegulatoryInformation/Guidances/ucm128029.pdf>. Acesso em: 23 out. 2009.

131. FOOD AND DRUG ADMINISTRATION / INTERNATIO-NAL CONFERENCE ON HARMONISATION. *Q10 Pharmaceutical Quality System, ICH draft guidance for industry*. 2007. Disponível em: <http://www.fda.gov/downloads/RegulatoryInformation/Guidances/ucm128031.pdf>. Acesso em: 23 out. 2009.

132. FOOD AND DRUG ADMINISTRATION. *Animal & Veterinary: New Animal Drug Application*. Disponível em: <http://www.fda.gov/AnimalVeterinary/DevelopmentApprovalProcess/NewAnimalDrugApplications/default.htm>. Acesso em: 30 out. 2009.

133. FOOD AND DRUG ADMINISTRATION. *Drugs: Abbreviated New Drug Application (ANDA)*. Disponível em: <http://www.fda.gov/Drugs/DevelopmentApprovalProcess/HowDrugsareDevelopedandApproved/ApprovalApplications/AbbreviatedNewDrugApplicationANDAGenerics/default.htm>. Acesso em: 30 out. 2009.

134. FOOD AND DRUG ADMINISTRATION. *Drugs: New Drug Application (NDA)*. Disponível em: <http://www.fda.gov/Drugs/DevelopmentApprovalProcess/HowDrugsareDevelopedandApproved/ApprovalApplications/NewDrugApplicationNDA/default.htm>. Acesso em: 30 out. 2009.

135. FOOD AND DRUG ADMINISTRATION. *FDA History – Part I: The 1906 Food and Drugs Act and Its Enforcement*. Disponível em: <http://www.fda.gov/AboutFDA/WhatWeDo/History/Origin/ucm054819.htm>. Acesso em: 30 out. 2009.

136. FOOD AND DRUG ADMINISTRATION. *FDA History – Part II: The 1938 Food, Drug, and Cosmetic Act*. Disponível em: <http://www.fda.gov/AboutFDA/WhatWeDo/History/Origin/ucm054826.htm>. Acesso em: 30 out. 2009.

137. FOOD AND DRUG ADMINISTRATION. *Guidance for industry. Process Validation: General Principles and Practices*. 2008. Disponível em: <http://www.fda.gov/downloads/AnimalVeterinary/GuidanceComplianceEnforcement/GuidanceforIndustry/ucm052448.pdf>. Acesso em: 23 out. 2009.

138. FOOD AND DRUG ADMINISTRATION. *Guidance for Industry. SUPAC – IR/MR: Immediate Release and Modified Release Solid Oral Dosage Forms*. Manufacturing Equipment Addendum. 1999. Disponível em: <http://www.fda.gov/downloads/Drugs/GuidanceComplianceRegulatoryInformation/Guidances/UCM070637.pdf>. Acesso em: 23 out. 2009.

139. FOOD AND DRUG ADMINISTRATION. *Guideline on General Principles of Process Validation*, 1987. Disponível em: <http://www.fda.gov/Drugs/GuidanceComplianceRegulatoryInformation/Guidances/ucm124720.htm>. Acesso em: 30 out. 2009.

140. FOOD AND DRUG ADMINISTRATION. *Quality Risk Management*. Disponível em: <http://www.fda.gov/ohrms/dockets/ac/04/slides/2004-4052S1_03_Razzaghi_files/frame.htm#slide0020.htm>. Acesso em: 29 out. 2009.

141. FOOD AND DRUG ADMINISTRATION. *Safety: Toothpaste Imported from China May Contain Diethylene Glycol*. 2007. Disponível em: <http://www.fda.gov/Safety/MedWatch/SafetyInformation/SafetyAlertsforHumanMedicalProducts/ucm153155.htm>. Acesso em: 30 out. 2009.

142. FOOD AND DRUG ADMINISTRATION. *Significant Dates in U.S. Food and Drug Law History*. Disponível em: <http://www.fda.gov/AboutFDA/WhatWeDo/History/Milestones/ucm128305.htm>. Acesso em: 23 out. 2009.

143. FOOD AND DRUG ADMINISTRATION. *The Subcommittee on Process Analytical Technologies: Overview and Objectives*. Disponível em: <http://www.fda.gov/ohrms/dockets/ac/02/slides/3841s1_01_hussain.ppt>. Acesso em: 29 out. 2009.

144. GLOBAL HARMONIZATION TASK FORCE. *About GHTF*. Disponível em: <http://www.ghtf.org/about/>. Acesso em: 30 out. 2009.

145. GLOBAL HARMONIZATION TASK FORCE. *Implementation of risk management principles and activities within a Quality Management System*. 2005. Disponível em: <http://www.ghtf.org/documents/sg3/sg3n15r82005.pdf>. Acesso em: 23 out. 2009.

146. GLOBAL HARMONIZATION TASK FORCE. *Quality Management System – Medical Devices – Guidance on the Control of Products and Services Obtained from Suppliers*, 2008. Disponível em: <http://www.ghtf.org/documents/sg3/sg3_fd_N17.doc>. Acesso em: 30 out. 2009.

147. GLOBAL HARMONIZATION TASK FORCE. *Quality Management Systems – Process Validation Guidance*. 2. ed. 2004. Disponível em: <http://www.ghtf.org/documents/sg3/sg3_fd_n99-10_edition2.pdf>. Acesso em: 23 out. 2009.

148. GOLDRATT, E.M. *A síndrome do palheiro: garimpando informação num oceano de dados*. Trad. Claudiney Fullmann. São Paulo: Nobel. 1990.

149. GUENARD, R.; THURAU, G. Implementation of Process Analytical Technologies. In: BAKEEV, K.A. *Process Analytical Technology*. Oxford: Blackwell Publishing, 2005. cap. 2.p.13-38.

150. GUPTA, A. et al. Real-time near-infrared monitoring of content uniformity, moisture content, compact density/tensile strength, and young´s modulus of roller compacted powder blends. *Journal of Pharmaceutical Sciences*, v.94, n.7, p.1589-1597, 2005.

151. INSTITUTO NACIONAL DE METROLOGIA, NORMALIZAÇÃO E QUALIDADE INDUSTRIAL. INMETRO. *Documentos Necessários para Acreditação de Laboratórios de Calibração e de Ensaios segundo requisitos da NBR ISO/IEC 17025*. Disponível em: <http://www.inmetro.gov.br/credenciamento/laboratorios/calibEnsaios.asp>. Acesso em: 22 dez. 2009.

152. INSTITUTO NACIONAL DE METROLOGIA, NORMALIZAÇÃO E QUALIDADE INDUSTRIAL. INMETRO. *Sinmetro – Sistema Nacional de Metrologia, Normalização e Qualidade Industrial. ISO Guia 25*. Disponível em<http://www.inmetro.gov.br/inmetro/sinmetro.asp>. Acesso em: 22 dez. 2009.

153. INTERNATIONAL CONFERENCE ON HARMONISATION OF TECHNICAL REQUIREMENTS FOR REGISTRATION OF PHARMACEUTICALS FOR HUMAN USE. *ICH Harmonised Tripartite Guideline: Good Manufacturing Practice Guide for Active Pharmaceutical Ingredients Q7*. 2000. Disponível em: <http://www.ich.org/LOB/media/MEDIA433.pdf>. Acesso em: 30 out. 2009.

154. INTERNATIONAL CONFERENCE ON HARMONISATION. Comparability of Biotechnological/Biological Products Subjected to Changes in their Manufacturing Process Q5E. 2004. Disponível em: <http://www.ich.org/LOB/media/MEDIA1196.pdf>. Acesso em: 02 nov. 2009.

155. INTERNATIONAL CONFERENCE ON HARMONISATION. *Derivation and Characterisation of Cell Substrates Used for Production of Biotechnological/Biological Products Q5D*. 1997. Disponível em: <http://www.ich.org/LOB/media/MEDIA429.pdf>. Acesso em: 02 nov. 2009.

156. INTERNATIONAL CONFERENCE ON HARMONISATION. *History and Future of ICH*. Disponível em: <http://www.ich.org/cache/compo/276-254-1.html>. Acesso em: 23 out. 2009.

157. INTERNATIONAL CONFERENCE ON HARMONISATION. Quality of Biotechnological Products: Stability Testing of Biotechnological/Biological Products Q5C. 1995. Disponível em: <http://www.ich.org/LOB/media/MEDIA427.pdf>. Acesso em: 02 nov. 2009.

158. INTERNATIONAL CONFERENCE ON HARMONISATION. *Quality of Biotechnological Products: Analysis of the Expression Construct in Cells Used for Production of r-DNA Derived Protein Products (Q5B)*. 1995. Disponível em: <http://www.ich.org/LOB/media/MEDIA426.pdf>. Acesso em: 02 nov. 2009.

159. INTERNATIONAL CONFERENCE ON HARMONISATION. *Quality risk Management Q9*. 2005. Disponível em: <http://www.ich.org/LOB/media/MEDIA1957.pdf>. Acesso em: 23 out. 2009.

160. INTERNATIONAL CONFERENCE ON HARMONISATION. *Viral Safety Evaluation of Biotechnology Products Derived from Cell Lines of Human or Animal Origin (Q5A-R1).* 1999. Disponível em: <http://www.ich.org/LOB/media/MEDIA425.pdf>. Acesso em: 02 nov. 2009.

161. INTERNATIONAL ORGANIZATION FOR STANDARDIZATION (ISO). *ISO 9001:* Quality systems - Model for quality assurance in design, development, production, installation and servicing. Geneva. 1994.

162. INTERNATIONAL STANDARDS ORGANIZATION (ISO). *ISO 13485:* Quality management systems – Medical devices – Requirements for regulatory compliance. Geneva, 2003.

163. INTERNATIONAL ORGANIZATION FOR STANDARDIZATION (ISO). *ISO 9000:* Quality management systems - Fundamentals and vocabulary. Geneva. 2005.

164. INTERNATIONAL STANDARD ORGANIZATION (ISO). ISO 14971: Application of risk management to medical devices.Geneva. 2007.

165. ISHIKAWA, K. *QC Circle Koryo: General Principles of the QC Circle.* Tokyo: QC Circle Headquarters, Union of Japanese Scientists and Engineers.1980.

166. ISHIKAWA, K. *What is total quality controle? The Japanese way.* New Jersey: Prentice Hall, 1985, 240p.

167. ISHIKAWA, K.*Guide to quality control.* Quality Resources; 2nd edition, 1986, 225p.

168. JACOBS, T. The OPT scheduling system: a review of a new production scheduling system. *Production and Inventory Managemen Journal.* v.27, p.47-51. 1983.

169. JAPAN MANAGEMENT ASSOCIATION. Kanban *Just-In-Time at Toyota: Management Begins at the Workplace.* Portland: Productivity Press, 1989, 211p.

170. JURAN, J.M.; GODFREY, A.B. *Juran's Quality Handbook.* McGraw-Hill, 5ed., 1998, 1872p.

171. KOCH, R. The 80/20 Principle: The secret of achieving more with less. Doublday & Company, Inc., 1999, 277p.

172. LAITINEN, N.; ANTIKAINEN, O.; RANTANEN, J.; YLI-RUUSI, J. New perspective for visual characterization of pharmaceutical solids. *Journal of Pharmaceutical Sciences,* v.93, p.165-176, 2004.

173. LEBLANC, D.A. Establishing Scientifically Justifieds Acceptance Criteria for Cleaning Validation of Finished Drug Products. *Pharmaceutical Technology,* v.19, n. 5, p.136-148, out. 1998.

174. LUNDRIGAN, R. What is this thing called OPT?. *Production and Inventory Managemen Journal.* v.27 (1986), pp.2-12.

175. MONTGOMERY, D.C. *Introdução ao controle estatístico da qualidade.* 4. ed, Rio de Janeiro: LTC, 2004. 513p.

176. NOCETI, P., SMITH, J., HODGES, S. An evaluation of tests of Distributional Forecasts. *Journal of Forecasting.* v.22, p.447-455, 2003.

177. OSADA, T. *The 5S's: Five keys to a total quality environment.* Quality Resources, 1991, 224p.

178. PANDE, P.S.; NEUMAN, R.P.; CAVANAGH, R.R. *The six sigma way: how GE, Motorola, and oher top companies are honing their performance.* McGraw-Hill, 2000, 448p.

179. PEARN, W.L.; LIAO, M.Y. Measuring process capability based on Cpk with gauge measurement errors. *Microelectronics Reliability.* v.45, p.739-751, 2005.

180. PHARMACEUTICAL INSPECTION COOPERATION SCHEME. *Background.* Disponível em: <http://www.picscheme.org/background.php>. Acesso em: 23 out. 2009.

181. PHARMACEUTICAL INSPECTION CO-OPERATION SCHEME. *Guide to Good Manufacturing Practice for Medicinal Products.* Geneva: PIC/S Secretariat, 2009. Disponível em: <http://www.picscheme.org/publication.php?id=4>. Acesso em: 23 out. 2009.

182. PHARMACEUTICAL INSPECTION COOPERATION SCHEME. *Introduction.* Disponível em: <http://www.picscheme.org/pics.php>. Acesso em: 23 out. 2009.

183. PHARMACEUTICAL INSPECTION CO-OPERATION SCHEME (PIC/S). PE 009-8 15 January 2009: Guide to Good Manufacturing Practice for Medicinal Products. Disponível em: <http://www.medsafe.govt.nz/regulatory/guideline/pe_009-8_gmp_guide%20_intro.pdf>. Acesso em: 30 out. 2009.

184. PHARMACEUTICAL INSPECTION CO-OPERATION SCHEME (PIC/S). PE 009-9 1 September 2009: Guide to Good Manufacturing Practice for Medicinal Products. Disponível em: <http://www.picscheme.org/publication.php?id=4>. Acesso em: 30 out. 2009.

185. PHARMACEUTICAL INSPECTION CO-OPERATION SCHEME (PIC/S). PI 006-3 25 September 2007: Recommendations on Validation Master Plan Installation and Operational Qualification Non-Sterile Process Validation Cleaning Validation. Disponível em: <http://www.picscheme.org/publication.php?id=8>. Acesso em: 30 out. 2009.

186. PHARMACEUTICAL INSPECTION CO-OPERATION SCHEME (PIC/S). PI 007-5 1 July 2009: Recommendation on the Validation of Aseptic Processes. Disponível em: <http://www.picscheme.org/publication.php?id=8>. Acesso em: 30 out. 2009.

187. PHARMACEUTICAL RESEARCH AND MANUFACTURERS OF AMERICA. About PhRMA. Disponível em: <http://www.phrma.org/about_phrma/>. Acesso em: 31 out. 2009.

188. PLOSSI, G. *Orlicky's Material Requirements Planning.* McGraw-Hill; 2. ed., 1994, 311p.

189. PLUGGE, W.; VAN DER VLIES, C. Near-infrared spectroscopy as an alternative to assess compliance of ampicillin trihydrate with compendia1 specifications. *Journal of Pharmaceutical & Biomedical Analysis.* v.11, n.6, p.435-442, 1993.

190. PTAK, C.A., MRP, MRP II, OPT, JIT and CIM-succession, evaluation, or necessary combination. *Production and Inventory Management Journal.* v.32 (1991), pp.7-11.

191. RAMOS, A.W.; CHACRA, N.A.B.; PINTO, T.J.A. Validação estatística de processo farmacêutico. *Bio Farma: Revista Técnico-Científica de Farmácia, Bioquímica e Análises Clínicas e Toxicológicas,* Curitiba, v.1, n.2, p.123-132. 2006.

192. REICH, G. Near-infrared spectroscopy and imaging: Basic principles and pharmaceutical applications. *Advanced Drug Delivery Reviews,* v.57, n.8, p.1109-1143. 2005.

193. RODRIGUES, G.A.; BOU-CHACRA, A.N. Avaliação das interdições cautelares de medicamentos no período de 2003 a 2007 (FBF 140). *Revista Brasileira de Ciências Farmacêuticas,* v.44, supl.1, p.72, 2008.

194. ROGGO, Y. et al. Characterizing process effects on pharmaceutical solid forms using near-infrared spectroscopy and infrared imaging. *European Journal of Pharmaceutics and Biopharmaceutics,* v.61, n.1-2, p.100-110. 2005.

195. SARRAGUÇA, M.C.; LOPES, J.A. Quality control of pharmaceuticals with NIR: From lab to process line. *Vibrational Spectroscopy,* v.49, n.2, p.204-210. 2009.

196. SCHONBERGER, R.J. *World class manufacturing: the next decade, building power, strength and value.* Free Press. 1996, 288p.

197. SHEWART, W.A. *Economic control of quality of manufactured product.* New York: D. Van Nostrand Company, 1931, 501p.

198. SPENCER, M.S. Using "the goal"in an MRP system. *Production and Inventory Management Journal,* p.22-27. 1991.

199. SPENCER, M.S.; COX, J.F. Master production scheduling development in a theory of constraints environment. *Production and Inventory Management Journal,* p.8-14. 1995a.

200. SPENCER, M.S.; COX, J.F. Optimum production technology (OPT) abd the theoy of constraints (TOC): analysis and genealogy. *International Journal of Production Research,* v.33, n.6, p.1495-1504. 1995b.

201. STORDRANGE, L. et al. Feasibility study of NIR for surveillance of a pharmaceutical process, including a study of different preprocessing techniques. *Journal of Chemometrics,* v.16, n.8-10, p.529-541, 2002.

202. U.S. FOOD AND DRUG ADMINISTRATION. *Federal Register. Department of Health and Human Services. 21 CFR Part 4. Docket n.*

FDA-2008-D-0409. Current Good Manufacturing Practice Requirements for Combination Products. Action: Proposed rule. v.74, n.183, 2009. Disponível em: <http://edocket.acess.gpo.gov/2009/pdf/E9-22850.pdf>. Acesso em: 02 nov. 2009.

203. UNITED STATES OF AMERICA. CFR – Code of Federal Regulations Title 21: Part 820 Quality System Regulation. Disponível em: <http://www.accessdata.fda.gov/scripts/cdrh/cfdocs/cfcfr/CFRsearch.cfm?CFRPart=820>. Acesso em: 30 out. 2009.

204. UNITED STATES OF AMERICA. Federal Food, Drug, and Cosmetic Act as Amended Through P.L. 107-377, 19 de dezembro de 2002: Section 520 (f). Disponível em:<http://epw.senate.gov/FDA_001.pdf>. Acesso em: 30 out. 2009.

205. UNITED STATES OF AMERICA. Safe Medical Devices Act, 1990. Disponível em:<http://thomas.loc.gov/cgi-bin/bdquery/z?d101:HR03095:@@@D&summ2=1&|TOM:/bss/d101query.html|>. Acesso em: 30 out. 2009.

206. UPTON SINCLAIR. The Jungle. Disponível em: <http://sunsite.berkeley.edu/Literature/Sinclair/TheJungle/>. Acesso em: 28 out. 2009.

207. VISSOTTO, A.L.A. et al. Abordagem estatística na validação retrospectiva do processo de fabricação de mistura polivitamínica. *Revista Brasileira de Ciências Farmacêuticas*, São Paulo, v.43, n.2, p.263-272. 2007.

208. VISSOTTO, A.L.A. et al. Process Capability Indexes Determination on Tabletting Performance during the Process Validation for Metamizol Tablets. *Farm. Ind., Aulendorf, Germany*, v.70, n.11, p.1414-1421, 2008.

209. WORKMAN, J.; KOCH, M.; VELTKAMP, D.J. Process Analytical Chemistry. *Anal. Chem.*, v.75, n.12, p.2859-2876, 2003.

210. WORLD HEALTH ORGANIZATION. *Supplementary Guidelines on Good Manufacturing Practices (GMP): Validation*. Geneva, 2005. Disponível em: <http://www.who.int/medicines/services/expertcommittees/pharmprep/Validation_QAS_055_Rev2combined.pdf>. Acesso em: 23 out. 2009.

211. WORLD HEALTH ORGANIZATION. WHO Technical Report Series: WHO Expert Committee on Specifications for Pharmaceutical Preparations. 1999. Disponível em: <http://whqlibdoc.who.int/trs/WHO_TRS_902.pdf>. Acesso em: 30 out. 2009.

212. DEUS, F.J.T; SÁ, P.F.G. *Evolução da Normatização de boas práticas De fabricação (BPF) e o seu Impacto na Qualidade de Medicamentos Comercializados no Brasil*. 2011. Disponível em:http://www.cpgls.ucg.br/6mostra/artigos/SAUDE/FERNANDO%20JUSTINO%20TORRES%20DE%20DEUS.pdf. Acesso em: 31 de maior de 2013.

2 Contaminação microbiana em produtos farmacêuticos, correlatos e cosméticos

ASPECTOS GERAIS

Os produtos submetidos à vigilância sanitária, respeitando as suas particularidades, devem ser produzidos, armazenados, transportados e dispensados de forma a apresentarem a segurança necessária para o seu uso ou consumo. Consideram-se nesse caso os medicamentos, biológicos, fitoterápicos, correlatos, cosméticos, saneantes e insumos, os quais devem respeitar limites microbianos.

O limite microbiano de medicamentos e seus insumos, cosméticos e seus adjuvantes, assim como correlatos, pode se constituir em ausência absoluta de formas viáveis (estéreis) ou sua presença em grandezas definidas, restritas ou não a determinadas cepas microbianas (não estéreis). Os distintos critérios serão adotados, por exemplo, em produtos de uso invasivo, como próteses e cateteres, de administração parenteral, como injetáveis e oftálmicos, e em produtos que tenham contato com a epiderme, como eletrodos externos e bolsa de ostomia, ou de administração oral e tópica, como xaropes e pomadas.

No caso de produtos cosméticos, devem ser respeitados os valores máximos aceitáveis relativos aos contaminantes viáveis, desde que comprovada a ausência de determinadas cepas microbianas. Para outros produtos, como os medicamentos não estéreis, exige-se ainda um sistema de conservação adequado.

Essa situação, hoje universalmente aceita, com pequenas variações em determinados limites, apenas foi atingida após um longo histórico de problemas e investigações.

Durante a década de 1960, principalmente como consequência da preocupação quanto ao crescente número de relatos de infecções atribuídas a produtos farmacêuticos, correlatos e cosméticos contaminados, iniciaram-se estudos para avaliar a extensão do problema e elaborar recomendações, bem como identificar a fonte dos contaminantes. Investigações extensivas foram feitas na Europa, principalmente na Suécia, e nos Estados Unidos.

Nas amostras em que houve identificação de contaminante predominavam bacilos Gram-positivos e micrococos, microrganismos geralmente não patogênicos.

Leveduras e bolores foram também comumente encontrados, principalmente em cremes e pomadas. Das espécies tidas como patogênicas, *Pseudomonas aeruginosa* e outras *Pseudomonas* foram frequentemente encontradas, além de espécies de *Alcaligenes, Flavobacterium, Acinetobacter, Serratia* e *Citrobacter* (DENYER; BAIRD, 2007).

A microbiologia exerce, portanto, um papel fundamental na indústria farmacêutica, e a expectativa regulatória exige que produtos farmacêuticos de todos os tipos sejam adequadamente controlados em relação ao potencial de contaminação de microrganismos, especialmente por aqueles que possam afetar a qualidade do produto e a segurança do paciente. Esse conceito foi reconhecido no início dos anos 1970, quando a Federação Internacional Farmacêutica (FIP) propôs critérios microbiológicos para preparações farmacêuticas não estéreis. Dependendo do uso do produto, diferentes limites com relação à contagem dos viáveis e à ausência, ou presença limitada, de determinadas bactérias foi sugerida. Os microrganismos especificados foram escolhidos por serem patogênicos conhecidos (*Salmonella, Pseudomonas aeruginosa*), indicadores de contaminação fecal (*Escherichia coli*), ou indicadores de baixos níveis de higiene (*Enterobacteriaceae, Staphylococcus aureus*). Testes de ausência para organismos indicadores foram inicialmente usados na indústria alimentícia e depois adotados pela indústria farmacêutica. As revisões harmonizadas de várias farmacopeias usam o termo "organismos especificados", quando discutindo o potencial que certos microrganismos em preparações não estéreis podem afetar o produto e a segurança do paciente (BP, 2012a; JP, 2011a; USP, 2014). O suporte adicional para a conclusão de que um organismo isolado é indesejável deve considerar patogenicidade, a provável origem do organismo, o potencial para deterioração do produto, a forma de dosagem e a rota de administração. Esses conceitos são, portanto, a base para uma estratégia de controle microbiológico na indústria farmacêutica. Porém, antes de analisar as oportunidades para controlar a contaminação microbiana, é necessário entender as bases da microbiologia – de onde vêm os microrganismos e como eles podem influenciar o desenvolvimento e fabricação de produtos farmacêuticos, correlatos e cosméticos.

Fontes de contaminação microbiana

Os tipos de microrganismos relevantes para a fabricação e controle farmacêutico são classificados em três grupos principais: bactérias, fungos e vírus. Bactérias e fungos podem existir como células únicas, ou aglomerados de células com pouca ou nenhuma diferenciação na morfologia, função, ou ambos. Bactérias e fungos têm estrutura celular para se replicar. Em contraste, vírus são menores e mais simples e dependem de sistemas celulares procariotos ou eucariotos para a replicação.

Para atingir bom nível de qualidade microbiana nos produtos farmacêuticos é fundamental que se conheçam as fontes e os mecanismos responsáveis para essa contaminação. Os contaminantes microbianos presentes nas matérias-primas serão invariavelmente transferidos ao produto, acrescidos daqueles provenientes de equipamentos, ambientes produtivos, operadores e materiais de embalagem.

No caso dos medicamentos e cosméticos, as matérias-primas geralmente empregadas constituem-se de sintéticos com baixa carga microbiana, porém aqueles de origem natural podem conter elevadas cargas microbianas (PHARMACEUTICAL SOCIETY OF GREAT BRITAIN'S WORKING PARTY REPORT, 1971; PUBLIC HEALTH LABORATORY SERVICE WORKING PARTY, 1971; WESTWOOD; PIN LIM, 1971). Exemplificando, uma solução aquosa de menta pode estar altamente contaminada por Gram-negativos caso não seja adequadamente preparada ou estocada. Gram-negativos originados da contaminação aquosa incluem espécies de *Acinetobacter, Achromobacter, Enterobacter, Flavobacterium* e *Pseudomonas*, e os de origem entérica, como *Escherichia coli* e *Salmonella* spp. No caso de correlatos de uso médico, em grande parte de natureza polimérica, a matéria-prima é pouco propensa ao crescimento microbiano, e o próprio processo de moldagem a temperaturas elevadas age favoravelmente à ausência de microrganismos. Nos produtos biológicos obtidos de células não microbianas, há que se considerar o risco da contaminação por micoplasmas.

A contaminação oriunda das diversas áreas de produção, nas diferentes etapas de fabricação, e para diferentes produtos, também podem afetar o produto e devem ser cuidadosamente controladas. A multiplicação de contaminantes, particularmente bactérias Gram-negativas, ocorre rapidamente nos espaços mortos, como juntas e válvulas, onde água e resíduos do produto se acumulam, podendo ocasionar contaminação persistente e de difícil eliminação, eventualmente formando biofilmes, o que resulta em distintos níveis de risco, na dependência do tipo de produto considerado. Situação específica na obtenção de tubos de material polimérico diz respeito a qualidade microbiana da água de resfriamento, assim como do ar insuflado durante o processo de extrusão, podendo contribuir para cargas microbianas elevadas, respectivamente nas superfícies externa e interna do tubo, podendo ser preocupante dependendo do seu emprego, porque resíduos de água podem permanecer em ambas as superfícies, propiciando o crescimento microbiano e a subsequente contaminação casos em endotóxica.

Embora a contaminação ambiental seja considerada de menor importância em alguns casos, principalmente quando não há contato direto com o produto, há evidências de que a transferência ocorra quando inexistem condições adequadamente controladas. Contaminantes ambientais de paredes secas compreendem principalmente bacilos Gram-positivos, cocos e fungos. Bactérias Gram-negativas são mais suscetíveis aos procedimentos de secagem, porém números reduzidos podem persistir por períodos consideráveis de tempo (SCOT; BLOOMFIELD, 1990). Particularmente em áreas úmidas, como pias e drenos, ocorre acúmulo de *Pseudomonas* e *Acinetobacter*, que não apenas sobrevivem, mas proliferam. A contaminação aérea é principalmente associada à poeira e às escamas da pele, por sua vez veículos de esporos bacterianos e cocos.

A contaminação derivada dos operadores é normalmente significante. Durante atividades normais, a perda de escamas da pele é da ordem de 10^4 escamas por minuto. Os contaminantes por elas transportados são micrococos não patogênicos, difteroides e estafilococos, mas também podem se constituir de *Staphylococcus aureus*, como parte da flora normal. Outros ainda, como *Salmonella* e *Escherichia coli*, embora não constituintes da flora residente, podem estar transitoriamente a ela associados, na dependência dos hábitos de higiene dos operadores.

Os materiais de acondicionamento devem ser limpos, além de adequadamente planejados, para efetivamente proteger o produto (FELTS *et al.*, 1972). Quer constituído em vidro, plástico ou elastômero, a sua qualidade microbiana dependerá totalmente da qualidade do processo e do ambiente de sua obtenção. Embora envolvendo, no momento da moldagem, temperaturas elevadas, a contaminação posterior é sempre um risco.

Outro aspecto a considerar é a contaminação durante o uso ou estocagem do produto (difícil de prever). Produtos tópicos, especialmente aqueles em potes, envolvem risco particular. (BAIRD; SHOOTER, 1976). Alternativas possíveis e interessantes consistem em remoção do creme com espátulas, aplicação com mãos enluvadas e acondicionamento em bisnagas, conseguindo-se desta forma reduções significativas de contaminação por *Pseudomonas aeruginosa* e *Staphylococcus aureus* (BAIRD *et al.*, 1979). No caso de produtos estéreis, embora não se desconsidere o problema da contaminação durante a fabricação, ela é também passível de ocorrência durante o uso clínico, particularmente nos parenterais de grande volume, em que muitas vezes se perfuram os frascos plásticos com agulhas, objetivando melhor escoamento de soluções, em vez de empregar dispositivos providos de filtro retentor de microrganismos.

Fatores que afetam a sobrevivência e o crescimento dos organismos em produtos

A qualidade microbiana dos produtos farmacêuticos e cosméticos é afetada não apenas pelos tipos e grandeza de organismos introduzidos durante a fabricação, estocagem e uso, mas também depende de sua interação com a formulação. Muitos fatores físico-químicos são fundamentais, assim como o sistema conservante, que pode atuar minimizando os contaminantes a níveis não detectáveis durante a estocagem do produto. Os microrganismos apresentam absoluta exigência quanto à presença de água, cuja atividade exerce efeito fundamental na deterioração de formas farmacêuticas por microrganismos. Entretanto, formas sólidas de dosagem, que apresentam baixa atividade de água, podem se deteriorar em decorrência de contaminantes (KOMARMY *et al.*, 1967; LANGS *et al.*, 1967; EIKHOFF, 1967; KALLINGS *et al.*, 1973; BERVERIDGE, 1975).

Outro aspecto a considerar envolve a condição ideal de crescimento microbiano a pH na faixa da neutralidade, tornando formulações ácidas ou alcalinas menos propensas à deterioração. Acrescem considerações pertinentes à disponibilidade de nutrientes e de oxigênio, pressão osmótica e tensão superficial.

A atividade de água (a_a) é um fator significativo na relação entre água e crescimento microbiano. Pode ser definida como a proporção ou razão entre a pressão de vapor de água de um produto farmacêutico e a pressão de vapor da água pura, à mesma temperatura. Quanto mais baixo o valor de a_a de um material, menos propenso à sobrevivência e proliferação de microrganismos contaminantes ele se encontra no decorrer do tempo. Embora a água seja essencial para o crescimento microbiano, uma baixa a_a não necessariamente conduz a célula à letalidade. Exemplificando, embora a liofilização em meio protetor adequado seja um excelente mecanismo para manter as culturas de microrganismos viáveis, nos produtos de origem natural e matérias-primas secas não removerá ou inativará a contaminação por endosporos, ou por células vegetativas.

Microrganismos exigem, para seu crescimento, fontes adequadas de nutrientes e minerais. Mesmo um meio relativamente pobre em nutrientes, como a água destilada, pode vir a conter 10^5-10^6 unidades formadoras de colônia (UFC)/mL, indicando que nutrientes estão presentes em quantidade suficiente para permitir a proliferação de bactérias de desenvolvimento em água, como as *Pseudomonas* sp. Adicionalmente, formas farmacêuticas de dosagem com açúcar ou poliálcoois podem conduzir a uma maior probabilidade de contaminação microbiana.

O pH de um ambiente pode igualmente afetar o crescimento bacteriano. Abaixo de 6, o crescimento de algumas bactérias é inibido. Porém, leveduras e bolores geralmente toleram muito bem meio moderadamente ácido (pH entre 4 e 6). Condições extremas de pH (menor que 4 e maior que 10) são geralmente hostis à maioria dos microrganismos que possam contaminar produtos farmacêuticos.

Microrganismos são geralmente classificados em aeróbicos e anaeróbicos. Organismos aeróbicos crescem na presença de oxigênio, enquanto este é tóxico para organismos anaeróbicos. Por questão de estabilidade química, algumas preparações farmacêuticas são mantidas em valores de baixo potencial redox pelo emprego de agentes redutores, como sulfito ou ácido ascórbico, o que pode potencialmente permitir a sobrevivência de contaminantes anaeróbicos.

O crescimento e sobrevivência de microrganismos em uma preparação farmacêutica pode ser impactado pela presença de conservantes ou ingredientes ativos, como antibióticos e quimioterapêuticos. Alguns excipientes em produtos farmacêuticos, como lauril sulfato de sódio e ácido etilenodiamino tetracético (EDTA), podem apresentar atividade antimicrobiana colateral.

Qualquer derivado biológico (como sangue e enzimas derivadas de tecidos) pode ser uma fonte de vírus. Embora vírus sejam parasitas obrigatórios e requeiram células vivas para se multiplicarem, alguns podem sobreviver em substâncias inertes (como sais), que podem ter contato com processos e produtos farmacêuticos. Essa é a maior preocupação para bioprodutos cujos ativos são produzidos por cultura de células de mamíferos. Por essas razões, os processos de fabricação podem incluir calor, radiação, tratamento químico e/ou filtração, para inativar ou remover fisicamente esses tipos de microrganismos.

O gênero *Mycoplasma* contempla os menores microrganismos capazes de autorreplicação e que podem causar doença em humanos, animais e plantas. Tendo em vista que derivados biológicos podem ser uma fonte de micoplasmas, é importante garantir que esses microrganismos sejam removidos ou inativados, como parte de uma estratégia de controle microbiológico total para desenvolvimento e fabricação farmacêutica. Como micoplasmas não têm parede celular e apresentam dimensões reduzidas, os métodos de filtração rotineira comumente usados para descontaminar matérias-primas, produtos terminados, e meios de cultura podem não ser efetivos. Fato complicador é que o próprio meio de cultura pode ser fonte de contaminação por micoplasmas, devendo ser testado pelo produtor.

Príons são uma classe de agentes infecciosos que incluem o agente etiológico para encefalopatia espongiforme bovina (EEB). São muito mais resistentes à inativação que outros agentes infecciosos, e também mais difíceis de detectar, sendo o controle de contaminação por príons altamente dependente dos insumos empregados. Material de fonte bovina pode ser considerado como de risco potencial de príon (p. ex., soro fetal bovino usado em biorreatores para o crescimento de células de mamíferos, lactose usada como excipiente e gelatina usada em cápsulas). O príon que causa EEB é encontrado em número elevado somente em certos tecidos chamados materiais de risco específico (MRE), como cérebro, cordão espinal e tecido neural. O EEB tem sido identificado no gado em um número limitado de países. Portanto, uma combinação de origem de países sem, ou com muito baixa incidência de EEB, e o uso de tecidos que não sejam MRE é forma de gerenciamento usada para garantir segurança quanto a EEB em produtos farmacêuticos. A abordagem preferida, porém, consiste em escolher alternativas a fontes animais (MILLER, 2008).

Deterioração microbiana de produtos

A capacidade do microrganismo em promover o processo de deterioração depende da sua capacidade em produzir enzimas específicas, e o risco maior, no caso de produtos farmacêuticos e cosméticos, reside na extrema versatilidade de caminhos bioquímicos dos microrganismos, possibilitando a síntese de enzimas degradativas. Na dependência da natureza das moléculas, características do produto, número e tipo de organismos, o processo degradativo pode demandar horas, meses, ou mesmo anos.

Substâncias de baixo peso molecular, como açúcares, aminoácidos e glicerol, são degradadas pelos caminhos metabólicos primários. Já a quebra de proteínas, polissacarídeos e lipídeos exige enzimas específicas. Aquelas capazes de hidrolisar o amido, ágar e celulose são produzidas por muitos organismos, incluindo *Bacillus, Pseudomonas* e *Clostridium*. A produção de alfa-amilase é particularmente relevante em *Bacillus* spp. Esses microrganismos, juntamente com *Aspergillus* e *Penicillium* spp., são as fontes mais comuns de proteinase e peptidase, que quebram compostos como a gelatina. A produção de lipase é largamente distribuída e ocorre mais comumente entre os fungos, daí a associação da deterioração ao desenvolvimento de fungos em cremes e emulsões.

Consequências distintas, porém sempre nefastas, advêm da degradação enzimática, podendo ser a queda da potência, redução da biodisponibilidade, formação de pigmentos e odores, que tornam o produto inaceitável pelo usuário. A atividade microbiana pode também resultar na produção de toxinas ou na degradação do próprio sistema conservante. Exemplos de conservantes suscetíveis à degradação são a clorexidina, cetrimida, fenólicos, ácido benzoico, entre outros.

Infecções decorrentes de produtos

Experiências têm demonstrado que produtos que não apresentam alterações sensoriais evidentes podem ser portadores de populações microbianas. Nos adultos saudáveis, o contato com produtos contaminados não representa problema sério, a menos que o organismo seja um patogênico primário. Entretanto, pode ocorrer infecção em se tratando de paciente com sistema imunológico fragilizado, ou se o produto se destinar a introdução em área normalmente estéril, pele lesada, membrana mucosa ou olhos. O risco de infecção depende de fatores como características qualitativa e quantitativa envolvendo o microrganismo, resistência do hospedeiro e via de administração.

Dentre os microrganismos que têm sido isolados de produtos farmacêuticos podem ser mencionados os patogênicos primários como a *Salmonella*, os quais não apresentam condições de sobrevivência quando externos ao organismo vivo. Sendo que os mais frequentemente encontrados são os patogênicos oportunistas, os quais se tornam agentes infecciosos em decorrência de falhas do sistema imunológico. Tais oportunistas incluem *Pseudomonas*, Enterobacteriaceae e espécies de *Flavobacterium* e *Staphylococcus*.

As enterobacteriáceas de vida livre (*Enterobacter, Klebsiella, Serratia*) são encontradas como constituintes da flora normal do corpo, podendo ocorrer como contaminantes de produtos farmacêuticos. Espécies como *Escherichia coli, Proteus* sp. e algumas espécies de *Klebsiella*, embora também comumente encontradas como constituintes da flora normal, quando transferidas a áreas distintas podem ser causadoras de doenças. Esses organismos apresentam limitada possibilidade de sobrevivência fora do corpo, e menos frequentemente são encontrados como contaminantes em medicamentos.

A *Pseudomonas aeruginosa* é um organismo de vida livre. Embora presente na flora normal em aproximadamente 4 a 6% da população, causa rápida infecção de feridas ou queimaduras (LEVEY; GUINNESS, 1981 ;BERKELMAN *et al.*, 1984). Também a *Burkholderia cepacia* e *Flavobacterium meningosepticum* têm conduzido a septicemia generalizada em crianças (PARKER, 1972). Mais de 30% da população é portadora persistente ou intermitente de *Staphylococcus aureus* (ARMSTRONG--ESTHER, 1976) Embora esse organismo esteja normalmente associado ao corpo, é resistente aos processos de secagem e pode permanecer em produtos por longos períodos de tempo.

Outras espécies oportunistas frequentemente associadas a infecções hospitalares incluem *Acinetobacter antratus, Staphylococcus epidermidis* e *Streptococcus pyogenes*, porém não têm sido detectadas em produtos farmacêuticos.

Carga microbiana não efetiva

A quantidade de microrganismos que induzem a infecção depende de vários fatores. Quando por administração oral, um número elevado será necessário para causá-la, dependendo, porém, da espécie microbiana. A literatura é conflitante quanto à carga efetiva para causar a infecção. É citado, para *Escherichia coli* ou *Salmonella sp.*, conforme a cepa, carga microbiana da ordem de 10^6-10^7, ou 10^2-10^3, respectivamente. Em crianças muito pequenas o limite é cerca de 2×10^2 (MCCULLOUGH; EISLE, 1951). Para preparações tópicas, experiências em voluntários têm mostrado que inóculos de 10^6 são necessários para produção de pus, mas apenas 10^2 são suficientes em pele traumatizada, ou sob oclusão (MARPLES, 1976).

Resistência do hospedeiro à infecção

Embora, na maior parte das situações, adultos saudáveis apresentem resistência adequada a infecções, os produtos farmacêuticos são frequentemente administrados a pessoas cujas defesas se encontram prejudicadas. Essa situação pode ocorrer em pacientes com doenças como leucemia, diabetes ou Aids. Pode também estar associada a terapia com fármaco imunossupressor, incluindo tratamento com corticosteroide, ou quimioterápico; ou, ainda, em determinadas situações enfrentadas por pacientes submetidos a cirurgias ou que apresentem traumatismos de outras causas involuntárias, como queimaduras ou reações locais decorrentes do uso de cateteres e dispositivos cirúrgicos.

Via de administração

O risco de infecção associado a produtos farmacêuticos está vinculado ao uso pretendido. No geral, será reduzido quando a administração se dá por via oral ou aplicação em pele intacta, contrariamente ao que ocorre em formulações usadas para tratamento de pele lesada, membrana mucosa ou olhos.

Para produtos a serem introduzidos nas áreas normalmente estéreis do corpo, os riscos potenciais são consideráveis. Pode-se afirmar que pequeno número de organismos não patogênicos é normalmente tolerado e que são raras as ocorrências de infecção nesse tipo de circunstância (DENYER, 1984). Entretanto, alguns dos estudos desenvolvidos têm empregado adultos sãos, não correspondendo portanto à condição usual do paciente.

A literatura apresenta relatos de infecções provocadas por *Salmonella* sp., como contaminante de produtos orais. Em 1966, houve um surto de infecções na Suécia, decorrente do emprego de comprimidos para problemas de tireoide contaminados com *Salmonella bareilly, Salmonella munchen* e outros organismos fecais, excedendo 10^6 UFC/g (KALLING, 1973). Em 1967, vários casos de infecção do trato intestinal foram associados a cápsulas de vermelho carmim contaminadas com *Salmonella cubana* (EIKHOFF, 1967; KORMARMY et al., 1967; LANG *et al.*, 1967). Infecção em duas crianças por *Salmonella agona* foi associada a pancreatina contaminada. *Salmonella shwarzengrund* e *Salmonella eimsbuttel* também foram encontradas em lotes de pancreatina, que causaram infecção em duas crianças com fibrose cística (GLENCROSS, 1972). São também conhecidos casos de infecções decorrentes da administração oral de água ou soluções contendo *Pseudomonas aeruginosa* (SHOOTER *et al.*, 1969).

Embora a pele intacta represente uma barreira eficiente contra infecções, para peles lesadas o risco aumenta consideravelmente. Medicamentos acondicionados em recipientes multidose para produtos de administração tópica, particularmente quando usados por mais de uma pessoa, são propensos à contaminação, especialmente no ambiente hospitalar.

Colonização e infecção por *Pseudomonas aeruginosa* podem se originar de detergentes, desinfetantes e medicamentos tópicos contaminados, incluindo cremes à base de zinco e pomadas emulsificantes (BAIRD *et al.*, 1979a; COOKE *et al.*, 1970; VICTORIN, 1967).

Embora haja exigência farmacopeica quanto à esterilidade das preparações oftálmicas desde 1966, ainda se encontram casos de contaminação. O organismo que envolve maior preocupação é a *Pseudomonas aeruginosa*, pois provoca ulcerações na córnea, podendo levar à cegueira. Entretanto, qualquer outro microrganismo presente em preparações oftálmicas poderá se constituir no agente causal de diferentes tipos de infecção, seja pela instilação de gotas contaminadas, consequência do emprego da pomada de neomicina também contaminada, ou ainda do uso de soluções salinas em condições sanitárias inadequadas, em casos de cirurgias intraoculares.

A hemodiálise representa problema particular, com elevado risco de casos de septicemia decorrente de fluido de diálise contaminado ou do dialisador contaminado, em decorrência ou não de reuso.

Sem dúvida que as mais sérias ocorrências de infecção são aquelas associadas a fluidos injetáveis contaminados (FAVERO *et al.*, 1974), cujas consequências podem envolver choque, resultando, em alguns casos, na morte do paciente.

CONSIDERAÇÕES SOBRE O CONTROLE MICROBIANO NA OBTENÇÃO DO FÁRMACO E EXCIPIENTE

A qualidade microbiana do produto final pode depender amplamente da qualidade dos fármacos e excipientes usados na fabricação. Muitos princípios microbiológicos apropriados no planejamento do processo para fármacos são também aplicáveis nas etapas de fabricação de produtos farmacêuticos. Fatores de impacto para o planejamento do processo incluem:

- rota de síntese (síntese química, fermentação microbiana ou de células de mamíferos em biorreatores);
- tipos de produtos em que o fármaco será usado (estéril ou não estéril);
- planejamento das instalações e utilidades;
- equipamentos;
- controles ambientais;
- exigências envolvendo pessoal (operações manuais ou automatizadas).

Os processos devem ser conduzidos sob condições sanitárias adequadas, em reatores fechados, sempre que possível. Os recipientes de estocagem dos fármacos, assim como dos excipientes, devem ser limpos e proporcionar proteção adequada contra contaminação. Não devem ser reativos, permitir adição ou alterar a qualidade do material neles contido, considerando os limites especificados. A qualidade microbiana requerida para os recipientes de estocagem é relacionada aos requisitos de qualidade para o material contido. O monitoramento microbiano é geralmente mais crítico para processos de produção baseados em biotecnologia, comparativamente àqueles por síntese química. Adicionalmente, testes microbianos são comumente incluídos na validação de limites de tempo de permanência para intermediários do processo.

Síntese química

Compostos obtidos por síntese química são geralmente menos propensos a permitir a sobrevivência microbiana em decorrência de fatores como faixas extremas de pH, etapas de filtração, temperaturas elevadas e solventes orgânicos. O uso de água de qualidade apropriada nesse processo é importante sob a perspectiva microbiana e de endotoxinas bacterianas, nem sempre inativadas ou destruídas por condições químicas severas e temperaturas moderadas, nas etapas de secagem. Mesmo que os níveis de biocarga viável sejam mínimos, o controle de contaminação por endotoxina bacteriana em alguns componentes químicos usados para processos parenterais pode ser necessário. A maioria dos fármacos e excipientes quimicamente sintetizados são sólidos, com baixos níveis de água livre presente na sua forma final, e menos propensos a quaisquer contaminantes microbianos presentes, quando comparada àqueles em base aquosa. Porém, alguns sólidos são higroscópicos e atraem a água disponível presente na atmosfera. Se o nível disponível de água nos compostos exceder a razão de a_a 0,6, o potencial para sobrevivência e proliferação de certos contaminantes microbianos pode aumentar. Por essas razões, as seguintes práticas são recomendadas:

■ Condução de testes de endotoxina bacteriana nos compostos usados nos estudos de produtos estéreis. Esses testes devem ter início na fase preliminar do processo de desenvolvimento, de forma a permitir a fabricação dos lotes de produtos farmacêuticos nos estudos toxicológicos e ensaios clínicos. Avaliações da biocarga dos lotes usados nos estudos clínicos são também recomendadas.

■ Fármacos sólidos, não higroscópicos, ou soluções anidras, a serem usados em estudos clínicos de não estéreis, podem dispensar avaliações rotineiras de biocarga se o processo de fabricação for considerado como intrinsecamente hostil à contaminação microbiana. Porém, testes periódicos devem ser feitos para verificar se os compostos mantêm qualidade microbiológica adequada.

■ Fármacos que usam água na etapa final de cristalização, que sejam higroscópicos e que tenham um valor de a_a superior a 0,6, são também candidatos à avaliação de biocarga, especialmente se o fármaco mostrar-se promotor de crescimento de bactérias e fungos.

■ Compostos obtidos por síntese química normalmente não exigem testes para agentes adventícios, como vírus e micoplasmas, os quais apenas ocorrem em associação com material biológico e requerem células vivas ou meios de cultura complexos para proliferação, sendo portanto fontes improváveis de contaminação.

■ Fármacos destinados a ensaios clínicos devem ter especificações para esterilidade e endotoxinas bacterianas.

Biofármacos

A grande tendência de novas moléculas com atividade terapêutica reside nos biofármacos. Superam em expectativa aquelas obtidas por síntese química, assim como consistem em tendência mais significativa do que as possibilidades terapêuticas advindas diretamente de órgãos e tecidos animais ou vegetais.

Biofármacos expressos em cultura de células de mamíferos

Fármacos expressos em cultura de células de mamíferos são peptides recombinantes ou naturalmente derivados, ou ainda moléculas constituídas por carboidratos expressos pelo crescimento de células de mamíferos em biorreatores. Esses fármacos são usualmente formulados em produtos estéreis, para administração parenteral. Os mais rígidos controles microbiológicos são exigidos para biorreatores de culturas

celulares de mamíferos e processos de purificação, porque o crescimento e a expressão das biomoléculas desejadas a partir de linhagens de células são facilmente interrompidos pelo crescimento competitivo de bactérias, fungos, micoplasmas e contaminantes virais. Uma outra preocupação é o potencial para expressão de agentes endógenos indesejáveis (p. ex., retrovírus, toxinas derivadas de microrganismos oriundos de linhagens de células ou componentes do meio usado no biorreator). É importante que todos os materiais de partida adicionados ao biorreator esterilizado sejam livres de agentes adventícios. O biorreator deve funcionar como um sistema biologicamente fechado, mesmo que materiais como ar filtrado e água sejam introduzidos no sistema e que o material seja periodicamente removido do biorreator. Testes microbianos em processo são efetuados para fornecer evidências de que o sistema permanece biologicamente fechado durante o ciclo de produção. O equipamento deve fornecer evidências de que tenha sido limpo e esterilizado por um processo devidamente validado e tenha a habilidade de se manter fechado (p. ex., mantendo a pressão interna). O processo de purificação do fármaco requer controle microbiano do solvente, soluções de estocagem das colunas, tampões e outros componentes usados. O emprego de faixas de pH extremo, solventes orgânicos fortes e etapas de filtração no planejamento do processo de purificação podem ajudar a controlar o nível de agentes adventícios nesses fármacos. Porém, esses compostos obtidos por bioprocesso podem tornar-se mais suscetíveis à degradação microbiana que moléculas quimicamente sintetizadas. Portanto, o impacto microbiológico das etapas do processo deve ser avaliado, e monitoramentos rotineiros quanto à biocarga e endotoxinas podem ser requeridos durante alguns desses estágios. Essas etapas de purificação são também avaliadas quanto a eficácia nos estudos de eliminação de vírus, importante para muitos bioprodutos.

Biofármacos derivados de sistemas de expressão microbiana

Bioprodutos derivados de sistemas de expressão microbiana (p. ex., fermentações) apresentam requisitos de controle para contaminantes bacterianos e fúngicos semelhantes àqueles para linhagens de células de mamíferos. Porém, células microbianas tendem a crescer rápido e são, portanto, menos suscetíveis a contaminantes adventícios. As matérias-primas usadas para fermentação microbiana são geralmente menos complexas do que algumas daquelas usadas em biorreatores de células de mamíferos, sendo por conseguinte, menos propensas a manter vírus humanos ou animais. O equipamento de fermentação (fermentador) deve ser limpo, mas não necessariamente esterilizado, antes de se iniciar o processo, e os ingredientes de partida também não precisam ser estéreis, mas devem ter níveis suficientemente baixos de biocarga, de forma a não interferir na qualidade do processo. Avaliação nos fermentadores quanto a crescimento estranho deve ocorrer, e incidentes de contaminação investigados para determinar os impactos nos atributos de qualidade do produto. O processo de purificação para fármacos derivados microbianos usualmente envolve condições semelhantes à purificação daqueles derivados de cultura de células de mamíferos; portanto, as mesmas considerações sobre controle microbiano aplicam-se, exceto pelo fato de que estudos de eliminação de vírus não são, via de regra, exigidos. Se o fármaco for destinado a uso parenteral, o processo deve demonstrar também sua efetividade na remoção de endotoxinas. Fármacos derivados de cultura de células de microbianas devem apresentar baixa biocarga, tipicamente menor que 10-100 UFC/g ou mL, e, se usados para produtos parenterais, igualmente baixos níveis de endotoxina bacteriana.

Controle viral na obtenção de biofármacos

Linhagens de células de bactérias, leveduras, mamíferos e insetos são usadas para a produção de proteínas com atividades terapêuticas. Estratégias de controle viral são aplicáveis a linhagens de células de insetos e mamíferos por conta de sua capacidade de se manterem ou se tornarem infectadas com vírus que podem ser infectantes humanos. Em adição, existe a possibilidade de que células de mamíferos e insetos possam tornar-se infectadas durante o processo de fabricação por vírus exógenos presentes no meio ou em matérias-primas usadas na produção. Considerações do planejamento do processo referentes a contaminação viral dos biofármacos abrangem:

- controle da produção da linhagem de células;
- controle das matérias-primas (especialmente aquelas de origem animal);
- testes rotineiros para contaminantes virais no final do ciclo de produção no biorreator;
- capacidade de remoção ou inativação (eliminação) de vírus no processo de produção, assim como de purificação.

Cada biorreator individual deve ser testado quanto à presença de agentes adventícios no final do ciclo de produção. Biorreatores nos quais células de mamíferos e insetos crescem devem incluir ensaios para detectar micoplasmas e um largo espectro de vírus. Devem também ser testados quanto à presença de bactérias, usando um método de determinação de biocarga ou um teste de esterilidade para detectar possível contaminação microbiana.

Estudos de eliminação viral serão necessários nas etapas de produção e purificação. A eliminação viral pode ser obtida por remoção ou inativação de vírus contaminantes. A remoção é definida como a separação física das partículas virais do fluxo do processo, enquanto a inativação é definida como a morte ou a transformação dos contaminantes em não infecciosos.

A remoção ou inativação viral (eliminação) ocorre principalmente durante o processo de purificação, mas etapas do final do processo de produção (no biorreator) têm sido usadas.

Geralmente, um mínimo de três etapas com capacidade de eliminação são identificadas, sendo que documentos regulatórios sugerem identificar uma delas com capacidade de inativação (FOOD AND DRUG ADMINISTRATION, 2006). Ainda, uma das etapas deve permitir mais que quatro ciclos logarítmicos de eliminação. Muitos dos processos atuais incluem etapas dedicadas à eliminação de vírus. Por exemplo, tratamento com solventes e detergentes, para a inativação de vírus lipídicos. Um outro exemplo de etapa dedicada à eliminação viral ocorre quando a solução sob processamento é filtrada através de membranas que tenham tamanho de poro suficientemente pequeno para excluir a passagem de muitos vírus, mas não da proteína de interesse. Em outros casos, etapas do processo de purificação de proteína-alvo são também avaliadas quanto à eliminação de vírus, como a etapa de purificação cromatográfica.

Estudos demonstrando a eliminação viral são conduzidos em escala laboratorial. Como não é permitido que se levem vírus a uma área sob boas práticas de fabricação (BPF) e os volumes de vírus necessários para conduzir estudos de eliminação excedem os disponíveis, o processo tem sua escala reduzida e é conduzido em laboratórios. As etapas do processo em escala laboratorial são validadas como modelo do processo de fabricação em escala real. As soluções são inoculadas com vírus e a etapa do processo efetuada conforme especificado. O fator de redução logarítmica, que é a diferença entre o log do título do vírus na solução inoculada e o log do título da solução após o processo, é então calculado. O número de logs de redução viral necessário irá depender da situação específica.

A escolha dos vírus usados em estudos de eliminação é determinada por vários fatores, incluindo a linhagem celular usada para produção, e os vírus aos quais a linhagem celular é suscetível. Usualmente, um conjunto de 3 a 6 vírus é avaliado. Os vírus usados variam em características morfológicas e bioquímicas, e o ICHQ5A (ICH, 1999) fornece orientação quanto à eliminação viral, tendo por base a linhagem celular de partida.

O planejamento e objetivos dos estudos da eliminação de vírus também dependem do estágio de desenvolvimento da molécula.

CONSIDERAÇÕES DURANTE O DESENVOLVIMENTO

O estabelecimento de uma estratégia de controle microbiológico adequado é necessário para a fabricação bem sucedida de formas de dosagem farmacêutica. Para os produtos não estéreis, embora não exigida a total isenção de microrganismos, a menos que uma estratégia para controlar a introdução e proliferação de microrganismos seja estabelecida, haverá risco potencial de que os níveis de contaminação ou a presença de microrganismos indesejáveis comprometa as especificações dos produtos. Produtos estéreis, por definição, não apresentam microrganismos detectáveis na forma de dosagem final e, como tal, requerem considerações adicionais de garantia de esterilidade para o controle e eliminação de microrganismos do processo e produto. Similarmente, controles microbiológicos para fabricação de fármacos ou excipientes estéreis necessitam ser tão rígidos quanto aqueles de produtos farmacêuticos estéreis, e aqueles não estéreis necessitam controles microbiológicos apropriados para o tipo de produto no qual sejam usados.

Formulações de produtos farmacêuticos incluem o fármaco, diluentes ou excipientes, e as suas características podem inibir ou estimular o crescimento de microrganismos. Formulações aquosas, como soluções e suspensões, podem prontamente favorecer o crescimento microbiano. Produtos como pós, comprimidos, liofilizados e outras formulações não aquosas tipicamente não contêm altos níveis de água, então o potencial para crescimento microbiano durante a estocagem é menor. Porém, muitos microrganismos podem existir indefinidamente nessas preparações, a menos que sejam eliminados ou controlados a um nível aceitável pelo uso de métodos físicos, químicos ou ambos durante a fabricação. Fatores a serem considerados ao estabelecer a estratégia de controle microbiológico podem incluir o impacto do fármaco, excipientes, fluidos de infusão, conservantes, pH, tensão superficial, osmolalidade, potencial redox, acondicionamento, embalagem, fechamento, além de condições de estocagem.

É importante identificar a cada estágio do processo o potencial para contaminação microbiana para garantir controles adequados. Para avaliar a significância de microrganismos no produto terminado, é também fundamental que se considere o emprego do produto, sua natureza, seu potencial impacto no paciente e a via de administração.

Contaminações microbianas de produtos farmacêuticos podem resultar em deterioração do produto, infecção direta ou produção de uma resposta imune no paciente. A circunstância de um produto farmacêutico contaminado ocasionar infecção ou doença no paciente depende de vários fatores, como número de células do microrganismo e sua característica patogênica, propriedades particulares da cepa contaminante, imunocompetência do paciente, composição da preparação, uso simultâneo de outra medicação e a via de administração. Por essas razões, os limites microbianos de preparações farmacêuticas são apresentados em monografias farmocopeicas. É essencial que um produto seja composto de matérias-primas com qualidade microbiana, adequadamente formuladas, produzidas e embaladas em fiel cumprimento às boas práticas de fabricação.

A via de administração de um produto farmacêutico apresenta papel fundamental no entendimento de como preparações potencialmente contaminadas podem afetar a saúde de pacientes. Por exemplo, produtos parenterais contaminados apresentam o maior risco de infecção a pacientes recebendo via intravenosa esses produtos. Produtos não estéreis apresentam também um risco e, dependendo da sua capacidade de abrigar potencialmente organismos indesejáveis (sua capacidade promotora de crescimento somada ou, alternativamente, à alta atividade de água), podem apresentar um risco significativo para o paciente, na dependência de como o produto for administrado. A ordem do risco associado com o produto farmacêutico não estéril contaminado, do mais alto ao mais baixo, pode ser exemplificada conforme segue: soluções de inalação, inalantes aerossóis, *sprays* nasais, tópicos, líquidos orais, comprimidos orais, cápsulas e supositórios.

CONSIDERAÇÕES SOBRE A FÓRMULA

Fórmulas aquosas estéreis e não estéreis devem ser avaliadas quanto a suas propriedades antimicrobianas inerentes antes das fases I/II do estudo clínico e, se houver mudança da mesma, antes da fase III do ensaio. Estudos de alteração microbiana para soluções e medidas de atividades de água para sólidos devem ser obtidos, e tomadas precauções para minimizar o potencial de proliferação microbiana. Os fatores a considerar durante o desenvolvimento da fórmula para uma estratégia apropriada de controle microbiano da fabricação são a seguir considerados de forma resumida.

Fármacos

Algumas substâncias inibem o crescimento microbiano, particularmente de determinadas espécies. A maioria das proteínas ou peptídeos constituem-se em promotores de crescimento, com exceção de certos polipeptídios, como polimixinas e protamina. Antibióticos não podem ser presumidos como autoesterilizantes ou autoconservantes. A princípio, todos os fármacos são potencialmente suscetíveis a degradação por microrganismos selecionados sob certas condições.

Excipientes

A contaminação microbiana pode ser minimizada pela escolha e controle de excipientes. Devem-se entender as interações entre os excipientes e entre estes e os equipamentos e materiais de acondicionamentos. Alguns excipientes têm características antimicrobianas, como os surfactantes, detergentes e agentes quelantes, enquanto outros propiciam o crescimento microbiano, como o amido e açúcar.

Conservantes

Conservantes no geral são adicionados somente a fórmulas multidose. Para apresentações de dose única, a sua inclusão não é prática comum, sendo desencorajada pelas entidades regulatórias, podendo não ser aceitáveis em certas situações, como nos parenterais de grande volume. Se consideradas as fórmulas de dose única, deve ser demonstrado que a adição de conservantes torna a fórmula apta a atender às expectativas do teste de eficácia de conservantes (BP, 2012; USP, 2014). Por definição, adicionando-se um conservante a uma fórmula intravenosa aquosa, a sua biodisponibilidade não deve ser afetada. É possível, porém, que um conservante tenha efeito na exposição sistêmica e esse potencial deve ser avaliado caso a caso. Conservantes não são substitutos às Boas Práticas de Fabricação (BPF), mas constituem recurso suplementar para assegurar a qualidade final do produto.

pH

O pH da fórmula, se menor que quatro ou maior que dez, irá efetivamente inibir os microrganismos em geral, mas não todos. Considerando que outros atributos do produto (como solubilidade, estabilidade, ausência de irritação no local da injeção) não sejam adversamente afetados, fórmulas com pH distantes de 7,0 devem inibir ou tornar lento o desenvolvimento microbiano.

Tensão superficial

O crescimento de bactérias Gram-negativas pode ser encorajado sob baixa tensão superficial, enquanto o crescimento de espécies Gram-positivas é inibido a tensões superficiais inferiores a 50 mN/m (dyne/cm). Surfactantes usados para melhorar a solubilidade em certas fórmulas, como polissorbato 80, podem também baixar a tensão superficial dessas preparações.

Osmolalidade

Muitos microrganismos não se desenvolverão sob condições de alta pressão osmótica presentes em algumas fórmulas, embora alguns fungos sejam osmofílicos e possam persistir, ou mesmo proliferar, em produtos com valores de atividade de água baixos, da ordem de 0,6. Se aceitável do ponto de vista do produto (p. ex., injeção intravenosa), é preferível desenvolver uma fórmula não iônica, abaixo de 200 mOsm, ou acima de 350 mOsm.

Potencial redox

O potencial redox (Eh) também afeta o crescimento microbiano. Eh é uma medida do grau de redução ou oxidação de um material, e é medido em milivolt (mV). Geralmente, microrganismos são classificados de acordo com seus requisitos de oxigênio. Os aeróbicos necessitam de valores positivos de Eh para se desenvolverem (100-500 mV), enquanto e os anaeróbicos crescem somente em níveis baixos de redox, tipicamente -420 mV. Organismos facultativos, como as enterobactérias, crescem na faixa redox de 150 mV a -600 mV e são os mais difíceis de controlar por modificação redox. Agentes redutores, ácido ascórbico ou metilsulfito de sódio, que são adicionados para reduzir a degradação oxidativa em algumas fórmulas, podem baixar o Eh numa faixa que pode ser favorável a anaeróbicos.

Condições de estocagem

As condições de estocagem dos produtos podem afetar o potencial para proliferação microbiana. Geralmente, a refrigeração e congelamento reduzirão ou evitarão a proliferação microbiana, e a maioria dos organismos terá crescimento inibido acima de 50°C. Em algumas instâncias, o congelamento de soluções pode não ser a melhor das opções, e essa prática deve ser avaliada cuidadosamente, se considerada como parte da estratégia de controle microbiano. As questões a considerar nesse caso incluem a manutenção da integridade do fechamento, o controle de temperatura durante o transporte e o tempo de descongelamento antes do uso.

DETERMINAÇÕES REGULATÓRIAS E FARMACOPEICAS

O controle de microrganismos durante a fabricação de produtos farmacêuticos é da maior importância, pois produtos contaminados podem apresentar um risco significativo para a segurança do paciente. Adicionalmente, microrganismos podem afetar negativamente a eficácia e estabilidade dos produtos. Por essas razões, agências regulatórias e compêndios farmacêuticos têm expressado a necessidade de controlar a contaminação potencial, durante o planejamento e a fabricação de preparações farmacêuticas.

A Resolução RDC n. 17 da Anvisa (BRASIL, 2010) e o US Code of Federal Regulations (FDA, 2006) apresentam requisitos para o controle de microrganismos durante a fabricação de produtos farmacêuticos. A Farmacopeia Brasileira (BRASIL, 2010a, b), a Farmacopeia dos Estados Unidos (USP, 2014a, b, c) e a Farmacopeia Britânica (BP, 2012a, b, c) fornecem recomendações ou especificações sobre o controle de microrganismos que eventualmente possam estar presentes nos produtos farmacêuticos, correlatos terminados, nos seus componentes e matérias-primas. Para algumas situações, um limite específico na contagem total de microrganismos viáveis aeróbicos, adicionalmente ou não ao total combinado de bolores e leveduras, é encontrado na monografia individual. Um requisito de isenção de microrganismos indesejáveis pode ser também estar incluso. Tais limites consideram o processo ao qual os componentes do produto são sujeitos, a tecnologia disponível para o teste, e a disponibilidade do material em questão.

CONTAMINAÇÃO MICROBIANA ASSOCIADA AO PROCESSO PRODUTIVO

Considerações

As potenciais fontes de contaminação microbiana incluem matérias-primas, equipamentos, pessoas, componentes e o ambiente. Na fase preliminar de desenvolvimento, o grau de confiabilidade do controle sobre potencial contaminação microbiana pode não ser tão grande ou potencialmente significante como nas fases subsequentes. Porém, a contaminação microbiana, independentemente de sua origem, deve ser considerada durante todos os estágios de desenvolvimento. Considerando os efeitos potenciais dos contaminantes microbianos, devem ser feitos esforços não somente no controle dos níveis iniciais de contaminantes, mas também para minimizar o potencial de que esses contaminantes ampliem seu número durante o processo de fabricação.

É necessário entender as diferentes etapas produtivas para que se possa controlar a qualidade microbiana à medida que aquelas ocorrem, de forma a assegurar que o produto terminado apresente suficiente nível de qualidade. No caso de produto com conservante, ou produto estéril, condições de processo, matérias-primas e material de acondicionamento respondem pela definição do *bioburden*,

ou seja, a carga microbiana total do produto (biocarga) no momento precedente ao processo esterilizante.

Matérias-primas

Uma avaliação do risco do processo de fabricação dos medicamentos, correlatos e cosméticos pode ajudar a determinar se a sua contaminação microbiana pode ser fonte de preocupações no produto final, e em muitos casos especificações microbianas para esses itens podem ser dispensáveis. Da perspectiva do produto farmacêutico, matérias-primas incluem fármacos, bem como excipientes e material auxiliar de fabricação, como material filtrante e substâncias químicas para controle de pH. Para controlar efetivamente o produto e sua biocarga durante o processo, as matérias-primas podem ter alguns requisitos quanto a um número e tipo aceitável de microrganismos. Enquanto algumas matérias-primas têm de forma inerente atividade antimicrobiana, ou são obtidas por processo hostil aos microrganismos, outras tornam necessária a especificação microbiana apropriada, objetivando consonância com condições estabelecidas durante o processo de desenvolvimento do produto. Especificações devem ser apresentadas pelo fornecedor de matéria-prima, ser baseadas em um requisito regulatório ou de compêndio, e estabelecidas pelo laboratório de desenvolvimento. Devem ainda ser baseadas no uso tencionado do material, no seu potencial impacto sobre o produto terminado. Devem também estar associadas ao processo, bem como ao plano de amostragem.

Um outro ponto diz respeito ao fato de que o conteúdo microbiano (tipos e números de microrganismos) pode se alterar durante a estocagem, dependendo das condições ambientais às quais o material é exposto. Portanto, o potencial de propiciar o crescimento ou sobrevivência de microrganismos terá de ser avaliado e controles apropriados postos em prática. Isso é particularmente importante quando a contribuição da biocarga da matéria-prima é parte significativa da biocarga do produto terminado.

Aqueles materiais que são obtidos diretamente de plantas ou animais e não foram submetidos a um processamento adicional significativo (p. ex., soro fetal bovino usado em biorreatores e produtos sanguíneos), carregam o mais alto risco de potencial de contaminação microbiana, e são frequentemente excelentes meios de cultivo para a proliferação microbiana. Embora sangue e soro sejam normalmente estéreis (livres de bactérias e fungos), deve-se levar em consideração que os vírus e micoplasma proliferam exclusivamente na presença de células hospedeiras apropriadas, e somente materiais de origem animal (ou produzido por biorreatores com células de mamíferos) apresentam considerável possibilidade de contaminação com vírus e micoplasmas capazes de infectarem humanos ou animais. Como príons se mostram mais resistentes à inativação química e física que outros agentes infecciosos, o controle desses agentes de infecção em matérias-primas é baseado em diferentes abordagens quando comparado com outros tipos de microrganismos. Guias regulatórios da *Food and Drug Administration (FDA), United States Department of Agriculture (USDA), Medicines and Healthcare Products Regulatory Agency (MHRA)*, e outras agências, têm sido fornecidos à indústria farmacêutica para reduzir a exposição potencial a matérias-primas que possam conter esses agentes (p. ex., relação de material de origem de derivados bovinos de países com ausência ou baixa incidência de animais infectados).

Aqueles materiais submetidos a processamentos considerados não muito severos, como ocorre com proteínas e enzimas (p. ex., tripsina extraída do pâncreas), assim como matérias-primas minerais, como cloreto de sódio ou talco, incluídos nessa categoria por não serem processados extensivamente, podem estar contaminadas com bactérias ou fungos, em decorrência de sua origem.

Isso não ocorre no geral com materiais que são expostos a processamentos muito severos na sua obtenção, como os extratos lipídicos obtidos do soro, os aminoácidos extraídos de tecidos, a gelatina de tecido animal, açúcares e amidos extraídos de plantas e materiais produzidos por processo fermentativo, e subsequentemente purificados.

Materiais sintéticos são obtidos da reação de componentes que se submetem a modificação química. Embora sujeitos à contaminação, são menos propensos a apresentar contaminação microbiana, ou mesmo a suportar a proliferação de microrganismos aos quais sejam expostos. Solventes orgânicos usados nas sínteses químicas desses tipos de matérias-primas são capazes de reduzir a contaminação microbiana. O mesmo se aplica a polímeros, empregados como insumos nos correlatos, os quais adicionalmente não se constituem, no geral, em substrato para o desenvolvimento microbiano.

Os riscos associados tanto com materiais naturais como sintéticos são associados à sua origem, bem como à extensão do processamento e purificação. Como os agentes microbianos são universais, a contaminação potencial de materiais de origem natural deve ser ressaltada. Adicionalmente, tais materiais são obtidos de origens não controladas, plantas, animais, e solo, com qualidade muito variável. Para matérias-primas complexas, especialmente proteínas e carboidratos complexos, fontes naturais podem ser a única origem possível, sendo geralmente menos onerosas que alternativas sintéticas.

No caso de matérias-primas obtidas de fontes naturais, é de se esperar elevada contaminação microbiana, ao contrário daquelas sintéticas.

Os sais inorgânicos, como o cloreto de sódio, o cloreto de potássio, o cloreto de cálcio e o bicarbonato de sódio, além de glucose, frutose, sorbitol, manitol e glicina, todos empregados na produção de parenterais de grande volume, apresentam no geral baixa contagem microbiana (BAGGERMEN; KANEGIETER, 1984).

O mesmo não se pode dizer sobre as drogas vegetais brutas, normalmente com contaminação fúngica e bacteriana, respectivamente, a níveis de $10^4/g$ e $10^5/g$ (HITOKOTO *et al.*, 1978; YOKOYAMA *et al.*, 1981), sendo *Aspergillus* e *Penicillium* os contaminantes mais comuns, assim como esporos do gênero *Bacillus*, e por vezes *Micrococcus* spp. e *Staphylococcus* spp.

A Portaria n. 123, de 19 de outubro de 1994, da Secretaria de Vigilância Sanitária do Ministério da Saúde, que estabelece normas para o registro de produtos fitoterápicos, apresenta anexo em que estabeleceu limites microbianos máximos para matérias-primas vegetais, por grama ou mililitro: de até 10^5 para microrganismos viáveis, 10^4 para leveduras ou fungos e 10^4 para enterobactérias. Estabeleceu ainda a ausência de *Salmonella* spp., *Staphylococcus aureus, Pseudomonas aeruginosa, Escherichia coli* e fungos da família *Aspergillus*. Entretanto, segundo a Portaria n. 6, de 31 de janeiro de 1995, em consideração a sugestões apresentadas à Portaria anteriormente mencionada, os testes de pesquisa de contaminantes microbiológicos devem estar de acordo com a Farmacopeia Brasileira ou com as recomendações da Organização Mundial da Saúde (OMS); da mesma forma, a Resolução RDC n. 17, de 24 de fevereiro de 2000, orienta pesquisa de contaminantes microbiológicos conforme critérios farmacopeicos ou recomendação da OMS. Persistiu nessa regulamentação para produtos fitoterápicos a ressalva que, em caso de utilização de métodos para eliminação de contaminantes, devem ser descritos o método e a pesquisa de eventuais alterações na matéria-prima. Esse quesito abrangeu matérias-primas vegetais, que incluem as drogas (planta ou partes, frescas ou submetidas a processos de conservação após a coleta) ou preparações fitoterápicas (produto vegetal triturado, pulverizado ou rasurado; extrato, tintura, óleo essencial, gordura vegetal, suco e outros). Essa posição é mantida com a publicação da RDC n. 14, de 31 de março de 2010 (BRASIL, 2010).

Buscando complementar a informação relativa ao padrão microbiano, os limites (adaptados do *Provisional guidelines on the microbial contamination of species, herbs and vegetable seasonings, International Consultative Group on Food Irradiation, Consultation on microbiological criteria for foods to be further processed including irraditation, FAO, IAEA and WHO, Geneva, 1989, WHO/EHE/FOS/89.5, p.21)* adotados pela *World Health Organization*, no WHO/Pharm/92.559 são distintos, conforme o tratamento ou a aplicação do material de origem:

- destinado a processo de descontaminação química ou por irradiação (os quais podem merecer reavaliações decorrentes de operações posteriores); máximo por grama: 10^4 de *Escherichia coli.* e 10^5 de fungos;
- destinado a infusões ou chá, ou uso tópico; máximo por grama: 10^7 de bactérias aeróbicas; 10^3 de *Saccharomycetes* e *Hyphomycetes*; 10^2 de *Escherichia coli*; ausência de *Salmonella* spp.; 10^4 de outras enterobactérias;
- destinado a uso interno; máximo por grama: 10^5 de bactérias aeróbicas; 10^3 *Saccaromycetes* e *Hyphomycetes*; 10 de *Escherichia coli*; ausência de *Salmonella* spp.; 10^3 de outras enterobactérias.

Além da complexidade de limites, é ainda apresentado limite rígido para aflatoxinas. Portanto, para se cumprir devidamente a exigência legal, certamente haveria dificuldades práticas, pelo que se conhece da realidade atual na área.

O Consolidado de normas da Coordenação de Fitoterápicos, Dinamizados e Notificados (COFID), da Gerência de Tecnologia Farmacêutica (GTFAR) e Gerência Geral de Medicamentos (GGMED) da Agência Nacional de Vigilância Sanitária (Anvisa), publicado em outubro de 2009, aborda os ensaios microbiológicos nos estudos de estabilidade e controle de qualidade para efeito de registro dos medicamentos fitoterápicos. Nesse contexto, está em conformidade com limites microbianos de produtos farmacêuticos não estéreis, abrangendo número de microrganismos totais e ausência dos patogênicos: *Pseudomonas aeruginosa; Staphylococcus aureus; Salmonella* sp. *e Escherichia coli*. Também coaduna com a regulamentação atual, ou seja, a Resolução RDC n. 14, de 31 de março de 2010 (BRASIL, 2010).

Água

A maior demanda de água destina-se ao consumo humano, que pressupõe a exigência de qualidade, no geral atendida pelas redes de abastecimento urbano. Entretanto, quando destinada ao uso industrial, exigências técnicas rígidas devem ser consideradas. Em sistemas de armazenamento e distribuição de água de processos produtivos, é conhecida a formação de biofilmes. Esses incorporam comunidades de microrganismos, em geral bactérias, aderidas à superfície, que produzem e liberam substâncias, entre as quais polímeros extracelulares com característica adesiva. Embora se proceda à sanitização periódica desses sistemas, apesar da condição de escassos nutrientes, alguns microrganismos, como a *Burkholderia cepacea*, apresentam alta capacidade de formação e manutenção desses biofilmes.

A água é muitas vezes o componente mais representativo de uma formulação farmacêutica ou cosmética, podendo ser o de maior relevância como fonte contaminante. A contaminação do produto pode se originar diretamente da água do processo ou, indiretamente, em decorrência de processos de limpeza – como consequência da umidade residual de pisos, pias e drenos instalados em equipamentos – na área produtiva.

Os compêndios oficiais, além de se restringirem a especificação de água destinada a produtos farmacêuticos, em detrimento de algumas outras, pecam também pela não uniformidade. É encontrado enfoque mais uniforme, embora não consentâneo, nas monografias farmacopeicas, para água purificada e água para injetáveis, sendo adicionalmente descritas: água purificada estéril, água estéril para injeção, água estéril para inalação, água bacteriostática estéril para injeção e água estéril para irrigação.

Tendo em vista a sua importância, a abordagem relativa à água está apresentada em capítulo específico.

Equipamentos

Equipamentos envolvidos no desenvolvimento e na fabricação dos produtos (como tanques, linhas de transferência, bombas, misturadores e outro) podem contribuir para a sua biocarga pelo contato direto. Portanto, devem ser sanitizados, desinfetados ou esterilizados imediatamente antes do uso, sempre que possível.

É recomendável estabelecer tempos adequados de permanência dos equipamentos após tais processos, baseados em estudos microbiológicos. Equipamentos que sejam sanitizados ou esterilizados podem não estar completamente secos (p. ex., nas áreas próximas de conexões e válvulas pode haver resíduo de umidade), devendo ser re-sanitizados antes do uso, se mantidos em ambiente não estéril. Equipamentos podem ser sanitizados usando água quente (p. ex., a 60°C por 10 minutos) ou agentes químicos. Porém, deve ser observado que métodos de esterilização e sanitização apenas são completamente efetivos, se o equipamento já tiver sido completamente limpo.

Ambiente

Almoxarifado

A qualidade de matérias-primas e materiais de embalagem está, entre outros fatores, diretamente associada a condições adequadas de estocagem. O emprego de sacos revestidos de polietileno, *pallets* ou recipientes com tampas constitui-se em recurso que minimiza, mas não impede de forma absoluta a contaminação do material. Cuidados quanto a condições de edificação, limpeza, procedimentos de manuseio e fluxo dos materiais são indispensáveis. É fundamental que sejam mantidos controles, incluindo combate a roedores, insetos e pássaros.

Matérias-primas cuja conservação tem por base sua pressão osmótica, como soluções de açúcar e malte, podem ser suscetíveis ao desenvolvimento de fungos quando da condensação nas superfícies internas, o que pode ser evitado por agitações periódicas.

Desenvolvimento e fabricação

Na fase inicial do desenvolvimento de um produto, a definição de um ambiente não é especificada, e a monitoração ambiental rotineira de microrganismos usualmente representa pequeno benefício. Porém, se o ambiente de trabalho for classificado, então monitoração deve ser conduzida conforme exigido pelos padrões regulatórios, ou por normas internas.

Com o progresso do desenvolvimento do produto, será tomada uma decisão quanto à classificação do ambiente onde deverá ocorrer sua fabricação.

Pessoal

É de amplo conhecimento que no ambiente de fabricação farmacêutica as pessoas constituem a principal fonte de contaminação. Isso pode decorrer de operadores que falham no atendimento às técnicas assépticas, assim como de contaminações provenientes de sua pele, cabelo, ou roupas. Como as pessoas podem estar grosseiramente contaminadas com microrganismos, a melhor medida de controle é o uso efetivo de barreiras físicas, como luvas, gorros, máscaras e proteções para os sapatos. Na estratégia mais conservadora de controle, o uso de barreiras isoladoras pode segregar completamente o operador do ambiente de fabricação.

Material de acondicionamento

A embalagem designada de primária, em contato direto com o produto, deve também ser considerada dentre os elementos importantes no controle da contaminação. Particularmente no caso de produtos estéreis preparados em condição de manipulação asséptica, qualquer contaminante presente na embalagem torna-se crítico, exigindo-se para os mesmos a característica de esterilidade. Frascos de vidro são previamente esterilizados por processo térmico e, no caso dos plásticos, muito empregados nos colírios e parenterais de grande volume, o processo de moldagem a elevadas temperaturas e provido de sopro com ar filtrado estéril confere aos mesmos a esterilidade. A manutenção dessa característica é possível com fechamento automático inerente ao processo de moldagem, ou a operação de moldagem em ambiente controlado, e subsequente embalagem estéril hermética. Outra opção consiste na adoção de processo esterilizante por irradiação ou por óxido de etileno.

No caso daqueles frascos destinados ao acondicionamento dos produtos não estéreis, questões associadas a custo, assim como a aspectos técnicos, isentam da necessidade de característica estéril. A remoção de resíduos, eventualmente contidos em seu interior por processo de lavagem, leva a ponderações quanto à qualidade da água empregada, assim como a condição de secagem de forma a não privilegiar o desenvolvimento microbiano. Em particular nos frascos plásticos de limitada resistência térmica o processo merece atenção.

A contaminação acidental pode ser decorrente do material de cartonagem, ocorrendo durante a embalagem, estocagem e transporte. Os agentes de contaminação constituem-se principalmente em esporos de *Penicillium* spp., *Aspergillus* spp. e *Bacillus* spp. Laminados, elementos metálicos e material para *blisters*, em decorrência de etapa do processamento, apresentam no geral baixas contagens microbianas, podendo entretanto receber carga contaminante em decorrência de más condições de estocagem.

Da perspectiva da garantia de qualidade, a proteção do produto relativamente à contaminação microbiana é crítica, particularmente para parenterais e aerossóis, e os documentos das áreas regulatórias apresentam no geral poucas informações quanto à integridade do sistema de acondicionamento e fechamento.

Integridade do acondicionamento e fechamento para produtos farmacêuticos injetáveis

O objetivo dos sistemas de acondicionamento e fechamento é proteger o produto do ingresso de oxigênio, umidade e microrganismos. Diferentes tipos de sistemas de acondicionamento e fechamento têm suas próprias características, ao serem consideradas no desenvolvimento de uma estratégia de testes e validação.

O estabelecimento da integridade do produto estéril é necessário para assegurar a manutenção de duas condições extremamente importantes: atributos totais do produto, dentro das especificações rotuladas, e sua esterilidade.

Os testes de integridade do acondicionamento do produto continuam através do seu ciclo de vida. Geralmente, esse teste de integridade deve ocorrer em três fases:

1. desenvolvimento inicial do sistema de acondicionamento do produto;
2. rotina de fabricação;
3. determinações de estabilidade na vida de prateleira.

É comum que, durante o desenvolvimento inicial dos sistemas de acondicionamento, estudos físicos e microbiológicos sejam conduzidos para determinar a integridade. É nesse momento que informações comparativas sobre métodos de desafio microbiológico e físicos podem ser obtidos (USP, 2014).

Frasco e tampa

A integridade do selo entre vidro e elastômero pode ser afetada pelos seguintes fatores:

- distância entre o *plug* (porção da tampa que penetra a terminação superior do frasco) e o vidro;
- lubricidade da superfície da tampa (o óleo de silicone não tem função selante e pode facilitar a migração da tampa para cima, após a introdução);
- conformação da tampa.

Seringas pré-cheias

Um selo é criado quando o componente elastomérico é introduzido num vidro ou cilindro de plástico. A integridade dessa selagem pode ser afetada pela perda de ajuste (determinada pelo diâmetro interno da seringa e o diâmetro externo do componente elastomérico), e tampas ou cilindros defeituosos (causados por riscos ou deformações).

Integridade da unidade contenedora/fechamento para matérias-primas e produto a granel

A integridade microbiológica de um material de acondicionamento do produto a granel deve ser estabelecida. Embora os tipos de sistemas de fechamento sejam usualmente diferentes daqueles usados para produtos injetáveis individuais, os mesmos conceitos para planejamento de sistema e estratégia de desafios podem ser em-

pregados. O acondicionamento empregado em produtos não estéreis deve evidenciar adequada proteção e contaminação, dependendo do seu emprego.

Fabricação

A via de administração para os primeiros ensaios clínicos pode ocasionalmente diferir daquela a ser adotada para o produto terminado a ser comercializado (seja estéril ou não estéril). Dados preliminares podem conduzir à decisão quanto à alteração na via de administração, e particularmente se o produto será submetido a esterilização terminal, ou se requer enchimento asséptico. As expectativas regulatórias atuais são de que um produto estéril seja terminalmente esterilizado, a menos que uma situação específica exija enchimento asséptico. Os métodos predominantes para esterilização terminal são calor e irradiação. Se esses métodos afetarem negativamente o fármaco, far-se-á necessário o enchimento asséptico, o qual normalmente requer que produtos líquidos sejam filtráveis. Se a filtração apresentar limitações, então será necessário desenvolver métodos alternativos.

Fabricação de produtos não estéreis

Pós e comprimidos

Na unidade de fabricação de pós, grânulos e comprimidos, envolvendo, portanto, apenas misturas de componentes sólidos, o encapsulamento do produto resultante, ou a granulação, seguida de compressão e embalagem destes itens, a contaminação decorrente do ambiente é causada, predominantemente, por esporos de *Bacillus* e de fungos da poeira ambiental, juntamente com micrococos e estafilococos de escamas de pele, liberadas pelos operadores. Pelas características inerentes aos produtos, seu local de fabricação exige umidade relativa baixa.

Granulação aquosa seguida do processo de secagem pode ocasionar problema se este não for imediato ou se a temperatura de secagem for mantida por tempo prolongado, permitindo o crescimento microbiano. A proliferação da carga microbiana originada das matérias-primas é passível de ocorrência mesmo em níveis baixos de atividade de água, podendo responder por elevada contagem dos esporos no final do processo. Máquinas de compressão, assim como outras operações primárias subsequentes, não tenderão a interferir na condição microbiológica do produto.

O método empregado para limpeza do equipamento frequentemente exerce grande influência sobre o potencial de proliferação microbiana. O vácuo a seco consiste em forma efetiva de limpeza que não favorece o crescimento microbiano. A lavagem aquosa pode, algumas vezes, somar à baixa efetividade a proliferação microbiana quase inevitável, devendo-se proceder a secagem completa imediatamente após ser finalizada.

Líquidos, cremes e pomadas

Para esse grupo de produtos, deve ser considerado o risco de contaminação veiculada pelos fragmentos e partículas derivados da embalagem externa, os quais podem, entretanto, ser minimizados com sistema de ar e exaustão adequados. *Bacillus* spp., esporos de fungos da poeira, bem como micrococos e estafilococos de escamas da pele são os contaminantes mais comumente presentes em plantas de fabricação deste grupo de produtos.

Como a água é envolvida na produção de líquidos, cremes e pomadas hidrófilas, assim como na limpeza da planta, constitui-se em potencial agente de contaminação. Por exemplo, água do piso e dos drenos durante lavagem das áreas possibilita que a *Pseudomonas aeruginosa*, *Pseudomonas* spp., *Enterobacter* spp. e outras bactérias Gram-negativas se desenvolvam de forma profusa. Contagens da ordem de 10^6 a 10^7 UFC/mL são facilmente encontradas em amostras de água colhidas destas áreas úmidas, se desinfecção regular e secagem não forem aplicadas.

Equipamentos de limpeza, tanques de estocagem, tubulações e máquinas de enchimento são potenciais depositários de contaminantes, situação quase inevitável por conta do residual da água de enxágue. Se pontos da planta permanecem úmidos, pode ser esperado o crescimento de organismos Gram-negativos. O equipamento ideal seria aquele livre de reentrâncias, com superfície lisa, com fácil drenagem de água e rápida secagem.

Fabricação de produtos estéreis

Muitas são as precauções necessárias no planejamento e operacionalização em plantas de fabricação de produtos estéreis para minimizar contaminação, tanto particulada quanto microbiana. A área produtiva deve seguir rígidos conceitos de engenharia, deve apresentar paredes e teto lisos e impermeáveis; superfícies e equipamentos devem permitir fácil limpeza e ser construídos com material que resista a desinfecção química. Deverá ser previsto sistema de circulação e de tratamento de ar que auxilie na manutenção da limpeza da área, promovendo renovações, expressas no número de vezes que o volume total do ar da sala é trocado por hora.

O filtro é o elemento mais importante do sistema, devendo ser do tipo absoluto de alta eficiência (HEPA), com retenção superior a 99,97% sobre partículas de 0,3 mm. A existência de sistema de ar filtrado HEPA deve permitir fluxo de ar preferencialmente laminar nos sítios de operações críticas, conforme delineamento específico planejado.

A desinfecção química regular das superfícies de paredes e pisos, assim como a manutenção da integridade dos filtros de ar e periodicidade de trocas, permitem a obediência aos padrões ideais. Cargas microbianas de 0 a 3 UFC por placa de contato de 24 cm², imediatamente após limpeza, são facilmente atingidas, e durante as operações valores de menos que 10 UFC por 24 cm² podem ser esperados. O nível de microrganismos presentes depende do tipo de operação efetuada, do número de operadores e do tamanho da sala. Quanto maior a complexidade da operação e o número de operadores, mais alto deve ser o valor esperado de contaminação em um dado espaço.

A qualidade das vestimentas e o nível de experiência e treinamento dos operadores são muito importantes para a manutenção adequada dos níveis de contaminação ambiental das áreas limpas e assépticas. A cobertura da superfície corpórea total com botas, macacão, máscaras faciais e luvas estéreis contribuem para a proteção máxima do ambiente. Tecidos de trama fechada evitam transferência das escamas da pele para o ambiente, permitindo ainda um certo nível de troca gasosa e conforto ao funcionário.

PROCESSO DE FABRICAÇÃO

O processo de fabricação exerce grande influência sobre os níveis de contaminação microbiana do produto. É fundamental que se definam os estágios de fabricação que podem causar alterações significantes, garantindo controle adequado nesses estágios.

Dentre os vários aspectos a considerar estão as matérias-primas, a água, a natureza dos produtos (secos, líquidos, cremes ou pomadas, estéreis), reatores ou tanques, processos esterilizantes (filtração, térmico ou químico) e de enchimento, além da biocarga.

Planejamento do processo

É importante a cada estágio do processo identificar o potencial de contaminação microbiana para garantir controles adequados. Um objetivo primário é minimizar a biocarga durante estágios preliminares, para aumentar a garantia de qualidade microbiana durante o manuseio subsequente, estocagem e uso do produto.

O processo deve ser bem definido para determinar o nível de controle microbiano. Um diagrama, ou um gráfico de fluxo do processo, detalhando todas as operações unitárias e testes analíticos (incluindo os microbiológicos) devem ser estabelecidos para avaliar se será mantido o controle adequado do processo. Por exemplo, a estimativa de biocarga total associada com o processo é crítica quando considerando o nível de validação a ser efetuado. Da mesma forma, um entendimento básico das potenciais interações do produto com o sistema de acondicionamento e fechamento e seu impacto na qualidade da selagem é crítico ao predizer a integridade do produto relacionado ao tempo (o produto estéril deve manter esse atributo durante sua meia-vida) ou manter a ausência de microrganismos indesejáveis. Um claro entendimento da natureza da fórmula e do planejamento do processo é essencial para manter um nível adequado de segurança microbiana a cada fase do desenvolvimento, e deve ser documentado. Estando o processo finalizado e transferido para as instalações definitivas, um documento de fluxo final do processo, incluindo os controles microbiológicos, deve ser elaborado.

Considerações e técnicas especiais

■ Produtos estéreis: processamento asséptico seguido de esterilização terminal é o método de escolha para produtos estáveis. Certas fórmulas não podem resistir a um tratamento de esterilização terminal pós-enchimento e também não podem conter conservantes por questões de estabilidade de fórmula ou relativas ao uso tencionado do produto. Nesses casos, um processamento asséptico que minimize a intervenção humana – como tecnologia de isoladores – pode ser considerada como estratégia.

■ Produtos estéreis e não estéreis: uma revisão dos pontos do processo (p. ex., tempo e condições) e o potencial impacto na biocarga ou esterilidade devem ser efetuados. Em alguns casos, controles ambientais adicionais podem ser usados (p. ex., tecnologia de isoladores).

Considerações sobre a qualificação do processo

■ Produtos não estéreis: revisão das operações unitárias para minimizar contaminações provenientes do pessoal e ambiente é recomendada. Tempos de manutenção e temperaturas associadas devem ser avaliados para avaliar o impacto na qualidade microbiana do produto final.

■ Produtos estéreis: o processo deve ser avaliado quanto ao número e natureza das manipulações assépticas requeridas para preparar o produto final. Em geral, manipulações no processo de filtração estéril devem ser minimizadas – a extensão e o número de intervenções aumentam o risco de contaminação. Outros fatores críticos, como tamanho do lote e manuseio do produto, devem ser considerados. O processo total deve ser testado por *media fill*, sempre que aplicável. Validação do processo de esterilização, validação da limpeza e validação da esterilização dos equipamentos e superfícies de contato com o produto

também devem ser estudadas e revistas quanto a um mínimo de aceitabilidade.

CONSIDERAÇÕES FINAIS

Como se sabe, assegurar que os medicamentos estéreis ou não estéreis sejam eficazes e seguros tem importância fundamental. De forma essencial, tem-se o foco de qualidade dirigido ao paciente.

No caso dos biológicos, a segurança, eficácia e pureza não são menos críticas, e seu entendimento regulatório atual é resultado de mais de cem anos de interação entre ciência e legislação. A sua origem, seja de organismo vivos, fontes naturais, ou biotecnologia, foi causa de muitas tragédias.

Por sua vez, desde os avanços tecnológicos dos anos 1950 e 1960, os correlatos de medicamentos apresentam dimensão da maior importância, e agregam a característica de funcionalidade por ação física, diferindo do medicamento que apresenta a ação química e envolve o metabolismo. É um grupo amplo, abrangendo produtos não estéreis e estéreis, dentre os quais equipos de soro, cateteres, seringas e muitos outros.

Há ainda que se considerar os cosméticos, quando o emprego em regiões dos olhos e em crianças traz maior exigência no que tange limites microbianos.

Todos esses grupos de produtos, respeitando suas particularidades, exigem cuidadosa consideração no que diz respeito à contaminação microbiana, e encontram-se de alguma forma contemplados na abordagem deste capítulo.

REFERÊNCIAS BIBLIOGRÁFICAS

1. ARMSTRONG-ESTHER, C.A.; SMITH, J.E. Carriage patterns of *Staphylococcus aureus* in a healthy non-hospital population of adults and children. *Ann. Hum. Biol.*, v.3, p.221-227, 1976.

2. BAGGERMAN, C.; KANEGIETER, L.M. Microbiological contamination of raw materials for large volume parenterals. *Appl. Environ. Microbiol.*, v.48, p.662-664, 1984.

3. BAIRD, R.M.; AWAD, Z.A.; SHOOTER, R.A. Contaminated medicaments in use in a hospital for diseases of the skin. *J. Hyg. Camb.*, v.84, p.103-108, 1980.

4. BAIRD, R.M.; SHOOTER, R.A. *Pseudomonas aeruginosa* infection associated with use of contaminated medicaments. *Br. Med. J.*, v.2, p.349-350, 1976.

5. BAIRD, R.M.; STRURGISS, M.; AWAD, Z.A.; SHOOTER, R.A. Microbial contamination of topical medicaments used in the treatment and prevention of pressure sores. *J. Hyg. Camb.*, v.83, p.445-450, 1979.

6. BERKELMAN, R.L.; ANDERSON, R.L.; DAVIS, B.J.; HIGHSMITH, A.K.; PETERSEN, N.J.; BONO, W.W.; COOK, E.H.; MACKEL, M.S.; FAVERO, M.S.; MARTONE, W.J. Intrinsic bacterial contamination of a commercial iodophor solution. *Appl. Environ. Microbiol.*, v.47, p.752-756, 1984.

7. BEVERIDGE, E.G. The microbial spoilage of pharmaceutical products. In: LOVELOCK, D.W.; GILBERT, R.J. (eds.). *Microbial*

aspects of the deterioration of materials. London: Academic Press, 1975, p.213-235.

8. BRASIL. Farmacopeia Brasileira. 5.ed. Brasília: Agência Nacional de Vigilância Sanitária, 2010, p. 236-253.

9. BRASIL. Farmacopeia Brasileira. 5.ed. Brasília: Agência Nacional de Vigilância Sanitária, 2010, p.253-261.

10. BRASIL. Resolução RDC n. 14, de 31 de março de 2010. Dispõe sobre o registro de medicamentos fitoterápicos. Diário Oficial da União, Brasília, DF, 5 abr. 2010. Seção 1, p.85-87.

11. BRASIL. Resolução RDC n. 17, de 16 de abril de 2010. Dispõe sobre as boas práticas de fabricação de medicamentos. *Diário Oficial da União*, Brasília, DF, 19 abr. 2010. Seção 1, p.94-110.

12. BRITSH PHARMCOPEIA. Appendix XVI A. Sterility. [versão eletrônica.]. London: British Pharmacopoeia Commission Office, 2012.

13. BRITSH PHARMCOPEIA. Appendix XVI B. Microbiological examination of non-sterile products. [versão eletrônica.]. London: British Pharmacopoeia Commission Office, 2012.

14. BRITSH PHARMCOPEIA. Appendix XVI C. Efficacy of antimicrobial preservation. [versão eletrônica.]. London: British Pharmacopoeia Commission Office, 2012.

15. BRITSH PHARMCOPEIA. Appendix XVI D. Microbiological quality of non-sterile pharmaceutical preparations and substances for pharmaceutical use. [versão eletrônica.]. London: British Pharmacopoeia Commission Office, 2012.

16. COOKE, E.M.; SHOOTER, R.A.; O'FARRELL, S.M.; MARTIN, D.R. Fecal carriage of *Pseudomonas aeruginosa* by newborn babies. *Lancet*, v.2, n.7682, p.1045-1046, 1970.

17. DENYER, S.P. Microbial contamination of intravenous fluids during use. *Br. J. Pharm. Practice*, v.6, p.122-126, 1984.

18. DENYER, S.P.; BAIRD, R.M. *Guide to microbiological control in pharmaceuticals and medical devices*. 2. ed. New York: Taylor & Francis Group, 2007, 504p.

19. EIKHOFF, T.C. Nosocomial salmonellosis due to carmine. *Ann. Intern. Med.*, v.66, p.813-814, 1967.

20. FAVERO, M.S.; PETERSON, N.J.; BOYER, K.M; CARSON, L.A.; BOND, W.W. Microbial contamination of renal dialysis system and associated health risk. *Am. Soc. Artif. Int. Organs*, v.20, p.175-183, 1974.

21. FELTS, S.K.; SCHAFFNER, W.; MELLY, M.A.; KONING, M.G. Sepsis caused by contaminated intravenous fluids: epidemiologic, clinical and laboratory investigation of an outbreak in one hospital. *Ann. Intern. Med.*, v.77, p.881-890, 1972.

22. FOOD AND DRUG ADMINISTATION [internet.]. Guide to inspections of viral clearance processes for plasma derivatives. Disponível em: http://www.fda.gov/ICECI/Inspections/InspectionGuides/ucm074866.htm. Acesso em: 22 abr. 2010.

23. FOOD AND DRUG ADMINISTRATION. *Code of federal regulations. Title 21, Part 211*: current good manufacturing practice for finished pharmaceuticals – 211.113: control of microbiological contamination. Washington: US Government Printing Office, 2006.

24. GLENCROSS, E.J.G. Pancreatin as a source of hospital-acquired Salmonellosis. *Br. Med. J.*, v.2, p.376-378, 1972.

25. HITOKOTO, H.; MOROZUMI, S.; WAUKE, T.; SAKAI, S.; KURATA, H. Fungal contamination and mycotoxin detection of powdered herbal drug. *Appl. Environ. Microbial.*, v.36, p.252-256, 1978.

26. INTERNATIONAL CONFERENCE ON HARMONIZATION. [internet.]. ICH Q5A (R1): viral safety evaluation of biotechnology products derived from cells lines of human or animal origin, 1999. Disponível em: http://www.ich.org/LOB/media/MEDIA425.pdf. Acesso em: 22 abr. 2010.

27. JAPANESE PHARMACOPOEIA. Microbial attributes of nonsterile pharmaceutical products. In: Japanese pharmacopoeia. [versão eletrônica.]. 16. ed., supplement I. Ministry of Health, Larbour and Welfare, 2011.

28. KALLING, L.O. Contamination of therapeutic agents. In: *Contamination in a manufacture of pharmaceutical products*. Geneva: Secretariat of the European Free Trade Association, p.17-23, 1973.

29. KALLINGS, L.O.; RINGESTZ, O.; SILVERSTOLPE, L.; ERNERFELD, F. Microbiological contamination of medical preparations. *Acta Pharma. Suec.*, v.3, p.219-228, 1966.

30. KOMARMY, L.E.; OXLEY, M.; BRECHER, G. Hospital-acquired salmonellosis traced to carmine dye capsules. *N. Engl. J. Med.*, v.276, n.15, p.850-852, 1967.

31. LANG, D.J.; KUNS L.J.; MARTIN, A.R.; SCHROEDER, S.A; THOMPSON, L.A. Carmine as a source of nosocomial salmonellosis. *N. Engl. J. Med.*, v.276, n.15, p.829-832, 1967.

32. LEVEY, J.M.; GUINNESS, M.D.G. Hospital microbial environment: need for continued surveillance. *Med. J. Aust.*, v.1, n.11, p.590-592, 1981.

33. MARPLES, R.R. Local infections: experimental aspects. *J. Soc. Cosmet. Chem.*, v.27, n.10, p.449-457, 1976.

34. MCCULLOUGH, N.B.; EISELE, C.W. Experimental human salmonellosis. I. Pathogenicity of strains of Salmonella meleagridis and Salmonella anatum obtained from spray-dried whole egg. *J. Infect. Dis.*, v.88, n.3, p.278-289, 1951.

35. MILLER, M.J. Microbiological control strategies during the development of pharmaceutical products and process. In: Prince, R. (ed.). *Microbiology in pharmaceutical manufacturing*. 2. ed., Bethesda: DHI, 2008, p.237-282.

36. PARKER, M.T. The clinical significance of the presence of microrganism in pharmaceutical and cosmetic preparation. *J. Soc. Cosmet Chem.*, v.23, n.7, p.415-426, 1972.

37. PHARMACEUTICAL SOCIETY OF GREAT BRITAIN'S WORKING PARTY REPORT. Microbial contamination in pharmaceuticals for oral and topical use. *Pharm. J.*, v.207, p.400-402, 1971.

38. PUBLIC HEALTH LABORATORY SERVICE WORKING PARTY. Microbial contamination of medicines administered to hospital patients. *Pharm. J.*, 207, 96-99, 1971.

39. SHOOTER, R.A.; COOKE, E.M.; GAYA, H.; KUMAR, P.; PATEL, N.; PARKER, M.T.; THOM, B.T; FRANCE, D.R. Food and medicaments as possible sources of hospital strains of *Pseudomonas aeruginosa. Lancet*, v.1, n.7608, p.1227-1229, 1969.

40. UNITED STATES PHARMACOPEIA. 37.ed. Rockville: The United States Pharmacopeia Convention, 2014, p.923-924.

41. UNITED STATES PHARMACOPEIA. 37.ed. Rockville: The United States Pharmacopeia Convention, 2014, p.57-62.

42. UNITED STATES PHARMACOPEIA. 37.ed. Rockville: The United States Pharmacopeia Convention, 2014, p.62-67.

43. UNITED STATES PHARMACOPEIA. 37.ed. Rockville: The United States Pharmacopeia Convention, 2014, p.52-54.

44. UNITED STATES PHARMACOPEIA. 37.ed. Rockville: The United States Pharmacopeia Convention, 2014, p.1132-1134.

45. VICTORIN, L. An epidemic otitis in newborns due to infection with *Pseudomonas aeruginosa. Acta Paediar. Scand.*, v.56, p.344-348, 1967.

46. WESTWOOD, N.; PIN LIM, B. Microbial contamination of some pharmaceutical raw materials. *Pharm. J.*, v.207, p.99-102, 1971.

47. YOKOYAMA, H.; YAMASAKI, K.; SAKAGAMI, Y.; NUNOURA, Y.; UMEZAWA, C.; YONEDA, K. Investigating on quality of pharmaceutical products containing crude drugs (I). *J. Antibact. Antifung. Agents*, v.9, p.421-428, 1981.

3

Microbiologia da água no processo e como produto

INTRODUÇÃO

A água é, sem dúvida, a matéria-prima de mais elevado volume empregada, considerando de forma global a produção farmacêutica, de biotecnologia, de correlatos e de cosméticos. Pode ser usada direta ou indiretamente, com profundo potencial de impacto na qualidade do produto e segurança do paciente. Mesmo quando considerando as formas purificadas de água, produzidas em sistemas bem planejados, utilizadas como insumos ou fluidos de processo, podem ocorrer problemas. Estes derivam, em grande parte, da consideração equivocada de que a água, na sua forma pura, é inerte e estável. Entretanto, a água consiste em meio de crescimento que, embora não rico, apresenta variações em suas características microbianas.

Além de permitir o crescimento microbiano sob níveis muito baixos de nutrientes, é amplamente utilizada. Sua gama de aplicações abrange a formulação do produto e o preparo de reagentes, seu uso como agente extrator, de limpeza, meio de troca térmica, insumo para água altamente purificada e para vapor, entre outras. Adicional-

mente a essas aplicações, a água pode exercer influência em situações de vazamentos, espirros e condensação.

Deve-se igualmente salientar sua natureza como o fluido mais abundante do planeta, sendo considerada o solvente universal.

A necessidade de purificação química da água, visando impedir sua interação com fármacos ou outros insumos em uma formulação é importante, porém, de menor complexidade que a sua purificação microbiana. A combinação de métodos químicos e físicos usados na purificação da água baseia-se em tecnologia robusta que pode, na maioria dos casos, reduzir o nível de contaminação dos "contaminantes" químicos a menos que uma parte por milhão (ppm ou $1:10^{-6}$), sendo que a sensibilidade do ensaio é frequentemente da ordem de partes por bilhão (ppb ou $1:10^{-9}$). Os métodos de análise química geram respostas rápidas, permitindo a solução ágil dos problemas.

Poder-se-ia pensar que a análise microbiológica apresenta, teoricamente, uma sensibilidade de ao menos $1:10^{-15}$, tendo por base o cálculo de que o valor médio da massa celular microbiana é de 10^{-12} g, e que é possível filtrar, para efeito de teste, um litro de água. Porém, mesmo que se pudesse atingir efetivamente esse limite teórico de detecção,

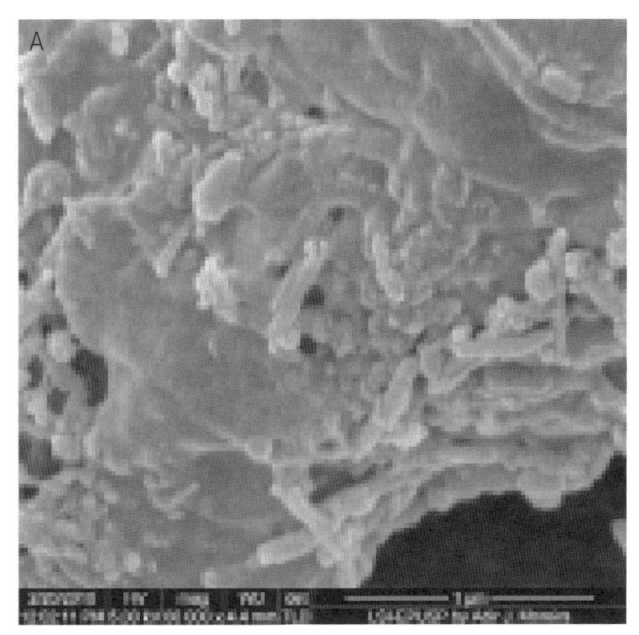 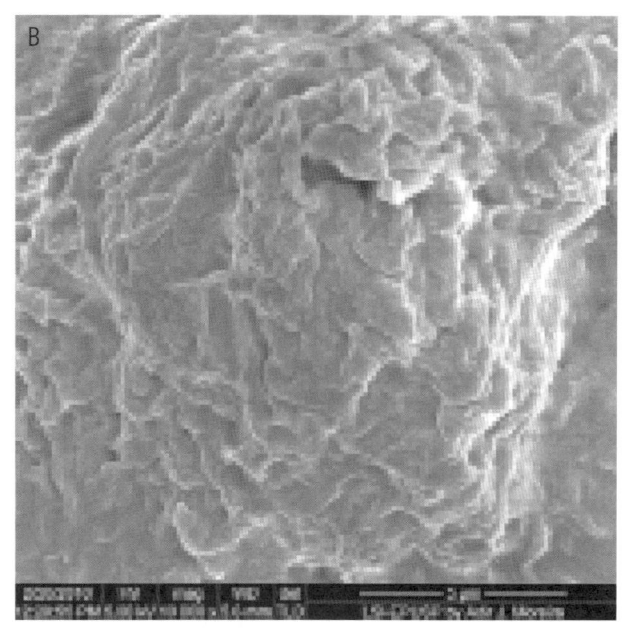

Figura 1 Fotos obtidas pela técnica de varredura por feixe de elétrons, com microscópio de emissão de campo, modelo NOVA NANOSEM 400. A: biofilme formado no interior da tubulação de PVC após 3 dias de passagem de água (aumento de 60.000 vezes); B: biofilme de A após 7 dias de passagem de água (aumento de 10.000 vezes). Os créditos das fotos são conferidos aos professores e técnicos do Laboratório de Sistemas Integráveis da Escola Politécnica da Universidade de São Paulo (USP) e auxílios concedidos pela Fundação de Apoio e Pesquisa do Estado de São Paulo (Fapesp).

seu valor seria extremamente limitado. Isso porque, enquanto os contaminantes químicos não podem se replicar e colonizar, tal fato ocorre com microrganismos, podendo ser observado na Figura 1 um exemplo de colonização (formação de biofilme) em área de um tubo de fornecimento de água em policloreto de vinila (PVC).

LIMITES DE ALERTA E AÇÃO

Esse tópico precede considerações quanto aos diferentes tipos de água, tendo em vista que as monografias farmacopeicas para cada tipo água em geral incluem tais limites (PE, 2010; USP, 2014). No monitoramento microbiológico da água, parte essencial de um programa de monitoramento ambiental, deverão ser contemplados os limites de alerta e de ação:

- Limites de alerta são níveis ou faixas que, quando excedidos, indicam que um processo pode ter se desviado de sua condição normal de operação. Constituem-se em advertência e não necessariamente exigem ação corretiva.

- Limites de ação são níveis ou faixas que, quando excedidos, indicam que o processo desviou-se de sua faixa de operação normal. Exceder um limite de ação sinaliza a necessidade de ação corretiva, para que o processo retorne à sua faixa de operação normal.

Em razão da complexidade do monitoramento da água, a implicação de um limite de ação ter sido excedido deve ser cuidadosamente investigada e avaliada, considerando o seu impacto sobre o(s) produto(s) envolvido(s). A investigação deve ser planejada para detectar a causa do evento e a possibilidade de sua eliminação. A avaliação deve considerar, além do impacto no produto e sua capacidade de resistir ao desafio microbiano, o grupo de pacientes ao qual se destina e sua suscetibilidade à infecção. Como o limite de ação apresenta caráter regulatório, a investigação e a avaliação devem ser cuidadosamente documentadas, sendo necessária justificativa para aprovação ou rejeição do produto no qual a água tenha sido usada.

Os limites de alerta devem, obviamente, estar abaixo dos limites de ação. A maneira mais prática e efetiva de determiná-los envolve a revisão histórica dos dados de monitoramento de água. De forma ideal, o limite de alerta deve ser determinado a partir de observações no período de, pelo menos, 1 ano, permitindo considerar variações sazonais. É prudente estabelecer um limite de alerta de 50% ou menos do limite de ação.

TIPOS DE ÁGUA

Diversos tipos de água purificada encontram-se disponíveis para as indústrias farmacêutica, de biotecnologia, correlatos e cosméticos. As diferentes farmacopeias apresentam definições e requisitos de qualidade conforme suas aplicações. As diferenças entre os compêndios são objeto de esforços, no sentido da harmonização não plenamente atingida. As empresas devem igualmente estabelecer especificações de controle de qualidade para suas águas, as quais podem ser exigidas pelas autoridades regulatórias.

A Farmacopeia Japonesa (ao menos até a 16ª edição) não apresenta especificações para as águas, mas inclui uma discussão sobre níveis de alerta e ação no capítulo não mandatório *Quality Control of Water for Pharmaceutical Use* (SOCIETY OF JAPANESE PHARMACOPEICA, 2011).

Por outro lado, a Farmacopeia Europeia apresenta "limite de ação apropriado" para água purificada, água para injeção, água para hemodiálise e água altamente purificada em suas respectivas monografias. A inclusão em monografia torna os limites oficiais e obrigatórios, independentemente do uso da água, mas permanece a questão sobre o significado de tais valores. Recentemente, a Farmacopeia Americana (USP, 2014) introduziu no Capítulo *<1.231> Water for Pharmaceutical Purposes* orientações de limites de ação para as águas *Bulk*.

Uma vez que cada sistema de água tem sua própria característica relativa a diversidade e níveis microbianos, as providências devem ser customizadas, não devendo constar como valores fixos em monografia oficial. Portanto, pode-se entender que os "limites de ação" mencionados nas monografias de água da Farmacopeia Europeia não se aplicam aos propósitos de controle do processo, tendo em vista que é o usuário quem responde se tais valores forem excedidos, o que, felizmente, em sistemas modernos de água raramente deve ocorrer. Porém, esses valores são frequentemente adotados como indicadores de controle do processo e sendo tão altos apresentam-se inadequados para o objetivo, permitindo que os sistemas de água atinjam níveis de crescimento fora do controle, sem a devida sinalização de necessidades de medidas de controle.

Os graus de água estabelecidos pelas monografias oficiais da USP podem ser classificados como *bulk* ou acondicionados como produto. As águas *bulk* incluem água purificada, água para injeção e água para hemodiálise, além do vapor puro. As águas acondicionadas como produtos incluem água estéril para injeção, água estéril para irrigação, água estéril para inalação, água estéril purificada e água bacteriostática para injeção. Primariamente, em razão do emprego planejado para essas águas, as suas monografias, e mesmo os seus títulos, agregam em geral o atributo de esterilidade. São exceções: a água bacteriostática para injeção, que deve também ser estéril, e a água purificada estéril, que deve ser estéril somente para

impedir a potencial proliferação microbiana, enquanto na embalagem. Os nomes dados a essas águas acondicionadas geralmente referem-se ao uso primário.

É importante ressaltar as diferenças de pureza química entre águas *bulk* e acondicionadas, embora estas sejam meramente apresentações após acondicionamento e esterilização das águas *bulk*. As águas acondicionadas são menos puras que seus *bulk* de origem, porque houve extração do material da embalagem primária.

Com a exceção da água para hemodiálise, as águas em *bulk* não apresentam especificação microbiana oficial na Farmacopeia Americana. Aspectos racionais para essa liberdade são apresentados nos primeiros parágrafos da USP *<1.231> Water for Pharmaceutical Purposes* (USP, 2014). A lógica é que essas águas *bulk* têm usos variados, alguns com necessidade rígida de pureza microbiana e outros com nenhuma ou quase nenhuma. Seria incoerente que todos os usuários dessas águas fossem onerados com requisitos microbianos irrelevantes, e igualmente admitir-se redução no requisito microbiano para água, cuja aplicação implique rígida qualidade microbiana.

Outras razões da inexistência de especificações microbianas para as águas *bulk* são mais teóricas e logísticas, e associadas à forma como a água é tipicamente produzida e usada, bem como ao tempo necessário para medir os seus atributos. Atributos microbianos para água não estéril são considerados dinâmicos, permitindo a proliferação microbiana. Embora o nível de pureza dessas águas *bulk* usualmente não promova o crescimento microbiano rápido, é contudo potencialmente instável.

A Resolução RDC n. 17 e a Farmacopeia Brasileira 5ª edição classificam as águas em três tipos fundamentais: a água purificada, água ultrapurificada e água para injetáveis (BRASIL, 2010). Os tipos de água serão a seguir apresentados, com suas principais características, contemplando igualmente os tipos de água preconizados pelas farmacopeias internacionais: água *bulk* ou acondicionada como produto. Além disso, é importante comentar, também, sobre a água potável, que é amplamente utilizada e tem aplicação direta em instalações farmacêuticas.

Água potável

Um tipo de água comumente usado pela indústria farmacêutica, de cosméticos e de correlatos é a água potável. Essa água é mencionada pela USP como adequada para muitas aplicações, inclusive nas etapas iniciais da limpeza de equipamentos, como água de origem para purificação subsequente, e como mínima qualidade de água permitida para fabricação de fármacos, quando compatível com o processo. Nos Estados Unidos, para ser considerada de pureza adequada, a água potável deve atender ao *United States Environ-*

mental Protection Agency's (EPA) National Primary Drinking Water Regulations, que é encontrada no 40 CFR Part 141. Trata-se de especificação complexa, envolvendo testes e atendimento a aproximadamente 100 atributos inorgânicos, orgânicos, microbiológicos, radioativos e físicos.

Em algumas aplicações da água potável, como a fabricação de fármacos, ou a purificação subsequente em água purificada USP, ou água para injeção USP, a água potável que atenda aos atributos definidos pela União Europeia, ou Japão, ou aos *Guidelines for Drinking Water* da Organização Mundial da Saúde (OMS), é amplamente aceitável. A autoridade local responsável pelo fornecimento público da água potável tem a responsabilidade de garantir atendimento aos atributos exigidos. Assim, as indústrias podem considerar os seus resultados, com algum teste adicional, como de coliformes, para demonstrar atendimento às especificações locais. Porém, quando o fornecimento de água é de origem privada, por exemplo, poço privado, o usuário é responsável por qualquer tratamento preliminar necessário ao atendimento das especificações de água potável, bem como por efetuar os testes que assegurem a conformidade com as suas especificações.

A importância de que a água atenda a essas especificações justifica-se pelo fato de que os limites das concentrações dos contaminantes especificados, nos níveis considerados, são seguros para ingestão, o que é importante para impedir que traços desses contaminantes permitidos estejam presentes nos fármacos, equipamentos lavados, no vapor, e mesmo nas águas purificadas empregadas na fabricação e formulação de formas de dosagem. Alguns desses contaminantes são extremamente difíceis de ser removidos em razão de suas propriedades, e os processos de purificação usados para a obtenção de água altamente purificada, bem como de fármacos, permitem a sua permanência. Um exemplo clássico de tais contaminantes são os compostos orgânicos voláteis, como os tri-halometanos, dentre os quais o clorofórmio, presente na água estéril para injeção, porque é apenas parcialmente removido nos pré-tratamentos e destilação final.

Uma situação peculiar aplica-se aos coliformes, em particular a *Escherichia coli*. Os coliformes são rigidamente regulados e controlados na água potável de abastecimento urbano e, embora não seja exigida sua absoluta ausência, o mesmo não se aplica a *Escherichia coli* do qual não deve haver nenhum vestígio. O germicida químico usado nos sistemas de água potável de abastecimento urbano, se mantido em níveis adequado, mata os coliformes. Ainda assim, o usuário deve testar regularmente sua presença na água. Se não detectados coliformes na água de entrada, não há chance razoável de que eles estejam presentes na água-

-produto obtida da purificação para água farmacêutica, exceto por introdução subsequente por operações manuais de manutenção ou por amostradores. Testes para coliformes na água purificada são pertinentes após operações de reparo/manutenção ou se coliformes forem detectados na água de origem. O limite de ação para contagem de mesófilos totais é de 500 UFC/mL.

Águas *bulk*

Água purificada

Consiste em água *bulk* grau de pureza internacionalmente reconhecido, porém existem algumas diferenças significativas em suas especificações. É destinada ao uso em formulação de medicamentos não parenterais ou apirogênicos, largamente usada para produtos tópicos e orais, assim como nos processos de granulação de comprimidos e cápsulas. É também usada na obtenção de água para injeção e vapor limpo grau farmacêutico. O seu limite de ação é de 100 UFC/mL.

Água altamente purificada

Esse é um grau de água presente em monografia da Farmacopeia Europeia, cuja especificação é muito semelhante à da USP para água purificada. Destina-se ao emprego na preparação de medicamentos em que é necessária água de alta qualidade biológica. É usada para medicamentos estéreis que não tenham por exigência a apirogenicidade, como as preparações oftálmicas, otológicas, nasais e cutâneas. É frequentemente obtida por osmose reversa (OR), e seu limite de ação microbiano é de 10 UFC/100 mL.

Água para hemodiálise

A água para hemodiálise é a água empregada principalmente para a diluição das soluções concentradas para hemodiálise. É obtida por meio da água potável que foi purificada de modo a diminuir seus contaminantes químicos e microbiológicos, podendo ser obtida por meio da destilação, OR ou troca iônica, e seu limite de ação microbiano é de 25 UFC/mL (USP, 2014; BP, 2012).

A Farmacopeia Britânica descreve que, quando a água obtida por um dos métodos descritos acima não está disponível, a água potável pode ser usada para casos de diálise domiciliar. Entretanto, a química da água potável varia consideravelmente de uma localidade para outra, é necessário considerar a sua composição química, para permitir ajuste nas concentrações dos íons, de modo que as concentrações na solução diluída correspondam àquela do uso pretendido (BP, 2012).

Água para injetáveis

É o grau de água utilizado como excipiente na produção de parenterais ou outras preparações cujos níveis de endotoxina devem ser controlados, podendo também ser utilizada na limpeza de determinados equipamentos e componentes que venham a entrar em contato com os produtos parenterais.

É obtida da água potável, sendo que esta deve receber um pré-tratamento para torná-la adequada para o tratamento subsequente (destilação ou outro processo validado, p. ex., OR). Apesar de muito semelhantes às especificações da Farmacopeia Europeia e da Americana, há uma diferença fundamental no conceito de sua preparação. Nos Estados Unidos, pode ser preparada por OR, ou destilação, enquanto as autoridades regulatórias da Europa insistem que seja usada a destilação.

Os parâmetros químicos desse grau de água são os mesmos para a água purificada, mudando apenas as especificações para endotoxina bacteriana. Sendo assim, os sistemas envolvidos em sua produção, armazenamento e distribuição devem ser projetados de modo a minimizarem ou prevenirem a contaminação microbiana, assim como remover a contaminação de endotoxina pela água que chega por meio da água de partida. Seu limite de ação microbiano é de 10 UFC/100 mL.

Água acondicionada como produto

Água estéril para injetáveis

É a água de mais alta qualidade usada pela indústria farmacêutica. A água estéril para injeção é empregada como solvente ou diluente de medicamentos estéreis parenterais, pouco antes de serem injetados. Obviamente, para essa água ser usada com segurança na sua aplicação, deve ser estéril no momento em que é usada para reconstituir um produto estéril e ser injetada, mas deve adicionalmente ser isenta, ou conter pouca endotoxina bacteriana, de forma a não provocar efeitos farmacológicos adversos, mesmo quando é estéril. A endotoxina é derivada da parede celular de bactérias Gram-negativas, incluindo bactérias aquáticas que podem crescer em sistemas de água, bem como no material de acondicionamento, fato que requer que ambos sejam estéreis, para evitar desenvolvimento *in situ* de endotoxinas. Porém, a água usada no enchimento de água estéril para injeção deve também ser isenta de níveis perigosos de endotoxi-

na, uma vez que o processo de esterilização a que a água estéril para injeção é submetida após o acondicionamento destrói bactérias, mas não as endotoxinas liberadas de suas paredes. A denominação deste tipo de água pode gerar a equivocada crença de que ela se destina à injeção direta, o que definitivamente não se permite, dada a sua hipotonicidade. No seu uso adequado, em reconstituição e diluição, o material, sendo dissolvido ou diluído, deve conduzir a uma composição final que seja isotônica com relação a condições fisiológicas. Sua esterilidade deve ser comprovada por meio do teste de esterilidade.

Água estéril para irrigação

A água estéril para irrigação é semelhante à água estéril para injeção, exceto que sua especificação não inclui material particulado. Embora essa água não se destine à reconstituição de formulações injetáveis, seu uso na irrigação de tecidos profundos e lesões torna importantes a esterilidade e o baixo conteúdo de endotoxinas.

Água estéril para inalação

A água estéril para inalação é usada na umidificação de aplicações de gases pulmonares, como oxigênio suplementar ou respiradores de pacientes, bem como para reconstituição de medicamentos para inalação, imediatamente antes de sua administração. Exige os requisitos de esterilidade, bem como baixo nível de endotoxina, mas como a via pulmonar de exposição à endotoxina é menos suscetível à absorção e à atividade farmacológica da endotoxina, o nível permitido de endotoxina apresenta maior liberdade (0,5 UE/mL) que o da água estéril para injeção ou para irrigação (0,25 UE/mL). No seu uso, é possível que ocorra crescimento microbiano, bem como no dispositivo, qualquer que seja, usado para a umidificação. O crescimento microbiano de patogênicos pulmonares, como *Pseudomonas aeruginosa*, é infelizmente comum nesses dispositivos, no hospital ou na residência do paciente, quando a água não é frequentemente trocada e o dispositivo não é limpo em intervalos de tempo reduzido. Isso pode causar infecção pulmonar fatal em pacientes debilitados.

Água bacteriostática

A água bacteriostática é meramente água para injeção à qual se tenha adicionado um ou mais conservantes antes do acondicionamento e da esterilização. É usualmente usada na reconstituição de medicamentos injetáveis de dose múltipla, a partir do mesmo frasco. O intuito é que microrganismos, que possam ter sido inadvertidamente introduzidos durante uma das múltiplas perfurações, sejam incapazes de proliferar e possam eventualmente ser mortos, em decorrência de seu conservante.

Água purificada estéril

A água purificada estéril é a mais recente monografia de água acondicionada introduzida na USP. É uma água purificada destinada a preservar a sua qualidade microbiana no período anterior ao uso. Tem por objetivo os mesmos empregos da água purificada, porém em aplicações de volumes baixos o suficiente para não justificar um sistema de produção local, como pequenos laboratórios ou farmácias. Pode também atender a alguns empregos específicos em que seja necessária a esterilidade, mas não preocupante o potencial de endotoxinas.

MICROBIOLOGIA DA ÁGUA

Os diferentes tipos de pureza da água apresentam suas próprias características microbiológicas, que são relacionadas ao método e ao grau de purificação, assim como a sua estocagem e distribuição.

Água potável

Os padrões microbianos para água potável foram desenvolvidos no início do século XX para proteger a população de doenças por ela transmitidas, como febre tifoide, cólera e disenteria. Estas doenças aterrorizavam as populações urbanas, de 1820 até as duas primeiras décadas do século XX. O padrão quase universalmente adotado no monitoramento da água potável consiste em contagem de heterotróficos em placas, com níveis permitidos de, no máximo, 500 UFC/mL, e ausência de microrganismos indicadores fecais em amostras de 100 mL.

A composição microbiana da água potável é variável. Depende primeiramente da sua origem: por exemplo, rios pobres em nutrientes (oligotróficos), nos quais a contagem microbiana raramente excede poucos milhares/mL, ou ricos em nutrientes (eutróficos), onde, em alguns casos, as contagens excedem 10^6/mL. O segundo fator é a época do ano, com influência na disponibilidade de nutrientes e temperatura.

Quando a água de origem caracteriza-se como pobre em nutrientes, sua composição microbiana será predominantemente de Gram-negativos e bactérias "cauliformes" (do grupo *Prosthecate*), como *Hyphomicrobium*, *Caulobacter* e *Gallionella*, frequentemente acompanhadas de *Pseudomonas* ssp. À medida que os níveis de nutrientes aumentam, também o número de espécies presentes em águas não poluídas se eleva, passando a incluir re-

presentantes dos seguintes gêneros: *Achromobacter, Flavobacterium, Azotobacter, Brevibacterium, Bacillus, Micrococcus, Mycobacterium, Nocardia, Pseudomonas, Streptomyces, Spirochaetes, Thiobacillus* e *Vibrio*. Espécies Gram-negativas predominam sobre as Gram-positivas; porém, ao invés dos microrganismos típicos da água, haverá um ecossistema complexo incluindo fungos, protozoários e algas, e microrganismos potencialmente patogênicos.

É adequado nesse ponto abordar o conceito de microrganismos "viáveis, mas não cultiváveis" (VNC). Se amostras de algumas águas forem submetidas à contagem de heterotróficos empregando placas, e paralelamente métodos de contagem direta, os resultados em UFC/mL, na contagem em placas, poderão ser cerca de 0,1 até 10% em relação a contagens diretas. Tal fato ocorre porque a maioria dos organismos, particularmente as bactérias *Prosthecate*, as espécies *Mycobacterium, Spirochaetes,* e as espécies de *Thiobacillus,* são incapazes de crescer nos meios de placa para contagem de heterotróficos. Para alguns microrganismos, o meio é muito rico, enquanto para outros as condições de cultivo são insatisfatórias. Muitas espécies de *Mycobacterium,* por exemplo, exigem ao menos 11 semanas de incubação em meio complexo, para formar colônias, sendo parte das VNC.

O fornecedor de água tem a responsabilidade de tratá-la para reduzir o número de organismos viáveis ao padrão da água potável. Isso é usualmente feito pela filtração através de leito de areia. Com a percolação da água por meio do filtro, os organismos são absorvidos na areia, formando comunidades complexas, cuja atividade metabólica causa depleção dos nutrientes da água, e esta torna-se adequada apenas para a proliferação de certas espécies Gram-negativas. Há, entretanto, significativa diferença entre proliferação e sobrevivência, e seria ingênuo pensar que organismos indesejáveis nunca se fazem presentes no sistema. Por essa razão, o fornecedor pode proceder à cloração da água, seja como procedimento-padrão, ou em momentos de contagens elevadas.

No caso do abastecimento urbano de água no Brasil, o cloro é o agente responsável pela baixa carga microbiana. Porém, em locais mais afastados, por falhas nas tubulações ou falta de limpeza nos reservatórios, a concentração de cloro empregada pode não ser efetiva, conduzindo a desvios indesejáveis. A coleta da água para análise deve ser sempre feita dos pontos mais distantes, de forma a representar as condições de maior risco.

Outra questão que merece especial atenção refere-se à água de poços artesianos, proveniente de lençóis subterrâneos, que em seu trajeto sofre processo de filtração através do solo. Dependendo da profundidade e do tipo de solo, essa água contém contaminação muito baixa, desde que se impeça a contaminação externa; no entanto, na época das primeira chuvas, a carga microbiana da superfície é levada para esses lençóis, podendo a filtração natural não ser suficiente.

Crescimento microbiano em sistemas de água purificada

Bactérias proliferam em sistemas de água de alta pureza de modo semelhante ao de sua proliferação na maioria dos *habitats* aquáticos e não aquáticos, como biofilmes. De fato, mais de 99% de toda atividade microbiana do planeta ocorre em biofilmes (COSTERTON *et al.*, 1995; PORTERA, 1996). O crescimento em um biofilme apresenta diversas vantagens de sobrevivência aos microrganismos nele presentes. Considerando que o biofilme tipicamente se caracteriza por um crescimento exuberante na superfície de fontes de nutrientes, a nutrição é uma vantagem óbvia. Outra vantagem de sobrevivência é a proteção dos efeitos de substâncias químicas hostis, graças ao espesso exopolímero secretado, formando camadas nas quais as células estão dispersas. Uma vez que o biofilme esteja bem desenvolvido, a maioria das substâncias químicas têm grande dificuldade em penetrar nas camadas inferiores de células para destruí-las completamente.

Somente quando os níveis de nutrientes tornam-se extremamente altos, como ocorre nos meios de cultura de laboratório, as bactérias proliferam em estado de livre flutuação planctônico. Infelizmente, a descoberta tardia de que bactérias geralmente não crescem planctonicamente na natureza, da mesma maneira como crescem em laboratório, criou numerosos equívocos sobre crescimento microbiano, bem como interpretações equivocadas de resultados de teste de enumeração de microrganismos em amostras, coletadas como se todos os microrganismos apresentassem crescimento planctônico. Os conceitos equivocados originaram-se de práticas laboratoriais padrão de culturas de microrganismos puros (PORTERA, 1996). Para obter culturas puras de comunidades microbianas contendo diferentes microrganismos, o microbiologista tem de separar os organismos e tentar fazê-los crescer em culturas isoladas. Apenas recentemente mostrou-se que, quando organismos são tomados de seus biofilmes e crescem isolados em laboratório, sob condições muito diferentes das originais, eles tornam-se literalmente organismos diferentes, com genes diferentes sendo expressos (COSTERTON *et al.*, 1995).

Em um sistema de água de alta pureza, os níveis de nutrientes são baixos. A natureza da água e as leis da termodinâmica fazem com que os nutrientes busquem seu estado de menor energia, que ocorre quando estão adsorvidos nas interfaces sólido/líquido e não completamente circundados por água (COSTERTON *et al.*, 1995).

Impacto do crescimento do biofilme

O crescimento do biofilme ocorrerá potencialmente em todo o sistema de água, em cada superfície úmida não hostil, especialmente nas operações unitárias de purificação, nos quais os níveis de nutrientes podem ser consideravelmente mais altos e as condições de sanitização menos frequentes (CLONTZ; WAGNER, 2012). Quando a superfície colonizada é um grânulo, como em alguns filtros, carvão ativo e resinas de troca iônica, o crescimento do biofilme se difunde de um a outro grânulo, essencialmente promovendo ligações fracas entre eles. Se o sistema for mantido estático por períodos longos, a união entre os grânulos comporta-se como um adesivo espesso e resistente, podendo preencher espaços entre os grânulos e restringindo o fluxo de água.

No entanto, em situações em que os grânulos formam uma matriz que retém partículas, o biofilme reduz o tamanho dos poros do filtro, que passa a filtrar melhor. Porém, o fluxo vai se tornando mais lento e será necessário maior frequência de lavagens no contrafluxo para sua recuperação. E como porções dos revestimentos de biofilme permanecem nos grânulos, reinicia-se o crescimento do biofilme, que passa aos grânulos vizinhos e aos espaços entre os grânulos.

No caso do carvão ativo e das resinas de troca iônica, o crescimento do biofilme pode ocluir os "sítios ativos" na sua superfície, que passa a não ter mais contato com o fluxo de água. Leitos de carvão ativo têm por função remover cloretos e cloraminas, bem como moléculas orgânicas da água. Essa remoção consiste em processo catalítico que ocorre na superfície do carbono. O processo de remoção orgânica é meramente um processo de adsorção, mas as superfícies internas dos grânulos de carvão ativados são enormes. Considerando que as bactérias do biofilme se colonizam melhor em superfícies ricas em nutrientes, sem dúvida encontram nas partículas de carvão a mais atraente de todas as superfícies do sistema, e a massa de crescimento que aí ocorre comprova o fato. A capacidade de remoção de cloretos não diminui com o tempo, em razão do excesso de capacidade de adsorção, mas também porque o próprio biofilme interage com o cloreto. Porém, a capacidade de remoção orgânica pelo carvão é reduzida com o crescimento do biofilme. Após um período de cerca de 6 meses, o leito de carvão não mais remove orgânicos além dos que o biofilme produz.

Colunas de carvão são mantidas por frequentes lavagens de retorno e periódica sanitização com água quente (80°C) ou vapor. A água quente é muito mais efetiva, pois o vapor tende a formar canais através das colunas, enquanto a água flui mais uniformemente por elas. Porém, se o fluxo de retorno for pouco frequente, as colunas podem se tornar consolidadas e o fluxo de retorno não mais fluidizar os grânulos, e a sanitização, com água quente, não consegue penetrar na massa de grânulos.

Quando os grânulos são de um meio de troca iônica, com sítios ativos na superfície, um fenômeno semelhante pode ocorrer. Exemplos desses tipos de grânulos são resinas de abrandamento, resinas de retenção orgânica e resinas de troca iônica. As resinas de troca aniônica, que incluem resinas de retenção de orgânicos, são mais propensas à colonização de biofilmes que as resinas de troca catiônica, que incluem os abrandadores. Essas últimas tendem a ser mais duráveis fisicamente e tolerantes à sanitização com água quente e cloro, contrastando com as resinas de troca aniônica, fisicamente mais frágeis, muito menos tolerantes à água quente e danificadas pelo cloreto. Assim, as resinas de troca aniônica, que são as mais suscetíveis ao biofilme, são também as menos sanitizáveis e menos capazes de se manter com repetidos fluxos de retorno.

Uma outra espécie de superfície colonizável por biofilme, tipicamente encontrada na sequência de purificação, é a matriz fibrosa de filtros "grosseiros" multimicrometros. Estes filtros são usualmente posicionados abaixo da coluna de carvão ou de troca iônica, evitando a passagem de partículas finas residuais. Também apresentam uma área grande associada com o complexo de fibras que constitui uma matriz do tipo peneira. Essa matriz capta fragmentos multicelulares de biofilme, bem como células que possam se caracterizar como pioneiras na formação de biofilmes, e torna-se um abrigo para a colonização por biofilmes. A *performance* desses filtros é usualmente monitorada em função da queda de pressão através do filtro. Embora o material particulado promova oclusão do filtro, alterando o diferencial de pressão através dele, uma significativa parcela do diferencial de pressão pode ocorrer em razão da oclusão do canal de água provocada pelo biofilme. Enquanto ocorre um modesto diferencial de pressão, esses filtros estão provavelmente liberando mais bactérias em seus efluentes do que as existentes na água que chega a eles. Conclui-se que a substituição dos filtros, tendo por base apenas o diferencial de pressão, pode ser danosa para as unidades de operação.

Um fenômeno similar, porém de maior risco, ocorre com membranas filtrantes poliméricas, que podem ser compostas de polímero de celulose, náilon, difluoreto de polivinilideno, ou outro polímero. Moléculas orgânicas podem ser adsorvidas na superfície dessa matriz, tornando-a adequada para a colonização por biofilmes. Se uma bactéria formadora de biofilme for capturada pela parte superior dessa matriz, o biofilme começa a se desenvolver e poderá eventualmente ocluir o filtro. Mesmo em filtros esterilizantes de 0,22 μm, pode-se considerar que organismos do biofilme podem atravessá-los e estar presentes no efluente. Existem indícios a respeito de tal possibilidade acontecer, dada a presença de organismos menores, apesar da característica de adsorção na matriz, e favorecida pelo fenômeno de crescimento na própria membrana, de forma que os microrganismos literalmente empurram as células após sua divisão, através do filtro (MELTZER, 1996; JORNITZ; MELTZER, 2001).

Há evidência de um terceiro mecanismo: organismos capturados desenvolvem-se na matriz do filtro entre eventos de fluxo, sendo arremessados para o lado estéril quando o fluxo é repentinamente retomado (WALLHÄUBER, 1983; JORNITZ; MELTZER, 2001). Há evidências de que os três fenômenos podem contribuir para falhas do filtro esterilizante em reter microrganismos. A opinião geral, de acordo com Meltzer, é de que filtros de 0,22 μm, podem reter bactérias por não mais que cerca de 3 dias de uso contínuo (MELTZER, 1996). Porém, outros estudos afirmam que esse período pode ser estendido a diversas semanas (JORNITZ; MELTZER, 2001). As ocorrências são anteriores ao desenvolvimento de diferencial de pressão significativo, tornando questionável esse indicador típico para substituição do filtro. Como acontece com outros tipos de filtros, se mantidos em uso até ser alcançado o diferencial de pressão, o filtro estará provavelmente liberando mais bactérias em seu efluente do que as já existentes no fluxo de entrada.

Sendo o objetivo dos filtros o controle microbiano, há diversas opções para mais efetivamente impedir ou reduzir a passagem microbiana por eles. A primeira opção é instalar um sanitizador ultravioleta (UV) de tamanho apropriado na posição superior, de entrada do fluxo do filtro. Nesse caso, o sanitizador teoricamente mata as bactérias antes que possam ser capturadas pelo filtro. O problema é que sanitizadores UV em linha raramente são absolutos na destruição microbiana, mesmo quando adequadamente dimensionados e operando sob especificações planejadas. Uma ou mais células de biofilme podem sobreviver ao desafio UV e colidir com a membrana onde se encontram células mortas. Os nutrientes das células mortas são consideráveis, permitindo à célula iniciar novo biofilme.

A segunda opção é instalar filtros de menor tamanho de poro, como 0,1 μm. Tais filtros nem sempre apresentam comportamento uniforme, podendo alguns permitir a passagem de organismos da água mais facilmente que outros, talvez em razão da distribuição mais ampla do tamanho dos poros, carga/hidrofobicidade da superfície ou ainda outro aspecto (SUNDARAM *et al.*, 2001c; MITTELMAN; JORNITZ; MELTZER, 1998). Adicionalmente, com tamanhos de poro muito menores, esses filtros tendem a permitir menor fluxo de água, exigindo maior número de filtros em paralelo para aumentar a superfície total de área filtrante. Da mesma forma, tendem a sofrer oclusão mais rápida por bactérias e material particulado. É típico protegê-los, por serem dispendiosos, com um conjunto de filtros posicionados anteriormente, com 0,22 μm ou mesmo 0,45 μm de tamanho de poro. Por outro lado, eventualmente, bactérias poderão passar por pré-filtros e iniciar crescimento nos filtros de 0,1 μm, podendo eventualmente provocar oclusão suficiente para exigir a substituição. Como ocorre com o cenário de uma proteção UV anterior ao filtro, essa opção é também ilusória.

Uma variante dessa segunda opção é trabalhar com filtros de 0,22 μm em duas séries, com uma válvula de amostragem sanitária entre elas. Tão logo uma bactéria seja detectada na amostragem, os filtros secundários passam a primários, e os antigos filtros primários são substituídos por filtros novos, que se tornam os novos filtros secundários. O reúso do filtro, após reesterilização, pode ser uma opção para uso em poucos ciclos, mas eventualmente bactérias mortas e nutrientes associados podem se acumular nos filtros e facilitar o crescimento mais rápido do biofilme, potencialmente reduzindo a sua vida. Também inerente ao uso de séries múltiplas de filtros, além dos custos substanciais da substituição dos filtros, é o comprometimento do fluxo, causado pela disposição em série. Embora o uso de cartuchos múltiplos de filtros em paralelo, para cada série, parcialmente compense a redução de fluxo, seu custo torna proibitivo o seu emprego.

A última possibilidade de superfície colonizável tipicamente encontrada nas etapas de purificação de sistemas de água são as membranas de OR. Em alguns aspectos, são semelhantes aos filtros de retenção microbiana, mas sua configuração de fluxo, porosidade, complexidade de construção laminar e custo de substituição apresentam problemas únicos. É, em geral, reconhecido que bactérias não penetram em membranas intactas de OR, exceto talvez nas selagens e em pequenas imperfeições decorrentes de falhas na fabricação (MELTZER, 1996).

Porém, impurezas biológicas do lado superior ativo da membrana podem ser um problema. Embora o fluxo de água seja tangencial à superfície ativa da membrana, supostamente "varrendo" o concentrado de íons e moléculas orgânicas de superfícies e alguns sais, alguns desses itens tendem a precipitar-se sobre sua superfície, tornando-a local ideal para colonização por biofilmes. Como o crescimento de biofilme ocorre nessa superfície ativa, oclui o fluxo de água por meio da superfície colonizada. O fluxo de água tangencial não é suficientemente rápido para impedir que o biofilme possa crescer.

O lado permeado da membrana também pode apresentar problemas de biofilme. Mesmo que esse lado não seja usualmente contaminado, as membranas foram em momento inicial umedecidas com água não estéril. Esse inóculo pode, eventualmente, formar biofilme nas unidades de OR que não sejam regularmente sanitizadas. Os

sanitizantes, tipicamente adicionados ao lado superior da membrana, permeiam-na. Isso pode ser suficiente para matar o biofilme que esteja se desenvolvendo, já que sua mais alta concentração está na superfície da membrana. Porém, há numerosas outras superfícies, que não a membrana do lado permeado, onde pode haver biofilme, o que pode ser difícil de controlar. Além do potencial problema de as bactérias serem liberadas no lado do fluxo de saída das unidades de OR, outro problema pode ser a endotoxina por elas liberada. Assim, embora a USP tenha permitido o uso de OR para produzir água para injeção há vários anos, questões de microrganismos e endotoxinas no lado permeado têm impedido que essa tecnologia seja amplamente aceita nos Estados Unidos. Ademais, a Farmacopeia Europeia não considera adequada a tecnologia para produção de água estéril para injeção.

O crescimento microbiano nas unidades tem sido intensamente reduzido pelos avanços na construção das membranas, que atualmente permitem sua sanitização, mesmo que operem usando água quente, com uma modesta perda de qualidade química. Essa possibilidade de sanitizar/operar com água quente tem revolucionado o uso de OR e eliminado muitas das preocupações, entre as quais quanto ao crescimento microbiano.

Influência das propriedades da superfície no desenvolvimento do biofilme

Uma discussão sobre como a natureza química e a lisura da superfície promovem ou inibem o desenvolvimento de biofilme pode levar à conclusão de que não fazem muita diferença. O efeito da superfície sobre o desenvolvimento microbiano ocorre na fase de adesão celular inicial, mas, uma vez que o biofilme seja formado, as superfícies são idênticas, com a viscosidade típica do biofilme, a velocidade de crescimento faz com que a disponibilidade de nutrientes seja fator limitante, independentemente da natureza da superfície. Essas superfícies podem ser ultralisas, como tubos plásticos de fluoreto de polivinilideno (PVDF) ou aço inoxidável eletropolido, ou rugosas, como tubos com acabamento de qualidade inferior. As superfícies podem ainda ser hidrofóbicas, como o PVDF, positivamente carregadas, como o aço inoxidável, ou negativamente carregadas, como o vidro. A hidrofobicidade da superfície ou sua carga iônica influenciarão as espécies de moléculas orgânicas que serão inicialmente adsorvidas na superfície, mas nenhuma superfície irá impedir que uma célula pioneira seja capaz de metabolizar ao menos alguns desses compostos orgânicos. Imediatamente após a formação do biofilme, as superfícies tornam-se idênticas com a carga levemente negativa do biofilme.

Talvez a maior influência da lisura das superfícies seja a facilidade de limpeza. Superfícies rugosas apresentam ângulos, fissuras, fendas, onde organismos do biofilme podem estar ainda mais protegidos de sanitizantes químicos, concentrando um número maior de células (CLONTZ; WAGNER, 2012).

O crescimento do biofilme nos leitos/colunas de carvão que recebem a água de abastecimento urbano ocorre internamente, porque a matriz de carvão ativo concentra nutrientes orgânicos da água recebida, que apresenta níveis elevados, em ppm de carbono orgânico total (TOC). Em situação distinta está o sistema de distribuição de águas ultrapuras, que apresentam condutividade de 18 Megohm-cm, e TOC em níveis de único dígito, nos quais a proliferação de biofilmes é muito mais lenta e não ultrapassa sua espessura de poucas células (GILLIS; GILLIS, 1996). Em níveis muito mais altos de nutrientes sob temperatura ambiente convencional, nos sistemas de água purificada que operam com níveis de condutividade ao redor de 1 μS/cm (ou 1 Megohm-cm) e 50-100 ppb de TOC, o crescimento de biofilme é amplo, limitado apenas pelos níveis de nutrientes, e a água é considerada adequadamente pura para a fabricação de medicamentos orais ou tópicos.

Consideração distinta, mas que também diz respeito ao crescimento de biofilmes em função de níveis de nutrientes, trata do questionamento relativo a tubulações plásticas. Elas incluem agentes de liberação e plastificantes, por exemplo, no caso de PVC. Embora haja sistemas de PVC grau farmacêutico com níveis de extrativos mais baixos que os empregados nos sistemas domésticos convencionais, mesmo níveis ínfimos podem ser usados como nutriente para os biofilmes. Sistemas de água com tubulação de PVC tipicamente apresentam problemas, em parte porque os plastificantes são nutrientes liberados lentamente, e em parte porque limitam as possibilidades de sanitização para controle do desenvolvimento do biofilme.

SISTEMAS DE ÁGUA

Os sistemas de água visam a sua purificação e incluem estocagem e distribuição planejada, de forma a manter o nível de purificação atingido.

Os objetivos da purificação da água são:

■ reduzir os níveis de componentes químicos na água para impedir sua interação com fármacos e consequente toxicidade para o paciente: o risco maior de toxicidade ocorre quando grandes volumes são infundidos no paciente ou usados em procedimentos de diálise;

■ reduzir a biocarga microbiana a níveis especificados e evitar sua proliferação;

■ remover endotoxinas e evitar sua subsequente ocorrência.

As consequências microbiológicas da purificação são complexas, pois as etapas de purificação criam uma série de nichos ambientais colonizáveis, com variados níveis de riqueza de nutrientes. Ao final do processo que promove a depleção de nutrientes disponíveis a níveis muito baixos, é criado um ambiente extremo, que elicita respostas que podem ter impacto significativo nos processos assépticos.

Os sistemas de água contemplam os itens a seguir discriminados.

Tanques de tratamento

A instalação de um tanque de tratamento é uma exigência universal para instalações farmacêuticas. Os organismos presentes na água potável de entrada irão se sedimentar nas laterais e no fundo do tanque, formando biofilmes. As amostras tomadas do tanque usualmente atendem à especificação de água potável e não dão indícios da biomassa que se acumula. Os microrganismos serão diversos, mas predominantemente Gram-negativos, e proporcionam uma rica fonte de organismos para inocular outras partes do sistema. Em adição aos microrganismos da água potável, outros microrganismos ambientais podem acessar e colonizar os tanques.

Leitos de carvão ativo

A matriz do leito consiste em carvão finamente dividido, altamente eficiente para remover materiais orgânicos de baixo peso molecular e agentes oxidantes, como cloretos. A vasta área de superfície disponível e o acúmulo de nutrientes no leito levam a sua rápida colonização e à proliferação de microrganismos. Organismos usualmente isolados de biofilmes nos leitos de carvão ativo incluem: *Pseudomonas aeruginosa*, *Pseudomonas fluorescens*, *Pseudomonas putida*, *Pseudomonas saccharophila*, *Burkholderia cepacia*, *Chryseomonas luteola*, *Stenotrophomonas maltophilia*, *Ralstonia picketti*, *Hydrogenophaga pseudoflava* e espécies de *Legionella*, *Aeromonas*, *Acinetobacter*, *Flavobacterium*, *Klebsiella*, *Escherichia*, *Bacillus*, *Mycobacterium* e surpreendentemente *Clostridium*. A maioria dos microrganismos colonizadores são produtores de endotoxina. Tem sido relatado que contaminações relativamente baixas, como $2,5 \times 10^2$ UFC/mL de *B. cepacia* e $3,3 \times 10^3$ UFC de *P. fluorensces*, darão resposta detectável no teste LAL, com sensibilidade de 0,06 UE/mL. Reações alérgicas e de sensibilização em pacientes de diálise podem ser atribuídas à presença da parede celular de micobactérias nas soluções de diálise.

Um ponto essencial para controlar todo o sistema de água é a sanitização regular dos leitos de carvão, com água quente ou vapor, associada à sua frequente substituição (EDIGNGTON, 2007).

Abrandadores de água

Os abrandadores de água são necessários em regiões de água dura, para remover cátions bivalentes de cálcio e magnésio, impedindo sua interferência nos sistemas de deionização e OR. Conforme a água passa através da coluna de resina, os íons cálcio e magnésio são substituídos por íons de sódio. A matriz de resina proporciona uma enorme área de superfície para colonização. A sanitização é essencial para manter a qualidade microbiana da água nesta etapa.

Dispositivos de deionização

Há várias maneiras de obter a deionização da água, incluindo colunas, eletrodeionização e eletrodiálise. O sistema-padrão de deionização consiste em colunas com grânulos de resina com carga catiônica e aniônica, separadamente, ou por sistemas de leito misto. Uma vantagem desse sistema é que as colunas exigem regeneração com soluções de ácido clorídrico 1M e hidróxido de sódio 1M, ambas fortemente biocidas. Se a frequência de regeneração for alta, as colunas são mantidas no estado sanitizado. Colunas que permanecem não sanitizadas ou não regeneradas por mais que alguns dias apresentam os mesmos problemas que os leitos de carvão ativo.

Sistemas de eletrodeionização que usam uma combinação de resinas mistas, membranas de OR e carga elétrica para permitir fluxo contínuo são a alternativa popular ao sistema-padrão. Permitem a regeneração contínua da coluna sem a necessidade de adicionar agentes de regeneração, de forma que são de fácil manutenção, porém compatíveis com bactérias. A membrana de OR irá servir de filtro de remoção de bactérias, mas permite que elas nele se desenvolvam e também que as endotoxinas passem livremente. A eletrodiálise é a princípio similar, mas usa apenas eletricidade e membranas semipermeáveis para separar, concentrar e remover os íons da água. Membranas semipermeáveis ou completamente permeáveis são os locais favoritos para a colonização microbiana.

A água deionizada deve a princípio ser capaz de atender aos requisitos da Farmacopeia Europeia para água purificada. Para atender aos requisitos da Farmacopeia Americana para água purificada e da Europeia para água altamente purificada, é necessário tratamento subsequente por meio de sistema de OR. Alternativamente, a destilação pode ser usada para produzir água de graus mais elevados.

Sistemas de osmose reversa

As unidades de OR usam uma membrana semipermeável e pressão diferencial considerável para direcionar a água através da membrana, a fim de proporcionar melhorias na qualidade química, microbiana e relativa a endotoxinas. Os sistemas existem em formatos distintos e são frequentemente usados em série. As autoridades dos Estados Unidos consideram que os sistemas de OR são adequados para produzir água para injeção. Essa posição não é partilhada pela autoridades da Europa, em razão da vulnerabilidade dos sistemas, que permitem colonização microbiana, o que pode resultar em incorporação de endotoxina, ao invés de sua remoção.

Destilação

A destilação é necessária para produzir água para injeção (Europa); pode também ser usada para produzir água purificada. A principal preocupação com equipamentos de destilação é a retenção de contaminação. Particularmente, bactérias Gram-negativas na água de alimentação do sistema contribuem para a contaminação por endotoxinas, que são concentradas pela evaporação. Sistemas de planejamento ou manutenção precários podem conduzir a níveis de 500 UE/mL no reservatório de água destilada. A maioria dos equipamentos de destilação proporcionam reduções de 2,5 a 3 log na concentração de endotoxina, durante a destilação.

Estocagem e distribuição

Sistemas de estocagem e distribuição que não são adequadamente planejados criam oportunidades para recolonizar e contaminar o produto. A colonização de sistemas de água purificada geralmente é de difícil detecção.

É prática usual estocar água para injeção em sistemas de aço inoxidável com circulação, embora em algumas ocasiões o PVDF seja usado, quando se faz necessário baixo conteúdo mineral. Sistemas de recirculação que operam a temperaturas de 65 a 80°C são autossanitizantes, desde que os pontos frios não estejam abaixo de 65°C. Apesar de muito se discutir sobre a possibilidade de organismos termofílicos formarem biofilmes em sistemas de água para injeção, desde que o sistema tenha sido adequadamente planejado e seja mantido com os devidos cuidados, é improvável essa possibilidade.

SANITIZAÇÃO

O tópico de maior debate considerando sistemas de água farmacêutica é o controle microbiano, o que se traduz em controle do biofilme. O uso de um agente sanitizante efetivo deve não apenas matar as células do biofilme, mas se possível também removê-lo. Quando compatível, a água quente é o mais efetivo agente para matar o biofilme, pois penetra facilmente em biofilmes profundos e mata as células. Porém, não remove o biofilme, que irá se constituir em rica fonte de nutrientes. Vários sanitizantes químicos são também usados com sucesso variável. Para biofilmes pouco espessos e acessíveis, os melhores sanitizantes tendem a ser os agentes oxidantes fortes. Geralmente, quanto maior o potencial de oxidação, mais efetivo é o agente. Porém, há que se considerar a sua capacidade de penetrar no biofilme. Uma outra limitação pode estar na incompatibilidade com itens do sistema, por exemplo, anéis, filtros, mangueiras e revestimentos. Essa limitação é ilustrada pelo ozônio, que também apresenta, como limitação, baixa solubilidade em água. Sua penetração no biofilme é limitada pela rápida interação com orgânicos do biofilme, sendo superficial. Alguns agentes menos reativos, como o dióxido de cloro, são capazes de penetrar mais profundamente no biofilme sem reagir intensamente com orgânicos. Porém, são pobres na remoção da biomassa dos biofilmes. Talvez a melhor combinação seja o uso da água quente, para matar o biofilme, com um posterior ataque químico, para remover a massa morta do biofilme. Uma consideração importante é que os níveis de biofilme encontrados em sistemas de água de alta pureza são (ou devem ser) menores que aqueles encontrados nas aplicações de água no geral. Nessas aplicações, chega-se a situações de corrosão de tubos, bloqueio de válvula e perda de eficácia de torre de resfriamento.

Uso efetivo do procedimento de sanitização

Embora fácil de mencionar, a sanitização é de difícil emprego. Requer a obtenção do agente sanitizante para todos os locais do sistema onde possa crescer biofilme e a garantia de tempo de contato suficiente para os efeitos desejados de morte e remoção do biofilme.

A maioria dos sanitizantes não é mantida em contato com a superfície a ser tratada por períodos longos, principalmente porque quando o sistema de água entra em sanitização, a produção em geral interrompe suas operações dependentes de água. Inexiste duração padronizada para esse processo, mesmo porque cada situação é distinta. A avaliação do resultado do tratamento irá depender de contagens microbianas, que se obtidas em poucos dias levarão a concluir que o biofilme não foi completamente morto e que os sobreviventes se desenvolveram a partir de células mortas. Se as contagens permanecerem baixas ou nulas, vários dias após o tratamento, este foi provavelmente efetivo.

Idealmente, a sanitização é mais efetiva quando aplicada continuamente. Isso geralmente é apenas possível

nos sistemas de distribuição quando os agentes são água quente e ozônio, ambos facilmente removidos. Essas condições continuamente hostis impedem o desenvolvimento do biofilme e são de uso mais frequente para água estéril para injeção, com rígidas expectativas microbianas e de endotoxina bacteriana. Não são, em geral, usadas para água purificada, em parte por razão de materiais de construção, custos de manutenção e ausência de necessidade real.

Em sistemas de água de alta pureza, a sanitização tende a ser feita periodicamente, com frequência não elevada. O agente de sanitização pode ser o calor ou substâncias químicas. Quando empregada sanitização química, é essencial saber que os microrganismos são mais suscetíveis se isentos dos revestimentos típicos do biofilme. Para tanto, é preciso considerar o processo de crescimento do biofilme nos seus primeiros estágios. Se muito tempo transcorrer entre as sanitizações, o biofilme terá oportunidade de produzir exopolímeros, que o tornarão mais difícil de ser eliminado.

Considerando-se que o sistema tenha sido submetido a algum tipo de sanitização efetivo, é desejável que se removam e destruam células e fragmentos do biofilme que estejam flutuando, de forma que a recolonização não seja imediata. Isso é tipicamente feito controlando o crescimento do biofilme, retendo-o em etapa anterior ao sistema de distribuição, empregando filtro de retenção microbiana, ou tornando a água ultrapura, de maneira a que a recolonização seja muito lenta, ou ainda a combinação de todas essas estratégias.

Alternativamente, a água do sistema de purificação pode ser recolhida em um tanque com ozônio, onde qualquer célula desprotegida ou fragmento de biofilme são destruídos antes que a água saia do tanque. O uso de água ultrapura, embora seja uma estratégia para minimizar o crescimento do biofilme, não é fácil de obter. Nem as condutividades nem os níveis de TOC necessários para limitar o crescimento do biofilme são facilmente obtidos ou mantidos. Podem ser obtidos em sistemas com cobertura de nitrogênio, com degradação de TOC sob pressão em meio com luz UV (emitindo intensamente comprimento de onda de 185 nm), tendo a seguir filtros com leito misto de troca iônica para capturar moléculas orgânicas parcialmente degradadas e ionicamente carregadas.

Opções de sanitizantes para água

Serão abordados, a seguir, aspectos de interesse para os sanitizantes aplicáveis a sistemas de água.

Água quente

Água a temperaturas acima de 55ºC é geralmente letal para as espécies microbianas de biofilmes presentes em sistemas de água de alta pureza. A letalidade ocorre pela denaturação de alguma enzima essencial. Sistemas de água mantidos a 65°C, ou acima, são considerados autossanitizantes, e muitos sistemas operam a 80°C. Esta é a temperatura de operação tradicional para sistemas de água para injeção. É uma temperatura que permite muita tranquilidade, particularmente em sistemas de distribuição de aço inoxidável, em que a transmissão de calor para pontos de uso, drenos e corpos de válvulas pode ainda manter temperaturas sanitizantes nestes locais distantes. Sistemas plásticos, como os constituídos por PVDF, diferentemente, não são condutivos. Portanto, não permitem que o calor se desloque a superfícies úmidas distantes, como drenos e válvulas no ponto de uso, sendo desejável o fluxo com água quente para garantir completa sanitização. O uso de uma temperatura de operação mais econômica, de 65°C, mesmo em sistema metálico, mas especialmente em sistemas plásticos, acarreta a necessidade de garantir temperaturas adequadamente quentes em locais úmidos, a alguma distância do fluxo de água quente. Se a temperatura da água, em alguns desses locais úmidos, atingir valores mais baixos, como 50°C, (o que facilmente ocorre no caso de PVDF), será possível a formação de biofilmes nestas localizações.

Vapor

Há paradigmas associados à validação de qualquer processo que use vapor para a morte microbiana, e é necessário lembrar que não se está considerando a esterilização do sistema. Basicamente, o que importa é que, embora o vapor possa ser extremamente efetivo em matar o biofilme, seu uso nesta aplicação é problemático, devendo ser substituído por água quente.

Ozônio

Esse alótropo do oxigênio (O_3) é um gás solúvel em água e um oxidante agressivo, mas quando reage com água gera radicais livres hidroxila ainda mais agressivamente oxidantes:

$$O_3 + H_2O \rightarrow 2 \cdot OH + O_2$$

Tem sido comumente usado como sanitizante de sistemas de água em concentração na faixa de 0,04 a 2 ppm, sendo as concentrações de 0,2 a 0,4 ppm consideradas efetivas. Quando usado continuamente, empregam-se níveis abaixo de 0,1 ppm; quando usado com sanitizante intermitente, são usadas concentrações de 10% ou acima, devendo o ozônio ser gerado no ponto de uso.

As moléculas orgânicas reagem com ozônio e são degradadas: células lisam-se e dissolvem-se, exopolímero do biofilme dissolve-se, moléculas de endotoxina degradam-se, e a massa de biofilme torna-se gradualmente mais fina com o processo. Se o processo oxidativo for iniciado antes, ou no início da produção do biofilme, esse será extremamente vulnerável. Se a espessura do biofilme estiver desenvolvida, apenas remoção parcial será possível. Por essa razão, o ozônio tem sido usado de forma contínua, ou intermitente, de uso frequente.

Um problema é que o ozônio é muito reativo aos materiais do sistema de água. É bem tolerado pelo aço inoxidável, mas particularmente agressivo para a maioria dos plásticos (exceto PVDF e PTFE) e a maioria dos elastômeros usados nas conexões, selos e anéis, exceto aqueles compostos de Viton ou revestido de PTFE. A sua compatibilidade com componentes do sistema de água é um dos fatores mais limitantes associados ao seu uso.

Peróxido de hidrogênio

A ponte instável e energética do peróxido (-O-O-) é a fonte da reatividade oxidativa. Sob irradiação UV 254 nm, pode formar radicais livres hidroxila altamente reativos.

O peróxido de hidrogênio é amplamente disponível em solução de 30%, mas os graus técnicos são estabilizados com metais pesados, inadequados ao uso em sistemas de água de alta pureza. O grau reagente apresenta-se como o menos problemático: zinco, a 1 ppm, e ferro a 0,5 ppm, com estabilizantes. Tem sido usado para sanitização de sistema de distribuição de água em concentração de 3 a 10%, com tempos de contato de diversas horas. É compatível com a maioria das superfícies, inclusive o fino filme de poliamida das membranas de OR. Decompõem-se, com o tempo, em água e gás oxigênio.

Porém, em razão dos estabilizantes no concentrado, além de fragmentos e material orgânico potencialmente liberado pela degradação do biofilme, após sanitização com peróxido de hidrogênio, a solução deve ser removida do sistema de água.

O peróxido de hidrogênio não é particularmente estável em termos de temperatura. Assim, seu uso é limitado a temperaturas ambiente que não excedam 25°C. É, porém, estável quanto ao pH. Essa característica tem permitido seu emprego a menos que 1% de concentração, combinado com 1% de solução cáustica (pH 14) para torná-lo efetivo na remoção de material orgânico, o que torna o efeito oxidante mais agressivo, dada a formação de radicais livres hidroxilas.

Como bactérias aeróbicas também geram pequenas quantidades de peróxido de hidrogênio durante a respiração, elas possuem catalase, que quebra o composto tóxico muito rapidamente. Embora as concentrações de sanitização possam facilmente superar essa defesa, sabe-se que em aplicações industriais e em piscinas, onde a formação de biofilmes pode ser substancial, de milímetros, a ação efervescente do oxigênio liberado pelas catalases celulares é suficiente para elevar a maior parte da biomassa dos biofilmes de superfície.

Ácido peracético

Pouco empregado em sistemas de água, devendo, caso seja aplicado, ser posteriormente drenado. É disponível em solução a 40%, estabilizado com metais, como ocorre com o peróxido de hidrogênio, e com mecanismos também semelhantes.

É considerado seguro para uso com membranas de OR, em concentração de 1% (MALTAIS; STNER, 1990). Não é suscetível à instabilidade de temperatura do peróxido de hidrogênio, mas é menos estável que ele a pH alto, sendo suscetível à dissociação alcalina. Como o peróxido de hidrogênio, esse oxidante é adequado para mistura com outros oxidantes, para atividade oxidante potencializada, por isso seu uso em sistemas de água tem sido substituído por essas misturas proprietárias.

Misturas peróxido de hidrogênio e ácido peracético

Estas misturas são mais frequentemente vendidas como combinações proprietárias e apresentadas como mais efetivas que seus ingredientes isolados, mesmo quando usadas em concentrações muito inferiores. Uma das marcas disponíveis contém proporção 5:1 de peróxido de hidrogênio para ácido peracético (22%:4,5%), é destinada ao emprego numa diluição 1:100 da mistura para a maioria dos materiais comumente empregados em sistemas de água de alta pureza e é altamente efetiva para matar células aquáticas desprotegidas, assim como matar e remover biofilmes. Como todos os sanitizantes, tempo apropriado de contato deve ser observado para o efeito desejado, o qual pode ser influenciado pela profundidade e natureza do biofilme. Inexiste, portanto, um tempo preconizado, que deve ser determinado experimentalmente. No final do tratamento, os resíduos químicos e fragmentos associados devem ser removidos do sistema, eventualmente após neutralização, em razão da natureza ácida da mistura.

Cloro e hipoclorito

O tratamento mais comumente empregado na água emprega cloro. Quando dissolvido em água, o cloro reage formando o ácido hipocloroso:

$$Cl_2 + H_2O \Rightarrow HOCl + H^+ + Cl^-$$

Ácido hipocloroso é a real molécula sanitizante. Apresenta pk_a de 7,4, significando que, a pH 7,4, existe em quantidade equimolar ácido hipocloroso não dissociado e ânion hipoclorito.

$$HOCl \Rightarrow H^+ + OCl^-$$

Considerando que o íon hipoclorito é significativamente menos oxidante que a forma acídica não dissociada, a atividade desse sanitizante depende altamente do pH, com pH ácido apresentando maior reatividade oxidante que com pH alcalino. Na água potável, o cloro é usado no nível de 1-2 ppm. Nessa aplicação, na qual um imenso volume de água é tratado, a injeção de gás cloreto é mais econômica para obter concentrações de tratamento. Porém, nas aplicações farmacêuticas, o volume de água tratado é muito menor e, nesses casos, soluções de hipoclorito concentradas podem ser diluídas na água a ser tratada. Alvejantes domésticos são geralmente disponíveis em concentrações de aproximadamente 6% de hipoclorito de sódio, mas outros graus industriais são comercialmente disponíveis a 21%. Para estabilizar essas soluções para comercialização, elas são tamponadas a pH 12, aproximadamente. Quando diluído para uso como sanitizante, o pH deve ser ajustado abaixo de neutralidade para atividade máxima em sua forma não ionizada, como ácido hipocloroso. Concentrações de uso sanitizante variam de 50 ppm a 0,5% (5.000 ppm), em função do tempo de contato desejado, pH neutro ou não, bem como do conteúdo de TOC na água e a profundidade e a natureza do biofilme a ser tratado. Deve ser permitido tempo de contato suficiente para degradar e remover biofilmes formados. Assim como ocorre com outros sanitizantes, após a finalização do tratamento, devem ser eliminados tanto a substância química como os resíduos orgânicos, mas se grandes quantidades foram usadas será necessário inativação prévia com agentes redutores, como sulfito de sódio ou bissulfito. É importante ressaltar que esse sanitizante é incompatível, em uso prolongado e altas concentrações, com o ácido inoxidável, provocando corrosão. Também é incompatível com poliamidas de membranas de OR ou ultrafiltros. É, porém, compatível em concentração de 10 ppm, com membranas celulósicas de OR, por períodos limitados e contato contínuo em concentração mais baixas.

Dióxido de cloro

Consiste em composto oxidante gasoso com emprego crescente em água de aplicação farmacêutica. Vem sendo usado há anos, na indústria de água para beber, bem como no combate ao bioterrorismo potencial, em virtude de suas propriedades esporicidas como gás, em grandes áreas fechadas. É rapidamente solúvel em água, reativo e explosivo em altas concentrações no estado gasoso, por isso deve ser gerado no local de utilização. Há várias maneiras de prepará-lo, mas a mais comum consiste na mistura de uma solução de cloro com uma solução de clorito de sódio, adicionada à água a ser tratada.

$$Cl_2 + 2NaClO_2 \Rightarrow 2ClO_2 + 2NaCl$$

Uma vez formado, o dióxido de cloro é reativo em amplo espectro de pH (pH 1-10). Quando usado sobre esporos bacterianos, atua com pleno potencial de oxidação, que é menos intenso contra células vegetativas, incluindo as de biofilmes (RIDENOUR; INGOLS; ARMBRUSTER, 1949). O dióxido de cloro apresenta reatividade seletiva com compostos sulfidrita, aminas secundárias e terciárias e outras entidade orgânicas altamente reativas, que tendem a estar presentes nas células bacterianas vivas, e o tornam não efetivo na degradação do biofilme, apesar de facilitar o seu desprendimento da superfície por matar as células que os ancoram. Há relatos de que a sua atividade nos biofilmes inicia-se a 1,5 ppm (WALKER; MORALES, 1997), mas tem sido usada em níveis elevados, da ordem de 150 ppm.

Formaldeído

O formaldeído apresentou redução quanto às aplicações na indústria farmacêutica, decorrente de sua carcinogenicidade. Ainda assim é ocasionalmente empregado, por exemplo, nas membranas de OR, em razão da sua facilidade de penetrar a membrana. É tipicamente usado em concentrações de 0,5 a 3%.

Glutaraldeído

O glutaraldeído é, algumas vezes, usado em aplicações anteriormente ocupadas pelo formaldeído. Embora levemente menos tóxico, e com suspeita de carcinogenicidade, apresenta utilidade em todo o mundo quanto à sanitização de membranas de OR. Seu mecanismo de ação é semelhante ao do formaldeído, mas, por causa do seu tamanho molecular, não é volátil e não penetra a membrana, o que limita sua utilidade. É tipicamente usado em concentrações de 0,5 a 2%.

Detergentes catiônicos

Estes compostos são, frequentemente, denominados "quaternários de amônia". Seu uso em sistemas de água de alta pureza é limitado. Embora capazes de romper a função da membrana celular, esses agentes não penetram no exopolímero do biofilme.

Substâncias cáusticas

O hidróxido de sódio, também chamado de soda cáustica, é por vezes usado em superfícies intensamente revestidas por biofilmes. Na concentração de 3 a 5%, especialmente se aquecido, hidrolisa os polissacarídeos típicos do *glycocalyx*, liberando o biofilme. É, algumas vezes, usado para limpezas específicas de membranas de OR. Para sanitização de sistemas de água, é por vezes misturado com oxidante de pH compatível, como o peróxido de hidrogênio, para fornecer um sanitizante especialmente potente e remover biofilmes. Deve ser usado apenas em superfícies compatíveis e, após o tratamento, completamente eliminado do sistema com lavagem exaustiva e ajuste do pH anteriormente ao descarte.

Brometo e iodeto

Estes oxidantes halogenados têm reação química semelhante à do cloreto, mas com potencial de oxidação mais baixo. Os compostos são, por vezes, usados para controle do biofilme, pois, como o dióxido de cloro, tendem a penetrá-lo pela não reatividade com os polissacarídeos do *glycocalix*. Isso aumenta sua capacidade de reagir com alvos altamente suscetíveis nas células bacterianas inclusas no biofilme. Apesar de relatos de sua eficácia nos tratamentos, são mais dispendiosos que outros agentes também oxidantes.

PADRÕES MICROBIANOS

No âmbito internacional, enquanto são definidos os limites rígidos do ponto de vista químico, os níveis de carga microbiana para água de uso industrial inexistem, exceto no que se refere à água estéril, que de forma inerente indica ausência de microrganismos.

Essa situação tem sido contornada por cada empresa pela adoção do seu próprio padrão interno. A indústria de produtos farmacêuticos, cosméticos e correlatos avalia com periodicidade definida a água nos distintos pontos da planta.

Em contrapartida, a característica da potabilidade da água tem sido objeto de legislação nos diferentes países. O Brasil não é exceção (Portaria Bsb n. 635/1975 e Bsb n. 280/1977, ambas do Ministério da Saúde), sendo que, atualmente, as normas e o padrão de potabilidade da água destinada ao consumo humano vigentes constam da Portaria n. 36, de 19 de janeiro de 1990 (BRASIL, 1990).

Para efeito desta Portaria, água potável é definida como aquela adequada ao consumo humano, devendo para tanto atender a características físicas, organolépticas e químicas, além da bacteriológica, traduzida pela ausência de coliformes fecais em 100 mL de amostra e ausência de bactérias do grupo coliformes totais em 100 mL, quando a amostra é coletada na entrada da rede de distribuição, além de atender aos limites de radioatividade.

A interpretação da exigência bacteriológica deve considerar o conceito dado para "grupo coliformes": todos os bacilos Gram-negativos, aeróbicos ou anaeróbicos facultativos, não formadores de esporos, oxidase-negativos, capazes de crescer na presença de sais biliares, ou outros compostos superficialmente ativos (tensoativos), com propriedades similares de inibição de crescimento e que fermentam a lactose com produção de aldeído, ácido e gás a 35°C, no período de 24 a 48 horas. Quanto às técnicas de detecção, consideram-se do "grupo coliformes" aqueles organismos que, na técnica dos tubos múltiplos (ensaios presuntivo e confirmatório), fermentam a lactose, com produção de gás a 35°C; no caso da técnica da membrana filtrante, aqueles que produzem colônias escuras, com brilho metálico, a 35°C, em meio de cultura do tipo endo, no máximo em 24 horas.

A Portaria conceitua ainda os coliformes fecais ou termotolerantes como bactérias que apresentam as características do grupo, porém à temperatura de incubação de 44,5 ± 0,2°C, durante período de 24 horas.

Recentemente, a Portaria n. 2.914, de 12 de dezembro de 2011 (BRASIL, 2011), estabeleceu os procedimentos e as responsabilidades relativos ao controle e à vigilância da qualidade para consumo humano e seu padrão de potabilidade e dá outras providências. Define também critérios físico-químicos, assim como padrão microbiológico de potabilidade da água para consumo humano, sendo caracterizado pela ausência de *Escherichia coli* em 100 mL de água. Define, para a saída do tratamento, ausência de coliformes totais em 100 mL e, nos reservatórios e na rede de distribuição, ausência de *Escherichia coli* ou coliformes totais em 100 mL.

A mesma Portaria define: sempre que o número de cianobactérias na água manacial, no ponto de captação, exceder 20.000 células/mL, será exigida a análise semanal de cianotoxinas na água na saída do tratamento, nas entradas das clínicas de hemodiálise e indústrias de injetáveis, sendo que essa análise pode ser dispensada quando houver comprovação de ausência de toxicidade na água bruta, por meio de testes semanais de segurança empregando camundongos. Em ambas as portarias, é recomendada também a investigação de bactérias heterotróficas como indicativas das condições de higiene.

MONITORAMENTO DA QUALIDADE MICROBIANA DA ÁGUA

A maneira mais acurada para enumerar organismos do biofilme é contá-los enquanto vivos, na superfície, com dispositivos específicos que os detectam em fluxo de água. Embora importante para o monitoramento de biofilmes, esse recurso não é, no geral, usado na indústria farmacêutica. Alternativamente, é feita a amostragem da água em reservatórios, capturando-se a fração planctônica que certamente se originou de biofilmes da água, fazendo-se correlações.

A indústria usualmente coleta amostras e leva-as ao laboratório para análises, que poderão levar de algumas horas a diversos dias para fornecerem resultados. O inconveniente do tempo de espera para a disponibilidade de resultados tem conduzido à busca estratégica de métodos e sistemas alternativos validados, que possam ser usados no monitoramento e na manutenção de baixo risco de falha microbiana.

Contagem total de aeróbicos

Em julho de 2002, as monografias revisadas na Farmacopeia Europeia de água para injeção, água purificada altamente purificada, publicadas no suplemento 4.2 da Farmacopeia Europeia, tornam-se vigentes. Como consequência, foi alterado o tipo do meio de cultura usado para determinar a contagem total e aeróbicos. O meio rico em nutrientes ágar caseína soja, anteriormente usado, foi substituído pelo R2A, pobre em nutrientes. Essa alteração decorre do reconhecimento de que contagens de aeróbicos feitas com meios pobres em nutrientes (e preferivelmente a temperaturas baixas de incubação) são de cinco a dez vezes maiores. A razão disso é que bactérias sob alterações físicas e queda metabólica sobrevivem em ambientes oligotróficos. Bactérias na fase planctônica são coletadas e contadas, mas essa é uma fase que exige muita energia. A tendência é que as células passem à forma bêntica, quando aderem a superfícies e começam a produzir substâncias extracelulares poliméricas. Essas substâncias concentram traços de fatores de crescimento e protegem as células de agentes antagonistas, como biocidas e tratamento térmico. Frequentemente, ocorre também redução no tamanho celular. Essa característica é particularmente bem descrita em relação a *Ralstonia pickettii* e *Hydrogenophaga pseudoflora*, que apresentam a habilidade de penetrar através de filtros de 0,22 mm (SUNDARAM *et al.*, 2001a; SUNDARAM *et al.*, 2001b; SUNDARAM *et al.*, 2001c).

Organismos na fase bêntica são frequentemente muito difíceis de cultivar em meios ricos e complexos e têm sido descritos como VNC. Embora possam ser cultivados em meio com baixo nível de nutrientes, sob temperaturas mais baixas e tempos mais longos de incubação (10 a 14 dias), o valor de um resultado de contagem obtido em 14 dias é questionável. Está ainda em conflito com os requisitos, por exemplo, da Farmacopeia Europeia, de temperaturas de incubação de 30-35°C, durante tempos de 5 dias.

É, portanto, essencial o entendimento de que, na dependência da técnica de cultivo, somente uma fração de população microbiana será detectada. Essa é a razão pela qual as especificações para água são descritas como limites de ação, e não limites passa/falha. Se um limite de ação for excedido, seu impacto no produto deve ser avaliado.

Microrganismos indesejáveis

A FDA define-os como "qualquer organismo que possa causar infecções quando o produto é utilizado conforme as orientações, ou quaisquer organismos capazes de se desenvolver no produto". Porém, é responsabilidade de cada fabricante de produtos farmacêuticos, de correlatos ou cosméticos, fazer seus próprios julgamentos quanto a microrganismos indesejáveis. Esse julgamento deve ser pautado na aplicação do produto e na vulnerabilidade do grupo de pacientes.

Embora especificações incluam ausência de organismos indesejáveis, ainda permanecem dúvidas quanto à inexistência de métodos oficiais propostos. A recuperação de microrganismos suspeitos do ágar para identificação subsequente apresenta limitações, pois a sensibilidade de detecção será muito baixa. Mesmo no ágar R2A, os microrganismos estressados exigem períodos prolongados de recuperação, e muitos não se desenvolvem em colônias visíveis no isolamento inicial.

Foram feitas propostas para testes de microrganismos indesejáveis, empregando cultivo de enriquecimento, usando 100 mL de amostra. A amostra é filtrada, e o filtro, transferido a 100 mL de caldo caseína de soja, ou porção de 100 mL de água adicionada a 100 mL do caldo, com o dobro da concentração. A incubação deve ocorrer durante 48 a 72 horas; ocorrendo turbidez, plaqueamento em ágar seletivo e de diagnóstico possibilitam identificação. A etapa de ressuscitação/revitalização no meio líquido é essencial para a recuperação dos organismos estressados.

O uso de métodos microbiológicos rápidos para análise de água

As técnicas convencionais de contagem em placa atualmente usadas para enumerar microrganismos viáveis têm sido a prática mais empregada durante os últimos 150 anos. Os laboratórios de microbiologia, particularmente nas indústrias farmacêuticas, ainda empregam técnicas desenvolvidas por Luis Pasteur e Robert Koch. Basicamente, a sinalização para detectar e enumerar microrganismos viáveis é a formação de colônias visíveis macroscopicamente, que podem ser contadas. A maior desvantagem dessa técnica é o tempo exigido para o crescimento resultar em colônias visíveis. As farmacopeias orientam 5 dias de incubação, período que é um compromisso pragmático e balanceado entre a acurácia e a velocidade na obtenção de resultado. Mesmo com 5 dias, o valor de uma enumeração é questionável, particularmente considerando-se águas em ambiente dinâmico. Há também o problema de que, se a contagem exceder o nível de ação em 5 dias, provavelmente a água já estaria fora de especificação nos 4 dias anteriores. Resumindo, é difícil avaliar a qualidade microbiana dos produtos fabricados nesse período. Portanto, é desejável reduzir o tempo de incubação necessário para detecção ou, ainda melhor, substituir a formação de colônia por uma sinalização distinta que permita obter resultados em "tempo real". Durante os últimos 20 anos, duas diferentes abordagens têm sido desenvolvidas: a automação em diferentes níveis e a validação da enumeração dos microrganismos da água. Tais abordagens consistem na bioluminescência do adenosina trifosfato (ATP) e na contagem direta de células microbianas, marcadas com fluorescência.

Técnica de bioluminescência do ATP

Esta técnica utiliza uma reação enzimática como sinal de detecção. ATP, um componente de todos os organismos vivos, reage com a enzima luciferase e a luz resultante é medida. Essa técnica tem sido usada durante um período considerável de tempo, com ênfase no controle da higiene e limpeza na indústria de alimentos. A falta de sensibilidade dos sistemas originais (entre 10^3 e 10^4 organismos/mL, dependendo das espécies) limitou sua aplicação na indústria farmacêutica.

Nos últimos anos, tem crescido o interesse dos laboratórios farmacêuticos por esses sistemas. Comercialmente disponíveis, há três instrumentos com potencial uso na indústria farmacêutica: AmPiScreen® (Celsis), PallChek® (Pall) e Milliflex® (Millipore).

Os sistemas AmPiScreen® e PallChek® usam luminômetros, que são instrumentos simples e de custo relativamente baixo, para detectar luz emitida. Além disso, apresentam reagentes com elevada sensibilidade e capacidade de amplificação do ATP microbiano. A incubação das amostras em meio de crescimento adequado faz-se necessário, para aumentar o número de células a níveis detectáveis.

Os instrumentos que utilizam *charge-coupled device* (CCD) são considerados mais sensíveis como detectores de luz que os luminômetros e são capazes de quantificar a luz emitida num ponto particular da membrana-teste. O instrumento Milliflex® usa um CCD para detectar luz emitida, seguindo-se a amplificação dos fótons por fibras ópticas do sistema, e fornece uma representação gráfica da membrana.

Contagem direta de células microbianas marcadas com fluorescência

Esta técnica tem sido aplicada, em sua forma mais simples, desde o surgimento dos microscópios UV. Essencialmente, as células são marcadas com um corante fluorescente, DNA específico, como o DAPI (4'-6-diamino-2-fenilindol) e contadas. Estudos de biologia marinha e outros estudos ambientais têm repetidamente demonstrado que essa técnica produz resultados 100 a 1.000 vezes mais altos que os métodos de contagem em placas. O motivo decorre em parte do fenômeno dos microrganismos VNC, e igualmente do fato de que organismos mortos são também marcados e contados. A maior limitação desse tipo de contagem direta estava na incapacidade de distinção entre os organismos vivos e mortos, além de se constituir em técnica trabalhosa.

Porém, o sistema ChemScan RDI® comercializado pela bioMérieux supera essas limitações, usando um alto nível de automoção e marcadores fluorescentes, de viabilidade, tornando possível a contagem de viáveis em duas horas, sem incubação para crescimento (EDGINGTON, 2007).

Esse sistema trabalha capturando os microrganismos em uma membrana filtrante, com tamanho de poro de 0,4 μm, e marcando-os com um éster de fluoresceína. Na forma esterificada, o corante não exibe fluorescência. Esse corante difunde-se passivamente através da membrana celular e, nas células viáveis, é clivado por enzimas esterase, presentes em todos os microrganismos. Desde que a membrana esteja intacta, a fluoresceína acumula-se na célula. As contagens obtidas usando o ChemScan podem ser consideradas comparáveis às obtidas por contagem de 20-25°C (WALLNER; TILLMAN; HABERER, 1999).

Esse sistema permite uma análise microbiológica da água em tempo suficientemente curto para permitir soluções rápidas dos problemas. Para necessidades críticas de produção, é possível testar e liberar a água para utilização. Entretanto, não se tem totalmente claro o seu impacto regulatório. O sistema foi contemplado com uma *drug master file* pela FDA, confirmando que a tecnologia foi aceita, mas o fato de que os resultados que fornece são superiores aos das contagens em placas tem ocasionado discussões quanto a limites de ação. Assim, questões e acordos têm sido discutidos isoladamente.

REFERÊNCIAS BIBLIOGRÁFICAS

1. BRASIL. Ministério da Saúde. Portaria n. 2.914, de 12 de dezembro de 2011. Dispõe sobre os procedimentos de controle e de vigilância da qualidade da água para consumo humano e seu padrão de potabilidade. Diário Oficial da União, Brasília. p. 39. 2011.

2. BRASIL. Portaria n. 36, de 19 de janeiro de 1990. Aprova normas e o padrão de potabilidade da água destinada ao consumo humano, a serem observados em todo o território nacional. *Diário Oficial da União*, Brasília, DF, 23 jan. 1990. Seção 1, p.51-54.

3. BRASIL. Portaria n. 518, de 25 de março de 2004. Estabelece os procedimentos e responsabilidades relativos ao controle e vigilância da qualidade da água para consumo humano e seu padrão de potabilidade, e dá outras providências. *Diário Oficial da União*, Brasília, DF, 26 mar. 2004. Seção 1, p.266-270.

4. BRASIL. Resolução RDC n. 17 de 16 de abril de 2010. Dispõe sobre as Boas Práticas de Fabricação de Medicamentos. *Diário Oficial da União*, Brasília, DF, 19 abr. 2010. Seção 1, p. 94-110.

5. CLONTZ, L.; WAGNER, C.M. *Biofilm Control in Drug Manufacturing*. Bethesda: PDA. 2012. 496p.

6. COSTERTON, J.W.; LEWANDOWSKI, Z.; CALDWELL, D.E.; KORBER, D.R.; LAPPIN-SCOTT, H.M. Microbial biofilms. *Annu Rev Microbiol.*, v.49, p.711-745. 1995.

7. EDGINGTON, M. Microbiology of water as an ingredient and product. In: HODGES, N.; HANLON, G. (Eds.). *Industrial Pharmaceutical Microbiology*. Haslemere: Euromed Communications, 2007. Cap.4, p.4.01-4.19.

8. EUROPEAN Pharmacopoeia. 7.ed. Strasbourg: European Directorate for the Quality Medicines, 2010.

9. GILLIS, R.J.; GILLIS, J.R. A comparative study of bacterial attachment to high-purity water system surfaces.*Ultrapure Water.* v.13, n.6, p.27-36. 1996.

10. JORNITZ, M.W.; MELTZER, T.H. Sterile filtration: a practical approach. New York: Marcel Dekker, 2001. 623p.

11. MALTAIS, J.B.; STERN, T. An evaluation of various biocides for disinfection of reverse osmosis membranes and water for distribution systems. *Ultrapure Water*. v.7, n.3, p.37-40. 1990.

12. MELTZER, T.H. *Pharmaceutical Water Systems*. 1.ed. Colorado: Tall Oaks Publishing, 1996. 865p.

13. MITTELMAN, M.W.; JORNITZ, M.W.; MELTZER, T.H. Bacterial cell size and surface charge characteristics relevant to filter validation studies. *PDA J Pharm Sci Technol.*, v.52, n.1, p.37-42. 1998.

14. PORTERA, C. Biofilms invade microbiology. *Science*, v.273, n.5283, p.1795-1797. 1996.

15. RIDENOUR, G.M.; INGOLS, R.S.; ARMBRUSTER, E.H. Sporicidal properties of chlorine dioxide. *Water Sew Works*, v.96, n.8, p.279-283. 1949.

16. SOCIETY OF JAPANESE PHARMACOPOEIA. *The Japanese pharmacopoeia*. 16.ed. Tokyo: Yakuji Nippo, 2011. p.2246-2253.

17. SUNDARAM, S.; EISENHUTH, J.; HOWARD, G. Jr; BRANDWEIN, H. Method for qualifying microbial removal performance of 0.1 micron rated filters. Part I: characterization of water isolates for potential use as standard challenge organisms to qualify 0.1 micron rated filters. *PDA J Pharm Sci Technol.*, v.55, n.6, p.346-372. 2001a.

18. SUNDARAM, S.; EISENHUTH, J.; LEWIS, M.; HOWARD, G. Jr; BRANDWEIN, H. Method for qualifying microbial removal performance of 0.1 micron rated filters. Part III: bacterial challenge tests on 0.2/0.22 and 0.1 micron rated filter cartridges with Hydrogenophaga (formerly Pseudomonas) pseudoflava. *PDA J Pharm Sci Technol.*, v.55,

n.6, p.393-416. 2001c. Errata em: *PDA J Pharm Sci Technol.*, v.56, n.1, p.51-52. 2002.

19. SUNDARAM, S.; EISENHUTH, J.; STEVES, M.; HOWARD, G. Jr; BRANDWEIN, H. Method for qualifying microbial removal performance of 0.1 micron rated filters. Part II: preliminary characterization of Hydrogenophaga (formerly Pseudomonas) pseudoflava for use as a standard challenge organism to qualify 0.1 micron rated filters. *PDA J Pharm Sci Technol.*, v.55, n.6, p.373-392. 2001b. Errata em: *PDA J Pharm Sci Technol.*, v.56, n.1, p.51-52. 2002.

20. UNITED States Pharmacopeia. 36.ed. Rockville: The United States Pharmacopeia Convention, 2013. p.991-1013.

21. UNITED States Pharmacopeia. 37.ed. Rockville: The United States Pharmacopeia Convention, 2014.

22. WALKER J.T.; MORALES, M. Evaluation of chlorine dioxide (ClO_2) for the control of biofilms. *Water Science and Technology*, v.35, n.11-12, p.319-323. 1997.

23. WALLHÄUBER, K.H. Durchwachs-und Durchblaseffkte bei Langzeit-Sterilfiltrationsprozessen. Pharm. Ind., v.45, n.5, p.527-531. 1983.

24. WALLNER, G.; TILLMANN, D.; HABERER K. Evaluation of the ChemScan system for rapid microbiological analysis of pharmaceutical water. *PDA J Pharm Sci Technol.*, v.53, n.2, p.70-74. 1999.

Análise da qualidade microbiana de produtos não estéreis

4

ASPECTOS GERAIS

Produtos não estéreis são aqueles nos quais se admite conceitualmente a presença de carga microbiana, embora limitada, tendo em vista as características de sua utilização. Como exemplo, incluem-se neste grupo os produtos cosméticos e os farmacêuticos tópicos e orais, que em condições ordinárias de uso terão contato com áreas portadoras de flora microbiana natural, constituída de saprófitas em número por vezes elevado. A atenção no controle dos produtos não estéreis assegura que a carga microbiana presente no produto, seja no aspecto qualitativo ou quantitativo, não comprometa a sua qualidade final ou a segurança do paciente.

O objetivo imediato é comprovar a ausência de microrganismos patogênicos e determinar o número de microrganismos viáveis, em função dos tipos de utilização do produto.

No que diz respeito ao aspecto quantitativo dos microrganismos saprófitas, estes podem se comportar como agentes infectantes oportunistas, representando riscos para o consumidor. A presença das cepas reconhecidamente patogênicas é proibitiva, pois representa potencial risco de aquisição de quadro clínico infeccioso ou de transferência de toxinas igualmente indesejáveis. A qualidade microbiana de medicamentos deve ser definida com base em diferentes fatores, de elevada importância, entre os quais o fato de ser consumido por pessoas debilitadas, por vezes inclusive imunodeprimidas. No caso de cosméticos, o cuidado com peles sensíveis, como a de bebês ou de adolescentes propensos a acne, exige especial cuidado quanto ao limite microbiano.

Cargas microbianas elevadas podem também facilmente comprometer a estabilidade do produto. Consequências deste comprometimento estão associadas à perda da eficácia terapêutica, seja por degradação do princípio ativo, ou por alteração de parâmetro físico fundamental para sua atividade. Aspecto igualmente importante consiste na alteração das propriedades físico-químicas, o que pode indiretamente afetar a ação terapêutica, comprometendo a biodisponibilidade do produto, assim como a sua aceitação pelo consumidor. Entre as situações possíveis, podem-se destacar: alteração de pH, resultando em faixas de coloração distintas do corante ou em precipitações; produção de gases, provocando odor desagradável; ação enzimática promovendo a degradação de tensoativos (lipases) ou de macromoléculas (celulases), levando à quebra de emulsões ou à alteração da viscosidade de géis.

Fatores essenciais para que se atinjam níveis adequados de qualidade microbiana no produto terminado envolvem as fontes diretas de contaminação, acarretadas por fluidos gasosos, água e demais matérias-primas, principalmente de origem natural, bem como material de acondicionamento. Existem ainda fontes indiretas, decorrentes de: procedimentos de limpeza (borrifamento de água contaminada); instalações inadequadas (fluxo de pessoal e material, barreiras sanitárias, incluindo roedores, insetos e microrganismos); pessoal não paramentado ou submetido a exames médicos periódicos; equipamentos com limpeza inadequada, particularmente nos pontos críticos e sem procedimentos validados.

Tanto em etapas intermediárias da manipulação, quanto após o enchimento, e mesmo durante o tempo de prateleira do produto, diferentes fatores interferem, elevando ou reduzindo a sua carga microbiana:

■ fórmula: o valor nutritivo proporcionado à população microbiana, em razão da presença, por exemplo, de proteínas e carboidratos, hoje comuns nos cosméticos, desde que não em concentração hiperosmótica, é fator favorável à elevação da carga microbiana. Diferentemente, etanol, sacarose, sorbitol e propilenoglicol tendem a favorecer cargas microbianas mais baixas, nas concentrações normalmente utilizadas em produtos líquidos. Os conservantes devem ser usados com critério, após testes prévios, uma vez que podem interagir com outros componentes da fórmula e ter sua atividade reduzida. Por exemplo, alguns conservantes são inativados pelos tensoativos da fórmula. Da mesma forma, não devem ser usados como paliativos à não obediência aos procedimentos adequados e à inobservância a normas de BPF;

■ pH: os microrganismos crescem em pH neutro, ou em faixa próxima da neutralidade, havendo efeito inibitório em valores extremamente ácidos ou alcalinos;

■ atividade de água: a sobrevivência de microrganismos está diretamente associada a nível mínimo indispensável de atividade de água, da qual depende a necessidade de incorporação de conservantes. Alternativas interessantes, com baixa atividade de água, e aplicáveis a princípios ativos de baixa estabilidade são as preparações extemporâneas. Adicionalmente ao menor risco de deterioração e à não adição de conservantes, ou de água purificada, apresentam a vantagem da redução no peso da carga para transporte, visando à distribuição para comercialização do produto;

■ processo: fator positivo na redução da carga microbiana é o emprego de temperaturas elevadas. Temperaturas intermediárias, da ordem de 40°C, têm efeito oposto, promovendo a proliferação microbiana, ao invés da letalidade. A água de condensação que se forma na superfície interna da tampa dos reatores, onde o produto contendo excipiente lipófilo foi homogeneizado sob aquecimento, pode permitir a proliferação de microrganismos. Processos que envolvem teores elevados de água em fases intermediárias e têm seca-

gem subsequente ainda assim devem ser considerados fatores de risco de contaminação.

Padrões microbianos

As primeiras inclusões de limites microbianos aplicados a produtos farmacêuticos e seus insumos ocorreram de forma vaga, como a recomendação inicial de "ausência de emboloramento", na 11ª e 12ª edições da USP, respectivamente em 1936 e 1942, que evoluiu para "requisito de limite de contaminante aeróbico mesófilo", na especificação de levedura de cerveja, a partir da 13ª edição, em 1947.

No Formulário Nacional de 1970 (NF XIII, 1970) e na 18ª edição da Farmacopeia (USP, 1970), no mesmo ano, a expressão foi modificada para "drogas vegetais e animais deverão estar, o máximo possível, isentas de microrganismos, sendo que os patogênicos não deverão estar presentes".

É interessante lembrar que o primeiro insumo farmacêutico com especificação relativa à qualidade microbiológica foi a gelatina, na USP XII de 1942 (USP, 1942), com o limite tolerado, em função de sua origem, de 10^4 bactérias totais por grama. Esta especificação foi alterada diversas vezes, tendo passado por $5 \times 10^3/g$, na 18ª edição; $10^4/g$, na edição seguinte; $10^3/g$, a partir da 20ª. Além dessa exigência quantitativa, havia outro requisito, isto é, ausência de patogênicos específicos numa determinada tomada de ensaio, sendo que esse aspecto foi gradativamente se tornando mais exigente, com a tomada de ensaios de "10 mg ou menos" (USP, 1942), alterada para 10 mg (USP, 1960) e, finalmente, para 10 g (USP, 1970).

Inicialmente, impôs-se ausência de *Escherichia coli* (USP, 1942; USP, 1947), com modificação para "ausência de coliformes", nas quatro edições seguintes, porém reconsiderada na USP XVIII (USP, 1970). Além disso, iniciou-se a exigência adicional relativa à ausência de *Salmonella* sp., permanecendo inalterada.

As monografias farmacopeicas incluem requisitos para um ou mais patogênicos específicos em função da origem da matéria-prima, visando a evitar a transmissão de doenças para os pacientes por meio da terapia medicamentosa. Em alguns casos, deve-se efetuar a pesquisa de determinados grupos contaminantes (coliformes, enterobactérias), a fim de avaliar a qualidade sanitária envolvida na obtenção e/ou no preparo desses insumos.

Atenção especial foi dirigida às matérias-primas pela Farmacopeia Americana, com a introdução de capítulo sobre "Atributos microbiológicos de produtos farmacêuticos não estéreis", na 18ª edição, sendo sugerido monitoramento com maior ênfase "com relação a matérias-primas de origem animal ou botânica, especialmente aquelas que permitem o crescimento microbiano e que não se tornam estéreis durante o processamento subsequente". A ausência de microrganismos patogênicos viáveis, como *Salmonella* sp., *Escherichia coli, Pseudomonas aeruginosa, Pseudomonas* sp. *e Staphylococcus aureus* foi considerada atributo desejável para produto de qualidade adequada.

Na USP XIX (USP, 1975), o mesmo capítulo inclui consideração sobre esta categoria de insumos (origem vegetal e animal), que "podem carregar microrganismos patogênicos não destruídos pelos processamentos posteriores", sendo introduzida, adicionalmente à pesquisa de microrganismos específicos, a contagem de microrganismos viáveis totais. Sugeriu-se, inclusive, que os produtos contendo tais matérias-primas deveriam ser rotineiramente testados quanto à presença de patogênicos específicos. Na USP XXIII (USP, 1985) e NF, especificação de qualidade microbiana consta em 50 monografias de matérias-primas. Algumas apresentam o limite de número de viáveis e os microrganismos indesejáveis; outras, apenas os microrganismos cuja presença é restrita. O limite de carga microbiana viável permitido varia de 10^2 a 10^3/g(mL).

Na Farmacopeia Britânica, a partir da edição de 1973, configuram-se as monografias de digitalis e de goma adraganta com especificação declarada para a ausência de patogênicos específicos.

Com relação à regulamentação brasileira, observa-se a inclusão de padrões microbianos a partir da 2ª edição, configurando para a levedura seca limites quantitativos para bactérias e fungos, sendo de $7,5 \times 10^3$ bactérias e 50 fungos por grama, à semelhança das recomendações da Farmacopeia Americana da 13ª a 15ª edições. Na Farmacopeia Brasileira III (BRASIL, 1977) os limites para esta matéria-prima foram eliminados, e a última edição de 1988, inclui o procedimento para a contagem de microrganismos viáveis, a relação de microrganismos considerados indesejáveis e os métodos de pesquisa e identificação deles. O Fascículo I da Parte II, publicado em 1996 (BRASIL, 1977), apresenta especificação em algumas das monografias.

Em relação aos fitoterápicos, a Portaria n. 123, de 19 de outubro de 1994, na Norma Técnica para Registro de Fitoterápicos (BRASIL, 1994), estabelece a seguinte especificação para matérias-primas vegetais: menos que 10^5/g do total de viáveis; menos que 10^4/g de leveduras ou fungos; menos que 10^3/g de enterobactérias; ausência de *Salmonella* sp., *Staphylococcus aureus, Pseudomonas aeruginosa, Escherichia coli* e fungos da família *Aspergillus*. No entanto, essa especificação não foi mantida na Portaria n. 6, de 31 de janeiro de 1995 (BRASIL, 1995), mencionando que a pesquisa de contaminantes microbiológicos e biológicos deve estar de acordo com a Farmacopeia Brasileira ou com as recomendações da Organização Mundial da Saúde. A Resolução RDC n. 48, de 16 de março de 2004, menciona que a pesquisa de contaminantes micro-

bianos deve estar de acordo com critérios farmacopeicos ou recomendações da Organização Mundial da Saúde (BRASIL, 2004). Também estabelece que a pesquisa de contaminantes microbianos em fitoterápicos deve estar de acordo com as especificações farmacopeicas. Esta posição é mantida com a publicação da RDC n. 14, de 31 de março de 2010 (BRASIL, 2010).

Assim, pesquisadores brasileiros, tendo em vista o crescente consumo de fitoterápicos, procederam à avaliação de 91 amostras de drogas vegetais, compostas por 65 espécies vegetais distintas, e concluíram que 92, 3% falharam quanto à conformidade aos parâmetros farmacopeicos. Os autores sugerem medidas educacionais e regulatórias para garantir a qualidade de tais produtos (BUGNO *et al.*, 2005).

A regulamentação atual apresenta-se como um consolidado de normas da Coordenação de Fitoterápicos, Dinamizados e Notificados (COFID), da Gerência de Tecnologia Farmacêutica (GTFAR) e da Gerência Geral de Medicamentos (GGMED) da Agência Nacional de Vigilância Sanitária (Anvisa), publicado em outubro de 2009. Este consolidado aborda os ensaios microbiológicos nos estudos de estabilidade e controle de qualidade para efeito de registro dos medicamentos fitoterápicos. Neste contexto, apresenta para controle microbiológico as orientações aplicáveis a quaisquer formas farmacêuticas: analisar a presença de microrganismos totais e patogênicos: *Pseudomonas aeruginosa, Staphylococcus aureus, Salmonella* sp. *e Escherichia coli* (BRASIL, 2009).

Outros padrões para medicamentos não estéreis e insumos foram propostos na década de 1960. Anteriormente, apenas a Farmacopeia da Checoslováquia incluía a especificação para contaminação microbiana, com limite de 5×10^4/g(mL) para contagem total de viáveis e ausência de indicadores da contaminação fecal e de outros patogênicos específicos e bolores. Nas outras farmacopeias, constavam especificações para algumas matérias-primas de origem natural.

O padrão proposto pelo Ministério da Saúde da Suécia, em 1967, estabeleceu o limite de 10^2/g(mL) em relação à carga microbiana viável total, com a ressalva de, nos casos em que esta especificação não puder ser atendida, se comprovar a ausência de coliformes e de *Salmonella* sp. Os padrões para medicamentos não estéreis para uso oral foram propostos por diferentes organizações. Em nível internacional, propostas como as da Federação Internacional Farmacêutica (FIP), da Comissão da Farmacopeia Europeia e da Sociedade Italiana de Ciências Farmacêuticas basearam-se no risco da contaminação para o paciente, em função da via de administração. Para os medicamentos de uso tópico, que não necessitam atender às provas de esterilidade, porém, por serem preparações para aplicação em áreas mais suscetíveis à contaminação como pele lesada, nariz, garganta, ouvidos etc., foram recomendados limites mais rígidos; para outras preparações, como as de uso oral, estabeleceram-se outros mais tolerantes. O limite de 10^4/g(mL), para bactérias aeróbicas totais, que consta da especificação da FIP, refere-se a produtos com componentes que são inevitavelmente contaminados e que não podem ser submetidos a processos de descontaminação. Em relação aos microrganismos que devem estar ausentes, são citados: *Staphylococcus aureus*, *Pseudomonas aeruginosa*, *Escherichia coli* e *Salmonella* sp. A especificação de quais destas espécies devem estar ausentes difere, dependendo do padrão e da via de administração. Restrição a outros microrganismos adicionais, como enterobactérias, estreptococos fecais e clostrídios sulfito-redutores, foi sugerida em outras especificações, como a do Laboratório de Saúde da França.

Apesar do reconhecimento, há muitos anos, da importância do controle microbiano de produtos não estéreis, a implantação e a aceitação dos padrões sanitários têm ocorrido lentamente. Este fato pode ser observado nas farmacopeias em que os padrões estão sendo incluídos gradativamente.

As monografias farmacopeicas nas quais consta especificação para qualidade microbiana, de forma geral, referem-se à ausência de uma ou mais espécies específicas. Apesar de a carga microbiana total também ser parâmetro de avaliação da qualidade sanitária do produto, o limite para o número de microrganismos viáveis é exigência apenas em algumas especificações.

Quanto aos produtos cosméticos, em virtude da necessidade de se estabelecerem níveis microbianos que assegurassem sua boa qualidade, em 1973 a *Cosmetic Toiletry and Fragrance Association* (CTFA, 1973), cujos participantes são representados por vários fabricantes dos Estados Unidos da América, adotou limites de tolerância que se tornaram, embora não mandatórios, referência internacional. Tais limites consideram tolerância de não mais que 500 microrganismos por grama em produtos para bebês e naqueles utilizados na área dos olhos, e de não mais que 10^3 microrganismos por grama para todos os outros, além de mencionar que nenhum produto deve ter conteúdo microbiano considerado nocivo para o usuário.

Outros padrões, com níveis de exigência por vezes diferindo dos acima apresentados, são adotados por distintas instituições, das mais diversas regiões geográficas. A Portaria n. 600, de 28 de novembro de 1997, da Secretaria da Vigilância Sanitária, publicada no DOU em 1 de dezembro de 1997 (BRASIL, 1997), submeteu à consulta popular o padrão proposto pelo Grupo de Microbiologia da Associação Brasileira de Cosmetologia. Segundo este padrão, os produtos cosméticos são subdivididos em dois grupos, graus I e II, dependendo do local de aplicação. O grau I refere-se a produtos para uso infantil, para a área dos olhos e para aqueles que entram em contato com a mucosa. O grau II diz respeito a demais produtos suscetíveis à contaminação.

A especificação proposta para o grau I é a seguinte: menos que 10^2 UFC/g(mL) de microrganismos totais aeróbicos; ausência de *Pseudomonas aeruginosa*, *Staphylococcus aureus*, coliformes totais e fecais em 1 g(mL); no caso do talco, ausência de clostrídios sulfito-redutores, também em 1 g. O padrão proposto para os do grau II difere em relação ao primeiro apenas no limite de aeróbicos totais, que é de menos que 10^3 UFC/g(mL). Esta especificação foi confirmada na Resolução n. 481, de 23 de setembro de 1999, da Anvisa. Os fabricantes de cosméticos, à semelhança daqueles de medicamentos, devem sempre trabalhar com o objetivo de fornecer produtos seguros ao consumidor. Assim, são necessários os padrões domésticos que considerem, respectivamente para medicamentos e cosméticos, orientações de compêndio farmacêutico e de especificação como a do CTFA. Acima de qualquer limite, fica patente a responsabilidade do fabricante na avaliação do seu produto, da matéria-prima e dos processos, devendo as especificações refletir informações e conhecimentos revisados e atualizados.

Tendo em vista o reconhecimento de que os padrões farmacopeicos não são adotados para os cosméticos, houve uma derivação para técnicas e padrões da área de alimentos. Assim, no *Food-Bacteriological Analytical Manual* (HITCHINS; TRAN; McCARRON, 2001), o capítulo 23 tem o título *Microbiological Methods for Cosmetics*. A interpretação apresenta a expectativa de que produtos cosméticos sejam livres de microrganismos patogênicos de alta virulência e que o número total de microrganismos aeróbicos por grama dos produtos seja baixa. Reconhece a fragilidade de padrões numéricos amplamente aceitos e apresenta como limites: para produtos usados na área dos olhos, contagens não acima de 500 UFC/g; para os demais, contagens não acima de 1.000 UFC/g. Considera a presença de patogênicos particularmente importante ao se avaliar como inaceitável um cosmético com contagens marginalmente aceitáveis (p. ex., 400 UFC para um produto usado na área dos olhos). Patogênicos ou patogênicos oportunistas, cuja incidência é particularmente relevante, especialmente para produtos cosméticos usados na região dos olhos, incluem *S. aureus*, *Streptococcus pyogenes*, *P. aeruginosa* e outras espécies, e *Klebsiele pneumoniase*. Considera ainda outros microrganismos não patogênicos que possam se comportar como tal, oportunisticamente.

A edição da USP XXXVIII (USP, 2014) apresenta, além dos limites específicos das monografias, capítulos de orientação, os quais seguem os critérios harmonizados com a Farmacopeia Europeia, a Farmacopeia Britânica de 2012, a Farmacopeia Brasileira (BRASIL, 2010) e a Farmacopeia Japonesa XVI. A Tabela 1 apresenta, de forma comparativa, os critérios de aceitação da USP XXXVII (USP, 2014), da Farmacopeia Britânica de 2012 (BP, 2012), da Farmacopeia Japonesa XVI (JP, 2011) e da Farmacopeia Brasileira (FB 5) (BRASIL, 2010). Os limites microbiológicos referentes aos produtos fitoterápicos ainda não se encontram harmonizados, havendo pequenas divergências entre os principais compêndios.

MÉTODOS DE ANÁLISE

Os métodos de análise, envolvendo tanto os medicamentos não estéreis quanto os cosméticos, abrangem três etapas fundamentais: amostragem, englobando coleta, transporte e preparação da amostra para análise; determinação numérica ou contagem das formas viáveis; isolamento e identificação dos microrganismos indesejáveis a serem pesquisados.

Amostragem

A amostragem a ser efetuada para investigação quanto ao atendimento aos padrões microbianos deve ser representativa, em termos de abrangência do volume contido, do número de unidades contenedoras, e das operações unitárias envolvendo risco de contaminação adicional ou de proliferação microbiana. Para que se cumpra tal meta, critérios distintos devem ser adotados, em circunstâncias específicas.

Em se tratando de sacos ou barricas contendo matéria-prima não estéril na forma pulverizada, dispositivos de amostragem devem permitir a obtenção de frações da parte inferior, mediana e superior de cada um de $\sqrt[2]{N}$ ou $\sqrt[2]{N}$ + 1 do número total dos recipientes. Há de se efetuar a assepsia na área próxima à coleta de amostras, usar preferencialmente recipientes com válvula de amostragem ou, na sua ausência, proceder a vedação hermética subsequente. Em se tratando de líquidos, é importante que se evite o emprego de pipetas ou tubos de vidro, com risco de quebra e liberação de fragmentos no conteúdo. Cuidados semelhantes são também pertinentes aos produtos a granel, seja ao se considerar reatores ou misturadores contendo cremes, pomadas ou líquidos.

Nos processos contínuos, a segmentação, como início, meio e fim do processo, deve estar contemplada na amostragem. Já no caso de material de acondicionamento, de embalagem ou dispensadores de produtos cosméticos ou medicamentosos, a forma facilmente aplicável e que permite melhores resultados é a adoção de planos de amostragem respeitando conceitos estatísticos, tendo como exemplo o *millitary standard*.

Considerando-se o produto terminado, toma-se via de regra duplicata ou triplicata da amostra, representando início, meio e fim do processo de enchimento, admitindo que, após o fechamento do material de acondicionamento, a introdução de contaminantes não mais ocorrerá.

Coleta e transporte das amostras

Quando da avaliação em fases intermediárias de processamento, a amostragem deve ser feita em local limpo, por operador treinado, utilizando-se de recipientes, dispositivos auxiliares, espátulas ou pipetas esterilizados. Os recipientes preferencialmente devem ter boca larga e capacidade para 100 g(mL). O transporte deve ocorrer em condições adequadas de temperatura.

Conforme o BAM (HITCHINS; TRAN; McCARRON, 2001), as amostras de produtos cosméticos devem ser analisadas tão logo possível após recebidas, recomendando-se sua estocagem a temperatura ambiente.

Quantidade a ser analisada

A quantidade de amostra a ser coletada depende das análises, inclusive com reteste. Além disso, deve ser determinada em função de patogênicos específicos a serem pesquisados, que exigem tratamentos distintos.

A recomendação das principais farmacopeias, para enriquecimento da pesquisa de patogênicos é, geralmente, de 10 g(mL), além da contagem total em igual quantidade. No caso do volume total da amostra ser de 10 g(mL), ou inferior, este total deve ser analisado. A tomada de ensaio pode ser reduzida para 1 g(mL) em amostras de produtos de alto valor agregado.

Para produtos cosméticos, o BAM (HITCHINS; TRAN; McCARRON, 2001) recomenda porção representativa da amostra, mencionando 1 g(mL) e conteúdo total para produtos de contudo menor que 1 g(mL).

Preparação da amostra

A primeira preocupação ao preparar a amostra consiste na verificação da atividade antimicrobiana do produto em razão da presença de conservantes na fórmula. Esses devem ser inativados com substâncias adequadas, conforme sua natureza química. Exemplos de agentes antimicrobianos e respectivos inativantes são dispostos na Tabela 2.

A adição dos inativantes, previamente esterilizados por algum dos processos eficientes, deve ser previamente validada. Outro cuidado importante, para não impedir o crescimento microbiano, é o ajuste do pH do produto diluído para a faixa da neutralidade.

A homogeneização da amostra é fundamental, no sentido de conduzir a transferência para etapas subsequentes de forma representativa, ainda que ela tenha sido

Tabela 1 Critérios de aceitação de qualificação microbiológica para formas farmacêuticas não estéreis

Vias de administração	USP 35 (orientação) – harmonizado			BP 2012 (orientação) – harmonizado			JP XVI (orientação) – harmonizado			FB 5 (orientação) – harmonizado		
	TAMC	TYMC	MO específico/ 1 g ou 1 mL	TAMC	TYMC	MO específico/ 1 g ou 1 mL	TAMC	TYMC	MO específico/ 1 g ou 1 mL	TAMC	TYMC	MO específico/ 1 g ou 1 mL
Preparações não aquosas de uso oral	1.000	100	E. coli	1.000	100	E. coli	1.000	100	1 g ou 1 mL: Ausência E. coli	1.000	100	E. coli
Preparações aquosas de uso oral	100	10	E. coli	100	10	E. coli	100	10	E. coli	100	10	E. coli
Uso retal	1.000	100	Não cita	1.000	100	Não cita	1.000	100	Não especificado	1.000	100	Não cita
Uso na oromucosa	100	10	S. aureus/ P. aeruginosa	100	10	S. aureus/ P. aeruginosa	100	10	S. aureus/ P. aeruginosa	100	10	S. aureus/ P. aeruginosa
Uso gengival	100	10	S. aureus/ P. aeruginosa	100	10	S. aureus/ P. aeruginosa	100	10	S. aureus/ P. aeruginosa	100	10	S. aureus/ P. aeruginosa
Uso cutâneo	100	10	S. aureus/ P. aeruginosa	100	10	S. aureus/ P. aeruginosa	100	10	S. aureus/ P. aeruginosa	100	10	S. aureus/ P. aeruginosa
Uso nasal	100	10	S. aureus/ P. aeruginosa	100	10	S. aureus/ P. aeruginosa	100	10	S. aureus/ P. aeruginosa	100	10	S. aureus/ P. aeruginosa
Uso auricular	100	10	S. aureus/ P. aeruginosa	100	10	S. aureus/ P. aeruginosa	100	10	S. aureus/ P. aeruginosa	100	10	S. aureus/ P. aeruginosa
Uso vaginal	100	10	S. aureus/ P. aeruginosa/ C. albicans	100	10	S. aureus/ P. aeruginosa/ C. albicans	100	10	S. aureus/ P. aeruginosa/ C. albicans	100	10	S. aureus/ P. aeruginosa/ C. albicans
Adesivos transdérmicos	100	10	S. aureus (1 adesivo)/ P. aeruginosa (1 adesivo)	100	10	S. aureus (1 adesivo)/ P. aeruginosa (1 adesivo)	100	10	S. aureus (1 adesivo)/ P. aeruginosa (1 adesivo)	100	10	S. aureus (1 adesivo)/ P. aeruginosa (1 adesivo)
Uso inalatório (preparações líquidas p/ nebulização)	100	10	S. aureus/ P. aeruginosa/ Bactéria Gram-negativa/ bile-tolerante	100	10	S. aureus/ P. aeruginosa/Bactéria Gram-negativa/ bile-tolerante	100	10	S. aureus/ P. aeruginosa/ Bactéria Gram-negativa/ bile-tolerante	100	10	S. aureus/ P. aeruginosa/ Bactéria Gram-negativa/ bile-tolerante

TAMC – Total Aerobic Microbial Count.
TYMC – Total Yeast and Mold Count.
MO – Microrganismo.

BP: Farmacopeia Britânica.
JP: Farmacopeia Japonesa.
FB: Farmacopeia Brasileira.

Tabela 2   Inativantes específicos para agentes antimicrobianos de fórmulas farmacêuticas e cosméticas

Agente antimicrobiano	Inativante
Formaldeído	0,1% de histidina no diluente inicial
Clorados	0, 5% de tiossulfato de sódio
Sais de amônio quaternário	3% de polissorbato + 0, 3% de lecitina
Fenóis e derivados	1% de polissorbato 80 no diluente inicial
Tensoativos anfóteros	3% de polissorbato 80 + 0, 3% de lecitina
Metais pesados, orgânicos ou ionizados	0,1% de cisteína

diluída, empregando-se, por exemplo, solução salina peptonada (0,1%), solução fosfato tamponada (pH 7,2) ou caldo caseína-soja.

A homogeneização propriamente dita é normalmente feita em homogeneizadores mecânicos (não de altíssima velocidade, incompatíveis com a estrutura celular), podendo ser também manual ou empregando gral e pistilo previamente esterilizados, na dependência da amostra.

Algumas formas farmacêuticas ou cosméticas poderão exigir tratamento específico, no sentido de permitir o contato íntimo da amostra com o meio diluente. Assim como no caso de produtos em aerossol, em que a tomada de amostra exige a eliminação prévia do propelente presente no produto.

Uma forma de manuseio operacional trabalhosa é o sabonete, que exige fragmentação criteriosa, seguida de leve aquecimento, recurso também aplicável no caso de supositórios e pomadas. Produtos com fase oleosa exigem a adição de agente tensoativo, cuja concentração deve ser cuidadosamente definida, para evitar efeito inibidor sobre possíveis microrganismos contaminantes.

Todas as operações empregadas de forma a possibilitar a contagem e a pesquisa de microrganismo devem também fazer parte da validação da técnica, assegurando confiabilidade ao ensaio.

Métodos de contagem de microrganismos

Em meio sólido, com semeadura da amostra em profundidade (*pour plate*)

Consiste na transferência de alíquota de 1 a 2 mL da diluição da amostra (de cada diluição a ser considerada) para réplicas de placas de Petri estéreis (usualmente de duas a três a cada diluição). O meio de cultura estéril, fundido e resfriado a temperatura compatível com a fisiologia celular (45-48) °C, em quantidade de cerca de 20 mL, é vertido sobre cada uma das placas contendo amostra, com subsequente homogeneização, com movimentos em S ou 8, sobre a bancada de trabalho, as quais permanecem até solidificação a temperatura ambiente. Segue-se incubação das placas, em estufa, na posição invertida. Após 3 a 5 dias de incubação a (30-35)°C,

para bactérias, e 5 a 7 dias para bolores e leveduras, a (20--25)°C, as colônias são contadas, à vista desarmada ou com auxílio de contadores de colônia tipo Quebec, abrangendo o crescimento tanto da superfície como da profundidade, no interior do gel. O número menor que 250 para bactérias e 50 para fungos e leveduras, decorrente da réplica correspondente a uma determinada diluição, multiplicado pelo fator de diluição, dará o número de unidades formadoras de colônias (UFC) por unidade de peso ou volume da amostra.

Este método é limitante para amostras que conferem opacidade ao meio, não permitindo a visualização das colônias desenvolvidas após a incubação. Neste caso, pode--se, após a incubação, adicionar cerca de 5 mL de ágar a 1% em água contendo 0,1% de cloreto de trifeniltetrazólio sobre a superfície do meio de cultura. Após 1 hora de incubação a (30-35)°C, as colônias são visualizadas com a coloração, no geral, vermelha. Quanto ao nível de contaminante viável, o método é limitante para amostras com número abaixo de 1 UFC/g(mL), admitindo a semeadura de 1 g(mL) do produto sem diluição.

Os meios de cultura devem ter composição completa, a fim de propiciar o crescimento de contaminantes, por vezes debilitados em função das condições da própria fórmula ou ainda somado ao processo industrial envolvido durante a fabricação do produto. Entretanto, quando se tenciona a determinação de contaminantes específicos, o meio de cultura deverá apresentar fatores que confiram a seletividade e a diferenciação que conduzem à sua identificação.

Para contagem total de bactérias, os meios oficialmente recomendados são principalmente ágar caseína-soja e ágar nutriente; para fungos, ágar Sabouraud-dextrose e ágar batata. Os meios de cultura podem ser incorporados de antibióticos, de ácido tartárico (inibidor do crescimento bacteriano) ou de outro agente seletivo.

Em meio sólido, com semeadura da amostra em superfície

O meio de cultura é preparado e distribuído previamente em placas de Petri. Empregando-se pipetas estéreis, volumes de 0,1 a 0,5 mL de cada diluição considerada são distribuídos na superfície do gel já solidificado, sendo o espalhamento efetuado com movimentos cuidadosos ou com o auxílio de bastão de vidro ou alça de Drigalski. Conforme a densidade da amostra, haverá absorção total pelo meio. As placas invertidas são, então, incubadas.

Essa metodologia não se aplica a amostras com carga microbiana inferior a 2 UFC/g(mL).

A escolha do meio de cultura, as condições de incubação e os cálculos para determinação da carga contaminante viável seguem o procedimento descrito anteriormente.

Membrana filtrante

Alíquotas do produto sob forma líquida, ou suas diluições, são filtradas através de membranas apropriadas (0, 45 µm, ou 0,22 µm de poro e 47 mm de diâmetro), seguindo-se a deposição das membranas, na mesma posição, sobre placas contendo meio de cultura.

Esta metodologia, vantajosa por permitir volumes elevados na amostragem e pela acuidade, apresenta recomendação especial para amostras contendo agentes antimicrobianos. Cuidados devem ser observados para que o número de colônias não ultrapasse 100 por membrana. O cálculo para determinar o número total de contaminantes viáveis é igual ao descrito anteriormente.

Número mais provável

A determinação do número mais provável (NMP) de microrganismos baseia-se em estimativa fundamentada em probabilidade. Assim, indica o valor dentro de uma faixa que reflete o número de microrganismos presente. Embora revelando imprecisão maior que os outros métodos descritos, é ainda recomendado e muito empregado, inclusive como método oficial, no controle microbiológico de medicamentos, cosméticos, alimentos e águas.

Uma vantagem de seu emprego consiste em permitir melhor revitalização dos microrganismos debilitados, em função do perfeito contato da amostra com o meio de cultura, enquanto o uso do meio sólido fundido seria fator adicional de estresse, uma vez que a temperatura do meio, no momento da homogeneização da amostra, não seria favorável a esses contaminantes.

A técnica é recomendada para amostras pouco solúveis e translúcidas. Em caso de amostra com opacidade, há que diferenciá-la da turbidez decorrente do crescimento microbiano adotando o recurso de subculturas.

Embora permita avaliação de amostras com níveis elevados de contaminação, sua indicação é para situações nas quais se esperam valores baixos de contagem, sendo esta característica otimizada pelo uso de caldo de dupla concentração.

A metodologia emprega meios líquidos, usando-se diluições seriadas das amostras inoculadas neles. Exige a disponibilidade de tabelas estatísticas específicas, para obtenção de resultados a partir das leituras. O número de réplicas empregadas a cada diluição pode variar, sendo mais comuns tabelas construídas a partir de 3 ou 5 réplicas. A Tabela 3 apresenta situações obtidas com três réplicas, fornecendo para cada combinação o número mais provável de microrganismos por g(mL), assim como limites inferior e superior (limite de confiança de 95%). A Tabela 4 destina-se a leituras nas quais se deseja maior precisão, empregando cinco réplicas de tubos, sendo também fornecido o número mais provável de microrganismos e os limites. No cálculo de contaminantes da amostra, deve ser considerado ainda o fator de diluição utilizado, o qual deverá corrigir os dados obtidos das tabelas.

Produtos de natureza polimérica apresentam dificuldades quanto à recuperação dos microrganismos da superfície do material. Um dos métodos aplicados na determinação da biocarga é a filtração por membranas. Um método alternativo, por intermédio de tubos múltiplos e da estimativa do 'NMP', mostrou-se mais adequado para a quantificação da biocarga em localizadores magnéticos (LOURENÇO et al., 2004).

Métodos rápidos de contagem microbiana serão detalhados em capítulo específico. Ainda assim, pode-se apresentar informação quanto a técnica alternativa aos métodos de plaqueamento em ágar para enumeração de bactérias e fungos, com maior rapidez e simplicidade, aplicando Petrifilm® AC, para enumeração de bactérias, e Petrifilm® YM, para enumeração de bolores e leveduras. Resultados obtidos em ensaios aplicados em 90 amostras de drogas vegetais, representando 64 espécies, foram avaliados comparativamente aos métodos convencionais com plaqueamento em ágar, apresentando coeficiente de correlação de 0,9833 e 0,9231 para bactérias e fungos, respectivamente (BUGNO et al., 2005).

Pesquisa de microrganismos indesejáveis

Durante muitos anos, conforme algumas das orientações farmacopeicas e citações técnicas mais aceitas, os microrganismos a serem pesquisados em razão da sua presença indesejável nas formulações farmacêuticas, ou cosméticas, foram:

- *Pseudomonas aeruginosa* – nas preparações tópicas, particularmente naquelas envolvendo regiões próximas aos olhos.
- *Staphylococcus aureus* – nas preparações tópicas em geral.
- *Escherichia coli* – nas preparações orais.
- *Salmonella* sp. – nas preparações orais.

Tabela 3 Número mais provável para réplicas de três tubos e limites de confiança de 95%

Número de tubos positivos			NMP g(mL)	Limite	
100 mg ou 0,1 mL/tubo	10 mg ou 0,01 mL/tubo	1 mg ou 0,001 mL/tubo		Inferior	Superior
0	0	0	< 3	–	–
0	0	1	3	< 0, 5	9
0	1	0	3	< 0, 5	13
1	0	0	4	0, 5	20
1	0	1	7	1	21
1	1	0	7	1	23
1	1	1	11	3	36
1	2	0	11	3	36
2	0	0	9	1	36
2	0	1	14	3	37
2	1	0	15	3	44
2	1	1	20	7	89
2	2	0	21	4	47
2	2	1	28	10	150
3	0	0	23	4	120
3	0	1	39	7	130
3	0	2	64	15	380
3	1	0	43	7	210
3	1	1	75	14	230
3	1	2	120	30	380
3	2	0	93	15	380
3	2	1	150	30	440
3	2	2	210	35	470
3	3	0	240	36	1.300
3	3	1	460	71	2.400
3	3	2	1.100	50	4.800
3	3	3	> 2.400	–	–

NMP: número mais provável.

Pode também ser interessante a pesquisa de outras cepas ou grupos de microrganismos, como os coliformes.

Entretanto, o trabalho de harmonização levou a modificações nos últimos anos, de forma a alterar o quadro anterior, passando a serem contemplados para pesquisa, particularmente nas formas farmacêuticas:

- Teste de *Pseudomonas aeruginosa*.
- Teste de *Staphylococcus aureus*.
- Teste de *Salmonella* spp.
- Teste de *Escherichia coli*.
- Teste de bactéria Gram-negativa bile-tolerantes.
- Teste de *Clostridium* sulfito redutores.

Tabela 4 Número mais provável para réplicas de cinco tubos e limites de confiança de 95%

| Número de tubos positivos | | | NMP/ g(mL) | Limite | |
100 mg ou 0,1 mL/tubo	10 mg ou 0,01 mL/tubo	1 mg ou 0,001 mL/tubo		Inferior	Superior
0	0	0	< 2	< 0, 5	–
0	0	1	2	< 0, 5	7
0	0	2	4	< 0, 5	11
0	1	0	2	< 0, 5	7
0	1	1	4	< 0, 5	11
0	1	2	6	< 0, 5	15
0	2	0	4	< 0, 5	11
0	2	1	6	< 0, 5	15
1	0	0	2	< 0, 5	7
1	0	1	4	< 0, 5	11
1	0	2	6	< 0, 5	15
1	0	3	8	1	19
1	1	0	4	< 0, 5	11
1	1	1	6	< 0, 5	15
1	1	2	8	1	19
1	2	0	6	< 0, 5	13
1	2	1	8	1	19
1	2	2	10	2	23
1	1	0	8	1	19
1	3	1	10	2	23
1	4	0	11	2	23
2	0	0	5	< 0, 5	13
2	0	1	7	1	17
2	0	2	9	2	21
2	0	3	12	3	28
2	1	0	7	1	17
2	1	1	9	2	21
2	1	2	12	3	28
2	2	0	9	2	21
2	2	1	12	3	28
2	2	2	14	4	34
2	3	0	12	3	28
2	3	1	14	4	34
2	4	0	15	4	37
3	0	0	8	1	19
3	0	1	11	2	25

(continua)

Tabela 4 Número mais provável para réplicas de cinco tubos e limites de confiança de 95% (*continuação*)

Número de tubos positivos			NMP/	Limite	
100 mg ou 0,1 mL/tubo	10 mg ou 0,01 mL/tubo	1 mg ou 0,001 mL/tubo	g(mL)	Inferior	Superior
3	0	2	13	3	31
3	1	0	11	2	25
3	1	1	14	4	34
3	1	2	17	5	46
3	1	3	20	6	60
3	2	0	14	4	34
3	2	1	17	5	46
3	2	2	20	6	60
3	3	0	17	5	46
3	3	1	71	7	63
3	4	0	21	7	63
3	4	1	24	8	72
3	5	0	25	8	73
4	0	0	13	3	31
4	0	1	17	5	46
4	0	2	21	7	63
4	0	3	25	8	75
4	1	0	17	5	46
4	1	1	21	7	63
4	1	2	26	9	78
4	2	0	22	7	67
4	2	1	26	9	78
4	2	2	32	11	91
4	3	0	27	9	80
4	3	1	33	11	93
4	3	2	39	13	126
4	4	0	34	12	95
4	4	1	40	14	108
4	5	0	41	14	110
4	5	1	48	16	124
5	0	0	23	7	70
5	0	1	31	11	89
5	0	2	43	15	114
5	0	3	58	19	144
5	0	4	76	24	180

(continua)

Tabela 4 Número mais provável para réplicas de cinco tubos e limites de confiança de 95% *(continuação)*

Número de tubos positivos			NMP/ g(mL)	Limite	
100 mg ou 0,1 mL/tubo	10 mg ou 0,01 mL/tubo	1 mg ou 0,001 mL/tubo		Inferior	Superior
5	1	0	33	11	93
5	1	1	46	16	120
5	1	2	64	21	134
5	1	3	84	26	197
5	2	0	49	17	126
5	2	1	70	23	168
5	2	2	94	28	219
5	2	3	120	33	281
5	2	4	148	38	366
5	2	5	177	44	515
5	3	0	79	23	187
5	3	1	109	31	251
5	3	2	141	37	343
5	3	3	175	44	503
5	3	9	257	53	669
5	3	5	253	77	788
5	4	0	130	35	300
5	4	1	172	41	484
5	4	2	221	57	698
5	4	3	278	90	849
5	4	4	345	117	999
5	4	5	436	145	1.161
5	5	0	240	68	734
5	5	1	348	118	1.005
5	5	2	542	180	1.405
5	5	3	920	210	3.000
5	5	4	1.600	350	5.300
5	5	5	1.600	800	-

NMP: número mais provável.

▪ Teste de *Candida albicans*.

Procedimentos

Com a recente harmonização adotada pelos principais compêndios farmacêuticos oficiais, os procedimentos para pesquisa de microrganismos indesejáveis seguem a mesma metodologia para análise de produtos, não havendo mais distinções entre meios de culturas e condições metodológicas específicas.

Meios de enriquecimento

As amostras devem ser preparadas conforme descrito nos compêndios oficiais, respeitando-se as características físico-químicas do produto a ser testado. As tomadas de ensaio recomendadas são da ordem de não menos que 1 g ou 1 mL do produto a ser analisado, sendo utilizado como meio de enriquecimento não seletivo o caldo caseína-soja. A incubação deve ocorrer a (22,5 ± 2,5)°C, durante 18 a 24 horas.

Igual quantidade de amostra pode ser empregada também simultaneamente, para enriquecimento não seletivo de *Candida albicans*, em caldo saboraund-dextrose. A incubação deve ocorrer a (32,5 ± 2,5)°C, durante 3 a 5 dias.

Particularmente para *Salmonella* sp. e *Escherichia coli*, procede-se também ao enriquecimento seletivo. Para *Salmonella* sp. são transferidos volumes de 0,1 mL da suspensão resultante do enriquecimento não seletivo para o 10 mL do Caldo Enriquecimento *Salmonella Rappaport Vassiliadis*, então incubado em estufa a (32,5 ± 2,5)°C, durante 18 a 48 horas.

No caso de *Escherichia coli*, são transferidos volumes de 1 mL da suspensão resultante do enriquecimento não seletivo para o 100 mL do Caldo MacConkey, então incubado em estufa a (43 ± 1)°C, durante 24 a 48 horas.

Para produtos cosméticos, o BAM (HITCHINS; TRAN; McCARRON, 2001) recomenda porção representativa da amostra, mencionando 1 g(mL) e conteúdo total para produtos de conteúdo menor que 1 g(mL). Também apresenta particularidades nas avaliações microbiológicas: plaqueamento de microrganismos aeróbicos, com ênfase em *Staphylococcus* spp. e, particularmente, *S. aureus*; contagem de fungos, incluindo bolores e leveduras; contagem de microrganismos anaeróbicos (somente para talcos e pós), com ênfase em *Clostridium tetani*; testes de *screening* para microrganismos presentes em cosméticos, usados ou não. Enfatiza que não necessariamente todas as análises deverão ser feitas, mas a contagem de aeróbicos ou enriquecimentos visando aos microrganismos definidos e contagens de fungos devem ser feitas rotineiramente.

Meios de diferenciação

Após enriquecimento, não seletivo e seletivo, no caso de *Escherichia coli* e *Salmonella* sp., alíquotas são transferidas, por repique, no geral por estria e, em situações específicas, por picada, para meios de cultura para isolamento e de diferenciação, visando a identificar o microrganismo. Embora por vezes empregando sistemas miniaturizados, as reações bioquímicas observadas mais frequentes são equivalentes aos sistemas convencionais.

Staphylococcus aureus

A Figura 1 apresenta, conforme as Farmacopeias Americana, Brasileira, Japonesa, Europeia e Britânica, recentemente harmonizadas, as etapas envolvidas na iden-

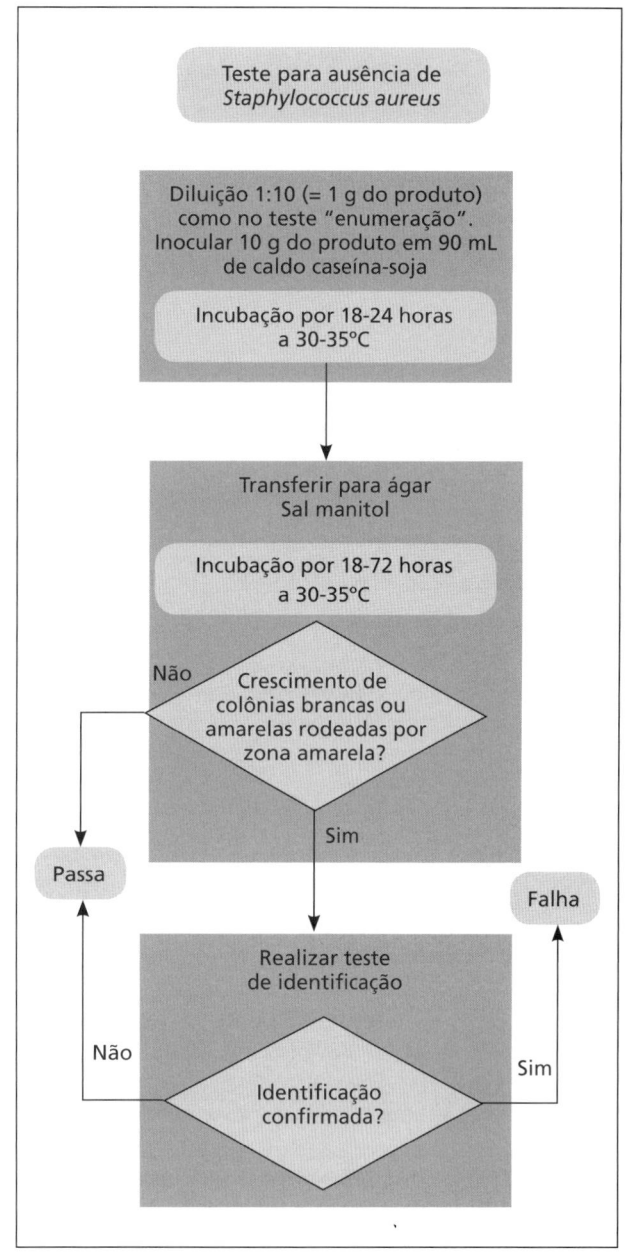

Figura 1   Esquema para pesquisa de *Staphylococcus aureus*, conforme orientação de distintas farmacopeias.

tificação de *Staphylococcus aureus*. Complementando, são a seguir descritas as características do comportamento microbiano em distintos meios seletivos e de diferenciação.

Ágar Manitol (colônias amarelas, halo amarelo): caracteriza-se por formulação adequada para a investigação de estafilococos. Em virtude da elevada concentração salina, impede o crescimento da maioria das outras bactérias, exceto alguns microrganismos halófilos. A degradação do manitol a ácido é comprovada pela viragem do indicador de pH vermelho de fenol.

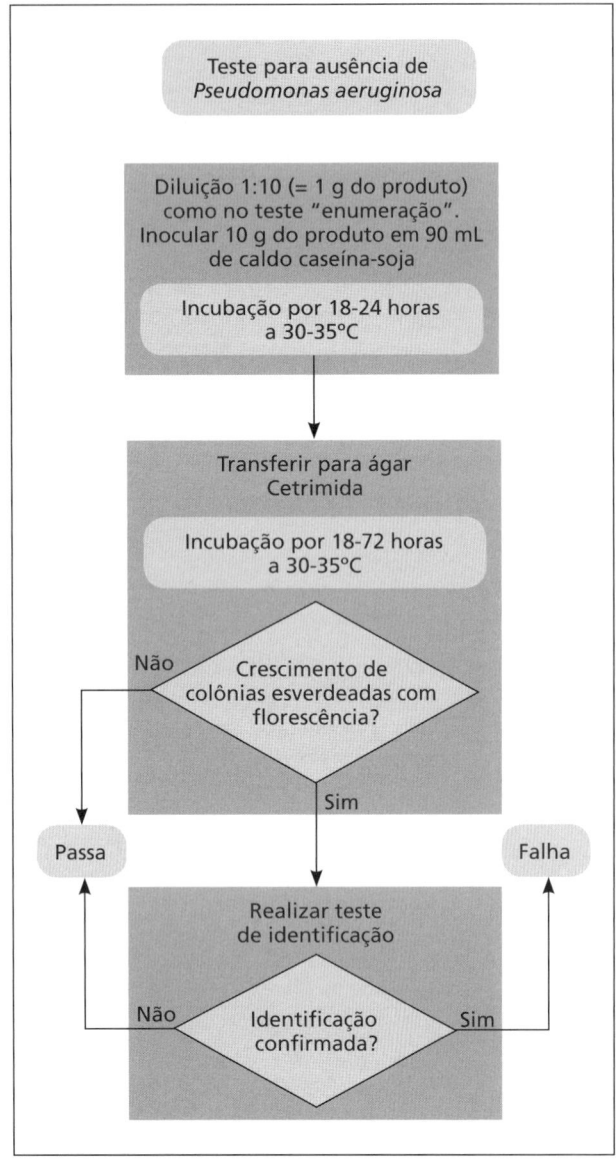

Figura 2 Esquema para pesquisa de *Pseudomonas aeruginosa*, conforme orientação de distintas farmacopeias.

Pseudomonas aeruginosa

A Figura 2 apresenta, conforme as Farmacopeias Americana, Brasileira, Japonesa, Europeia e Britânica, recentemente harmonizadas, as etapas envolvidas na identificação de *Pseudomonas aeruginosa*. Complementando, são a seguir descritas as características do comportamento microbiano em distintos meios seletivos e de diferenciação.

Ágar cetrimida (colônias esverdeadas, com fluorescência) emprega brometo de sal de amônio quaternário de cetiltrimetilamônio (cetrimida) como agente seletivo, com notável poder inibitório sobre microrganismos distintos da *Pseudomonas aeruginosa*.

Tanto a formação do pigmento verde piocianina como o aspecto fluorescente das colônias observadas à luz ultravioleta são favorecidos neste meio de cultura.

Ágar *Pseudomonas* para Piocianina (colônias esverdeadas, com fluorescência azul): de composição básica semelhante ao ágar cetrimida, porém valorizando a detecção do pigmento piocianina, reconhecido pela fluorescência azul.

Ágar *Pseudomonas* para Fluoresceína (colônias claras e amarelas, com fluorescência amarela): também de composição semelhante, porém facilitando a visualização da fluorescência amarelo-esverdeada.

Escherichia coli

A Figura 3 apresenta, conforme as Farmacopeias Americana, Brasileira, Japonesa, Europeia e Britânica, recentemente harmonizadas, as etapas envolvidas na identificação de *Escherichia coli*. Complementando, são a seguir descritas as características do comportamento microbiano em distintos meios seletivos e de diferenciação.

Ágar MacConkey (colônias vermelho-tijolo a púrpura, com halo de precipitação de bile): consiste em meio seletivo para o isolamento de salmonelas e bactérias coliformes, característica decorrente de seus componentes sais biliares e cristal violeta, que inibem a flora Gram-positiva. A lactose, também presente na composição, tem sua degradação evidenciada pela presença do indicador de pH vermelho neutro.

As colônias lactose-negativas são incolores (*Salmonella* sp.), e as lactose-positivas são vermelho-violeta com halo turvo, decorrente da diminuição do valor de pH e da precipitação dos ácidos biliares (*Escherichia coli*) ou ainda rosadas e mucoides (*Enterobacter, Klebsiella).*

Ágar eosina-azul de metileno (EMB) (colônias vermelho-escuras, brilho metálico): usualmente empregado na identificação de *Escherichia coli*, este meio de cultura apresenta conteúdo rico em corantes que inibem os microrganismos Gram-positivos; enquanto colônias de *Enterobacter aerogenes* apresentam centro cinzento; aquelas de *Escherichia coli*, graças à sua interação com a eosina e o azul de metileno, apresentam colônias típicas com brilho metálico esverdeado e centro escuro, inconfundíveis.

Ágar endo (colônias rosadas a vermelhas, brilho metálico): o meio de cultura para identificação de coliformes fecais, em razão de seu conteúdo de sulfito sódico e fuccina, reprime consideravelmente o crescimento de bactérias Gram-positivas. Os coliformes que degradam a lactose produzem aldeído e ácido. O aldeído, por sua vez, libera fuccina a partir da combinação fuccina-sulfito, conferindo às colônias a coloração vermelha. No caso da *Escherichia coli*, a reação apresenta tal intensidade

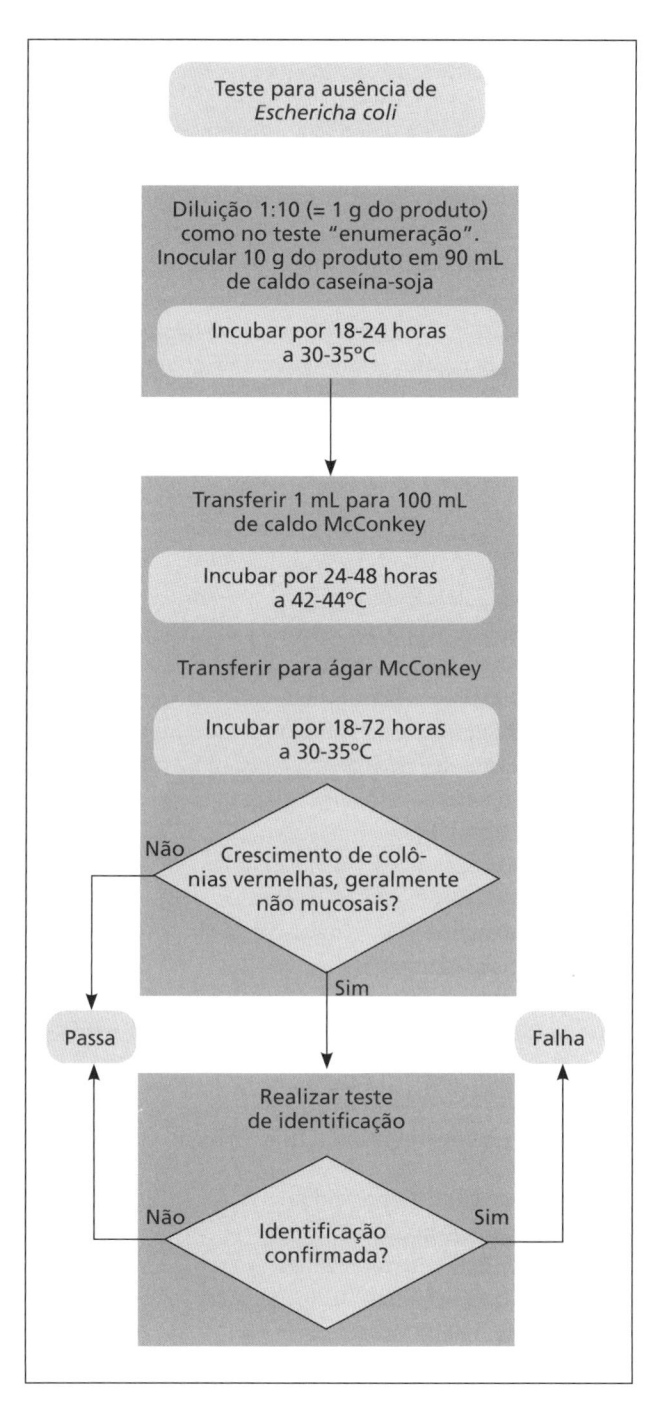

Figura 3 Esquema para pesquisa de *Escherichia coli*, conforme orientação de distintas farmacopeias.

que promove a cristalização da fuccina, o que resulta em coloração das colônias com brilho metálico estável, com reflexos verdes.

Salmonella sp.

O BAM (ANDREWS; HAMACK, 2007), em especial, apresenta alterações relevantes que, embora tendo por objetivo

alimentos, merecem menção, inclusive por coincidirem com alterações incorpadas na harmonização farmacopeica (Figura 4).

A Figura 4 apresenta, conforme as Farmacopeias Americana, Brasileira, Japonesa, Europeia e Britânica, recentemente harmonizadas, as etapas envolvidas na identificação de *Salmonella* sp. Complementando, são a seguir descritas as características do comportamento microbiano em distintos meios seletivos e de diferenciação.

Meio de enriquecimento seletivo: caldo enriquecimento *Salmonella rappaport vassiliadis.*

Meios de isolamento: ágar xilose-lisina-desoxicolato (XLD) (colônias vermelhas, núcleo negro).

Em virtude de sua composição, e particularmente graças ao conteúdo reduzido de desoxicolato, é adequado para demonstrar a presença de *Salmonella* e *Shigella*. A degradação dos açúcares xilose, lactose e sacarose da sua composição a ácido promove a viragem do indicador de pH vermelho de fenol a amarelo, indicativo de outras bactérias. O tiossulfato serve como substância de reação, e o sal de ferro (III) como indicador da formação de sulfeto de hidrogênio, visualizado então nas colônias negras de sulfeto de ferro. As bactérias que descarboxilam lisina à cadaverina são reconhecidas por promoverem a coloração púrpura ao redor das colônias, em consequência da elevação do valor de pH. Várias destas reações podem ocorrer simultânea e sucessivamente, permitindo originar matizes de coloração. Incubações prolongadas podem igualmente promover inversões de viragem do indicador de pH, o que pode inclusive ser provocado pela evaporação dos ácidos formados.

Meios de diferenciação: ágar tríplice açúcar-ferro (coloração avermelhada na superfície, amarela no fundo, precipitação de sulfeto de ferro).

Possibilita a investigação de *Proteus, Hafnia, Providencia* e outras bactérias que não fermentam a lactose, ou que o fazem muito lentamente, mas que fermentam a sacarose de maneira relativamente rápida, permitindo a exclusão dessas bactérias na identificação de *Salmonella* sp.

A degradação de açúcar com formação de ácido pode ser comprovada pelo indicador vermelho de fenol, que passa para a coloração amarela, e a alcalinização decorre em cor vermelho-escura (*Salmonella* sp.). O tiossulfato sofre redução a sulfeto de hidrogênio por alguns microrganismos, o que por reação com sal férrico produz sulfeto de ferro, de cor negra. O volume de meio de cultura dispensado no tubo e a sua solidificação dão-se de forma a permitir que haja, no mesmo, uma porção inclinada para repique por estria superficial e uma coluna na parte inferior para repique por picada, em profundidade. Fazendo-se os repiques em estria e picada, observa-se viragem apenas na região em picada (profunda). Em contrapartida, se ocorrer degradação de lactose e sacarose, a viragem de cor para amarela ocorre tanto na região em

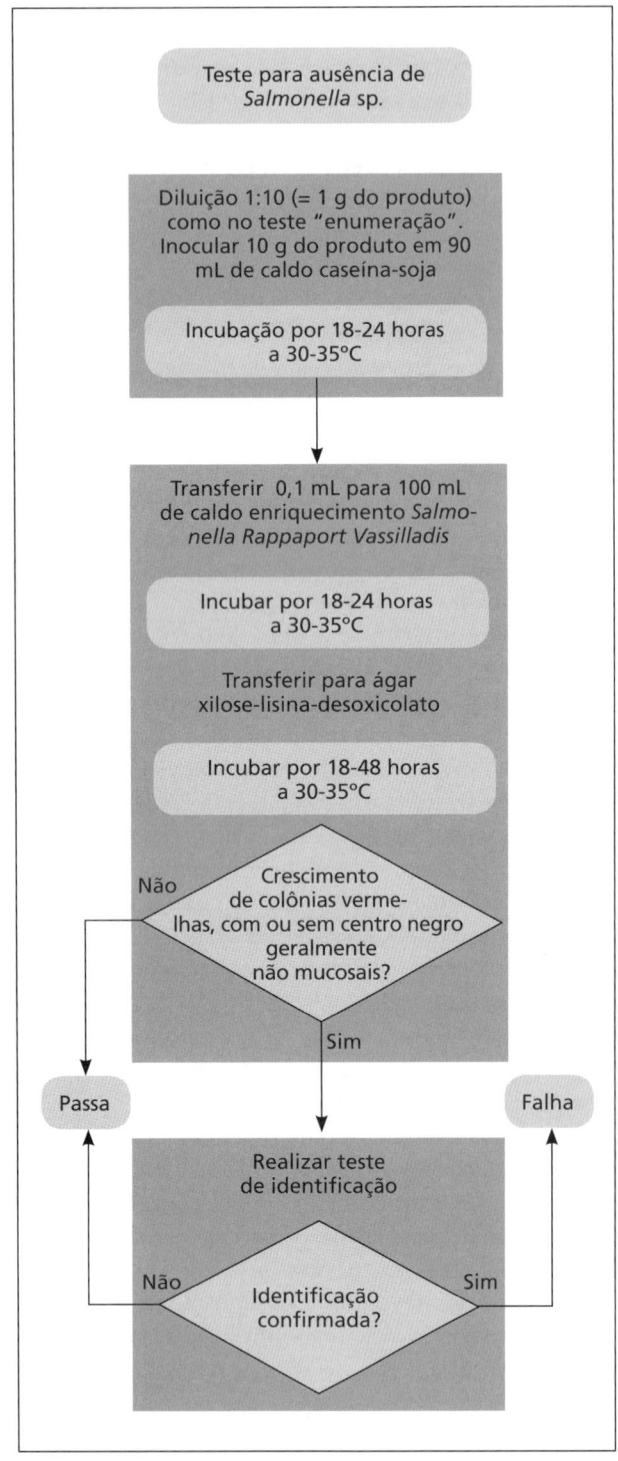

Figura 4 Esquema para pesquisa de *Salmonella* sp., conforme orientação de distintas farmacopeias.

picada como na inclinada, caracterizando o comportamento de *Escherichia* e *Aerobacter*. Formam-se, então, cavidades e espaços, decorrentes do gás que se forma na degradação do açúcar.

Provas adicionais

Havendo suspeita da presença de um dos microrganismos, e coerência com a característica micromorfológica, deve ser seguida a pesquisa, empregando-se outras provas bioquímicas e sorológicas específicas, conforme se faça necessário. Entre vários dos sistemas complementares rotineiramente empregados, consta o recurso de investigação da capacidade de fermentação de diferentes açúcares, investigação do potencial de aproveitamento de sais amoniacais, como única fonte de nitrogênio, e de citrato como única fonte de carbono (ágar citrato), formação de acetoína (reação positiva de Voges-Proskauer), reação de peroxidase e coagulase, entre outros.

Candida albicans

A Figura 5 apresenta, conforme as Farmacopeias Americana, Brasileira, Japonesa, Europeia e Britânica, recentemente harmonizadas, as etapas envolvidas na identificação de *Candida albicans*. Complementando, são a seguir descritas as características do comportamento microbiano em distintos meios seletivos e de diferenciação.

Meios de enriquecimento seletivo: caldo sabouraud-dextrose.

Meios de isolamento: ágar sabouraud-dextrose.

O efeito seletivo destes meios de cultura baseia-se no seu conteúdo de nutrientes, associado à temperatura adequada para crescimento de leveduras. O crescimento de colônias brancas (ágar sabouraud dextrose) ou colônias marrons/pretas (ágar Nickerson) evidencia a suspeita de *Candida albicans*.

Bactérias Gram-negativas bile-tolerantes

As Figuras 6 e 7 apresentam, conforme as Farmacopeias Americana, Brasileira, Japonesa, Europeia e Britânica, recentemente harmonizadas, as etapas envolvidas na identificação de bactérias Gram-negativas bile-tolerantes. Para o teste quantitativo, devem-se preparar diluições contendo 0,1; 0,01 e 0,001 g (ou 0,1; 0,01 e 0,001 mL) do produto a ser testado em caldo de enterobactérias segundo Mossel, incubando a $(25 \pm 2,5)°C$ durante 24 a 48 horas. Para cada tubo que apresentar crescimento microbiano, realizar subculturas em ágar violeta-vermelho-neutro bile glicose e incubar a $(32,5 \pm 2,5)°C$ durante 18 a 24 horas. Determinar o número mais provável de bactérias por grama ou mililitro do produto segundo tabela presente nos compêndios oficiais. Complementando, são a seguir descritas as características do comportamento microbiano em distintos meios seletivos e de diferenciação.

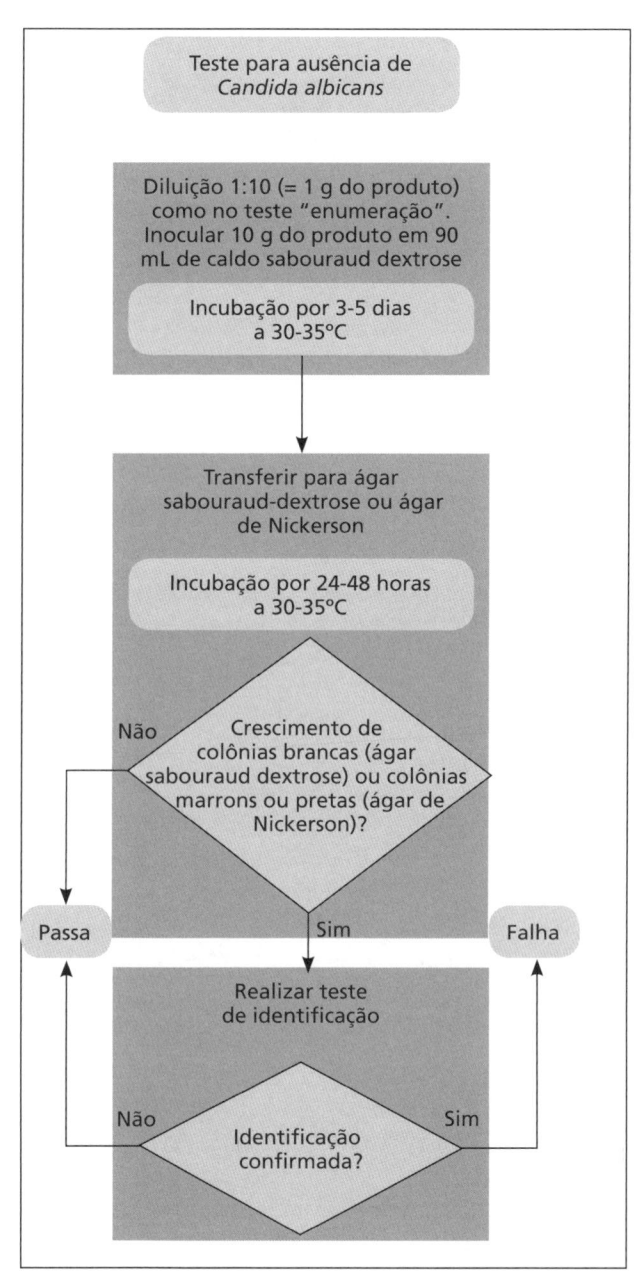

Figura 5 Esquema para pesquisa de *Candida albicans*, conforme orientação de distintas farmacopeias.

Ágar vermelho-neutro bile glicose

O crescimento microbiano no meio ágar vermelho neutro bile glicose evidencia a presença de enterobactérias.

Clostridium sp.

A Figura 8 apresenta, conforme as Farmacopeias Americana, Brasileira, Japonesa, Europeia e Britânica, recentemente harmonizadas, as etapas envolvidas na identificação

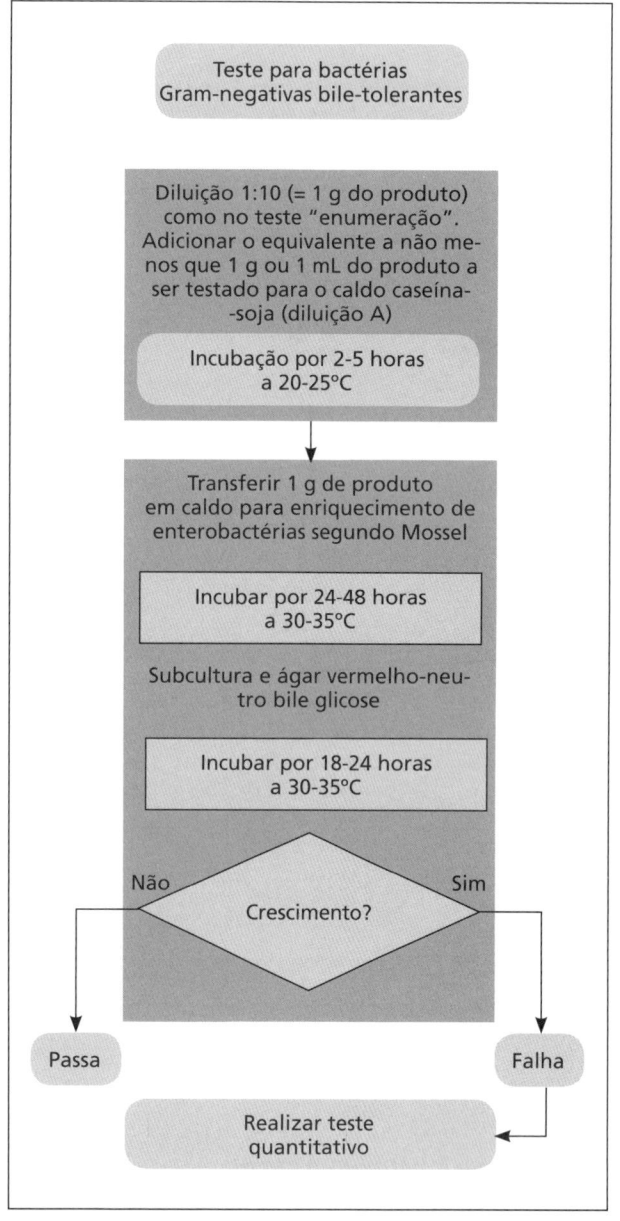

Figura 6 Esquema para pesquisa de bactérias Gram-negativas bile-tolerantes, qualitativo.

de *Clostridium* sp. Complementando, são a seguir descritas as características do comportamento microbiano em distintos meios seletivos e de diferenciação.

Meios de enriquecimento seletivo: caldo para enriquecimento de *Clostridium*.

Meios de isolamento: ágar colúmbia.

O crescimento de colônias catalase-negativas evidencia a presença de *Clostridium* sp.

No caso dos produtos cosméticos, existem particularidades, que são apresentadas de maneira resumida na Tabela 5 (HITCHINS; TRAN; McCARRON, 2001).

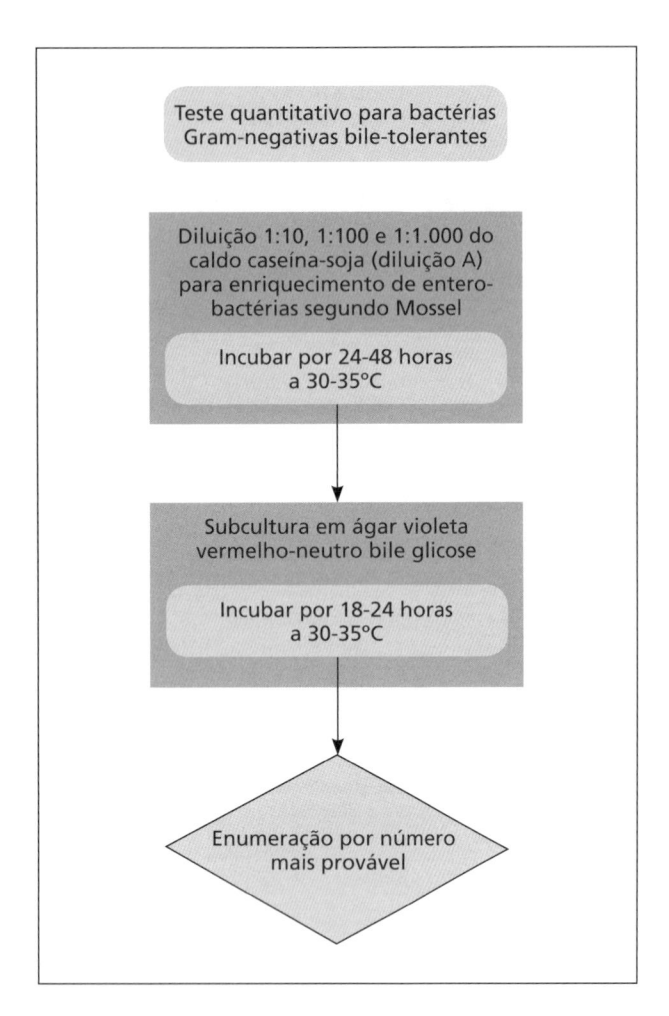

Figura 7 Esquema para pesquisa de bactérias Gram-negativas bile-tolerantes, quantitativo.

TESTES PARA MICOPLASMAS

Sabe-se que o gênero micoplasma representa um grupo de bactérias diminutas, sem parede celular, compreendendo mais de 120 espécies. São os menores organismos procarióticos com capacidade de autorreplicação. Suas células variam em tamanho e morfologia e não podem ser coradas pela coloração de Gram, mas impressões de colônias em ágar sólido podem ser coradas pela coloração de Diene. São considerados parasitas e são patogênicas para uma variedade de animais e plantas.

Nos humanos, os micoplasmas são principalmente parasitas de superfície, colonizando o revestimento epitelial dos tratos respiratório e urogenital. Micoplasmas são contaminantes considerados graves e frequentes em culturas de células e tecidos.

Uma cultura celular infectada pode persistir por tempo longo sem dano celular aparente, porém com metabo-

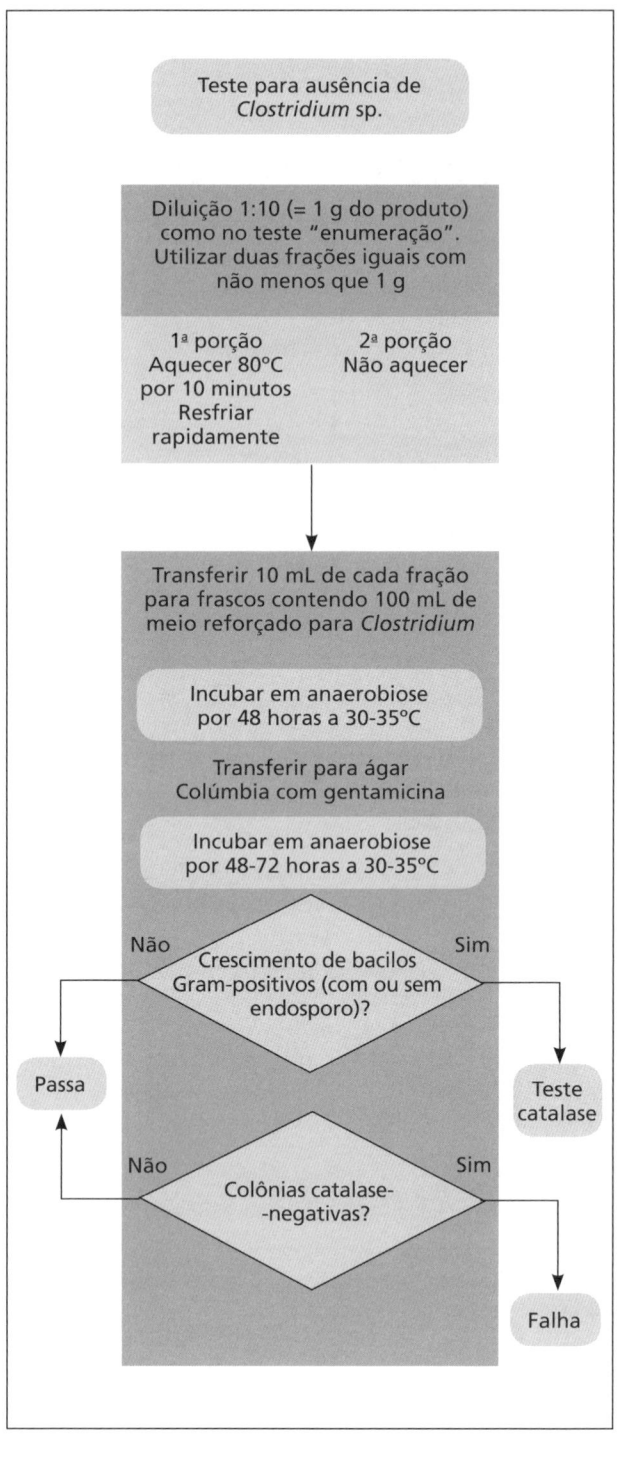

Figura 8 Esquema para pesquisa de *Clostridium* sp., conforme orientação de distintas farmacopeias.

lismo celular alterado, e inclusive alteração nas características fenotípicas e crescimento normal. Estes agentes adventícios constituem-se em fonte de contaminação periódica de caldo caseína-soja esterilizado por filtração e usado na validação de sistemas estéreis de processamento asséptico para produtos farmacêuticos e biológicos.

Tabela 5 Esquema para enumeração, isolamento e identificação dos micróbios em cosméticos

- Preparação da amostra
- Diluição das amostras preparadas em MLB
- Difundir em duplicata 0,1 mL das amostras em:

(a)	(b)	(c)	(d)
MLA	PDA (ou MEA) com clorotetraciclina	BP (ou VJ) ágar	Ágar anaeróbico MLA
48 horas, 30°C	7 dias, 30°C	48 horas, 35°C (opcional)	2 dias, 35°C

- Enriquecer as diluições do MLB por 7 dias, a 30°C. Purificar o crescimento apenas se não houver colônias no MLA
- Contar as colônias e fazer o subcultivo dos diferentes tipos de colônias em MLA e MacConkey ágar (e BP ou VJ ágars, se usado em c, anteriormente citado). Para fungos isolados, ver o próximo texto
- Determinar a coloração de Gram, morfologia da célula, e a produção de catalase do isolado purificado
- Proceder com a identificação da bactéria isolada como descrita em textos ou usar kits de identificação

MLB: caldo Leentheen modificado; MLA: ágar Leentheen modificado; PDA: ágar dextrose batata; MEA: ágar extrato de malte; BP: Baird-Parker; VJ: Vogel-Johnson.

A presença de micoplasmas usualmente não resulta em turbidez dos meios de cultura ou em alterações visíveis nas células.

Testes para micoplasmas exigem cuidadosas condições de assepsia na técnica e considerações laboratoriais. Para assegurar a interpretação correta dos resultados, é importante que pessoal treinado e qualificado efetue o teste.

Os métodos investigativos consistem em procedimento empregando meio sólido e líquido ou procedimento de cultura celular.

Ainda um procedimento baseado em técnica de amplificação de ácido nucleico (NAT) ou baseado em atividade enzimática pode ser usado, desde que validado e mostrando-se comparável ou superior aos de meio de cultura sólido e líquido ou cultura celular.

Diferentes orientações regulatórias e de compêndios são, a seguir, apresentadas em sua essência. A Farmacopeia Brasileira está sendo atualizada no sentido da harmonização, portanto, certamente, a expectativa é que também considere, em futuro próximo, a inclusão de testes para micoplasma.

Code of Federal Regulations (CFR)/Food and Drug Administration (FDA)

O teste é prescrito no *21 Code of Federal Regulations 610. 30*, que se refere à possibilidade de cepas fastidiosas de micoplasma, especialmente *Mycoplasma hyorhinis*, não serem detectadas pelos procedimentos de meio sólido e líquido, devendo ser incluído um procedimento indicador com cultura celular.

Ensaios baseados em reação em cadeia de polimerase (PCR) podem ser empregados, desde que se mostrem comparáveis aos procedimentos com meio sólido e líquido, assim como ao procedimento indicador com cultura celular. Em alguns casos, procedimentos baseados na cultura não podem ser usados, dada sua incapacidade de neutralizar completa-mente vírus de vacinas, sendo necessário o uso de ensaios baseados em PCR para testes de micoplasma nesses produtos.

Farmacopeia Europeia

Quando o teste para micoplasmas é prescrito para um banco de células, seja de referência ou de trabalho, tanto o método de cultura como o método indicador de cultura celular são usados. Quando os testes de micoplasma forem aplicados na obtenção do vírus, para uma vacina em processo ou lote terminado, o método de cultura é empregado. O método do indicador de cultura celular pode ser usado, se necessário, para *screening* do meio.

As técnicas NAT podem ser usadas como alternativa aos dois métodos, desde que validadas.

Farmacopeia Americana

Ao se observar o capítulo publicado pela Farmacopeia Americana, percebe-se que ele foi baseado em sua grande parte no capítulo presente na Farmacopeia Europeia, com apenas algumas diferenças metodológicas. O capítulo inclui uma descrição dos métodos de cultura em meio sólido e líquido e os procedimentos de cultura celular. Também cita que NAT ou métodos baseados em atividade enzimática também podem ser utilizados para detecção de micoplasmas, desde que devidamente validado e que seja demonstrado equivalência com os demais métodos. Entretanto, não são especificados os parâmetros para validação.

Farmacopeia Japonesa

Os procedimentos recomendados abrangem: procedimento do meio sólido e líquido, do indicador de cultura celular e da PCR.

As semelhanças e as diferenças entre a Farmacopeia Europeia, a FDA, a Farmacopeia Japonesa e a Farmacopeia Americana são a seguir resumidas:

EP: no teste para a micoplasma, ao menos uma das espécies relacionadas no texto farmacopeico deve ser incluída como controle positivo.

FDA e JP: devem ser incluídas em cada teste pelo menos duas espécies ou cepas conhecidas como controle positivo, uma das quais deve ser um fermentador de dextrose (p. ex., *M. pneumoniae*, cepa FH, ou espécies e cepas equivalentes), e a outra um hidrolizador da arginina (p. ex., *M. orale*, cepa CH 19299, ou espécies ou cepas equivalentes).

USP: devem ser incluídos em cada teste ao menos dois micoplasmas relacionados no texto farmacopeico como controles positivos, um das quais deve ser um fermentador de dextrose (p. ex., *M., pneumoniae*, ou espécies e cepas equivalentes), e o outro um hidrolizador da arginina (p. ex., *M. orale*, ou espécies ou cepas equivalentes). É sugerido, somente quando do uso de linhagens de célula de inseto, que uma cepa controle de spiroplasma (p. ex., *Spiroplasma citri*, ATCC 29747, ou *S. melliferum*, ATCC 29416, ou espécies e cepas equivalentes) seja incluída.

Quanto ao número de passagens dos isolados como cepas-teste:

EP: as cepas-teste são isoladas do campo, com um número limitado de subculturas (não mais que 15), e são mantidas congeladas (-20ºC ou abaixo) ou liofilizadas.

USP: as cepas-teste podem ser isoladas do campo, submetidas a número limitado de subculturas (não maior que 15), e são estocadas congeladas (-20ºC ou abaixo) ou liofilizadas.

No que se refere ao procedimento indicador de cultura celular:

EP, USP e FDA: verificação do substrato com células Vero ou cultura celular equivalente (p. ex., a linhagem de células da produção), que seja equivalente em efetividade de detecção de micoplasmas. A efetividade das células é verificada, empregando-se não mais que 100 UFC de cepas-referência adequadas de *M. hyrohinis* e *M. orali*. As células são consideradas adequadas se ambas as cepa-referência foram detectadas. As células indicadoras não devem ser subcultivadas sem antibiótico antes do uso no teste:

JP: M. hyrohinis e M. orali

Na interpretação dos resultados, compara-se a aparência do meio inoculado com o produto com a dos controles positivos e negativos. A observação ocorre por meio de microscópio, sendo que a EP e a USP recomendam 600 vezes ou mais, enquanto a JP recomenda 400-600 vezes de aumento ou mais.

CONTAMINAÇÃO COM MICOTOXINAS

Micotoxinas são metabólitos secundários da biossíntese fúngica, orgânicos e complexos, com elevada toxicidade para humanos e animais, quando em pequenas quantidades.

O termo "micotoxina" descreve um grupo bastante diversificado de componentes químicos, com diferentes fórmulas estruturais, propriedades químicas, físicas e toxicológicas, tendo em comum somente o fato de serem produtos de biossíntese fúngica (BENNETT; KLICH, 2003; LACIAKOVA *et al.*, 2005; PITT *et al.*, 2000; RESNIK; COSTARRICA; PACIN, 1995; STOLOFF, 1979; SWEENEY; DOBSON, 1998; TRUCKSESS, 2001), em condições específicas, em geral independentes daquelas necessárias ao crescimento do fungo (CHOURASIA, 1995; STOLOFF, 1979; SWEENEY; DOBSON, 1998), mas influenciadas por fatores que incluem atividade de água, aeração e temperatura do substrato, carga fúngica presente no material, interações microbianas, danos mecânicos e infestação por insetos. A presença de micotoxinas é consequência da completa interação desses fatores, embora umidade e temperatura sejam determinantes para sua produção (CHAN, 2003; CHOURASIA, 1995, PITT *et al.*, 2000; STOLOFF, 1979; SWEENEY; DOBSON, 1998; TRUCKSESS, 2001).

Os fungos toxigênicos, que apresentam capacidade para produção de micotoxinas, são relativamente ubíquos e adaptados para colonizar, crescer e produzir toxinas em uma variedade de substratos, quando em condições favoráveis, sendo as condições ótimas para a produção de toxinas pelas diferentes espécies de fungos bastante variadas (BENNETT; KLICH, 2003; CHOURASIA, 1995; CVETNIC; PEPELJNJAK, 1997; HESSELTINE *et al.*, 1966, SORENSEN; HESSELTINE; SHOTWELL, 1967; STOLOFF, 1979). Os fungos micotoxigênicos mais importantes e frequentemente encontrados pertencem aos gêneros *Aspergillus*, *Penicillium* e *Fusarium* (FILTENBORG; FRISVAD; THRANE, 1996; PITT *et al.*, 2000; STOLOFF, 1979; SWEENEY; DOBSON, 1998). Entretanto, deve ser considerado que nem todas as espécies fúngicas são produtoras de micotoxinas (BENNETT; KLICH, 2003; FILTENBORG; FRISVAD; THRANE, 1996; LACIAKOVA *et al.*, 2005; PITT *et al.*, 2000; REIF; METZGER, 1995; REN; AHEARN; CROW Jr, 1999; RESNIK; COSTARRICA; PACIN, 1995; SWEENEY; DOBSON, 1998; TRUCKSESS, 2001), por não terem sido expostas a condições favoráveis que permitam a produção de toxinas, seja por não possuírem capacidade genética para a síntese de micotoxinas (CHOURASIA, 1995; HALT, 1998; HARA; FENNELL; HESSELTINE, 1974; HESSELTINE *et al.*, 1966; LIN; DIANE-

SE, 1976; LLEWELLYN; BURKETT; EADIE, 1981; ROY; CHOURASIA, 1989; STOLOFF, 1979; YONG; COUSIN, 2001).

A principal via de exposição às micotoxinas é a ingestão de produtos contaminados, embora a exposição dérmica e inalatória sejam importantes vias a serem consideradas (BENNETT; KLICH, 2003; LACIAKOVA *et al.*, 2005; REN; AHEARN; CROW Jr, 1999; TRUCK-SESS, 2001). Os efeitos toxicológicos da exposição à micotoxinas podem ser agudamente tóxicos, carcinogênicos, mutagênicos, teratogênicos e/ou imunossupressores e dependem de fatores como o tipo e a dose de micotoxina, a via e o tempo de exposição e a suscetibilidade da espécie, a qual, por sua vez, pode ser afetada por fatores genéticos e fisiológicos, como idade, sexo, estado nutricional, estado de saúde, além de fatores ambientais, como exposição a outras substâncias tóxicas (BENNETT; KLICH, 2003; LACIAKOVA *et al.*, 2005; PITT *et al.*, 2000).

Apesar dos avanços na avaliação de riscos, no controle e no impacto econômico e na saúde pública em relação à presença de micotoxinas em alimentos, poucos são os estudos referentes à incidência de micotoxinas em drogas vegetais e fitoterápicos, como aflatoxinas (AZIZ *et al.*, 1998; CHOI *et al.*, 2002, REIF; METZGER, 1995; ROY; CHOURASIA, 1989; ROY; KUMARI, 1991; ROY; SINHA; CHOURASIA, 1988, TASSANEEYAKUL *et al.*, 2004; YANG; CHEN; ZHANG, 2005), citrinina (CHOI *et al.*, 2002, ROY; KUMARI, 1991), ocratoxina A (AZIZ *et al.*, 1998; CHOI *et al.*, 2002; HALT, 1998), zearalenona (CHOI *et al.*, 2002) e fumonisina B1 (OMURTAG; YA-ZICIOGLU, 2004).

Avaliação do potencial micotoxigênico de isolados fúngicos

A identificação das espécies fúngicas contaminantes é um importante sinalizador da possível presença de micotoxinas em produtos. Entretanto, seu isolamento e sua identificação nem sempre estão associados à detecção de micotoxinas, sendo, portanto, sugerida a avaliação de seu potencial toxigênico (CHOURASIA, 1995; HALT, 1998; HARA; FENNELL; HESSELTINE, 1974; HESSELTI-NE *et al.*, 1966; LIN; DIANESE, 1976; LLEWELLYN; BURKETT; EADIE, 1981; PITT *et al.*, 2000; ROY; CHOURASIA, 1989; ROY; KUMARI, 1991; ROY; SI-NHA; CHOURASIA, 1988; STOLOFF, 1979; YONG; COUSIN, 2001), no qual são fornecidas as condições adequadas ao desenvolvimento e à produção de toxina – inoculação dos isolados fúngicos em meios de cultura: líquidos, como *Yeast Extract and Sucrose Medium* (YES) (BRES-

LER; BRIZZIO; VAAMONDE, 1995; CHOURASIA, 1995; ELSHAFIE; AL-LAWATIA; AL-BAHRY, 1999; ELSHAFIE *et al.*, 2002; REN; AHEARN; CROW Jr., 1999) ou Meio SMKY (CHOURASIA, 1995; EFUN-TOYE, 1999; ROY; CHOURASIA, 1989; ROY; KU-MARI, 1991; ROY; SINHA; CHOURASIA, 1988) ou sólidos, entre os quais podem ser citados *Aflatoxin Producing Ability Medium* (APA), desenvolvido nos Estados Unidos em 1974 para detecção rápida de aflatoxigenicidade (CVETNIC; PEPELJNJAK, 1997; HARA; FENNELL; HESSELTINE, 1974; RUIZ *et al.*, 1989); *Malt Extract Ágar* (MEA) (REN; AHEARN; CROW Jr, 1999) ou Ágar Coco (Coconut Ágar Medium, CAM), desenvolvido no Brasil por Lin e Dianese (LIN; DIANESE, 1976) para detecção de fungos produtores de aflatoxinas, ocratoxinas e citrinina (BUGNO *et al.*, 2005c, 2006).

Em seguida, a toxina é extraída com solvente orgânico, como clorofórmio ou diclorometano, e o extrato submetido a técnicas cromatográficas, para avaliar a presença de micotoxinas (CHOURASIA, 1995; CVETNIC; PEPELJN-JAK, 1997; EFUNTOYE, 1999; ELSHAFIE; AL-LA-WATIA; AL-BAHRY, 1999; ELSHAFIE *et al.*, 2002; HARA; FENNELL; HESSELTINE, 1974; HESSELTI-NE *et al.*, 1966, LIN; DIANESE, 1976; LLEWELLYN; BURKETT; EADIE, 1981; PARDO *et al.*, 2004, ROY; CHOURASIA, 1989; ROY; KUMARI, 1991; ROY; SI-NHA; CHOURASIA, 1988; RUIZ *et al.*, 1989).

Vários estudos verificaram a presença de cepas produtoras de micotoxinas em produtos naturais: Rizzo *et al.* (RIZZO *et al.*, 2004) verificaram que *Aspergillus flavus* e *Aspergillus parasiticus* foram espécies predominantes em amostras de plantas medicinais, e que 50% destes apresentaram capacidade de produzir aflatoxinas; 26% dos isolados de *Aspergillus alliaceus*, *Aspergillus ochraceus* e *Aspergillus sclerotiorum* apresentaram potencial de produção de ocratoxina A e 27, 5% de *Fusarium verticillioides* e *Fusarium proliferatum* apresentaram capacidade de produzir fumonisina B2; 45% das cepas de *Aspergillus flavus* isoladas por Elshafie *et al.* (ELSHAFIE *et al.*, 2002) e 49% das cepas de *Aspergillus flavus* isoladas por Llewellyn *et al.* (LLEWELLYN; BURKETT; EADIE, 1981) apresentaram potencial de produção de aflatoxina B1; Chourasia verificou 42% das cepas de *Aspergillus flavus* produtoras de aflatoxina B1 e 8% produtoras de aflatoxinas B1 e B2; 45% de cepas de *Aspergillus parasiticus* produtoras de aflatoxinas B1, B2 e G1; 15% de cepas de *Aspergillus ochraceus* produtoras de ocratoxina A e 27% de cepas de *Fusarium oxysporum* produtoras de zearalenonas; Bugno e colaboradores (BUGNO *et al.*, 2005c, 2006) verificaram que 22% das cepas de *Aspergillus* e *Penicillium*, isoladas em amostras de drogas vegetais, apresentaram potencial para produção de micotoxinas, como aflatoxinas, ocratoxina A e citrinina, embora não tenha sido verificada a presença de micotoxinas nas drogas vegetais estudadas.

Embora a presença de fungos toxigênicos não implique a detecção de micotoxinas em um produto, ela indica o potencial para que a contaminação ocorra, principalmente em longos períodos de estocagem, que podem oferecer condições adequadas ao crescimento fúngico e à expressão da habilidade de produzir micotoxinas.

Detecção de micotoxinas

O desenvolvimento de métodos analíticos exatos, precisos e reprodutíveis para determinar a extensão da contaminação natural de micotoxinas, em geral na ordem de partes por bilhão, tornou-se um desafio (LIN et al., 1998; PITT, 1996; SHEPHARD, 2000, STROKA; ANKLAM, 2002; STROKA; OTTERDIJK; ANKLAM, 2000), e a necessidade de métodos mais sensíveis, específicos, rápidos e de fácil execução promoveu um avanço das técnicas instrumentais e de separação (PITT, 1996; SHEPHARD, 2000; STROKA; ANKLAM, 2002; STROKA; OTTERDIJK; ANKLAM, 2000).

Apesar dos avanços tecnológicos, a análise de micotoxinas apresenta vários fatores que influenciam os resultados obtidos, como a distribuição não uniforme da contaminação, frequentemente em baixas concentrações, torna de extrema importância os planos de amostragem aplicados, além de influências relacionadas com a natureza da amostra e a presença de substâncias interferentes, como pigmentos e lipídios (PITT, 1996; SHEPHARD, 2000; TRUCKSESS, 2000; VENTURA et al., 2004).

Os métodos para análise de micotoxinas envolvem três procedimentos básicos: extração, purificação/separação e detecção (TRUCKSESS, 2000).

A maioria dos métodos analíticos requer que as micotoxinas sejam extraídas para uma fase líquida composta por solventes orgânicos – como clorofórmio, metanol, acetronitrila, acetona, diclormetano – ou misturas destes solventes e água (SHEPHARD, 2000; STROKA; OTTERDIJK; ANKLAM, 2000; TRUCKSESS, 2000).

As técnicas utilizadas na homogeneização da amostra com o líquido extrator podem influenciar a eficiência do procedimento de extração. Devem permitir contato suficiente entre as duas fases, obtido por meio de homogeneizadores e shakers ou misturadores (RESNIK; COSTARRICA; PACIN, 1995).

Técnicas de filtração e de centrifugação são utilizadas para separar as fases líquida e sólida. Após a extração da matriz sólida, o extrato é purificado, para remover impurezas e isolar as toxinas, antes dos procedimentos de detecção e quantificação, sendo esta uma etapa necessária para alguns, mas não para todos os métodos analíticos. A purificação do extrato, em geral, utiliza colunas de extração em fase sólida, com afinidade por micotoxinas ou por impurezas (RESNIK; COSTARRICA; PACIN, 1995; TRUCKSESS, 2000; VENTURA et al., 2004).

A etapa final do protocolo analítico envolve a determinação qualitativa e quantitativa da micotoxina. Muitos métodos analíticos têm sido desenvolvidos para a determinação de micotoxinas, geralmente envolvendo técnicas cromatográficas. A maioria dos métodos emprega a cromatografia líquida de alta eficiência (CLAE), que exige alto investimento inicial e técnicos capacitados para operar e manter tais equipamentos. Outras técnicas analíticas envolvem a cromatografia em camada delgada (CCD), a cromatografia gasosa (CG) e imunoensaios (VGILBERT; ANKLAM, 2002; (LIN et al., 1998; REIF; METZGER, 1995; RODRIGUEZ-AMAYA; SABINO, 2002; STROKA; ANKLAM, 2002; STROKA; OTTERDIJK; ANKLAM, 2000; TRUCKSESS, 2000; VENTURA et al., 2004, YANG; CHEN; ZHANG, 2005).

A cromatografia em camada delgada é uma técnica robusta e simples, mais econômica que a CLAE e bastante utilizada na análise de micotoxinas, permitindo a avaliação qualitativa e quantitativa em uma variedade de matrizes (VGILBERT; ANKLAM, 2002; LIN et al., 1998; RODRIGUEZ-AMAYA; SABINO, 2002; STROKA; ANKLAM, 2002; STROKA; OTTERDIJK; ANKLAM, 2000; TRUCKSESS, 2000, YANG; CHEN; ZHANG, 2005). No entanto, entre as desvantagens deste método analítico, pode ser citado o baixo poder de separação e de discriminação de possíveis cointerferentes (VGILBERT; ANKLAM, 2002; YANG; CHEN; ZHANG, 2005).

Os imunoensaios, como ELISA (Enzyme-linked immunosorbent assay), encontram aplicação na detecção de micotoxinas, havendo disponíveis kits para detecção de aflatoxinas, ocratoxinas, fumonisinas, zearalenonas e desoxinivalenol (OLIVEIRA; PRADO; JUNQUEIRA, 2000; STROKA; OTTERDIJK; ANKLAM, 2000; TRUCKSESS, 2000, YONG; COUSIN, 2001). Em geral, a toxina presente na amostra compete com um marcador por um número limitado de anticorpos; quanto maior a quantidade de toxina na amostra, menor a ligação do marcador e menor o sinal gerado pelo ensaio, sendo, nestes casos, a presença da micotoxina medida pela ausência de resposta (LIN et al., 1998; OLIVEIRA; PRADO; JUNQUEIRA, 2000; TRUCKSESS, 2000). Substâncias presentes na matriz podem se constituir em fatores de interferência estrutural com o anticorpo, impedindo a conjugação ou absorvendo anticorpos e conjugados, ou a desnaturação dos anticorpos, podendo acarretar falsos resultados (LIN *et al.*, 1998; YANG; CHEN; ZHANG, 2005).

Apesar dos avanços obtidos no desenvolvimento de técnicas para avaliação qualitativa e quantitativa de micotoxinas em matrizes alimentares, apenas em 2002, foi publicado de um método oficial para a pesquisa de aflatoxinas em produtos naturais, na 25ª edição da Farmacopeia Americana (USP, 1995), que utiliza a técnica de cromatografia em camada delgada para a avaliação de aflatoxinas extraídas desses materiais.

ANÁLISE DE RISCO

Na implementação de um procedimento de controle de risco formal, tende-se a adaptar sistemas de análise de risco que tenham sido usados em outras plantas produtivas. Porém, deve-se considerar que métodos usados para analisar falhas do processo, controle químico ou risco mecânico do processo, ou minimizar riscos, não serão provavelmente adequados para o controle de risco microbiológico do processo. Há, porém, um modelo para controlar e avaliar o risco microbiológico, o qual se tem mostrado efetivo na indústria de alimentos, conhecido como *Hazard Analysis and Critical Control Point* (HACCP). O HACCP tem a vantagem de ter sido desenvolvido exclusivamente para controle microbiológico em processo e, portanto, apresenta aplicabilidade mais direta em produtos farmacêuticos não estéreis.

Livros completos têm sido escritos sobre o HACCP, seus princípios e a sua implementação de uma perspectiva estrutural (MORTIMORE; WALLACE, 2002). Desses, um excelente documento-guia intitula-se *Hazard Analysis and Critical Control Point Principles and Applicaions Guidelines* (disponível no site do FDA: www. cfsan. fda. gove/~comm/nacmcfp. html), preparado pelo *National Advisory Committee on Microbiological Criteria for Foods* (NACMCF). Este comitê é, por sua vez, formado por representantes do *United States Department of Agriculture* (USDA), FDA, *Centers for Disease Control* (CDC), *Department of Commerce* e *Department of Defense*.

Deve ser ressaltado que o HACCP não é aplicável a alguns processos ou produtos, pois não irá agregar valor ou ser de valia para minimizar o risco sanitário potencial. Fabricantes de produtos que apresentem risco muito baixo no nível de processo ou paciente podem concluir, após avaliação preliminar, que um programa formal é desnecessário, pois não traria benefício real ao paciente. Por exemplo, uma avaliação inicial pode detectar que uma forma sólida que apresente atividade antimicrobiana inerente e atividade de água baixa o suficiente para impedir a contaminação microbiana não requer avaliação de risco microbiano ou que um correlato polimérico intrinsecamente a torne dispensável. Produtos com características como baixa atividade de água tipicamente podem ser fabricados em instalações com mínimas precauções de controle de contaminação.

Num programa de avaliação de risco, particularmente num sólido seco, a atividade de água (a_a) deve ser a primeira consideração a ser tomada. Trata-se simplesmente da proporção de água disponível para reação química ou atividade biológica, determinada por meio da seguinte equação:

$$a_a = P/P_o = URE/100$$

Em que: P é a pressão de vapor da água no produto, P_o é a pressão de valor da água pura, e URE é a umidade relativa no equilíbrio. A determinação da a_a pode ser realizada, utilizando-se o método do ponto de condensação/espelho frio. Um espelho frio e polido é utilizado como superfície de condensação. O espelho de condensação reflete a luz que incide na célula fotoelétrica ligada ao sistema de resfriamento. Um jato de ar, em equilíbrio com a amostra-teste, é direcionado para o espelho, que é resfriado até que nele ocorra condensação. A URE é determinada na temperatura correspondente ao início da condensação (ponto de orvalho). A preparação da amostra pode interferir na determinação da atividade de água. Equipamentos comerciais empregando esta ou outras tecnologias estão disponíveis e devem ser avaliados quanto à adequação, à validação e à calibração antes de serem utilizados para a determinação da atividade de água. Usualmente, os equipamentos são calibrados com soluções salinas saturadas a 25ºC.

A a_a afeta não apenas a proliferação microbiana, mas também a esporulação, produção de toxina, e a capacidade de sobrevivência de cada organismo durante processos e estocagem (Tabela 6). Não surpreendentemente, a a_a baixa irá também afetar o resultado de testes microbiológicos de um material ou a monitoração de um processo. Obviamente, em circunstâncias nas quais a a_a é baixa o suficiente para impedir a recuperação de proliferação de microrganismos em um meio de crescimento, a análise microbiológica torna-se inútil.

Produtos farmacêuticos com a_a abaixo de 0, 75 (p. ex., comprimidos por compressão direta, cápsulas, produtos líquidos não aquosos, pomadas e supositórios retais) são candidatos à aplicação de testes de limites microbianos com frequência reduzida, tanto na avaliação da estabilidade quanto na liberação de produto. Isso é verdade, especialmente quando o produto é preparado com ingredientes de boa qualidade microbiológica, a produção ocorre em ambiente que não permita contaminação microbiana, quando aplicados processos que promovam redução da carga microbiana, a formulação apresente atividade antimicrobiana e quando a planta farmacêutica apresenta histórico de baixa carga microbiana associada a seus produtos. A Tabela

Tabela 6 Atividade de água requerida para permitir crescimento de diferentes microrganismos (USP, 2014)

Bactérias	Atividade de água	Bolores e leveduras	Atividade de água
Pseudomonas aeruginosa	0,97	Rhyzopus nigricans	0,93
Bacillus cereus	0,95	Mucor plumbeus	0,92
Clostridium botulinum, tipo A	0,95	Rhodotorula mucilaginosa	0,92
Escherichia coli	0,95	Saccharomyces cerevisiae	0,90
Clostridium perfringens	0,95	Paecilomyces variotti	0,84
Lactobacillus viridescens	0,95	Penicillium chrysogenum	0,83
Salmonella spp.	0,95	Aspergillus fumigatus	0,82
Enterobacter aerogenes	0,94	Penicillium glabrum	0,81
Bacillus subtilis	0,90	Aspergillus flavus	0,78
Micrococcus lysodekticus	0,93	Aspergillus brasiliensis	0,77
Staphylococcus aureus	0,86	Zygosachharomyces rouxii (levedura osmofílica)	0,62
Halobacterium halobium (bactéria halofílica)	0,75	Xeromyces bisporus (fungo xerofílico)	0,61

Tabela 7 Estratégia para testes de limites microbianos aplicada a diferentes formas farmacêuticas, baseada na atividade de água (USP, 2014)

Produtos	Atividade de água	Potencial de contaminantes	Testes recomendados
Inalantes nasais	0,99	Bactérias Gram-negativas	Contagem de aeróbicos totais, contagem de bolores e leveduras, ausência de S. aureus e P. aeruginosa
Xampus	0,99	Bactérias Gram-negativas	Contagem de aeróbicos totais, contagem de bolores e leveduras, ausência de S. aureus e P. aeruginosa
Antiácidos	0,99	Bactérias Gram-negativas	Contagem de aeróbicos totais, contagem de bolores e leveduras, ausência E. coli e Salmonella spp.
Creme tópicos	0,97	Bactérias Gram-positivas	Contagem de aeróbicos totais, contagem de bolores e leveduras, ausência de S. aureus e P. aeruginosa
Soluções orais	0,90	Bactérias Gram-positivas e fungos	Contagem de aeróbicos totais e contagem de bolores e leveduras
Suspensões orais	0,87	Fungos	Contagem de aeróbicos totais e contagem de bolores e leveduras
Pomadas tópicas	0,55	Nenhum	Testes com frequência reduzida*
Hidratantes labiais	0,36	Nenhum	Testes com frequência reduzida*
Supositórios retais e vaginais	0,30	Nenhum	Testes com frequência reduzida*
Comprimidos	0,36	Nenhum	Testes com frequência reduzida*
Cápsulas	0,30	Nenhum	Testes com frequência reduzida*

* A redução dos testes de limites microbianos pode ser justificada pela análise de risco. Essa redução, quando justificada, pode levar a testes de limites microbianos com frequência reduzida (skip-lot) e até à eliminação dos testes de rotina.

7 apresenta sugestão de estratégia para testes de limites microbianos aplicada a diferentes formas farmacêuticas, baseada na atividade de água. Argumentos semelhantes podem ser aplicados aos testes de limites microbianos de matérias-primas. Entretanto, é fundamental que a indústria farmacêutica tenha conhecimento dos processos de fabricação, dos programas de qualidade e dos registros dos testes do fabricante da matéria-prima. Tais informações podem ser obtidas nas auditorias dos fornecedores.

A maioria dos ingredientes farmacêuticos ativos ou excipientes com níveis de umidade menores que 5% tem valores de a_a menores que $0,30$. Portanto, um número significativo de ingredientes farmacêuticos terá um nível de a_a baixo o suficiente para que algumas espécies consideradas indesejáveis nos testes de limites microbianos dos compêndios não proliferem. Pode-se ter em mente que outras considerações, como pH ou temperatura, podem afetar o nível de a_a suficiente para impedir a proliferação microbiana. Portanto, valores apresentados constituem-se em base orientativa, devendo ser confirmados caso a caso.

Níveis de atividade de água altos o suficiente para suportar o crescimento são requisitos absolutos para a proliferação microbiana; assim, a_a serve como um indicador de risco universal.

Um pré-requisito fundamental é o atendimento ao programa de boas práticas de fabricação (BPF). Os fabricantes devem ter sistemas de qualidade adequados para suportar a produção, incluindo programas de controle de processo eficientes. Um fabricante deve igualmente ter substancial conhecimento do processo e do produto, o que lhe permitirá efetuar julgamentos razoáveis e prudentes quanto aos tipos e às modalidades de risco.

Primeiros passos essenciais

Todas as análises de risco e as atividades de controle são necessariamente dirigidas ao produto e ao processo. Portanto, os primeiros passos devem envolver uma revisão completa do produto, seus atributos microbiológicos e uma consideração das modalidades de risco.

No caso de produtos não estéreis, deve-se considerar como o produto será distribuído e usado. Outra consideração essencial diz respeito ao usuário final do produto. O grupo envolvido no HACCP deve considerar se o produto tem por finalidade o público em geral ou se é destinado a uma população-alvo, como crianças neonatas, pacientes geriátricos ou pacientes imunocomprometidos.

Gráficos de fluxo do processo e instalações mostram-se efetivos no tocante ao entendimento do produto e do processo.

Tarefas principais do HACCP

As linhas gerais do HACCP devem abranger os princípios indispensáveis para identificar, avaliar e controlar os riscos. Os princípios são simples e se adequam bem aos sistemas típicos de qualidade de farmacêuticos:

- Conduzir a análise de risco.
- Identificar os pontos críticos de controle (PCC).
- Estabelecer os níveis de controle (levando em consideração a variabilidade analítica).
- Estabelecer atividades de monitoração do processo (que não é exatamente monitoramento ambiental. Pode ser necessário impor passos para reduzir biocarga ou para monitorar atributos físicos como temperatura e pH inerentes ao processo de fabricação).
- Estabelecer ações corretivas (pode ser necessário sugerir melhorias no pro cesso de fabricação para reduzir o risco microbiológico.)
- Estabelecer (como parte dos procedimentos de operação ou registros de produção) um mecanismo para verificar o nível de contenção.
- Preparar relatórios escritos e assegurar que todas as atividades estejam adequadamente documentadas, em atendimento aos princípios das BPF.

A aplicação básica destes princípios, embora ainda não amplamente usada na indústria farmacêutica, de correlatos e cosméticos, tem sido bem aceita pelos órgãos regulatórios, pelas associações e pela própria indústria.

Algumas recomendações para análise de dados

Ingredientes dos produtos ou componentes

- Identificar quaisquer insumos usados no produto ou processo que se relacionem ao risco microbiológico ou que possam contaminar durante o processo.
- Identificar insumos que não se constituem em risco microbiológico, apresentando justificativas para tal (materiais considerados de baixo risco).
- Identificar os tipos de utilidades usados, como água, gás, vapor etc., e determinar o nível apropriado de controle de qualidade microbiológico.
- Revisar os dados de auditoria que possam estar disponíveis com relação aos fornecedores de insumos e determinar quaisquer riscos que possam estar presentes nos seus processos. Esta é uma atividade particularmente importante para produtos com considerável risco de contaminação.

Características intrínsecas do produto

- a_a.
- pH.
- Toxicidade química inerente a microrganismos.
- Espectro de efeitos antimicrobianos conhecidos.
- Conservante, se aplicável.

Processo de fabricação

- Determinar se o processo contém etapas controláveis que possam ser efetivas na eliminação de microrganismos, incluindo patogênicos de interesse particular, se pertinente.
- Considerar a possibilidade de sobrevivência microbiana durante o processamento, incluindo nesta avaliação tanto organismos vegetativos como formadores de esporos.
- Determinar em que nível e grau um produto ou intermediário pode estar sujeito a recontaminação durante cada etapa do processo e fabricação.

Conteúdo microbiano inerente (biocarga) do produto/intermediários

- Estabelecer o "conteúdo microbiano" (biocarga) dos materiais usados no processo.
- Certificar-se de que este conteúdo é razoavelmente consistente, à não sujeito variabilidade do processo.
- Determinar se existe a propensão (ou se é possível) que o conteúdo microbiano sofra alteração durante tempos de permanência definidos para o processo. Deve haver certeza de que os tempos de permanência são apropriados.
- Avaliar se a embalagem é adequada para garantir que atributos críticos do produto sejam mantidos.

Planejamento das instalações

- Assegurar que o *layout* propicie separação entre as áreas do almoxarifado e da manutenção, utilidades e produção.
- Assegurar que as classificações de áreas (onde exigidas) e diferenciais de pressão sejam adequados para o controle de contaminação microbiana, nos níveis requeridos.
- Verificar a adequação de fluxo de materiais e pessoas.

Especificações requeridas e validação dos equipamentos

- Assegurar que características de controle de risco microbiano sejam adequadas.

- Certificar-se de que os equipamentos de limpeza e sanitização estão especificados.
- Verificar se os equipamentos são confiáveis e atuam de forma a minimizar intervenções.

Limpeza e sanitização

- Desenvolver um programa de limpeza adequado, tanto para remover contaminantes químicos, quanto para assegurar a remoção de materiais compatíveis com a sobrevivência e a proliferação microbiana.
- Considerar um programa de sanitização que irá controlar adequadamente tanto microrganismos vegetativos como formadores de esporos.

Esta lista não é exaustiva e quase certamente irá necessitar de modificações para adequar-se a diferentes processos e produtos.

Estabelecimento de pontos críticos e níveis de controle

Talvez a responsabilidade mais crítica de um HACCP baseado em análise e gerenciamento de risco seja definir e determinar os meios para, de forma apropriada, controlar os pontos críticos no processo de fabricação. Para tanto faz-se necessária uma análise criteriosa de todas a etapas do processo de produção. Um método útil, mas não o único possível, é preparar uma árvore de decisão após finalizar a análise de risco ou dano. Ela seria usada em todas as etapas identificadas como críticas para o controle de dano. Uma questão a ser considerada, por exemplo, consiste em avaliar se a etapa reduzirá o risco de uma consequência danosa. Por um lado, se a resposta for sim, não são requeridas as atividades de controle adicionais. Por outro lado, se a resposta for negativa, uma forma adicional de medição do ponto controle será necessária.

Gerenciamento e monitoramento de risco

Se um fabricante decidir implementar uma abordagem do tipo HACCP, ou outra forma de controle e gerenciamento de risco, o monitoramento é sempre considerado um elemento essencial no desenvolvimento do programa. Em geral, quando o termo monitoramento é usado em conjunto com controle microbiológico, é considerado um elemento essencial no desenvolvimento do programa, sendo traduzido como monitoramento ambiental. Embora o monitoramento ambiental seja importante, também é relevante o monitoramento do processo, que pode ser definido como a verificação de parâmetros físicos ou químicos para controlar a contaminação microbiana. Em alguns casos, é possível que esses parâmetros sejam primariamente medidos para fornecer informação sobre o próprio processo, mas também se aplicam ao controle microbiano.

Por exemplo, temperaturas elevadas, de aproximadamente 60ºC, irão afetar a sobrevivência de muitas espécies microbianas e certamente impedir a proliferação da maioria dos microrganismos vegetativos. O pH é também um parâmetro do processo frequentemente medido e que pode controlar a proliferação microbiana; extremos de acidez ou alcalinidade igualmente afetarão a sobrevivência microbiana. Análises de umidade em sólidos e força iônica em soluções são outros dois fatores importantes em termos de estabelecer ou manter o controle microbiano, assim como os processos de vulcanização envolvidos na produção de próteses. Assim, apesar da ênfase em amostrar e cultivar organismos viáveis do ambiente, em muitos momentos, os parâmetros físicos mencionados são mais relevantes para os controles microbiológicos.

O monitoramento ambiental apresenta limitações significativas: embora frequentemente considerado a pedra angular de um programa de controle microbiológico, mede níveis de contaminação no ambiente, usando métodos limitados em termos de acuidade, precisão e confiabilidade. O monitoramento ambiental caracteriza-se como uma atividade cujo rigor, na amostragem, no controle da biocarga, ou nas operações da fabricação de não estéreis difere daquele utilizado no suporte a operações de fabricação asséptica de produtos estéreis.

Pontos a considerar no estabelecimento de um programa de monitoramento e controle de biocarga para produtos não estéreis:

▪ Os níveis de alerta e ação propostos para ambientes classificados usados para processamento asséptico, como no EU Annex 1 ou no FDA *Aseptic Processing Guideline* (EU GMP, 2006), não necessitam ser considerados requisitos compulsórios para aplicações em produção de não estéreis. Por outro lado, um fabricante pode usar uma análise de risco para estabelecer níveis de alerta e ação, e deve ajustar estes níveis com base nos resultados obtidos na monitoração. Dado que ensaios microbiológicos baseados no crescimento e na recuperação apresentam frequentemente uma variabilidade da ordem de 30-50%, uma diferença de cerca de 10 vezes entre limites de alerta e ação é razoável.

▪ Pode ser mais racional tabular resultados de monitoramento ambiental, usando-se valores de incidência ou contaminação (AKER, 2007). O uso de sistema de estatística paramétrica para o estabelecimento de limites de alerta e ação não segue um critério de distribuição normal. No caso de ambientes muito limpos, as contagens típicas observadas são demasiadamente baixas e esporádicas para servir como base significante para avaliação estatística de biocarga ambiental (AKERS; AGALLOCO, 2005).

▪ A frequência de amostragem para muitas operações de produtos não estéreis deve ser semanal, ou mesmo mensal, dependendo da análise de risco. Amostragens mais intensas não representam benefícios quando muitos processos não estéreis apresentam risco microbiológico muito baixo do ponto de vista da qualidade final do produto. A implementação dos princípios de monitoramento ambiental aplicáveis a processamentos assépticos é desnecessária, já que é difícil imaginar risco real que implique maior intensidade na amostragem de não estéreis.

▪ Microrganismos não são homogeneamente distribuídos nos ambientes de fabricação, fato que deve ser considerado ao se observar dispersão de valores quando conduzindo amostragem adicional num mesmo local. Contagens acima do normal são observadas com frequência no mesmo local, uma vez que contagens prévias não são reais preditores da ocorrência futura de contaminação. Esta característica é particularmente verdadeira nas frequências de amostragem usadas no suporte a operações não estéreis.

▪ É sempre importante identificar suficientemente os isolados ambientais, de forma que se possa ter um bom entendimento da microbiota observada no local. Isto irá possibilitar aos microbiologistas detectar alterações no ambiente que possam se relacionar a variações sazonais, talvez sugerindo preocupação no processo de fabricação. Porém, não é necessário identificar uma porcentagem alta de isolados, como ocorre na produção de assépticos.

▪ A recuperação de valores ocasionalmente altos, ou de raros microrganismos indesejáveis, pode não necessariamente resultar em rejeição de produtos. A avaliação de risco deve novamente ser um mecanismo auxiliar na tomada de decisão.

ADEQUAÇÃO DOS MÉTODOS FARMACOPEICOS DE DETERMINAÇÃO DO NÚMERO TOTAL DE MICRORGANISMOS E PESQUISA DE PATOGÊNICOS

É, hoje, claro que o conceito de validação deve se aplicar a novos métodos, enquanto aqueles descritos nos compêndios farmacêuticos devem ser submetidos à investigação para testar sua adequação. Assim, nos métodos farmacopeicos, a capacidade que o teste de contagem apresenta para detectar crescimento microbiano na presença de produto deve ser verificada. A adequabilidade do método deve ser confirmada se ocorrerem alterações no procedimento de execução do teste ou alterações no produto que possam afetar o desempenho do método. A verificação da adequabilidade do método de contagem microbiana abrange a preparação e uso de microrganismos-padrão, o emprego de

Tabela 8 Preparação e uso dos microrganismos na adequação dos métodos farmacopeicos de determinação do número total de microrganismos (USP, 2014)

| Micro-organismo | Preparação da cepa | Capacidade promotora de crescimento | | Adequação do método de contagem na presença do produto |
		Contagem total de bactérias aeróbicas	Contagem total de bolores e leveduras	
Staphylococcus aureus (ATCC 6538; CIP 4. 83; NCIMB 9518; NBRC 13276)	Ágar caseína-soja ou caldo de caseína-soja 32,5 ± 2,5°C, 18-24 h	Ágar caseína-soja e caldo de caseína-soja ≤ 100 UFC 32,5 ± 2,5°C, ≤ 3 dias	—	Ágar caseína-soja ou MNP caldo de caseína-soja ≤ 100 UFC 32,5 ± 2,5°C, ≤ 3 dias
Pseudomonas aeruginosa (ATCC 9027; NCIMB 8626; CIP 82. 118; NBRC 13275)	Ágar caseína-soja ou caldo de caseína-soja 32,5 ± 2,5°C, 18-24 h	Ágar caseína-soja e caldo de caseína-soja ≤ 100 UFC 32,5 ± 2,5°C, ≤ 3 dias	—	Ágar caseína-soja ou MNP caldo de caseína-soja ≤ 100 UFC 32,5 ± 2,5°C, ≤ 3 dias
Bacillus subtilis (ATCC 6633; NCIMB 8054; CIP 52. 62; NBRC 3134)	Ágar caseína-soja ou caldo de caseína-soja 32,5 ± 2,5°C, 18-24 h	Ágar caseína-soja e caldo de caseína-soja ≤ 100 UFC 32,5 ± 2,5°C, ≤ 3 dias	—	Ágar caseína-soja ou MNP caldo de caseína-soja ≤ 100 UFC 32,5 ± 2,5°C, ≤ 3 dias
Candida albicans (ATCC 10231; IP 48. 72; NCPF 3179; NBRC 1594)	Ágar sabouraud-dextrose ou caldo sabouraud 22,5 ± 2,5°C 2-3 dias	Ágar caseína-soja ≤ 100 UFC 32,5 ± 2,5°C, ≤ 5 dias	Ágar sabouraud-dextrose ≤ 100 UFC 22,5 ± 2,5°C, ≤ 5 dias	Ágar caseína-soja ≤ 100 UFC 32,5 ± 2,5°C, ≤ 5 dias / Ágar sabouraud-dextrose ≤ 100 UFC 22,5 ± 2,5°C, ≤ 5 dias
Aspergillus brasiliensis (ATCC 16404; IMI 149007; IP 1431. 83; NBRC 9455)	Ágar sabouraud-dextrose ou ágar batata-dextrose 22,5 ± 2,5°C 5-7 dias ou até esporulação evidente	Ágar caseína-soja ≤ 100 UFC 32,5 ± 2,5°C, ≤ 5 dias	Ágar sabouraud-dextrose ≤ 100 UFC 22,5 ± 2,5°C, ≤ 5 dias	Ágar caseína-soja ≤ 100 UFC 32,5 ± 2,5°C, ≤ 5 dias / Ágar sabouraud-dextrose ≤ 100 UFC 22,5 ± 2,5°C, ≤ 5 dias

controle negativo, a confirmação da capacidade promotora de crescimento dos meios de cultura e a avaliação do crescimento microbiano na presença de produto.

Recomenda-se o uso de cepas microbianas de origem conhecida (ATCC, NCTC ou outras), com não mais de cinco passagens, a partir da cultura original. A Tabela 8 apresenta a forma de manutenção e cultura das cepas microbianas empregadas. Microrganismos isolados do ambiente, ou outras espécies, podem ser incluídos nos testes de desafios, especialmente se eles representarem contaminantes que possam ser introduzidos durante a fabricação ou durante o uso do produto.

As suspensões devem ser preparadas em soluções de cloreto de sódio, peptona ou tampão fosfato pH 7. Relativamente a *A. brasiliensis*, pode-se empregar polissorbato 80 na proporção de 0,05%, de forma a facilitar o preparo da suspensão. As suspensões microbianas devem ser utilizadas em 2 horas, se mantidas a temperatura ambiente, ou em até 24 horas, se mantidas entre 2°C e 8°C. No caso dos fungos, as suspensões é possível utilizadas em um prazo de até 7 dias se mantidas entre 2°C e 8°C. Como alternativa à preparação de suspensão de células vegetativas de *A. niger* e *B. subtilis*, é possível, preparar suspensões de esporos que podem ser mantidas entre 2°C e 8°C, por períodos mais longos.

Durante a verificação da adequabilidade do método de contagem, deve-se empregar controle negativo, de forma a verificar as condições do teste. O controle negativo não deve apresentar crescimento.

Cada lote de meio de cultura recém-preparado deve ser avaliado quanto a sua capacidade promotora de crescimento. Tal avaliação envolve a inoculação de quantidades conhecidas (não mais de 100 UFC) de microrganismos em tubos ou placas contendo os meios avaliados. Para meios de cultura sólidos, o crescimento microbiano não deve diferir num fa-

Tabela 9   Capacidade nutritiva, seletiva e inibitória dos meios de cultura empregados na pesquisa de patogênicos (USP, 2014)

Meio de cultura	Propriedade	Microrganismo-teste
Bactéria Gram-negativa bile-tolerante		
Caldo de enriquecimento de enterobactérias segundo Mossel	Enriquecimento	*Escherichia coli* *Pseudomonas aeruginosa*
	Inibitória	*Staphylococcus aureus*
Ágar bile, violeta, vermelho e glicose	Crescimento presuntivo	*E. coli* *P. aeruginosa*
Escherichia coli		
Caldo MacConkey	Enriquecimento	*E. coli*
	Inibitória	*S. aureus*
Ágar MacConkey	Crescimento presuntivo	*E. coli*
Salmonella		
Caldo de enriquecimento Salmonella Rappaport Vassiliadis	Enriquecimento	*Salmonella* entérica sorotipo ssp. *typhimurium* ou *S.* entérica sorotipo ssp. *abony*
	Inibitória	*S. aureus*
Ágar xilose lisina desoxicolato	Crescimento presuntivo	*S.* entérica sorotipo ssp. *typhimurium* ou *S.* entérica sorotipo ssp. *abony*
Pseudomonas aeruginosa		
Ágar cetrimida	Crescimento presuntivo	*P. aeruginosa*
	Inibitória	*E. coli*
Staphylococcus aureus		
Ágar sal manitol	Crescimento presuntivo	*S. aureus*
	Inibitória	*E. coli*
Clostridium		
Meio reforçado para clostrídeo	Enriquecimento	*Cl. sporogenes*
Ágar colúmbia	Enriquecimento	*Cl. sporogenes*
Candida albicans		
Caldo sabouraud	Enriquecimento	*C. albicans*
Ágar sabouraud-dextrose	Crescimento presuntivo	*C. albicans*

tor maior que 2 em relação à quantidade de microrganismo inoculada. No caso de meios de cultura líquidos, estes podem ser considerados aprovados quando apresentam crescimento visível e comparável com lotes anteriores.

A Tabela 9 apresenta informações sobre a capacidade nutritiva, seletiva e inibitória dos meios de cultura empregados na pesquisa de microrganismos indesejáveis. Recomenda-se realizar o teste pela técnica de esgotamento em superfície. Cada placa é inoculada com pequena quantidade do microrganismo apropriado, procedendo-se, então, a incubação sob temperatura adequada no menor tempo especificado, em seguida comparando-se o crescimento com aquele previamente obtido. Os meios de cultura empregados na pesquisa de patogênicos ainda devem ser avaliados quanto a sua capacidade inibitória diante de microrganismos específicos. Para tal, inocula-se em uma porção adequada de meio pequena quantidade de inoculo apropriado. Incuba-se a temperatura adequada por não mais que o menor período do tempo especificado no teste. A capacidade inibitória do meio é verificada pelo não crescimento do microrganismo.

A etapa de preparação da amostra para o teste de contagem microbiana, cujos procedimentos se encontram em parte descritos abaixo, depende das características físico-químicas do produto:

■ Produtos solúveis em água: dissolver ou diluir (usualmente, emprega-se diluição 1 em 10 ou 1:10, respeitando a diluição analítica) o produto a ser testado em solução de cloreto de sódio, peptona, tampão fosfato pH 7 ou caldo caseína-soja. Se necessário, ajustar o pH entre 6 e 8. Quando necessário, diluições adicionais podem ser preparadas, empregando-se o mesmo diluente.

■ Produtos não oleosos insolúveis em água: suspender o produto a ser testado (usualmente, emprega-se diluição 1 em 10, ou 1:10) em solução de cloreto de sódio, peptona, tampão fosfato pH 7 ou caldo caseína-soja. Podem-se empregar tensoativos, por exemplo, polissorbato 80 a 0, 1%, para facilitar a dispersão do produto. Se necessário, ajustar o pH entre 6 e 8. Quando necessário, diluições adicionais podem ser preparadas, empregando-se o mesmo diluente.

■ Produtos oleosos: dissolver o produto em miristato de isopropila estéril, em polissorbato 80 estéril ou outros tensoativos apropriados (não devem apresentar efeito inibitório no crescimento microbiano). Se necessário, aquecer a não mais que 45ºC. Agitar e, havendo necessidade, manter a temperatura, empregando-se banho-maria. Adicionar quantidade de diluente pré-aquecido suficiente para obter uma diluição 1 em 10 (1:10) do produto original. Agitar até a formação de uma emulsão.

■ Aerossóis líquidos e sólidos: transferir o conteúdo de um ou mais frascos para um frasco estéril.

■ Adesivos transdérmicos: remover a proteção da camada adesiva e cobri-los com material poroso estéril (p. ex., gaze estéril) para evitar que eles formem aglomerados. Transferir os adesivos para um volume adequado de diluente contendo inativantes (polissorbato 80 e/ou lecitina de soja). Agitar por não menos que 30 minutos.

Adicionar à amostra diluída e ao controle (diluente sem amostra) quantidade suficiente de suspensão microbiana para obter uma concentração de não mais que 100 UFC/mL. O volume da suspensão do inóculo não deve exceder 1% do volume do produto diluído.

Deve ser demonstrada a capacidade do meio de cultura para detectar microrganismos na presença e na ausência da amostra. Para demonstrar a recuperação do microrganismo do produto, usar o menor fator de diluição possível. Não se obtendo uma recuperação adequada do microrganismo, deve ser efetuado um método alternativo apropriado, como neutralização, diluição ou filtração.

O número de microrganismos recuperados da amostra diluída deve ser comparável ao número de microrganismos no controle. Se o crescimento for inibido (redução menor que 50%), devem-se fazer modificações no procedimento de contagem, para assegurar a validade dos resultados, como:

■ Aumentar o volume do diluente ou meio de cultura, mantendo constante a quantidade do produto.
■ Incorporar agente neutralizante específico ou agente neutralizante universal.
■ Realizar filtração por membrana.
■ Associar ambos os procedimentos acima.
■ Agentes neutralizantes destinados à inibição da atividade antimicrobiana devem ser adicionados ao diluente escolhido ou ao meio de cultura, preferencialmente antes da esterilização. É fundamental demonstrar sua eficácia e ausência de toxicidade relativamente aos microrganismos-teste, utilizando diluente com neutralizante e produto e realizando um branco com diluente e neutralizante, respectivamente.

Se as modificações no método de neutralização se mostrarem ineficazes e não for encontrado método neutralizante adequado, pode-se admitir que a falha em recuperar o microrganismo inoculado seja atribuída à atividade antimicrobiana do produto. Esta informação serve para indicar que o produto não é suscetível à contaminação pelos microrganismos testados, mas potencialmente não iniba outros microrganismos que poderão ser empregados em substituição àqueles preconizados.

Tabela 10 Agentes neutralizantes (USP, 2014)

Conservantes	Agente neutralizante/método de neutralização
Álcool	Diluição
Aldeídos	Diluição, tiossulfato, glicina
Bis-biguanidas	Lecitina
Cloreto de mercúrio e outros compostos mercuriais	Tioglicolato; tiossulfato de sódio
Clorexamida	Polissorbatos e lecitina
Compostos amônio quartenários	Lecitina, polissorbato 80
Compostos fenólicos	Diluição e polissorbato 80
EDTA	Íons de Mg^{++} e Ca^{++}
Glutaraldeído	Glicina e bissulfito de sódio
Halogênios	Tiossulfato
Hipoclorito de sódio	Tiossulfato de sódio
Ácidos orgânicos e seus ésteres	Diluição e polissorbato 80
Parabenos	Polissorbato 80 e lecitina
Sorbatos	Diluição
Antibiótico betalactâmico	Betalactamase
Cloranfenicol	Cloranfenicol acetiltransferase
Sulfonamida	Ácido p-aminobenzoico
Trimetoprima	Timidina

Recuperação dos microrganismos na presença do produto

Métodos de enumeração

Os testes devem ser realizados separadamente para cada microrganismo, utilizando-se a amostra preparada de acordo com as características físico-químicas do produto.

Quando o método de filtração for empregado, deve-se usar membrana filtrante com, no máximo, 0,45 μm de diâmetro de porosidade e de eficácia comprovada de retenção. As membranas de nitrato de celulose, por exemplo, podem ser utilizadas para soluções aquosas, oleosas ou fracamente alcoólicas, enquanto as de acetato de celulose aplicam-se a soluções fortemente alcoólicas. Para cada microrganismo testado, deve-se utilizar uma membrana independente.

Volume adequado de amostra deve ser transferido para equipamento de filtração por membrana, e a amostra imediatamente filtrada. Lava-se a membrana com volume apropriado de líquido de lavagem. Para determinação da contagem de microrganismos aeróbicos e contagem de bolores e leveduras, devem transferir-se as membranas para ágar caseína-soja e ágar sabouraud-dextrose, respectiva-mente. As placas devem ser incubadas nas mesmas condições empregadas no teste, que será utilizado na rotina.

Para o método de contagem em profundidade, devem-se utilizar placas com tamanho adequado. Adiciona-se volume adequado (usualmente, 1 mL) de amostra preparada conforme procedimento a ser empregado na rotina e 15-20 mL de ágar caseína-soja, ou ágar sabouraud-dextrose, mantidos a (45-50)°C. Para cada microrganismo testado, utilizam-se ao menos duas placas para cada meio e cada diluição. A incubação deve ser realizada nas condições que serão utilizadas na rotina. Em seguida, deve tomar-se a média aritmética das placas de cada meio e calcular o número de UFC.

Para o método de contagem em superfície, adiciona-se a cada placa 15-20 mL de ágar caseína-soja ou ágar sabouraud-dextrose. Deve ser empregado volume adequado (usualmente, 0,1 mL) de amostra preparada de acordo com o procedimento a ser empregado na rotina. Para cada microrganismo testado, há de se utilizar ao menos duas placas. Após incubação, realiza-se a contagem e calcula-se o número de UFC.

Quando o método do NMP for utilizado, prepara-se uma série de, pelo menos, três diluições sucessivas a 1:10 da amostra. Toma-se três vezes 1 g, ou 1 mL, de cada diluição para três tubos, contendo cada um 9 mL de caldo caseína-soja. Quando necessário, deve-se adicionar agente inativante. Todos os tubos são incubados a $(32, 5 \pm 2, 5)^{\circ}C$, por não mais que 3 dias. Anota-se o número de tubos positivos. Se a natureza da amostra tornar a leitura difícil, pode-se realizar subcultivo para o mesmo caldo, ou para ágar caseína-soja, incubando-se por 2 dias, sob a mesma temperatura. Determina-se o número mais provável de bactéria por grama ou mililitro de produto.

Resultados e interpretação

Quando se utiliza o método de filtração por membrana e os métodos de contagem em placas, o número de colônias obtido não deve ser menor que 50% do inóculo inicial, para cada microrganismo, na ausência do produto, e o número de colônias obtido no diluente não deve ser menor que 50% do inóculo-padrão.

Quando se utiliza o método de MNP, o valor calculado deve estar compreendido no intervalo de confiança de 95% dos resultados obtidos.

No caso da pesquisa de patogênicos, cada microrganismo avaliado deve ser detectado com as reações indicativas características.

CONSIDERAÇÕES FINAIS

O tratamento do assunto relativo a limites microbianos em produtos farmacêuticos nem sempre é claramente definido ou diferenciado: limites microbianos, atributos microbianos, biocarga etc. O princípio básico do teste, aplicável a produto, matéria-prima, ingrediente farmacêutico, forma de dosagem ou componente de embalagem, deve ser adequado e aceitável. Isto também significa demonstrar atendimento às BPF atuais, quanto aos requisitos de ausência de microrganismos indesejáveis.

Antes de 2006, as diferentes farmacopeias e agências regulatórias ao redor do mundo apresentavam atitudes diversas quanto a testes e métodos de limites microbianos. Mesmo a necessidade básica de tais testes apresentava-se pouco clara, pois que a Farmacopeia Europeia apresenta força de lei na União Europeia, embora respeitando as especificidades de cada país-membro e suas farmacopeias específicas, assim como a Farmacopeia Brasileira em nosso país.

Atualmente, graças ao trabalho de harmonização, a maioria dos corpos regulatórios está de acordo quanto a este assunto. Em 2006, a USP e a JP juntamente emitiram métodos harmonizados para teste de limites microbianos nos farmacêuticos. Isso permite ao mundo globalizado da indústria farmacêutica um curto período de tempo para sua adequação, em 2010 foi lançada a 5ª edição da Farmacopeia Brasileira com os métodos gerais e monografias harmonizadas com as demais farmacopeias.

Além da harmonização, observa-se como tendência internacional a análise de risco fundamental para a investigação de eventuais aspectos críticos do processo, que possam afetar atributos de qualidade.

REFERÊNCIAS BIBLIOGRÁFICAS

1. ALBERT, L. M.; LAPOS, A. S.; CARVALHO, A.; TREVISAN, C. A.; GOMES, C. R.; CHAIA, G.; MENDES, H. J.; MORAES, O. M. G.; MATTOS, C. O. C.; CARVALHO, R.; SIMAS, S.; ALMEIDA, W. F. Manual de análises microbiológicas de cosméticos do INCQS/FioCruz. *Aerosol Cosmét.*, São Paulo, v. 11, n. 60, p. 10-18, 1989. [Encarte Técnico].

2. ANDREWS, W. H.; HAMACK, T. Salmonella. In: FOOD AND DRUG ADMINISTRATION. Microbiological analytical manual. 8.ed. Revision A. Gaithersburg: AOAC INTERNATIONAL, 2007. Chapter 5.

3. AZIZ, N. H.; YOUSSEF, Y. A.; EL-FOULY, M. Z.; MOUSSA, L. A. Contamination of some common medicinal plant samples and spices by fungi and their mycotoxins. Bot. Bull. Acad. Sinica, Cairo, v. 39, n. 4, p. 279-285, 1998.

4. BAIRD, R. M. Microbiological control of pharmaceuticals. *Pharm. Int.*, Amsterdam, v. 7, p. 255-258, 1986.

5. BENNETT, J. W.; KLICH, M. Mycotoxins. Clin. Microbiol. Reviews, Washington, v. 16, n. 3, p. 497-516, 2003.

6. BLOOMFIELD, S. F.; BAIRD, R.; LEAK, R. E.; LEECH, R. (eds). Microbial quality assurance in pharmaceuticals cosmetics and toiletries. Chichester: Ellis Harwood, 1988. 222p. (Ellis Harwood Books in Biological Sciences).

7. BRASIL. Agência Nacional de Vigilância Sanitária. Resolução RDC n. 14, de 31 de março de 2010. Dispõe sobre o registro de medicamentos fitoterápicos. Diário Oficial da União, Poder Executivo, Brasília, DF, 05 abr. 2010. Disponível em: < http://portal2. saude. gov. br/saudelegis/leg_norma_espelho_consulta. cfm?id=4053023&highlight=&tipoBusca=post&slcOrigem=0&slcFonte=0&sqlcTipoNorma=32&hdTipoNorma=32&buscaForm=post&bkp=pesqnorma&fonte=0&origem=0&sit=0&assunto=&qtd=10&tipo_norma=32&numero=14&data=&dataFim=&ano=2010&pag=1> Acesso em: 18 ago. 2012.

8. BRASIL. *Farmacopeia Brasileira.* 5.ed. Brasília: Agência Nacional de Vigilância Sanitária, 2010. 546 p.

9. BRASIL. Ministério da Saúde. Resolução RDC n. 48, de 16 de março de 2004. Dispõe sobre o registro de medicamentos fitoterápicos. Revoga a Resolução RDC n. 17, de 25 de fevereiro de 2000 e o art. 18 da Resolução RDC n. 134, de 28 de maio de 2003. Disponível em: http://portal. saude. gov. br/portal/arquivos/pdf/rdc_48_16_03_04_registro_fitoterapicos%20. pdf. Acesso em: 23 de fevereiro de 2013.

10. BRESLER, G.; BRIZZIO, S. M.; VAAMONDE, G. Mycotoxin-producing potential of fungi isolated from amaranth seeds in Argentina. Int. J. Food Microbiol., Amsterdam, v. 25, p. 101-108, 1995.

11. BRITISH pharmacopoeia. London: Her Majesty's Stationary Office, 2012. 5v.

12. BUGNO, A.; ALMODOVAR, A. A. B.; PEREIRA, T. C.; PINTO, T. J. A. Aplicabilidade de Petrifilm® na enumeração de bactérias e fungos em drogas vegetais, *Revista Instituto Adolfo Lutz*, São Paulo, 64(I):20-4, 2005.

13. BUGNO, A.; ALMODOVAR, A. A. B.; PEREIRA, T. C.; PINTO, T. J. A.; SABINO, M. Occurrence of toxigenic fungi in herbal drugs. Braz. J. Microbiol., v. 37, p. 47-51, 2006.

14. BUGNO, A.; ALMODOVAR, A. A. B.; PINTO, T. J. A.; SABINO, M. The mycoflora and natural occurrence of mycotoxins in medicinal plants. Boll. Chim. Farmac., v. 144, n. 4, 2005c.

15. BUGNO, A.; BUZZO, A. A.; NAKAMURA, C. T.; PEREIRA, T. C.; MATOS, C.; PINTO, T. J. A. Avaliação da contaminação microbiana em drogas vegetais. *Revista Brasileira de Ciências Farmacêuticas*, São Paulo, v. 41, n. 4, p. 491-497, 2005.

16. CHAN, K. Some aspects of toxic contaminants in herbal medicines. Chemosphere, Oxford, v. 52, p. 1361-1371, 2003.

17. CHOI, D. W.; KIM, J. H.; CHO, S. Y.; KIM, D. H.; CHANG, S. Y. Regulation and quality control of herbal frugs in Korea. Toxicology, v. 181-182, p. 581-586, 2002. 198.

18. CHOURASIA, H. K. Mycobiota and mycotoxins in herbal drugs of Indian pharmaceutical industries. Mycol. Res., London, v. 99, n. 6, p. 697-703, 1995.

19. COMMITE OF OFFICIAL LABORATORIES AND DRUG CONTROL SERVICES. Section of industrial pharmacists. FIP. Microbiological purity of non-compulsory sterile pharmaceutical preparations: methods of examination. *Pharm. Acta Helv.*, Zurich, v. 51, n. 3, p. 33-40, 1976.

20. CURRY, A. S.; GRAF, J. G.; MCEWEN JR., G. N. *CTFA microbiology guidelines*. Washington: Cosmetic, Toiletry and Fragance Association, 1993.

21. CVETNIC, Z.; PEPELJNJAK, S. Distribuition and mycotoxin-producing ability of some fungal isolates from the air. Atmosphere Environment, v. 31, n. 3, p. 491-495, 1997.

22. DENYER, S. P.; BAIRD, R. M. (eds.). Guide to microbiological control in pharma-ceuticals. New York: Ellis Harwood, 1990. 389p. (Ellis Harwood Series in Pharma-ceutical Technology).

23. EFUNTOYE, M. O. Mycotoxins of fungal strains from stored herbal plants and mycotoxin contents of Nigerian crude herbal drugs. Mycopathogia, Den Haag, v. 147, p. 43-48, 1999.

24. ELSHAFIE, A. E.; AL-LAWATIA, T.; AL-BAHRY, S. Fungi associated with black tea and tea quality in the Sultanate of Oman. Mycopathogia, Den Haag, v. 145, p. 89-93, 1999.

25. ELSHAFIE, A. E.; AL-RASHDI, T.; AL-BAHRY, S. N.; BAKHEIT, C. S. Fungi and aflatoxins associated with spices in the Sultanate of Oman. Mycopathogia, Den Haag, v. 155, p. 155-160, 2002.

26. FILTENBORG, O.; FRISVAD, J. C.; THRANE, U. Moulds in food spoilage. Int. J. Food Microbiol., Amsterdan, v. 33, p. 85-102, 1996. 203.

27. FISCHER, D. C. H.; OHARA, M. T.; SAITO, T. Padrão microbiano em medicamentos não estéreis: enquadramento de produtos fitoterápicos. *Rev. Bras. Farmacog.*, São Paulo, v. 1, p. 29-54, 1996.

28. GILBERT, J.; ANKLAM, E. Validation of analytical methods for determining mycotoxins in foodstuffs. TrAC, Amsterdan, v. 21, p. 468-486, 2002.

29. HALT, M. Moulds and mycotoxins in herb tea and medicinal plants. Eur. J. Epidemiol., Roma, v. 14, p. 269-274, 1998.

30. HARA, S.; FENNELL, D. I.; HESSELTINE, C. W. Aflatoxin-producing strains of Aspergillus flavus detected by fluorescence of Ágar medium under ultraviolet light. Appl. Microbiol., Baltimore, v. 27, n. 6, p. 1118-1123, 1974.

31. HESSELTINE, C. W.; SHOTWELL, O. L.; ELLIS, J. J.; STUBBLEFIELD, R. D. Aflatoxin formation by Aspergillus flavus. Bacteriol. Rev., v. 30, n. 4, p. 795-805, 1966.

32. HITCHINS, A. D.; TRAN, T. T.; McCARRON, J. E. Microbiological Methods for Cosmetics. In: FOOD AND DRUG ADMINISTRATION. Microbiological Analytical Manual. 8.ed. Revision A. Gaithersburg: AOAC INTERNATIONAL, 2001. Chapter 23.

33. JARVIS, B.; EASTER, M. C. Rapid methods in the assessment of microbiological quality; experiences and needs. *J. Appl. Bacteriol.*, Oxford, v. 63, n. 16, p. 115s-126s, 1987.

34. KALLINGS, O.; RINGERTZ, O.; SILVERSTOPE, L.; ERNERFELDT, F. Microbiological contamination of medical preparations. *Acta Pharm. Suec.*, Stockholm, v. 3, n. 3, p. 219-228, 1966.

35. LACIAKOVA, A.; POPELKA, P.; PIPOVA, M.; LACIAK, V. Review of the most important mycotoxins. Med. Weterynaryjna, v. 61, n. 5, p. 490-493, 2005.

36. LIN, L.; ZHANG, J.; WANG, P.; WANG, Y.; CHEN, J. Thin-layer chromatography of mycotoxins and comparison with other chromatographic methods. J. Chromatogr. A, Amsterdan, v. 815, p. 3-20, 1998.

37. LIN, M. T.; DIANESE, J. C. A coconut-Ágar medium for rapid detection of aflatoxin production by Aspergillus spp. Phytopathology, Lancaster, v. 66, n. 12, p. 1466-1469, 1976.

38. LLEWELLYN, G. C.; BURKETT, M. L.; EADIE, T. Potential mold growth, aflatoxin production, and antimycotic activity of selected natural spices and herbs. J. Assoc. Off. Anal. Chem., Washington, v. 64, n. 4, p. 955-960, 1981. 207.

39. LOURENÇO, F. R.; AZEVEDO, J. C.; AMARAL, C. M. O.; KANEKO, T. M.; PINTO, T. J. A. Determinação da biocarga em localizadores magnéticos para definição de parâmetros de radiação esterilizante. In: IX Semana Farmacêutica de Ciência e Tecnologia e XIX Seminário de Pós-Graduação da Faculdade de Ciências Farmacêuticas da USP – *Rev. Bras. Cienc. Farm.*, v. 40, supl. 1, p. 184-186, 2004.

40. LUCAS, T. P. Microbiological examination of cosmetics In: SENZEL, A. J. Newburge's manual of cosmétic analysis. 2.ed. Washington: Association of Official Analytical Chemist, 1977. p. 132-140.

41. NOBLE, W. C.; SAVIN, J. A. Steroid cream contaminated with *Pseudomonas aeruginosa. Lancet*, London, v. 1, n. 7433, p. 347-349, 1966.

42. OHARA, M. T. Aplicação do cloreto de trifeniltetrazólio no teste de limite microbiano em medicamentos e cosméticos. São Paulo, 1992. 212p. (Tese de Doutorado – Faculdade de Ciências Farmacêuticas – USP).

43. OLIVEIRA, M. S.; PRADO, G.; JUNQUEIRA, R. G. Comparação das técnicas de cromatografia em camada delgada e ELISA na quantificação de aflatoxinas em amostras de milho. Cien. Tecnol. Alimentos, v. 20, p., 2000.

44. OMURTAG, G. Z.; YAZICIOGLU, D. Determination of fumonisins B1 and B2 in herbal tea and medicinal plants in Turkey by high-performance liquid chromatography. J. Food Prot., Ames, v. 67, n. 8, p. 1782-1786, 2004.

45. PALMIERI, J. M. FDA methodology for the microbial analysis of cosmetics and topical drugs. J. Soc. Cosmet. Chem., New York, v. 34, n. 1/2, p. 35-39, 1983.

46. PARDO, E.; MARIN, S.; RAMOS, A. J.; SANCHIS, V. Occurrence of ochratoxigenic fungi and ochratoxin A in green coffee from different origins. Food Sci. Tech. Int., Oxford, v. 10, v. 1, p. 45-49, 2004.

47. PITT, J. I. Collaborative studies on methods in food mycology. Int. J. Food Microbiol., Amsterdan, v. 29, p. 137-139, 1996.

48. PITT, J. I.; BASILICO, J. C.; ABARCA, M. L.; LOPEZ, C. Mycotoxins and toxigenic fungi. Med. Mycol., Oxford, v. 38, Suppl. 1, p. 41-46, 2000.

49. REIF, K.; METZGER, W. Determination of aflatoxins in medicinal herbs and plant extracts. J. Chromatogr. A, Amsterdan, v. 692, p. 131-136, 1995.

50. REN, P.; AHEARN, D. G.; CROW Jr, S. A. Comparative study of Aspergillus mycotoxin production on enriched media and construction material. J. Ind. Microbiol. Biotechnol., Hampshire, v. 23, p. 209-213, 1999.

51. RESNIK, S.; COSTARRICA, M. L.; PACIN, A. Mycotoxins in Latin America and the Caribbean. Food Control, Guildford, v. 6, n. 1, p. 19-28, 1995.

52. RIZZO, I.; VEDOYA, G.; MAURUTTO, S.; HAIDUKOWSKI, M.; VARSAVSKY, E. Assessment of toxigenic fungi on Argentinean medicinal herbs. Microbiol. Res., Buenos Aires, v. 159, n. 2, p. 113-120, 2004.

53. RODRIGUEZ-AMAYA, D. B. ; SABINO, M. Mycotoxin research in Brazil: tha last decade in review. Braz. J. Microbiol., São Paulo, v. 33, p. 1-11, 2002.

54. ROY, A. K. ; CHOURASIA, H. K. Aflatoxin problems in some medicinal plants under storage. Int. J. Crude Drug Res., Lisse, v. 27, n. 3, p. 156-160, 1989.

55. ROY, A. K. ; KUMARI, V. Aflatoxin and citrinin in seeds of some medicinal plants under storage. Int. J. Pharmacogn., Lisse, v. 29, n. 1, p. 62-65, 1991.

56. ROY, A. K. ; SINHA, K. K. ; CHOURASIA, H. K. Aflatoxin contamination of some common drug plants. Appl. Environm. Microbiol., Balimore, v. 54, n. 3, p. 842-843, 1988.

57. RUIZ, C. G. ; HERNANDEZ, E. F. ; SANCHEZ, M. S. ; GONZALEZ, M. M. Sobre la micoflora de plantas medicinales IV. Rev. Cubana Farm., Havana, v. 23, n. 1-2, p. 161-172, 1989.

58. SAVIN, J. A. The microbiology of topical preparations in pharmaceutical practice. 1. Clinical aspects. *Pharm. J.*, London, v. 199, n. 5420, p. 285-288, 1967.

59. SHEPHARD, G. S. Analytical methodology for mycotoxins: recent advances and future challenges. In:_____. Mycotoxins and Phycotoxins in Perspective at the Turn of the Millenium. The Netherlands: W. J. de Koe, 2000, cap. 02, p. 19-28. 214.

60. SORENSEN, W. G. ; HESSELTINE, C. W. ; SHOTWELL, O. L. Effect of temperature on production of aflatoxin on rice by Aspergillus flavus. Mycopathologia et Mycologia Applicata, Den Haag, v. 33, n. 1, p. 49-55, 1967.

61. SPELLER, D. C. E. ; STEPHENS, M. E. ; VIANT, A. C. Hospital infection by *Pseudomnas cepacia*. *Lancet*, London, v. 1, n. 7703, p. 798-799, 1971.

62. STOLOFF, L. The three eras of fungal toxin research. J. Am. Oil Chem. Soc., v. 56, n. 9, p. 784-788, 1979.

63. STROKA, J. ; ANKLAM, E. New strategies for screening and determination of aflatoxins and the detection of aflatoxin-producing moulds in food and feed. TrAC, Amsterdam, v. 21, n. 2, p. 90-95, 2002.

64. STROKA, J. ; OTTERDIJK, R. ; ANKLAM, E. Immunoaffinity column clean-up prior to thin-layer chromatography for the determination of aflatoxins in various food matrices. J. Chromatogr. A, Amsterdam, v. 904, p. 251-256, 2000.

65. SWEENEY, M. J. ; DOBSON, A. D. W. Mycotoxin production by Aspergillus, Fusarium and Penicillium species. Int. J. Food Microbiol., Amsterdam, v. 43, p. 141-158, 1998.

66. TAGLIAPIETRA, L. La qualitá microbiologica nei prodotti farmaceutic non abligatoriamente esterili. *Boll. Chim. Farm.*, Milano, v. 117, p. 1-13, 1978.

67. TASSANEEYAKUL, W. ; RAZZAZI-FAZELI, E. ; PORASUPHATANA, S. ; BOHM, J. Contamination of aflatoxins in herbal medicinal products in Thailand. Mycopathologia, Den Haag, v. 158, p. 239-244, 2004.

68. TRUCKSESS, M. W. Mycotoxins. J. AOAC Int., Washington, v. 84, n. 1, p. 202-211, 2001.

69. TRUCKSESS, M. W. Rapid analysis (thin layer chromatopgarphic and immunochemical methods) for mycotoxins in food and feeds. In:_____. Mycotoxins and Phycotoxins in Perspective at the Turn of the Millenium. The Netherlands: W. J. de Koe, 2000, cap. 02, p. 29-40.

70. UNITED States Pharmacopeia. XII ed. Easton, Mack Printing Company, 1942. UNITED States Pharmacopoeia. XII ed, 1942.

71. UNITED States Pharmacopeia. XIII ed. Easton, Mack Printing Company, 1947. UNITED States Pharmacopoeia XIII ed.

72. UNITED States Pharmacopeia. XIX ed. Rockville, United States Pharmacopeial Convention, 1975. UNITED States Pharmacopoeia. XIX ed, 1975.

73. UNITED States Pharmacopeia. XVIII ed. Easton, Mack Printing Company, 1970UNITED States Pharmacopoeia. XVIII ed, 1970.

74. UNITED States Pharmacopeia. XXIII ed. Rockville, United States Pharmacopeial Convention, 1985. UNITED States Pharmacopoeia. XXIII ed, 1995.

75. UNITED States Pharmacopeia. 25.ed. Rockville: United States Pharmacopeial Convention, 2002. 2675p.

76. UNITED States Pharmacopeia. 37.ed. Rockville: United States Pharmacopeial Convention, 2014. p. 52-67.

77. UNITED States Pharmacopeia. XVI ed. Easton, Mack Printing Company, 1960.

78. UNITED States Pharmacopeia. XXVIII ed. Rockville, United States Pharmacopeial Convention, ed, 2005.

79. VENTURA, M. ; GÓMEZ, A. ; ANAYA, I. ; DÍAZ, J. ; BROTO-PUIG, F. ; AGUT, M. ; COMELLAS, L. Determination of aflatoxins B1, G1, B2 and G2 in medicinal herbs by liquid chromatography-tandem mass spectrometry. J. Chromat. A, Amsterdam, v. 1048, p. 25-29, 2004.

80. YANG, M. H.; CHEN, J. M.; ZHANG, X. H. Immunoaffinity column clean-up and liquid chromatography with post-column derivatization for analysis od aflatoxin in traditional chinese medicine. Chromatographia, [online first], 2005.

81. YOKOYA, F. Controle de qualidade, higiene e sanitização nas fábricas de alimentos. São Paulo: Fundação Técnica de Pesquisa e Tecnologia, 1982.

82. YONG, R. K. ; COUSIN, M. A. Detection of moulds producing aflatoxins in maize and peanuts by an immunoassay. Int. J. Food Microbiol., Amsterdam, v. 65, p. 27-38, 2001.

Métodos alternativos para enumeração e identificação de microrganismos

5

HISTÓRICO

A tarefa do laboratório de microbiologia na área farmacêutica consiste em prover, para todo o processo de produção, informações de natureza microbiológica, como o monitoramento ambiental, testes de controle no processo e testes do produto terminado. Para esse propósito, o microbiologista deve dispor de métodos analíticos confiáveis e exatos, que permitam a enumeração e identificação de microrganismos, pois falhas neste aspecto conduzirão a sistemas fora de controle, ocasionando, como mais grave consequência, a possibilidade de uso, pelo paciente, de produto potencialmente inseguro, além de perdas financeiras para a empresa.

Os métodos microbiológicos tradicionais, quando corretamente implementados, são capazes de fornecer as informações exigidas para garantir a manutenção das boas práticas de fabricação. Porém, na atual conjuntura, as empresas são levadas a reavaliar práticas de trabalho, para melhorar a eficiência do processo, reduzir o tempo de desenvolvimento e fabricação e reduzir custos. Felizmente, a área de métodos rápidos e automação desenvolveu-se nos últimos 15 a 20 anos, disponibilizando tecnologia e instrumentação, porém, o ambiente altamente regulado em que a indústria farmacêutica trabalha, com abordagem conservadora, e a necessidade de rígidos requisitos de validação têm retardado a implementação de novos testes e formas de trabalho.

A maioria dos testes efetuados atualmente nos laboratórios de microbiologia farmacêutica, de correlatos e cosméticos continua a ter por base métodos seculares, desenvolvidos pelos microbiologistas pioneiros Louis Pasteur, Robert Koch e Joseph Lister, baseados na diluição seriada e na recuperação de microrganismos usando meio de cultura estéril, sólido ou líquido, para permitir o crescimento microbiano. Isso ocorre principalmente, porque esses métodos são simples e não dispendiosos, podem ser muito eficientes, e têm uma longa história de aplicação. Porém, sofrem frequentemente limitações decorrentes da baixa velocidade do crescimento microbiano, seletividade da cultura aquém do desejado, e variabilidade inerente dos microrganismos em sua resposta biológica. Apesar das limitações dos métodos atualmente empregados (como contagem em placas, contagem por filtração em membrana, métodos de identificação pela utilização de fontes de carbono, entre outros), a aceitação de novos métodos microbiológicos, potencialmente superiores, é lenta. As dificuldades em avaliar, validar e obter aprovação para implementar as novas tecnologias para testes microbiológicos foram as principais barreiras para a adoção de métodos que têm o potencial para substituir muitas das técnicas clássicas de microbiologia. Essa preocupação conduziu à origem de uma força tarefa patrocinada pela *Parenteral Drug Association* (PDA), em uma representação conjunta de fabricantes de equipamentos, de produtos farmacêuticos e de correlatos, observadores de agências regulatórias e Comitê de Especialistas em Microbiologia Analítica da *U.S.Pharmacopoeia* (USP), trabalhando conjuntamente para implementar os novos testes microbiológicos. O relatório dessa força-tarefa foi publicado como PDA Technical Report n. 33, *Evaluation, Validation and Implementation of New Microbiological Testing Methods* (PARENTAL DRUG ASSOCIATION, 2013). O relatório, sem dúvida, foi fator de influência nos capítulos recentemente publicados USP <1.223> *Validation of Alternative Microbiological Methods* (UNITED STATES PHARMACOPEIA, 2013a), e EP *Section 5.1.6 – Alternative Methods for Control of Microbiological Quality* (EUROPEAN PHARMACOPEIA, 2010a). Como resultado dessas publicações, os métodos microbiológicos rápidos passaram a ser considerados e estão sendo implementados na indústria.

A Japanese Pharmacopeia XVI também já implementou e descreve, nos seguintes capítulos *Rapid identificacion of microorganisms based on molecular biological method* e *Rapid couting of microbes using fluorescent staining*, os métodos para identificação ou estimativa de microrganismos (bactérias ou fungos), encontrados em controle de processo ou produtos farmacêuticos, baseando-se na homologia de sequência de DNA e fluorescência (SOCIETY OF JAPANESE PHARMACOPEIA, 2011).

NOVOS PARADIGMAS: MÉTODOS CONVENCIONAIS E ALTERNATIVOS

A criação dos métodos rápidos, desde os anos 1960 tem sido segmentada em diferentes etapas (FUNG, 2002). De 1965 a 1975, enfatizou-se a miniaturização e o desenvolvimento de kits diagnósticos. O período do desenvolvimento de kits de testes imunológicos ocorreu de 1975 a 1985, enquanto de 1985 a 1995 o foco recaiu sobre as provas genéticas e a reação de polimerase (*polymerase chain reaction* – PCR). A tendência atual tem, de modo geral, se dirigido ao âmbito do biosensor e da tecnologia do chipe, com simultâneo desenvolvimento de tecnologia de instrumentação e automação.

Os primeiros passos na área de métodos rápidos e automação foram dados pelos microbiologistas da área médica, embora também microbiologistas de alimentos tenham mostrado interesse no mesmo período. Porém, apenas a partir dos anos 1990, quando a atividade da indústria de alimentos cresceu intensamente, os microbiologistas de alimentos obtiveram paridade com os clínicos. Durante esse período, os microbiologistas farmacêuticos, embora demonstrando interesse nos novos desenvolvimentos, não sentiram a necessidade, ou mesmo segurança, para introduzir os novos métodos, tendo em vista características de susceptibilidade imunológica e debilidade momentânea ou crônica dos pacientes, além de cuidados inerentes às vias de administração das formas farmacêuticas, e características de uso de certos correlatos. Não houve direcionamento comercial para a implementação da tecnologia rápida, e questões regulatórias tornavam-na proibitiva, porém, hoje a indústria farmacêutica encontra um panorama distinto graças à evolução dos novos métodos, e com maior segurança.

Os métodos clássicos usados nos laboratórios de microbiologia farmacêutica são comprovados, confiáveis e aceitos pelas autoridades regulatórias, mas consomem tempo e afetam a eficiência do processo de fabricação. Além de gerar resultados mais rápidos, as novas tecnologias apresentam o potencial de oferecer maior sensibilidade e exatidão, quando comparadas aos métodos existentes, aspecto relevante demonstrado pela comunidade científica, a ser considerado pelas entidades regulatórias.

Uma estimativa do número de testes efetuados na indústria farmacêutica é subjetiva e dados estatísticos não estão disponíveis. Fung (2002) estimou que aproximadamente 700 milhões de testes são conduzidos anualmente, ao redor do mundo, nos laboratórios industriais, sendo sua maioria relativa à indústria de alimentos, mas 30% à farmacêutica, representando cerca de 210 milhões de testes. A estimativa atual (FUNG, 2002) de que 70% dos testes empregue métodos clássicos e 30% use métodos rápidos deve sofrer alteração, priorizando o crescimento dos métodos rápidos.

Atualmente, a maioria dos métodos disponibilizados aos microbiologistas farmacêuticos e aceitos pelas autoridades regulatórias baseia-se em métodos de cultivo, que têm como vantagens não serem dispendiosos, caracterizam-se por execução simples e por dispensarem equipamentos especializados. Há, porém, desvantagens no caso dos métodos baseados em cultivo lento, que requerem vários dias de incubação, e o impacto dessa demora levar à perda desnecessária de produtos contaminados. Por exemplo, se for identificada contaminação em um teste em processo, um ciclo de fabricação pode ser interrompido, o problema corrigido, assim podendo ser poupado o alto custo do produto terminado. A possibilidade de ação corretiva efetuada no ambiente produtivo é igualmente limitada pelo tempo, em decorrência da morosa incubação das amostras de monitoramento ambiental, que demora dias. Da mesma forma, o tempo relativamente longo necessário para conduzir testes de produtos terminados antes de sua liberação, superior a 14 dias no teste de esterilidade, pode também acarretar perdas, como os altos custos de inventários e a redução da flexibilidade de resposta à demanda do produto pelo consumidor. Outra desvantagem relativa à abordagem tradicional consiste no fato de que os métodos de cultivo empregados podem não ser capazes de recuperar todos os microrganismos presentes na amostra-teste, o que pode resultar na potencial liberação de produto contaminado.

Novas tecnologias microbiológicas, que superam todas ou algumas das limitações dos métodos convencionais, estão disponíveis, e os novos métodos são rápidos, com resultados geralmente disponíveis no mesmo dia, ou em 2 dias. Existem certos sistemas cujos resultados podem ser obtidos em tempo real, tornando possível obter monitoramento ambiental ou biocarga de insumos antes do início da produção. Adicionalmente, há métodos rápidos que não dependem de cultivo, assim, não exigem o crescimento de microrganismos antes da enumeração ou identificação, superando limitações de tempo e exigências para o crescimento.

Há naturalmente desvantagens no emprego dos métodos rápidos, principalmente no que diz respeito ao elevado custo de aquisição dos equipamentos, certamente interligados a sistema informatizado, o que certamente eleva o tempo e os recursos envolvidos na validação. Diferentes novos métodos ou técnicas somente serão necessários para determinados tipos de testes, o que exige um bom entendimento do seu potencial de aplicação, para garantir que a nova tecnologia seja bem conduzida.

Novos métodos rápidos utilizam tecnologias não previamente encontradas nos laboratórios de controle microbiológico farmacêutico. Elementos da área regulatória, gerentes e pessoal técnico estão habituados aos métodos convencionais, havendo necessidade de treiná-los de forma a que se sintam confortáveis com o entendimento da base científica que os sustenta. Para manter-se atualizado, o microbiologista deve acompanhar os avanços científicos e tecnológicos nos novos testes microbiológicos, por meio de leituras técnicas e participação em discussões e encontros científicos relacionados ao tema (EASTER, 2003; MILLER, 2005).

A nova tecnologia de testes deve ser compatível com os produtos. Exemplos de incompatibilidade incluem produtos não filtráveis, quando a tecnologia requer que os microrganismos sejam capturados e concentrados por filtração, ingredientes farmacêuticos que inibem a adenosina trifosfato (ATP) ou a bioluminescência da adenilato quinase (AK), a amplificação da reação em cadeia de polimerase (PCR), ou produtos que contenham células microbianas que possam estar sujeitas à amplificação do PCR. Questões como formação educacional e capacitação do pessoal de laboratório devem ser consideradas, pois a nova tecnologia irá exigir microbiologistas com formação adequada e supervisores capazes de entender os princípios de bioquímica e biologia molecular aplicáveis à tecnologia de teste.

Logo, podemos citar como vantagens, no desenvolvimento, validação e implementação de métodos microbiológicos rápidos (MMR):

- Redução do tempo total para liberação do produto.
- Redução de estoque de matéria-prima, produtos acabados e trabalho em processo.
- Melhoria da qualidade dos testes microbiológicos.
- Automatização dos testes microbiológicos.
- Captura eletrônica de dados dos testes e de geração de informação.
- Capacidade de iniciar as investigações precocemente, em resposta a resultados fora de especificação.
- Potencial redução do risco de contaminação microbiana dos produtos e melhoria nos processos de fabricação.
- Enriquecimento do nível profissional dos microbiologistas.

Apesar dessas vantagens, os motivos para a lentidão na implementação dos MMR incluem a posição regulatória conservadora tomada pelas empresas farmacêuticas, investimento inicial de grande capital, custos unitários dos testes e obsolescência técnica nos laboratórios microbiológicos. O principal fator para o sucesso desta implementação é a escolha da melhor tecnologia para uma aplicação particular.

Métodos microbiológicos e tecnologias aplicáveis

Os métodos de testes microbiológicos podem ser divididos em três amplas categorias gerais, considerando sua finalidade:

- Detecção de presença ou de ausência de microrganismos em uma amostra-teste.
- Enumeração de microrganismos presentes na amostra-teste.
- Caracterização e identificação de microrganismos recuperados de produto isolado ou ambiental.

Cada método envolve as seguintes características e condições:

- Detecção da presença ou ausência de microrganismos em uma amostra-teste.

Exemplos dos testes de "presença ou ausência" são aqueles de esterilidade, bem como a ausência de microrganismo específico no limite microbiano de produtos não estéreis. No teste de esterilidade de compêndio, um número definido de unidades de produto é testado quanto à presença ou ausência de microrganismos em dois meios de cultura (caseína soja e tioglicolato), em diferentes condições de incubação (22,5 ± 2,5)°C e (32,5 ± 2,5)°C. O teste envolve o exame dos meios, quanto a crescimento, no final do período de incubação. A ausência de microrganismos específicos ou indesejáveis envolve cultivo geral e seletivo, além de identificação microbiana confirmatória.

■ Enumeração de microrganismos presentes em uma amostra teste.

A enumeração microbiana (contagem de microrganismos aeróbicos totais e combinado total de bolores e leveduras, ou mesmo de grupos de microrganismos específicos, como coliformes) baseia-se no crescimento de unidades formadoras de colônias (UFC) em placas ou membranas filtrantes; o número de colônias, derivado da enumeração de uma alíquota de uma diluição específica, fornece a contagem de microrganismos por unidade de amostra.

■ Caracterização e identificação de microrganismos.

A identificação de microrganismos é tradicionalmente baseada na morfologia de sua colônia, morfologia celular, coloração diferencial, requisitos para crescimento e perfil de utilização de carbono. Bases de dados são construídas a partir do perfil de utilização de carbono de múltiplas cepas de microrganismos comumente isolados, de forma que isolados desconhecidos possam ser identificados.

Considerando as tecnologias para testes de controle de qualidade microbiológico, com ênfase nas inovadoras, que estão sendo rapidamente desenvolvidas, pode-se classificá-las em:

■ Tecnologias baseadas no crescimento.
■ Tecnologias baseadas na viabilidade.
■ Tecnologias baseadas nos componentes celulares, ou artefatos.
■ Tecnologias baseadas nos ácidos nucleicos.

Analisando seus conceitos e características, podem-se tecer considerações sobre cada uma dessas tecnologias, inclusive associando-as a aplicações específicas.

Tecnologias baseadas no crescimento

Têm por base medidas de parâmetros bioquímicos ou fisiológicos, que refletem o crescimento dos microrganismos. Sendo dependentes do crescimento destes, não caracterizam aplicação em testes realmente rápidos. Adicionalmente, a seletividade inerente de meios de cultura e suas condições de incubação limitam a faixa de microrganismos a serem enumerados.

As tecnologias, novas ou convencionais, baseadas no crescimento e suas aplicações, incluem:

■ Bioluminescência ATP e AK, por amplificação (detecção de biocarga).

■ Detecção colorimétrica e da pressão do *headspace* pela produção de dióxido de carbono (detecção de biocarga).

■ Utilização de carbono, reações bioquímicas e fisiológicas (identificação microbiana).

■ Impedância e condutividade (detecção de *bioburden*).

■ Plaqueamento espiral (enumeração).

■ Método de membrana filtrante hidrofóbica quadriculada (enumeração de patogênico).

■ Método *pour plate* (enumeração convencional).

■ Método dos tubos múltiplos, número mais provável (enumeração convencional).

■ Método de filtração por membrana (enumeração convencional).

Tecnologias baseadas na viabilidade

Baseiam-se na coloração vital de componentes bioquímicos das células microbianas, ou fluorescência da clivagem enzimática de substratos fluorogênicos das paredes funcionais das células de microrganismos. Como não se baseiam no crescimento dos microrganismos, podem ser universais e rápidas.

Suas aplicações incluem:

■ Microscopia direta de filtro epifluorescente (enumeração).

■ Citometria de fluorescência por varredura a *laser* da membrana (enumeração).

■ Citometria de fluxo por coloração vital ou fluorescência (enumeração).

Tecnologias baseadas em componentes celulares ou artefatos

Baseiam-se na medida de componentes celulares. Esses proporcionam um alto grau de especificidade que pode conduzir a resultados rápidos. As desvantagens incluem a possível necessidade de elevado número de células para alguns tipos de testes, sua alta especificidade, necessidade de grandes bases de dados e mudança de paradigma, ao tratar microrganismos (entidades bioquímicas) como substâncias químicas.

Suas aplicações incluem:

■ Perfis de ésteres metílicos de ácidos graxos (identificação microbiana).

■ Espectrometria de massa por dessorção e ionização a laser assistida por matriz (MALDI-TOF).

- Técnicas de fluorescência de anticorpos (pesquisa de patogênicos).
- Ensaio de imunossorbância (imunossorvente) ligada a enzima (pesquisa de patogênicos).
- Aglutinação de látex (pesquisa de patogênicos).
- Ensaio de endotoxina – *Limulus amebocyte lysate* (LAL) (pesquisa de pirogênio).
- Coloração de Gram (caracterização microbiana).

Tecnologias baseadas nos ácidos nucleicos

Baseiam-se na detecção de sequências de ácidos nucleicos. São limitadas pela preparação de amostra, captura do alvo, amplificação e detecção das sequências de ácidos nucleicos. Suas aplicações incluem:

- Sondas de ácidos nucleicos (pesquisa de patogênicos).
- Amplificação de ácido desoxirribonucleico (DNA) – PCR – (identificação microbiana).
- Técnicas de sequenciamento do ácido ribonucleico ribossômico (rRNA), porções 16S e 23S (identificação microbiana).
- Impressões digitais (*fingerprinting*) – PCR – baseadas na sequência repetitiva (identificação microbiana e tipagem de cepas).
- Amplificação da transcrição – mediada em tempo real (enumeração e identificação microbiana).
- *pyrosequencing* (identificação microbiana).
- *riboprinting* automatizado (identificação microbiana e tipagem de cepas).
- Mapeamento óptico (identificação microbiana e tipagem de cepas).

DESENVOLVIMENTO E VALIDAÇÃO DE MÉTODOS MICROBIOLÓGICOS RÁPIDOS

Para um novo método ser considerado adequado para uso, esse deve ser validado de forma apropriada. Tendo por base definições de validação, para assegurar que qualquer novo método seja adequadamente validado, deve ser demonstrada sua adequação ao uso, bem como sua reprodutibilidade. Historicamente, métodos microbiológicos têm envolvido técnicas simples, exigindo pouco ou nenhum equipamento especializado. Como resultado, são considerados adequados e reprodutíveis, com base em evidências de que são capazes de recuperar microrganismos na presença do produto. Com a introdução de métodos rápidos, a validação torna-se mais complexa, pois deve agora considerar o instrumento analítico e o método. Enquanto essa abordagem à validação é nova para os farmacêuticos microbiologistas, os da área química analítica vêm validando

métodos há vários anos, empregando cromatografia líquida de alto desempenho (CLAE) e cromatografia gasosa. Consequentemente, modelos e processos de validação, como o *equipment qualification model* (EQM), já estão definidos. Adicionalmente, existem guias que definem os requisitos para validação de um sistema. A USP *Chapter <1.225>* – *Validation of Compendial Procedures* (USP, 2013a) – detalha critérios a serem seguidos para demonstrar adequação a um método de teste. Adicionalmente, parâmetros de validação são descritos em capítulos dos compêndios, por exemplo: na *USP <61>* – *Microbiological Examination of Nonsterile Products: Microbial Enumeration Tests* (USP, 2013c), EP *Section 2.6.12* – *Microbiological examination of non-sterile products (total viable aerobic count)* (EUROPEAN PHARMACOPEIA, 2010b) e *EP Section 2.6.13* – *Microbiological examination of non-sterile products (test for specified microorganisms)* (EUROPEAN PHARMACOPEIA, 2010c).

Modelo de qualificação de equipamento

O modelo de qualificação de equipamento consiste em um conjunto de processos que visa a assegurar que um determinado instrumento seja apropriado para o uso pretendido. A vantagem do emprego dessa abordagem é que está bem estabelecida e é, no geral, aceita e adequada para a validação de métodos microbiológicos rápidos. Garante que todos os componentes do sistema sejam avaliados, incluindo o *hardware*, o *software*, reagentes e aplicação do método do teste. Porém, deve ser observado que o modelo de qualificação de equipamento somente atua como base para a validação do método analítico. Diferentes usos do equipamento e metodologias dos testes requerem modificações nos detalhes do modelo. É responsabilidade do grupo de validação, o qual deve abranger distintas áreas do conhecimento, garantir que aspectos relevantes do sistema sejam avaliados, como parte do processo de validação. Também é atribuição importante do grupo de validação elaborar a documentação do modelo de qualificação de equipamento, revisar e aprovar cada estágio do trabalho, antes de prosseguir com as etapas subsequentes da validação.

Na validação de métodos rápidos na microbiologia, tem-se quatro componentes do modelo:

- Qualificação do delineamento (QD) – para desenvolver especificações funcionais e de performance.
- Qualificação de instalação (QI) – para efetuar e documentar a instalação no ambiente do usuário.
- Qualificação operacional (QO) – para testar o equipamento no ambiente do usuário e garantir que atenda a especificações funcionais e de performance anteriormente definidas.

▪ Qualificação de *performance* (QP) – para testar a consistência do sistema quanto ao desempenho para a aplicação escolhida.

Critério de validação

Trata-se da demonstração da conveniência do método de teste para uso rotineiro e como parte de qualificação de desempenho (*performance qualification*). Inicialmente, as orientações farmacopeicas sobre os critérios que devem ser atendidos para demonstrar que o método é válido são derivadas da *USP Chapter* <1.225> (USP, 2013a), capítulo no qual a aplicação diz respeito a métodos analíticos químicos. Porém, devido à natureza da microbiologia, haverá variabilidade nos resultados dos testes devido a fatores como erro na distribuição da amostra, morfologia celular e atividade metabólica. Portanto, ao serem avaliados os dados, essas potenciais fontes de variação devem ser con-

Tabela 1 Parâmetros de validação aplicáveis aos ensaios microbiológicos (PARENTERAL DRUG ASSOCIATION, 2013; USP, 2014)

Parâmetro de validação	Método do ensaio	
	Quantitativo	Qualitativo
Exatidão	Sim	Não
Precisão	Sim	Não
Especificidade	Sim	Sim
Limite de quantificação	Sim	Não
Limite de detecção	Sim	Sim
Linearidade	Sim	Não
Intervalo	Sim	Não
Robustez	Sim	Sim
Resistência/repetibilidade	Sim/sim	Sim/sim
Equivalência	Sim	Sim

Tabela 2 Definição dos parâmetros de validação (PARENTERAL DRUG ASSOCIATION, 2013; USP, 2013a, 2013b, 2013c)

Parâmetro de validação	Definição
Exatidão	A exatidão de um método microbiológico é a proximidade dos resultados verdadeiros obtidos no teste com os resultados previstos da diluição da suspensão microbiana, ou os resultados obtidos pelos métodos dos compêndios. A exatidão deve ser demonstrada através do teste prático de precisão
Precisão	A precisão de um método microbiológico é o grau de concordância entre os resultados dos testes individuais, quando o procedimento é aplicado várias vezes para múltiplas amostras de suspensões de microrganismos do laboratório, por todo o intervalo do teste. A precisão de um método microbiológico geralmente é expressa como desvio padrão, ou desvio padrão relativo (coeficiente de variação)
Especificidade	A especificidade de um método microbiológico é a capacidade de detectar determinado(s) microrganismo(s), demonstrando que o método é adequado para a finalidade. A compatibilidade do método com os tipos de matrizes de amostra com o qual o método será usado deve igualmente ser demonstrada
Limite de quantificação	Limite de quantificação é um parâmetro de ensaio quantitativo para amostras com baixos níveis de microrganismos. É o menor número de microrganismos que pode ser determinado com precisão e exatidão aceitáveis, sob as condições experimentais determinadas
Limite de detecção	O limite de detecção é um parâmetro de um teste-limite. É o menor número de microrganismos, em uma amostra, que pode ser detectado, mas não necessariamente quantificado, sob condições experimentais estabelecidas. Um teste de limite microbiano determina a presença ou ausência de microrganismos
Linearidade	A linearidade de um método microbiológico é a sua capacidade de obter resultados proporcionais à concentração de microrganismos presentes na amostra, dentro de um determinado intervalo
Intervalo	É o intervalo entre o maior e o menor nível de microrganismos que foi demonstrado determinar-se com precisão, exatidão e linearidade, usando os métodos como descritos
Resistência	É o grau de reprodutibilidade dos resultados obtidos no teste por análise da mesma amostra sob a variação das condições normais do teste, como diferentes analistas, diferentes instrumentos e diferentes lotes de reagentes
Robustez	É a capacidade do método em se manter inalterado por pequenas, porém deliberadas, variações nos parâmetros da metodologia, como parâmetros de operação do equipamento e temperaturas de incubação, fornecendo um indicativo de segurança durante o uso rotineiro
Repetibilidade	É um reflexo da precisão da metodologia, isto é, o grau de concordância entre as réplicas do ensaio, sob condições normais de funcionamento, obtidas por execução do método, no mesmo laboratório ao longo de um período relativamente curto de tempo, utilizando o mesmo equipamento e analista
Equivalência	A equivalência é uma medida relativa à maior ou menor semelhança entre os resultados do teste e o método que se pretende substituir

sideradas. É importante salientar os aspectos particulares dos métodos rápidos de validação na microbiologia da *Parenteral Drug Association* (PDA), publicados na *Technical Report* n. 33 (PARENTERAL DRUG ASSOCIATION, 2013) – *Evaluation, validation and implementation of new microbiological methods*. A USP desenvolveu o capítulo <1.223> – *Validation of Alternative Microbiological Methods* (USP, 2014).

Qualquer método microbiológico, convencional ou novo, será quantitativo ou qualitativo. Consequentemente, o critério de validação a ser atendido é dependente da natureza do teste. O *Technical Report* n. 33 delineia os critérios necessários para testes quantitativos ou qualitativos (Tabela 1), e as definições dos critérios estão apresentadas na (Tabela 2).

Os critérios de validação microbiológica detalhados no *PDA Technical Report* n. 33 (PARENTERAL DRUG ASSOCIATION, 2013), embora tendo por base a *USP Chapter* <1.225> (USP, 2013b), foram, porém, modificados, para dar ênfase às características da aplicação microbiológica. Adicionalmente, o critério da equivalência também é incluso como requisito. A demonstração da equivalência do novo método é importante para aumentar a confiança de autoridades regulatórias, porém é necessária cuidadosa consideração relativamente ao critério de aceitação deste parâmetro. Os sistemas de testes novos, em particular os instrumentos de enumeração, por exemplo, o ChemScan® (bioMérieux) e Milliflex® (Millipore), podem mostrar-se mais precisos e específicos na recuperação de microrganismos em uma amostra, podendo portanto, o novo método fornecer contagens mais altas que os métodos tradicionais. Nesse caso, um entendimento da tecnologia é essencial, de forma a permitir justificativa científica para as contagens de viáveis obtidas mais altas.

Aspectos regulatórios

Uma questão frequentemente considerada diz respeito a possível utilização, e sob quais circunstâncias, dos métodos microbiológicos alternativos aos métodos de compêndios. A USP 24, *General Notices Section*, estabeleceu que métodos alternativos podem ser usados para determinar se os produtos estão em conformidade com os padrões farmacêuticos, tendo como base vantagens documentadas na acuidade, sensibilidade, precisão, seletividade, adaptabilidade e automação ou informatização, e que tais métodos deverão ser validados. Porém, sempre levando-se em consideração que, em situação de dúvida perante a autoridade sanitária, o método farmacopeico será considerado conclusivo, ou seja, o teste referência. Portanto, um aspecto crítico na validação de um método microbiológico alternativo diz respeito a sua equivalência ao método farmacopeico.

Pode, ainda, dentre outras questões, haver dúvida quanto à necessidade da Agência Regulatória aprovar um método alternativo previamente ao seu uso. No Brasil, a Anvisa ainda não emitiu posição formal a respeito. Nos Estados Unidos, a *Food and Drug Administration* (FDA), de acordo com a 21 CFR n. 314.70, *Supplements and other changes to an approved application*, considera que a adição ou eliminação de um método analítico alternativo não requer aprovação prévia, podendo este ser incluído no *Annual Product Report*. Na prática, preencher um *new drug application* (NDA) suplementar pode ser prudente, em se tratando de uma nova tecnologia. Recomenda-se que o fabricante do equipamento submeta um *drug master file* (DMF) tipo IV, e uma carta, à FDA, autorizando acesso ao DMF, que deverá descrever:

- ▪ O princípio da tecnologia do novo teste microbiológico.
- ▪ Detalhes do programa de garantia de qualidade do fabricante do equipamento.
- ▪ Manual do equipamento e protocolos de teste.
- ▪ Cópias de publicações científicas relacionadas à aplicação da tecnologia.

A empresa farmacêutica deve submeter um NDA suplementar para aplicar o teste a um produto escolhido como representativo, de forma a que a FDA possa formalmente revisar e aprovar o método de teste alternativo. Nos demais produtos, a inclusão do método alternativo poderá ocorrer no *annual product report*.

Deve ser elaborado protocolo de comparação entre os métodos, inclusive destacando motivos que indiquem o porquê de o MMR ser preferencial. Esse protocolo de comparação consiste em um plano para estimar o efeito das alterações no controle de um produto, ou produtos específicos, relacionado à segurança e eficácia, descrevendo as alterações propostas e especificando os testes e estudos a serem efetuados, inclusive procedimentos analíticos e critérios de aceitação a serem adotados, demonstrando que as alterações afetarão adversamente o produto. Embora a submissão de um protocolo de comparação seja opcional, a FDA atualmente prefere esse tipo de submissão.

Em maio de 2004, a FDA emitiu, para a GlaxoSmithKline (GSK), aprovação para o uso do Pallchek™ *Luminometer*, como parte do processo de controle de qualidade de um produto nasal em *spray*, em sua planta de Parma, Itália. O teste rápido da Pall Corporation possibilitou à GSK liberar o produto para comercialização ao menos quatro dias antes que no processo anterior. A GSK foi a primeira empresa farmacêutica a obter aprovação da FDA para liberar um produto para venda, usando uma tecnologia de detecção rápida. Em fevereiro de 2004, a FDA aprovou, para a *Genzyme Biosurgery*, a licença para produto biológico sob prescrição, o *Carticel®* (*autologous cultured chondrocytes*), e para utilizar o sistema de detecção microbiano automatizado BacT/Alert (bioMérieux), em que a liberação do produto se dá com base nos resultados obtidos em aproximadamente 3 dias, em vez dos 14 dias do teste de esterilidade. A Genzyme comprometeu-se a realizar testes de amostras clínicas contaminadas, empregando tanto o BacT/Alert quanto o teste de esterilidade convencional, durante um ano, seguindo a aprovação da FDA.

Em janeiro de 2007, na *Rapid Microbiology Users Group Conference*, em Baltimore, Maryland, a empresa Alcon Laboratories, Fort Forth, Texas, anunciou a aprovação, pela FDA, da utilização do AES-Chemunex Scan RDI para liberação dos testes de esterilidade para medicamentos e correlatos. Eles desenvolveram protocolo de comparação que gerava dados para dar suporte às submissões aprovadas pela FDA.

Novas tecnologias promissoras

Desde a invenção da reação em cadeia de polimerase (PCR) em 1983 e sua aplicação na taxonomia microbiana, houve uma revolução na microbiologia. Testes com ácidos nucleicos estão agora disponíveis para detecção microbiana, enumeração e identificação. Os testes de detecção microbiana clínica podem se dividir em:
• Sondas de DNA não amplificadas, por exemplo, o ensaio de hibridização em fase sólida BD *Diagnostic System* AFFIRM.
• Testes amplificados de ácidos nucleicos, que amplificam:
1. O sinal (ensaios de captura e fragmentos do DNA).
2. O alvo (PCR, amplificação baseada na sequência de ácidos nucleicos, amplificação mediada pela transcrição, e amplificação de fita isolada de DNA).
3. A sonda (reação em cadeia da ligase).

A Tabela 3 ilustra a diversidade de testes de ácidos nucleicos disponibilizados e aprovados pela FDA, para ensaio de doenças infecciosas, e utilizados na microbiologia clínica.

A detecção de sequências únicas de ácidos nucleicos de microrganismos para auxiliar na diagnose de doenças infecciosas é denominada "diagnose molecular". A sonda de DNA é uma fita sintética de DNA marcada, que se hibridiza com o DNA alvo. Didaticamente, e sonda de DNA é uma molécula de DNA isolada com sequência de bases conhecida, idêntica ou complementar àquela sequência cuja presença se deseja investigar. A sonda pode ser preparada por meio de marcação com átomos radioativos ou ainda por ligação de corantes fluorescentes ou cromogênicos. Há que se considerar que uma sonda pode ser de DNA ou RNA.

É oportuno também conceituar um *primer*: uma fita de ácidos nucleicos com função iniciadora da replicação de DNA. Para catalisar o processo da replicação, tem-se as enzimas denominadas DNA polimerases, cuja função é adicionar novos nucleotídeos a uma fita preexistente. Nas técnicas de PCR, os *primers* são normalmente oligonucleotídeos sintetizados quimicamente, com comprimento reduzido, contendo cerca de 20 bases.

De acordo com o guia educacional publicado pelo Gen-Probe (2000), há três tipos de ensaios de sonda de DNA para detecção de agentes infecciosos – identificação de cultura, sonda direta e ensaios de amplificação de ácidos nucleicos. Com ensaios de identificação de cultura, como o ACCUPROBE, o microrganismo alvo é cultivado e o seu DNA é detectado usando-se uma sonda, enquanto com um ensaio de sonda direta, como o PACE2, a sonda de DNA é adicionada ao espécime clínico, para detectar o microrganismo patogênico. Em contraste, os métodos de amplificação do ácido nucleico (Tabela 4) representam uma sequência de ácidos nucleicos específicos, multiplicados enzimaticamente e ciclicamente, para produzir bilhões de cópias da sequência, que são prontamente detectadas. Um ensaio de amplificação consiste tipicamente em um processo de quatro estágios: preparação da amostra, captura do alvo, amplificação e detecção.

Em termos de detecção microbiana, enumeração e identificação, o rRNA é o alvo preferido, pois suas sequências são altamente conservadas, com melhor medida de viabilidade que o DNA, e suportam muito mais cópias alvo que o DNA por célula. *Primers* universais do 16S do rRNA (para bactérias) e 18S do rRNA (leveduras e bolores) e sondas podem ser empregados na enumeração microbiana, enquanto *primers* específicos de rRNA e sondas irão detectar e enumerar gêneros e/ou espécies específicos. Um sistema de amplificação ideal de ácido nucleico para microbiologia farmacêutica não necessitaria de enriquecimento de amostra, empregaria uma única extração e captura de alvo, tanto para bactéria como para fungo, conduziria a captura do alvo, a amplificação e a detecção em um único tubo ou poço, teria um limite de detecção de 1 UFC e um limite de quantificação de 10 UFC, em processo automatizado para limitar o tempo de manipulação pelo técnico, e completaria o ensaio em 2 a 4 horas. Ambos os tipos de métodos, tanto os tradicionais como os baseados nos ácidos nucleicos, têm sido aplicados com sucesso à identificação microbiana na indústria farmacêutica (SUTTON *et al.*, 2003). Embora os métodos fenotípicos sejam adequados para identificação microbiana de

Tabela 3 Testes aprovados pela FDA para o ensaio de doenças infecciosas (a partir de junho de 2005)

Teste da doença infecciosa	Fornecedor	Nome do teste	Tecnologia
Detecção de *Chlamydia* e *Neisseria*	Digene, Gaithersburg, MD	HC2 CT e CG ID	HC
	Gen-Probe, San Diego, CA	PACE 2 CT e GC Probe Competition Assays	HPA
	Roche Molecular Diagnostic, Pleasanton, CA	AMPLICOR CT/NG Tests	PCR
	Abbott Laboratories, Abbott Park, IL	Abbott LCx Assay	LCR
	Gen-Probe, San Diego, CA	APTIMA Combo 2 Assay	TC, TMA, DKA
	Becton, Dickerson & Company, Sparks, MD	BD ProbeTec ET amplified DNA Assay	SDA
Detecção de *Streptococci* grupo B	Gen-Probe, San Diego, CA	Group B AccuProbe	HPA
Detecção de *Legionella*	Becton, Dickerson & Company, Sparks, MD	BD ProbeTec ET amplified DNA Assay	SDA
Detecção de *Mycobacterium tuberculosis*	Gen-Probe, San Diego, CA	AMPLIED Detect test	TMA
	Roche Molecular Diagnostic, Pleasanton, CA	AMPLICOR test	PCR
Detecção de CMV	Digene, Gaithersburg, MD	HCI CMV DNA test	HC
	bioMerieux, Durham, NC	CMV pp67 MRNA	TMA
Quantificação de HIV	Bayer HealthCare, Berkeley, CA	VERSANT HIV-I RNA 3,0 Assay	bDNA
	bioMerieux, Durham, NC	NucliSens HIV-I QT	NASBA
	Roche Molecular Diagnostic, Pleasanton, CA	COBAS AMPLICOR HIV-I Monitor	RT-PCR
Detecção de HCV	Bayer HealthCare, Berkeley, CA	VERSANT HCV RNA 3.0 Assay	bDNA
	Roche Molecular Diagnostic, Pleasanton, CA	AMPLICOR HCV test	PCR
	Gen-Probe, San Diego, CA	Versant HCV RNA test	TMA
Detecção de HPV	Digene, Gaithersburg, MD	HC2 HPV HR	HC

LCR: *ligase chain reaction*; bDNA: *branched chain DNA signal amplification*; PCR: *polymerase chain reaction*; HC: *hybrid protection assay*; NASBA: *nucleic acid sequence-based amplification*; TC: *target capture*; TMA: *transcription-mediated amplification*; DKA: *dual kinecti assay*; SDA: *strand displacement amplification*.

Tabela 4 Métodos de amplificação do ácido nucleico

	PCR	TMA	NASBA	LCR
Alvo	DNA	DNA ou RNA	RNA	DNA
Enzima	DNA polimerase	RNA polimerase e transcriptase reversa	AMV-RT, RNase H, e T7 polimerase	DNA polimerase e DNA ligase
Condições térmicas	Termociclagem	Isotérmico	Isotérmico	Termociclagem
Produto da amplificação	DNA	RNA	RNA	DNA
Detecção	*Biotin-avidin horseradish peroxidase*	Sonda de DNA marcada por éster de acridina	Sonda fluorescente	Reação antígeno--anticorpo em partículas magnéticas
Equipamentos	Termociclador			
Leitor/Lavador de placas de microtitulação	Luminômetro	Luminômetro	Termociclador	
Leitor/Lavador de placas de microtitulação				
Fornecedor-chave	Roche Diagnostic	Gen-Probe	bioMerieux	Abbott Laboratories

LCR: *ligase chain reaction*; PCR: *polymerase chain reaction*; NASBA: *nucleic acid sequence-based amplification*; TMA: *transcription-mediated amplification*.

Tabela 5 Comparação entre identificação microbiana fenotípica e genotípica (GILLIS *et al.*, 2001)

Classificação da identificação microbiana	Subclassificação	Exemplos da tecnologia
Genotípica	Análise do DNA integral	Mol% G + C Hibridização DNA-DNA Padrões de restrição, p. ex., eletroforese de campo pulsado
	Análise de fragmentos do DNA	Ribotyping Rep-PCR Sensores de DNA
	Análise do RNA	Sequenciamento de bases de RNA
	Análise da proteína	Padrões de eletroforese Padrões de enzima
Fenotípica	Marcadores quimiotaxonômicos	Análise de ésteres metílicos de ácidos graxos Lipopolissacarídeos Espectrometria de massa MALDI TOF
	Características expressas	Características morfológicas Coloração diferencial Padrões de utilização de substrato Sorologia

rotina, deve-se reconhecer que a taxonomia bacteriana é agora amplamente baseada na hibridização DNA-DNA e sequenciamento da base 16S do rRNA (GARRITY, 2004). Uma comparação entre identificação microbiana fenotípica e genotípica é apresentada na Tabela 5.

A Applied Biosystems® comercializa sistemas de sequenciamento de rRNA para bactérias (16S rRNA) e fungos (D2 LSU rRNA), que comparam as sequências amplificadas àquelas de bibliotecas, usando *software* de análise MicroSeq, que fornece árvores filogenéticas, relacionando o isolado microbiano aos vinte organismos mais

próximos. Em adição à identificação microbiana no nível de espécies, a tipagem de cepas é de valor inestimável na investigação da origem de um microrganismo associado à falha do produto. Duas tecnologias que podem ser empregadas para tipagem de cepas na indústria farmacêutica são Ribotyping e rep-PCR. A primeira, comercializada pela DuPont Qualicon, consiste em trabalho com DNA genômico, que é digerido por uma enzima de restrição ou um conjunto de enzimas, sendo o produto desta digestão separado por eletroforese em gel. As bandas eletroréticas são transferidas para uma membrana e hibridizadas com uma sonda marcada de rRNA, capturadas por uma câmera digital e seu perfil comparado a uma biblioteca. Bacterial Barcodes® desenvolveu uma tecnologia de *fingerprinting* de DNA, baseado no PCR, por sua vez baseado na sequência repetitiva (rep-PCR).

A tecnologia rep-PCR, agora comercializada pela bioMerieux®, é baseada em sequências repetidas não codificadas encontradas intercaladas no DNA bacteriano. Quando o PCR é aplicado, usando *primers* complementares a essas sequências repetitivas, as sequências de DNA dispostas entre elas são amplificadas, e inicialmente separadas por eletroforese.O gel corado contém um perfil de banda característico da cepa bacteriana. Análises computadorizadas das imagens digitalizadas das bandas geram dendrogramas demonstrativos das cepas. O Bioanalyzer® processa os chips de DNA labChips, substituindo a eletroforese padrão em gel por microfluidos *lab-on-a-chip* automatizados. Esses componentes são capazes de preparar as amostras, analisar e processar os resultados em 5 horas (SUTTON *et al.*, 2003).

A espectrometria de massa MALDI TOF é uma nova técnica para a identificação rápida de microrganismos, que os trata como entidades químicas complexas (DARE, 2006). A análise completa da célula bacteriana fornece um único espectro de massa a partir de macromoléculas. A característica de dispensar preparação da amostra, análise rápida e alto comprometimento tecnológico torna-a atraente como um método rápido de identificação aplicável a bactérias e fungos. O método envolve transferência de culturas bacterianas aos poços da placa do instrumento, cobrindo o conjunto de células com uma matriz de solvente de ácido a-ciano-4-hidroxicinâmico, para bactérias Gram-negativas, e 5-cloro-2-mercaptobenzotiazol, para bactérias Gram-positivas. Os poços são então bombardeados com laser de nitrogênio, que causa dessorção de componentes celulares ionizados, que percorrem um tubo em direção ao detector. O tempo dos componentes carregados atingirem o detector operado em um modo de detecção de íon positivo, usando uma voltagem de aceleração de +15 kV, é uma função de sua energia cinética, isto é, massa e carga. O sinal do detector é capturado como uma única impressão digital (*fingerprint*) para diferentes espécies/cepas de microrganismos, no intervalo de 500 a 10.000 Da de massa. *Software* e bases de dados comerciais podem ser usados para identificar bactérias no nível de espécies e cepas. O tempo para processar uma amostra é da ordem de 3 minutos, de forma que permite ao equipamento desenvolver ao menos cem identificações microbianas por dia (SUTTON *et al.*, 2003).

EVOLUÇÃO NOS MÉTODOS DE ENUMERAÇÃO MICROBIANA

Automação de métodos

O método-padrão de contagem em placa, apesar de confiável e simples, consome tempo. A amostra deve ser preparada, diluída em meio apropriado, colocada em meio não seletivo, incubada por período de tempo contado em dias e, finalmente, são contadas as colônias formadas (embora alguns métodos alternativos desenvolvidos com base no uso de meios seletivos de ágar, p. ex., contagem de leveduras, bolores e coliformes totais, sejam ainda dependentes de manipulações para análise da amostra).

Um dos primeiros passos para a melhoria no quesito tempo de análise e redução no uso de consumíveis, como tubos de testes, frascos de diluição e reagentes, foi o advento do plaqueador em espiral automático. Uma amostra líquida é aplicada à superfície da placa com ágar e submetida à rotação em espiral (espiral de Arquimedes). A velocidade de rotação é controlada e um volume logaritmicamente decrescente de amostra é depositado na placa, ao longo do trajeto espiral. Após incubação, é possível calcular a concentração bacteriana, dividindo o número de colônias encontradas pelo volume dispensado. Usando esse método, é possível a obtenção de um intervalo de contagem de aproximadamente 4×10^2 a 4×10^5 UFC. Os benefícios do método de plaqueamento em espiral automatizado, em relação ao método convencional, são exatidão e especificidade, devido à sensibilidade e repetibilidade, além de menor custo, devido à redução no uso de materiais, pois não são necessárias diluições, poupando tempo e trabalho na preparação da amostra.

A automação de métodos de contagem não caracteriza, intrinsecamente, a introdução da nova tecnologia, que pode ser aplicada a tecnologias convencionais ou inovadoras.

Nas tecnologias convencionais, os sistemas automatizados agregam vantagens, tornando possível analisar muitas placas sem a fadiga do operador. Sistemas modernos, como o AutoPlate 4000 (Spiral Biotech) e o protoCOL 3 (Synbiosis), são completamente automatizados, capazes de processar a amostra, incluindo plaqueamento, contagem, cálculo e transferência dos dados obtidos ao *software*. São bastante usados nas indústrias de alimentos e água, e apresentam potencial de emprego na indústria farmacêutica, por exemplo, para reduzir as diluições necessárias nos testes de eficácia de conservantes, ou em outras situações, em que grande número de amostras exige processamento rápido e eficiente.

Sistemas de cultura, como Petrifilm (3M Worldwide) e Simplate (biocontrol Systems), foram desenvolvidos para substituir a tradicional placa de ágar sólido, sendo seu uso mais comum nas indústrias de alimentos que na microbiologia farmacêutica. O sistema Petrifilm consiste em um filme com meio seco embalado em duas camadas, das quais a interior é revestida com nutrientes desidratados e agente de gelificação solúvel em água fria, enquanto que a camada superior é revestida com corante indicador. A amostra líquida é usada para inocular o filme, reidratando o meio, que pode ser incubado para eventual crescimento celular. O sistema Petrifilm tem como vantagens a simplicidade no seu manuseio, o pouco espaço que ocupa na estocagem ou incubação, e sua meia-vida, de 12 meses. Atualmente, oito tipos de Petrifilms estão disponíveis para cultivo não seletivo e seletivo de bactérias, entre os quais, para cultivo de enterobacteriáceas, bolores e leveduras, assim como para contagem rápida de *Staphylococcus aureus*.

O sistema SimPlate consiste em placa plástica com pequenas concavidades (84 na placa padrão) e meio nutriente próprio. Uma amostra líquida é dispensada, com subsequente adição do meio. A mistura amostra/mistura dos meios é introduzida nas concavidades da placa e incubada. O crescimento é indicado por alteração de cor visível nas concavidades, ou concavidades fluorescentes, quando a placa é colocada sob luz UV, dependendo do meio empregado. A contagem de UFC é determinada empregando-se a tabela número mais provável (NMP). Estão diponibilizados meios para contagens de viáveis totais, bolores e leveduras, *E. coli*/enterobactérias e *Campylobacter*.

Métodos eletroquímicos

Os microrganismos que se multiplicam em meio de cultura apropriado produzem metabólitos iônicos altamente carregados a partir de nutrientes orgânicos fracamente carregados, levando à modificação de propriedades elétricas nestes meios. Essas mudanças na impedância (medida por condutância ou capacitância) são monitoradas com eletrodos inseridos nos frascos de cultura e em contato com o meio de cultura. O ponto-final mensurável é o tempo que leva para detectar uma mudança na impedância predeterminada; o tempo de detecção é inversamente proporcional ao tamanho inicial do inoculo. Para bolores e leveduras, que produzem apenas pequenas mudanças na impedância elétrica, é comum uma medição indireta de condutância, utilizando um reservatório de hidróxido de potássio. Medida direta de capacitância também pode ser realizada.

A detecção automatizada, com geração de dados eletrônicos e mapeamento da variação de impedância, reflete a curva de crescimento dos microrganismos, permitindo reduzir a duração do teste para 48 horas.

Os métodos têm potencial de aplicação em ensaios microbiológicos de antibióticos, eficácia de preservação antimicrobiana, presença/ausência e contagem de viáveis aeróbicos totais.

Métodos com base na bioluminescência

A Adenosina trifosfato (ATP) está presente em todas as células vivas, e seu dimensionamento é um indicador da presença de microrganismos viáveis. Em 1947, Mc Elroy descreveu a atividade do ATP na geração de luz pelo vagalume (*Photinus pyralis*). O processo, chamado bioluminescência, é dependente de uma reação enzimática aeróbica entre luciferase, luciferina e ATP, e gera produtos, dentre os quais, a luz.

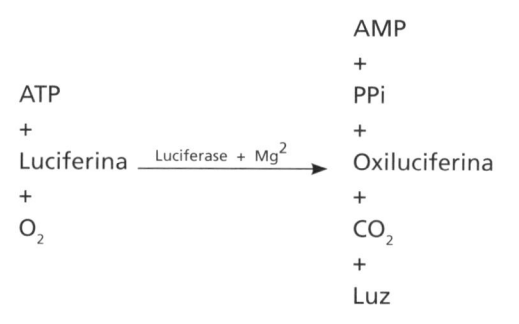

O potencial para detecção de bactéria pelo uso de bioluminescência foi primeiramente descrito por Chappelle e Levin, em 1968 e, nos últimos 10 a 15 anos, gerou o desenvolvimento de muitas tecnologias e sistemas (STANLEY, 1992). O procedimento consiste em extrair ATP das células microbianas, adicionar reagentes luciferina/luciferase e medir a luz gerada por um luminômetro, ou uma câmera com dispositivo de carga acoplado. A luz relativa (medida em unidade relativa de luz – URL), é diretamente proporcional à quantidade de ATP presente na amostra e depende de fatores como a sensibilidade de reagentes e o número de microrganismos presentes. No caso de número reduzido de microrganismos na amostra, isto é, menos que 10^2-10^3 UFC, pode haver necessidade de uma etapa de pré-incubação no sistema.

A medida de bioluminescência do ATP para análise microbiológica é amplamente usada na indústria de alimentos e cosméticos, para várias aplicações, incluindo monitoramento e testes de produtos terminados. Nos últimos anos, tem crescido o interesse dos laboratórios farmacêuticos por esses sistemas. Comercialmente disponíveis, há três instrumentos com potencial uso na indústria farmacêutica: AmPiScreen® (Celsis), PallChek® (Pall) e Milliflex® (Millipore).

Embora o conceito fundamental do procedimento do teste seja simples, há diversos parâmetros que podem afetar as análises. Assim, devem ser consideradas as seguintes variáveis: velocidade de reação, volume de amostra, concentração de reagente, turbidez e cor da amostra, componentes presentes na matriz da amostra, mistura/injeção do reagente e controle da temperatura. Adicionalmente, pode ser difícil diferenciar fontes microbianas e não microbianas de ATP, uma vez que este se encontra presente em todo material vivo; portanto, é necessário aprimorar as etapas de preparação da amostra para reduzir a presença de ATP não microbiano, empregando, por exemplo, pré-tratamento da amostra com apirase ou enzimas somase (BAUMGART; FLICKE; HUY, 1984). A extração eficiente do ATP microbiano é também fundamental para os parâmetros de sensibilidade e reprodutibilidade. A extração ideal deve ser rápida, a fim de evitar a degradação do ATP microbiano, e ativa, considerando-se ampla gama de microrganismos. O ácido tricloroacético é usado como extrator-referência; porém, fabricantes tendem a desenvolver extratores próprios com características de maior eficiência.

A habilidade de usar a reação de bioluminescência como um método para detecção de microrganismos conduziu a avanços na instrumentação, para dimensionar a luz emitida. Os sistemas AmPiScreen® e PallChek® usam luminômetros, que são instrumentos simples e de custo relativamente baixo, para detectar luz emitida. Todos os luminômetros dispõem de uma câmara de amostra, que consiste em um tubo-teste, uma microplaca, ou outro tipo de recipiente contendo a amostra, que apresenta a amostra luminescente ao detector. A câmera deve ser isolada da luz ambiente, a fim de minimizar possíveis interferências, e ser posicionada tão próxima quanto possível do detector, para maximizar a eficiência óptica. Os dispositivos de carga acoplados (CCD) são dispositivos eletrônicos sensíveis à luz, que emitem um sinal elétrico proporcional. Os instrumentos que utilizam CCD são considerados mais sensíveis como detectores de luz que os luminômetros, e são capazes de quantificar a luz emitida em um ponto particular da membrana teste. Por exemplo, o instrumento Milliflex® usa um CCD para detectar luz emitida, seguindo-se a amplificação dos fótons por fibras ópticas do sistema, e fornece uma representação gráfica da membrana.

Cada sistema de bioluminescência geralmente requer cultivo da amostra-teste antes da análise, pois a sensibilidade do instrumento de detecção ainda não é capaz de detectar a quantidade de ATP liberado a partir de uma única célula. O conteúdo de adenosina trifosfato em uma única célula bacteriana é da ordem de 10^{-15} g, enquanto células de leveduras contêm aproximadamente 10^{-12} g ATP (LUDIN, 1989). Os sistemas que empregam luminômetros são capazes de detectar níveis de 10^2-10^3 células bacterianas, enquanto os sistemas mais sensíveis, que adotam CCD, apresentam níveis de detecção de 30 a 50 células bacterianas. Portanto, a incubação das amostras em meio de crescimento adequado faz-se necessário, para aumentar o número de células a níveis detectáveis. Apesar de ser quantitativo, o método apresenta uma reduzida faixa de linearidade.

Os sistemas com base na bioluminescência apresentam alguns aspectos críticos, ou limitações. Se o produto amostrado tiver um nível alto de contaminação bacteriana (cerca de 500-1.000 UFC por quantidade de amostra testada), a detecção é rápida (1 hora). Para níveis baixos de contaminação (menos que 100 UFC por quantidade de amostra testada), é necessário aumentar o número de microrganismos inserindo uma etapa de incubação no meio de cultura (líquido ou sólido), por 12 a 48 horas, de acordo com o método empregado. Após esse período, no meio líquido, uma única célula que for capaz de crescer aumentará de 1 para 1.000, permitindo detecção. O nível produzido de ATP varia de um microrganismo para outro: bactérias contendo 10^{-14}-10^{-15}g (1-10 fg) por célula, e fungos ao redor de 10^{-12} g (1.000 fg) por célula. Outros fatores podem influenciar e afetar o conteúdo de ATP da célula, como sua fase de crescimento, status nutricional, estresse ou idade. Contudo, é possível obter uma contagem direta a partir do valor URL. Adicionalmente, turbidez e cor de amostra podem afetar a reação, assim como o nível de luz emitida. A reação que gera bioluminescência é de natureza enzimática, portanto sujeita a interferências por produtos que podem inibir ou diminuir a atividade enzimática. Na prática, tal interferência é rara, mas deve ser investigada durante a validação do processo. A reação é também sensível à presença de nucleotídeos de fosfato, como adenosina difosfato (ADP) ou guanosina trifosfato (GTP), que interferem, por produção de ATP, na presença de adenilato quinase. Essa enzima é utilizada para aumentar a sensibilidade de alguns métodos de bioluminescência: um terceiro reagente é adicionado, contendo ADP, e novo ATP é produzido, na presença de adenilato quinase, liberado de microrganismos.

A bioluminescência tem potencial de uso em teste de eficácia de conservantes, presença/ausência na quantidade de amostra testada, quando é realizada contagem de aeróbicos totais viáveis (bioluminescência em tubo ou microplaca, sobre membrana), monitoramento ambiental e da água. O método pode ser aplicado em produtos filtráveis e não filtráveis.

Técnica de epifluorescência direta

Essa técnica pode ser considerada uma precursora da citometria de fase sólida. Microrganismos concentrados por filtração das amostras são corados com marcador de viabilidade fluorescente, sendo anteriormente usado alaranjado de acridina (células viáveis coradas em laranja e não viáveis em verde) e, atualmente, em geral 4',6-diamidino-2-fenilindol (DAPI), que pode ser detectado por iluminação epifluorescente. Técnicas de coloração vital fluorescente empregadas em citometria de fase sólida são passíveis de uso na técnica de epifluorescência direta e marcadores fluorescentes de óxido-redução, como cloreto de 5-ciano-2,3-ditoliltetrazol (CTC) evidenciam as células com função respiratório (viáveis). Acoplado à microscopia, o método permite detecção rápida de microrganismos, cuja sensibilidade absoluta depende do volume de produto filtrado e do número de campos de visão examinados. Sistemas com autofocalização semiautomatizada acoplada à análise de imagem servem para melhorar a utilização deste método. Uma modificação do princípio emprega amostragem, usando uma folha adesiva que permite coleta de células de superfície, coloração na folha e subsequente observação direta, sob microscópio epifluorescente.

Essa técnica possibilita a visualização de células microbianas por filtração em membrana da amostra e subsequente coloração da membrana. O corante fluorescente é um marcador de viabilidade, e células viáveis coram-se em laranja, enquanto as não viáveis, em verde, quando observadas sob um microscópio de epifluorescência. Porém, a técnica não evoluiu para um sistema que atenda aos requisitos de um laboratório de alta atividade. O procedimento de coloração pode ser influenciado pelo tratamento da amostra; como exemplo, pode-se mencionar o aquecimento para fixar as células, que causa problemas na coloração diferencial. Adicionalmente, sistemas automatizados de análise de imagem não estão amplamente disponíveis, quando se trata de diferenciar microrganismos fluorescentes viáveis e fragmentos autofluorescentes.

Um dos aspectos críticos, ou limitações, desta técnica consiste na distribuição de microrganismos na membrana, o que pode afetar a robustez do método. A intensidade de fluorescência pode ser influenciada pelo processo de coloração e o estado metabólico dos microrganismos. Um breve período de cultivo sobre a superfície do filtro antes da coloração permite formação de microcolônias; as quais coram rapidamente e podem ser facilmente enumeradas, além de evidenciarem e serem evidências de viabilidade. Desenvolvimentos utilizando hibridização de fluorescência *in situ* e prova de oligonucleotídeos marcados com fluorescência em sequência específica de rRNA, oferecem uma rota para detecção seletiva.

A aplicação de técnicas de epifluorescência direta geralmente é limitada a fluidos de baixa viscosidade, embora pré-diluição ou pré-filtração tenham sido aplicadas ocasionalmente para produtos viscosos ou particulados. Sua abrangência de uso inclui o monitoramento de biocarga em produtos farmacêuticos aquosos.

Citometria de fase sólida

Uma membrana filtrante é utilizada para reter contaminantes microbianos. Microrganismos são identificados com um fluoróforo (indicador de viabilidade), antes ou após a filtração. O fluoróforo é inicialmente um substrato conjugado não fluorogênico que requer atividade enzimática intracelular para clivar o substrato e liberar a porção fluorescente. Uma membrana celular intacta é requisito para reter o fluoróforo dentro do citoplasma. A excitação por laser e varredura automatizada permitem a detecção de microrganismos fluorescentes viáveis, individuais. Um *software* apropriado permite a diferenciação entre microrganismos viáveis e partículas autofluorescentes. A alta sensibilidade e rapidez permitem detecção de contaminantes microbianos próximo do tempo real. Contagens celulares totais podem ser obtidas, utilizando um corante fluorescente permanentemente.

Microrganismos metabolicamente ativos, fastidiosos e viáveis não cultiváveis (VNC), podem ser detectados, o que pode resultar em reavaliação de limites microbianos. Os esporos necessitam iniciar a germinação para serem detectados. Uma detecção de célula individual pode ser obtida, mas sua identificação não é inerente ao protocolo rotineiro de teste. Falsos positivos podem ocorrer a partir de partículas autofluorescentes, que podem ser difíceis de diferenciar de microrganismos.

ChemScan RDI®

Exemplificando a aplicação da tecnologia, o ChemScan RDI® (bioMérieux) consiste em um sistema de citometria de fase sólida a laser, para a detecção e enumeração de microrganismos viáveis. É planejado para uso somente com amostras filtráveis, com potencial aplicação em análise de água, monitoramento ambiental e teste de esterilidade (Figura 1). Embora semelhante à *técnica de epifluorescência* direta, o ChemScan RDI® apresenta as vantagens de que o indicador de viabilidade é um derivado da carboxi-fluoresceína e a análise de imagem é automatizada. Possui ainda a capacidade de detectar um único microrganismo viável na amostra, o que garante rapidez, sem a necessidade de cultivar a amostra antes da análise, além de não depender de condições de crescimento especiais para o enriquecimento da amostra.

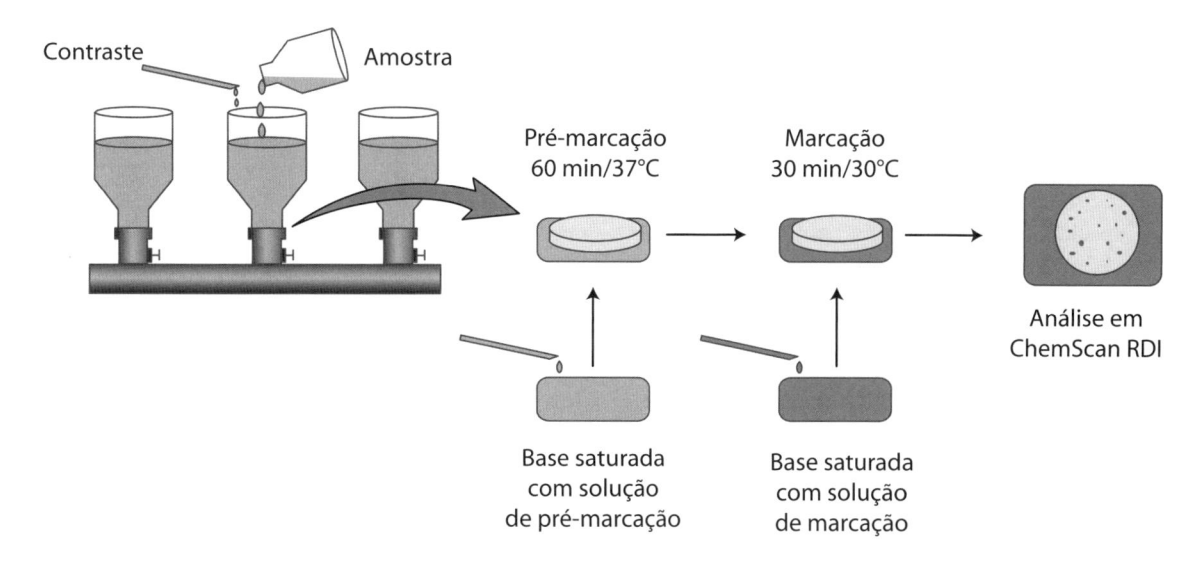

Figura 1   Exemplo de análise de uma amostra filtrável por ChemScan RDI®.

O *software* associado ao equipamento diferencia a fluorescência advinda de microrganismos viáveis do ruído de fundo. Quatro parâmetros são usados neste processo:

■   Coloração – células viáveis mudam de verde para vermelho.

■   Intensidade de luz – a intensidade específica de emissão de microrganismos, ou seja, sinal de amplitude para tamanho de partícula, é característica.

■   Tamanho – o tamanho de microrganismos tenderá ser menor que os resíduos autofluorescentes

■   Forma do sinal – a forma do sinal de microrganismos é característica.

O tempo total da análise é dependente dos procedimentos de coloração, mas varia geralmente de 30 a 180 minutos.

Citometria de fluxo

Microrganismos marcados por um fluoróforo podem ser detectados em suspensão quando passarem por um citômetro de fluxo celular. Quando um substrato fluoróforo indicador de viabilidade é utilizado, microrganismos viáveis podem ser diferenciados de partículas não viáveis.

A citometria de fluxo pode ser aplicada na análise microbiológica, tanto de materiais filtráveis como não filtráveis. A análise permite uma detecção próxima ao tempo real, mas é menos sensível que a citometria de fase sólida. Para melhorar a sensibilidade para uso no campo farmacêutico, frequentemente torna-se necessário adicionar uma etapa de incubação em meio de cultura e, neste

caso, o método passa a basear-se no crescimento. Análises de amostras não filtráveis podem necessitar de diluição seriada para otimizar seu desempenho, e o tamanho de particulados pode apresentar um significativo efeito sobre o resultado. À exceção da filtrabilidade, são aplicadas considerações similares àquelas da citometria de fase sólida. A aglutinação de bactérias como do *Staphylococcus aureus*, pode ser um problema.

Em contraste com a citometria de fase sólida, esse método oferece potencial para detectar e enumerar a biocarga microbiana em materiais contendo significativos níveis de matéria particulada. Se for introduzida uma etapa de pré-incubação, o método pode tornar-se qualitativo.

Exemplificando, o D-Count®, também produzido pela bioMérieux, é um sistema de citometria de fluxo que utiliza o mesmo corante vital e tecnologia de análise de imagem que o ChemScan. O sistema é totalmente automatizado, planejado para alto fluxo de amostras, com um tempo de análise de 90 minutos. A sensibilidade de detecção do D-Count® é de aproximadamente 50 células/g e não permite a detecção de célula única. Portanto, dependendo do teste a ser aplicado, pode haver a necessidade de incubação da amostra de um dia para o outro, para ocorrer uma análise válida. Infelizmente, a etapa de enriquecimento indica que o método não é quantitativo, portanto o D-Count® pode ser usado apenas para testes de presença/ausência, para amostras filtráveis e não filtráveis, e apresenta potencial de aplicação para matérias-primas e testes de produtos não estéreis. A Becton Dickinson (BD) também possui um sistema de citometria de fluxo totalmente automatizado, conhecido como FACS MicroCount.

Técnica baseada na impedância

A impedância pode ser definida como resistência ao fluxo de uma corrente alternada, que passa através de um material condutor. Conforme os microrganismos se desenvolvem, seu metabolismo resulta tanto em condutância como em capacitância de um sistema, causando redução na impedância. Substratos presentes nos meios de cultivo, especialmente aqueles desenvolvidos para microbiologia de impedância, são geralmente isentos, ou de baixa carga, que se eleva à medida que os microrganismos desenvolvem seu metabolismo, aumentando a condutividade do meio-teste, com a correspondente redução na impedância.

O tempo necessário para atingir o ponto de detecção de microrganismos ocorre em função da população inicial, da cinética de crescimento do organismo-teste e das propriedades do meio de cultivo. Para um dado protocolo-teste, o tempo para detecção é diretamente proporcional à carga microbiana inicial da amostra. No ponto de deflexão, é geralmente considerado que haverá presença de aproximadamente 10^5-10^6 UFC do organismo-teste no sistema. O número de microrganismos necessários para detecção dependerá de fatores, como o tipo de organismo e de meio, mas será constante para cada organismo sob condições de teste definidas. Para utilizar o tempo de detecção como medida da população microbiana inicial, o sistema-teste deve ser bem controlado, a fim de garantir que o tempo de geração das células seja constante. Para usar o método de impedância, uma série de curvas-padrão deve ser construída com microrganismos adequados à amostra a ser testada.

As aplicações da impedância estão principalmente relacionadas ao controle de qualidade de indústrias de alimentos. Seu uso na indústria farmacêutica e de cosméticos está ligado à análise de matérias-primas e produtos terminados, e de maneira crescente na avaliação de novos agentes antimicrobiano e testes de desafio do produto terminado.

O primeiro equipamento com base na medida da impedância foi o Bactometer® (bioMérieux), sendo sua produção descontinuada. Há sistemas comercialmente disponíveis, como o BacTrac® (SyLab), RABIT® (Don Whitley Scientific), que medem a alteração da impedância no decorrer do tempo. Como o número de células aumenta até o limite de detecção (10^5-10^6 UFC/mL), ocorre uma rápida redução na impedância do meio. Trabalho preliminar de validação, usando curvas-padrão apropriadas, permitirá estimar o número inicial de microrganismos na amostra.

EVOLUÇÃO NOS MÉTODOS DE IDENTIFICAÇÃO MICROBIANA

Os atuais métodos de identificação utilizados nos laboratórios de microbiologia farmacêutica dependem sobretudo do enriquecimento seletivo do meio de cultura, da morfologia das colônias, dos testes bioquímicos e de aglutinação. Técnicas baseadas em métodos imunológicos e fluorescência não são amplamente usadas no laboratório de controle de qualidade. A quantidade de testes para identificação tem aumentado, devido às exigências regulatórias mais rígidas e à necessidade de atualizações, por conta de alterações de taxonomia e nomenclatura, e tudo isto justifica a introdução de sistemas de identificação automatizados.

Os avanços em meios de cultivo e miniaturização permitiram evolução na análise de bactérias e fungos isolados de produtos, excipientes e monitoração ambiental. Vários sistemas empregando métodos bioquímicos surgiram desde os anos 1970, incluindo as galerias API, VITEK e Biolog. Outros sistemas comerciais, como o BBL™ Crystal™ Identification Systems (Becton Dickinson) e o Micro-ID (Remel), também estão disponíveis e baseiam-se na utilização de substratos para obter a identificação dos isolados. Mais recentemente, surgiram tecnologias alternativas, como a cromatografia gasosa de ácidos graxos (Sherlock Microbial Identification System) e, nos últimos 20 anos, a aplicação da biologia molecular para identificação microbiana sofreu impulso, com o desenvolvimento de sistemas como Gene-Trak, BAX, MicroSeq e Riboprinter.

Sistemas de identificação fenotípica

A maioria dos sistemas de identificação que utilizam substratos foram originalmente desenvolvidas para a identificação de enterobactérias, e a seguir expandidos para Gram-positivas, não fermentadores, anaeróbicos e fungos. As bases de dados eram direcionadas para os isolados clínicos, que foram os propulsores do desenvolvimento e uso destes sistemas, posteriormente para os microrganismos isolados das indústrias alimentícia, e, mais recentemente, para a de cosméticos, farmacêutica e de correlatos, nesta ordem, apesar de haver ainda fragilidade na base de dados para tipos particulares de organismos relevantes.

Ensaios bioquímicos

Esses ensaios são normalmente precedidos por uma coloração de Gram, ou outro mecanismo de diferenciação, para decidir sobre o protocolo mais apropriado a seguir. Suspensões de células microbianas são submetidas a reações bioquímicas a partir de substratos oferecidos e reagentes aplicados. Microrganismos são conhecidos por apresentarem reações particulares quando, por exemplo, utilizando fontes de carbono específicas. A identificação da cultura é feita por comparação do perfil de reação bioquímica com uma base de dados. Esses métodos podem ser desenvolvidos manualmente, ou por instrumentos automatizados.

Tabela 6   Listagem de API® *strips* disponíveis para identificação microbiana

Tipo do cartão	Identificação
API de identificação Gram-negativos	
API 20E	Identificação de espécies/subespécies de *Enterobactericeae* e de grupo/espécie de bactérias Gram-negativas não fermentativas
API 20E rápido	4 h para identificação de *Enterobactericeae*
API 20NE	24-48 h para identificação de Gram-negativos não *Enterobactericeae*
API ID 32E rápido	4 h para identificação de *Enterobactericeae*
ID 32 GN	24 h para identificação de bacilos Gram-negativos (apenas o Sistema ATB ID)
API Campy	24 h para identificação das espécies *Campylobacter*
API de identificação Gram-positivos	
API Staph	Identificação clínica de *Staphylococcus* e *Micrococcus*, com duração de uma noite
API 20 Strep	4 ou 24 h para identificação de *Streptococcus* e *Enterococcus*
API Coryne	24 h para identificação de *Corynebacteria* e organismos parecidos com *Coryne*
API Listeria	24 h para identificação de todas espécies de *Listeria*
API ID 32 Strep rápido	4 h para identificação de *streptococcus* e gêneros relacionados
ID 32 Staph	24 h para identificação de *Staphyloccocus*, *Micrococcus* e gêneros relacionados
API de identificação anaeróbia	
API 20A	24 h para identificação de anaeróbicos
ID 32A rápido	4 h para identificação de anaeróbicos
API de identificação de leveduras	
API 20C AUX	48-72 h para identificação de leveduras
ID 32C	24 h para identificação de leveduras
Outros	
API 50CH	Teste de desempenho para metabolizar carboidratos
PI CHL médio	Identificação de espécies de *Lactobacillus*
API CHB médio	Identificação de espécies de *Bacillus*
API ZYM	Semi-quantificação de atividades enzimáticas

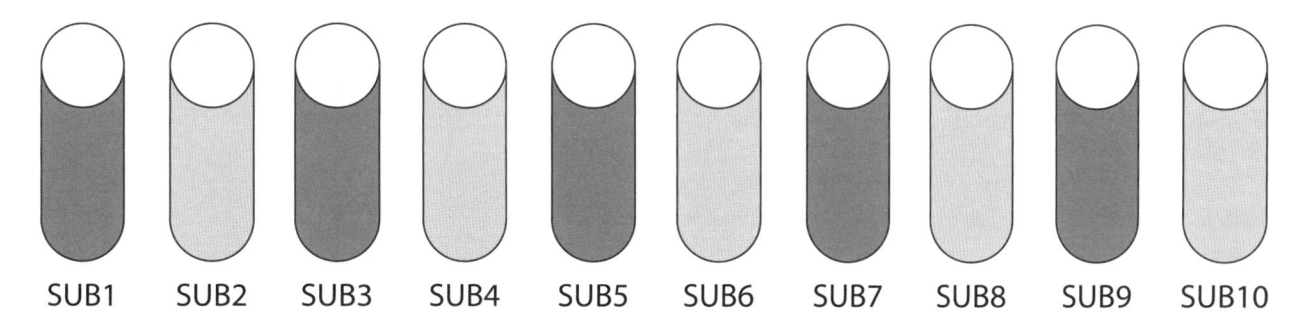

SUB1   SUB2   SUB3   SUB4   SUB5   SUB6   SUB7   SUB8   SUB9   SUB10

Figura 2   Representação das Galerias API®.

Como pontos críticos destes sistemas, destacam-se:

■   A necessidade de uma colônia pura recente, com não mais que 3 dias.

■   Embora o aspecto operacional seja simples, a interpretação dos resultados pode ser subjetiva.

■   A rapidez na disponibilização dos resultados pode depender do sistema utilizado e do microrganismo sob investigação.

Galerias API®

Exemplo de ensaios bioquímicos, as galerias ou API® *strips* (bioMerieux) são usadas para a identificação de muitos microrganismos (Tabela 7), e o sistema possibilita efetuar testes com rapidez e facilidade, empregando identificação bioquímica. Para assegurar a escolha da galeria API correta e permitir uma identificação completa e exata do isolado, testes preliminares, como morfologia da colônia e microscopia com coloração de Gram, são também necessários.

As galerias consistem em séries de pequenos microtubos contendo substratos desidratados, que são reconstituídos quando um pequeno volume de suspensão é dispensado nos tubos (Figura 2). A galeria é incubada sob condições apropriadas, com relação a tempo e temperatura, e os metabólitos produzidos são revelados por indicadores de pH, ou pela adição de reagentes no final da incubação. As reações são lidas de acordo com instruções do fabricante, e um único identificador numérico é obtido, tendo por base reações positivas ou negativas dos vários testes bioquímicos. A identificação é obtida pela referência a uma lista que relaciona espécies isoladas com um único identificador, ou usando *software* de identificação fornecido pela bioMerieux.

Vitek®

O Vitek®, produzido pela bioMerieux e tendo por base reações bioquímicas, é um sistema de identificação mais sofisticado e automatizado que o API. Diferentes cartões de identificação são usados para tipos particulares de microrganismos (Tabela 8), sendo uma coloração Gram do isolado necessária para garantir que o cartão de teste correto seja selecionado. O teste Vitek apresenta 30 ou 45 concavidades contendo substratos de identificação, ou agentes antimicrobianos. Uma cultura do isolado é adicionada ao cartão, que é colocado no instrumento, a cultura é deslocada, sob vácuo, às concavidades, e o cartão é selado. Uma vez que todos os cartões para um ciclo estejam preparados, são colocados no incubador/leitor, e a análise é iniciada. O leitor periodicamente verifica cada cartão, registrando alterações de cor ou produção de gás. Ao final do tempo de incubação, o resultado é comparado a uma base de dados de culturas conhecidas, e uma identificação apontada, com o percentual de probabilidade de acerto. A base de dados é bem desenvolvida para isolados clínicos, e constantemente aperfeiçoada para melhorar a identificação de espécies relevantes para a área farmacêutica. *Software* opcional inclui o rastreamento da identificação e inclui sistema de validação aplicável.

OmniLog ID®

A Biolog® (Biolog, Hayward, USA) fabrica um sistema totalmente automatizado, o OmniLog ID®, um instrumento semi-automático, o MicroStation®, e um instrumento manual, o MicroLog ID®. O OmniLog® compreende sistema integrado contendo incubador e analisador. Esse último consiste em leitor de placa capaz de analisar quantidades maiores que 50 amostras por ciclo. O MicroStation System consiste na instrumentação e *software* para leitura das placas. Ambos os instrumentos utilizam placas com 96 concavidades, das quais 95 contendo diferentes fontes de carbono, e uma contendo o controle de nutriente. Uma cultura pura, padronizada do isolado, é preparada e dispensada na placa, e posteriormente incubada no instrumento (OmniLog), ou em incubador apropriado. Após incubação, a placa é avaliada e o perfil de positivos obtidos é comparado automaticamente à base de dados de culturas conhecidas, e feita a identificação.

Atualmente, a base de dados incluiu mais de 1970 espécies obtidas de fontes distintas, das áreas de alimento, clínica e ambientais, nos grupos de Gram-positivos, Gram-negativos, anaeróbicos e fungos filamentosos.

Tabela 7 Lista dos VITEK® *test cards* disponíveis para identificação microbiana

GNI + Card (Gram-negativos *plus*)	Identifica enterobactérias, vibriões, *P. aerugionosa* e outros não fermentadores, em menos de 2 h; 104 espécies de bactérias
GPI Card (Gram-positivos)	Identifica espécies de *Streptococcus*, *Staphyloccocus*, *Enterococcus* e outros organismos Gram-positivos, como *Listeria* e *corynebacteria*; 49 organismos Gram-positivos
YBC Card (leveduras)	Identifica as leveduras mais relevantes clinicamente (36 espécies)
ANI Card (anaeróbicos)	Identifica mais que 80 anaeróbicos (leitura direta)
BAC Card (identificação de *Bacillus*)	Identificação automatizada de microrganismos Gram-positivos, da família *Bacillaceae*
BIO Card (biocarga)	Enumeração automatizada de populações microbianas em amostra líquida
NFC Card (identificação de não fermentativos)	Identificação automatizada de oxidase-positiva e algumas oxidases-negativas de bacilos Gram-negativos não fermentativos

Métodos imunológicos

Reações antígeno-anticorpo podem ser empregadas para detectar determinantes celulares únicos de organismos específicos. Essas reações podem ser associadas a fenômenos de aglutinação, pontos finais colorimétricos ou fluorimétricos, oferecendo detecções quantitativas e qualitativas. Testes de ELISA (*enzyme-linked immunosorbent assays*) oferecem metodologias de fase sólida simples.

Os métodos de detecção imunológica dependem da expressão única de identificadores específicos, mas não necessariamente demonstram a presença de microrganismos viáveis. Porém, têm potencial para detecção e identificação de microrganismos específicos.

Perfis de ácido graxo

A composição de ácidos graxos de microrganismos é estável, bem conservada, e mostra elevado grau de homogeneidade dentro de diferentes grupos taxonômicos. O isolado é cultivado em um meio padrão e coletado. Os ácidos graxos são saponificados, metilados e extraídos, e a ocorrência e quantidade dos ésteres de ácido graxo resultantes são medidas por cromatografia gasosa (CG) de alta resolução. A composição de ácido graxo de um isolado desconhecido é comparada com uma base de isolados conhecidos, por uma possível combinação e identificação.

A utilização de perfis de ácidos graxos para identificação microbiana requer um alto grau de padronização para as condições de cultivo e incubação dos isolados microbianos. As condições para a operação da cromatografia gasosa também devem ser padronizadas, com corridas frequentes de padrões de calibração e isolados conhecidos. O método tem potencial para identificação ou caracterização da microbiota ambiental e contaminantes de produto, bem como detecção de microrganismos específicos.

Sherlock®

O sistema de identificação microbiana Sherlock® (MIDI), exemplo de perfil de ácido graxo, é um sistema analítico automatizado de CG. O instrumento identifica bactérias, tendo por base seu perfil único de ácidos graxos, em vz do emprego de substratos. Ácidos graxos entre 9 e 20 carbonos no comprimento da cadeia são usados para caracterizar gênero e espécies de bactérias, principalmente organismos não fermentadores Gram-negativos. Com o advento de colunas capilares de sílica fundida, tornou-se factível o emprego de cromatografia gasosa do conjunto de ésteres metílicos dos ácidos graxos celulares, para identificar uma ampla gama de microrganismos.

O instrumento compreende autoamostador (ou amostrador automático), coluna capilar, detector de chama e computador (*hardware* e *software*). É importante salientar que o isolado deve ser cultivado em condições padrões quanto a meio, temperatura, tempo e concentração celular, porque o perfil de ácidos graxos, embora único para o microrganismo, será influenciado pelas condições de crescimento. O processamento da amostra para extração dos ácidos graxos ocorre em cinco etapas: coleta, saponificação, metilação, extração e limpeza da amostra. Conforme o fabricante, o tempo de preparação é de 6 minutos por amostra, podendo um operador preparar 75 amostras por dia. Após transferência para um frasco do CG, a amostra é colocada no autoamostador (ou amostrador automático), e iniciada a análise do conteúdo de ácidos graxos. À medida que o ciclo prossegue, picos são eluídos da coluna e submetidos ao detector de ionização. O sinal eletrônico do detector é mantido pelo *software*, sendo feita a análise dos picos. Dados do tempo de retenção são convertidos para valores de comprimento de cadeia equivalente, por meio da comparação com tempos de eluição de uma série conhecida de ácidos graxos de cadeia linear. A composição de ácidos graxos da amostra é comparada à base de dados do sistema para possibilitar a identificação do isolado. Atualmente, a base de dados Sherlock® abrange mais de 100.000 análises de cepas obtidas de coleções de cultura, ao redor do mundo.

Sistemas de Identificação genotípica

As técnicas clássicas de identificação microbiana apoiam-se na morfologia, conversão enzimática de substratos, ou utilização de fontes de carbono. Porém, recentemente, avanços na biologia molecular conduziram ao desenvolvimento de sistemas com base no genótipo do organismo, e que não dependem de variações das condições de crescimento da célula. Logo, técnicas moleculares podem ser usadas para detecção de patogênicos e identificação de microrganismos.

Sistemas como o Gene-Trak e o BAX estão disponíveis para detecção de organismos específicos, sendo que o primeiro é baseado na tecnologia de sondas de ácido nucleico, enquanto o segundo combina PCR, para amplificar DNA, com detecção automatizada. Os instrumentos MicroSeq e Riboprinter são capazes de fornecer identificação de isolados a partir da base de dados do fabricante.

As técnicas de amplificação de ácido nucleico (NAAT) baseiam-se no processo de polimerização de DNA, levando ao aumento exponencial de um fragmento específico do ácido nucleico, isto é, aplicação da reação de polimerase em cadeia (PCR). Neste processo termofílico cíclico, um fragmento específico de DNA é amplificado, por meio de primers de oligonucleotídeo. O RNA também pode ser amplificado por PCR após transcrição em cDNA, utilizando-se uma transcriptase reversa, técnica conhecida como PCR de transcriptase reversa (RT-PCR). Alternativamente, técnicas de amplificação baseadas em RNA específico, por exemplo, a amplificação baseada na sequência de ácido nucleico (NASBA), ou amplificação mediada por transcrição (TMA), estão disponíveis para amplificar cópias antissondas multipolos do RNA alvo. Fragmentos de ácidos nucleicos amplificados podem ser analisados por vários métodos, como: análise do tamanho de fragmento; análise de sequência específica; reamplificação com um segundo par de primers; detecção específica por hibridização, com uma sonda com marcação fluorescente. Dependendo da escolha da técnica de amplificação, ela pode ser qualitativa, semiquantitativa ou quantitativa. Para propósitos de identificação/caracterização, a análise de sequência de partes específicas do genoma pode ser utilizada (rRNA 16S e 23S alvos).

A NAAT apresenta muitas vantagens sobre métodos clássicos para detecção de microrganismos:

■ Os métodos que a empregam são altamente específicos, com escolhas de primers específicos para um microrganismo particular, ou grupo de microrganismos.

■ Os procedimentos são rápidos, superando o problema de tempos de incubação prolongados.

■ Os métodos são altamente sensíveis, permitindo a detecção e amplificação de um único fragmento de ácido nucleico na mistura de reação.

Contudo, há numerosas restrições práticas para seu uso:

■ A sensibilidade dos métodos é altamente dependente de quão bem os fragmentos-alvo possam ser concentrados na amostra

■ A presença de inibidores do processo enzimático pode resultar em reações falso-negativas.

■ O volume inicial da amostra-teste é pequeno.

■ Os procedimentos são propensos à contaminação cruzada de fragmentos amplificados previamente, resultando em resultados falso-positivos.

Dependendo do intuito, ou um RNA ou um DNA deve ser escolhido para amplificação, e a escolha do alvo afeta a correlação com viabilidade. O uso de DNA como marcador tem a desvantagem que microrganismos mortos também contêm DNA, enquanto mRNA é rapidamente degradado em bactérias mortas, sem portanto ser considerado um melhor marcador para viabilidade.

São a seguir apresentados aspectos críticos para os diferentes tipos de sistemas:

■ Aspectos críticos para RT-PCR: O PCR por transcriptase reversa é caracterizado pela síntese de cDNA, utilizando RNA como um modelo. Uma parte específica do cDNA é subsequentemente amplificada por PCR e, dependendo da qualidade do isolamento do RNA, a eficiência de síntese de cDNA pode variar. O RT-PCR pode ser usado para detectar RNA, desde que a contaminação por DNA na amostra de RNA seja mínima.

■ Aspectos críticos para técnicas de amplificação de RNA: esses métodos têm sido evidenciados como valiosos para detecção (quantitativa) específica de RNA; contudo, podem apresentar dificuldades para a implementação de rotina.

■ Aspectos críticos para detecção (semi)quantitativa (PCR em tempo real): em geral, a análise de fragmentos é realizada. Utilizando géis de agarose e marcadores de tamanhos específicos, contudo, não há correlação entre a quantidade de produto de PCR no final da reação e a quantidade original de molécula alvo. Em contraste, a quantidade de produto de PCR detectado no início da fase exponencial da reação pode ser muito bem correlacionada com a quantidade inicial de ácido nucleico. Técnicas modernas de PCR em tempo real são desenvolvidas para medir essa fase exponencial da reação. Essas técnicas geram dados de amplificação, a partir dos quais a quantidade original da molécula-alvo pode ser deduzida. Uma sonda específica marcada detecta, em tempo real, o produto de PCR formado, permitindo a visualização direta da parte exponencial da reação de PCR. Por comparação com amplificação de séries de padrões, uma quantificação da molécula-alvo pode ser obtida. Sistemas automatizados de PCR em tempo real estão disponíveis no mercado. Há que se salientar o fato de que a chance de contaminação cruzada é minimizada, pois produtos de PCR são submetidos à varredura a laser, e os tubos permanecem fechados. Porém, a geração de padrões é difícil.

■ Aspectos críticos para amplificação de genes que codificam o 16S ou 23S do rRNA: uma aplicação poderosa de PCR é a amplificação e subsequente análise de sequência de partes específicas de gene que codifica o 16S ou 23S do rRNA. A análise destas sequências específicas de DNA permite, na maioria dos casos, a identificação de microrganismo em nível específico. A seleção de apropriados *primers* universais, ou mesmo pares de primers espécie específicos, a partir de bases de dados internacionais, permite uma alta especificidade na amplificação do fragmento. A classificação sistemática moderna é baseada na análise comparativa de sequência.

■ Usos potenciais: devido à alta especificidade das técnicas de amplificação, essas são muito adequadas para propósitos de identificação. Os NAAT são adequados para a detecção de microrganismos especificados, ou certos grupos, como micoplasmas. O PCR quantitativo em tempo real é necessário para enumeração.

Impressão digital (*fingerprinting*) genética

Essa técnica caracteriza e identifica microrganismos, utilizando fragmentos de restrição de ácidos nucleicos de genomas de bactérias e fungos. O DNA é extraído de um lisado celular microbiano puro e fragmentado por enzimas de restrição. Os fragmentos de DNA são separados e visualizados por tamanho, através de eletroforese, e seu perfil é comparado com padrões conhecidos de isolados microbianos. A impressão digital genética é um marcador estável que proporciona discriminação definitiva de espécies, ou mesmo caracterização abaixo de níveis específicos (subtipagem), e um exemplo típico desta técnica é a ribotipagem (*ribotyping*).

Gene-Trak® *screening kit*

Como exemplo de Sistema que emprega impressão digital genética, o Gene-Trak® (Neogen Corporation) usa sondas para detectar o RNA ribossômico do microrganismo. O teste compreende enriquecimento seletivo da amostra no caso de pesquisa de patogênico (só patogênicos específicos), seguido pela lise das células, usando um detergente. Duas sondas de RNA – conhecidas como sondas de captura e repórter – são adicionadas à solução, para interagirem com duas localizações em uma região específica do RNA, presente nas espécies alvo. A sonda de captura tem uma cauda longa de um nucleotídeo, enquanto a sonda repórter tem uma enzima ligada.

BAX® *screening kit*

O BAX® (Du Pont Qualicon) é um sistema de *screening* automatizado, que combina a amplificação do DNA por PCR com detecção homogênea, para mostrar presença/ausência de microrganismos específicos. Atualmente, o BAX® é usado principalmente para detectar patogênicos de alimentos, com *kits* disponíveis para as espécies *Salmonella, E. coli* 0157:H7, o gênero *Listeria* e, em particular, *Listeria monocytogenes, Staphyloccocus aureus*, gênero *Campylobacter*, fungos e leveduras. O sistema é de utilização simples, sendo que após o enrique-

cimento da amostra o DNA é liberado das células por procedimento de lise. Uma pastilha contendo todos os reagentes necessários para o teste, isto é, *primers*, polimerase e nucleotídeos para o PCR, bem como o marcador fluorescente a ser intercalado para detecção, e o controle positivo, é hidratada com lisado e colocada no termociclador/detector BAX. A reação de polimerase em cadeia amplifica uma região alvo no DNA especificamente, e a aplicação do sistema BAX usa detecção de fluorescência para analisar o material encontrado. Os resultados são então disponibilizados no *software* apropriado.

Sistema de identificação MicroSeq®

Os kits de identificação microbiana MicroSeq® (Applied Bio System) são baseados na sequência de DNA dos genes RNA ribossomal, a base para a classificação taxonômica bacteriana, conduzindo a identificação acurada e reprodutível.

Sistemas de identificação microbiana são baseados em técnicas de sequenciamento do rRNA 16S e também o adotado pelo sistema MicroSeq. De forma resumida, uma colônia ou cultura pura do isolado é preparada e o DNA extraído. O ácido nucleico é amplificado por PCR e ciclo sequenciado, com análise da amostra por eletroforese. O perfil resultante para a sequência do gene do rRNA 16S é comparado com genes existentes, e 500 pares de bases da biblioteca construída a partir de coleções de cultura, de acordo com o fabricante, rigorosamente validadas. Atualmente, a biblioteca MicroSeq compreende mais que 1.400 espécies, incluindo Gram-negativos não fermentadores, corineformes, *Bacillus, Mycobacterium* e espécies de *Staphylococcus*.

Sistema de caracterização Riboprinter®

Um segundo sistema com aplicação na identificação e caracterização de microrganismos é o automatizado Riboprinter® (DuPont Qualicon). Cultura pura, isolada para identificação é preparada, e o processo automatizado inicia-se com a lise das células e corte do DNA, liberado em fragmentos via enzima de restrição. Os fragmentos são separados por tamanho, através de eletroforese em gel, e então transferidos para uma membrana, onde são hibridizados com uma sonda de DNA e misturados com um agente quimioluminescente. Uma câmera digitalizadora capta a emissão de luz como dados de imagem, da qual o sistema extrai um perfil *riboprint*. O perfil é comparado a outros na base de dados e gerada a identificação. O sistema *Riboprinter®* pode processar automaticamente oito isolados bacterianos simultaneamente, disponibilizando resultados em aproximadamente 8 horas. Adicionalmente, é possível ao instrumento aceitar novos conjuntos de amostras para identificação a cada 2 horas, permitindo que 32 amostras sejam processadas em um dia normal de trabalho.

CONSIDERAÇÕES FINAIS

As autoridades regulatórias no geral não aprovam métodos de teste; porém, aprovam aplicações para novos produtos, ou mesmo novas aplicações para produtos já existentes. Inclusas na submissão regulatória estão descrições dos métodos analíticos e especificações requeridas, para mostrar que o produto é fabricado seguindo as BPF, é adequado para o uso pretendido, e não compromete a segurança do paciente. Sob perspectiva microbiológica, os métodos e especificações são dependentes do nível de qualidade microbiológica requerida para o medicamento terminado. Por exemplo, produto estéril será avaliado com maior rigor que produto oral sólido.

Submissões regulatórias nos Estados Unidos e na Europa podem conter um procedimento alternativo para teste. A USP e a EP reconhecem que o uso de métodos alternativos é aceitável, desde que seja equivalente ou melhor que o método de compêndio, e deve ser validado de forma apropriada (USP, 2014).

A FDA categoriza alterações de um *New Drug Application* (NDA) em três níveis, dependendo do potencial de efeito adverso sobre a identidade, qualidade, pureza ou potência do produto (FDA, 1999) As categorias são: alteração maior, alteração moderada e alteração menor. As submissões adicionais exigidas pela FDA têm por base a categoria da alteração. As alterações maiores irão conduzir à necessidade de aprovação prévia (*prior approval supplement* – PAS), e alterações menores no NDA não exigem suplemento, mas o novo método de teste deve ser incluso no Relatório Anual seguinte, para submissão. A FDA *Guidance for Industry – Changes to an Approved MDA or AMDA* (November 1999) (FDA, 1999) estabelece que a atualização de um procedimento analítico regulatório existente é uma alteração maior, portanto, exige o PAS. Porém, o *Guidance* também detalha que se um PAS é submetido como um protocolo de comparação, um documento que descreve o teste específico e demonstra a ausência de efeitos adversos sobre a segurança e eficácia do produto, uma vez aprovado, pode justificar atualizações de outros NDA em categorias mais baixas de alterações.

Na Europa, há duas categorias de alterações das *Marketing Authorisation Applications* (MAAs) existentes. Variações tipo I são as alterações menores e tipo II são as variações maiores. Exemplos específicos de variações do tipo I estão relacionados na *European Community* (EC) *Regulations* n. 541/1995 e n. 542/1995 (EUROPEAN COMMUNITY, 1995a, b). As variações tipo II são todas aquelas não cobertas pela lista do tipo I. Dois exemplos de variações menores, do tipo I, aplicam-se a métodos microbiológicos rápidos: alterações nos procedimentos do teste de substância ativa e alterações nos procedimentos do teste dos medicamentos. A documentação de suporte exigida inclui justificativa adequada da alteração, dados da validação analítica do novo método e dados comparativos com o método existente.

O esforço para maior eficiência e incremento de valor na indústria farmacêutica tem conduzido à revisão de aspectos do processo de fabricação e uma das áreas sob avaliação diz respeito aos testes microbiológicos. A percepção geral que se tem dos métodos microbiológicos é de que são lentos, retardam a liberação dos produtos e pouco evoluíram nos últimos anos. Assim, o momento é propício para a implementação de novos métodos rápidos.

Há atualmente sistemas analíticos disponíveis com bom potencial, instrumentos que permitem tanto a enumeração quanto testes de presença/ausência, e identificação de microrganismos. As tecnologias usadas em vários métodos alternativos não são novas, e têm sido usadas nos segmentos clínico, de alimentos e de água, por anos.

Embora seja aceita a necessidade de novos métodos, no ambiente altamente regulado da área farmacêutica, a sua implementação é ainda restrita, envolvendo a validação de sistemas e instrumentos complexos fornecendo evidências de confiabilidade. No Brasil, o assunto foi estudado por grupo técnico constituído no âmbito da Farmacopeia Brasileira, havendo expectativa de publicações de capítulo sobre métodos alternativos, conforme agenda regulatória da Anvisa, para 2013-2014.

O estudo dos princípios e implicações inerentes aos métodos alternativos constitui, acima de tudo, em oportunidade importante para o aprendizado e crescimento profissional, a ser obtido superando os desafios que se apresentem.

REFERÊNCIAS BIBLIOGRÁFICAS

1. BAUMGART, J.; FLICKE, K.; HUY, C. Quick Determination of surface bacterial content of fresh meat using a bioluminescence method to determine adenosine triphosfate (ATP). *Fleischwirtsch*, v.60, p.26-270, 1984.
2. CHAPPELE, E.W.; LEVIN, G.V. Use of firefly bioluminescence reaction for rapid detection. *Biochemical Medicine*, v.2, p.41-52, 1968.
3. DARE, D. Rapid Bacterial characterization and identification by MALDI-TOF mass spectrometry. In: TANG, Y.W.; STRATTON, C.W.E. (Ed.). *Advanced Techniques in Diagnostic Microbiology*. New York: Springer, 2006. p.117-133.

4. EASTER, M.E. (Ed.). *Rapid Microbiological Methods in the Pharmaceutical Industry*. Florida: CRC Press, 2003. 288p.

5. EUROPEAN COMMUNITY. Commission Regulation Nº 541/95 of 10 March 1995 concerning the examination of variations to the terms of a marketing authorization granted by a competent authority of a Member State. *Official Journal of the European Comunities*, Nº L55, 11 March 1995, p.7-14.

6. EUROPEAN COMMUNITY. Commission Regulation (EC) Nº 542/95 of 10 March 1995 concerning the examination of variations to the terms of a marketing authorization falling within scope of Council Regulation (EEC) Nº 2309/93. *Official Journal of the European Comunities*, Nº L55, 11 March 1995, p.15-21.

7. EUROPEAN PHARMACOPEIA. 7.0 ed. *5.1.6 Alternative Methods for Control of Microbiological Quality*. Strasbourg: European Directorate for the Quality Medicines, 2010a.

8. EUROPEAN PHARMACOPEIA. 7.0 ed. *2.6.12 – Microbiological examination of non-sterile products (total viable aerobic count)*. Strasbourg: European Directorate for the Quality Medicines, 2010b.

9. EUROPEAN Pharmacopoeia. 7.0 ed. *2.6.13 – Microbiological examination of non-sterile products (test for specified microorganisms)*. Strasbourg: European Directorate for the Quality Medicines, 2010c.

10. FOOD AND DRUG ADMINISTRATION. *Guidance for Industry*: Changes to an Approved NDA or ANDA. Rockville: Food and Drug Administration. 1999.

11. FUNG, D.Y.C. Rapid Method and Automation in Microbiology. *Comprehensive Reviews in Food Science and Food Safety*, v.1, p.3-32; 2002.

12. GARRITY, G.M. (Ed.). *Bergey's Manual of Systematic Bacteriology*: Volume 2, Part A – Introdutory Essays. 2nd Ed. New York: Springer, 2004. 304p.

13. GILLIS, M. et al. Polyphasic taxonomy. In: GARRITY, G.M. (Ed.). *Bergey's Manual of Systematic Bacteriology*: Volume 1. New York: Springer, 2001. p.43-48.

14. LUNDIN, A. ATP assay in routine microbiology. In: STANLEY, P.E.; McCARTHY, B.J.; SMITHER, R. (Eds). *ATP Bioluminescence*. Oxford: Blackwell, 1989. p.11-30.

15. McELROY W.D. The energy source of bioluminescence in an isolated system. *Proceedings of the National Academy of Science*, v.33, p.342-345, 1947.

16. MILLER, M.J. (Ed.). *Encyclopedia of Rapid Microbiological Methods*. Bethesda: PDA/DHI, 2005. 3v.

17. PARENTERAL DRUG ASSOCIATION. Technical Report 33: Evaluation, validation and implementation of new microbiological testing methods. *PDA Journal of Pharmaceutical Science and Technology*, v.54, Supplement TR33, 2000.

18. SOCIETY OF JAPANESE PHARMACOPOEIA. *The Japanese pharmacopoeia*. 16. ed. Tokyo:Yakuji Nippo, 2011. p.2217-2221.

19. STANLEY, P.E. A survey of more than 90 commercially available luminometers and imaging devices for low-light measurements of chemiluminescence and bioluminescence. *J. Bioluminescence & Chemibioluminescence*, v.7, p.77-108, 1992.

20. SUTTON, S.V.W.; CUNDELL, A.M. Microbial Identification in the Pharmaceutical Industry. *Pharm. Forum*, v.29, n.6, p.2109-2113, 2003.

21. SUTTON, S.V.W.; CUNDELL, A.M. Microbial Identification in the Pharmaceutical Industry. *Pharm. Forum*, v.30, n.5, p.1884-1895, 2004.

22. UNITED STATES PHARMACOPEIA. 36 ed. Rockville: The United States Pharmacopeia Convention, 2013a. p.979-983.

23. UNITED STATES PHARMACOPEIA. 36 ed. Rockville: The United States Pharmacopeia Convention, 2013b. p.983-989.

24. UNITED STATES PHARMACOPEIA. 36 ed. Rockville: The United States Pharmacopeia Convention, 2013c. p.58-62.

25. UNITED STATES PHARMACOPEIA. 37 ed. Rockville: The United States Pharmacopeia Convention, 2014.

6 Controle de produtos estéreis – ênfase nos processos de esterilização

INTRODUÇÃO

O conceito de esterilidade refere-se à total ausência de formas viáveis capazes de reprodução. Com o conhecimento estatístico atual referente a morte microbiana, questiona-se a afirmação absoluta da esterilidade dos produtos proporcionada por um processo esterilizante, seja envolvendo cinética de morte microbiana, na sua inativação, seja envolvendo remoção mecânica, em que se considera o risco de contaminação.

É verdade que o processo esterilizante de inativação microbiana segue efetivamente o critério de redução logarítmica, embora não se possa dizer o mesmo para o processo de remoção. Ainda assim, todo o esforço é feito no sentido de assegurar carga inicial extremamente baixa, de maneira que, na sequência dos tempos crescentes do processo inativante, níveis de potenciais negativos elevados correspondam à condição de probabilidade ínfima quanto à presença microbiana. Pode-se confundir essa condição, para efeitos práticos, com a de ausência total de microrganismos, não factível matematicamente, porém permitindo pressupor condição de esterilidade do produto.

Segundo as farmacopeias, a condição de esterilidade de um produto deve ser considerada com base em seu processamento sob condições ótimas, e que o resultado de uma amostra representativa, submetida ao teste, indique a ausência de microrganismos viáveis. Atualmente, em algumas surge a possibilidade de, num processo mais rígido de validação e controle, dispensar o resultado analítico do produtor. Esse permanece, entretanto, obrigatório em outras instâncias.

A característica de esterilidade foi inicialmente requerida em produtos para uso parenteral. Posteriormente, após inúmeros casos de infecções advindas da terapia oftálmica e posterior constatação da má qualidade destes produtos quanto ao aspecto microbiano, foi exigido, também, que estes fossem estéreis. A exigência do teste de esterilidade em pomadas oftálmicas surgiu inicialmente em países como Suécia, Austrália e Inglaterra.

A Farmacopeia Europeia é particularmente sucinta na definição de produtos parenterais. Estabelece que estes sejam preparações estéreis usadas para administração por injeção, infusão ou implantações no corpo humano ou animal. Acresce que as preparações parenterais são fornecidas em ampolas ou recipientes de vidro, frascos, bolsas ou recipientes de plástico, ou seringas pré-cheias (HALLS, 1994).

Há, entretanto, uma variedade de formas de apresentação abrangendo os produtos farmacêuticos ou correlatos preparados sob condições controladas e que, após fechamento do sistema de acondicionamento, são submetidos a processo esterilizante, sendo considerados os produtos terminalmente esterilizados. A esterilização terminal deve ser o método de primeira escolha para todos os produtos estéreis. Há uma variedade de processos de esterilização terminal abrangendo os térmicos, agentes químicos na forma de gás ou vapor, assim como radiação ionizante. Muito frequentemente, porém, os produtos farmacêuticos não resistem a tais tratamentos sem perda de eficácia. Nestes casos, adota-se a remoção mecânica, ou filtração em processo asséptico. Os componentes que venham a ter contato com o produto são esterilizados antes do enchimento, assim como o próprio produto farmacêutico, preferencialmente por filtração, mas possivelmente por algum tratamento químico, sendo que o enchimento e fechamento da apresentação final ocorrem em ambiente limpo.

Dentre os produtos parenterais, a primeira ampla divisão dá-se entre aqueles destinados a infusões e outras formas de administração. Infusões são principalmente destinadas à administração em grandes volumes, e frequentemente são denominadas de parenterais de grande volume (LVPs). Exemplos são as soluções salina e de dextrose, estas usualmente isotônicas ao sangue, além da água para injeção.

O maior grupo de produtos parenterais consiste naqueles de pequeno volume. Estes podem ser destinados a injeção diretamente no paciente, podem ser soluções concentradas, suspensões, emulsões, ou mesmo sólidos (formas de dosagem anidras, cristalinas ou liofilizados) para diluição ou reconstituição.

Uma importante distinção entre produtos parenterais estéreis e oftálmicos estéreis diz respeito aos pirogênios. A relação entre esterilidade, ausência de pirogênio e administração por injeção é refletida na distinção feita pela USP (USP, 2014a) entre os dois tipos de água recomendados como excipientes: água purificada e água para injetáveis (HALLS, 1994). No primeiro caso não é requerida a ausência de pirogênio, somente a segunda é recomendada para preparações parenterais. Resumindo, produtos oftálmicos estéreis não apresentam o requisito de isenção de pirogênio.

Considerando em particular as limitações do teste de esterilidade para garantia deste atributo numa análise de produto terminado, a Figura 1 pode evidenciá-las.

Tais restrições fundamentam particularmente duas considerações (DEMING, 1982):

■ A qualidade inicia-se com o *design*, que deve ser transformado em planejamento, especificação, produção e testes.

■ A melhoria da qualidade envolve todo o ciclo de fabricação, dos insumos ao consumidor, à reavaliação do produto e ao serviço futuro.

Aspectos positivos que advêm da abordagem de qualidade por *design*, aplicável aos processos de esterilização terminal, dizem respeito à liberação paramétrica. Esta torna-se aplicável tendo em vista a segurança conferida pelo controle do processo, em contrapartida aos testes no produto terminado, considerando-se as limitações da amostragem e do próprio teste (FDA, 2010).

A segurança do produto, sem comprometimento da eficácia terapêutica e de sua qualidade, consiste em aspecto prioritário. Considerando-se os produtos farmacêuticos biológicos ou sintéticos e os correlatos, cada um destes grupos apresenta particularidades, tendo em vista condição que lhes é inerente. No caso dos correlatos, o material polimérico, principal constituinte, não propicia o desenvolvimento microbiano, situação distinta de muitos medicamentos que, além de proporcionarem fontes nutricionais interessantes ao desenvolvimento microbiano, caracterizam-se por atividade de água, extremamente importante neste contexto. Já os biofarmacêuticos induzem a níveis maiores de preocupação, com ênfase na biocarga em geral, principalmente micoplasma, em se tratando de fontes animais e endotoxina de fontes microbianas. Tais particularidades devem ser consideradas na análise de risco de cada um dos casos.

Outro aspecto a ser considerado para produtos estéreis no geral é decorrente de situações constatadas no manuseio em nível clínico, portanto após a fabricação do produto, anteriormente, ou mesmo durante sua administração ao paciente. Consideram-se as situações em que sólidos são reconstituídos com líquidos, ou em que ocorrem misturas de líquidos.

A literatura apresenta os seguintes relatos de casos em que, testados 68 frascos de soluções parenterais de dose múltipla, 17 de dose única e 11 reconstituições: 4 dos 96 (4,17%) foram contaminados após uso múltiplo (NOGLER-SEMENITZ *et al.*, 2007); estudo evidenciou contaminação decorrente de frascos de dose múltipla em 27 situações, no período de 1983 a 2002 (MATTNER; GASTMEIER, 2004); casos de infecções pós-operatórias em diferentes hospitais, relacionadas ao anestésico intravenoso Propofol, levando inclusive à conclusão de que medicamentos podem propiciar o crescimento microbiano, podendo colocar em risco o paciente (BENNET *et al.*, 2005; NICHOLS, SMITH, 2005). Esta última observação evidencia que a análise de risco não deve ser restrita ao processo de fabricação do produto. Isto tendo em vista que o crescimento microbiano, dobrando-se o número de células a cada geração, e tendo, no tempo zero, 01 conta-

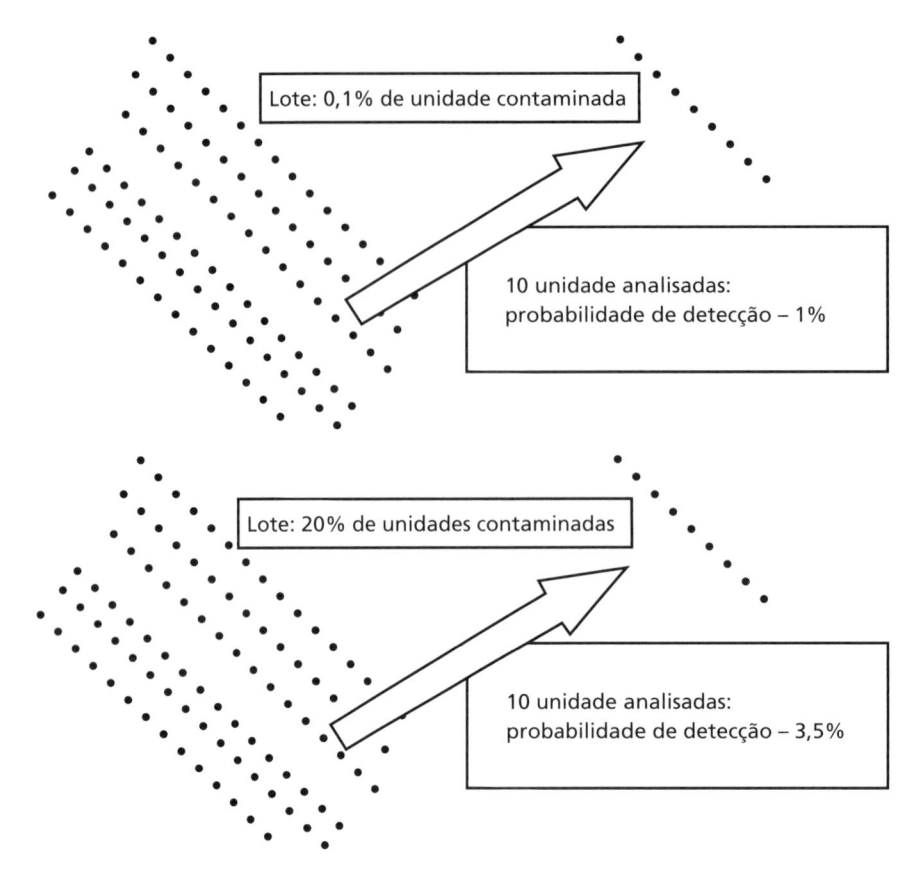

Figura 1 Exemplo de poder da detecção de unidade contaminadas em um teste de esterilidade (LOLAS, 2008).

minante, considerando o tempo de geração de 20 minutos, após 400 minutos (20 divisões), haverá 1.048.576 células.

Desta forma, a Farmácia Hospitalar deve avaliar a possibilidade de o produto suportar o crescimento microbiano no decorrer do seu tempo de permanência e, em caso positivo, limitar este tempo. A Farmacopeia Americana também apresenta recomendações de estocagem para produtos terminados, com tempos de permanência para produtos estéreis caracterizados como de baixo, médio e alto risco (USP, 2014b).

Da mesma forma, o ICH Q8 *Pharmaceutical Development*, no item *Microbial Attributes, Section* 2.5 (ICH, 2009), orienta, quando relevante, a efetuar testes de desafio microbiano sob condições que simulem seu uso no paciente. O ICH Q1A (R2) *Stability Testing of New Drug Substances and Products* (ICH, 2003) igualmente orienta, quando aplicável, a aplicação de testes de estabilidade após reconstituição ou diluição, de forma a obter informações a serem introduzidas na rotulagem do produto.

É importante entender que o gerenciamento do risco deve ser mantido durante a vida do produto, de forma que os atributos de qualidade permaneçam consistentes com aqueles inerentes aos estudos clínicos. As questões fundamentais permanecem: o que pode estar errado? qual a pro-

babilidade de que algo dê errado? quais as consequências, ou a severidade desta ocorrência? Aplicando a definição de risco, eventos adversos em decorrência da administração de produtos com contaminação microbiana podem ser severos.

Considerando-se a prática alarmante de reuso de correlatos destinados a uso único nas instituições hospitalares, com o intuito da redução de custos, Silva e colaboradores (SILVA *et al.*, 2005) procederam a ciclos de reprocessamento simulado em materiais selecionados, os quais foram inoculados com 10^7 UFC/unidade de esporos de *Bacillus atrophaeus* ATCC 9372. Os ciclos de re-processamento repetidos consistiram de lavagem com detergente enzimático, seguido de secagem e esterilização com óxido de etileno (mistura 12:88, 600mg/L, 55ºC, 60% UR, 3 h). Contagens microbianas da ordem de 10^3 UFC foram evidentes, mesmo após o décimo re-processamento, além de danos às superfícies dos materiais.

Trabalho desenvolvido por Silva e colaboradores (SILVA *et al.*, 2006), também relacionado à reutilização de materiais, neste caso re-processados no próprio hospital, permitiu confirmar a presença de contaminantes patogênicos em cateteres considerados como preparados para utilização. Além de cargas microbianas de até 10^4 UFC/

unidade, detectou-se a presença de endotoxina bacteriana, além de modificações significativas nos materiais.

Dentre todos os tipos de administração medicamentosa, os de administração parenteral caracterizam-se não apenas por atributos rígidos de qualidade, mas também por serem destinados, no geral, a pacientes sob condições fisiológicas mais delicadas, portadores de patologias mais graves, ou submetidos a procedimentos cirúrgicos. Consideram-se igualmente os correlatos de medicamentos associados à sua administração, próteses constituídas por biomateriais, em que a esterilidade e ausência de endotoxina bacteriana são indispensáveis.

Embora considerando a coexistência de ambos os conceitos, optou-se por tratar distintamente os produtos estéreis obtidos por esterilização terminal e os produtos estéreis obtidos por processamento asséptico, por vezes traçando considerações mais abrangentes.

Processos de obtenção de produtos estéreis

Diversos aspectos, no âmbito produtivo ou analítico, levam o controle dos produtos estéreis a ter início com a avaliação das matérias-primas, estendendo-se às etapas do processo e condições ambientais, de forma a permitir que se assegurem condições de reduzido potencial de falha que, se existente será detectado num sistema analítico bem executado. Neste momento, devem ser considerados os possíveis caminhos que conduzem a produtos estéreis. Estes são definidos em função de característica de resistência térmica dos fármacos, excipientes, ou mesmo da embalagem primária, da estabilidade química, custos e da disponibilidade de sistemas pré-existentes na planta industrial, entre outros fatores.

Pode-se subdividir a produção dos estéreis em dois grandes grupos: de manipulação asséptica e aqueles submetidos a esterilização após envase ou terminal (térmica, química ou irradiação). No primeiro caso, é sempre lembrado o processo de filtração, com suas peculiaridades, embora na abrangência de itens estéreis haja outras possibilidades a considerar.

Processo de esterilização terminal

Para tratar desta matéria, é interessante definir o conceito de morte, associado aos microrganismos. Um microrganismo é definido como morto quando não mais prolifera em meios de cultura onde usualmente tal ocorria; considera-se como forma de constatação de crescimento microbiano a turbidez de meios líquidos ou o surgimento de colônias em meios sólidos. Um organismo único deve ser capaz de proliferar através de muitas gerações para ser detectado, portanto um microrganismo que não possa se

reproduzir, ou possa fazê-lo apenas durante poucas gerações, pode por este critério ser considerado morto. Na prática, não se dispõe de meio de cultura que seja ideal ao desenvolvimento de qualquer cepa microbiana. Ademais, organismos que sobreviveram a um potencial processo letal apresentam requisitos metabólicos específicos, podendo não ser recuperados em meios de cultura usuais. Como consequência direta de tais fatos é que a expressão "livre de formas demonstráveis de vida" tem sido empregada como sinônimo de "estéril".

Outra consideração a ser feita é que organismos expostos a agentes letais não morrem todos simultaneamente. O seu número decresce exponencialmente com o tempo de exposição; portanto, a ausência de todos os organismos viáveis irá ocorrer num tempo infinito de exposição ao agente. Esterilidade é, pois, um estado absoluto e que não pode ser garantido. Ainda que cuidadoso *design* do processo esterilizante seja desenvolvido, apenas aumenta a probabilidade de sucesso no sentido da esterilidade.

A norma internacional ISO 14937 – *Sterilization of health care products – General requirements for characterization of a sterilizing agent and the development, validation and routine control of a sterilization process for medical devices* (ISO, 2009) descreve requisitos que possibilitam a fabricantes de equipamentos, fabricantes de medicamentos e de correlatos, assim como instituições de saúde demonstrar que um processo de esterilização tem atividade microbicida, e que esta atividade é confiável e reprodutível, de tal forma que a inativação de microrganismos pode ser extrapolada com confiança razoável de que haja baixos níveis de microrganismos presentes num produto, após o processo de esterilização. Esta norma não especifica o valor máximo de probabilidade, considera que a especificação desta probabilidade seja questão regulatória e que possa variar conforme o país. Deve ser lembrada a definição dada na própria norma para "*health care product: medical device, medicinal products (pharmaceutical and biologics) or in vitro diagnostic medical devices*", portanto da maior abrangência possível.

Requisitos gerais do sistema de qualidade para o *design*/desenvolvimento, produção, instalação e serviços são apresentados na série ISO 9000 e requisitos particulares de sistema de qualidade na produção de correlatos na ISO 13485 (ISO, 2003). Os padrões para sistema de qualidade reconhecem que, para certos processos usados na fabricação ou re-processamento, a efetividade não pode ser completamente verificada por inspeção e teste dos produtos. Esterilização é um exemplo, devendo os processos de esterilização ser validados previamente, e o desempenho destes processos rotineiramente monitorados, assim como a manutenção do equipamento.

A exposição a processo de esterilização adequadamente validado e processo controlado não são os únicos fatores associados à garantia de que o produto seja estéril, portanto adequado ao uso nesta questão. Atenção a outros fatores é fundamental: a) para um processo de fabricação, a condição microbiológica de matérias-primas e componentes; b) a validação e controle de rotina de procedimentos de limpeza e desinfecção usados durante re-processamentos; c) o controle do ambiente onde o produto é fabricado, montado e embalado, juntamente com o controle do pessoal e sua higiene; d) a maneira como os itens são embalados e as condições sob as quais os itens esterilizados são estocados. O tipo de contaminação de um produto a ser esterilizado varia, o que afeta a efetividade do processo. Produtos que tenham sido usados em unidade de saúde devem ser considerados um caso especial, exigindo maior atenção do processo de limpeza e desinfecção devido à larga faixa de microrganismos contaminantes e resíduos de contaminação orgânica e/ou inorgânica.

O problema associado à estrita definição de esterilidade tem conduzido ao desenvolvimento de conceitos e definições que expressem o nível de eficácia obtido com um determinado processo esterilizante. Para produtos farmacêuticos e correlatos, a denominação estéril é geralmente atribuída aos produtos nos quais, após finalização do processo esterilizante, itens individuais apresentem a probabilidade de serem não estéreis, ou um nível de garantia de esterilidade, ou *Sterility Assurance Level* (SAL), igual ou superior a 10^{-6}. Esta definição de esterilidade, como uma função probabilística, não significa, porém, inferir que se admita a não esterilidade em um de cada milhão de unidades, e sim agregar cuidados adicionais que, efetivamente, permitam o emprego seguro do produto.

Indicadores biológicos são tipicamente impregnados com microrganismos formadores de esporos (dos gêneros Geobacilli, Bacilli ou Clostridia), apresentando substancialmente maior resistência ao tratamento de esterilização quando na forma esporulada. A inclinação da curva de morte microbiana é uma propriedade inerente do microrganismo sujeito à esterilização e às condições do próprio tratamento de esterilização. A inclinação da curva conduz ao tempo necessário, em minutos, para que a população microbiana seja reduzida em 90% (ou um ciclo logarítmico), comumente denominado valor D.

Utiliza-se de vários meios para avaliar ou estimar o efeito do processo nos microrganismos presentes durante processos rotineiros. Dependendo do método de esterilização, da abordagem da validação e dos materiais a serem processados, os detalhes variam levemente. A maioria dos métodos explora a diferença entre a resistência dos indicadores biológicos, comparativamente à da biocarga natural, para dar suporte à eficácia do processo de esterilização.

Diferentes terminologias são usadas para definir a extensão do tratamento esterilizante ao qual os microrganismos são expostos. O SAL é uma estimativa de efetividade de um processo esterilizante. É geralmente expresso como uma probabilidade na forma de 1×10^{-n}, tipicamente usado com um exponencial negativo. Infelizmente, este conceito não é intuitivo, sendo inclusivamente difícil de interpretar, salvo se com esclarecimentos adicionais. Muitos preferem a expressão relacionada, de entendimento mais fácil, probabilidade de uma unidade não estéril (PNSU). Esta é definida como um número que expressa a probabilidade de encontrar uma unidade não estéril em um número conhecido de unidades esterilizadas, ou a probabilidade de que uma única unidade tenha um microrganismo sobrevivente. Para processos esterilizantes na indústria da área da saúde, uma probabilidade mínima de uma unidade não estéril em um milhão de unidade (1×10^{-6}) é uma expectativa usual. Não há base científica para este valor, sua origem advém da indústria de alimentos enlatados, no final do século 19 e início do século 20, e representa um nível aceitável de risco ao consumidor, tendo por base dados epidemiológicos.

Embora aparentemente o objetivo de um valor mínimo PNSU possa se apresentar lógico em todas as instâncias, poderá haver circunstâncias em que tal não seja desejável. Além disso, o impacto de condições de esterilização muito agressivas e por períodos muito longos deve também ser considerado. Processos esterilizantes são frequentemente um compromisso entre condições que irão destruir microrganismos e aquelas que poderão danificar os materiais processados. Condições de processamento agressivo, em que importantes aspectos terapêuticos ou funcionais do material esterilizado são reduzidos ou danificados, comprometendo a qualidade do produto, podem ser considerados como causa de detrimento do uso final dos materiais, assim como seria a falha de esterilidade. Um processo de esterilização que influencia adversamente a estabilidade ou segurança não é benéfico ao usuário final. Seu objetivo é eliminar microrganismos sem afetar negativamente as propriedades do material.

Cinética de inativação microbiana

O planejamento de um processo esterilizante com uma probabilidade definida de ocorrência de sobreviventes depende do conhecimento da população inicial de microrganismos no produto (*bioburden* ou biocarga) e da cinética de inativação desta população, quando exposta ao efeito letal. Alguns termos matemáticos têm sido desenvolvidos para descrever a inativação microbiana e para auxiliar no cálculo do SAL:

■ Constante de velocidade de inativação microbiana – Quando uma população homogênea de organismos é exposta a um processo letal, a perda de viabilidade ocorre de maneira regular, sendo a velocidade de inativação diretamente proporcional ao seu número, em cada tempo determinado. Uma proporção constante da população sobrevivente é inativada a cada incremento de exposição ao agente letal. Matematicamente, o processo de inativação pode ser representado por uma equação de primeira ordem:

$$N_t = N_o e^{-kt}$$

Em que: Nt é o número de sobreviventes após o tempo t; No é o número de organismos no tempo zero, ou seja, a biocarga; t é o tempo de exposição; k é a constante de velocidade de inativação microbiana.

Apresentando em um gráfico a fração de sobreviventes (N_t/N_o), irá resultar uma reta com inclinação negativa. A inclinação da curva $N_t = N_o e^{-kt}$ permite o cálculo da velocidade de inativação microbiana.

■ Valor D – O valor D é o tempo de exposição necessário para alteração em um fator de 10, ou redução de 90% da população microbiana. Representa também o tempo necessário para reduzir um ciclo logarítmico na curva de sobreviventes. O valor D pode ser estimado graficamente, ou matematicamente, pela equação:

$$D = \frac{t}{\log\left(N_o / N_t\right)}$$

A relação entre os valores D e k para uma resposta exponencial é dada pela equação seguinte, específica para uma cepa microbiana e para um processo particular de inativação.

$$D = \frac{2,303}{k}$$

Assim, para um processo térmico, a temperatura é indicada no símbolo, como, por exemplo, D_{121}, quando se trata de autoclavação a 121°C. Para irradiação, é estabelecido o valor D em função da dose absorvida (kGy) e, na esterilização química, devem ser mencionadas a concentração do agente esterilizante, a temperatura e a umidade relativa adotadas; quanto maior o valor k, ou menor o valor D, mais sensível é o microrganismo ao processo.

Utiliza-se com mais frequência o valor D em relação ao k, conforme a velocidade de morte microbiana.

O planejamento dos protocolos de esterilização expressa a inativação microbiana em termos do valor D.

Determinação experimental do valor D

Uma vez que o valor D é extensivamente empregado nos protocolos de esterilização, é importante verificar os métodos que permitem determiná-lo, sendo mais frequentes o de enumeração direta e o método quantal.

■ Enumeração direta ou curva de sobreviventes: Neste método, uma população conhecida de microrganismos é exposta ao agente letal em questão, sendo as amostras retiradas após diferentes tempos de exposição ao processo. O número de sobreviventes é estimado por método de contagem validado (plaqueamento) em um meio de recuperação adequado.

■ Os dados de unidades formadoras de colônias (UFC) em função do tempo são usados para gerar uma curva de sobreviventes. Submetidos à análise de regressão linear dos quadrados mínimos, permitem a determinação do valor da inclinação e seus limites de confiança, conduzindo à obtenção do valor D (recíproca do coeficiente angular da equação da reta obtida).

■ Método quantal ou da fração negativa: neste método, réplicas contendo população conhecida de microrganismos são expostas a diferentes níveis de inativação. O conteúdo de cada unidade é a seguir incubado sob condições adequadas e cada unidade qualitativamente avaliada quanto a crescimento, ou não. Tempos de exposição ou doses absorvidas são inicialmente classificados como apresentando crescimento em todas as réplicas, ou evidenciando ausência de crescimento em todas as réplicas. Nos níveis intermediários, serão obtidas informações dos dados quantais, ou das frações negativas, estatisticamente analisadas pelos métodos Stumbo-Murphy-Cochran e Spearman-Karber.

É importante prover condições de consistência ciclo a ciclo durante os estudos do valor D. O equipamento *Biological Indicator Evaluator Resistometer* (BIER) constitui-se em mecanismo ideal para esta consistência, pois proporciona um formato quase retangular, com tempos mínimos para elevação e redução de temperaturas (Figura 2).

Estudos de valor D são usualmente necessários, sob determinadas circunstâncias:

■ Para caracterizar resistência ao calor de microrganismos isolados do produto, durante desenvolvimento do ciclo de esterilização, quando empregadas abordagens da biocarga ou do bioindicador biológico.

■ Para caracterizar microrganismos resistentes ao calor, isolados do ambiente de fabricação durante monitoramento de rotina.

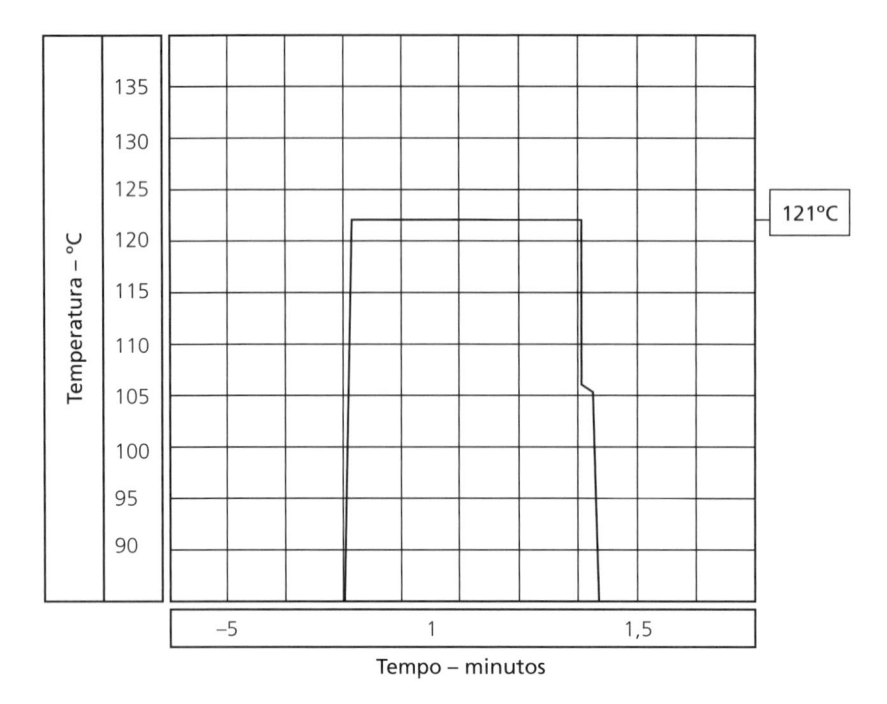

Figura 2 Típica curva tempo-temperatura para um equipamento BIER (PDA, 2002).

■ Para confirmar os valores D da rotulagem de indicadores biológicos comercialmente obtidos, a serem utilizados durante estudos de validação.

■ Para estabelecer valores D para indicadores biológicos que são preparados por inoculação direta nos materiais ou formulações de produtos com esporos resistentes ao calor.

A determinação de valores D para indicadores biológicos comercialmente preparados, utilizados conforme instruções do fabricante, é recomendada, mas não exigida. O usuário deve certificar-se da identidade e enumeração do microrganismo-sensor do indicador. Deve ser dada a confirmação dos tempos de sobrevivência. O fabricante do bioindicador deve certificar o valor D e população por unidade a cada lote, além de fornecer informação quanto a condições de estocagem e data de expiração.

A seguinte equação facilita o entendimento dos cálculos do valor D:

$$N_U = 2,303 \log\left(\frac{n}{r}\right)$$

Em que: N_U é o número de organismos viáveis por unidade de réplica, após tempo de exposição ou absorção U; n é o número de réplicas tratadas e r é o número de réplicas que não apresentam crescimento. O valor de D é estimado por meio da equação:

$$D = \frac{t}{\log\left(N_o / N_U\right)}$$

Em que: N_o é o número inicial de microrganismos viáveis por réplica e t é o tempo de exposição.

Um segundo método calcula o tempo ou dose média de exposições até esterilidade, μ, aplicando-se a equação:

$$\mu = \sum_{t=1}^{k-1}\left(\frac{U_{i+1}+U_i}{2}\right)\left(\frac{r_{i+1}}{n_{i+1}}-\frac{r_i}{n_i}\right)$$

Em que: U_i representa tempo de exposição ou dose absorvida; ri é o número de réplicas sem crescimento, dentre todas as réplicas, ni após tempo de exposição ou dose absorvida U, e k é o primeiro tempo de exposição ou dose absorvida, que resulta em nenhuma das réplicas com crescimento. Se o número inicial de organismos viáveis por réplica for N_o, o valor de D pode ser calculado através da equação:

$$D = \frac{\mu}{0,2507 + \log(N_o)}$$

Existe diferença considerável nos valores D obtidos pelos diferentes métodos, mesmo porque aqueles calculados por enumeração direta estendem-se por vários ciclos logarítmicos, e quando a partir do valor quantal, o valor de N_o é um ponto na região quantal. Por este motivo, não se devem mesclar valores D obtidos por diferentes metodologias.

É fundamental ter-se conhecimento de que, para efeito de cálculo, empregam-se as etapas e opções de fórmulas de cálculo a seguir expressas.

Método da curva de sobrevivência

A morte microbiana, conforme se sabe, segue cinética de primeira ordem. Isto significa que a mesma fração de esporos é morta a cada unidade de tempo. Isto resulta numa linha reta quando o logaritmo do número de organismos sobreviventes é colocado em gráfico contra o tempo. Durante o teste da curva de sobreviventes, o número de microrganismos viáveis é reduzido de uma população inicial (por exemplo, 10^6) a uma menor (por exemplo, 10^3), conforme determinado por contagem em placas. O valor D é a recíproca negativa da inclinação (Figura 3).

Para maior confiança estatística dos resultados, os estudos podem ser repetidos várias vezes, e a seguir aplicada a regressão linear, para determinar a inclinação.

$$k = \frac{\sum U_i \log(N_i) \dfrac{\left(\sum U_i\right)\left(\sum \log(N_i)\right)}{n}}{\sum U_i^2 - \dfrac{\left(\sum U_i\right)^2}{n}}$$

Em que:
k = declive da curva de sobrevivência.

U_i = tempo de aquecimento equivalente à temperatura de aquecimento médio.
N_i = número de sobreviventes.
n = número de valores de $(U, \log N)$.

Método de fração negativa

Para determinações do valor D por fração negativa, uma série ordenada de tempos é criada, usando grupos separados de unidades-desafio sujeitos ao mesmo estresse, exceto pelo tempo de exposição de cada grupo (por exemplo, 2, 4, 6, 8, etc., minutos). Pode ser aplicado conforme o método Spearman-Kaber, ou o método Stumbo, Murphy e Cochran.

Método Spearman-Karber

O método Spearman-Karber permite uma estimativa média do tempo até esterilidade, ou a expectativa de tempo até que uma amostra contendo microrganismos torne-se estéril (HOLOCOMB, 1979). Este método também proporciona uma estimativa da variância do tempo e a determinação do intervalo de confiança do mesmo. O método Spearman-Karber permite o uso de intervalos de tempo variados, porém é mais comum usar um intervalo de tempo constante (PFLUG, 1980).

Ao se empregar a equação a seguir apresentada, são necessários:

■ Ao menos um conjunto de unidades expostas ao desafio com todos os resultados positivos, ao menos um

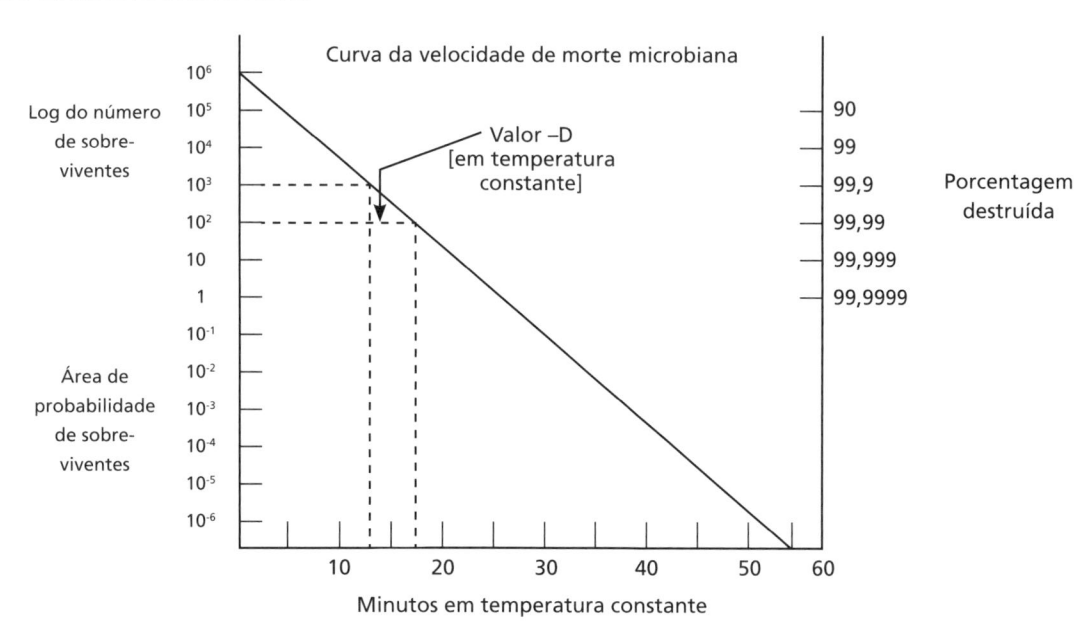

Figura 3 Curva hipotética de sobreviventes sob temperatura constante (PDA, 2002).

com todos os resultados negativos, assim como alguns conjuntos com resultados na faixa quantal (alguns positivos, alguns negativos).

▪ Os tempos de aquecimento e número de réplicas de cada tempo de aquecimento devem ser constantes.

▪ A equação geral para estimar o valor D pelo método Spearman-Kaber é:

$$D = \frac{U_k - \left(\dfrac{d}{2}\right) - \left(\dfrac{d}{n}\right) \displaystyle\sum_{i=1}^{k=1} r_i}{\log(N_o) + 0,2507}$$

Em que:

D = valor D.

U_l = tempo de aquecimento mais longo, quando nenhuma das unidades é negativa.

U_k = primeiro tempo de aquecimento quando todas as unidades são negativas, e não positivas, ao longo do tempo de aquecimento.

U_{k-l} = tempo de aquecimento antes de U_k.

d = intervalo de tempo entre os aquecimentos.

n = número de réplicas no tempo U_i.

r_i = número de réplicas em cada tempo de aquecimento.

$$\sum_{i=1}^{k} r_i = \text{Somas das réplicas negativas do } U_i \text{ ao } U_{k-1}$$

$\log(N_o)$ = valor do log da concentração inicial do microrganismo desafiado.

Método Stumbo, Murphy e Cochran

O método Stumbo, Murphy e Cochran, considerado um método de análise estatística de número mais provável (NMP) (PFLUG, 1980), requer um ou mais dados na fase quantal, usando modelo semilogarítmico:

$$D = \frac{U}{\log\left(\dfrac{N_o}{2,303 \log\left(\dfrac{n}{q}\right)}\right)}$$

Em que:

D = valor D.

U = tempo de aquecimento a uma temperatura específica.

N_o = número inicial de microrganismos em cada réplica.

n = número total de réplicas.

q = número negativo de réplicas.

O número de microrganismos sobreviventes a cada tempo de aquecimento é a determinação dos dados quantais, usando um método em que o número mais provável de microrganismos sobreviventes é calculado da porcentagem de réplicas negativas de unidades. Quando o mínimo de réplicas negativas de unidades é pequeno, os números relativos de sobreviventes por unidade positiva são comparativamente grandes.

O método Stumbo, Murphy e Cochran pode ser usado com dados limitados, mas a precisão de estimativa é aumentada pelo uso de tempos adicionais de aquecimento, que também apresentem resultados quantais. Cada determinação incremental do valor D constitui uma única observação de um conjunto de réplicas, mas as observações individuais têm variabilidade significativa. Assim, a melhor determinação do valor D usando o método Stumbo, Murphy e Cochran deve incluir observações de vários incrementos de tempo, para minimizar o impacto de variabilidade de cada ciclo.

Efeito da temperatura na resistência microbiana: valor *Z*

As medidas de resistência microbiana e as determinações de valor D são efetuadas sob condições isotérmicas (Figuras 4 e 5). A alteração na velocidade de inativação com alteração na temperatura é evidenciada ao se calcularem os valores *D* para temperaturas distintas. Estes valores, quando relacionados graficamente em função da temperatura, conduzem à curva de resistência térmica. A recíproca negativa da inclinação é o valor *Z* e representa a elevação na temperatura para reduzir o valor *D* em 90%, ou produzir a redução de um ciclo logarítmico na curva de resistência térmica (PDA, 1978; SILVERMAN, 1968). O valor *Z* é expresso em graus de temperatura. Pode ser determinado por diversos métodos, mas o que aparenta ser mais universalmente aceito envolve a comparação de determinações de resistência térmica a diferentes temperaturas, em escala semilogarítmica. Valores D para desafios de microrganismos são determinados sob diferentes (no mínimo duas) temperaturas. Uma linha reta é desenhada pelos pontos. Assim, a determinação pode ser gráfica ou matemática, conforme a equação:

$$Z = \frac{T_2 - T_1}{\log(D_1) - \log(D_2)}$$

Onde: D_1 e D_2 são os valores D a temperaturas T_1 e T_2, respectivamente.

A precisão com que os valores Z são estimados depende da precisão com que os valores D são experimentalmente determinados.

A determinação experimental do valor Z aplica-se às curvas de tempo de destruição térmica (TDT), as quais

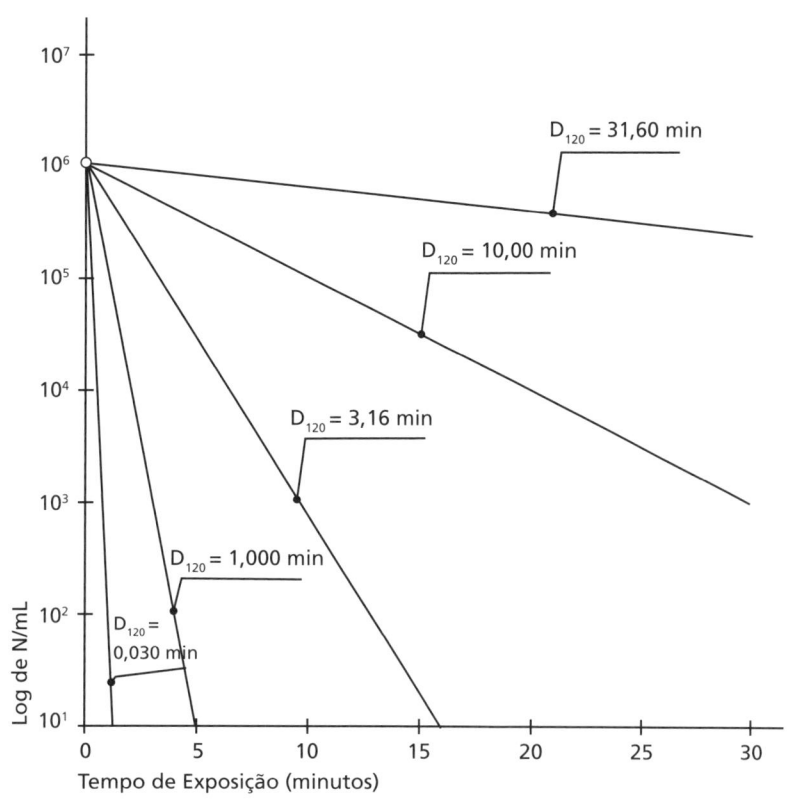

Figura 4 Resultados (valores D) de testes de destruição térmica de inóculo de esporos (única cepa) a cinco temperaturas.

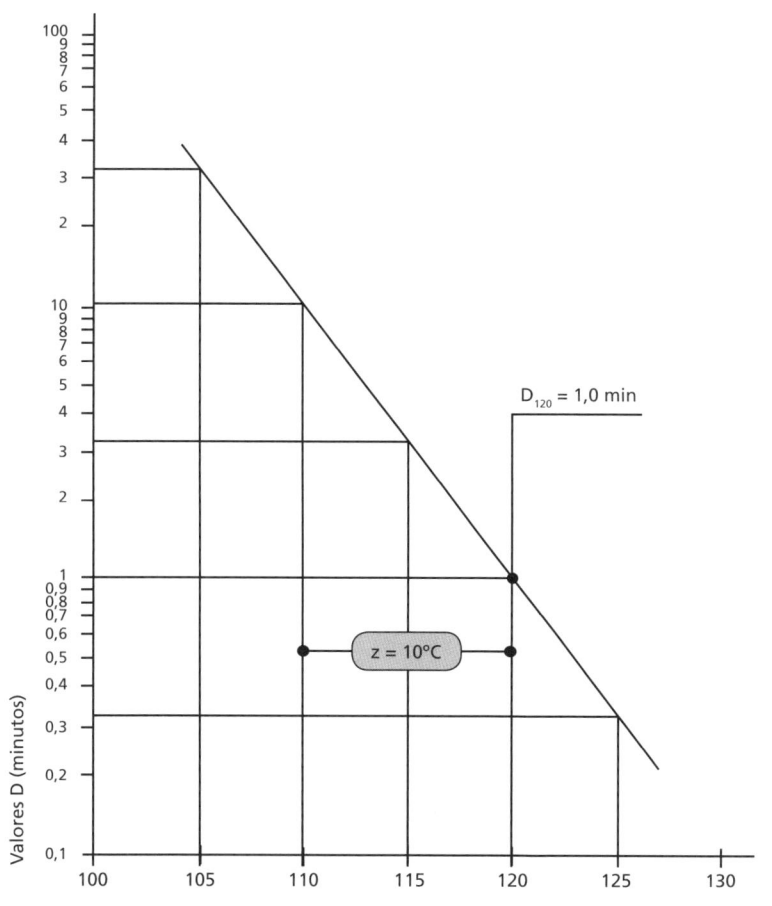

Figura 5 Curva de resistência térmica proveniente dos valores D de cinco curvas de microrganismos sobreviventes.

refletem a resistência relativa dos microrganismos a diferentes temperaturas consideradas letais. As curvas de TDT representam o logaritmo do tempo de redução decimal (*D*), ou de seus múltiplos, em função da temperatura. A faixa de temperatura necessária para que a curva de TDT atravesse um ciclo logarítmico é representada pelo valor *Z*.

Considerando esta parte da curva de TDT, a inclinação pode ser expressa por:

$$\frac{\log(D_2) - \log(D_1)}{T_2 - T_1} = \frac{-1}{Z}$$

Em que: *D1* = valor *D* a T_1; *D2* = valor *D* a T_2.

Empregando a equação adotada para cálculo do valor *Z* no método dos Quadrados Mínimos:

$$\log(D_2) - \log(D_1) = \frac{-1(T_2 - T_1)}{Z}$$

ou:

$$\log\left(D_2 / D_1\right) = \frac{(T_2 - T_1)}{Z}$$

ou:

$$D_2 = D_1 10^{\left(\frac{T_1 - T_2}{Z}\right)}$$

Conhecendo-se o valor *Z*, pares de tempo-temperatura podem ser calculados a partir da equação acima, prevendo o mesmo nível de destruição térmica. Admite-se o valor *Z* genérico de 10°C (50°F) para o calor úmido, e de 20°C (68°F), para o calor seco. O valor Z é o número de graus de temperatura para alterar o valor D num fator de dez, por exemplo, de 2,0 para 0,2.

Embora o valor *Z* seja uma característica fundamental do microrganismo, não é independente da temperatura, e é constante apenas para pequenas diferenças de temperatura da ordem de 20-25°C. Processos de esterilização térmica são, porém, usualmente desenvolvidos numa pequena faixa de temperatura, por exemplo, 110-135°C. Portanto, o valor Z é usualmente considerado constante para propósitos práticos (SILVERMAN, 1968).

Permite ainda a integração dos efeitos letais do calor, quando a temperatura varia durante as fases de aquecimento e resfriamento do ciclo de esterilização. O valor Z é também um componente necessário nos cálculos que permitem comparação da letalidade dos esporos a diferentes temperaturas.

Energia de ativação (*E*a)

É do conhecimento geral que a velocidade das reações químicas cresce com o aumento da temperatura. Este aumento repercute em uma elevação na constante de reação. O mesmo princípio se aplica à inativação microbiana, quando um aumento na temperatura resulta em um aumento na constante de velocidade de inativação microbiana. A teoria de Arrhenius usada na cinética de reação química, também pode ser utilizada para estimar a energia para a inativação microbiana.

A relação entre a constante de velocidade de inativação (*k*) e temperatura absoluta é definida como:

$$\frac{d\ln(k)}{dt} = \frac{E_a}{RT^2}$$

Em que: *T* é a temperatura absoluta (graus Kelvin); *R* é a constante dos gases (1,987 cal/Kmol); E_a é a energia de ativação (cal/mol).

Integrando-se a equação e convertendo-se o logaritmo neperiano em logaritmo decimal, obtém-se:

$$\log\left(k / s\right) = \frac{E_a}{2,303RT}$$

Em que: *S* é uma constante ou fator de frequência (1/*t*).

A representação gráfica dessa equação mostra a variação do logaritmo da constante de velocidade de destruição térmica do microrganismo em função do inverso da temperatura absoluta.

$$\log\left(kT_1 / kT_2\right) = \frac{E_a}{2,303RT}\left(\frac{1}{T_1} - \frac{1}{T_2}\right)$$

ou ainda:

$$K = T^{-E_a / RT}$$

Na prática, a obediência à lei acima apenas ocorre em faixas estreitas de temperatura; na microbiologia de esterilização o fato é da maior importância, pois dados obtidos a baixa temperatura não podem ser usados para predizer inativação microbiana em processos a temperaturas elevadas. Na faixa de 110 a 135°C, empregada em calor úmido, ela é válida, sendo simultaneamente válida a utilização do valor Z nesta faixa (energia de ativação de 270 a 300 kJ por esporo bacteriano).

Velocidade de morte (*lethal rate*)

Para entender o desenvolvimento do cálculo de F_o, é necessário antes entender a velocidade de morte, que é o tempo equivalente de uma dada (qualquer) temperatura específica, relativa a outra temperatura. Por exemplo, a velocidade de morte para 118,0°C relativa a 121°C (assumindo $Z = 10$) é 0,49. Isto significa que a cada minuto completo do tempo do processo a 118°C, o processo é "creditado" com o equivalente efeito esterilizante de aproximadamente meio minuto a 121°C. A velocidade letal pode ser facilmente calculada (PDA, 1978; PFLUG, 1973, 1980):

$$L = \log\left(\frac{T_o - T_b}{Z}\right) = 10^{\left(\frac{T_o - T_b}{Z}\right)}$$

Em que:
T_o = temperatura dentro do item a ser aquecido.
T_b = temperatura referência.
Z = valor-z do organismo desafiado.

Por exemplo, a velocidade letal para um processo mostrando temperatura consistente a 120°C conduz a:

$$L = 10^{\left(\frac{T_o - T_b}{Z}\right)} = 10^{\left(\frac{120 - 121,1}{10}\right)} = 0,78$$

Determinação integrada de letalidade: valor F_o

O valor F_o é uma medida da efetividade esterilizante. $F_{(T,Z)}$ é definido como o tempo equivalente à temperatura T, fornecida a um recipiente ou unidade de produto para o propósito de esterilização, calculado usando um valor de Z específico. O termo F_o é definido como o número de minutos de esterilização térmica por vapor de água a temperatura de 121°C fornecida ao recipiente ou unidade de produto, calculada usando um valor Z de 10°C (PFLUG, 1980). F_o consiste em um caso particular de F (sob temperatura referência de 121°C e Z de 10°C). Portanto, quando um valor é estabelecido em termos de F_o, está se referindo ao tempo equivalente a precisamente 121°C. Se, por exemplo, um ciclo tem um valor F_o estabelecido de 8, a efetividade de esterilização daquele ciclo é equivalente a exatamente 8 minutos, a precisamente 121°C, independentemente de qual temperatura e tempo tenham sido empregados no ciclo. De forma semelhante, por exemplo, se o ciclo foi estabelecido $F_{118,0}$ – valor de 8, significa que o processo é equivalente a 8 minutos, precisamente a 118°C, independentemente da temperatura e tempo usados no ciclo.

Um erro comum na esterilização é considerar essencial a temperatura de 121°C. A temperatura de 250°F foi escolhida arbitrariamente no início do século 20 por cientistas da área de alimentos, e corresponde a uma conversão exata de 121.111...°C. Porém, não agrega valor manter tal nível de precisão no cálculo de letalidade quando se assume a morte microbiana estimada por cálculos matemáticos.

A morte microbiana ocorre acima e abaixo desta temperatura, e os cálculos de letalidade irão corrigir qualquer desvio na temperatura.

A equação F_o é usada na esterilização terminal de líquidos, começando a 100°C no aquecimento e terminando a 100°C no resfriamento, porque condições de saturação estão presentes na fase líquida durante este processo. Para esterilização de componentes, é usual iniciar o cálculo a 100°C, durante o aquecimento, e finalizar o acúmulo no final do período de exposição, depois do qual a saturação não mais pode ser considerada assegurada.

As condições usualmente especificadas nos protocolos de esterilização térmica são de 121°C por 15 minutos. A medida do tempo inicia-se quando a temperatura atinge o valor definido. São ignorados os tempos em que ocorre aquecimento, assim como resfriamento, os quais dependem do tamanho dos recipientes, viscosidade do líquido e tamanho da carga.

Integração das velocidades de morte

É usualmente aceito que temperaturas da ordem de 90°C, ou mesmo menores, exercem pequeno efeito sobre esporos microbianos. Entretanto, a manutenção nesta condição, tanto durante aquecimento quanto resfriamento, constitui-se em considerável contribuição para o processo. As vantagens obtidas com sua consideração abrangem redução no consumo de energia, tempo de processamento e degradação do produto. Os conceitos de F_o e de velocidade de letalidade facilitam a integração da letalidade do processo total, devendo haver cuidado não apenas com medidas precisas, mas igualmente na obtenção de temperaturas que efetivamente representem aquelas no interior do produto. Com estes dados registrados durante todo o ciclo, pode-se garantir que o F_o pré-determinado para o processo seja obtido. Dois métodos são comumente empregados para a análise dos dados.

- ■ *Método gráfico* – o gráfico é construído com dados de tempo e temperatura em referência com velocidade letal ou valor F_1, onde a temperatura (eixo do y) é registrada em escala logarítmica e o tempo (eixo do x) em escala aritmética. A área sob a curva é a medida do valor F.
- ■ *Método somatório* – a velocidade de morte pode ser usada para determinar a letalidade fornecida no pro-

cesso (baseando-se na premissa de que o efeito letal obtido sob diferentes temperaturas é aditivo):

$$F_o = \sum_{t=1}^{x} L\Delta t$$

A integração das velocidades letais pode ser calculada usando-se a Regra Trapezoidal, que mede a área sob a curva, dividindo-a em espaços igualmente separados por cordas paralelas, eliminando a necessidade de gráfico. Os comprimentos das cordas (y_1, y_2, ..., y_{n-1}, y_n) e a distância entre as mesmas, d, é o tempo entre medidas sucessivas de temperatura (PATASHNIK, 1953).

$$\text{Área} = d\left(\tfrac{1}{2}y_1 + y_2 + ... + y_{n-1} + \tfrac{1}{2}y_n\right)$$

Programas podem ser elaborados para fazer automaticamente este cálculo.

Os dados de temperatura coletados durante estudos de penetração de calor são convertidos em velocidade de morte, empregando a seguinte fórmula:

$$f = \int 10^{\left(\frac{T-121}{10}\right)} dt$$

Há vários métodos pelos quais velocidades de morte podem ser integradas (SILVERMAN, 1968; PDA, 1978), porém o *Trapezoidal Rule Computer Program*, descrito por Pflug (PDA, 1978), e o *Patashnik Method*, são os menos difíceis e fornecem estimativa confiável dos valores *F*. Muitos medidores de temperatura (*data loggers*) integram automaticamente, e de forma confiável, os valores de *F*.

Tempo e temperatura

O tempo em que o ponto mais frio da configuração da carga se mantém na temperatura do processo pode ser usado para expressar letalidade (*F* = tempo na temperatura do processo). Esta abordagem é a tradicional, pois não considera a letalidade durante fases de aquecimento e resfriamento do ciclo, importantes, por exemplo, ao se considerarem parenterais de grande volume, ou líquidos viscosos.

Esterilização a temperaturas distintas de 121°C (250°F)

Quando as temperaturas do processo são distintas de 121°C, pode ser calculado o tempo necessário para letalidade equivalente. Podem ser empregadas tabelas de velocidade de letalidade (Tabela 1), com valores Z.

Tabela 1 Velocidade de Letalidade – escala Celsius (PDA, 2002)

°C	Valor-z 8	9	10	11	12
100	0,002	0,005	0,008	0,012	0,018
101	0,003	0,006	0,010	0,015	0,022
102	0,004	0,008	0,013	0,019	0,026
103	0,006	0,010	0,016	0,023	0,032
104	0,007	0,013	0,020	0,028	0,038
105	0,010	0,017	0,025	0,035	0,046
106	0,013	0,022	0,032	0,043	0,056
107	0,018	0,028	0,040	0,053	0,068
108	0,024	0,036	0,050	0,066	0,083
109	0,032	0,046	0,063	0,081	0,100
110	0,042	0,060	0,079	0,100	0,121
111	0,056	0,077	0,100	0,123	0,147
112	0,075	0,100	0,126	0,152	0,178
113	0,100	0,129	0,158	0,187	0,215
114	0,133	0,167	0,200	0,231	0,261
115	0,178	0,215	0,251	0,285	0,316
116	0,237	0,278	0,316	0,351	0,383
117	0,316	0,359	0,398	0,433	0,464
118	0,422	0,464	0,501	0,534	0,562
119	0,562	0,599	0,631	0,658	0,681
120	0,750	0,774	0,794	0,811	0,825
121	1,000	1,000	1,000	1,000	1,000
122	1,334	1,292	1,259	1,233	1,212
123	1,778	1,668	1,585	1,520	1,468
124	2,371	2,154	1,995	1,874	1,778
125	3,162	2,783	2,512	2,310	2,154
126	4,217	3,594	3,162	2,848	2,610
127	5,623	4,642	3,981	3,511	3,162
128	7,499	5,995	5,012	4,329	3,831
129	10,000	7,743	6,310	5,337	4,642
130	13,335	10,000	7,743	6,579	5,623
131	17,783	12,915	10,000	8,111	6,813
132	23,714	16,681	12,589	10,000	8,254
133	31,623	21,544	15,849	12,328	10,000

(continua)

Tabela 1   Velocidade de letalidade – escala Celsius (PDA, 2002) — (*continuação*)

°C	Valor-z				
	8	9	10	11	12
134	42,170	27,826	19,953	15,199	12,115
135	56,234	35,938	24,119	18,738	14,678
136	74,989	46,416	31,623	23,101	17,783
137	100,000	59,948	37,811	28,480	21,544
138	133,352	77,426	50,119	35,112	26,102
139	177,828	100,000	63,096	43,288	31,623
140	237,137	129,155	79,433	53,367	38,312

Resistência de microrganismos à inativação

Nos processos esterilizantes industriais, os agentes usados para a inativação de microrganismos são temperatura elevada, radiação ionizante e gases tóxicos. Embora haja considerável variação na resistência dos microrganismos à inativação, há no geral obediência a certa ordem nos níveis de resistência (HOXEY; NICOLETTE; DAVIES, 2007).

Endosporos bacterianos são, no geral, considerados a forma de maior resistência, embora haja variações entre eles. Há evidências de que alguns vírus são mais resistentes que esporos bacterianos, o que pode representar problema no desenvolvimento de ciclos esterilizantes. Entretanto, a maioria dos vírus apresenta resistência semelhante às bactérias na forma vegetativa, assim como formas vegetativas de bolores e leveduras. Os esporos de fungos são geralmente mais sensíveis à inativação que os esporos bacterianos, porém aqueles sexuados (ascosporos) têm resistência intermediária entre forma vegetativa e esporulada de bactérias. Também alguns vírus, como os poliovírus e os da hepatite B, mostram maior resistência à inativação (HOXEY; NICOLETTE; DAVIES, 2007).

Sabe-se também da extrema resistência dos "Prions", agregados protêicos que não contêm RNA (ácido ribonucleico) ou DNA (ácido desoxirribonucleico), ligados a doenças transmissíveis. São seis os "Prions" conhecidos, dos quais três são causadores de doenças crônicas, geralmente fatais, do sistema nervoso nos seres humanos: doenças do Kuru, Gerstman-Straussler e Creutzfeldt-Jacob, cuja transmissão já ocorreu através de instrumentos de neurocirurgia, hormônios de crescimento derivados da pituitária e transplantes da córnea. A extrema resistência desta forma de vida constitui-se, entretanto, em exceção, e não deve ser referencial para processos esterilizantes.

A resistência dos microrganismos à inativação por um agente em particular é diferentemente afetada por influências ambientais, residuais de matéria orgânica, e também condições observadas durante a formação e crescimento do organismo, assim como durante a sua esporulação, temperatura e demais situações, além da composição do meio de cultura. Estas influências tornam-se mais evidentes quando cepas resistentes isoladas a partir da biocarga são cultivadas em laboratório, sofrendo invariavelmente queda em sua resistência (HOXEY; NICOLETTE; DAVIES, 2007).

Por este motivo, é usual que se desenvolvam protocolos empregando cepas referência bem definidas, quando possível na forma esporulada, e que sejam mantidas e empregadas sob condições padronizadas. Influências ambientais incluem pH, força iônica, conteúdo em lipídios, proteínas e carboidratos, além da presença de íons. Conteúdo em água e atmosfera gasosa podem ser importantes, por exemplo, na inativação por calor seco e irradiação. Nas formas de dosagem farmacêutica, os componentes podem ter acentuada influência sobre resistência do organismo à inativação, devendo isto ser considerado (HOXEY; NICOLETTE; DAVIES, 2007).

Mecanismos e características da esterilização térmica

O tratamento térmico é a forma mais segura e mais largamente empregada de esterilização. A eficiência com que o calor é capaz de inativar microrganismos depende do grau de aquecimento, do tempo de exposição e da presença de água. O calor compreende uma forma de energia produzida pelo movimento vibratório das moléculas. A ação do calor ocorre devido à indução de eventos químicos letais, mediada pela ação da água e do oxigênio. Na presença de água, menor nível de tempo e temperatura é suficiente para a morte microbiana (HOXEY; NICOLETTE; DAVIES, 2007).

A coagulação proteica também ocorre a temperatura mais baixa e menor tempo, quando na presença de água, concluindo-se que a morte pelo calor úmido resulta da coagulação e desnaturação de enzimas e proteínas essenciais (HOXEY; NICOLETTE; DAVIES, 2007). É indesejável a permanência de bolsões de ar internamente à autoclave, daí decorrendo a importância do teste de Bowie-Dick, que consiste em efetuar ciclo diário com pacote contendo indicador químico sensível à temperatura: a remoção inadequada de ar ocasiona falha na viragem do indicador. Constituem-se em exceção modelos especiais de autoclaves, destinados à esterilização de produtos acondicionados em embalagem plástica, nos quais intencionalmente se incorpora ar para compensar a pressão interna dessas embalagens, e evitar sua expansão e rompimento. No calor seco, a inativação microbiana resulta principalmente de processo oxidativo, o qual requer tempo e temperatura maiores (HOXEY; NICOLETTE; DAVIES, 2007).

A inativação térmica deve provocar danos irreversíveis a funções metabólicas, sendo esperado que se comporte conforme cinética de primeira ordem, resultando em curvas de sobreviventes lineares em função do tempo (logaritmo do número de sobreviventes x tempo de exposição) (HOXEY; NICOLETTE; DAVIES, 2007).

Entretanto, fatores técnicos, como aglomeração dos esporos, ou fase *lag,* podem conduzir a que nos tempos iniciais haja um desvio na curva de sobreviventes, ocorrendo inativação sob tempos maiores. Exemplo oposto é a ocorrência de uma ativação térmica, resultando, nos tempos iniciais, em uma elevação no número de microrganismos, seguindo-se a inativação. Pode ainda haver, no início, uma redução mais rápida, devido a diferenças individuais de resistência (Figura 6). Desvios de linearidade na curva podem ser decorrentes de fatores ambientais durante o aquecimento, particularmente quando em formas farmacêuticas complexas. Estes desvios constituem-se em problema, já que o valor D é usado como medida da resistência microbiana.

Para aplicações farmacêuticas, o organismo empregado como referência para esterilização por calor úmido é o *Geobacillus stearothermophilus ATCC 7953* e, para calor seco, *Bacillus atrophaeus ATCC 9372,* na forma esporulada. Ambas as cepas apresentam comportamento logarítmico regular e reprodutível, e maior resistência aos respectivos processos do que os constituintes usualmente isolados no *bioburden.*

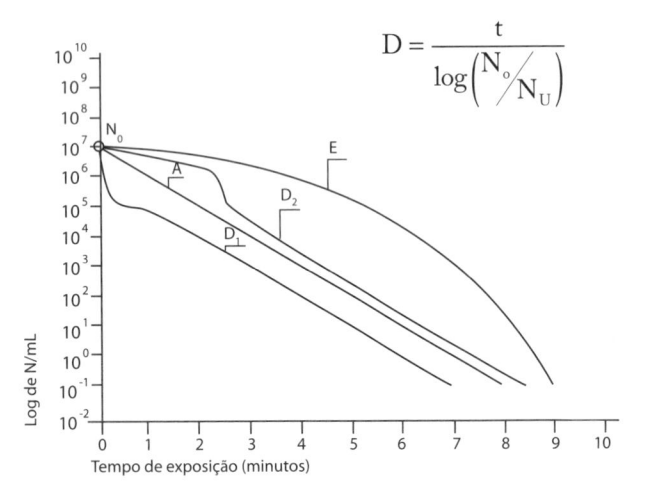

$$D = \frac{t}{\log\left(\frac{N_o}{N_U}\right)}$$

Figura 6 Curva semilogarítmica de sobreviventes microbianos em linha reta (A); dois exemplos de curvas sigmoidais (D1 e D2), e curva semilogarítmica de forma circular (E).

É necessário lembrar, entretanto, que, por questões de resistência da cepa microbiana a agentes químicos e físicos, portanto não restritas ao efeito térmico, mistura de espécies microbianas, ou de efeitos protetores do meio onde estejam os esporos, formação de grumos (E), assim como efeitos residuais do mesmo, entre outros fatores, há momentos em que a linha reta, semirreta (A) logarítmica de letalidade sofre alteração.

Seleção do processo de esterilização térmica úmida

Existem muitos tipos de equipamentos para esterilização térmica úmida disponíveis. A seleção de processos de esterilização é geralmente pautada no tipo de equipamento disponível e em considerações relativas à carga. Alguns tipos de materiais são esterilizados apenas sob certas condições, o que pode direcionar a escolha do tipo de processo de esterilização.

O ciclo esterilizante deve fornecer um nível de garantia de esterilização apropriado, enquanto minimizando efeitos adversos nos materiais e/ou produtos. A avaliação de condições de "pior caso" durante o desenvolvimento é fundamental, para agregar maior confiança no procedimento de esterilização rotineiro (FDA, 1994). É também prioridade a atenção à faixa permitida de parâmetros de operação (mínimo e máximo), a ser observada durante o processo de desenvolvimento.

Condições de pior caso

Uma das mais fundamentais práticas usadas na validação de processos na indústria farmacêutica é o emprego de condições de "pior caso", durante os estudos do desafio. Esta prática foi definida pela FDA, em seu *Guideline on General Principles of Process Validation,* de 1987, como:

"A set of conditions encompassing upper and lower processing limits and circumstances, including those within standard operating procedures, which pose the greatest chance of process or product failure when compared to ideal conditions. Such conditions do not necessarily induce product or process failure (FDA, 1987)".

Seguindo esta definição, estudos de validação de esterilização devem ser adaptados para utilizar condições de pior caso na verificação de sua eficácia. Isto pode ser obtido fazendo reduções no ponto de ajuste da temperatura e período de exposição durante os estudos de validação. A validação dos processos de esterilização rotineiramente operando a 121ºC, por 15 minutos podem, por exemplo, ser desafiados considerando como condições de pior caso 120ºC, por 12 minutos. Estudos de desafio bem sucedidos nestas condições reduzidas (e, portanto, menos letais), usando indicadores biológicos e medidas de penetração de temperatura, dão suporte à efetividade das condições de rotina. As vantagens de usar condições de "pior caso" são várias:

- Proporcionar maior confiança na letalidade do ciclo de esterilização.
- Facilitar a aceitação de parâmetros documentados do processo para emprego rotineiro.
- Reduzir a precisão e criticidade exigida aos instrumentos de calibração.
- Eliminar preocupações quanto a situações momentâneas na rotina, abaixo do ponto de ajuste de temperatura.

Há outras situações de pior caso frequentes na validação de esterilização, como o uso de indicadores biológicos na validação, em que o emprego de altos números (como 10^6 esporos por indicador) de um organismo formador de esporos resistentes como substituto da biocarga esperada serve como um desafio de pior caso do sistema. Outros exemplos consistem no teste de cargas mínimas e máximas para estabelecer a efetividade do esterilizador, no caso de extremos do tamanho de carga, fora da faixa normal. Exemplos extremos de desafio de pior caso seriam a redução de níveis de vácuo, pulsos de pressão e redução do número de pré-vácuo empregado.

O uso do método de "meio ciclo" na validação

Uma das mais específicas situações de "pior caso" é o método do "meio ciclo", em que a validação é efetuada sob condições estabelecidas, e então arbitrariamente o parâmetro tempo é dobrado na operação de rotina. O método do meio ciclo é também frequentemente usado na validação de processo de esterilização com gás, quando o relacionamento entre a resistência dos microrganismos e os vários parâmetros do processo (concentração do gás, umidade relativa e temperatura) é desconhecido. Com este método, indicadores biológicos contendo altos números (usualmente 10^6) de esporos por unidade de indicador são distribuídos na carga, sendo identificado um ciclo que os inativa. Uma vez que o tempo de exposição adequado do ciclo é conhecido, ele é arbitrariamente dobrado (daí o nome "meio ciclo") na operação rotineira do esterilizador.

A aplicação do conceito de "meio ciclo" é possível na esterilização térmica por vapor de água, porém, esta abordagem é tida como extremamente conservadora e resulta em ciclos por demais longos. Representa considerável consumo de tempo e capacidade operacional.

Considerando um exemplo em que o valor D do indicador biológico é 2 minutos, um tempo de exposição de 16 minutos é necessário para reduzir a população de 10^6 esporos por indicador para a expectativa de 1 esporo em 100 unidades (10^{-2}). Isto sob a consideração de que no meio ciclo todos os esporos são totalmente inativados. Quando este ciclo é dobrado na operação de rotina, o tempo de exposição será de 32 minutos e a PNSU para o ciclo será de 1 em 10.000.000.000, o que excede a expectativa de 1 em 1.000.000 de unidades

Quanto de letalidade é suficiente?

Antes de iniciar o trabalho de desenvolvimento do ciclo, é importante definir a mínima letalidade (F_o) que será exigida para obter um nível de garantia de esterilidade aceitável. Isto é determinado tendo por base o modelo de esterilização escolhido, a resistência do indicador biológico escolhido e a resistência térmica da biocarga.

Uso de dados de biocarga e valores Z para calcular a probabilidade de sobrevivência e valor F mínimo necessário para esterilização

Quando desenvolvendo os cálculos do processo, o valor usado para representar a biocarga é geralmente o máximo número de microrganismos (contagem total) encontrados em uma unidade do produto. Porém, esta é uma abordagem conservadora, porque a população total pode não ser formadora de esporos. Quando se considerando os efeitos adversos do calor, seria aceitável considerar esta biocarga como o máximo número de bactérias formadoras de esporos em uma unidade de produto. Os valores D usados nos cálculos dos processos são geralmente aqueles obtidos dos isolados mais resistentes do produto. Esta é ainda uma abordagem conservadora, porque assume que toda a população consiste em microrganismos que sejam mais resistentes ao processo.

Determinação dos Valores F_o mínimos necessários

Quando determinando a letalidade exigida para um novo ciclo de esterilização, a biocarga e o máximo nível aceitável para microrganismos sobreviventes devem ser conhecidos. A seguinte fórmula deve ser usada:

$$F_o = D_{121} \log\left(\frac{No}{B}\right)$$

Em que:

F_o = letalidade mínima requerida; assumindo z = 10°C. Expressa como o número de minutos equivalentes ao tempo, a 121°C, durante os quais as unidades ou recipientes da carga devem ser aquecidos.

D_{121} = tempo, a 121°C, para reduzir a população do microrganismo mais resistente, encontrado no produto ou ambiente, em 90%.

B = nível máximo aceito como probabilidade de sobrevivência.

N_o = biocarga por unidade de produto.

Exemplificando:

B = 1x10^{-6} (1 unidade em 1.000.000 vai conter esporos sobreviventes).

N_o = 100 esporos/recipientes cheios (estabelecido através dos estudos de biocarga).

D_{121} = 0,5 minuto (estabelecido pelos estudos do laboratório de resistência).

F_o = 4,0 minutos.

Neste exemplo, fica estabelecido que o ponto mais frio da carga deve receber o equilíbrio após 4,0 minutos, a 121°C.

Determinação da probabilidade de sobrevivência

Quando, num determinado ciclo de esterilização, o valor F_o é conhecido, a probabilidade de sobrevivência dos microrganismos é determinada como segue:

$$B = 10^{\left(\log(N_o) - F_o / D_{121} \right)}$$

Em que:

B = probabilidade de sobrevivência.

N_o = biocarga do produto.

D_{121} = tempo a 121°C para reduzir a população de microrganismos mais resistentes, encontrada no produto, ou ambiente, em 90%.

F_o = minutos equivalentes a 121°C (assumindo z = 10°C).

Exemplificando:

N_o = 100 esporos/recipiente cheio (previamente determinado por estudos de bioburden).

D_{121} = 0,4 minuto (bicarga nativa mais resistente).

F_o = 4,0 minutos.

B = 1x10^{-8} probabilidade de sobrevivência.

Determinação do tempo de processo

O tempo do processo de um ciclo de esterilização necessário para permitir um valor F mínimo necessário pode ser determinado como segue:

1. Estabelecer o ponto frio da carga, empregando termopar, e ajustar o tempo de esterilização de forma a que a unidade do ponto mais frio permaneça na temperatura do processo pelo tempo especificado. Isto não considera a letalidade adicional recebida pelo produto durante a fase de aquecimento e resfriamento do ciclo de esterilização.

2. Estabelecer o ponto frio da carga empregando termopar, e ajustar o tempo de esterilização de forma a que a letalidade integrada na unidade mais fria seja igual ou superior ao valor F requerido.

3. O tempo de processo requerido para fornecer um dado valor F pode ser calculado matematicamente, conforme Stumbo (STUMBO, 1973) e Pflug (PFLUG, 1977).

Equivalência de tempos para processos a temperaturas distintas de 121°C

Quando a temperatura do processo difere de 121°C, tempos equivalentes podem ser determinados, empregando a fórmula seguinte:

$$F_t^z = F_{121}^z / L$$

Em que:

F_t^Z = tempo equivalente a uma temperatura T, ao qual se submete um recipiente com a finalidade de esterilização com um determinado valor de Z.

F_{121}^z = tempo equivalente a 121°C, ao qual se submete um recipiente com a finalidade de esterilização com um valor específico de Z (quando Z = 10°C, então = F_o).

L = velocidade de morte.

A equação anterior permite concluir, por exemplo, que as seguintes relações de tempo e temperatura permitem letalidade equivalente (assumindo Z = 10°C).

$$F_{115,6}^{10} = 4,5 / 0,288 = 15,6 \text{ minutos a } 115,6°C (240°F).$$

$$F_{115,6}^{10} = 4,5 / 0,288 = 4,5 \text{ minutos a } 121°C (250°F).$$

$$F_{121}^{10} = 4,5 / 1,0 = 1,21 \text{ minuto a } 126,7°C (240°F).$$

Estudos de estabilidade

O valor máximo de F_o pode ser empregado para estudos da performance de estabilidade. Deve ser reconhecido que não há relação direta entre F_o e estabilidade, e que ciclos de esterilização com diferentes temperaturas e durações, embora com o mesmo F_o total, podem ter diferentes impactos na estabilidade de um produto. Acredita-se que temperaturas mais altas e tempos menores tenham menor efeito adverso sobre os produtos, mas o real impacto do ciclo escolhido deve ser avaliado.

Tabela 2 Diferentes combinações tempo/temperatura calculadas para fornecer F_o de 12 para esporos de *Geobacillus stearothermophilus* ATCC 7.953, com D_{121} de 1,5 minuto e valor Z de 10°C (HOXEY; NICOLETTE; DAVIES, 2007)

Temperatura (°C)	Tempo
115	48
118	24
121	12
124	6
127	3

A energia de ativação para a morte dos esporos é da ordem de 270-300 kJ por bactéria, enquanto que, para induzir alteração química (hidrolítica ou oxidativa) em solução aquosa, é geralmente da ordem de 70-100 kJ mol^{-1} relativamente a fármacos que se constituem em problema de estabilidade para os fabricantes. Quando tais soluções necessitam ser esterilizadas, a fim de minimizar alterações químicas, é preferível o emprego de temperaturas elevadas por tempos menores.

Planejamento de protocolo de autoclavação

O conhecimento relativo à energia de ativação, da morte microbiana, assim como envolvendo a indução de danos ao produto a ser esterilizado, pode, com aplicação do conceito de F_o, possibilitar a combinação dos parâmetros tempo e temperatura para aplicações particulares.

A *British Pharmacopoeia*, 1988, indica um processo de autoclavação para preparações aquosas consistindo de 15 minutos, a 121°C, além dos períodos de aquecimento e resfriamento. Tal critério permanece atual na Farmacopeia Britânica, harmonizada com a Europeia (BP, 2012). Aceita outras combinações e sugere um valor Fo de, no mínimo, 8, caso o segundo conceito seja o de escolha. Os dois processos diferem em eficiência por, pelo menos fator dois, e é difícil entender a recomendação paralela. Por outro lado, se a decisão for de usar F_o de 12, que é o meio termo entre as duas recomendações da BP, então os parâmetros serão alternativamente conforme Tabela 2.

Esterilização por calor seco

A esterilização/despirogenização de vidro e outros materiais por calor seco ocupa o segundo lugar dentre os processos esterilizantes empregados na indústria farmacêutica global. Calor seco é menos utilizado que o vapor de água porque apresenta desvantagens: o vapor saturado envolve uma alteração de fase durante o processo, sendo capaz de transferir maior quantidade de calor à carga. Isto resulta em maior penetração, ciclos mais rápidos, e maior uniformidade de temperatura. O calor seco transfere menor quantidade de calor, resultando em menor aquecimento e ciclos mais longos. O ar é um excelente isolante, portanto comparativamente ocasiona no geral maiores gradientes de temperatura. Tanto estufas como túneis são equipados com filtros HEPA, destinados a aplicação sob temperaturas elevadas: há restrições ao teste de integridade devido ao fato de partículas de Dioctilftalato (DOP), ou materiais similares, serem altamente combustíveis, gerando partículas carbonizadas. Assim, adota-se filtro conforme a ISO 5 (Grau A, Classe 100); a confirmação sob condições do processo é possível, mas de pouco valor.

Estufas de calor seco operam com sistema de bateladas e podem ser usadas para esterilização ou despirogenização. São poucas as aplicações de esterilização: partes de equipamentos usados em formulação não aquosa (pomadas, pós), pós secos estáveis ao calor (como carbonato de cálcio) e líquidos não aquosos, além de poucas situações de produtos terminados. As estufas são ainda usadas para despirogenização em sistema de batelada nas indústrias mais antigas e/ou menores. Nas aplicações de esterilização são típicas temperaturas da ordem de 170-190°C; a despirogenização é feita usualmente a temperaturas superiores a 250°C (USP, 2014d).

Calor seco em túneis é utilizado para a esterilização contínua de frascos/ampolas de vidro, e é comumente integrado ao processo de lavagem no início do túnel. A temperatura do ar nos túneis é geralmente superior a 300°C, de forma a disponibilizar as unidades de acondicionamento dispirogenizadas na máquina de enchimento. Tendo-se demonstrado a ação despirogenizante, considera-se assegurada a esterilização.

Os modelos matemáticos adotados são os mesmos anteriormente apresentados para esterilização, sendo que para cálculos de F_H adota-se para esterilização por calor seco temperatura de referência 170°C e valor Z usualmente de 20°C, na esterilização, e Z usualmente 50°C, para despirogenização. Os métodos de validação são diferentes quando aplicados a estufas e a túneis. O mapeamento de itens é semelhante ao de esterilização em autoclaves, porém pode ser mais difícil identificar uma localização que represente a unidade de vidro com menor aquecimento, embora no equipamento se localizem facilmente as regiões frias.

Distribuição de temperatura na estufa

A avaliação de distribuição de temperatura em uma estufa vazia é acompanhada pelo mapeamento com termopares calibrados localizados nos cantos da estufa, e com um sensor de controle de temperatura. A expectativa de variação é substancialmente maior que na esterilização com vapor, sendo da ordem de ±10°C na escala clínica, e ±50°C nas estufas maiores. Como o processo empregando calor seco usa no geral, o método de sobremorte, estas variações raramente representam dificuldades, exceto casos em que os ajustes do ciclo devem considerar a localização mais fria, geralmente na parte inferior da estufa.

Estudos em estufas com carga

É fundamental, em uma estufa, a padronização de carga requerida, para simplificar a execução dos estudos de validação. Estudos em triplicata com medidas de temperatura em múltiplas posições e unidades de desafio biológico para cada configuração são convencionais na validação, considerando-se estufas de calor seco. Tempo e temperatura são reduzidos para caracterizar situação de pior caso do desafio do processo. Quando o objetivo é a esterilização, o desafio consiste em aplicar tiras de *Bacillus atrophaeus*, com população de 1x10⁶ por tira. Se desejada a despirogenização, o desafio faz-se por meio de endotoxina: inativação de 3 logaritmos, empregando Limulus Amebócito Lisado (LAL) quantitativo (AGALLOCO, 2008).

Despirogenização em túneis de calor seco

Túneis de calor seco apresentam esteiras perfuradas onde se posicionam os frascos/ampolas, podendo ser de velocidade fixa ou variável, considerando diferentes as dimensões das unidades de vidro. Os túneis são em geral acoplados às máquinas lavadoras, na sua parte inicial; o sistema elétrico ou infravermelho aquece o ar filtrado (HEPA), que, por sua vez, aquece rapidamente as unidades de vidro a temperaturas superiores a 250°C, permitindo a despirogenização. Na parte final do túnel, ar filtrado (HEPA) frio resfria o vidro a temperatura ambiente, antes do enchimento. A carga dos túneis ocorre em área de preparação, e a descarga em zona asséptica.

Distribuição de calor nos túneis vazios

A distribuição de temperatura nos túneis vazios varia de acordo com as particularidade de cada sistema. Termopares dispostos a intervalos regulares ao longo da esteira registram a temperatura através de sua extensão.

Penetração de calor e desafio nos túneis com carga

Os estudos de desafio são feitos por meio de termopares, posicionados nos frascos/ampolas de vidro, acompanhados na fileira inicial, do meio e final, considerando a entrada no túnel. A situação de pior caso ocorre quando o túnel opera com a esteira em velocidade máxima, ou temperatura mínima, quando a velocidade é fixa. O estudo deve considerar os maiores e menores tamanhos de frascos para cada condição de operação.

O processo de despirogenização é considerado aceitável quando as unidades-desafio evidenciam ao menos redução de 3 logaritmos no conteúdo de endotoxina. Os dados físicos do processo são utilizados como base para o controle de mudanças e comparação de performance do ciclo no decorrer do tempo. A correlação entre dados físicos e destruição de endotoxina é muito variável para permitir confiança no F_H, como evidência definitiva da eficácia do processo.

Esterilização a vapor de água

O método de esterilização a vapor, em autoclaves, é o mais amplamente usado. Apresenta as vantagens de ser rápido, fácil de controlar e bem definido na literatura científica. Há duas aplicações prevalentes na indústria – esterilização de partes/produtos rígidos/carga porosa, e esterilização terminal de frascos, após enchimento com produto.

O primeiro destes é quase universalmente obtido empregando o método *overkill* (sobremorte), enquanto o último evidencia maior uso dos métodos de carga microbiana (biocarga) e indicador biológico/biocarga, embora por vezes possa ser empregado o *overkill*.

A esterilização a vapor de água baseia-se na exposição de microrganismos em água líquida sob altas temperaturas. É mais comumente obtido pela exposição a vapor saturado (água líquida e vapor em equilíbrio, sob temperatura e pressão fixas) diretamente (partes), ou indiretamente (líquidos).

A esterilização de partes envolve o contato direto das superfícies dos itens com vapor saturado. Recipientes e materiais de embalagens devem ser permeáveis ao vapor, bem como ao ar, e vapor condensado para que a esterilização seja efetiva. Na esterilização a vapor de frascos cheios com líquidos, o vapor contido no esterilizador aquece primeiramente a parte externa do frasco, e posteriormente seu conteúdo aquoso. Devido à presença de um espaço superior interno, a pressão interna irá exceder aquela do vapor saturado quando o interior do frasco é aquecido, o que pode fazer necessário aumentar a pressão externa, para evitar perda da integridade do frasco. Esta prática denomina-se sobre pressão de ar.

A esterilização em autoclaves usa vapor saturado para o aquecimento efetivo, porque o condensado resultante da alteração de fase de vapor a líquido resulta na liberação de substancial quantidade de energia, que eleva rapidamente a

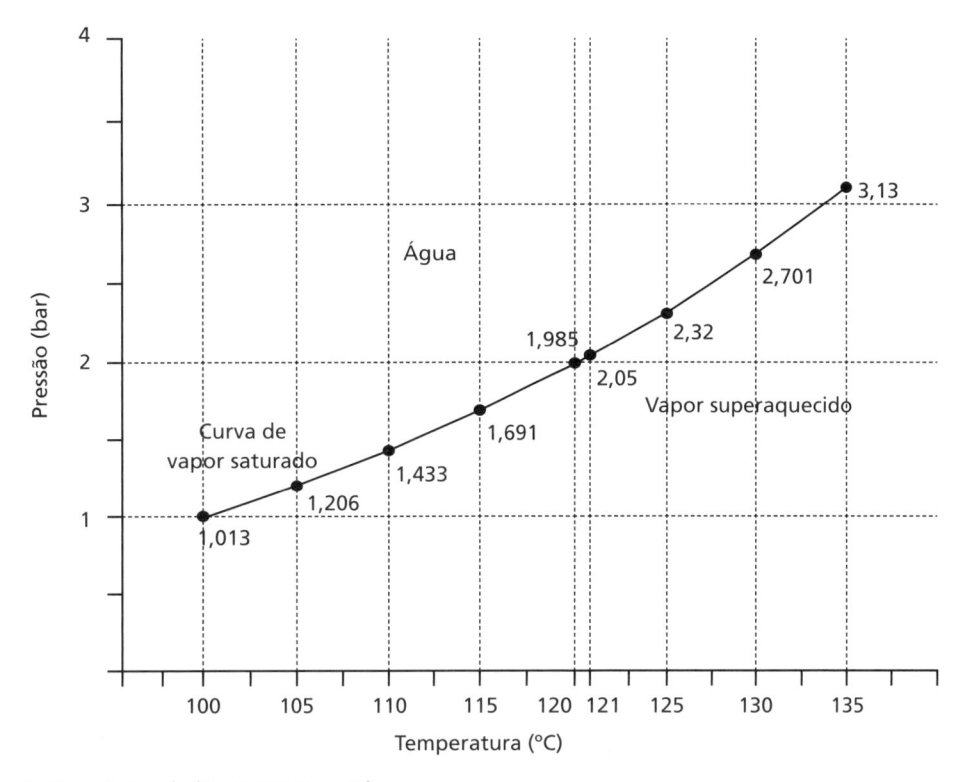

Figura 7   Curva do Vapor Saturado (AGALLOCO, 2008).

temperatura da carga (e dos microrganismos nela presentes), permitindo que se obtenha a esterilização. A energia térmica liberada na transição de vapor saturado a água líquida (condensada) é denominada calor de condensação. São necessários cerca de 9,73 cal/mol de energia para converter água líquida a vapor, e esta energia é liberada quando o processo é revertido. O vapor é chamado úmido quando carrega água líquida no processo de ebulição. Se todas as moléculas de água são convertidas a vapor, passa a ser denominado vapor seco saturado (vapor saturado deve ter alguma água líquida presente; quando a quantidade de água se reduz a 3-5%, é denominado seco-saturado). Adição de mais calor ao vapor saturado torna-o vapor superaquecido, útil no aquecimento, porém inefetivo na esterilização, pela ausência de água líquida (Figura 7). Entende-se necessária a presença de alguma água líquida para a efetividade da morte microbiana. O vapor saturado tem uma pequena porcentagem de água, e mais água original quando se condensa na superfície de itens mais frios. A condensação de vapor libera calor, que aquece os itens da carga. A água sob temperaturas esterilizantes típicas é tão efetiva quanto o vapor para matar os microrganismos, porém tem menos energia disponível para aquecer os materiais na carga, porque o calor de condensação não ocorre.

A esterilização a vapor de água consiste em processo usado para uma variedade de materiais:

■ Partes, equipamentos e componentes a serem usados em processos subsequentes devem, em geral, estar secos após a esterilização, e tipicamente são embalados para manter a esterilidade após o ciclo. Os ciclos esterilizantes desses itens usam múltiplos pulsos de vácuo iniciais para remover ar desses itens e melhorar a penetração de calor. A extensão de tempo dos ciclos raramente representa dificuldade, pois estes itens são considerados altamente estáveis ao calor. O tratamento pós-ciclo pode incluir vácuo profundo ou pulsos de ar, bem como vácuo para reduzir o conteúdo de umidade residual.

■ A esterilização de frascos contendo líquido, raramente se beneficia de extensiva remoção de ar no início do processo. Cargas líquidas raramente apresentam locais nos quais a remoção de ar possa ser difícil, podendo ser necessária a adição de ar para manter a integridade dos frascos. Líquidos, especialmente contidos em frascos que recebam enchimento com produto e meios de cultura para microrganismos, apresentam importantes atributos de qualidade que podem ser adversamente afetados por condições de esterilização. Assim, os ciclos devem ser minimizados em termos de calor recebido e tempo necessário para esterilização. Podem ainda exigir resfriamento externo dos frascos, após o processo de exposição, empregando ar e/ou água.

As diferenças na carga refletem, em alguma extensão, as diferenças na abordagem de validação. Cargas sólidas são quase sempre validadas empregando a metodologia de sobremorte, enquanto cargas líquidas são mais comumente validadas usando o método indicador biológico/ biocarga, embora, onde possível, se aplique a sobremorte, mais frequente na Europa.

Esterilização a gases e vapores

Correlatos de medicamentos ou equipamentos de processo, instrumentos eletrônicos, algumas matérias-primas farmacêuticas e cosméticos, entre outros itens que não podem tolerar altas temperaturas, são frequentemente esterilizados com gases oxidantes, como óxido de etileno, dióxido de cloro, ozona, e vapores como peróxido de hidrogênio, ácido paracético, ou formaldeído. As embalagens destes itens deverão apresentar características que permitam permeabilidade ao agente esterilizante e ao vapor, e também preservar o atributo esterilidade durante sua vida útil.

Os processos empregados quando utilizando-se gases esterilizantes (C_2H_4O, ClO_2, O_3 etc.) diferem substancialmente dos sistemas de vapores com condensação (H_2O_2, CH_3OOOH, CH_2O etc.).

Os gases verdadeiros não condensam sob condições de esterilização e são altamente penetrantes comparativamente aos vapores. A capacidade de penetração dos gases varia: o óxido de etileno é superior ao ozônio, por sua vez superior ao dióxido de cloro. A pré-umidificação dos itens a serem esterilizados é tipicamente exigida, para que se possa atingir a letalidade do processo. Uma temperatura não elevada, porém constante, é utilizada. Como estes agentes são não condensantes, um processo uniforme é relativamente simples de se obter com recirculação do agente esterilizante dentro da câmara.

Como os sistemas de vapores apresentam-se líquidos a temperatura ambiente, a condensação é a principal consideração da perspectiva da qualidade e eficácia esterilizante. Eles são minimamente penetrantes e são geralmente considerados esterilizantes de superfície e inadequados para materiais com envoltórios. Estes agentes são fornecidos em solução aquosa e introduzidos na câmara esterilizante com quantidades substanciais de vapor de água. Isto assegura níveis significativos de umidade. A introdução de um vapor é obtida com temperatura elevada, ou com um atomizado misto de líquido. Introdução de vapor quente resulta em variações na temperatura/umidade relativa através do ambiente e processo. É sempre muito mais difícil obter um processo uniforme que empregando um gás verdadeiro.

Tanto gases com vapores necessitam de umidade suficiente para efetividade do agente, na esterilização. Nos processos a gás isto é frequentemente obtido por injeção inicial de vapor na câmara, antes da introdução do gás. Câmaras de pré-umidificação, especialmente com objetivo de maximizar o conteúdo de umidade interna, são quase universais para a esterilização por óxido de etileno. Com o maior uso de ClO_2 e O_3, pré-umidificação separada pode manter-se benéfica para a esterilização de correlatos. Os vapores incluem seu próprio conteúdo de água, mas diferenças na pressão de vapor ente o agente e a água indicam que concentrações no vapor e líquido não são correlacionadas. Diferenças de temperatura no interior da câmara podem significar diferentes concentrações de vapores na superfície. A recirculação do volume interno da câmara de esterilização pode auxiliar na obtenção de temperatura constante, e então constante umidade relativa.

Processos a vapor são menos efetivos nos locais mais aquecidos (umidade relativa mais baixa) da câmara. Uma esterilização efetiva depende do atendimento a três atributos primários – concentração do agente esterilizante, umidade relativa e temperatura – além do tempo de exposição a tais condições. Quando um valor D é estabelecido para uma esterilização a gás ou vapor, empregando determinado microrganismo como indicador biológico, o valor é específico para a concentração do agente, umidade relativa e temperatura.

Esterilização por gás óxido de etileno

A atividade biológica do óxido de etileno (EtO) como agente fumigante foi inicialmente detectada em 1928, e suas aplicações comerciais como agente de esterilização e/ou fumigação foram assunto de publicação, em 1991 (PINTO, 1991). O mecanismo de ação do EtO é a alquilação das cadeias proteicas microbianas, impedindo a multiplicação celular.

Um número reduzido de empresas químicas de base processam o EtO industrialmente. Estima-se que, no Brasil, aproximadamente 1% de todo EtO fabricado seja utilizado para fins de esterilização. No entanto, esta pequena fração envolve um grande número de empresas fabricantes ou reprocessadoras de produtos para a saúde e hospitais. Estas empresas e hospitais enfrentam o desafio de adotar os severos e necessários conceitos de segurança requeridos para o manuseio seguro do EtO, já presentes na cultura das grandes indústrias químicas.

Considerações ocupacionais decorrem de que estudos epidemiológicos mostraram ser o EtO capaz de ocasionar efeitos neurofarmacológicos, neurotoxicológicos, reprodutivos, teratogênicos e mutagênicos. Desta forma, os padrões atuais da *Occupational Safety and Health Administration* (OSHA), aceitos também por diversos outros países, entre os quais o Brasil (Portaria Interministerial nº 482/1999), apresenta nível de exposição permitida de 1 ppm (1,8mg/

m^3), por 8 horas (média ponderada). A OSHA também estabeleceu um limite de 5 ppm (9,0mg/m^3) médio para períodos de curta exposição, limitados a 15 minutos.

Características do EtO e misturas esterilizantes

O EtO (C_2H_4O) é um gás incolor à temperatura ambiente e pressão atmosférica. Na presença de íons cloro, forma etilenocloridrina (C_2H_5OCl). Inodoro em concentrações inferiores a aproximadamente 500 ppm, o EtO possui densidade, na fase vapor, maior do que a do ar atmosférico, o que o faz se concentrar próximo ao piso, quando presente no ar atmosférico.

Abaixo são apresentadas algumas das principais características do EtO de acordo com o *Ethylene Oxide User's Guide* (1997).

- CAS (*Chemical Abstracts Service Registry Number*) – 75-21-8.
- Fórmula estrutural – CH_2OCH_2.
- Peso molecular – 44,053.
- Temperatura de vaporização à pressão atmosférica – 10,5°C.
- Limites de inflamabilidade – de 2,6 a 100 vol.%.[1]
- Temperatura de autoignição – 429°C.
- Imediatamente perigoso para a vida ou a saúde (IPVS) ou IDLH (*Immediately Dangerous to Life and Health*) – 800 ppm.[2]

(1) Os limites de inflamabilidade referem-se à temperatura de 25°C e pressão de 1 atmosfera.

(2) IPSV é a concentração de um agente químico no ar atmosférico, a partir da qual este se torna uma ameaça imediata à vida, ou promove efeitos adversos irreversíveis à saúde.

Por ser uma molécula pequena, o óxido de etileno polimeriza-se facilmente em temperaturas superiores a 10°C e reage na presença de álcalis, amina, ácido mineral, cloretos metálicos e óxidos metálicos. Seu vapor é extremamente inflamável e explosivo em concentrações superiores a 3% no ar (v/v). Por esta razão, o EtO é sempre armazenado e transportado balanceado com um gás inerte, como dióxido de carbono, nitrogênio e clorofluorocarbono (CFC). Os efeitos do CFC à camada de ozônio levaram ao emprego de HCFC (OLIVEIRA; PINTO, 2002).

Considerando-se as propriedades de decomposição explosiva do EtO como líquido puro (BRITTON, 1990; JUNE; DYE, 1995), e sabendo-se da eliminação ou redução do potencial de decomposição pela diluição do vapor de EtO com gases inertes, trabalhou-se, nas décadas de 1970 e 1980, com diclorodifluormetano (CFC 12), mais comumente em misturas 12:88 (% massa). Também mistura 10:90 de EtO: dióxido de carbono é considerada, mas ênfase maior, devido à depleção causada a camada de ozônio, ocasionou o emprego de misturas de 30:70, ou mesmo de EtO 100%, empregando equipamentos e instalações à prova de explosões, com processos que otimizam, além desta questão, a segurança ocupacional. Detalhes quanto ao processo, assim como sua validação são apresentados por Pinto (PINTO, 2006a; 2013b).

Misturas esterilizantes

As misturas esterilizantes de EtO com gases inertes são comercializadas em cilindros de aço inoxidável por algumas poucas empresas no Brasil. As concentrações de EtO nestas misturas são variadas, sendo as mais comuns 90, 70, 30, 12 e 10%. As misturas mais pobres normalmente são denominadas não inflamáveis devido ao alto teor de gás inerte. No entanto, há que se ressaltar que mesmo estas misturas, em caso de vazamento acidental, podem gerar atmosferas inflamáveis na presença do ar atmosférico.

No caso de misturas contendo baixo teor de EtO, pode ser necessária uma quantidade de mistura tal, para atingimento de uma dada concentração de EtO no interior da câmara de esterilização, que pode fazer com que a pressão interna supere a atmosférica. Desta forma, dependendo da mistura utilizada e da concentração de EtO requerida, o ciclo poderá ser sub-atmosférico, ou sobre-atmosférico.

O responsável pelo desenvolvimento do processo de esterilização por EtO deve estar atento ao comportamento das diferentes misturas disponíveis, de forma a selecionar aquela mais apropriada ao seu processo e instalações. A solubilização do gás inerte no EtO liquefeito no interior dos cilindros, e a estratificação do EtO vaporizado e do gás inerte, no interior da câmara de esterilização, são alguns destes efeitos possíveis que devem ser considerados na seleção da mistura.

Normas e regulamentos

A norma ISO 11.135-1 *Sterilization of Health Care Products – Ethylene Oxide – Part 1: Requirements for development, validation and routine control of a sterilization process for medical devices* (ISO, 2007b) estabelece critérios para o desenvolvimento do processo, validação e rotina de controle de processos de esterilização de produtos para a saúde. É a principal referência internacional sobre o tema.

A parte 2 desta norma, a ISO/TS 11.135-2 – *Sterilization of Health Care Products – Ethylene Oxide – Part 2: Guidance on the application* of ISO 11.135-1 (ISO, 2008), é um guia de aplicação com importantes considerações sobre o processo e seus controles.

A Portaria Interministerial 482/1999, dos Ministérios da Saúde e do Trabalho e Emprego, é o principal regulamento brasileiro sobre o assunto. Este documento enfoca principalmente os aspectos de segurança e saúde ocupacional necessários. A sua utilização, em conjunto com a ISO 11.135-1, oferece ao responsável pelo processo informações importantes sobre o tema.

A atualização da Portaria Interministerial 482/1999, de forma a adotar a ISO 11.135-1 de 2007 como referência para desenvolvimento, validação e rotina de controle, é necessária para que a regulamentação brasileira esteja alinhada com as tendências internacionais mais atuais, não somente nos aspectos relacionados à segurança e saúde ocupacional, mas também à garantia da efetividade do processo.

Pode-se acrescentar, a título de complementação, o *Technical Information Report – Parametric release for Ethylene Oxide esterilization* (AAMI, 2001), assim como a ISO/TS 11135-2 de 2008.

O processo de esterilização por EtO

Os parâmetros críticos do processo de esterilização são: concentração de EtO, umidade relativa, temperatura e tempo de exposição ao EtO. A combinação ótima destes quatro parâmetros deve ser buscada, tendo em vista as características dos produtos a serem esterilizados.

O processo de esterilização é normalmente dividido nas seguintes etapas: pré-condicionamento (quando usado, é normalmente realizado em outra câmara ou ambiente), condicionamento, exposição ao EtO, lavagem e aeração final (normalmente realizado fora da câmara de esterilização, em ambiente específico para este fim).

O pré-condicionamento, quando usado, e o condicionamento, visam a criar as condições ótimas de temperatura

e umidade relativa para ação esterilizante do EtO. Durante o condicionamento o ar atmosférico é removido a níveis mínimos e, se necessário, é adicionado gás inerte para prevenir a formação de atmosfera inflamável. Para correção da umidade relativa, usualmente são realizadas injeções controladas de vapor de água. É importante considerar o efeito que a própria carga a ser esterilizada exerce sobre as condições da atmosfera esterilizante, podendo influir especialmente no parâmetro umidade relativa. Outro ponto a ser ressaltado é que, sendo a umidade relativa um parâmetro dependente da temperatura, o controle da temperatura das paredes internas da câmara de esterilização é absolutamente importante.

Após a carga ter sido condicionada, o EtO é admitido, vaporizado, no interior da câmara. Os controles comumente são realizados por meio da medição da variação da pressão interna da câmara, da variação do peso do cilindro de EtO, pela medição de um volume preestabelecido de EtO líquido, ou pela medição direta da concentração de EtO na câmara, ou ainda pela combinação de dois ou mais destes controles. Após a admissão do EtO, a carga é mantida em contato com a atmosfera esterilizante por um tempo pré-determinado e estabelecido por meio de estudos de validação.

Após a exposição, inicia-se a etapa de lavagem da carga. Normalmente são realizados pulsos sucessivos com gás inerte e vácuo e de ar e vácuo, em número suficiente para que os produtos atinjam os limites de EtO residual e seus derivados (etilenoglicol e etilenocloridrina) estabelecidos. A norma NBR/ISO 10.993-7 (ABNT, 2005) – Avaliação Biológica de Produtos para a Saúde, e a Portaria Interministerial 482/1999 definem os limites aceitáveis de resíduos de EtO e seus derivados nos produtos.

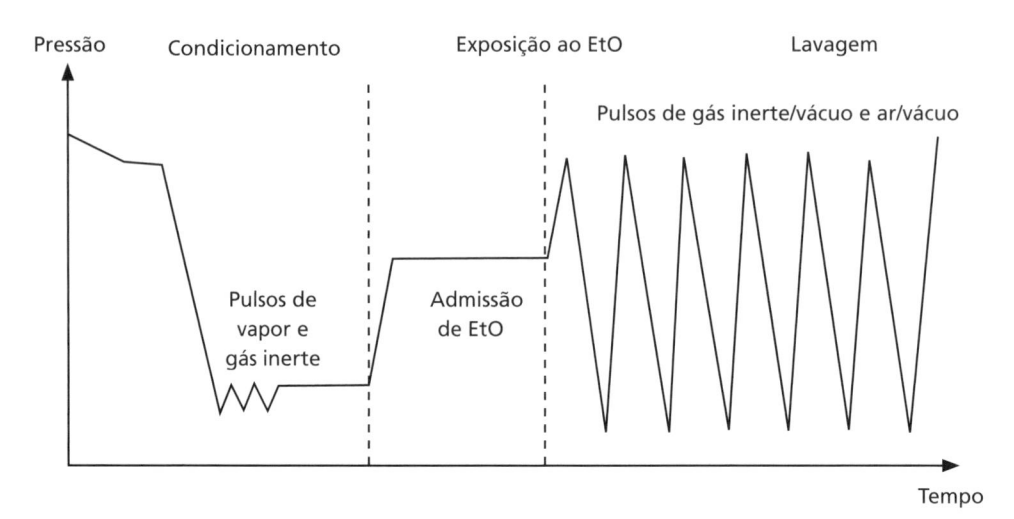

Figura 8 Esquema das etapas de ciclo de esterilização por EtO.

A Figura 8 mostra esquematicamente as etapas realizadas no interior da câmara de esterilização (condicionamento, exposição e lavagem).

Para atingir condições seguras de manuseio da carga esterilizada, os produtos são normalmente submetidos sob aeração à pressão atmosférica, ao término da realização do ciclo de esterilização no interior da câmara. A Portaria Interministerial n. 482/1999 preconiza um mínimo de 40 trocas de ar por hora. No entanto, outros aspectos, como o direcionamento do fluxo de ar sobre os produtos e temperatura, influenciam este mecanismo e devem ser também considerados.

Temperaturas de esterilização entre 50°C e 55°C, concentrações entre 450 e 700 mg/L e valores de umidade relativa superiores a 60% são usualmente adotados.É importante ressaltar, no entanto, que a definição destes valores depende das características dos produtos a serem esterilizados, incluindo suas embalagens primária e secundária, devendo ser objeto de estudos criteriosos de validação para determinação da combinação de parâmetros ótima para cada caso.

Desenvolvimento, validação e rotina de controle

A Portaria Interministerial 482/1999, assim como a ISO 11.135-1 de 2007, definem o *Bacillus atrophaeus* (ATCC 9372) como microrganismo de referência para validação de processos de esterilização por EtO, que visa a alcançar um Nível de Garantia de Esterilidade (SAL) de 10^{-6}.

São necessárias revalidações anuais, ou sempre que ocorrerem mudanças no processo, instalações e/ou produtos que resultem em uma condição que não possa ser evidenciada como menos desafiadora do que a condição já validada.

Devido à extensão e complexidade deste tema, será apresentada a seguir a estrutura e os principais requisitos da norma ISO 11.135-1. Esta abordagem não tem o propósito de substituir ou de servir de resumo ou guia de aplicação da norma, mas simplesmente de destacar a importância de seu estudo aprofundado para o desenvolvimento, validação e rotina de controle de processos de esterilização de dispositivos médicos por EtO.

A norma ISO 11.135-1 possui a seguinte estrutura:

1. Escopo.
Esta norma é destinada ao desenvolvimento, validação e rotina de controle de processos de esterilização de dispositivos médicos. Não especifica requerimentos para saúde ocupacional associados ao projeto e operação de unidades de esterilização por EtO.

2. Referências normativas.

3. Termos e definições.
4. Sistemas de gestão da qualidade.
5. Caracterização do agente esterilizante.
6. Caracterização do processo e equipamentos.

A caracterização do processo deve incluir:

a. Pré-condicionamento (se usado).
b. O ciclo de esterilização.
c. Aeração (se usada).

A caracterização do ciclo de esterilização deve incluir:

a. A remoção inicial de ar.
b. Condicionamento (se usado).
c. Injeção de EtO.
d. Manutenção das condições especificadas durante a exposição.
e. Remoção do EtO e lavagem da carga com gás inerte e/ou ar.

A caracterização do equipamento deve incluir:

a. Descrição do equipamento e de seus periféricos.
b. Composição do agente esterilizante.
c. Descrição de qualquer outro gás usado no processo.
d. Pureza e qualidade do vapor de água.
e. Descrição da instrumentação de monitoração, controle e registro.
f. Reconhecimento de falhas pelo sistema de controle de esterilização.
g. Sistemas de segurança, incluindo pessoal e meio ambiente.
h. Requerimentos de instalação, incluindo controle de emissões, se aplicável.

O *software* usado para controle do processo deve ser desenvolvido e validado de acordo com requisitos do Sistema de Gestão da Qualidade.

7. Definição do produto.
Os produtos e embalagens devem ser projetados para permitir a entrada e remoção de EtO e umidade de seu interior.

Deve ser demonstrado que o processo especificado é efetivo nas partes internas mais difíceis de esterilizar do produto.

Deve ser demonstrado que as condições microbiológicas e de limpeza do produto a ser esterilizado são controladas e não comprometem a efetividade do processo de esterilização.

Para o caso de produtos de uso único, esta demonstração inclui uma estimativa da carga microbiana inicial, em intervalos de tempo regulares preestabelecidos.

Para o caso de produtos reusáveis, esta demonstração inclui uma avaliação da efetividade do processo de limpeza especificado e, se aplicável, também do processo de desinfecção, além de uma avaliação de possíveis contaminações orgânicas e inorgânicas.

8. Definição do processo.

A definição do processo deve ser realizada em instalação previamente qualificada segundo as etapas de QI (Qualificação das Instalações) e QO (Qualificação de Operação).

Os biondicadores usados no estabelecimento do processo de esterilização devem:

Estar de acordo com a norma ISO 11.138-2 (ISO, 2006d);

Ter resistência ao EtO, pelo menos equivalente à resistência da carga microbiana inicial do produto a ser esterilizado;

Ser posicionados na localização mais difícil de esterilizar, no interior do Dispositivo de Desafio ao Processo (*Process Challenge Device* – PCD).

O PCD é definido como item projetado para oferecer uma resistência definida ao processo de esterilização e usado para avaliar o seu desempenho.

9. Validação.

O processo de validação contempla as etapas de QI, QO e Qualificação de Performance (QP).

Na QI deve ser demonstrado que os equipamentos de esterilização e seus periféricos foram fornecidos e instalados de acordo com suas especificações.

Na QO deve ser demonstrado que os equipamentos de esterilização instalados e seus periféricos são capazes de executar o processo especificado dentro das tolerâncias estabelecidas.

Na QP deve ser demonstrado que o sistema de esterilização opera consistentemente, de acordo com critérios preestabelecidos, e que o processo gera produtos estéreis. Na QP é determinada a letalidade do processo empregando a abordagem do indicador biológico / biocarga (Anexo A da Norma), ou a abordagem do indicador biológico e biocarga (anexo A da Norma), ou a abordagem conservadora de sobremorte (anexo B da Norma).

Também na etapa de QP são avaliados aspectos de desempenho físico do processo. Durante a QP são verificados aspectos, como os seguintes:

■ Se a carga, ao término do pré-condicionamento (se usado), está dentro dos limites especificados de temperatura e umidade relativa.

■ Se o tempo máximo especificado para transferência da carga da área de pré-condicionamento (se usado) para a câmara de esterilização foi atendido.

■ Se o EtO foi admitido completamente vaporizado na câmara de esterilização.

■ Se a elevação de pressão decorrente da massa admitida do EtO, ou a concentração de EtO no interior da câmara, estão dentro dos limites especificados.

■ Se os parâmetros críticos, incluindo temperatura e umidade relativa, estão dentro dos limites especificados.

10. Rotina de monitorização e controle.
11. Liberação do produto esterilizado.

A norma considera dois tipos de liberação, a convencional e a paramétrica.

Os seguintes critérios são adotados para liberação convencional de produtos esterilizados, com base na ISO 11.135-1 de 2007:

■ Conformidade dos parâmetros de processo com os parâmetros de processo especificados e validados.

■ Nenhum crescimento microbiano nos biondicadores.

Desta forma, os produtos submetidos a um dado ciclo de esterilização executado em desacordo com os parâmetros especificados e validados devem ser considerados não conformes, ainda que os biondicadores não apresentem crescimento microbiano.

De igual maneira, devem ser considerados não conformes produtos que tenham sido submetidos a um ciclo de esterilização cujos parâmetros de processos estejam de acordo com os parâmetros especificados e validados, mas que tenham apresentado pelo menos um bioindicador com crescimento microbiano.

A norma ISO 11.135-1 não requer a realização de testes de esterilidade nos produtos ou testes de resíduos para a rotina de controle, sendo para este propósito suficientes os testes realizados durante a validação.

Na liberação paramétrica, a definição de que um produto encontra-se estéril é baseada nos registros do ciclo de esterilização ao qual foi submetido. Tais registros devem demonstrar que os parâmetros de processo deste ciclo de esterilização estiveram de acordo com os requisitos especificados.

A liberação paramétrica dispensa o uso de indicadores biológicos na rotina de controle. No entanto, a validação requerida deve ser realizada de forma mais extensa e profunda do que aquela requerida para uso da liberação convencional. Para a adoção da liberação paramétrica há requisitos de desempenho e controle adicionais aos mencionados neste trabalho, que tornam o processo mais robusto e a validação mais desafiadora.

Requisitos adicionais relevantes são a medição direta da concentração de EtO, durante o período de exposição ao mesmo, e umidade relativa nos extremos do ciclo, ambos no interior da câmara de esterilização.

12. Manutenção da efetividade do processo.

13. Anexo A (normativo) – determinação da letalidade do processo de esterilização – abordagem bioindicador/biocarga.

14. Anexo B (normativo) – determinação conservadora da taxa de letalidade do processo de esterilização – abordagem sobremorte.

15. Anexo C (informativo) – guia geral.

O anexo C apresenta recomendações para o número mínimo de sensores de temperatura e umidade relativa usados na validação e de biondicadores usados na validação e na rotina de controle. Estas recomendações estão relacionadas ao volume interno da câmara.

16. Bibliografia.

Esterilização por vapores: peróxido de hidrogênio e formaldeído

O emprego de vapores específicos para esterilização apresenta diferenças significativas no processamento. Como o agente apresenta limitada volatilidade a temperatura ambiente, sua eficácia é tipicamente melhorada pela elevação de temperatura em sua injeção. Para peróxido de hidrogênio e formaldeído, isso é obtido essencialmente pelo aquecimento das soluções aquosas acima do ponto de ebulição, sendo o vapor resultante então misturado com o ar quente na câmara (o ácido paracético também pode ser introduzido desta maneira, embora seja mais comumente empregando um *spray*, como líquido sob compressão). Ar quente contendo umidade/agente é introduzido na câmara onde se mistura com maior volume de ar. A condensação sobre as superfícies mais frias dos materiais dentro da câmara é amplamente inevitável. A obtenção da concentração uniforme do agente é obtida por agressiva mistura na câmara. Níveis relativamente altos de umidade são facilmente obtidos pela presença inicial de água na solução aquecida. Temperatura não uniforme irá sempre caracterizar o processo. E acompanhando diferenças na temperatura haverá diferenças na concentração de água e agente nas superfícies. Isto resulta em diferenças localizadas na letalidade. Como consequência, a validação de esterilização a vapor é substancialmente mais difícil que de um processo de gás verdadeiro. Isto é adicionalmente complicado, porque as medidas do agente em concentração de vapor não

são correspondentes a concentrações na superfície, uma vez que tanto vapor quanto líquido contém ambos, água e o agente de esterilização. Como a condensação do agente é inevitável, a sua penetração é muito limitada.

Aspecto de delineamento de validação dos ciclos de esterilização

Mapeamento dos componentes

Itens a serem esterilizados são avaliados quanto à penetração de calor, usando termopares calibrados. Desta forma, definem-se requisitos de "pior caso" para estes itens. Na execução desses estudos há que se tomar cuidado para que a introdução das provas de temperatura não altere a entrada ou remoção de vapor. Empregam-se usualmente dispositivos especiais para selar o ponto de entrada de vapor e/ou gás, os quais são construídos de ampla faixa de materiais: plásticos, papel, vidro, aço inoxidável, entre outros. Estas avaliações podem ser feitas em esterilizador diferente daquele a ser validado, desde que os parâmetros do ciclo sejam similares. Na esterilização por óxido de etileno devem ser contemplados os parâmetros indicativos da concentração gasosa, assim como da umidade relativa.

Adotou-se na abordagem a seguir parâmetros indicados para esterilização em autoclaves (calor úmido), porém os conceitos básicos abrangem a esterilização por gás.

Determinação do objetivo do processo esterilizante

Com conhecimento do tempo necessário para que as condições de esterilização sejam atingidas na localização de pior caso, o tempo de exposição do ciclo pode ser determinado, sendo escolhido para assegurar uma determinada letalidade para um indicador biológico selecionado. Para processos sobremorte, será um múltiplo, usualmente 12 vezes o valor D. Para o método indicador biológico/biocarga, o múltiplo será bem menor, admitindo-se valores baixos, como 2 a 4 logs. O controle dos tempos de exposição em geral considera o tempo de processo no dreno, mas, para produtos sensíveis, pode também considerar sensores localizados na carga.

Estudos com câmara vazia

Estudos com câmara vazia devem ser efetuados para cada ciclo diferente feito no esterilizador, mas aqueles que diferem exclusivamente do período de exposição não necessitam ser monitorados separadamente. Um único estudo pode ser feito para câmara vazia, pois replicatas não irão acrescentar muito valor. Há quem considere o estudo em câmaras como parte do sistema de Qualificação de Equipamento, onde réplicas não são requisito típico.

Os termopares são distribuídos através da câmara de esterilização, empregando carrinho de carga. Um termopar é também colocado adjacente ao sensor de controle de temperatura para a autoclave. Os termopares devem ser posicionados de forma a não contatarem superfícies da parede da câmara nem do carrinho de carga. O número de termopares utilizados para estudos de câmaras vazias varia com o tamanho da câmara, podendo ser de quatro a oito, em autoclave pequena, ou 40 ou mais, em unidades grandes. Os requisitos para distribuição de temperatura em câmaras são algo problemático. A expectativa para esterilizadores terminais de produto é tipicamente de ±0,5ºC em todo o esterilizador, enquanto nos esterilizadores de partes é de ±1,0ºC, sendo que esterilizadores mais antigos apresentam dificuldades em atender consistentemente a estes limites. As temperaturas nos drenos não devem ser consideradas nestas determinações. Os drenos não estão na área do esterilizador, onde poderá haver material a ser esterilizado, e sua posição por vezes distante provocará perda de calor na passagem do vapor até sua localização.

Definição da carga

A carga de esterilização é comumente definida pelos requisitos dos próprios materiais a serem processados.

Cargas de esterilização terminal são, de forma geral, o máximo que se adequa à câmara de esterilização porque, tendo sido esterilizadas juntas, as unidades são aceitas como pertencendo a um mesmo lote. Em alguns casos, a carga do esterilizador não preenche todo o seu espaço, seja pelo tamanho limitado do lote, ou pelo número de unidades remanescentes do lote de enchimento, que ainda não tenham sido esterilizadas. Como consequência, a esterilização terminal usualmente apresenta cargas máxima e mínima.

Um aspecto importante é que a carga mínima (menor massa) não deve ser super-processada quando submetida às mesmas condições da carga máxima. Uma parte das atividades do desenvolvimento do ciclo será a avaliação da carga (tanto máxima quanto mínima) para determinar os seus pontos mais frios e mais quentes. Esses pontos serão usados em conjugação com o mapeamento dos componentes efetuado anteriormente, para definir o processo de esterilização que irá assegurar o mínimo de condição esterilizante nos locais mais frios, enquanto as localizações mais quentes permanecem com condições estáveis conhecidas.

Devido à preocupação com a qualidade quando ocorre super processamento, a posição da carga na câmara, o número de unidades, arranjos de embalagem, distribuição e outros aspectos relacionados a carga são fixos. Alterações de qualquer destes elementos podem ter efeito adverso no aquecimento e/ou resfriamento da carga. Estas restrições são comumente impostas nos processos indicador biológico/biocarga, o que confere confiança na efetividade do processo. A determinação dos pontos frios e quentes na esterilização terminal é essencial para suportar esterilidade e estabilidade simultaneamente.

Penetração de temperatura/ estudos de indicadores biológicos

Estes estudos são desenvolvidos com medidas físicas e desafios biológicos feitos simultaneamente para estabelecer a letalidade e medidas de correlação a ciclos rotineiros. O componente biológico é necessário para estabelecer que o processo físico é de fato letal, pois o termopar não pode discernir entre vapor de água e ar comprimido (aquecido) no ponto da medida térmica. Desafios microbianos são essenciais, porque nem sempre é possível determinar a temperatura nas localizações dos itens que envolvem maior preocupação, como lúmen de agulhas, superfície de filtros, interface frasco-tampa, e outros. Os termopares e bioindicadores são colocados no mesmo item, se possível, na posição determinada dos estudos de mapeamento de componente daquele item. Se não puderem ser colocados no mesmo item, podem ser colocados em item idêntico, próximo. Indicadores biológicos e termopares devem ser posicionados de forma a não promover ou impedir a remoção de ar ou vapor condensado, bem como a penetração de vapor. Indicadores biológicos podem se apresentar na forma de tiras de papel (ou outro substrato), componentes do processo inoculado, ou soluções inoculadas. O número de termopares e bioindicadores usados varia com o tamanho da carga, mas é geralmente pelo menos 10 por ciclo. Um termopar deve estar localizado no sensor de controle de temperatura do esterilizador. Não é necessária a colocação do indicador biológico no dreno.

Esses ciclos são feitos em triplicata.

Validação usando o método sobremorte

O método sobremorte baseia-se em assumir simplificações relativas à biocarga durante a esterilização rotineira. É definido como "um ciclo que proporciona uma redução mínima de 12 logs de um indicador biológico, considerando um valor D conhecido de não menos que 1 minuto" (AGALLOCO, 2008). Outras definições de sobremorte incluem:

■ Demonstração de 121ºC por 15 minutos, por todas as partes de uma carga.

■ A completa inativação do desafio microbiano de 10^{-6} esporos de *Geobacillus stearothermophilus*.

■ Um F_o mínimo de 12 minutos através da carga.

Há várias outras definições de sobremorte, permanecendo o dilema de qual empregar para demonstrar que se obteve esta condição. Inerente à definição de esterilização por sobremorte, é a assunção de que a biocarga apresenta número e resistência substancialmente menor que o indicador biológico. O indicador convencionalmente utilizado para esterilização a vapor de água é o *Geobacillus stearothermophilus*, com uma população não inferior a 10^6 esporos por indicador e um valor D de aproximadamente um minuto. A destruição destes microrganismos em réplicas de estudos de validação é certamente suficiente para suportar a destruição de microrganismos da biocarga no uso rotineiro do esterilizador. O problema reside em suportar a mínima PNSU de 1×10^{-6} no uso real (AGALLOCO, 2008).

Uma abordagem envolvendo o método do meio ciclo é possível, mas pouco adequada para um processo tão robusto quanto o de esterilização a vapor de água. Entretanto, embora o objetivo da esterilização possa ser a obtenção de um PNSU de 10^{-6}, não se podem diretamente medir níveis microbianos de menos que um sobrevivente em 10 a 100 unidades (10^{-1} ou 10^{-2}). Portanto, quando validando um processo de esterilização, emprega-se métodos indiretos que permitem medidas equivalentes ao não mensurável PNSU de 10^{-6}. Com os atuais controles no ambiente de processamento, biocarga do material, sistemas de água e outros controles de boa práticas de fabricação (BPF) na preparação dos componentes, a abordagem do meio-ciclo é desnecessária. A única maneira direta de suportar o PNSU é o conhecimento da contagem e resistência da biocarga. A destruição do indicador biológico demonstra que o processo de esterilização é

letal e propicia suporte para que medidas físicas relacionadas possam ser utilizadas para documentar a destruição microbiana de uma população microbiana altamente resistente. Os requisitos sugeridos para esterilização sobremorte devem incluir a inativação completa do indicador biológico, em conjunto com a obediência a condições esperadas, empregando medidas físicas (AGALLOCO, 2008).

Validação usando o método indicador biológico/biocarga

Este método requer controles da população de biocarga e monitoramento de sua resistência, para garantir a aceitabilidade do processo de esterilização. A disponibilidade daquela informação suporta diretamente uma PNSU de 10^{-6}, quando acompanhada por informação física do processo para cada ciclo (Figura 9). Este método não requer a destruição de uma alta população de um indicador resistente. A letalidade do processo durante a validação é obtida por uma redução na população do indicador biológico, ou pela completa destruição de um número mais baixo de organismos-desafio comparativamente ao método sobremorte. A PNSU para o método indicador biológico/biocarga pode ser calculada para cada lote usando informação da biocarga e dados físicos do esterilizador. Este método somente deve ser utilizado por empresas comprometidas com um programa de monitoramento com controles em processo e em condições de conduzir

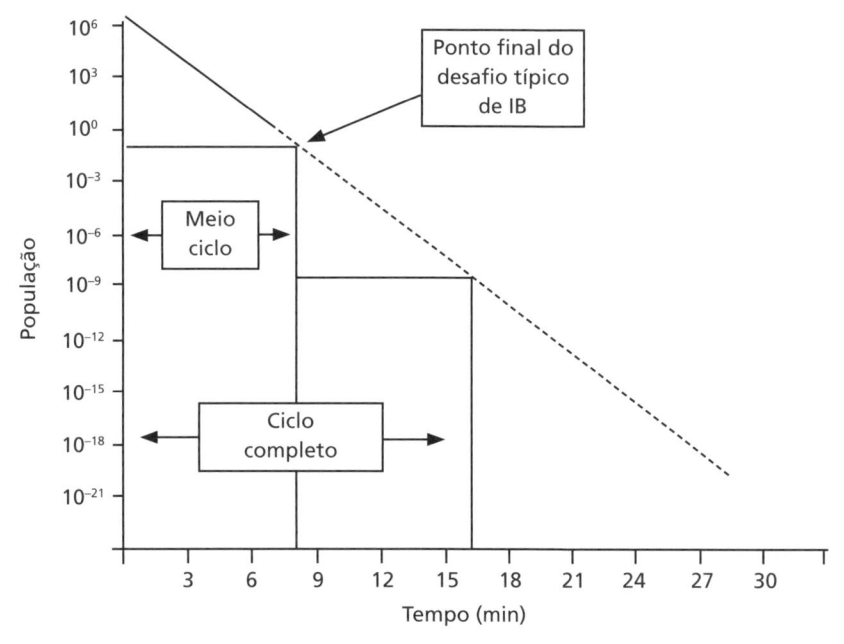

Figura 9   Resistência relativa dos organismos da biocarga e do indicador biológico (AGALLOCO, 2008).

determinação de resistência ao calor de isolados não usuais da biocarga.

Os requisitos para validação do método indicador biológico/biocarga incluem o atendimento às condições esperadas pelas medidas físicas e destruição correlacionada ou parcial do indicador biológico, ou parcial destruição deste. Quando este método é usado para esterilização terminal, a identificação de localizações de mínimo e máximo F_o é esperada.

Esterilização por irradiação

A esterilização por irradiação é um método que se caracteriza por baixas temperaturas, permitindo aplicação em materiais termosensíveis. As irradiações podem ser: particulada (raios alfa, raios beta, prótons e neutrons) e eletromagnética (raios X, raios gama e luz ultravioleta (UV)).

Em geral as radiações particuladas apresentam menor poder de penetração e são menos efetivas como agentes esterilizantes do que as eletromagnéticas. Apenas os elétrons acelerados têm encontrado aplicação prática e crescente, à medida que os equipamentos mais modernos superam limitações quanto à penetrabilidade, ainda que com elevado investimento.

Os raios X são emitidos de um átomo em estado de transição por transferência de elétron; são produzidos como radiação secundária pelo bombardeamento de uma placa de metal pesado por feixe de elétrons, em um acelerador. Apresentam pequenas possibilidades de uso, embora tenham recentemente ressurgido como patamar de pesquisa para aplicação em conceito mais amplo. A radiação gama é a princípio idêntica à radiação X em natureza, mas é o resultado de transição de um núcleo atômico a partir do estado excitado, em materiais radioativos como Cobalto 60 (^{60}Co) e Césio137 (^{137}Ce). Sendo ambas as radiações ionizantes, o principal meio de dissipação de energia em sua passagem através do material é a ejeção de um elétron com a produção de um íon com carga parcial positiva. Em adição, os íons produzem radicais livres e moléculas ativadas nas células, algumas das quais letais.

A luz UV compreende a porção do espectro eletromagnético com comprimentos de onda de aproximadamente 190 a 390 nm. O comprimento de onda de alta emissão do mercúrio (254 nm) é o mais frequentemente usado na esterilização, por ser mais próximo ao pico de absorção do DNA. As energias quânticas da luz UV são da ordem de 102 eV, enquanto os valores de 10^6 eV e 10^9 eV correspondem aos raios X e raios gama, respectivamente. Como consequência, a UV tem muito menor penetrabilidade, sendo útil apenas na esterilização aquosa e do ar, e produzindo apenas excitação aumentada, e não ionização das moléculas. Consequentemente, a eficiência

esterilizante desta irradiação é menor, pois a maioria dos microrganismos possui mecanismos enzimáticos capazes de reparar os danos por ela provocados.

De forma semelhante ao calor, organismos unicelulares são mais resistentes à radiação que os multicelulares. Os esporos bacterianos são os mais resistentes, e as bactérias, na forma vegetativa, particularmente os bacilos Gram-negativos, as mais sensíveis, bolores e leveduras, de resistência intermediária. Vírus são geralmente mais resistentes à radiação que bactérias. Esporos de *Geobacillus stearothermophilus* ATCC 7953 e *B. atrophaeus* ATCC 9372, de considerável resistência ao calor, não são especialmente resistentes à radiação. Assim, os esporos de *B. pumilus* NCTC 10337, com um valor D de 3 kGy, têm sido usados como indicadores biológicos para esterilização por radiação.

Esporos de bactérias anóxicas são mais sensíveis à radiação quando completamente hidratados, devido à letalidade adicional induzida por produtos de radiólise da água. A resistência é também reduzida quando os organismos são irradiados em oxigênio, particularmente no estado seco. A degradação induzida pela radiação também é maior na presença de água, o que exclui a radiação como método esterilizante para soluções aquosas de fármacos. Sob condições de ausência de oxigênio e a seco, a radiação provoca menos dano químico que o calor com a mesma eficiência microbicida, sendo método amplamente usado para formas farmacêuticas secas e para correlatos de medicamentos. O seu emprego deve, entretanto, ser precedido de cuidadoso estudo de estabilidade.

A aplicação de radiação ionizante para esterilização pode ser limitada pela compatibilidade do material. Adicionalmente, a identificação e qualificação de materiais compatíveis com a irradiação, abordagens para limitar danos induzidos pela irradiação em materiais e moléculas biologicamente ativas, estão em andamento. Várias abordagens estão sendo adotadas, incluindo protetores da radiação e radiação a baixa temperatura e em condições anóxicas.

A radiação ionizante é usada como instrumento para determinar pesos moleculares de moléculas grandes, como enzimas. A adição de *scavengers* de radicais livres, como ácido benzóico, com e sem manitol, tem sido evidenciada como reduzindo o dano a várias enzimas (EICHLER *et al.*, 1987; NESS; PENDLETON; McCREERY, 2005). *Scarvening* com tioureia tem sido mostrado como redutor na perda de propriedades biomecânicas de próteses ósseas (*allografts*) (AKKUS; BELLANEY, 2005).

Pesquisa na atividade enzimática tem mostrado que a atividade permanece consideravelmente maior após irradiação a baixa temperatura (KEMPNER; HAIGLER, 1982). A aplicação de radiação a baixa temperatura em materiais perecíveis, para reduzir danos induzidos pela

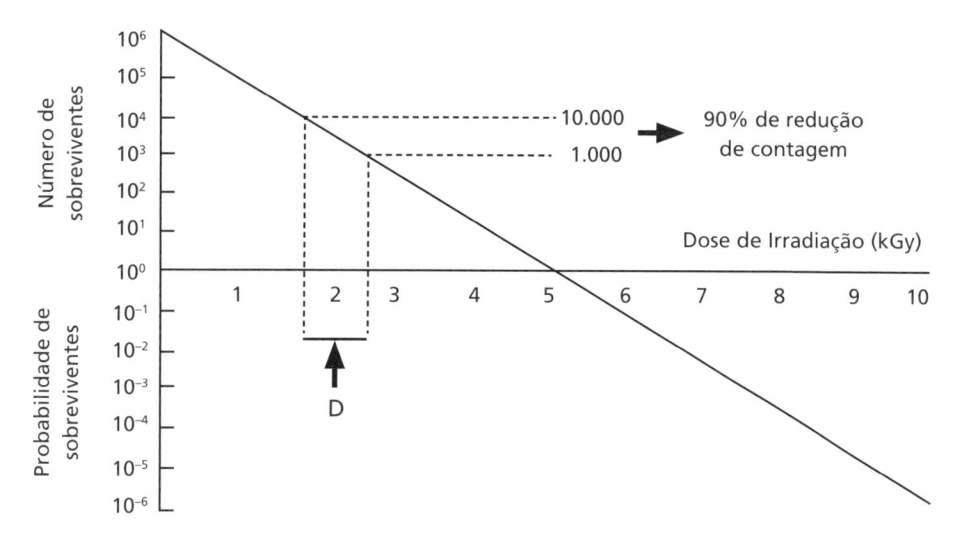

Figura 10   Curva de morte de microrganismo para processo de irradiação.

radiação, tem incluído investigação de sistemas dosimétricos adequados a fornecer medidas de dose sob tais condições, dado que a temperatura de radiação é um fator ambiental crítico para medida de dose acurada e precisa (GARCIA *et al.*, 2004).

Trabalho de Soriani e colaboradores (SORIANI; SATOMI; PINTO, 2005), relata que a irradiação gama pode ser considerada efetiva na melhoria da qualidade microbiana do ginkgo e guaraná. O mesmo estudo permitiu ainda concluir que níveis de irradiação de até 17,8 kGy não provocaram alterações nos seus princípios ativos principais.

Radicais oxigênio gerados por irradiação podem ser a causa de oxidação em certos matérias poliméricos, como polietileno de ultra-alto peso molecular, cuja oxidação tem sido relacionada a alterações prejudiciais nas propriedades mecânicas (ROCKWOOD, 2002). Irradiação em condi-

ções isentas de oxigênio num ambiente de nitrogênio tem sido empregada para reduzir tal dano.

Como já descrito anteriormente, de modo geral a maneira como os microrganismos são inativados ou destruídos, por agentes químicos ou físicos, segue uma reação mononuclear de primeira ordem, cuja letalidade pode ser representada quando o logaritmo do número de sobreviventes é expresso em função de uma quantificação do tratamento aplicado.

A Figura 10 apresenta um exemplo da curva de morte microbiana para um processo de irradiação. Neste exemplo é estabelecida a relação da inativação biológica dos microrganismos em função da quantidade de radiação necessária para se conseguir o efeito desejado, para redução de biocarga, ou para atingir um nível de segurança de esterilidade utilizado internacionalmente, como o SAL de 10^{-6}.

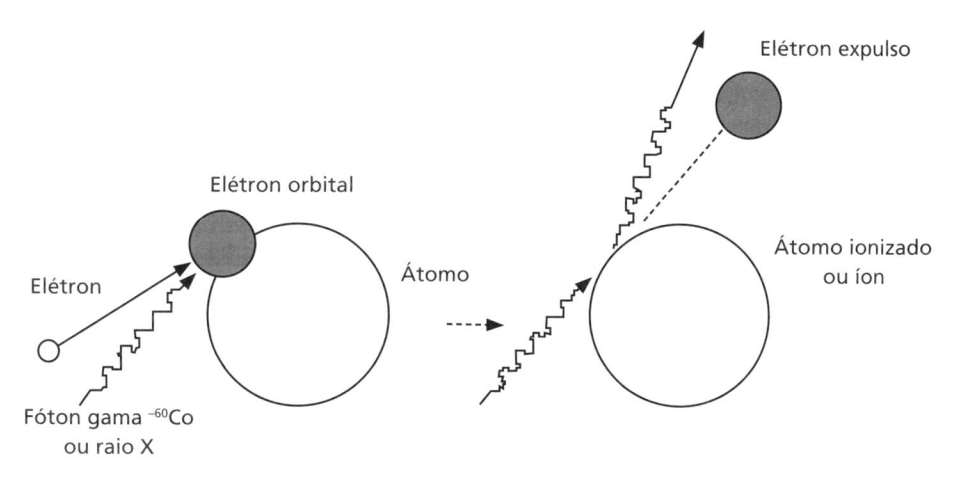

Figura 11   Interação da radiação eletromagnética com elétron orbital.

O valor D apresentado significa a quantidade de radiação necessária a ser absorvida pelo produto, para permitir que a população inicial tenha uma redução de 90%, ou seja, reduzida de uma magnitude na escala logarítmica.

A radiação ionizante, emitida por radioisótopos, possui elevado poder de penetração e, ao interagir com os produtos no interior de suas embalagens, transfere sua energia através de colisões com os elétrons das órbitas dos átomos que constituem o produto. Esta interação, ilustrada na Figura 11, provoca a excitação destes elétrons para um nível de energia superior, ou arranca completamente os elétrons de suas órbitas, com energia suficiente para colidir com elétrons orbitais de outros átomos. Este processo complexo provoca a produção de grande quantidade de átomos excitados, ou de átomos ou grupo de átomos eletricamente carregados, conhecidos como íons. Os produtos da ionização – íons, elétrons secundários, átomos e moléculas excitadas – irão também perder ou transferir sua energia para átomos a sua volta, que constituem o produto, de modo a reestabelecer um equilíbrio. Como resultado deste complexo processo de transferência de energia, a inativação de microrganismo pela radiação é ocasionada, em parte, pela colisão direta da radiação com regiões sensíveis da célula e, parcialmente, pela ação indireta, via formação de radicais químicos altamente ativos, produzidos no líquido da célula pela radiação. Por exemplo, no caso da ação direta, a radiação ionizante ioniza uma parte da molécula de DNA, uma enzima ou qualquer componente vital da célula, levando-a a um estado de falência ou inibição da sua reprodução. Por via indireta, a radiação provoca nas moléculas de água presentes nos microrganismos a formação de radicais livres, como OH^- e H^+, e moléculas como H_2O_2. Essas espécies químicas, sendo altamente reativas, podem interagir com os componentes vitais dos microrganismos, causando indiretamente danos letais.

A radiação ionizante utilizada em processo industrial é a radiação eletromagnética que inclui os raios gama, originados de transições do núcleo de átomos que se encontram em um nível energético superior e instável (isótopo radioativo), passando para um nível de menor energia e estável. Existem dois tipos de radioisótopos: os naturais (Rádio, Urânio, Tório etc.) e os artificiais, produzidos em reatores nucleares. Nesta categoria, encontra-se o Cobalto 60, que é produzido através de uma reação nuclear na qual o isótopo Cobato 59 estável é bombardeado com nêutrons no interior de um reator, e seu núcleo, ao receber um nêutron, altera seu número de massa, transformando-se no isótopo Cobalto 60, que é instável e radioativo.

É importante observar que os produtos tratados por radiação não se tornam radioativos, pois os níveis das energias utilizadas no processamento de produtos são regulamentados e controlados por órgãos nacionais e internacionais, sendo essas energias máximas permitidas limitadas quanto à capacidade de não interagirem com o núcleo dos átomos, além de não terem o poder de provocar uma reação nuclear e induzirem radioatividade nos elementos químicos que constituem os produtos. Acrescenta-se ainda a tais fatos que o produto, ao ser tratado em sua embalagem final, é exposto a um campo intenso de radiação sem entrar em contato direto com as fontes radioativas, não existindo a possibilidade, portanto, de ser contaminado.

Este processo de esterilização é usualmente mais utilizado para correlatos.

A quantidade de radiação absorvida pelos produtos durante o processo de radioesterilização, também denominada dose, tem como unidade, no Sistema Internacional, o Gray (Gy), que corresponde à absorção de energia equivalente a um Joule por quilograma de material.

No caso de irradiadores industriais de Cobalto 60, os produtos são transferidos, por sistemas automatizados de transporte, para o interior da câmara de irradiação, onde são expostos por um determinado tempo e, a seguir, transferidos para fora, encerrando-se o processo. Nestas instalações, as fontes são envoltas por espessas paredes de concreto, que têm por finalidade a segurança radiológica dos operadores. Dentro do radiador de Cobalto 60, a fonte radioativa é mergulhada em uma piscina, quando há necessidade de intervenção por parte dos operadores (manutenção, inspeção), dentro da câmara de radiação, sendo içada para fora da piscina durante o processo de radiação de produtos.

O processo de radioesterilização é bastante competitivo, dadas as seguintes características:

■ Os produtos são esterilizados já em sua embalagem final, ou seja, a que será aberta pelo usuário final, tornando o processo um dos mais seguros quanto ao aspecto de recontaminação.

■ Durante o processamento, a elevação da temperatura é de um a dois graus centígrados, o que é considerado processo a frio de esterilização.

■ O alto poder de penetração da radiação assegura esterilização de todo volume do produto, seja na forma sólida, líquida, ou em gel, e principalmente de produtos que contenham cavidades de difícil permeação ou acesso para gases; esta característica descarta a necessidade de embalagens especiais permeáveis a gases, como papel grau cirúrgico.

■ Após o processamento, o produto encontra-se pronto para ser utilizado, não requerendo quarentena ou tratamentos posteriores para remoção de resíduos de gás.

■ O processo permite a utilização de embalagem impermeável a gases e, uma vez mantida a sua integridade, assegura a esterilização por tempo ilimitado.

■ A grande quantidade de materiais compatíveis com a radiação torna extensa a relação de produtos esterilizáveis comercialmente, e em grande escala, por este processo.

■ A Norma ISO 11137-1 – *Sterilization of Health Care Products – Radiation – Part 1: Requirements for development, validation and routine control of a sterilization process for medical devices* (ISO, 2006a), estabelece as etapas necessárias para assegurar que as atividades associadas ao processo de esterilização por radiação são realizadas corretamente. Essas atividades compreendem programas de trabalho projetados e documentados com a finalidade de demonstrar que o processamento por radiação, operando dentro dos limites pré-determinados, assegura completa esterilização.

O programa para validação do processo de esterilização por radiação engloba as seguintes etapas: qualificação do produto, qualificação da instalação, qualificação do processo, certificação e manutenção e validação do processo. A qualificação do produto envolve atividades de avaliação dos produtos/componentes/embalagem e seleção de dose de esterilização. Nesta etapa, devem se realizar os testes de resistência microbiana e definir a dose necessária de esterilização para os produtos em questão, bem como levar a cabo um estudo técnico que assegure a qualidade, segurança e performance dos produtos em todos os seus aspectos, para garantir que não sofrerão alteração durante o processamento por radiação. A qualificação de instalação engloba a documentação e testes dos equipamentos, a calibração dos instrumentos e o mapeamento de doses no irradiador. A qualificação do processo determina a configuração de carregamento e o mapeamento de dose do produto. A certificação envolve os relatórios de irradiação, a revisão e aprovação dos resultados e a documentação. Na manutenção e validação do processo, torna-se necessária a inclusão de um programa de calibração, requalificação periódica do irradiador, e a auditoria periódica da dose de esterilização.

O estabelecimento de uma dose de esterilização presume uma distribuição de frequência de resistência à radiação nas biocargas que ocorrem naturalmente nos produtos. Esta suposição é testada durante o estudo de verificação/estabelecimento da dose. Inicialmente, o estudo é realizado através da determinação da biocarga em uma amostra representativa dos produtos e o valor obtido é usado para calcular a dose de verificação sub-letal (calculada para atingir um SAL 10^{-2}), bem como calcular a Dose de Esterilização Mínima (MSD) para atingir o SAL exigido para o produto (geralmente 10^{-6}). Um dos processos utilizados expõe cem amostras de produtos não estéreis à radiação de uma dose de verificação subletal, sendo as amostras posteriormente submetidas ao teste de esterilidade. A MSD é validada quando houver dois ou menos resultados positivos nas 100 amostras testadas. As doses utilizadas neste teste, a partir do conhecimento da biocarga do produto, estão descritas em tabelas na ISO 11137-1.

O mapeamento de dose, ou conhecimento da distribuição de dose, é outra importante etapa neste processo de esterilização. Cada tipo ou projeto de irradiador comercial pode apresentar variação no padrão de dose emitida. Portanto, o objetivo do estudo de distribuição de dose é identificar os padrões e as zonas que recebem as doses máximas e as doses mínimas, e pode ser resumido da seguinte forma: para cada produto novo aprovado para a esterilização por radiação gama, é designado um padrão de carga do produto, baseado na relação do tamanho da embalagem de transporte do produto com o tamanho do recipiente ou dispositivo de transporte. Os padrões são concebidos para permitir a utilização máxima do espaço do dispositivo transportador durante o processo de esterilização. Os dosímetros são distribuídos na carga e sua localização é definida por um sistema de grade para identificar o espaço tridimensional no interior do transportador, sendo a localização descrita por um identificador alfanumérico que descreve o nível, o plano e a posição. Os produtos são irradiados e os dados resultantes identificam as zonas de doses altas e baixas.

Quando a posição de baixa dose identificada não é a mesma que a posição de monitoramento de rotina, um índice de ajuste deve ser aplicado à dose mínima exigida na posição de monitoramento. O quociente de monitoramento é calculado dividindo-se os resultados da posição de monitoramento de rotina pelos resultados da posição de baixa dose real. Fornecendo a dose aumentada à posição de monitoramento de rotina, a dose mínima de esterilização exigida será recebida na posição de baixa dose real. Um cálculo semelhante é realizado para relacionar a posição de alta dose real à posição de monitoramento de rotina, para assegurar que a dose máxima recebida pelo produto não seja excedida, e garantir a manutenção das suas características.

Uma gama de densidade de produto pode ser qualificada mapeando-se três transportadores de produto com a densidade efetiva mínima calculada, e três transportadores de produto com a densidade efetiva máxima calculada. Os produtos que estiverem dentro dessa gama de densidade efetiva podem se considerar qualificados por equivalência.

A MSD para o produto deve ser revalidada a cada três meses, por meio de um estudo de verificação de dose, que consiste em expor à radiação 100 amostras de produtos não estéreis à dose de verificação subletal calculada durante o procedimento de verificação/estabelecimento da dose inicial. As unidades irradiadas são testadas quanto à esterilidade, e a dose é revalidada se houver dois ou menos resultados positivos nas 100 amostras testadas. Se houver três ou quatro resultados positivos, a MSD é aumentada e o estudo de validação deve ser repetido.

Uma vez validado o método de radioesterilização para um determinado produto, o tempo de exposição do mesmo à fonte de radiação é definido, passando a ser a única variável controlada no processo para assegurar que o tratamento correto foi administrado ao produto. Para verificar que a dose correta foi aplicada ao produto, tanto nas fases de validação, como nas de controle rotineiro do processo, a planta de irradiação deve ter um sistema dosimétrico para determinação da dose absorvida, consistindo de dosímetros, instrumentação de medida e procedimentos para o uso do sistema. Na seleção do sistema dosimétrico a ser utilizado, é considerada a adequação dos dosímetros dentro do limite da dose absorvida de interesse, estabilidade e reprodutividade adequada do sistema de medida de dose, sistema de fácil calibração, intercomparável e consistente com padrões nacionais e internacionais e sistema de utilização simples.

Um exemplo de sistema dosimétrico é o de uso de polimetilmetacrilato, impregnado com corante radiossensível, conhecido como RED 400. Estes dosímetros, quando irradiados, perdem a transmitância à luz proporcionalmente à quantidade de radiação absorvida, e esta alteração de cor do dosímetro é quantificada por um espectrofotômetro que mede a alteração de absorbância, convertida a um valor de dose absorvida.

INDICADORES BIOLÓGICOS

Introdução

Os indicadores biológicos (IB) são usados nos processos esterilizantes com duas funções básicas: a primeira consiste em confirmar valores F; a segunda, é servir como modelo para resistência de biocarga e população na avaliação de processos esterilizantes. O indicador biológico apresenta níveis de população e resistência térmica que podem ser relacionados à biocarga do produto. Aquele escolhido deve ter uma população mais alta e ser mais resistente que a biocarga rotineiramente isolada do produto (OWENS, 1993).

Diferentes farmacopeias definem de formas diversas os indicadores biológicos, como abaixo exemplificado:

■ A Farmacopeia Americana (United States Pharmacopeia – USP) define um Indicador Biológico (IB), no *General Chapter <1.035>*, como *a characterized preparation of specific micro-organism resistant to a particular sterilization process*.

■ Na Farmacopeia Europeia (European Pharmacopoeia – PH. EUR), são definidos na seção 5.1.2, como *standardized preparation of selected micro-organism used to assess the effectiveness of a sterilization procedure*.

Há muitas outras referências aos IB em outras partes destas e de outras farmacopeias, e em várias normas e padrões, porém estas duas definições são um ponto de

Tabela 3 Microrganismos recomendados para usar como Indicador Biológico pela USP *<1.035>* (USP, 2014c), BP Appendix XVIII Methods of Sterilisation (BP., 2012) e Farmacopeia Brasileira (BRASIL, 2010)

Processo de esterilização	Microrganismos USP	Número da Coleção de Cultura	Microrganismos BP	Número da coleção de cultura
Vapor	*Geobacillus stearothermophilus*	ATCC 7953	*Geobacillus stearothermophilus*	ATCC 7953, NCTC 10007, NCIMB 8157, CIP 52.81
Calor seco	*Bacillus atrophaeus*	ATCC 9372	*Bacillus atrophaeus*	ATCC 9372, NCIBM 8058, CIP 77.18
Óxido de etileno	*Bacillus atrophaeus*	ATCC 9372	*Bacillus atrophaeus*	ATCC 9372, NCIMB 8058, CIP 77.18
Radiação	*Bacillus pumilus*	ATCC 27.142	*Bacillus pumilus*	ATCC 27.142 NCTC 10327, NCIMB 10692, CIP 77.25
Peróxido de hidrogênio	*Geobacillus stearothermophilus* (alternativamente, *Bacillus subtilis* e *Clostridium sporogenes*)		Sem referência	
Formaldeído	Sem referência		Sem referência	

partida interessante: são semelhantes e correspondem a um item ainda não harmonizado.

Microrganismos usados como indicadores biológicos

Os indicadores biológicos são em geral preparados de culturas puras de microrganismos, respeitando certos aspectos:

- Os microrganismos devem ser não patogênicos, tendo em vista a desvantagem de introduzir patogênicos no desenvolvimento farmacêutico e nas instalações de fabricação.
- Os microrganismos devem ser de cultivo fácil, e preferencialmente de fácil identificação na cultura. A cepa de *Bacillus atrophaeus,* recomendada pelas farmacopeias para emprego com esterilização por calor seco e óxido de etileno, diferencia-se devido ao seu crescimento em película sobre meios líquidos e produção de pigmento laranja. O *Geobacillus stearothermophilus* cresce em meio de cultura simples a (55-60)°C, proporcionando distinção e proteção de contaminação por outros microrganismos, que não se desenvolvem nesta faixa de temperatura.
- O microrganismo deve ser apropriado para o tipo de processo esterilizante no qual será usado; inexiste um único microrganismo apropriado para todos os processos de esterilização.

A Tabela 3 apresenta espécies recomendadas para vários processos esterilizantes. Interessante que todas são formadoras de esporos, e apenas quando na forma esporulada são adequadas para uso como IB, pois na forma vegetativa não são suficientemente resistentes. Os Esporos de *Geobacillus stearothermophilus* são resistentes ao vapor de água, ácido paracético e peróxido de hidrogênio – são relativamente sensíveis ao calor seco. Os Esporos de *Bacillus atrophaeus* são resistentes a óxido de etileno e calor seco – são mortos com relativa facilidade em processo térmico a vapor. Alguns indicadores típicos para método combinado indicador biológico/biocarga para autoclavação incluem: *Geobacillus stearothermophilus, C. sporagenes, B. coagulens* e *B. atrophaeus* (OWENS, 1993; JONES; PFLUG, 1981; MOLDENHAUER; RUBIO; PFLUG, 1995). Quando apropriado, a influência da solução do produto ou do suporte empregado deve ser considerado.

- Os microrganismos devem apresentar uma alta resistência ao processo de esterilização. Os indicadores biológicos são usados para testar a efetividade do processo esterilizante em matar microrganismos. A informação obtida com seu uso é aplicada para calcular a efetividade

do processo de esterilização na morte de outros microrganismos, que podem potencialmente contaminar itens exigindo esterilização. Portanto, os microrganismos escolhidos como indicadores biológicos devem ser mais resistentes que potenciais contaminantes, embora não seja necessário que representem os microrganismos mais resistentes conhecidos pelo homem.

- Os microrganismos devem apresentar resistência estável ao tratamento de esterilização relevante.

Suportes

Microrganismos usados como indicadores biológicos devem ser apresentados de modo que facilite seu uso. Devem, portanto estar suspensos, ou depositados sobre alguma forma de suporte.

Todos os indicadores biológicos se originam como esporos coletados e suspensos em água. Para algumas aplicações esta forma pode ser excelente, mas, para outras, inadequada. Os indicadores biológicos comerciais são disponíveis como esporos em suspensão, mas mais comumente são apresentados em tiras de papel ou cupons metálicos.

A natureza química e física do suporte, bem como a maneira como os esporos sobre ele são distribuídos, podem ter efeitos significativos sobre como os indicadores biológicos respondem ao processo de esterilização. Idealmente, o suporte deve apresentar a mesma composição do material sendo avaliado para esterilização, porém, este ideal pode ser de difícil atendimento e suportes alternativos, como aqueles comercialmente disponíveis, podem proporcionar a mesma informação com conveniência e menor custo. Um estudo de Pinto e colaboradores evidencia diferenças no valor D obtido empregando suportes celulósico, metálico e plástico (PINTO; SAITO; IOSSIF, 1994).

Resistência

Embora diferentes processos de esterilização inativem microrganismos por diferentes mecanismos bioquímicos, e estes processos possuam diferentes níveis de complexidade técnica, dados experimentais indicam que, na presença de um agente esterilizante, populações de culturas puras de microrganismos são mortas de acordo com uma função matemática regular e predizível, aproximando-se de cinética de reação de primeira ordem.

Em um experimento típico, uma cultura pura de microrganismos é homogeneamente dispersa em um fluido, sem aumentar nem diminuir numericamente, ou em suportes sólidos, como papel ou metal.

O número de microrganismos viáveis é contado, usualmente por método de plaqueamento. A(s) cultura(s) é/são exposta(s) ao processo de esterilização, e alíquotas ou réplicas

Tabela 4 Valores D para microrganismos recomendados para usar como Indicador Biológico pela USP <1035> (USP, 2014c), BP Appendix XVIII Methods of Sterilisation (BP, 2012) e Farmacopeia Brasileira (BRASIL, 2010)

Processo de esterilização	Microrganismos FB/USP	Valores D	Microrganismos BP	Valores D
Vapor	*Geobacillus stearothermophilus*	D_{121} 1,5-3,0 min (valor típico = 1,9 min)	*Geobacillus stearothermophilus*	D_{121}>1,5 min
Calor seco	*Bacillus atrophaeus*	D_{160} 1,0-3,0 min (valor típico = 1,9 min) D_{121} 2-15 min (valor típico = 5 min)	*Bacillus atrophaeus*	D_{160} 5-10 min
Óxido de etileno	*Bacillus atrophaeus*	D2,5-5,8 a 600 mg/L de óxido de etileno, 54°C e 60% UR (valor típico 3,0)	*Bacillus atrophaeus*	Valor D >2,5 min a 600 mg/L de óxido de etileno, 54°C e 60% UR
Radiação	*Bacillus pumilus*		*Bacillus pumilus*	D_{10}> 1,9 kGy

são removidas a intervalos de tempo. O número de microrganismos viáveis é contado a cada intervalo de tempo.

Este tipo de abordagem é aplicável a todos os experimentos de esterilidade. Com processos térmicos, as culturas seriam normalmente mantidas a temperaturas constantes, e as amostras retiradas para testes em intervalos de tempo. Equipamento especializado é necessário (BIER) para efetuar estes experimentos. Com processo de irradiação, as culturas seriam normalmente mantidas em um campo de irradiação, no qual a dose é fornecida em velocidade conhecida e as amostras retiradas a intervalos de tempo. Os experimentos tornam-se mais complexos com esterilizantes químicos, onde a letalidade pode continuar após a remoção das amostras, devido a efeitos residuais.

A inclinação da curva de sobreviventes é o índice da resistência dos microrganismos ao tratamento de esterilização. A medida desta inclinação e da resistência de populações microbianas é o valor *D*. Com esterilização térmica por vapor, valores *D* são padronizados a 121°C, usualmente referindo-se a esporos suspensos em água e expressos em minutos. Para esterilização térmica a seco, os valores *D* são usualmente padronizados a 160°C e referem-se a esporos aplicados a suportes metálicos. Para irradiação, valores *D* não são medidos em minutos, mas em unidades de dose (geralmente kGy), porque a inativação da população microbiana por radiação ionizante é independente da velocidade da dose.

A Tabela 4 apresenta valores *D* conforme a USP, a BP e a FB. É importante verificar que estas resistências são significantemente maiores que aquelas esperadas dos microrganismos encontrados nos ambientes de fabricação farmacêutica. Por exemplo, é extremamente raro encontrar contaminantes naturais com valores de esterilização térmica a vapor de (D_{121}) acima de 0,3 minuto, quando

medidos em condições comparáveis àquelas em que microrganismos usados como IB apresentam valores entre 1,5 e 3,0 minutos (USP).

Os termos "tempo de morte" e "tempo de sobrevivência" são também usados para definir resistência para IB da esterilização térmica, por vapor e a seco. O "tempo de morte" é definido como o menor tempo em minutos sob condições de esterilização similares àquelas usadas para determinar o valor *D*, que resulta em total ausência de crescimento após incubação. Inversamente, o "tempo de sobrevivência" é definido como o maior tempo, em minutos, sob condições de esterilização similares àquelas usadas para determinar o valor *D*, daqueles sobreviventes que podem ser obtidos após incubação.

Embora estes possam ser índices úteis (mais baratos, rápidos, e requerem menor aparato técnico que o necessário para determinação de valores *D*) para verificar a resistência de indicadores biológicos, eles são imperfeitos como medidas de resistência. Exemplificando, o "tempo de morte" pode ser uma função não apenas de resistência, mas do número de microrganismos originalmente presentes na população e do número de réplicas de populações testadas.

A USP considera uma abordagem em que o tempo de sobrevivência é dado como não menos que o valor *D* rotulado, multiplicado pelo logaritmo da contagem de esporos rotulados, menos dois. O tempo de morte é dado como não mais que o valor *D* rotulado, multiplicado pelo logaritmo da concentração.

VALIDAÇÃO DE PROCESSOS DE ESTERILIZAÇÃO

Introdução

Existem requisitos de validação associados a processos de esterilização (destrutivos para os microrganismos) ou por filtração (remoção microbiana). A prova de efetividade das várias técnicas é circunspecta, e o objetivo de cada uma delas é a eliminação de microrganismos viáveis dos materiais submetidos ao processo de esterilização. A demonstração do desempenho do processo é inferida através da sua validação.

Atividades de suporte à validação

A validação de processos de esterilização, especialmente quando relacionados a novas instalações, frequentemente envolve a seleção e compra de equipamento especificamente planejado para desenvolver o processo. Empresas fornecedoras desses equipamentos possuem, geralmente, um excelente conhecimento da tecnologia de esterilização, bem como corpo técnico especializado no *design* do equipamento. A compra de novos equipamentos tipicamente utiliza uma abordagem similar, independentemente do processo específico de esterilização. As atividades associadas à aquisição de equipamentos de esterilização seguem os conceitos inerentes ao Sistema de Qualidade, de forma geral, mas incluem aspectos específicos, como:

■ Requisitos específicos do usuário – preparados para definir a capacidade esperada, tipos de cargas e expectativa de documentação do usuário final. Seu desenvolvimento é frequentemente auxiliado por empresa de engenharia. Estes requisitos definem necessidades operacionais e de conformidade para o equipamento em termos amplos, e são frequentemente usados para solicitar propostas e vendas.

■ Propostas comerciais – estas refletem as respostas dos vendedores aos requisitos específicos do usuário. Atenção particular na revisão de propostas deve ser dada a particularidades não contempladas no sistema do vendedor. Após recebimento das propostas comerciais, algumas serão selecionadas para consideração, e, após estreitamento das negociações, finaliza-se uma ordem de compra, que autoriza o fabricante do equipamento a iniciar sua fabricação, mediante um pagamento inicial.

■ Teste de aceitação na fábrica – esta etapa é formalizada quando representantes do comprador revisam a documentação referente ao desempenho do equipamento, nas instalações do vendedor. Uma série de testes e inspeções são efetuadas e documentadas. Partes dos testes podem ser referenciados na qualificação do equipamento, dispensando-se que sejam efetuados no momento seguinte. A finalização dos testes de Aceitação na Fabricação é geralmente exigida anteriormente ao embarque, e também nesta etapa é efetuado um pagamento adicional;

■ Instalação do equipamento/*Shakedown/Commissioning* – estas são etapas desenvolvidas nas instalações do comprador do equipamento, não documentadas para efeito de BPF. Incluem conexão às utilidades, colocação no local permanente, verificações preliminares de segurança e operação;

■ Teste de aceitação no local – é a segunda atividade formal na aquisição do equipamento. Este é submetido a um segundo conjunto de testes e atividades de verificação, planejadas para avaliar o equipamento, já instalado no local de operação, efetuadas por representantes do vendedor presentes no momento. A finalização satisfatória do Teste de Aceitação no Local é normalmente seguida do pagamento de uma parcela maior do preço de compra.

Qualificação do equipamento

A qualificação do equipamento (QE) é dirigida ao mesmo, no contexto de esterilização do produto empregando um determinado processo. QP é a fase da validação direcionada ao processo de esterilização e atributos do produto, e tipicamente segue a QE. Estas atividades são geralmente desenvolvidas em ordem sequencial, sem normas rígidas das suas atividades específicas. Em algumas empresas, a QE é subdividida em QI e QO, ou mesmo entendidas estas divisões em terminologia conjunta de qualificação de instalação/operacional (QIO).

A razão de qualificar o equipamento consiste em proporcionar uma base bem definida para manutenção preventiva e controle de alteração do equipamento, durante sua vida operacional. Em geral, os resultados dos testes e documentação obtidos no Teste de Aceitação na fábrica, e Teste de Aceitação no local, são incorporados sem repetição, pois exigências de repetições da QE não agregariam valor.

Qualificação de instalação

Após finalizada a fabricação e instalação, o equipamento, sistema e instalação são cuidadosamente inspecionados pelo comprador, no sentido de verificar a conformidade com desenhos e especificações.

Uma parte importante desta inspeção é a documentação preparada durante o planejamento e construção do esterilizador. É pratica convencional preparar um protocolo de QI, contendo, como elementos mínimos:

■ Uma breve descrição do equipamento, incluindo todo equipamento antigo usado em conjunto.
■ Uma lista de especificações detalhadas.
■ Uma lista dos desenhos pertinentes.

- Verificação de aderência a especificações de instalação.
- Registros de calibração de todos os instrumentos.
- Uma tabulação de cada dispositivo relevante do sistema, com sua descrição.
- Documentação das conexões das utilidades.
- Documentação do sistema de controle.

O protocolo QI deve ser tão detalhado quanto possível, para evitar confusão posterior quanto a um aspecto não documentado. Os registros podem ser usados como base de composição para alterações propostas ou reais. A QI contém um index de toda documentação pertinente ao equipamento, bem como um sumário independente do próprio registro. Todos os desenhos, documentos e especificações listados na QI devem ser atuais e obteníveis.

Calibração é a demonstração de que um dispositivo de medição produz resultados nos limites especificados em sua faixa de operação. É usualmente feita imediatamente após a instalação, e re-confirmada antes ou imediatamente após a qualificação de performance. Os procedimentos e métodos do vendedor são tipicamente seguidos de perto e podem ser referenciados nos procedimentos de operação padrão do proprietário do equipamento. As tolerâncias da calibração devem ser aquelas definidas nas especificações do fabricante do esterilizador. A calibração deve ser feita numa base de periodicidade durante a vida operacional do equipamento (FDA, 2005).

Qualificação de operação

A validação de uma instalação, sistema ou peça de equipamento é um programa contínuo, em que a manutenção a longo prazo é tão importante quanto o esforço inicial. O principal elemento da validação é a estabilidade operacional dos sistemas e equipamentos. A verificação da estabilidade é obtida com a QO. Esta requer uma lista detalhada de todas as operações variáveis e suas faixas de uso. Quando um valor mínimo, ou faixa, é especificado, é essencial registrar valores reais, e não apenas se o equipamento meramente atende às especificações. A QO envolve a medida independente de todas as condições de operação, como a velocidade, por si só ou em relação à rotação ou ao fluxo, e pressão, relativamente a todas as partes do sistema ou equipamento. É geralmente efetuada na ausência do produto real e não deve ser subenfatizada.

A QO do equipamento de esterilização é desenvolvida com os sistemas de utilidade conectados a ela. Cada uma das utilidades inerentes ao equipamento deve estar identificada, e também sujeita a sua própria qualificação independente. Para esterilizadores a vapor de água isto deve incluir:

- Vapor limpo/puro, conforme tipicamente requerido para esterilizadores de carga porosa.
- Vapor da planta/processo para uso na jaqueta do esterilizador, e em algumas instâncias para esterilização terminal de frascos selados.
- Sistemas de água para resfriamento direto e indireto do produto farmacêutico.
- Ar comprimido usado para sobrepressão de ar em esterilização terminal, ou quebra de vácuo na esterilização de componentes.

Manutenção da validação

A manutenção da validação é essencial para dar suporte ao processo de esterilização durante longos períodos de tempo. Inclui suporte e práticas inter-relacionadas de controle de alteração, manutenção (corretiva e preventiva), calibração e monitoramento contínuo do processo. Estas práticas asseguram a confiabilidade continuada do processo, em base diária. Sua importância é fundamental para uma validação bem sucedida, particularmente porque esta fase estende-se durante todo o uso operacional do sistema Os requisitos de manutenção da validação para processos de esterilização são substancialmente mais elevados que aqueles associados a outros processos farmacêuticos.

Desenvolvimento do processo de esterilização

Em novas instalações, com novos equipamentos ou processos de esterilização, será necessário inicialmente desenvolver o processo que será validado. A escolha óbvia é usar tratamentos extremamente agressivos, com letalidade substancialmente superior à mínima requerida, que pode ser imprópria em certas situações.

As condições utilizadas não devem ser severas a ponto de afetar adversamente atributos importantes de qualidade do produto. A determinação do processo de esterilização pode ser obtida empregando dois métodos primários, bem estabelecidos – o método da sobremorte ou o método indicador biológico/biocarga. Um terceiro método, da biocarga absoluta, embora possível, é raramente empregado na esterilização industrial. O método utilizado no desenvolvimento do ciclo deve ser usado tanto para validação inicial, como subsequentes atividades de re-validação.

Qualificação de *performance*

A qualificação de performance, ou validação, é o foco de maior atenção nos processos esterilizantes. É prática

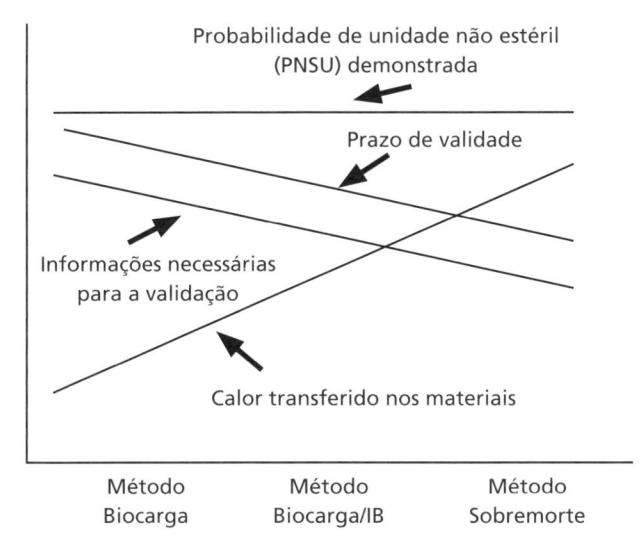

Figura 12 Comparação entre as Metodologias de Esterilização (AGALLOCO, 2008).

comum na qualificação de performance empregar desafios de "pior caso" na validação, mais prevalentes nos processos esterilizantes. Desafios típicos de "pior caso" para esterilização incluem (AGALOCCO, 2008):

- Redução na temperatura do processo.
- Redução no tempo total do ciclo.
- Redução de ambos, tempo e temperatura.
- Redução da concentração de gás e uso de desafios biológicos resistentes.

Considerações gerais sobre validação de ciclos de esterilização

O desenvolvimento e a validação de ciclos especificamente planejados para preservar propriedades de materiais são diferentes daqueles onde o sobre-tratamento não é preocupante (aço inoxidável, vidro e lixo biológico). Quando os materiais são termoestáveis, o método de esterilização sobremorte é convencionalmente empregado, pois apresenta menores requisitos, permitindo rápido desenvolvimento do ciclo e estudo de QP. A esterilização por sobremorte tem sido definida de várias formas, podendo todas ser resumidas no seguinte: um processo de esterilização no qual a destruição demonstrada de uma alta concentração de microrganismos resistentes permite a eliminação de biocarga que possa estar presente no processo rotineiro (AGALLOCO, 2007). A abordagem bioburden/indicador biológico (também conhecida como método combinado) requer controles no processo quanto a número e resistência do bioburden presente em ciclos esterilizantes de rotina, para assegurar que a letalidade demonstrada para o indicador biológico durante

a QP seja suficiente para garantir esterilidade. A terceira abordagem de esterilização, o método bioburden, requer substancialmente mais controle que os ouros métodos, sendo raramente empregado. Independentemente do método escolhido, o objetivo de todo processo de esterilização é a obtenção da mesma mínima PNSU (1×10^{-6}), estando suas diferenças nos controles necessários para estabelecer, em condições de rotina, o processo esterilizante. As diferentes abordagens são apropriadas para todos os métodos de esterilização, sendo prevalecentes o vapor de água e o óxido de etileno.

A Figura 12 ilustra as diferentes características das abordagens distintas de esterilização. Os processos sobremorte elevam o tempo do processo e apresentam mais efeitos adversos nas propriedades do material. Os processos indicadores biológicos/biocarga reduzem o estresse físico dos materiais, mas requerem mais controles adicionais, comparativamente à sobremorte, no sentido da eficácia do ciclo. Ciclos biocarga têm o menor impacto nos materiais, mas exigem suporte substancialmente maior, tanto inicial quanto na rotina, para manter o processo seguro. Todos os métodos adequadamente validados podem permitir o mesmo PNSU mínimo.

ESTERILIZAÇÃO POR FILTRAÇÃO

A esterilização por calor úmido é o método de escolha para parte dos produtos farmacêuticos líquidos, como soluções parenterais e oftálmicas. Para soluções termolábeis, o processo sob exposição a temperatura elevada, mesmo que por tempo reduzido, conduz a níveis de degradação inaceitáveis. Assim, a filtração consiste em método de esterilização alternativo e é usada para remover microrganismos e material particulado de líquidos e gases. Este método difere dos demais por remover fisicamente os microrganismos, ao invés de inativá-los.

Os indicadores biológicos são normalmente utilizados nos diversos tipos de esterilização para garantir a situação de pior caso (*worst case*) durante todo o processo. Nos filtros esterilizantes, o indicador biológico é utilizado somente no teste de desafio bacteriológico: é um teste destrutivo do filtro. Desta forma, este indicador não pode ser utilizado rotineiramente nos processos de esterilização por filtração. Em contraste com outros sistemas esterilizantes, a esterilização por filtração utiliza o indicador biológico de forma indireta, sendo também o único processo que permite a remoção de partículas, inclusive das formas viáveis.

O processo de esterilização por filtração é garantido através de teste físico não destrutivo do elemento filtrante, o chamado teste de integridade, que deve sempre estar correlacionado ao teste de desafio bacteriológico, para que satisfaça a condição de pior caso.

Enquanto as membranas apresentam porosidade alta (70 a 80% de espaços abertos na sua estrutura), os poros (aberturas) estão sempre numa faixa de valores de diâmetro, por sua vez com diversidade de conformações. A possibilidade de que microrganismos possam passar através de alguns poros é remota, pois há que se considerar, também, o mecanismo de retenção por inércia e adsorção, apesar da pouca influência deste processo.

O processo de esterilização por filtração envolve não apenas a retenção, mas igualmente a própria esterilização do filtro, feita normalmente através de processo térmico ou químico.

Precauções assépticas em consonância com boas práticas de fabricação, durante o processo, são fundamentais, e é imprescindível extrema rigidez no teste de esterilidade das amostras.

Padrões de retenção microbiana

Os filtros classificados como esterilizantes devem garantir a esterilização de um determinado fluido quando desafiados com, pelo menos, 10^7 células de *Brevundimonas diminuta* ATCC 19.146, por cm² de área filtrante, sendo requisito básico para reconhecimento de um filtro como esterilizante, conforme normas da FDA. O tamanho, ou diâmetro de poros apresenta valor limitado quanto a subsidiar a retenção microbiana, a constatação de integridade física, ou em fornecer base de comparação entre diferentes materiais de construção e fabricantes. Como resultado, o filtro é definido em termos de sua retenção bacteriana (FDA, 1987b) de acordo com a ASTM F838-05 *Standard Test Method – Determining Bacterial Retention of Membrane Filters Utilised for Liquid Filtration* (ASTM, 2005), ou metodologia similar.

Os testes de retenção microbiana são feitos para garantir a eficiência de retenção do filtro-teste. A escolha do microrganismo-teste para qualificar filtros grau esterilizante para líquidos (0,22 μm), *Brevundimonas diminuta* ATCC 19146 (0,3 x 0,6 x 0,8 μm) apresenta como vantagens:

- Foi originalmente isolado de fluido de processo, apresentando característica real de simulação.
- É reconhecido como não patogênico para humanos, podendo ser usado sem preocupação de danos biológicos maiores.
- Pode ser cultivado sob condições controladas, com a formação de células muito pequenas, monodispersas e com reduzida faixa de distribuição dimensional.

As desvantagens do emprego da *Brevundimonas diminuta* são:

- Consiste em microrganismo não viável em muitas formulações farmacêuticas.
- Estando entre as menores bactérias potencialmente encontrada em formulações, pode não ser representativa da biocarga.
- Apresenta morfologia variável lote a lote, devendo ser examinada para garantir a adequacidade ao teste.

O método considerado mais relevante no dimensionamento é aquele de desempenho funcional usando microrganismos modelo. As membranas filtrantes para esterilização são membranas capazes de reter 100% de uma cultura contendo 10^7 UFC de *Brevundimonas diminuta* American Type Culture Colection (ATCC) 19.146 por cm² de área de superfície de membrana, sob pressão diferencial de não menos que 30 psi (2,0 bar) (American Society for Testing Materials, 1983). Tais membranas filtrantes são consideradas de dimensão nominal de 0,2 ou 0,22 μm.

Contrastam com este cenário as membranas filtrantes usadas na recuperação analítica, capazes de reter a maioria dos microrganismos em baixa concentração e apresentadas com dimensão nominal dos poros de 0,45 μm. Inexiste método mandatário específico para estas membranas. Porém, a prática convencional dentre os fabricantes de filtros é demonstrar que um filtro de 0,45 μm é capaz de reter culturas de *Serratia marcescens* (ATCC 14756), ou de remover quantitativamente *Brevundimonas diminuta*. As pressões de teste usadas variam de baixa (5 psi; 0,34 bar), para *Serratia marcescen*, ou baixa (0,5 psi; 0,034 bar), para *Brevundimonas diminuta*.

Conforme se sabe, há a possibilidade de que soluções possam estar contaminadas com organismos menores que *Brevundimonas diminuta*. Materiais dessa antureza devem ser filtrados usando membranas com valor nominal menor, como 0,1 μm. Estes filtros são em geral dimensionados com uma cultura de *Acholeplasma laidlawii* ou outra cepa de micoplasma, à pressão de 7 psi (0,48 bar). Por outro lado, para filtros esterilizantes distintos, não há procedimento de teste padronizado (LEVY; ROCHE, 1992; MEEKER *et al.*, 1992).

Os valores nominais baseados nas propriedades de retenção microbiana diferem quando obtidos por outros métodos, como retenção de esferas de látex de vários diâmetros. Esta prática tem conduzido à inconsistência entre filtros 0,22 e 0,1 μm. Assim, todos os filtros devem ser qualificados e ter suas características definidas, tendo por base a performance funcional.

Numa abordagem adicional, o PDA *Technical Report 40 – Sterilizing Filtration of Gases* (PDA, 2005) estabelece que mesmo os filtros hidrofóbicos devem ser validados empregando um líquido, seguindo os princípios do teste de desafio bacteriano. Isto porque bactérias que proliferam em líquidos possibilitam desafio mais rigoroso e com melhor reprodutibilidade que as bactérias aéreas. Adicionalmente, embora desafios com aerossol de bactérias pudessem representar o meio ideal para o desafio de filtros em um processo com gás seco, inexiste procedimento de teste padronizado para desafios de aerossol.

Validação de filtros feita pelo fabricante

Adicionalmente ao desafio bacteriano, ou teste de retenção, os fabricantes de filtros comumente incorporam na validação dos filtros testes de toxicidade, extrativos e de integridade, e avaliam seu comportamento quando submetidos a distintos métodos de esterilização.

Embora materiais aprovados pela *Food and Drug Administration* (FDA), conforme estabelecido pelo *Code of Federal Regulation* (CFR) *Title 21*, ou EEC Directive 2002/72/EC, sejam usados na construção de filtros, são efetuados testes para garantir que substâncias pirogênicas não estejam presentes, além dos testes que caracterizam a conformidade com a Classe VI de Plásticos, a 121ºC. Resultados satisfatórios nestes testes propiciam ao usuário (fabricantes de medicamentos, ou outros produtos) a confiança de que o filtro é seguro para o emprego.

A avaliação de extrativos visa a assegurar que o filtro não libere componentes que possam afetar a segurança ou estabilidade do produto filtrado. Fontes potenciais de extrativos de filtros esterilizantes podem incluir agentes surfactantes e umectantes, aditivos usados na fabricação de componentes plásticos, resíduos de materiais de fabricação e construção (PDA, 1998). Os fabricantes dos filtros fornecem dados dos níveis de extrativos de seus filtros, mas é responsabilidade do usuário demonstrar que sejam seguros para uso no processo específico.

Como a esterilização a vapor de água é o método comumente aplicado aos filtros esterilizantes, a resistência ao estresse térmico deve também ser demonstrada pelos fabricantes, abrangendo as rigorosas condições de pressão, temperatura e tempo do processo.

Validação de filtros feita pelo fabricante de medicamentos/outros produtos

É responsabilidade do fabricante de medicamentos garantir que o filtro esteja validado para o processo específico em pauta. Porém, a maioria dos fabricantes de medicamentos apresenta limitações que impedem a execução dos testes necessários, além de possivelmente não introduzirem suspensões microbianas em suas plantas.

Adicionalmente, planejar um protocolo de validação requer elevado nível de conhecimento relativamente aos filtros. Assim, testes de desafio microbiano e validação são em geral desenvolvidos por seus fabricantes, cabendo ao usuário garantir que sejam obtidos dados válidos e defensáveis. Embora o ideal seja validar o filtro usando o próprio produto, ou fluído do processo, isto nem sempre ocorre devido à limitada disponibilidade, assim como toxicidade do produto ao organismo teste. Devido à grande variedade de formulações farmacêuticas, é o fabricante farmacêutico, conhecedor de seus produtos, quem deve decidir quanto à escolha racional da solução-teste.

As condições do teste devem simular, tanto quanto possível, as condições do processo, seja aquele de filtração, apresentando velocidade de fluxo controlada, ou regulada por pressão.

De acordo com o PDA *Technical Report* 26 (PDA, 1998), alterações na configuração do filtro não levam à exigência de revalidação, se a membrana do filtro específico e a combinação produto/processo já tiverem sido validadas quanto à retenção bacteriana, desde que: a membrana do filtro não seja alterada; a velocidade de fluxo por unidade de área seja menor ou igual aos parâmetros validados; a pressão de filtração não exceda os parâmetros validados; o tempo de exposição não exceda o tempo validado; dados apropriados de extrativos estejam disponíveis para a configuração de filtro em questão.

Controle do processo de filtração

A filtração, que no processo industrial emprega pressão positiva, para evitar contaminação, em caso de quebra de vácuo, deve ser controlada empregando testes periódicos quanto à efetividade do elemento filtrante.

Teste de desafio bacteriológico

O teste de desafio bacteriológico é um teste destrutivo, feito em laboratório microbiológico. Consiste em avaliar a retenção efetiva das células de microrganismos de dimensão compatível com o tamanho de poro da membrana filtrante. Assim, emprega-se convencionalmente *Brevundimonas diminuta* ATCC 19.146 para filtros grau esterilizante, veiculada como suspensão aquosa contendo pelo menos 10^7 células por cm^2 de área filtrante. Esta suspensão é passada através do filtro previamente esterilizado, devendo as células ser totalmente retidas, e o líquido filtrado, coletado assepticamente, deve ser submetido ao teste de esterilidade. Evidências de crescimento microbiano no meio de cultivo inoculado com o líquido filtrado são indicativas da não efetividade do filtro testado, demonstrando potencial falha de especificação do fabricante. Todo teste de desafio bacteriológico é acompanhado, também do teste de integridade do filtro para verificar qualquer falha de vedação, danos e/ou desvio da especificação do elemento filtrante. O teste de desafio bacteriológico é o único que atesta se o filtro é de natureza esterilizante, ou não, segundo as normas da FDA.

Teste de integridade

A segunda forma de avaliação a ser rotineiramente efetuada consiste em teste não destrutivo, tipicamente um controle do processo, efetuado na área limpa produtiva. Desde que a FDA estabeleceu os requisitos para teste de integridade de filtros de membrana de 0,45 e 0,2 μm, nas boas práticas de fabricação estes servem de base para as inspeções da FDA de pré-filtros ou filtros finais, tanto antes como depois da filtração de parenterais de pequeno e grande volume. Em resumo, conforme as BPF, a integridade de todos os filtros de ar deve ser verificada após instalação e mantida durante o uso, e adicionalmente filtros para líquidos devem ser esterilizados e instalados assepticamente. A integridade do filtro de líquidos deve ser verificada por um teste apropriado, tanto antes como após seu uso, antes que sejam descartados. Se identificada falha do filtro no teste, após o uso, todo material nele filtrado, deve ser rejeitado. Materiais rejeitados podem ser re-filtrados usando filtros que tenham se mostrado integrais, desde que o tempo adicional de filtração não exceda os limites específicos para tempo total do processo. Os resultados de cada teste de integridade devem ser registrados e mantidos.

Um teste de integridade representa um mecanismo não destrutivo para detectar a presença de poros superdimensionados, ou defeitos que possam comprometer a capacidade de retenção. Aplicado tanto antes como depois do processo de filtração, fornece aos usuários de filtros a segurança de que o filtro terá desempenho adequado. Permite igualmente confirmar que não tenha ocorrido dano durante a estocagem, que a instalação no suporte tenha sido correta e que o processo de esterilização não tenha danificado o filtro.

O teste de integridade é baseado no princípio do fluxo de gás através de uma membrana umedecida, devido à pressão diferencial aplicada. É aplicado somente a filtros do tipo membrana, em que a estrutura e distribuição de tamanho de poros é submicrônica, e a velocidade do fluxo de gás pode ser medida com exatidão através da estrutura da membrana.

Há três testes de integridade disponíveis para uso com filtros, para líquidos hidrofílicos:

Teste do ponto de bolha

Determinado pelo aumento da pressão aplicada e monitoração de uma súbita alteração na velocidade de fluxo de gás, abaixo do ponto de bolha, a membrana filtrante é considerada segura para utilização. Submete-se o filtro, devidamente montado, à filtração de cerca de dois litros de água destilada estéril, aplicando-se a seguir pressão constante de Nitrogênio, por exemplo, em nível de 3,5 kg/cm², durante 5 minutos, para membranas de éster de celulose de 0,22 μm.

Para cada tipo de filtro há um determinado valor limite de pressão a ser suportado, sem a formação de bolhas, o que indica resistência do material filtrante, exatamente por estar íntegro; caso contrário, mesmo a pressão inferior, haveria passagem do nitrogênio e aparecimento de bolhas.

O cálculo de pressão de ponto de bolha, ou seja, a pressão limite após a qual se iniciando o borbulhamento, efetua-se da seguinte forma:

$$P = \frac{k4v\cos\phi}{d}$$

Em que: P = pressão necessária; v = tensão superficial; ϕ = ângulo formado entre líquido e parede do capilar; d = diâmetro do poro; k = fator de correção relativo à forma do capilar.

Convém salientar que apenas o fabricante, por conhecer detalhes da construção da membrana e, portanto, do capilar, poderá fornecer o valor de k e, por conseguinte, o valor de P. Ainda deve ser lembrado que, com o molhamento prévio da membrana, o ângulo de contato com a água torna-se igual a zero, e portanto o seu valor de cosseno igual a um, facilitando o cálculo.

Teste do fluxo difusivo

Considera a velocidade do fluxo de gás resultante de sua difusão através de um filtro molhado, a um diferencial de pressão aplicado. A máxima velocidade de fluxo é dependente do tamanho e constituição do filtro, por cujo fabricante é especificada. Acima da máxima velocidade do fluxo, o filtro é considerado inadequado para o uso.

Teste do diferencial de pressão

Este teste considera a perda da pressão de gás, devido ao fluxo difusional medido no decorrer do tempo, a partir do volume selado conectado ao lado superior de um filtro de membrana umedecido. Representa uma medida indireta do fluxo difusivo.

Os filtros hidrofóbicos para gás são testados quanto à integridade pela seguinte forma:

- • Teste de intrusão de água

A velocidade de evaporação de água, a uma pressão diferencial aplicada. Acima da velocidade máxima de evaporação, o filtro é inadequado ao uso.

Estes métodos são geralmente aplicados empregando instrumentos automatizados para teste, que não comprometem o lado estéril do filtro.

Outra consideração de extrema importância envolve o intervalo de tempo, entre o enchimento e autoclavação, no caso de esterilização térmica final, de forma a evitar elevadas cargas microbianas que coloquem em risco a efetividade do processo esterilizante, ou que acarretem pirogenicidade no produto. No caso de enchimento asséptico, entre manipulação do produto e filtração esterilizante, por motivo semelhante, o intervalo de tempo deve ser o menor possível. Mesmo o tempo envolvido na própria filtração deve ser cuidadosamente planejado, particularmente em líquidos de maior viscosidade, evitando volumes acima de certa grandeza, pois as células microbianas podem migrar através do filtro, ou sua presença, em quantidades elevadas devido à proliferação, pode conduzir a condições diversas daquelas validadas.

Seleção e caracterização de filtros

Filtração esterilizante de líquidos

Com inovações na constituição de meios filtrantes, nylon e acetato de celulose estão sendo substituídos por meios hidrofílicos mais avançados, como polietersulfona (PES) ou fluoreto de polivinilideno (PVDF), os quais exibem altas velocidades de fluxo com baixas pressões diferenciais. A PES é naturalmente hidrofílica, apresentando baixa ligação com proteínas, baixos extratíveis e ampla compatibilidade química. Membranas assimétricas em PES são comumente empregadas para permitir altas velocidades de fluxo e vida mais longa a aplicações líquidas.

O PVDF, sendo naturalmente hidrofóbico, é transformado em hidrofílico por meio de tratamento químico, o que em geral gera bons resultados, embora nem sempre seja uniforme com relação a suas propriedades, inclusive mecânicas.

As atividades de filtração incluem uma variedade de fluidos, como água, o ar comprimido e o nitrogênio, geralmente em um sistema de distribuição central, ou mesmo no ponto de uso. Parenterais de grande volume, definidos como produtos farmacêuticos que são administrados em volumes maiores que 100 mL, apresentam tamanhos de lote variando de poucas centenas de litros a diversos milhares de litros, exigindo filtração esterilizante antes da esterilização terminal.

Parenterais de pequeno volume, por outro lado, são geralmente sensíveis ao calor, portanto acondicionados assepticamente após filtração esterilizante. Incluem os produtos farmacêuticos tradicionais e aqueles obtidos por bioengenharia, os quais exigem matérias-primas de elevada qualidade que tenham sido esterilizadas por filtração. Soros humanos e animais são também geralmente submetidos a filtração, em níveis abaixo de 0,1 μm, para remover micoplasma.

Remoção de vírus por filtração

Produtos terapêuticos biológicos produzidos por linhagens de culturas de células de mamíferos podem estar contaminados por vírus. As entidades regulatórias exigem que os fabricantes adotem processos de purificação que minimizem os riscos, removendo vírus endógenos decorrentes da linhagem celular usada para expressar o produto proteico, e vírus adventícios introduzidos ao produto durante o processo de fabricação.

Filtros para remoção de vírus são usados no fluxo de saída de colunas cromatográficas e no fluxo de entrada da ultrafiltração/diafiltração. Operam por filtração direta do fluxo, com a passagem do fluído através da membrana, ou filtração tangencial do fluxo, envolvendo a passagem de alguma porção do fluído pela superfície da membrana, tangencialmente ao plano do meio filtrante, enquanto o fluido remanescente passa através do filtro (LEVY; PHILLIPS; LUTZ, 1998). A escolha de um filtro de vírus ocorre não apenas considerando sua capacidade de remoção, mas também aspectos econômicos. O sistema de filtração direta do fluxo apresenta menor complexidade e é geralmente mais fácil de operar e menos oneroso que o tangencial. Porém, exige no geral maior área de superfície e pode ter desempenho variável, ainda que seja robusto numa variedade de situações, e sua aplicação em sistemas automatizados pode torná-lo preferencial. Composições usuais de filtros empregados tanto na filtração direta como tangencial incluem polímero PES, polímero PVDF, ou membranas celulósicas para ultrafiltração.

Remoção de endotoxinas por filtração

Endotoxinas pirogênicas, ou seja, lipopolissacarídeos derivados das células de bactérias Gram-negativas, podem ser removidas de produtos farmacêuticos, particularmente da água ultrapura e de antibióticos, empregando filtros com carga modificada que utilizam uma amina quaternária forte para fornecer um potencial zeta positivo.

Um aspecto fundamental para a captura eletrocinética e características de adsorção na superfície de filtros de carga modificada é o pH do fluido. Decorre que o desempenho do filtro pode ser otimizado pelo ajuste do pH, na dependência das características tanto da constituição do meio filtrante como do contaminante do fluido. O lado inferior desses filtros apresenta sua capacidade finita, já que os sítios de carga podem ser sujeitos a adsorções competitivas. É portanto essencial que a solução e o filtro sejam validados, para garantir sua adequacidade à aplicação.

As endotoxinas têm se evidenciado também retidas por filtros hidrofóbicos, como polímero Politetrafluoretileno PTFE, devido à interação hidrofóbica entre a superfície do filtro isenta de carga e o lipídeo A da endotoxina (ROBINSON et al., 1982). Porém, na maior parte dos produtos farmacêuticos objetiva-se eliminar as causas da endotoxina no início do processo, e o uso de um filtro com carga modificada pode ser visto como a ultima instância em um sistema com gerenciamento não otimizado.

Esterilização de gases

Existem várias aplicações para a filtração de ar (ou gás) na indústria farmacêutica, como entrada de ar em biorreatores, troca de ar em tanques de água para injetáveis, e quebra de vácuo durante liofilização ou autoclavação.

Filtros de membrana usados para entrada de ar estéril, exaustão de gases, pressurização com gás estéril, enchimento com nitrogênio estéril, troca de gases em tanques estéreis e ar estéril para processos assépticos são usualmente compostos de materiais hidrofóbicos. Tais filtros não se molham espontaneamente com água, o que possibilita que removam bactérias anteriormente expostas a umidade.

O PTFE é intrinsecamente adequado a estas aplicações, pois exibe ampla resistência química, estabilidade térmica e hidrofobicidade. Membranas de PTFE são produzidas em processo drástico, sob condições específicas de temperatura, que conduzem a um filtro de membrana altamente poroso, estável e mecanicamente resistente.

Alterações nas propriedades das membranas filtrantes, durante operações do processo, como reduzida hidrofobicidade ou encolhimento da membrana, podem reduzir a velocidade do fluxo. Enquanto o PTFE é mais resistente a estas alterações dramáticas, o uso de membranas de PVDF, hidrofóbicas, pode acarretar uma redução de até 20% de sua velocidade de fluxo inicial, após esterilizações repetidas a vapor (JORNITZ, 1998). O PVDF tem também uma baixa resistência a exposições de curto tempo a temperatura, o que o torna mais susceptível ao encolhimento e a microfuros.

Uma das importantes aplicações da filtração de ar é na introdução de ar estéril em fermentadores aeróbicos. Contaminantes presentes no ar comprimido incluem poeira, óleo lubrificante, hidrocarbonetos, água, ferrugem e microrganismos como fungos, bactérias e vírus. A presença de bactérias ou bacteriófagos pode contaminar o produto ou destruir células produtoras, reduzindo o rendimento. A filtração é a única técnica que atende aos quesitos para entrada de ar estéril em um fermentador,

permitindo processar grandes volumes de ar, com alto nível de confiabilidade, numa operação não onerosa.

A presença de filtros na exaustão de um tanque de fermentação estéril visa atender a duas situações: proporcionar uma barreira estéril, impedindo o acesso de contaminantes; fornecer ar estéril ao ambiente, mantendo os microrganismos internamente ao tanque, aspecto da maior relevância na fermentação por organismos patogênicos.

O sistema de filtração para exaustão deve ser esterilizado in situ.

Há ainda que se considerar a ventilação, indispensável nos tanques de estocagem de produtos intermediários ou finais, de mistura ou recipientes de transporte. Quando líquidos são drenados ou introduzidos, ocorre a entrada ou saída do ar, exigindo membranas filtrantes hidrofóbicas, grau esterilizante. Este filtro hidrofóbico é indispensável para evitar bloqueio devido a vapor condensado e crescimento microbiano, sobre ou internamente à membrana filtrante, durante períodos longos de tempo sem esterilização a vapor.

Também em autoclaves e liofilizadores a troca de ar é crítica na quebra de vácuo. Nos equipamentos de sopro-enchimento-selagem, usados em processos assépticos, é imprescindível ar estéril no direcionamento da solução esterilizada, através de um sistema de dosagem, e na moldagem do tubo aquecido, na forma de ampolas ou frasco.

Base científica e tendências regulatórias

A ultima década do século 20 foi marcada por renovado interesse na reavaliação de critérios para filtros esterilizantes, 0,22 e 0,1 μm. Este interesse decorreu da publicação de trabalhos relatando falhas de esterilidade envolvendo Ralstonia spp (ANDERSON et al., 1985; CDC, 1998; SUNDARAM et al., 1999), e outros relatos de falhas na obtenção de produtos estéreis, por razões desconhecidas. Embora os fabricantes de filtros os testem rigorosamente durante o desenvolvimento e os qualifiquem como de grau esterilizante, muitas vezes os filtros são empregados em condições para as quais não foram qualificados, como em períodos extensos de tempo.

A operação dos filtros sob condições mais rigorosas de processo, a preocupação de que alguns líquidos possam causar encolhimento dos microrganismos, e a falta de controles adequados de biocarga em alguns processos farmacêuticos, conduzem a recomendações de que os usuários de filtros rigorosamente revalidem seus filtros, simulando condições de pior caso das condições e escala do processo (LEVY, LUTZ; PHILLIPS, 1998).

Depois de certa controvérsia quanto à aplicação de certos princípios para validação de filtros (LEVY *et al.*, 1991; LEVY; ROCHE, 1992), o *Center for Drug Evaluation Research* (CDER) da U.S FDA claramente defendeu testes de validação de filtros específica para produtos. Esta abordagem tende a se tornar prática padrão na indústria farmacêutica.

Porém, alguns usuários de filtros têm empregado uma abordagem, para conduzir validação de processos, baseada nos parâmetros de pior caso dos processos, ou têm continuado a usar a abordagem de família, para grupos de produtos similares, mas distintos. A abordagem de matriz tem se mostrado aceitável quando apenas uma variável se altera, como o pH. Neste caso, a variável pode ser modificada independentemente, para permitir testes nos limites superior e inferior.

Na Europa, nos casos de processos assépticos com filtração esterilizante, tanto redução da biocarga quanto filtração empregando filtros em série (redundantes) são fortemente consideradas. A EMA publicou o *Note for Guidance for the Manufacture of the Finished Dosage Form*, em 1996. Este documento considera que os fluidos a serem filtrados devem ter biocarga significativamente menor que os níveis empregados na validação dos filtros, devendo ser de não mais que 10 UFC/100 mL.

O princípio desta especificação considera que processos de filtração típicos apresentam volumes de 10.000L, possibilitando biocarga total de 1.000.000 microrganismos. Este número representaria o desafio de pior caso do filtro. Assumindo que o cartucho, ou cápsula de 10 polegadas tem um metro quadrado ($10.000\ cm^2$) de área de superfície efetiva, o desafio por centímetro de área de filtração seria 10^2 UFC. Garantindo que o bioburden é bastante inferior a 10^7 UFC/cm² (situação comum para 0,22 µm), o filtro teria uma alta probabilidade de produzir um eluente estéril.

TECNOLOGIAS ALTERNATIVAS DE ESTERILIZAÇÃO

A escolha de um método de esterilização para um produto particular deve levar em consideração vários aspectos:

- Condições em que o produto é capaz de resistir.
- Obtenção de garantia de esterilidade necessária.
- Obtenção da esterilização terminal, na embalagem final.
- Ocorrência de resíduos químicos tóxicos nos produtos.
- Conhecimento das condições físico-químicas necessárias para a inativação microbiana, e disponibilidade de equipamento confiável para medir e controlar estas condições.

A decisão final quanto ao método a ser empregado será então influenciada por fatores, como:

- Acesso ao equipamento de esterilização apropriado.
- Requisitos para segurança dos operadores, instalações e ambiente.
- Tempo de processamento.
- Custo.

O direcionamento inicial da escolha do método de esterilização está relacionado à resistência do produto às condições esterilizantes, sem comprometer as propriedades de segurança, qualidade e eficácia. Considera as tecnologias de esterilização já estabelecidas:

- Calor úmido.
- Calor seco.
- Radiação esterilizante (raios gama, elétrons acelerados).
- Agentes esterilizantes gasosos ou vapor (óxido de etileno, formaldeído).

Porém, cada uma destas tecnologias esterilizantes apresenta limitações em sua compatibilidade com uma faixa de produtos, o que conduz a:

- Aplicação crescente de processos assépticos.
- Investigação continuada e desenvolvimento de novos métodos de esterilização. Geralmente, tais métodos são desenvolvidos para nichos particulares de produtos.

Exemplos de tecnologias de esterilização alternativas:

- Aplicações de radiação ionizante (raios X, elétrons acelerados de baixa energia).
- Luz pulsátil.
- Micro-ondas.
- Outros agentes esterilizantes (peróxido de hidrogênio, plasma, ácido peracético, dióxido de cloro, ozônio e dióxido de carbono supercrítico).

A seleção do método esterilizante exige um balanço entre as vantagens e as desvantagens de cada um. Não há requisito regulatório que especifique o método a empregar numa determinada situação, mas vários princípios que norteiam sua escolha. Estes princípios incluem:

- Esterilização terminal do produto em seu acondicionamento final é preferido com relação ao processo asséptico.
- O agente esterilizante deve entrar em contato com todas as partes do produto.

- Preferência por métodos de esterilização em que variáveis do processo possam ser diretamente controladas e monitoradas e não apresentem danos aos operadores ou ao ambiente, nem deixem resíduos tóxicos nos produtos.
- A escolha do método de esterilização tem se baseado nas características do produto a ser esterilizado, não nas limitações do material de acondicionamento (com exceções).
- A incompatibilidade de materiais com o método de esterilização pode ser decorrente de ação química direta, ou de efeitos físicos.

A escolha de métodos de esterilização é feita com base no estágio de planejamento/desenvolvimento, quando a escolha apropriada de materiais pode ajudar na compatibilidade com tecnologias reconhecidas de esterilização. Desafios particulares são apresentados na escolha de processos esterilizantes para:

- Produtos de biotecnologia, especialmente grandes moléculas proteicas que são sensíveis à degradação (YAMAN, 2001).
- Combinações fármacos-correlatos de medicamentos, onde há preocupação em manter qualidade, segurança e desempenho do produto.

Em ambas as situações, extensivo desenvolvimento de processos esterilizantes é necessário, junto com meticuloso controle, durante a fabricação, para limitar o desafio microbiológico no processo esterilizante. Mesmo com o desenvolvimento de um processo precisamente definido para uma garantia de qualidade especificada, poderá haver requisitos para métodos que protejam os ingredientes ativos da degradação durante a esterilização.

Desenvolvimento, validação e controle rotineiro de métodos alternativos de esterilização

A pesquisa original, e desenvolvimento subsequente, de uma tecnologia de esterilização necessita ser considerada no contexto de um sistema de gerenciamento de qualidade. Os elementos de um sistema de gerenciamento de qualidade aplicam-se à validação e controle rotineiro de um processo esterilizante, bem como à pesquisa e desenvolvimento de tecnologias de esterilização novas ou modificadas. Um importante aspecto de *design* e desenvolvimento é um sistema formal de revisão do planejamento, onde uma avaliação independente de um projeto contra critérios predeterminados é considerada.

Uma dificuldade na adoção de novos métodos de esterilização tem sido a ausência de requisitos regulatórios claramente estabelecidos. Para tratar deste problema, a *International Standards Organization* (ISO) publicou um documento padrão ISO 14937 – *Sterilization of health care products* – *General requirements for characterization of a sterilizing agent and the development, validation and routine control of a sterilization process for medical devices* (ISO, 2009). Embora o escopo deste padrão sejam correlatos, os princípios para desenvolvimento, validação e controle rotineiro podem igualmente ser aplicados à esterilização de medicamentos e produtos combinados.

Elementos do sistema de gerenciamento da qualidade

Há um número de elementos do sistema de gerenciamento da qualidade que são essenciais ao desenvolvimento, validação e controle rotineiro de um processo de esterilização. Requisitos regulatórios detalhados para gerenciamento da qualidade para fabricação de medicamentos e correlatos foram publicados, entre outros, pela *Commission of the European Communities, United States Food and Drug Administration e a International Standards Organization* (DEWHURST; HOXEY, 2007).

A ISO 14937 detalha elementos do sistema de gerenciamento de qualidade que têm sido dirigidos à aplicação em métodos novos de esterilização. Eles incluem definição de responsabilidades, controle de documentação e registros, calibração, além de ações corretivas (DEWHURST; HOXEY, 2007).

Caracterização do agente esterilizante

Qualquer tecnologia de esterilização alternativa necessita ser completamente caracterizada. Caracterização é a parte da pesquisa e desenvolvimento inicial, quando é demonstrado que a atividade microbicida apresenta reprodutibilidade e pode ser aplicada em processo de esterilização prático e viável.

Caracterização do processo e equipamento

A identificação dos atributos de um agente microbicida com potencial para ser usado em esterilização é precursora de desenvolvimento futuro para identificar e delinear o processo de esterilização. Este inclui qualquer tratamento necessário, pré ou pós-exposição, que desenvolve a efetividade microbicida (como procedimento) ou torna o produto adequado para uso (como aeração). O desenvolvimento de atividades neste estágio também inclui a identificação dos requisitos essenciais do equipamento capazes de, com precisão e segurança, fornecer o agente esterilizante na tolerância devida.

Definição do produto

O pré-requisito para desenvolvimento futuro do processo de esterilização é a definição do produto que será esterilizado. Isto inclui o nível de desafio microbiológico apresentado em termos do número de microrganismos antes da esterilização (biocarga), sua resistência ao agente esterilizante e a variação em número e resistência que ocorre com o tempo. Também inclui quaisquer características físicas ou químicas do produto que podem reduzir a efetividade do processo esterilizante (por exemplo, a presença de contaminantes orgânicos ou inorgânicos, ou restrições físicas do contato entre o agente esterilizante e os componentes do produto).

Definição do processo

Com a identificação e definição dos produtos a serem esterilizados e o delineamento de caracterização do processo e equipamento, um processo de esterilização detalhado pode ser desenvolvido. Este é um estágio essencial que define a especificação do processo que é validado, mas é separado da validação.

Validação

Validação é a demonstração que o processo de esterilização, operando nos limites de tolerância e aplicado em equipamento adequadamente planejado e instalado, é capaz de fornecer produtos que atendam aos requisitos do consumidor e dos órgãos regulatórios. A validação pode ser subdividida em uma série de atividades distintas, mas interelacionadas: qualificação do planejamento, qualificação da instalação, qualificação de operação e qualificação de performance.

Monitoramento e controle rotineiro

A aplicação rotineira do processo esterilizante é monitorada e controlada, para demonstrar que o processo validado é reproduzido na prática. Elementos do controle rotineiro incluem:

■ Estabelecimento e implementação de procedimentos documentados para o manuseio do produto.

■ Monitoramento do processo esterilizante e registro do atendimento às variáveis físicas e químicas apropriadas no processo;

■ O uso de adequados indicadores biológicos e químicos (onde aplicável).

Liberação do produto da esterilização

Para liberar o produto, há uma revisão formal dos registros do processo de esterilização.

Manutenção da efetividade do processo

A operação continuada satisfatória de um processo de esterilização deve ser demonstrada, através de:

■ Monitoramento rotineiro da biocarga.
■ Monitoramento planejado preventivo de equipamento crítico.
■ Calibração sistemática de instrumentos de monitoramento e controle.
■ Re-qualificação – repetição periódica de partes definidas da qualificação operacional, ou de performance, a intervalos especificados.
■ Avaliação formal de alterações no produto, processo ou equipamento, e condução de validação apropriada dessas alterações.

Métodos de esterilização

Esterilização por raio X

As radiações podem ser classificadas como ionizantes e não ionizantes. No primeiro caso, o principal mecanismo de dissipação de energia, durante sua passagem através da matéria, é a ejeção de um elétron, com produção de íon carregado positivamente. Por sua vez, os íons assim formados produzem radicais livres e moléculas ativadas nas células, algumas das quais são letais. Na prática, radiações ionizantes na forma de raios gama ou elétrons acelerados são usados em tecnologia de esterilização já estabelecida.

Os raios X constituem-se em tipo inovador de radiação por ionização, e tem se tornado uma alternativa à radiação para esterilização (SAYLOR, 1991). Raios X são emitidos de um átomo, quando há uma transição de um elétron de uma camada mais externa para uma vacância na camada mais interna. São produzidos como radiação secundária pelo bombardeamento de um metal pesado atingido com um feixe de elétrons em um acelerador. O potencial de utilização dos primeiros equipamentos era pobre, pois a produção de raios X era dispendiosa, retardando seu emprego amplo, em escala comercial (MORRISSEY, 2002). Instalações para irradiação por raio X em escala comercial estão atualmente disponíveis na Europa, Estados Unidos e Japão.

Os requisitos para validação e controle rotineiro da esterilização por raios X são similares àqueles da esterilização por irradiações gama, ou elétrons acelerados: os requisitos específicos incluem, por exemplo, a qualificação da instalação, e encontram-se detalhados na ISO 11137 (ISO, 2006a, 2006b, 2006c).

Os raios X apresentam a vantagem de não exigir uma fonte radioativa e de terem poder de penetração significativamente maior que os elétrons acelerados.

Radiação ionizante – elétrons acelerados de baixa energia

Elétrons de alta energia (acima de 10 MeV) constituem tecnologia aceita e altamente usada para a esterilização de correlatos e componentes para processamento asséptico. Elétrons de energia mais alta têm maior capacidade para penetrar em embalagens maiores e proporcionar uma liberação aceitável da dose requerida do produto.

Elétrons de baixa energia (80-300 KeV)têm sido empregados para proporcionar uma baixa dose de radiação em superfícies, na impressão litográfica para tintas e, subsequentemente, na conversão de embalagens de papel, laminado e filme (NABLO, 2003; BEREJKA, 2004). Aplicações têm também beneficiado o processamento de material de embalagem para a indústria de alimentos (CLEGHORN, 2002) e descontaminação de superfícies de material alimentício, como grãos, feijão, e especiarias (BABA, 2004).

Uma recente aplicação de elétrons de baixa energia na indústria farmacêutica diz respeito à esterilização de superfície de produtos entrando na linha de enchimento, em particular como um mecanismo para evitar a contaminação de áreas assépticas e isoladores (MORISSEAU, 2004). Um exemplo de sua aplicação é a esterilização de superfície de tubos, ou seringas pré-esterilizadas, entrando em isolador para enchimento de seringas pré-cheias (SADAT, 2005), como alternativa ao tratamento com peróxido de hidrogênio, ou transferência asséptica de componentes com dupla ou tripla embalagem. Nesta instância, a baixa penetração de elétrons de baixa energia tem a vantagem de aplicar uma dose esterilizante ao exterior do tubo, sem penetrar no interior, onde as seringas foram já esterilizadas.

Micro-ondas

O uso de aquecimento por micro-ondas tem sido proposto para a esterilização de frascos vazios (LOHMANN,

1986) e lentes de contato hidrofílicas (ROHRER, 1986). A vantagem observada na esterilização por micro-ondas é que permite um aquecimento mais intenso de materiais orgânicos, como microrganismos, que do produto a ser esterilizado, na dependência dos materiais de construção do mesmo (LOHMANN, 1986).

Micro-ondas têm sido relatadas como sendo usadas em equipamentos para esterilização de soluções em ampolas de vidro (KOLN, 1997; FUKUMURA, 1998). O processo usa micro-ondas para gerar calor na solução. A maior vantagem deste processo é que pode ser usado *in-line*, ao invés do tradicional processo por batelada da esterilização térmica por vapor. Devido à extrema facilidade e rapidez com que permite a elevação da temperatura, esta tecnologia pode também ser aplicável a produtos sensíveis ao calor, aos quais um tempo reduzido de esterilização poderia ser empregado.

Deve ser observado que, neste processo, cada ampola é esterilizada separadamente. A abordagem da validação deve, portanto, considerar similaridade ao processo asséptico usando um grande número de ampolas contendo meio de cultura e inoculadas com indicadores biológicos contendo esporos de *Geobacillus stearothermophilus*. As ampolas são processadas e incubadas para demonstrar a efetividade do processo (KOLN, 1977; FUKUMURA, 1998).

A aplicação experimental de uma combinação de micro-ondas e luz UV a soluções aquosas tem sido relatada (IWAGUCH *et al.*, 2002). No sistema experimental, a efetividade da combinação contra microrganismos vegetativos foi descrita como maior que os tratamentos individualmente aplicados, o que foi atribuído à criação de entidades de oxigênio ativas na solução.

Plasma

Plasmas são misturas de íons radicais livres, elétrons e entidades neutras. Para processos esterilizantes, plasmas são criados em câmara selada, sob vácuo, empregando radiofrequência ou energia de micro-ondas, para gerar um campo elétrico ou magnético, dando origem a ionização e aceleração das partículas resultantes.

O sistema de esterilização por plasma foi inicialmente patenteado para a esterilização de frascos, em 1968 (MANASHI, 1968), e uma patente posterior introduziu a ideia do *seeded plasma*, empregando uma combinação de plasma e aldeídos (GUT BOUNCHER, 1980). O mecanismo de ação do plasma foi revisado por Moisan (MOISAN *et al.*, 2001).

Um sistema comercialmente disponível para esterilização de instrumentos, na área da saúde, emprega peróxido de hidrogênio e plasma numa câmara (ADDY, 1991). Este sistema é usado para esterilizar correlatos que não resistem a temperaturas elevadas e é uma alternativa ao óxido de etileno, formaldeído e esterilizantes químicos líquidos. O processo não é compatível com materiais celulósicos, incluindo materiais de embalagem desta natureza.

O equipamento inicial apresentava reduzida capacidade e destinava-se para aplicação à área da saúde. Posteriormente, unidades maiores para aplicação industrial tornaram-se disponíveis. A operação compreende as seguintes etapas:

- Remoção do ar.
- Injeção de peróxido de hidrogênio.
- Difusão.
- Plasma.
- Aeração.

O processo opera a vácuo profundo, com evacuação inicial a 0,3 mbar (30 Pa). O período de evacuação inicial pode ser prolongado, em até 20 minutos, e depende do nível de umidade na câmara e na carga. Após a evacuação, é vaporizado o peróxido de hidrogênio (ou outro gás de partida) e admitido na câmara de esterilização, para se difundir através da carga. Energia de radiofrequência é então aplicada, para gerar o plasma. Este é incapaz de penetrar em lumens longos e estreitos, por tal havendo disponíveis adaptadores que injetam o peróxido de hidrogênio diretamente nos lumens anteriormente ao início do plasma. Seguindo o estágio do plasma, a câmara recebe fluxo de ar e retorna à pressão atmosférica, pela introdução de ar filtrado.

Um segundo sistema usando plasma foi desenvolvido, empregando ácido peracético, que flui para uma câmara de esterilização evacuada (CAPUTO, 1992). Porém, foram verificados danos aos pacientes quando instrumentos cirúrgicos oftálmicos esterilizados por este sistema foram utilizados. Assim, o processo não recebeu aprovação da FDA para esta aplicação, e houve um recolhimento global do produto (UNEP, 2006). Um sistema de ácido peracético/plasma tem sido empregado com sucesso na esterilização de polietileno de ultra-alto peso molecular, para evitar oxidação e subsequente perda de propriedades mecânicas (ROCKWOOD, 2002).

Um trabalho foi desenvolvido por Silva e colaboradores (SILVA *et al.*, 2007) sobre o processo de esterilização empregando plasma obtido a partir de oxigênio puro, sob distintas condições, usando *Bacillus atrophaeus* ATCC 9372 como indicador biológico, conduzindo a valores D extremamente altos (215,91, 55,55, 9,19 2,98 minutos para plasma de oxigênio puro a 25, 50, 100 e 150 W, respectivamente). Para plasmas obtidos de misturas de oxigênio – peróxido de hidrogênio, os valores

foram de 6,41 minutos (190/10 sccm), 6,47 minutos (180/20 sccm), e 4,02 (160/40 sccm) a 100 W, e 1,4 7minutos (190/10 sccm), 3,11 minutos (180/20 sccm) e 1,94 (160/40 sccm), a 150W). Assim, e também considerando as análises de microscopia eletrônica de varredura, com danos severos ao córtex de esporos, a letalidade do plasma é importante; entretanto, as condições do processo exigem atenção. Comparativamente, os autores obtiveram para o óxido de etileno (450 mg/L, 55ºC, 60% UR) valor D de 2,86 minutos.

Peróxido de hidrogênio

As propriedades microbicidas do peróxido de hidrogênio são reconhecidas há longo tempo e empregadas na indústria de alimentos, desde 1915 (SCHUMB, 1955).

Efeitos sinérgicos entre o peróxido de hidrogênio e a luz UV têm sido relatados e atribuídos à formação de radicais hidroxila reativos (BAYLISS, 1979a, 1979b).

Ozônio

Tem sido extensivamente usado no tratamento doméstico de água (SYMONDS, 1980). É usado na indústria farmacêutica para tratamento de sistemas de água deionizada, e há relatos de seu uso em instalações da área da saúde (KARLSON, 1989; STODDART, 1989).

O ozônio de um sistema é gerado a partir do oxigênio e usado para deslocar ar de uma câmara de esterilização (SPILIMERGO; BERTUCCO, 2003). É então passado continuamente, através da câmara, por um período definido de tempo. Após a finalização de sua geração é admitido oxigênio em fluxo de 10-12% (WHITE, 2006). O ciclo de esterilização opera sob vácuo e em tempos totais de 30-60 minutos.

Dióxido de carbono supercrítico

A ação microbicida do dióxido de carbono no estado líquido, gasoso e supercrítico tem sido extensivamente revisada. Foi relatada sua atividade considerável contra microrganismos vegetativos, contra microrganismos vegetativos, mas pequena atividade contra esporos (SPILIMERGO, 2003), o que limita sua aplicação como agente esterilizante. O dióxido de carbono supercrítico, com fase densa de gás em que fases líquida e vapor tornam-se não distinguíveis, é formado a temperaturas de cerca de 32ºC e pressões acima de 74 atmosferas.

Muitos investigadores observaram sua não efetividade em solução aquosa sob altas pressões (SPILIMERGO, 2003). Investigação adicional de combinação de dióxido de carbono no estado supercrítico associado ao processo gasoso confirmaram a importância da umidade na ação microbicida, porém não esporicida. Combinações de dióxido de carbono supercrítico com baixas concentrações de ácido trifluracético, peróxido de hidrogênio ou ácido peracético demonstraram atividade esporicida. A adição de baixa concentração de ácido peracético (WHITE, 2006) mostrou alto potencial esterilizante e cinética linear de inativação dos esporos bacterianos, possibilitando obter um nível de garantia de esterilidade pré-definido. O Dióxido de carbono supercrítico é relatado como tendo profunda penetração, e como não tóxico, e de remoção possível por despressurização e degaseificação.

A importância do conteúdo de umidade do microrganismo na efetividade do processo sugere que a formação do ácido carbônico na célula microbiana, rompendo o balanço do pH ou inativando enzimas, possa ser o modo de ação (SPILIMERGO, 2003; WHITE, 2006).

PERSPECTIVAS NA ESTERILIZAÇÃO TERMINAL

Alguns produtos formulados devem sempre sofrer esterilização terminal, por exemplo, Soluções Parenterais de Grande Volume (PGV), como água para injetáveis, salina, dextrose e ringer. Por outro lado, há alguns produtos que são incompatíveis com a esterilização terminal e devem sofrer enchimento asséptico, como os liofilizados, pulverizados, produtos isentos de água. O foco da esterilização terminal deve recair naqueles produtos que ocilam entre estes dois extremos. Deve ser obtido um equilíbrio entre a necessidade de manter a eficácia, segurança e estabilidade do produto, enquanto obtendo admissão de calor suficiente para atingir um nível máximo de garantia de esterilidade. Processos esterilizantes são frequentemente um compromisso entre o efeito de degradação do tratamento no material e microrganismos. Um processo que destrói todos os microrganismos, mas torna o item sob esterilização impróprio para o uso, não apresenta valor.

Soluções, suspensões e emulsões podem sofrer esterilização terminal, desde que apresentem estabilidade suficiente. Algum conteúdo de água na fórmula é necessário, mas seu limite depende da fórmula específica e outros componentes da mesma. Vidro e plástico pré-formados, recipientes *blow-fill-seal*, sacos *form-fill-seal*, seringas de vidro e plásticas, têm sido submetidos com sucesso à esterilização terminal, embora com algumas limitações. Equivalência de tamanhos de frascos, potência de formulações, volumes de enchimento e outras características são possíveis de se admitir para simplificar os estudos de validação.

O líquido nos acondicionamentos não tem de ser o produto específico. Substitutos, como água para injeção, meio, ou outro fluido adequado, podem ser utilizados respeitando a viscosidade/capacidade do produto, conforme necessário.

Independentemente do fluido, é essencial que o valor D no fluido-teste relativo ao produto seja bem estabelecido.

As propriedades de barreira microbiana inicial, e a longo prazo, do sistema de acondicionamento/fechamento não devem ser comprometidos pelo ciclo de esterilização. Desenvolvimento inicial e validação do ciclo de esterilização devem incluir avaliação da integridade da embalagem quando esterilizados no máximo tempo e a temperatura de exposição.

A esterilização da interface fechamento/acondicionamento é essencial. Os fabricantes de PGV (e alguns outros) inoculam a área de selagem do frasco/tampa com Geo*bacillus stearothermophilus* ou *Bacillus atrophaeus* para confirmar a letalidade, onde o vapor de água não pode penetrar. Um desafio de 1×10^6 UFC pode ser excessivo nesta localização, dado o mínimo potencial da biocarga. Se o acondicionamento/tampa for esterilizado antes do enchimento, esta preocupação é eliminada.

REFERÊNCIAS BIBLIOGRÁFICAS

1. ADDY, T.O. Low temperature plasma: a new sterilization technology for hospital applications. In: MORRISSEY R.F.; PROPOPENKO Y.I. (Eds). *Sterilization of medical products. Vol. V.* Morin Heights: Polyscience, 1991. p.80-95.

2. AGALLOCO, J. Sterilization Process Validation. In: PRINCE, R. (Ed.). *Microbiology in Pharmaceutical Manufacturing.* 2.ed., Bethesda, MD. DHI, 2008. p.237-282.

3. AGALLOCO, J. Understanding Overkill Sterilization: Putting an End to the Confusion.

4. AKKUS, O.; BELANEY, R.M. Free Radical scavenging alleviates the biomechanical impairment of gamma radiation sterilized bone tissue. *J. Orthopaedic Research*, v.23, p.838-845. 2005.

5. AMERICAN SOCIETY FOR TESTING MATERIALS (ASTM). *ASTM F838-05*: Standard Test Method for Determining Bacterial Retention of Membrane Filters Utilized for Liquid Filtration. Pennsylvania: ASTM International. 2005.

6. ANDERSON, R.L. et al. Factors associated with Pseudomonas pickettii intrinsic contamination of commercial respiratory therapy solutions marketed as sterile. *Appl Environ Microbiol.*, v.50, n.6, p.1343-1348. 1985.

7. ARTHUR D. LITTLE INC. (USA, Cambridge, MA). Wilson P. Manashi. *Treatment of surfaces.* US003383163, 24 Jan. 1964, 14 May 1968.

8. ASSOCIAÇÃO BRASILEIRA DE NORMAS TÉCNICAS (ABNT). *NBR ISO 10993-7*: Avaliação biológica de produtos para saúde – Parte 7: Resíduos da esterilização por óxido de etileno. Rio de Janeiro, 2005.

9. ASSOCIATION FOR THE ADVANCEMENT OF MEDICAL INSTRUMENTATION (AMII). *AAMI TIR20*: Parametric release for Ethylene Oxide esterilization. Virginia, 2001.

10. BABA, T.; KANEKO, H.; TANIGICH, S. Soft electron processor for surface sterilization of food material. *Radiat. Phys. Chem.*, v.71, p.207-209. 2004.

11. BAYLISS, C.E.; WAITS, W.M. The combined effect of hydrogen peroxide and ultraviolet irradiation on bacterial spores. *J. Appli. Bact.*, v.47, p.263-268. 1979a.

12. BAYLISS, C.E.; WAITS, W.M. The synergistic killing of spores of *Bacillus subtilis* by hydrogen peroxide and ultra-violet light irradiation. *FEMS Micriobiol. Lett.*, v.5, p.331-333. 1979b.

13. BENNET, S.N. et al. Postoperative Infections Traced to Contamination of an Intravenous Anesthetic, Propofol. *The England Journal of Medicine*, v.333, n.3, p.147-154, Jul. 2005.

14. BEREJKA, A.J.; AVNERY, T.; CARLSON, C. Modular low--voltage electron beams. *Radiat. Phys. Chem.*, v.71, p.299-303. 2004.

15. BIOPHYSICS RESEARCH & CONSULTING CORPORATION (USA, New York, NY). Raymond M. Gut Boucher. *Seeded gas plasma sterilization method*. US004207286, 16 Mar. 1978, 10 June 1980.

16. BRASIL. Portaria Interministerial nº 482 de 16 de abril de 1999. Procedimentos de instalação e uso do gás óxido de etileno e suas misturas em unidades de esterilização. *Diário Oficial da União*, Brasília, DF, 19 abr. 1999. Seção 1, p.51-54.

17. BRITSH PHARMCOPEIA. Appendix XVIII Methods of Sterilisation. Londres:British Pharmacopoeia Commission Office, 2012. Versão Eletrônica.

18. BRITTON, L.G. Thermal Stability and Deflagration of Ethylene Oxide. *Plant/Oper. Prog.*, v.9, n.2, p.75-86, 1990.

19. CAPUTO, R.A. et al. Validation testing of a gas plasma sterilization system. *Med. Dev. Diagnost. Ind.*, v.3, p.132-138. 1992.

20. CENTERS FOR DISEASE CONTROL AND PREVENTION (CDC). Nosocomial Ralstonia pickettii colonization associated with intrinsically contaminated saline solution. Los Angeles, California, 1998. *MMWR Morb Mortal Wkly Rep.*, v.47, n.14, p.285-286. 1998.

21. CLEGHORN, D.A.; DUNN, J.; NABLO, S.V. Sterilization of plastic containers using electron beam irradiation directed through the opening. *J. Appl. Micro.*, v.93, p.937-943. 2002.

22. DEMING, E.W. *Out of the Crisis*. 9.ed. Massachusetts: MIT Press, 1982. 507p.

23. DEWHURST, E.; HOXEY, E. New and Emerging Sterilization Technologies. In: HODGES, N.; HANLON, G. (Eds.). *Industrial Pharmaceutical Microbiology*. Haslemere: Euromed Communications, 2007. Cap.14, p.14.01-14.21.

24. EICHLER, D.C.; SOLOMONSON, L.P.; BARBER, M.J.; McCREERY, M.J.; NESS, G.C. Radiation inactivation analysis of enzymes: Effect of free radical scavengers on apparent target sizes. *J. Biological Chemistry*, v.262, n.20, p.9433-9436. 1987.

25. ETHYLENE Oxide User's Guide. 2nd ed. 1999.

26. FOOD AND DRUG ADMINISTRATION (FDA). *Code of Federal Regulations. Title 21, Part 211*: Current Good Manufacturing Practice for Finished Pharmaceuticals – 211.160: General Requirements. U.S. Government Printing Office, Washington, D.C. 2005.

27. FOOD AND DRUG ADMINISTRATION. *Guidance for Industry for the Submission of Documentation for Sterilization Process Validation in Applications for Human and Veterinary Drugs*. Rockville, 1994. Disponível em:<http://www.fda.gov/downloads/AnimalVeterinary/GuidanceComplianceEnforcement/GuidanceforIndustry/ucm052371.pdf>. Acesso em: 19 jan. 2010.

28. FOOD AND DRUG ADMINISTRATION. *Guidance for Industry*: Submission of Documentation in Applications for Parametric Release of Human and Veterinary Drug Products Terminally Sterilized by Moist Heat. 2010. Disponível em: <http://www.fda.gov/downloads/Drugs/GuidanceComplianceRegulatoryInformation/Guidances/ucm072180.pdf>. Acesso em: 15 fev. 2010.

29. FOOD AND DRUG ADMINISTRATION. *Guideline on General Principles of Process Validation*. 1987. Disponível em: <http://www.fda.gov/Drugs/GuidanceComplianceRegulatoryInformation/Guidances/ucm124720.htm>. Acesso em: 9 abr. 2010.

30. FOOD AND DRUG ADMINISTRATION. *Guideline on sterile drug products produced by aseptic processing*. Rockville: FDA. 16p. 1987b.

31. FUKUMURA, M.; SASAKI, K.; MIYAKI, Y. Application of High-Frequency Wave (Microwave) Sterilization to Pharmaceutical Preparations. *European Journal of Parenteral Science*, v.3, n.3, p.73-84. 1998.

32. GARCIA, R. et al. Absorbed dose measurements in low temperature samples: Comparative methods using simulated material. *Radiat. Phys. Chem*, v.71, p.351-354. 2004.

33. HALLS, N.A. *Achieving sterility in medical and pharmaceutical products*. Marcel Dekker, New York. 1994. 269p.

34. HOLOCOMB, R.G.; PFLUG I.J. The Spearman-Kaber Method of Analyzing Quantal Assay Microbial Destruction Data. *In: Microbiology and Engineering of Sterilization Processes*. 3rd ed. St. Paul: Environmental Sterilization Services, November 1979.

35. HOXEY, E.V.; NICOLETTE, T.; DAVIES, D.J.G. Principles of Sterilization. In: DENYER, S.P.; BAIRD, R.M. (Eds.). *Guide to Microbiological Control in Pharmaceuticals and Medical Devices*. 2.ed. New York: Taylor & Francis, 2007. Cap. 10, p.198-228.

36. ICH. *Q1A (R2)*: Stability Testing of New Drug Substances And Products. 2003. Disponível em: <http://www.ich.org/LOB/media/MEDIA419.pdf>. Acesso em: 10 fev. 2010.

37. ICH. *Q8(R2)*: Pharmaceutical Development. 2009. Disponível em: <http://www.ich.org/LOB/media/MEDIA4986.pdf>. Acesso em: 10 fev. 2010.

38. INTERNATIONAL STANDARD ORGANIZATION (ISO). *ISO 11137-1*: Sterilization of healthcare Products – Radiation Part 1 Requirements for development, validation and routine control of a sterilization process for medical devices. Geneva, 2006a.

39. INTERNATIONAL STANDARD ORGANIZATION (ISO). *ISO 11137-2*: Sterilization of healthcare Products – Radiation Part 2 Establishing the sterilization dose. Geneva, 2006b.

40. INTERNATIONAL STANDARD ORGANIZATION (ISO). *ISO 11137-3*: Sterilization of healthcare Products – Radiation Part 3 Guidance on dosimetric aspects. Geneva, 2006c.

41. INTERNATIONAL STANDARDS ORGANIZATION (ISO). *ISO 11135-1*: Sterilization of health care products – Ethylene oxide – Part 1: Requirements for development, validation and routine control of a sterilization process for medical devices. Geneva, 2007b.

42. INTERNATIONAL STANDARDS ORGANIZATION (ISO). *ISO 11138-2*: Sterilization of health care products – Biological indicators – Part 2: Biological indicators for ethylene oxide sterilization processes. Geneva, 2006d.

43. INTERNATIONAL STANDARDS ORGANIZATION (ISO). *ISO 13485*: Quality management systems – Medical devices – Requirements for regulatory compliance. Geneva, 2003.

44. INTERNATIONAL STANDARDS ORGANIZATION (ISO). *ISO 14937*: Sterilization of health care products – General requirements for characterization of a sterilizing agent and the development, validation and routine control of a sterilization process for medical devices. Geneva, 2009.

45. INTERNATIONAL STANDARDS ORGANIZATION (ISO). *ISO/TS 11135-2*: Sterilization of health care products – Ethylene oxide – Part 2: Guidance on the application of ISO 11135-1. Geneva, 2008.

46. IWAGUCH, S. et al. Sterilization system using microwave and UV light. *Colloids and Surfaces: B: Biointerfaces*, v.25, n.4, p.299-304. 2002.

47. JONES, A.T.; PFLUG, I.J. *Bacillus coagulans*, FRR B666 as a Potencial Biological Indicator Organism. *J. Parenter. Sci. Technol.*, v.35, n.3, p.82-87. 1981.

48. JORNITZ M.W. Aspects of Air and Gas Filtration in the Biopharmaceutical Industry. In: MELTZER T.H.; JORNITZ, M.W. (Eds) *Filtration in the Biopharmaceutical Industry*. New York: Marcel Dekker, 1998.

49. JUNE, R.K.; DYE, R.F. Explosive Decomposition of Ethylene Oxide. *Plant/Oper. Prog.*, v.1, n.2, p.64-67, 1995.

50. KARLSON, E.L. Ozone sterilization. *J. Healthcare Mat. Man.*, v.7, p.43-45. 1989.

51. KEMPNER, E.S.; HAIGLER, H.T. The influence of low temperature on radiation sensitivity of enzymes. *J. Biological Chemistry*, v.257, n.22, p.13297-13299. 1982.

52. KOLN, E. Moving Sterilization to the end of the line. *Manufact. Chem.*, v.68, n.11, p.20-23. 1997.

53. LEVY, R.V. et al. The Matrix Approach: Microbial Retention Testing of Sterilizing-Grade Filters with Final Parenteral Products: Part II. *Pharmaceutical Technology*, v.5, n.5, p.58-68, 1991.

54. LEVY, R.V.; PHILLIPS, M.W.; LUTZ, H. Filtration and the Removal of Viruses from Biopharmaceuticals. In: MELTZER T.H.; JORNITZ, M.W. (Eds). *Filtration in the Biopharmaceutical Industry*. New York: Marcel Dekker, 1998. p.619-646.

55. LEVY, R.V.; ROCHE, K.L. Methods Used to Validate Microporous Membranes for the Removal of Mycoplasma. *BioPharmacology*, v.5, n.3, p.22-33. 1992.

56. LOHMANN, S.; MANIQUE, F. Microwave sterilization of vial. *J. Parent. Sci. Technol.*, v.40, p.25-30. 1986.

57. LOLAS, A.G. Quality by Design Approaches in Product Quality Microbiology. In: PDA'S 3RD ANNUAL GLOBAL CONFERENCE ON PHARMACEUTICAL MICROBIOLOGY: THE ROLE OF MICROBIOLOGY IN DELIVERING QUALITY PRODUCTS, 2008. Chicago. [Apostila]. Chicago. 15p. 2008.

58. MATTNER, F.; GASTMEIER, P. Bacterial Contamination of Multiple – Dose Vials: A Prevalence Study. *American Journal of Infection Control*, v.32, n.1, p.12-16, Feb. 2004.

59. MEEKER, J.T. et al. A Quantitative Method for Challenging 0.1m Rated Filters with A. Laidlawii. *BioPharmacology*, v.5, p.13-17. 1992.

60. MOISAN, M. et al. Low-temperature sterilization using gas plasma: a review of the experiments and an analysis of the inactivation mechanism. *International Journal of Pharmaceutics*, v.226, p.1-21. 2001.

61. MOLDENHAUER, J.E.; RUBIO, S.L.; PFLUG, I.J. Heat Resistance of *Bacillus coagulans* Spores Suspended in Various Parenteral Solutions. *J. Pharm. Science and Technology*, v.49, n.5, p.235-238. 1995.

62. MORRISEAU, D.; MALCOM, F. SterStar system: continuous sterile transfer by e-beam. *Radiat. Phys. Chem.*, v.71, p.553-556. 2004.

63. MORRISSEY R.F.; HERRING C.M. Radiation sterilization: Past, present and future. *Radiat. Phys. Chem.*, v.63, n.3-6, p.217-221. 2002.

64. NABLO, S.V. et al. Developments in low energy electron bean machinery and processes. *Nuclear Instruments and Methods in Physics Research Section B: Beam Interactions with Materials and Atoms*, v.208, p.90-97. 2003.

65. NESS, G.C.; PENDLETON, L.C.; McCREERY, M.J. Target size analysis by radiation inactivation: the use of free radical scavengers. *Experimental Biology and Medicine*, v.230, n.7, p.455-463. 2005.

66. NICHOLS, R.L.; SMITH J.W. Bacterial Contamination of an Anesthetic Agent. *The England Journal of Medicine*, v.333, n.3, p.184-185, Jul. 2005.

67. NOGLER-SEMENITZ, E. et al. Bacterial Contamination of Solutions for Parenteral Administration for Single – and Multiple – dose Vials after Multiple Use in the Hospital. *Wien Med Wochenschr*, v.157, n.15/16, p.398-401, Aug. 2007.

68. OLIVEIRA, D.C.; PINTO, T.J.A. Study of Sterilizing effectivity of Different Ethylene Oxide Gaseous Mixtures Using CFCs and HCFCs (Oxyfume 12^R and 2002^R). *PDA Journal of Pharmaceutical Science and Technology*. v.56, n.5, p.242-247. 2002.

69. OWENS, J. Sterilization of LVPs and SVPs. In: MORRISSEY R.F.; PHILLIPS G.B. (Eds). *Sterilization Technology: A Practical Guide for the Manufacturer's and Users of Healh Care Products*. New York: Van Nostrand Rheinhold, 1993. p. 254-285.

70. PARENTERAL DRUG ASSOCIATION. Technical Monograph Nº 1 Draft12a: Industrial Moist Heat Sterilization. In: PDA/USP JOINT CONFERENCE ON STERILE PRODUCT MANUFACTURING, 2002. Florida. *Workbook*. Florida: PDA/USP, 2002. p.211-414.

71. PARENTERAL DRUG ASSOCIATION. Technical Report nº 26: Sterilizing Filtration of Liquids. *PDA J Pharm Sci Technol*, v.52, Suppl 1, p.1-31. 1998.

72. PARENTERAL DRUG ASSOCIATION. Technical Report nº 40: Sterilizing Filtration of Gases. *PDA J Pharm Sci Technol*, v.58, Suppl TR40, p.7-44. 2005.

73. PARENTERAL DRUG ASSOCIATION. *Validation of Steam Sterilization Cycles: Technical Monograph Nº 1*. Philadelphia. 1978.

74. PATASHNIK, M. A Simplified Procedure for Thermal Process Evaluation. *Food Technol.*, Chicago, v.7, n.1, p.1-6, Jan., 1953.

75. PFLUG, I.J. Heat Sterilization. In: PHILIPS, G.B.; MILLER, W.S. *Industrial Sterilization: The Proceedings of the International Symposium*. Durhan: Duke University Press. 1973.

76. PFLUG, I.J. *Syllabus for an Introductory Course in the Microbiology and Engineering of Sterilization Processes*. 4th Ed. St. Paul: Environmental Sterilization Services, 1980.

77. PFLUG, I.J.; SMITH, G.M. The Use of Biological Indicators for Monitoring Wet-Heat Sterilization Processes. In: GAUHRAN, E.R.L.; KERELUK, K. *Sterilization of Medical Products*, New Jersey: Johnson and Johnson, 1977. p.193-230.

78. *Pharmaceutical Technology*, v.30, n.5, p.S18-60-76, 2007.

79. PINTO, T.J.A. Sterilization by Ethylene Oxide. In: SWARBRICK, J. (Ed.). *Encyclopedia of Pharmaceutical Technology*. 3rd ed. New York: Informa Healthcare, 2006. v.6, p.3519-3528.

80. PINTO, T.J.A.; SAITO, T.; IOSSIF, M. Ethylene oxide sterilization: III Influence of carrier nature in a biological monitor performance. *J Pharm Sci Technol*, v.48, n.3, p.155-158. 1994.

81. ROBINSON, J.R. et al. Removal of Endotoxins by Adsorption to Hydrophobic Microporous Membrane Filters. Philadelphia: PDA. Nov. 1982.

82. ROCKWOOD, C.A.; WIRTH, M.A. Observation on retrieved Hylamer glenoids in shoulder artroscopy: problems associated with sterilization by gamma irradiation in air. *J. Shoulder Elbow Surg.*, v.11, n.2, p.191-197. 2002.

83. ROHRER, M.D.; TERRY, M.A.; BULARD, R.A.; GRAVES, D.C.; TAYLOR, E.M. Microwave sterilization of hydrophilic contact lenses. *Am. J. Ophthalmol.*, v.101, p.49-57. 1986.

84. SADAT, T.; MALCOM, F. A new e-beam application in the pharmaceutical industry. *Nuclear Instruments and Methods in Physics Research Section B: Beam Interactions with Materials and Atoms*, v.240, p.100-104. 2005.

85. SAYLOR M.C. Developments in radiation equipment including the application of machine-generated X-rays to medical product sterilization. In: MORRISSEY, R.F.; PROPOPENKO, Y.I. (Eds). *Sterilization of medical products*. Moring Heights: Polyscience Publication, 1991. v.5, p.327-344.

86. SCHUMB W.C.; SATTERFIELD, C.N.; WENTWORTH, R.L. *Hydrogen peroxide*. New York: Reinhold, 1955.

87. SILVA, J.M.F.; MOREIRA, A.J.; OLIVEIRA, D.C.; BONATO, C.B.; MANSANO, R.D.; PINTO, T.J.A. Comparative Sterilization Effectiveness of Plasma in O_2-H_2O_2 Mixtures and Ethylene Oxide Treatment. *PDA Journal of Pharmaceutical Science and Technology*, v.61, n.3, p.204-210. 2007.

88. SILVA, M.V.; PINTO, T.J.A.; MARTINEZ, M.B. Microbiological evaluation of Reused Catheter Guides in a Brazilian Hospital. *PDA Journal of Pharmaceutical Science and Technology*. v.60, n.6, p.359-365, 2006.

89. SILVA, M.V.; RIBEIRO, A.F.; PINTO, T.J.A. Safety Evaluation of Single-Use Medical Devices after Submission to Simulated Reutilization Cycles. *Journal of AOAC International*, v.88, n.3, p.823-829. 2005.

90. SILVERMAN, G.L. The resistivity of microorganisms to thermal inactivation by dry heat. *NASA Technical Report CR-70029*, 34p., 1968. Disponível em: <http://ntrs.nasa.gov/archive/nasa/casi.ntrs.nasa.gov/19660007423_1966007423.pdf>. Acesso em: 09 abr. 2010.

91. SORIANI, R.R.; SATOMI, L.C.; PINTO, T.J.A. Effect of ionizing radiation in ginkgo and guarana. *Radiation Physics and Chemistry*, v.73, p.239-242. 2005.

92. SPILIMERGO, S.; BERTUCCO, A. Non-thermal bacterial inactivation with dense CO_2. *Biotechnol. Bioeng.*, v.84, n.6, p.627-638. 2003.

93. STODDART, G.M. Ozone as a sterilizing agent. *J. Healthcare Mat. Man.*, v.7, p.42-43. 1989.

94. STUMBO, C.R. *Thermobacteriology in Food Processing*. 2nd ed. New York: Academic Press, 1973. 336 p.

95. SUDARAM, S. et al. Application of membrane Filtration for Removal of Diminutive Bioburden Organisms in Pharmaceutical Products and Processes. *PDA J Pharm Sci Technol.*, v.53, n.4, p.186-201. 1999.

96. SYMONDS, J.M. Ozone, chlorine dioxide and chloramines as alternatives to chlorine for disinfection of drinking water. In: KATZ, J. *Ozone and Chlorine Dioxide Technology for Disinfection of Drinking Water.* Ed. Noyes Data Corp.: Park Ridge, 1980.

97. UNITED NATIONS ENVIRONMENT PROGRAMME (UNEP). Ozone Secretariat. Montreal Protocol on substances that deplete the Ozone layer. 2006. Disponível em: <http://ozone.unep.org/teap/Reports/MTOC/>. Acesso em: 16 mar. 2010.

98. UNITED States Pharmacopeia. 37 ed. Rockville: The United States Pharmacopeia Convention, 2014. p.1180-205.

99. UNITED States Pharmacopeia. 37 ed. Rockville: The United States Pharmacopeia Convention, 2014. p.803-12.

100. UNITED States Pharmacopeia. 37 ed. Rockville: The United States Pharmacopeia Convention, 2014. p.614-8.

101. UNITED States Pharmacopeia. 37 ed. Rockville: The United States Pharmacopeia Convention, 2014. p.1141-5.

102. WHITE, A.; BURNS, D.; CHRISTENSEN, T.W. Effective terminal sterilization using supercritical carbon dioxide. *J. Biotechnol.*, v.123, n.4, p.504-515. 2006.

103. YAMAN, A. Alternative methods of terminal sterilization for biologically active macromolecules. *Current Opinion in Drug Discovery & Development*, v.4, n.6, p.760-763. 2001.

7 Controle de produtos estéreis – ênfase nos processos assépticos

INTRODUÇÃO

A tecnologia do controle da contaminação ambiental tem sofrido nos últimos 35 anos uma verdadeira revolução relativa a exigências e conceitos. Nos dias atuais, é universalmente aceito que todos os produtos farmacêuticos devem ser produzidos com obediência a condições específicas de higiene e limpeza, variáveis de acordo com suas particularidades. Os produtos submetidos a processo de esterilização final tornam necessário o atendimento a baixos níveis de biocarga, apenas possíveis em ambiente limpos, para permitir confiabilidade no processo esterilizante, assim como garantir baixa contaminação endotóxica no produto terminado. No caso dos produtos injetáveis, há também limites para contaminação particulada não viável.

A natureza termossensível de muitos fármacos sintéticos e a aplicação da biotecnologia na obtenção de produtos biofarmacêuticos têm conduzido à grande demanda de áreas controladas. Na prática hospitalar, técnicas terapêuticas, como nutrição parenteral total (NPT) e quimioterapia intravenosa, produziram significativo incremento no processamento asséptico de doses individualizadas, e diversas empresas farmacêuticas têm também iniciado atividades nessa área. A manutenção da assepsia durante manipulação mecanizada ou manual é altamente dependente do controle ambiental, por sua vez dependente das características do planejamento e procedimentos operacionais envolvidos.

Em um ambiente não controlado, forma-se naturalmente um aerossol de partículas de diferentes origens, às quais estarão associados contaminantes microbianos. A distribuição de tamanho de partículas em uma atmosfera irá variar conforme sua localização, índice populacional e condições climáticas. Em áreas altamente populosas, tanto cargas de partículas totais quanto viáveis tendem a ser elevadas, sendo a concentração de microrganismos detectáveis no ambiente de um edifício urbano da ordem de $10^6/m^3$. Esse nível constitui-se em contaminação intensa para processos farmacêuticos, porém métodos modernos de filtração permitem a obtenção de boa qualidade ambiental, desde que aliados a planejamento correto de área, conseguindo-se facilmente ambientes adequados, denominados de áreas limpas ou biolimpas, terminologia por vezes adotada para este segmento.

Numa área limpa de alto nível, 80 a 90% da contaminação por partículas tem origem nos profissionais que ali trabalham, sendo que a liberação de partículas de superfícies e objetos inanimados é mínima. Pessoas continuamente liberam células mortas da pele e fragmentos de cabelo, bem como gotículas de aerossol. Cada pessoa libera uma camada completa de células da pele a cada 1 a 2 dias, estimada em 10^7 a 10^9 partículas, com dimensão acima de 5 µm. As células da pele têm tamanho ao redor de 40 µm, porém sofrem fragmentação, resultando em tamanho médio de 20 µm, e mais de 10% abaixo de 10 µm. A média de liberação varia com o nível e tipo de atividade. O número médio de partículas acima de 0,3 µm dispersas por pessoa em situação estática é de 10^5 por minuto, elevando-se para 10^7 quando a pessoa estiver andando ou subindo degraus.

É de conhecimento geral que a fabricação por processo asséptico é a última das opções. Se uma apresentação é adequada para esterilização terminal, então este é o método de escolha. Por exemplo, uma forma de dosagem termoestável será sempre considerada para esterilização térmica empregando vapor saturado. Qualquer alteração no sentido do processamento asséptico, por exemplo, substituindo as ampolas de vidro termoestáveis por ampolas plásticas sensíveis ao calor, deve ser seriamente avaliada e justificada à luz do benefício ao paciente. Isso porque o estágio de enchimento do processo asséptico é essencialmente um processo passivo de proteção da forma de dosagem perante a contaminação, enquanto a esterilização terminal é um processo ativo de morte dos contaminantes, na apresentação terminal hermeticamente selada. O nível de segurança de esterilidade não pode ser previsto para o processamento asséptico da forma como o é para a esterilização terminal, e na verdade não se pode esperar que fosse equivalente.

A obtenção de produtos farmacêuticos estéreis exige aderência a orientações abrangentes e rígidas que permitam a obtenção de um produto seguro. Entre outros itens, as salas limpas ou biolimpas têm sido um requisito essencial na produção asséptica de medicamentos. Testar a manutenção das condições físicas e microbiológicas do ambiente produtivo tem se tornado um ponto crucial do controle de qualidade do processo (HERTROYS et al., 1997).

Para isso, alguns fatores do ambiente de produção devem ser monitorados, tais como: qualidade do ar, água, gases, vestimentas, superfícies etc. Além disso, deve-se ter em mente que o impacto humano num processo asséptico é crítico, sendo imprescindíveis boas condições de saúde e treinamento específico atualizado (AKERS, 1991).

Existem inúmeros níveis de tendências inovadoras, vinculadas à avaliação de risco, as quais consideram os trabalhadores, seu movimento e atividades, bem como o planejamento das instalações, abrangendo as salas limpas

convencionais, a tecnologia dos isoladores e os sistemas de barreira de acesso restrito (do inglês, restricted access barriers – RAB).

Os filtros high efficiency particulate air (HEPA) foram desenvolvidos durante a II Guerra Mundial para o projeto Manhattan, e as primeiras aplicações práticas de seu emprego ocorreram em meados dos anos 1950.

No período de 1960 a 1970, pessoal paramentado efetuava todos os tipos de tarefas necessárias, não havendo quase separações entre as pessoas e os campos estéreis. Prosseguiram estágios evolutivos, e ocorreram a modernização da manipulação asséptica e a automação das operações. No intervalo entre 1980 e 1990, tornaram-se disponíveis equipamentos de enchimento mais rápidos e mais eficientes, emergiram as validações, os processos esterilizantes foram validados, avançaram tecnologias que permitem expectativas de desempenho mais rígido, como o sopro-enchimento-selagem (blow-fill-seal) e sistemas de barreira.

A partir de 1990, os isoladores evoluíram a partir do glove box originalmente usado. As primeiras instalações dos isoladores, com sistemas de conexão confiáveis e mecanismos de descontaminação inicialmente com ácido peracético, e a seguir com peróxido de hidrogênio, foram aplicadas aos testes de esterilidade no início dos anos 1980, ocorrendo a seguir o seu emprego nos processamentos assépticos.

Apesar do ganho real em qualidade, essa tecnologia gerou uma expectativa exagerada: ambientes estéreis e níveis de garantia de esterilidade equivalentes aos da esterilização terminal. Tratava-se de uma tecnologia relativamente nova, e admitir que podia apresentar falhas no enchimento asséptico, inclusive situações de comprometimento, trouxe desapontamentos, confusão, precauções no âmbito regulatório. Tais frustrações retardaram projetos de isoladores e promoveram planejamentos de maior complexidade.

Plantas de fabricação com ambientes controlados

As plantas destinadas ao processamento asséptico constituem-se nas instalações mais complexas para se planejar, construir e operar na indústria farmacêutica, garantindo total conformidade com os requisitos regulatórios. Elas devem possuir sistemas integrados que, de forma confiável, atendam às exigências inerentes à fabricação, ao controle de qualidade e a outras funções necessárias. Uma planta bem planejada tem a capacidade de flexibilizar mudanças decorrentes de alterações nos requisitos regulatórios e tecnológicos, além de proporcionar adequado fluxo de materiais, pessoal e equipamento (ASLUND; OLSOM, 1977).

Planejamento

Um aspecto fundamental reside na definição do grupo de pessoas a ser envolvido no projeto dos requisitos para a qualificação da planta, considerando os assuntos e as complexidades envolvidas no efetivo planejamento de uma instalação de processamento asséptico. Deve ser salientado que o planejamento não deve resultar num conjunto de desenhos e especificações segundo os quais a planta será construída, e sim em uma unidade que possa ser eficiente e esteja em conformidade com as exigências regulatórias.

No desenvolvimento de um projeto, um grupo de pessoas deve ser estabelecido, sendo suas principais responsabilidades:

- Desenvolvimento dos requisitos funcionais.
- Desenvolvimento da base do planejamento.
- Desenvolvimento do orçamento e cronograma do projeto.
- Desenvolvimento do plano mestre de validação (PMV).
- Desenvolvimento do plano de certificação.
- Visualização de todos os aspectos técnicos que envolvem a qualidade do produto.

A composição deste grupo é crítica para o sucesso do planejamento, assim como do próprio projeto. Incorpora especialistas administrativos e técnicos, os quais devem ter um entendimento tanto da indústria farmacêutica como do processo de fabricação, para se alcançar um planejamento que atinja os objetivos do projeto. Assim, as pessoas que terão responsabilidade sobre as operações diárias da planta e equipamentos e os usuários dos sistemas devem fazer parte do grupo, assim como indivíduos que conheçam os aspectos regulatórios e de qualidade.

Um engenheiro ou arquiteto da empresa que irá gerenciar as atividades de planejamento e construção usualmente lidera as atividades. Se a empresa não conta com tal profissional, um consultor experiente e qualificado pode ocupar a função, devendo o contrato ser feito na fase inicial do projeto. Um representante da produção geralmente lidera o grupo dos usuários. São imprescindíveis as sugestões da manutenção, controle de qualidade e, possivelmente, gerenciamento de material, compras, segurança e questões ambientais, dependendo evidentemente da estrutura e da dimensão da empresa. É também imprescindível que se considere a área regulatória e as funções do controle de qualidade e garantia da qualidade, além da validação.

O primeiro assunto importante que o grupo deve tratar são as funções administrativas, devendo identificar quais documentos serão desenvolvidos pela arquitetura e engenharia, quais documentos serão submetidos à aprovação do grupo, além de aspectos inerentes à revisão deles. Tipicamente, aqueles desenhos que afetam diretamente a qualidade do produto ou operação são revisados e aprovados pelo grupo constituído. Os seguintes itens devem fazer parte da lista de documentos de planejamento:

- Diagramas de fluxo do projeto.
- Diagramas de fluxo operacional.
- *Layouts* de arquitetura.
- Diagramas de tubulação e instrumentação.
- Diagramas de fluxo e controle de aquecimento, ventilação e ar condicionado (HVAC).
- Especificações para equipamentos de produção e sistemas críticos.
- Especificações para acabamento da arquitetura.

O líder de planejamento é, usualmente, responsável pela aprovação direta de muitos desenhos necessários para a construção, tornando dispensável que tais documentos sejam aprovados pelo grupo do projeto.

Este assume a responsabilidade da preparação de esquemas do projeto, orçamento, plano de validação e plano de certificação e geralmente aprova esses elementos. Se um consultor for considerado para o planejamento da unidade, a primeira tarefa do grupo é determinar a sua qualificação, bem como se a organização de consultoria é capaz de desenvolver um planejamento robusto e que também atenda aos requisitos regulatórios. Para atingir eficientemente tal objetivo, deve ter um conhecimento amplo de boas práticas de fabricação e das práticas específicas da indústria.

Um líder do planejamento deve também conhecer o sistema operacional da instalação e como será avaliada. O grupo do projeto deve definir a validação no início do projeto. O PMV, documento que delineia o programa de validação que será usado, é desenvolvido em conjunto com o plano de planejamento para a instalação e sua avaliação.

Programação

A primeira atividade no desenvolvimento da base de um planejamento, ou fase de programação, é o estabelecimento do escopo do projeto e requisitos do usuário, abrangendo requisitos de fabricação (capacidade); requisitos de operações de suporte (almoxarifado, laboratórios, compras de manutenção, amenidades); requisitos de espaço.

O objetivo da fase de programação é avaliar estratégias alternativas de planejamento e atingir a abordagem ideal para o projeto planejado.

Diagramas de fluxo operacional e de processo

A fase seguinte ao processo de planejamento das instalações contempla os diagramas do fluxo operacional e fluxo de processo. Esses diagramas facilitam o entendimento do processo de fabricação.

Analisando o esquema de produção total, a operação pode ser subdividida em elementos básicos. Estes elementos são arranjados num diagrama de fluxo operacional da planta, a despeito do inter-relacionamento entre os passos do processo de fabricação, e outros. Dessa maneira, o responsável pelo planejamento pode incorporar todas as funções das operações no *layout* das instalações e examinar interações funcionais cruzadas sob a perspectiva da engenharia de planejamento. Um método efetivo no desenvolvimento de um diagrama de fluxo operacional é iniciá-lo com as operações primárias, passando então para as operações secundárias, de forma continuada.

O método de construção de diagrama de fluxo progressivo prossegue até que o diagrama de fluxo operacional completo esteja desenvolvido. Os diagramas de fluxo operacional indicam o fluxo do pessoal entre as operações, fluxos dos produtos principais e materiais de suporte. Trabalho adicional irá desenvolver diagramas de fluxo para cada um dos principais elementos mostrados no diagrama geral. Esses diagramas de fluxo irão formar a base para os *layouts* da instalação.

Determinação dos requisitos de espaço

Uma vez que os diagramas de fluxo operacional e de fluxo do processo tenham sido desenvolvidos, o passo seguinte no processo de planejamento das instalações é determinar a área necessária para alocar cada operação. Esta fase leva em consideração a natureza da operação e o número de pessoas nela envolvidas. A determinação deve envolver áreas de produção, equipamentos do processo, operações de suporte, tais como laboratórios e almoxarifados, além de operações complementares, como antecâmaras, cafeterias e escritórios. O responsável pelo planejamento obtém estas informações de entrevistas com as partes envolvidas e também de sua experiência pessoal.

Arquitetura

Acabamentos e detalhes de arquitetura são considerações importantes no planejamento das instalações. Se adequadamente planejados, irão possibilitar que as instalações sejam facilmente limpas, descontaminadas e mantidas.

Neste quesito, merecem particular atenção os seguintes aspectos:

■ Os acabamentos devem ser duráveis e devem proporcionar superfícies monolíticas.

■ As superfícies horizontais devem ser minimizadas.

■ Os cantos devem ser arredondados.

■ Quando não podem ser evitadas juntas, materiais à base de silicone devem ser usados para seu preenchimento.

■ Os acabamentos devem ser resistentes às soluções germicidas a serem usadas nas instalações.

■ O uso de madeira, ou materiais à base de madeira, não deve ocorrer.

Os acabamentos usados nas áreas de processo e suporte devem ser duráveis. É desejável minimizar o número de profissionais da área de manutenção trabalhando nas áreas de ambiente controlado, portanto os acabamentos usados devem requerer o mínimo de manutenção. Estruturas de aço inoxidável são recomendadas para as áreas de suporte e processos, porque são resistentes a soluções químicas germicidas e podem ser facilmente limpas e mantidas. Porém, uma vez que são onerosas, estruturas de aço adequadamente revestidas são aceitáveis. Estruturas de alumínio não são recomendadas, pois este metal pode ser atacado por soluções químicas germicidas, o que provoca oxidação e eventual presença de poeira de alumínio no ambiente controlado, situação indesejável.

Todos os cantos devem ser arredondados para facilitar a limpeza das salas. Cantos em ângulo reto tendem a dificultar a limpeza e podem resultar em acúmulo de poeiras e resíduos.

A adoção de janelas exteriores e interiores é encorajada nas áreas de processos e suporte, pois proporcionam uma situação de visibilidade aos funcionários, conferindo sentimento de amplitude e conexão com o ambiente externo. Porém, elas devem ser hermeticamente seladas, para manter os níveis de pressurização adequados. As áreas de processo e suporte devem ser mantidas sob pressão positiva ou negativa, na dependência de características que assim determinem.

As superfícies de acabamento tradicionalmente empregadas são:

■ Para paredes e teto:
– Epóxi, látex ou revestimento à base de plástico.
– Revestimento de policloreto de vinila (PVC) fundido.
– Sistemas de painéis modulares.

■ Para pisos:
– Revestimento de epóxi.
– Camada de epóxi.
– Revestimento de PVC fundido.

A escolha do acabamento usualmente depende não só de aspectos técnicos, mas igualmente dos recursos disponíveis. O responsável pelo planejamento deve investigar a disponibilidade de pessoal com capacitação para aplicar ou instalar os acabamentos especializados e também fazer bom uso das cores que podem tornar o ambiente mais agradável aos funcionários. Os acabamentos e tratamentos usados em áreas não críticas podem ser os tradicionais.

Planejamento de sistemas ambientais (aquecimento, ventilação e condicionamento de ar)

Um dos sistemas mais críticos de uma planta é o sistema de HVAC, pois pode apresentar grande impacto nas operações.

Uma análise do esquema de fabricação deve dimensionar adequadamente as utilidades e definir seus requisitos. A sequência de cada operação deve, então, ser analisada com realismo ao se determinar picos normais da utilidade. É costumeiro superdimensionar o sistema de utilidade em 10% do pico normal a se considerar em anormalidades no sistema instalado ou em operação.

Esses sistemas podem ser divididos em dois grupos principais: utilidades do processo e do edifício. As utilidades do processo são aquelas diretamente necessárias ao processo de produção. Incluem água purificada/água para injetáveis, sistema CIP (*clean-in-place*), sistema de limpeza (estéril) a vapor, gases comprimidos, serviços elétricos e sistema de controle de temperatura. Utilidades do edifício são as requeridas pelo sistema HVAC, encanamentos e amenidades pessoais. Incluem HVAC troca térmica de água, serviços elétricos, vapor, água potável fria e quente, sistemas sanitários e ar comprimido. Os sistemas de utilidades do edifício são similares aos de qualquer planta de fabricação.

Normalmente, certos sistemas de utilidade podem servir tanto operações de produção quanto serviços de edifícios. Um sistema único pode reduzir o capital inicial e os custos de operação da planta. A decisão por um sistema único, ou sistemas segregados, depende do impacto que essa utilidade terá sobre o produto produzido. Por exemplo, o vapor de uma planta pode ser requerido pelo HVAC e o sistema de controle de temperatura do processo. Analisando o uso do vapor, pode-se notar que as duas aplicações se utilizam dessa utilidade em trocadores de calor. Trocadores de calor adequados poderão dispensar sistemas independentes.

Por outro lado, o ar comprimido pode ser usado diretamente no processo alimentando biorreatores, na instrumentação e controles. O ar diretamente usado no processo necessita de sistema separado daquele usado na instrumentação e controles, pois a exigência de níveis de pureza é distinta.

Aspectos regulatórios

É crítico entender os requisitos regulatórios e seu impacto sobre as instalações e o negócio (CIELLO, 2008). Quando avaliando plantas de produções farmacêuticas e biofarmacêuticas, a *Food and Drug Administration* (FDA), por exemplo, usa duas fontes básicas de informação: *Good Manufacturing Practices (cGMPs) regulations, Title 21. CRF Parts 210. 211 e 600-680* (FDA, 1998a,b) e as práticas atuais da indústria.

No Brasil, a Agência Nacional de Vigilância Sanitária (Anvisa) define atualmente, na Resolução RDC n. 17 (BRASIL, 2010), os critérios inerentes aos produtos farmacêuticos. A partir dos anos de 1970, a FDA exigiu que todos os processos de produção de medicamentos fossem validados, exigência estendida às plantas de biofarmacêuticos, em consonância com a RDC n. 17, que também considera a validação desse grupo de produtos, tanto quanto dos demais.

Esse requisito não apenas exige que os processos de fabricação sejam validados, mas também os sistemas de instalações que dão suporte à produção. Por exemplo, uma operação de processo asséptico exige uma sala limpa. Consequentemente, o sistema HVAC deve garantir que o processo seja verdadeiramente asséptico. Portanto, todos os sistemas de utilidades críticas, como água, vapor e ar comprimido, necessitam ser validados. A natureza dos testes efetuados durante a validação depende do sistema ou equipamento.

Certos sistemas são validados, e outros são qualificados. A diferença consiste na aplicação, ou não, de um teste de desafio. Sistemas e procedimentos de esterilização são submetidos a desafios específicos para determinar sua adequação. Sistemas de utilidades, suporte e HVAC não são especificamente desafiados, mas são avaliados para verificar se operam sob critérios aceitáveis. São, portanto, qualificados (CIELLO, 2008).

Aspectos microbiológicos

Os microbiologistas acreditam conhecer muito sobre a identificação microbiana, porém estima-se que apenas 1% dos microrganismos existentes foram estudados, apesar dos 300 anos, ou mais, desde a descoberta dos micróbios.

Nenhum sistema tem a capacidade de identificar todos os microrganismos conhecidos, em razão de restrições de gêneros, espécies e cepas dos microrganismos das bases de dados, tipo de microrganismos usados para criá-las (clínicos, industriais, ambientais, contaminantes de alimentos, entre outros), o número de vezes que cada espécie foi testada, a exatidão do equipamento, a "repetição" e a complexidade do método. A escolha do sistema baseia-se no nível de identificação necessário (gênero, espécie, cepa) e de quanto é crítica para o ambiente farmacêutico, o produto e os aspectos regulatórios.

Embora Pasteur e Koch sejam considerados os fundadores da microbiologia, seus trabalhos dirigiram-se principalmente aos microrganismos de importância clínica. A abrangência da microbiologia foi revelada a partir do trabalho de Martinus Beijerinck (1851-1931) e Sergei Winogradsky (1856-1953). O primeiro trabalhou nas técnicas de cultivo em geral e no Vírus do Mosaico do Tabaco, estabelecendo as bases da virologia. O segundo isolou e descreveu, pela primeira vez, bactérias nitrificantes e fixadoras de nitrogênio. Hans Christian Joachim Gram (1853-1938) desenvolveu o método para coloração de bactérias, ainda extensivamente usado: a coloração Gram permanece o primeiro passo na identificação presuntiva de sistemas fenotípicos, como API®, Enterotubo, Vitek®, e Biolog.

Foi R. J. Petri (1987) o responsável pela introdução das placas de Petri, dispositivos simples, mas importante. Aspecto relevante no desenvolvimento dos testes fenotípicos foi o conceito de identificar microrganismos tendo por base suas propriedades metabólicas, especialmente o perfil de utilização de carbono. Este método foi originado com L. E. den Dooren de Jong, na Holanda, em 1926. Aproximadamente na mesma época, o Bergey's Manual (1923) foi compilado para organizar informações sobre as propriedades fenotípicas dos microrganismos.

Atualmente, há que se mencionar Paul Berg, bioquímico americano nascido em 1926, que, juntamente com Walter Gilbert e Frederick Sanger, recebeu o prêmio Nobel de Química por sua importante contribuição, nos anos 1970, ao afirmar que diferentes células produzem diferentes proteínas, o que permitiu o sequenciamento do DNA.

Em 1983, Kary Banks Mullis, um bioquímico americano, desenvolveu a reação em cadeia da polimerase (PCR), técnica que permite a amplificação da sequência especificada do DNA. Por fim, Carl Richard Woese, microbiologista americano, definiu a técnica de taxonomia filogenética do RNA ribossômico 16S.

Taxonomia, classificação, identificação e nomenclatura

Taxonomia é a área das ciências biológicas devotada à identificação, nomenclatura e classificação de seres vivos, de acordo com características aparentes comuns. Classificação é o arranjo ordenado de bactérias em grupos, en-

quanto identificação é o uso prático da classificação para isolar e distinguir organismos desejáveis de outros indesejáveis. A nomenclatura é o meio pelo qual as características das espécies são definidas e comunicadas.

A classificação e a identificação de um organismo devem ser baseadas em perfis morfológicos e bioquímicos, pois uma única característica (patogenicidade, ambiente de origem, reações bioquímicas), independentemente de sua importância, não se constitui em base suficiente para classificar ou definir um microrganismo. Para determinar as características de determinada espécie com exatidão, uma série grande de amostras deve ser testada, e as reações das cepas devem ser expressas em porcentagem.

Na década de 1960, a taxonomia numérica ou computadorizada tornou-se amplamente empregada. Neste método, um número grande de reações bioquímicas e/ou características de cultivo, susceptibilidade a antibióticos e compostos inorgânicos foi usado para determinar o grau de similaridade entre microrganismos. Na abordagem numérica da identificação, é calculado o coeficiente de similaridade, ou porcentagem de similaridade entre cepas. É criado um dendograma ou matriz de similaridade, que, por exemplo, é considerado para gênero num nível de 70%, e para espécie 90%. Muitos são os sistemas automatizados de identificação fenotípica: API®, Vitek®, Biolog™, Sherlock®, VITEK MS® e outros.

Avanços no campo da biologia molecular, na década passada, resultaram em numerosas aplicações práticas, incluindo a identificação microbiana. A amplificação enzimática *in vitro*, PCR, serve como um marcador específico para microrganismos. Diferentes sistemas foram desenvolvidos: Gene-Trak, BAX, MicroSeq e Riboprinter e outros.

As diferenças no genótipo e no fenótipo são, entretanto, comuns. Assim, o conceito de identificação polifásica agregando diferentes níveis de informações, como caracterização microbiana, dados fenotípicos e genotípicos e origem dos microrganismos, entre outros, é empregado quando a identificação do isolado é relevante para tomadas de decisão.

Identificação microbiana no ambiente regulatório

No monitoramento microbiano de ambientes controlados, um aspecto de maior relevância reside nas seguintes alterações: do número de unidade formadora de culturas (UFC), atingindo ou superando limites de alerta ou ação, e dos diferentes tipos de microrganismos presentes em momentos distintos. Assim, embora não seja compulsória a identificação de microrganismos, ela é importante num nível que permita a análise de tendências.

Pode-se considerar que, no controle ambiental de produtos não estéreis e aqueles submetidos à esterilização terminal, não se exige identificação microbiana.

No caso de processos assépticos, em que se almeja melhor condição de monitoramento, as características básicas dos microrganismos são suficientes para se ter uma base de dados que permita análise de tendências, particularmente quando a contaminação estiver abaixo do limite de alerta. Quando o nível de contaminação ficar entre o limite de alerta e o de ação, a identificação permanece não compulsória, mas é recomendável particularmente nas zonas grau B. Quando a contaminação supera o nível de ação, a identificação torna-se em geral compulsória, para permitir investigar as causas da contaminação.

No âmbito regulatório, inclusive dando respaldo ao anteriormente exposto, a FDA *Guidance for Industry – Sterile Drug Products Produced by Aseptic Processing – Current Good Manufacturing Practice* (2004) aconselha a identificação para ambientes críticos de produção e aqueles que os cerquem, assim como no teste de esterilidade, em igual nível de rigidez. A FDA preconiza ainda que métodos apropriados bioquímicos e fenotípicos podem ser usados para identificação rotineira dos isolados. No contexto, a *Pharmaceutical Inspection Co-operation Scheme* (PIC/S) considera a identificação microbiana de isolados ambientais como critério para invalidar um teste (de esterilidade ou *Media Fill*), sendo neste caso fundamental um teste de elevada sensibilidade, como o emprego de técnicas moleculares.

A Farmacopeia Europeia no capítulo 2.6.1 *Sterility* (PE, 2010a), harmonizada com a USP <71> *Sterility Tests* (USP, 2014a) e a JP 4.06 – *Sterility Test* (JP, 2011), também indica os métodos bioquímicos na identificação microbiana. Apenas nos momentos em que a investigação do contaminante exigir a confirmação de origem comum de microrganismos (isolados do teste de esterilidade e *media fill*, com relação aos isolados de operadores, do ambiente ou outras) para invalidar resultados, é importante a adoção de técnicas moleculares.

TECNOLOGIA DAS SALAS LIMPAS

Tradicionalmente, a abordagem para padrões e métodos relacionados ao controle de contaminação tem sido dirigida a entidades das salas limpas, ou a tecnologias, tais como eficiência de filtração, métodos de contagem e contaminação microbiana, entre outros. Atualmente, tem-se concentrado a atenção tanto no tipo de trabalho desenvolvido na sala limpa como no seu controle, então abordando os fatores necessários para permitir o melhor desempenho, com eficiência na fabricação de medicamentos e correlatos estéreis. A abordagem atual não considera a sala limpa de maneira isolada, mas a aplicação ou o produto exposto ao ambiente.

No planejamento de uma nova sala limpa ou na incorporação de um novo processo numa sala preexistente, deve-se inicialmente analisar o processo ou a aplicação a ser desenvolvida (HERTZSON, 1982). Para tanto, várias formas de trabalho podem ser adotadas, podendo-se incluir uma avaliação de risco formalizado, como Análise de Dano e Ponto Crítico de Controle (*Hazard Analysis and Critical Control Point* – HACCP), ou Modos de Falha e Análise de Efeitos (*Failure Modes and Effect Analysis* – FMEA). Estes métodos de avaliação podem não apenas permitir melhor entendimento dos processos da sala limpa, mas também fornecer direcionamento quanto aos eventos ou atividades mais críticas que ocorrem durante a operação. Uma vez identificados, os potenciais danos devem ser controlados e minimizados. O planejamento das salas limpas é o principal aspecto para reduzir a possibilidade de contaminação, mas há outros fatores que, em diferentes níveis, influenciam o risco do produto (HAYLER, 2003).

No processo, haverá pontos críticos que necessitam de atenção especial e zonas críticas de trabalho em que todos os aspectos são controlados o máximo possível para manter a integridade do produto ou processo. Por exemplo, o controle de temperatura irá também afetar a umidade e o fluxo de ar na zona crítica. Há, portanto, um balanço desses fatores a ser obtido, e em alguns casos é necessário um compromisso para garantir o resultado ótimo para um processo particular (HAYLER, 2003).

Qualidade do ar

Um dos mais importantes fatores que definem uma sala limpa e protegem a zona crítica é a qualidade do ar. Esta é definida de duas formas: pela concentração de partículas de dimensões definidas e pelos níveis de contaminação microbiana.

O principal método de redução do número de partículas viáveis e não viáveis no ar é conhecido como sistema de HVAC. O sistema compreende um pré-filtro e um filtro absoluto de alta eficiência, HEPA, este extremamente eficiente na remoção de partículas em um fluxo de ar (CADWELL, 1983). O pré-filtro evita que o filtro torne-se rapidamente sobrecarregado e bloqueado.

Filtros HEPA são fabricados conforme padrões internacionais que definem a eficiência do filtro em termos de sua capacidade de reter partículas de certos tamanhos. Filtros HEPA são, em geral, planejados para uma eficiência de 99,97% na remoção de partículas de 0,3 μm. Filtros com especificação acima de 99,999995% são disponíveis, e, embora frequentemente usados na indústria de semicondutores, não são empregados na área farmacêutica.

Nos mais altos níveis de especificação, os filtros são conhecidos pela ultraeficiência, *Ultra Low Penetration Air* (ULPA). O filtro ULPA tem uma eficiência superior a 99,999% quando medido com partículas, mesmo aquelas inferiores a 0,1 e 0,2 μm. O padrão europeu que define e classifica filtros HEPA é o EN 1822 Parte 1-5: *High Efficiency Particulate Air Filters* (*HEPA and ULPA*) (CEN, 1997). A Tabela 1 apresenta um resumo das características desses filtros.

O filtro HEPA consiste em um arranjo randomizado de fibras de vidro com diâmetro variando de 0,1 a 10,00 μm. Em razão da natureza do meio filtrante e dos diferentes tamanhos de partículas e mecanismos de partículas (Figura 1), a difusão é a característica que leva os filtros HEPA a reter partículas pequenas: estas movem-se na corrente de ar conforme o movimento browniano e colidem em seu movimento, podendo aderir a uma fibra do meio filtrante por causa de forças físicas. O segundo mecanismo é a interceptação, quando partículas maiores colidem e aderem a uma fibra. O terceiro consiste no efeito peneira, quando partículas maiores são retidas entre fibras. A combinação dos três mecanismos responde pela alta eficiência dos filtros HEPA e pela elevada qualidade do ar que adentra a sala (HAYLER, 2003).

Sistemas de monitoramento de partículas

Para monitorar a qualidade do ar e garantir que a sala limpa atenda às especificações de acordo com sua classificação, e que não haja eventos de contaminação que possam afetar o processo ou o produto, é necessário o emprego de equipamento que possa conter e dimensionar partículas. O contador de partículas trabalha detectando partículas à medida que elas passam através de um feixe de luz emitido por uma fonte *laser*.

Contadores de partículas são úteis por fornecerem informações relativas ao número de partículas na área ou zona crítica. São importantes, pois a maioria dos documentos regulatórios classifica os graus de salas limpas pelo número de partículas presentes em um dado volume de ar. Além de possibilitar a verificação de atendimento à especificação, possibilita ainda avaliar a tendência de contaminação no decorrer do tempo, ou mesmo em diferentes posições na sala, ou no processo de produção.

Tabela 1   EM 1822-1 – Classificação HEPA & ULPA (HAYLER, 2003)

Classificação do filtro	Eficiência geral %(MPPS)	Eficiência local %(MPPS)
H10	85	–
H11	95	–
H12	99.5	–
H13	99.95	99.75
H14	99.995	99.975
H15	99.9995	99.9975
H16	99.99995	99.99975
H17	99.999995	99.9999

MPPS: *Most penetrating particle size* (tamanho da partícula de maior penetração).

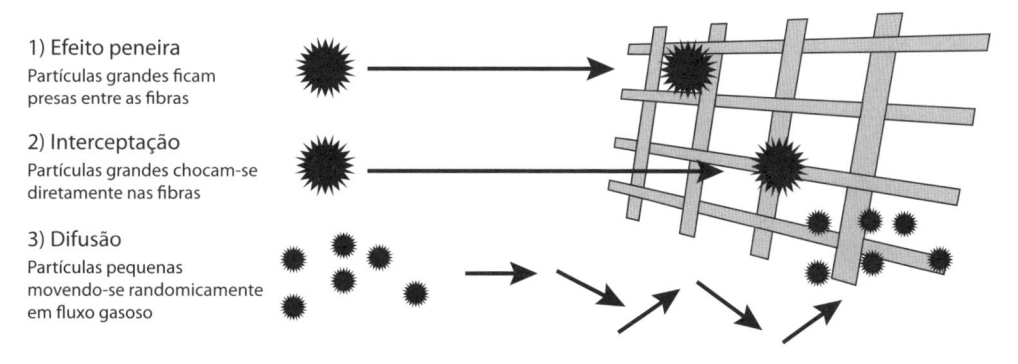

1) **Efeito peneira**
Partículas grandes ficam presas entre as fibras

2) **Interceptação**
Partículas grandes chocam-se diretamente nas fibras

3) **Difusão**
Partículas pequenas movendo-se randomicamente em fluxo gasoso

Figura 1   Princípio do filtro HEPA, com efeitos de difusão, interceptação e peneira.

A maioria dos contadores de partícula é pequena, podendo ser considerada portátil, o que facilita o monitoramento do ar em diferentes pontos da área controlada. Uma possibilidade mais sofisticada é a contagem e dimensionamento contínuo das partículas. Isso pode ocorrer em um único contador com distintas entradas de amostras, que são sequencialmente fornecidas ao contador. Alternativamente, pode haver um sistema de monitoramento simultâneo, que emprega sensores de partículas independentes, com suas próprias bombas e sistemas ópticos enviando dados de volta ao sistema central de monitoramento ou computador (HAYLER, 2003).

Fluxos de ar e tipos de salas limpas

O principal objetivo de controlar o fluxo de ar na sala limpa é disponibilizar de ar de alta qualidade, com baixo número de partículas, de maneira a controlar e proteger zonas críticas, funcionando como sistemas de limpeza e remoção de partículas da sala.

Há essencialmente dois tipos de fluxos de ar em salas limpas: unidirecional (laminar) e não unidirecional (turbulento). A Figura 2 mostra uma situação de fluxo unidirecional. O ar é fornecido através de filtros HEPA, que se posicionam em todo o teto da sala. Na parte inferior da sala, um piso perfurado (fundo falso) permite que o fluxo se mantenha laminar. A mesma característica laminar pode ser obtida na horizontal. O fluxo unidirecional é também dependente do fornecimento de ar numa velocidade definida que, conforme a orientação da European Union Good Manufacturing Practice (EU GMP), deve ser de 0,36 a 0,54 m/s. O fluxo unidirecional é comum em indústrias de semicondutores (HAYLER, 2003). Em seu capítulo orientativo <1.116> *Aseptic Processing Environments*, a Farmacopeia Americana sugere que os fabricantes devem manter predominantemente o fluxo unidirecional em ambientes de produção ISO classe 5, principalmente quando produtos, embalagens e sistemas de fechamento estão expostos (USP, 2014b).

Nas salas limpas da área farmacêutica, prevalecem os fluxos não unidirecionais ou turbulentos (Figura 3). Unidades isoladas de filtros HEPA são posicionadas no teto da sala para fornecer ar filtrado de alta qualidade. Essa configuração exerce um efeito de diluição da contaminação da sala, removendo partículas contaminantes com o fluxo constante de ar e substituição de "ar sujo" por "ar limpo".

Frequentemente, salas limpas não unidirecionais contêm miniambientes, que consistem em áreas menores unidirecionais aplicadas a zonas críticas. A aplicação desse princípio destina-se a proteger a posição na qual ocorre o enchimento asséptico, processo do mais alto nível de risco. Esse é um método econômico de planejar a sala limpa,

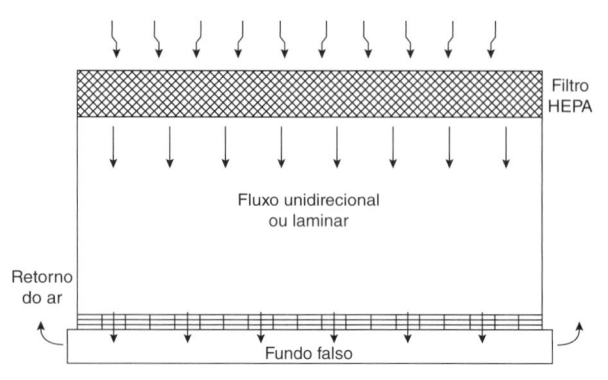

Figura 2 Fluxo unidirecional de salas limpas.

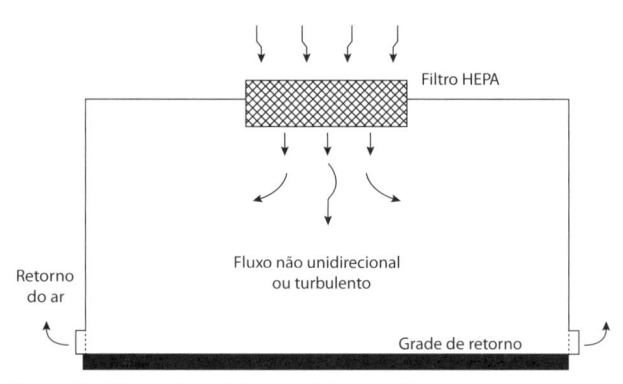

Figura 3 Fluxo não unidirecional de salas limpas.

uma vez que colocar filtros HEPA em todo o teto encarece muito o projeto.

Para minimizar a disrupção do fluxo de ar, obstruções ao redor da zona crítica devem ser minimizadas também. Deve ainda ser lembrado que o fluxo de ar não depende exclusivamente do sistema de filtração, sendo também afetado pela temperatura/umidade, pressão de ar local e movimento de equipamento e pessoal.

Princípios de planejamento e controle

Há vários princípios que determinam a configuração e as operações das instalações de salas limpas. Talvez um dos mais importantes seja a separação física, assim como a qualidade de ar das áreas, de acordo com a maior hierarquia do nível de limpeza relacionada a zonas críticas.

Um exemplo típico consiste na operação de enchimento farmacêutico, fabricação asséptica de correlatos ou preparação asséptica de material biológico numa capela de fluxo laminar.

Essas atividades são usualmente protegidas de outras, em zonas mais externas e menos limpas, por paredes ou outras barreiras físicas, mas podem também ser protegidas por movimento de ar que impeça o ingresso de material particulado.

Um gradiente de pressão positiva de ar é importante para manter a qualidade do ar de zonas críticas, seguindo para áreas de troca e, finalmente, o ambiente externo. Em geral, a pressão mais alta é encontrada na zona crítica, com pressão descendente na direção do meio externo, passando pelas áreas controladas e não controladas.

Gradientes de pressão negativa são usados em instalações específicas, em que se deve assegurar proteção em razão da manipulação de material geneticamente alterado, tóxico ou perigoso.

Movimento de pessoal e material

Uma solução ideal para o controle da movimentação de pessoal em instalações de salas limpas consiste em construir entrada e saída separadas. Isso garante que a contaminação cruzada entre pessoal e vestimentas, por exemplo, seja mínima, além de incrementar o controle de paramentação usada nos diferentes níveis de ambiente. O mesmo princípio deve ser aplicado a materiais usados no processo. O material de produção deve ser recebido e conduzido por trajetória específica até a zona crítica e ser removido como produto terminado por outra via. Material para descarte também deve ser eliminado por trajeto distinto, para evitar contaminação entre matéria-prima, produto terminado e resíduos. A introdução dessa prática envolve planejamentos de transferência complexos, porém acarreta benefícios significativos, conforme se pode verificar na Figura 4.

Em adição ao movimento dos materiais, os níveis de qualidade e especificação dos consumíveis devem aumentar progressivamente no sentido da zona crítica. Em termos de paramentação de pessoal, a zona crítica apresenta exigência mais alta quanto a revestimento da superfície corpórea.

As áreas mais externas ou áreas controladas terão uma exigência menos rígida, e o revestimento pode ser de grau menor. Usando o mesmo princípio, a qualidade de consumíveis e materiais que são usados no processo deve aumentar à medida que se aproxima da zona crítica. Isso usualmente resulta num nível ascendente de limpeza e de custo, razão pela qual muitas zonas críticas são mantidas num tamanho mínimo de operação para manter alto nível de limpeza, permanecendo factíveis.

Normas aplicadas a salas limpas

Trabalhos desenvolvidos por grupos de trabalho internacionais têm conduzido à unificação de padrões relacionados com a classificação, a operação e a biocontaminação de salas limpas. Um novo sistema de padrões globais para salas limpas foi publicado pela *International Standards Organization* (ISO) e pelo *Committee for European Normalization* (CEN), em 1999, com a intenção de substituir padrões nacionais, em particular todos os *European Standards*, o *USA Federal Standard* e padrões do Japão. Os novos padrões são denominados EN/ISO 14644 *Cleanrooms and Associated Controlled Environments – Biocontamination Control*.

De um ponto de vista geral, essa é a primeira vez que um sistema de padrões para salas limpas foi criado coletivamente, devendo beneficiar indústrias farmacêuticas, de correlatos e biotecnologia ao redor do mundo. Instalações de salas limpas poderão trabalhar sob as mesmas especificações técnicas e de desempenho e serão avaliadas pelo mesmo critério.

Os padrões apresentam abordagem lógica dos tópicos principais: planejamento, *performance* e critério de teste para salas limpas, na indústria, e especificamente aqueles usados no campo da biociência, para o qual o padrão EN/ISO 14698 – *Biocontamination Control* foi escrito (ISO, 1996).

Referências a esses padrões serão observadas nas novas regulamentações, tanto pelo EU GMP, como a FDA (FDA, 2004), com particular ênfase na fabricação de estéreis ou em processos assépticos. Embora o escopo e o conteúdo do FDA e EU *GMP Guides* não sejam tão extensivos quanto os novos EN/ISO *Standards*, com relação à tecnologia de salas limpas, levam certamente em consideração os mesmos conceitos quando desenvolvendo projetos de novas salas limpas ou revendo o desempenho operacional de instalações de salas limpas preexistentes (HAYLER, 2003).

A Tabela 2 mostra um resumo do EN/ISO 14.644 e EN/ISO 14.698 *Standards Group for Cleanrooms and Associated Controlled Environments*. Há, atualmente, dez padrões reunidos e um *Technical Report*. No passado, padrões de salas limpas estavam associados geralmente aos

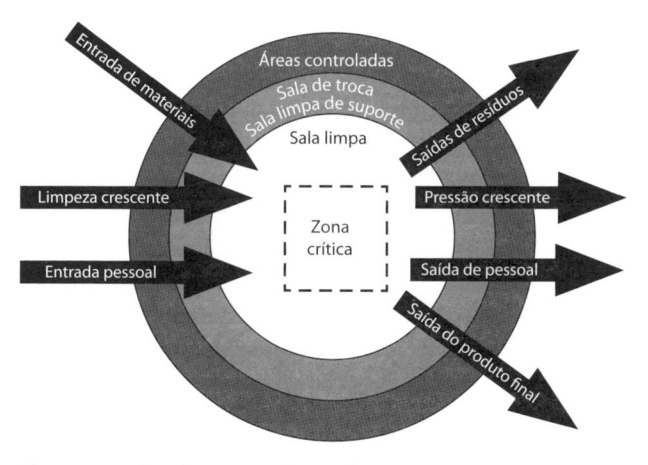

Figura 4   Princípios para o *design* de uma sala limpa.

níveis de contaminação do ar e aos métodos de teste. Os padrões atuais dirigem-se ao conceito dos particulados e observam muitos outros aspectos que são considerados na operação e no planejamento das salas limpas.

No Brasil, as normas da série ISO 14.644 (1 a 7) foram traduzidas pela ABNT e estão disponíveis em português como ABNT NBR ISO.

A comparação entre níveis de partículas dos novos padrões ISO e a regulamentação da EU e FDA estão apresentados na Tabela 3. É importante observar que os grupos de padrões ISO 14.644 consideram exclusivamente o nível de limpeza do ar com relação a material particulado e não se referem a métodos ou especificações relativas à biocontaminação do ar. Este particular é considerado no grupo de padrões da ISO 14.698.

Considerações sobre as normas NBR ISO

NBR ISO 14.644-1:2005 Parte 1: Classificação da limpeza do ar

Esse padrão refere-se ao sistema de classificação baseado nos níveis de partículas para classes de salas limpas e ambientes controlados. Uma fórmula-padrão é usada para classificar as salas de acordo com a qualidade do ar, tendo por base a concentração de partículas de distintas dimensões. A Tabela 4 mostra as classes ISO de salas. Deve ser observado que certas classes correspondem aproximadamente a documentos regulatórios bem estabelecidos, tais como o anterior *Federal Standard* 209E (agora substituído pela ISO 14.644-1) e a EU GMP *Rules and Guidance for Pharmaceutical Manufacturers and Distributors 2002 Annex 1: Manufacture of Sterile Medicinal Products.*

Uma comparação da ISO 14.644-1 com outras classes regulatórias pode ser vista na Tabela 3, sendo visível que a ISO Classe 5 corresponde aproximadamente ao Grau A/B, conforme as EU GMP *Rules and Guidance,* e Classe 100 sob o *Federal Standard* 209E (agora substituído pelo padrão ISO 14.644-1). O documento de classificação ISO também inclui uma especificação do estado da sala, definindo três situações:

- Conforme construída.
- Em repouso.
- Operacional.

Tabela 2 Principais normas referentes a salas limpas e ambientes associados: EN/ISO 14.644 e 14.698 (HAYLER, 2003)

ISO 14.644-1	Classification of air cleanliness
ISO 14.644-2	Specifications for testing and monitoring to prove continued compilance with ISO 14644-1
ISO 14.644-3	Test Method
ISO 14.644-4	Design, construction and start-up
ISO 14.644-5	Operations
ISO 14.644-6	Vocabulary
ISO 14.644-7	Separative devices (clean air hoods, gloveboxes, isolators, mini-environment)
ISO 14.644-8	Classification of airborne molecular contamination
ISO 14.698-1	Biocontamination control – General principles and methods
ISO 14.698-2	Evaluation and interpretation of biocontamination data

Tabela 3 Comparação das classificações dos padrões de purificação de aerotransportados com relação à referência farmacêutica do grau de sala limpa

EN/ISO 14644-1 Número de classificação	EU GMP Orange Guide	US Fed STD 209E (obsoleto)	Japão JIS B 9920	Brasil RDC 17
ISO Classe 3		1	3	
ISO Classe 4		10	4	
ISO Classe 5	Graus A e B	100	5	Classes A e B
ISO Classe 6		1.000	6	
ISO Classe 7	Grau C	10.000	7	Classe C
ISO Classe 8	Grau D	100.000	8	Classe D
ISO Classe 9		1.000.000	9	

Comparações por meio dos padrões são aproximadas.

Tabela 4   Classificação de salas limpas conforme a ISO 14.644-1: *particulate cleanliness classes for cleanrooms*

Número de Classificação ISO	0,1μm	0,2 μm	0,3 μm	0,5 μm	1 μm	5 μm
ISO Classe 1	10	2				
ISO Classe 2	100	24	10	4		
ISO Classe 3	1.000	237	102	35	8	
ISO Classe 4	10.000	2.370	1.020	352	83	
ISO Classe 5	100.000	23.700	10.200	3.520	832	29
ISO Classe 6	1.000.000	237.000	102.000	35.200	8.320	293
ISO Classe 7				352.000	83.200	2.930
ISO Classe 8				3.520.000	832.000	29.300
ISO Classe 9				35.200.000	8.320.000	293.000

Limites de máxima concentração (partículas/m³ de ar) para partículas iguais ou maiores que os tamanhos considerados mostrados acima.

O estado operacional é o cenário mais exato e de pior caso para a medida de partículas no ar da sala limpa e especifica que não apenas os equipamentos de produção estejam instalados e funcionando, mas também o número usual de pessoal exigido para produção esteja presente e trabalhando de maneira normal.

NBR ISO 14.644-2:2006 Parte 2: especificações para ensaios e monitoramento para comprovar a contínua conformidade com a ABNT NBR ISO 14.644-1

Esse documento especifica os requisitos mínimos para teste e monitoramento, objetivando evidenciar conformidade com a classificação definida na ISO 14.644-1. O padrão refere-se a contagem de partícula, velocidade de fluxo de ar e/ou volume de ar, pressão de ar, vazamento do filtro, visualização do fluxo de ar, velocidade de recuperação ou decaimento e qualquer requisito de vazamento. São também abordados a frequência dos testes e o estabelecimento de plano de monitoramento, documentação e registros para relatório de resultados e tendências.

NBR ISO 14.644-3:2009 Parte 3: métodos de ensaio

O escopo-padrão abrange métodos de teste e instrumentação usados para evidenciar o atendimento ao padrão ISO 14.644-1. Inclui seções com testes recomendados e seus objetivos, anexos relativos à seleção dos instrumentos, procedimentos dos testes, além de calibração e operação dos instrumentos de testes.

NBR ISO 14.644-4:2004 Parte 4: projeto, construção e partida

Este padrão define a relação entre comprador e vendedor com relação ao planejamento e à especificação acordada para instalações de salas limpas. É um documento útil para usar como orientação em novas instalações. O padrão contém referência, especificação de requisitos, planejamento, construção, início de atividades, teste e aprovação, além de documentação.

NBR ISO 14.644-5:2006 Parte 5: operações

Este padrão refere-se ao gerenciamento operacional de uma sala limpa, incluindo escolha e gerenciamento de vestimentas, considerações quanto a pessoal, equipamento e materiais, educação e treinamento de pessoal e manutenção de integridade da sala limpa.

NBR ISO 14.644-6:2008 Parte 6: vocabulário

Refere-se à terminologia usada nos padrões e tecnologia de salas limpas.

NBR ISO 14.644-7:2007 Parte 7: dispositivos de separação (compartimentos de ar limpo, *gloveboxes*, isoladores, miniambientes)

Esta parte do grupo ISO 14.644 especifica os requisitos básicos para planejamento, construção, instalação, teste e aprovação de recursos de separação. Isso implica, em essência, equipamentos como isoladores e miniambientes, que permitem distintos níveis de classificação.

ISO 14.698-1 Part 1 – *general principles and methods*

Este padrão estabelece os requisitos básicos para o controle da biocontaminação: definição dos níveis microbiológicos de alerta e ação, monitoramento ambiental, incluindo informação sobre métodos referência para tecidos, ar, superfícies, líquidos, e a qualificação de instrumentos de amostragem de ar, além de assuntos relativos ao treinamento e à educação de pessoal.

O padrão apresenta um sistema formal para avaliar e controlar a biocontaminação, com ênfase no monitoramento de zonas de risco, com reprodutibilidade.

ISO 14.698-2 Part 2 – *evaluation and interpretation of biocontamination data*

Este documento apresenta orientação sobre os princípios básicos e os métodos exigidos para avaliação dos dados microbiológicos.

MONITORAMENTO MICROBIOLÓGICO AMBIENTAL

Fabricantes tanto de produtos estéreis quanto não estéreis, farmacêuticos e correlatos, são solicitados a demonstrar a eficácia das práticas que empregam para minimizar o risco de contaminação cruzada. Particularmente importante é o monitoramento de processos que se destinam à obtenção de produtos estéreis.

Para produtos submetidos à esterilização terminal, é necessário que se entenda e dimensione o desafio envolvido no processo esterilizante e, no caso de produtos assepticamente produzidos, deve-se igualmente estabelecer garantia satisfatória de que o produto terminado é estéril. Uma consideração que não deve ser esquecida refere-se à possibilidade de que seja introduzida endotoxina bacteriana durante o processo, contaminando o produto. A microbiota normal do ambiente, aliada às alterações que podem ocorrer, acarreta considerações importantes no desenvolvimento de um procedimento efetivo de limpeza e desinfecção. Prospecções que levam ao entendimento das fontes de contaminantes garantem que o planejamento ambiental, o fluxo do processo e as práticas de trabalho sejam estabelecidos de forma a controlar e minimizar a contaminação. O conhecimento das flutuações na microbiota, dos níveis e dos tipos de microrganismos recuperados pode facilitar a resolução de problemas.

Trabalhos desenvolvidos por Abreu e colaboradores (ABREU *et al.*, 2003; 2004) descrevem dados obtidos de monitoramento ambiental de salas limpas, objetivando investigar a possibilidade de correlação entre partículas totais do ar (não viáveis entre 0,5 e 5 μm), partículas viáveis (UFC) e contaminação de superfícies em áreas classificadas. Os resultados mostraram níveis de correlação ao redor de 0,6 e ausência de correlação nos locais sob fluxo laminar. Identificou-se ainda que o nível de correlação diminui proporcionalmente em ambientes de deficiente estado de limpeza. Os resultados estão em consonância com as informações da Farmacopeia Americana (USP, 2014b), que apresenta o monitoramento de contagem de partículas totais em ambientes controlados, mesmo com instrumentação eletrônica em base contínua, não proporcionando informações quanto às características microbiológicas do ambiente. Portanto, salas limpas apenas podem ser classificadas, empregando-se contagem de partículas não viáveis (AKERS, 1997; FDA, 2002).

O programa de monitoramento ambiental é parte do programa geral de gerenciamento da sala limpa e contribui para o sistema de garantia de esterilidade. Monitoramento ambiental é simplesmente um meio de demonstrar uma qualidade aceitável ambiental e detectar alterações de maneira programada. Deve ser lembrado que, se houver alguma falha do sistema, por exemplo, do HVAC, os resultados do monitoramento ambiental, mesmo que dentro da especificação, não proporcionam segurança de que a falha no sistema não tenha afetado negativamente a qualidade microbiológica do ambiente.

A atividade a ser desenvolvida na área irá determinar a sua classificação, que por sua vez irá influenciar decisões sobre o regime de monitoramento empregado. A terminologia aplicada a diferentes classificações de sala limpa depende dos requisitos regulatórios aos quais a instalação deve atender – pode ser Europa, EUA, Brasil, ou outro país ou região, lembrando que cada vez mais pode haver necessidade de atendimento a mais que um requisito. Está se tornando comum que as instalações integrem os vários padrões e requisitos, gerando procedimentos mais rígidos de atendimento a diferentes exigências mercadológicas. A Tabela 5 apresenta uma lista de orientações e modelos de padrões relevantes, lembrando que a responsabilidade do fabricante é garantir que os procedimentos e as práticas adotadas garantam que cada unidade de produto fabricado atenda aos requisitos de qualidade, segurança e eficácia.

Desenvolvimento de um programa de monitoramento ambiental

O objetivo do programa de monitoramento ambiental é controlar os níveis de microrganismos e de partículas dentro de limites específicos, de forma a:

- Demonstrar que a qualidade microbiológica do ambiente é estável.
- Identificar uma eventual alteração no nível ou nos tipos de organismos no decorrer do tempo.

Tabela 5   Monitoramento ambiental – orientações e modelos

Farmacopeia Brasileira V. Item 7.4 Salas limpas e ambientes controlados e associados (BRASIL, 2010)
Rules and Guidance for Pharmaceutical Manufacturers and Distributors 2007 (MHRA, 2007)
USP Chapter <1.116> (USP, 2014b)
ISO 14.698-1:2003 *Cleanrooms and associated controlled environments. Biocontamination control* – Part 1. *General principles* (ISO, 2003a)
ISO 14.698-2:2003 *Cleanrooms and associated controlled environments. Biocontamination control* – Part 2. *Evaluation and interpretation of biocontamination data* (ISO 2003b)
PIC/S PI007-2 *Recomendation on the Validation of Aseptic Processing* (PIC/S, 2004)

O uso de um programa formal de análise de risco está se tornando mais frequente, para garantir que um programa de monitoramento seja bem fundamentado. O uso de avaliação de risco pode ser benéfico na identificação de locais a serem monitorados e também para garantir métodos apropriados para recuperar potenciais contaminantes.

No contexto da fabricação de produtos estéreis, não se pode admitir a contaminação microbiana. A avaliação dos pontos críticos de controle será baseada em quais etapas eliminam ou reduzem microrganismos a um nível aceitável. Para processamento asséptico, o objetivo é a eliminação, mesmo que não possa ser demonstrada de forma absoluta. Para produtos de esterilização terminal, o objetivo é reduzir a contaminação a um nível aceitável.

É sempre imprescindível conhecer cada etapa do processo, para proceder à avaliação do risco. O processo deve ser documentado em um fluxo. As Figuras 5 e 6 ilustram aspectos do processo; entretanto, nos dois casos, há que se considerar que as pessoas exercem influência em cada uma das etapas apresentadas.

No contexto da fabricação de estéreis, os Parâmetros Críticos de Controle (CCP) são relacionados aos pontos em que poderá haver contaminação do produto, se inadequadamente controlados. A avaliação de risco (empregando, por exemplo, HACCP, FMEA) pode permitir obtenção dos pontos de amostragem do programa de monitoramento ambiental. O plano de amostragem, por sua vez, irá permitir a obtenção de dados que demonstrem um nível aceitável de controle do processo e ambiente ou que indiquem desvio.

Vários fatores devem ser considerados ao definir os pontos de amostragem a serem incluídos no programa de monitoramento (ISO, 2003a; PDA, 2001a), os quais incluem, não de forma restritiva, as seguintes questões:

- O local é ponto de contato com o produto?
- Pode ocorrer proliferação microbiana no local durante a produção, ou entre etapas de limpeza, sanitização e desinfecção?
- O local é de difícil limpeza e desinfecção?

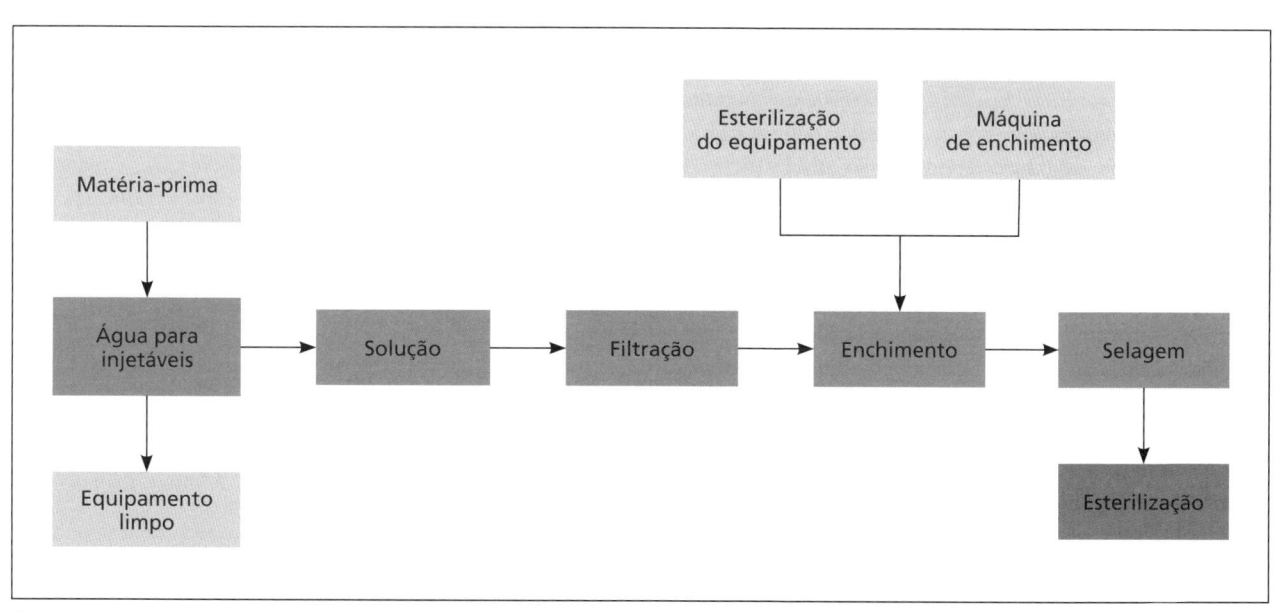

Figura 5   Exemplo de fluxo do processo para um produto submetido à esterilização terminal.

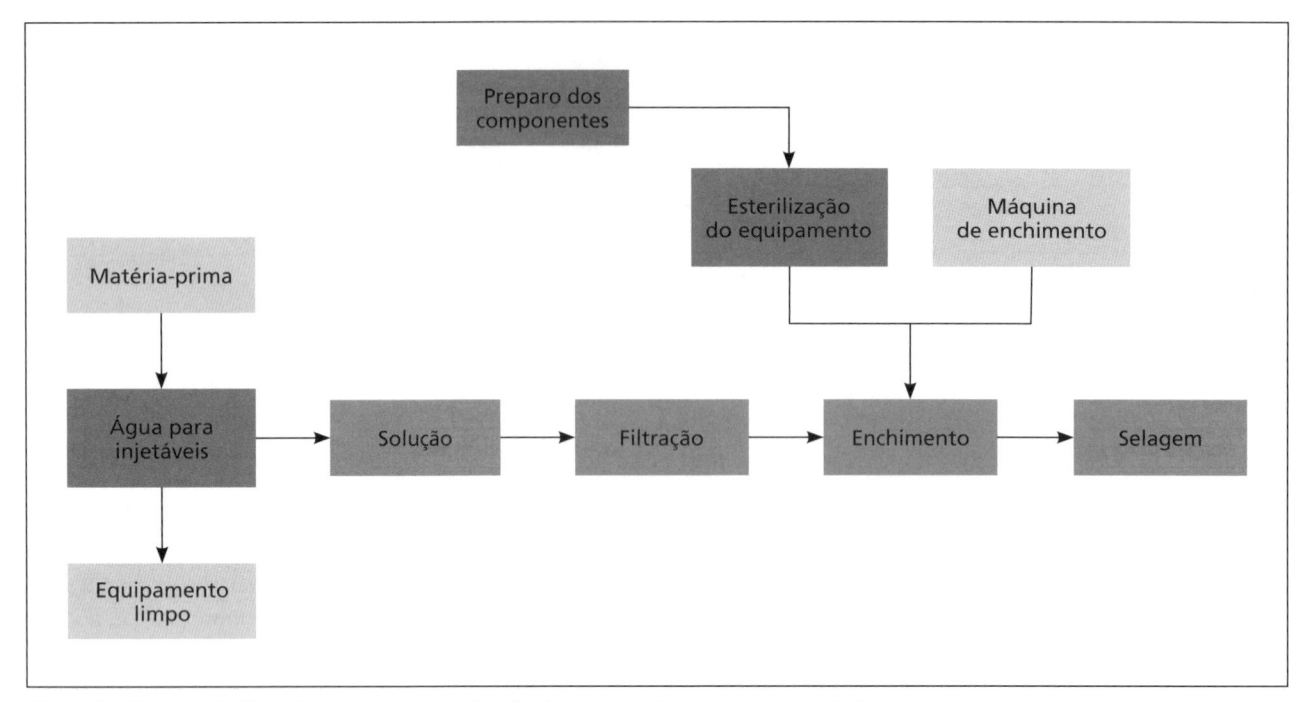

Figura 6 Exemplo de fluxo do processo para obtenção de um produto por processo asséptico.

- É possível que a atividade na área contribua para a disseminação de contaminantes?
- Irá a amostragem interferir com o processo de fabricação e aumentar o risco de ocorrência de contaminação do produto?
- O local é molhado ou seco?
- Há algum histórico de resultados para locais semelhantes?

Amostragens mais abrangentes devem ser feitas durante a fase inicial da qualificação ou em instalações recém-construídas ou reformadas. Pode também ser útil monitorar as instalações antes da fase de qualificação, mesmo antes de finalizar a limpeza. Isso porque os dados podem indicar desafios da etapa de limpeza (localização, nível e tipos de organismos presentes), de forma a permitir evidências de que a qualificação pós-limpeza do ambiente demonstre que o programa de limpeza empregado foi efetivo.

Tipicamente, os pontos de amostragem podem ser descritos como locais com os quais o produto tem contato direto, de forma transitória ou constante. Alternativamente podem ser considerados pontos que não tenham o contato com o produto, por poderem ser indicadores de higiene e práticas de trabalho. Assim, o programa de monitoramento deve contemplar ambas as situações, como evidencia a Tabela 6.

A questão relativa ao número de locais necessários é muito específica e dependente das instalações, da natureza e da complexidade do processo de fabricação. Deve ser considerada ainda a interferência da amostragem no processo, pois a prática de monitoramento não deve aumentar o risco de contaminação cruzada do produto e/ou processo.

A frequência de monitoramento deve ser também função do processo a ser monitorado. Trabalho desenvolvido por Pacheco e Pinto (PACHECO; PINTO, 2010), evidenciam que inexiste influência estatisticamente significativa das diferentes estações do ano sobre a contaminação microbiana em salas limpas.

Métodos de monitoramento microbiológico ambiental

Os métodos empregados para monitorar o ambiente não são absolutamente precisos. Devem ser capazes de recuperar contaminantes ambientais sob as condições do teste e de mostrar alterações na microbiota normal.

Qualidade do ar

A qualidade do ar pode ser monitorada de forma ativa ou passiva (DELMORE; THOMPSON, 1981).

Amostragem ativa do ar

Amostragem ativa do ar pode ser considerada quantitativa, quando o volume conhecido de ar é amostrado em um período conhecido de tempo e o resultado é expresso como o número de colônias recuperadas por unidade

Tabela 6   Exemplos de locais de amostragem

Locais com contato direto com o produto	Locais sem contato com o produto
Recipientes	Piso
Filtro e corpo de filtro	Paredes
Água para injetável e mangueiras de transferência do produto	Portas
Bocais de enchimento/agulhas	Bancos
Desinfetantes	Instrumentos para ensaios
Componentes	Cadeiras
Gás comprimido	Carrinhos e rodas dos carrinhos
	Alçapão
	Transportador de frascos
	Ferramentas de comunicação (telefones ou outros)

de volume de ar amostrado. Porém, o resultado expresso refere-se somente à amostra tomada e não pode ser extrapolado a cada unidade de volume de ar.

Há vários instrumentos de amostragem comercialmente disponíveis, e o tipo escolhido depende de várias considerações, alguma das quais são a seguir expostas:

- Qual o modo de amostragem (preferido ou exigido)?
- Impacto do ar através de fenda, peneira ou por força centrífuga.
- Filtração.
- Qual o período de tempo necessário para tornar um volume de amostra apropriado? O dispositivo deve ter uma velocidade de fluxo suficiente para permitir coletar 1 m³ em um razoável intervalo de tempo (ISO, 2003a).
- Que efeito terá a velocidade da amostra no perfil de fluxo do ambiente (se aplicável)?
- O método é sensível para detectar níveis baixos de contaminação?
- A desidratação do meio apresenta efeito na recuperação de contaminantes?
- O instrumento pode ser de uso remoto? Esta consideração pode ser importante se o local da amostragem for uma zona crítica
- A unidade é portátil?
- Qual seu preço?
- Os consumíveis são de fácil obtenção ou são únicos para o tipo de amostragem?
- O material de construção é compatível com os agentes de esterilização/desinfecção empregados?
- O recipiente da amostra pode ser esterilizado?
- Quais as experiências anteriores com o instrumento?
- O ar de exaustão é filtrado antes de ser descartado no ambiente?

Referências da literatura (USP, 2014b; ISO, 2003a; DENYER *et al.*, 2000; PDA, 2001a) descrevem os vários modelos de amostradores de ar, em vários níveis de detalhes.

Amostragem passiva: placas de sedimentação

Placas expostas somente podem ser consideradas qualitativas, porque elas não dimensionam o número de organismos viáveis no ar, mas medem a proporção em que partículas viáveis contaminam superfícies. É importante a constatação de que elas não detectam os microrganismos que não se depositam na superfície do ágar da placa (ISO, 2003a).

As placas tipicamente apresentam 90 mm de diâmetro, contêm meio nutriente e constituem-se em instrumento de custo relativamente baixo e fácil de usar. A superfície do ágar é exposta ao ambiente no local da amostragem durante um período de até 4 horas. O tempo de exposição influencia a extensão em que o ágar se desidrata e pode, portanto, influenciar a capacidade dos contaminantes depositados no ágar de se desenvolverem em colônias contáveis. Por essa razão, o efeito do tempo de desidratação e o efeito das condições de exposição devem ser estabelecidos durante estudos de validação (JOHNSON, 2003).

Monitoramento de superfície

Dados de monitoramento de superfície fornecem informação sobre a biocarga presente nas superfícies da sala limpa. Os resultados podem ser usados para avaliar a efetividade rotineira de todas as práticas, incluindo limpeza e desinfecção, e o potencial de contaminação cruzada. Há, essencialmente, dois métodos rotineiramente usados: placas de contato e *swabs*. O programa de monitoramento deve empregar ambos, em distintos locais.

O procedimento que descreve o programa de monitoramento de superfície deve também descrever o procedimento para sanitizar o local imediatamente após amostragem. Isso é importante para a remoção de meio residual, ou diluente, que permaneça na superfície amostrada (JOHNSON, 2003).

Swabs

Swabs (ou zaragatoas) têm fundamental importância no programa de monitoramento, pois permitem amostrar ângulos, fendas e superfícies irregulares, onde seria impraticável o uso da placa de contato.

Swabs com algodão estéril são frequentemente usados. O *swab* é pré-umedecido com um diluente adequado estéril e, então, usado para friccionar o sítio/área de amostragem, em movimentos paralelos próximos – é importante girá-lo levemente durante a amostragem, de forma que toda a sua superfície tenha contato com o sítio de amostragem. Para aumentar a eficiência do método, recomenda-se que a área-teste seja perpendicular à haste do *swab* no início da esfregação (ISO, 2003a). O *swab* pode, então, ser diretamente transferido para placa contendo meio nutriente, ou transferido a volume específico de diluente estéril e, após agitação, submetido à contagem. Quando diretamente transferido para placa, deve ser lentamente girado sobre a superfície do ágar em movimentos paralelos. Por sua vez, a contagem do diluente contendo o *swab* pode efetuar-se por método de plaqueamento em profundidade ou filtração em membrana (JOHNSON, 2003).

Placas de contato

Placas de contato (Figura 7) apresentam tipicamente 50 mm de diâmetro e são a opção de escolha para superfícies planas, pela facilidade de utilização. A superfície do ágar é pressionada sobre o local de amostragem, a tampa posicionada, e a placa conduzida para incubação.

A eficiência de recuperação pode ser afetada pela técnica empregada – especificamente a pressão aplicada e o período de tempo durante o qual esta pressão é exercida. Preferencialmente, a superfície do ágar deve estar em contato com o local da amostragem por ao menos 10 segundos, aplicando-se pressão constante e uniforme (ISO, 2003a).

A natureza do acabamento da superfície irá influenciar a eficiência da recuperação de organismos viáveis da superfície (JOHNSON, 2003).

Monitoramento de pessoal

Relativamente ao pessoal, há que se considerar fundamental seu treinamento e conscientização. Entretanto, no aspecto estrito e simplificando a questão, o monitora-

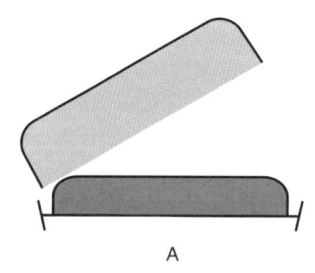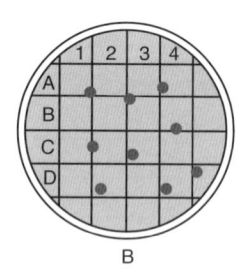

Figura 7 Desenho representativo de uma placa Rodac®, vista lateral (A) e vista frontal (B).

mento de pessoal pode ser visto como uma forma de monitoramento de superfície – sendo as pessoas a superfície. É significativo o fato de que as pessoas são reconhecidas como a maior fonte de contaminação de uma sala limpa, o que é particularmente relevante no contexto de um ambiente de processamento asséptico.

A contagem de luvas consiste na pressão dos dedos sobre uma superfície da placa de ágar. É importante que o indivíduo exerça pressão sobre o ágar, mas sem quebrá-lo, o que dificultará a contagem de colônias. Há controvérsias sobre quando as contagens de luvas devem ser feitas, se na entrada da área limpa, durante a atividade ou ao deixar a sala limpa. Os argumentos que apoiam cada situação estão apresentados na Tabela 7.

É provável que as várias opções sejam empregadas em diferentes momentos na evolução do programa de monitoramento. A razão da escolha deve ser relacionada à operação e documentada.

O monitoramento da paramentação em salas limpas é também relevante para operações assépticas em sala limpa. Tipicamente, esse monitoramento inclui áreas do antebraço e peito, pois elas apresentam maior risco potencial de contaminação. Pela dificuldade, ou mesmo impossibilidade, de sanitizar o local testado e permitir que o local se mantenha seco, é normal monitorar a paramentação quando os indivíduos deixam a sala limpa. O monitoramento da paramentação também é importante durante o treinamento do operador, como um meio de demonstrar que o indivíduo é capaz de vestir assepticamente a paramentação. Nestas circunstâncias, sítios adicionais incluem zíper, braços, parte posterior da cabeça e cordões das botas. Para o treinamento ser considerado satisfatório, todos os locais testados devem atender aos critérios de aceitação.

Seleção de meio de cultura e condições de incubação

As escolhas feitas relativas à opção de meio e às condições de incubação influenciam a capacidade da técnica para recuperar organismos viáveis.

Tabela 7   Monitoramento do controle de luvas – as vantagens e as desvantagens relacionadas ao momento de emprego

Tempo	Vantagens	Desvantagens	Exemplo de aplicação em uma sala limpa asséptica
Ao entrar na sala limpa	Fornece informação antes de começar a atividade Indicador da prática de luvas	É preciso demonstrar que qualquer meio residual foi removido	Treinamento/retreinamento de novos operadores
Durante as atividades	Fornece os dados diretos relativos à atividade – particular ao estabelecimento de máquinas e equipamentos Atividade pós-crítica	É preciso demonstrar que qualquer meio residual foi removido	Instalação de máquinas Durante o processo de qualificação Período de início de uma nova operação Randomicamente durante operações de rotina
Saindo da sala limpa	Situação de pior caso Indicador geral de técnica asséptica Nenhuma preocupação de meios residuais que permanecem na superfície da luvas	Nenhum dado direto relativo à atividade crítica	3.520.000 Todas as aplicações

Meio de cultura

Uma das primeiras decisões a se tomar na seleção do meio e condições de teste para o programa de monitoramento diz respeito à capacidade do meio para recuperar microrganismos que estarão presentes no ambiente.

É interessante notar que, ao verificar os tipos de contaminantes recuperados de salas limpas assépticas no Brasil (ABREU, 1999; PACHECO, 2008), nos Estados Unidos (AKERS; AGALLOCO, 2001) e na Europa, é comum a presença de, por exemplo, *Staphylococcus hominus, Staphylococcus epidermidis, Micrococus* sp., *Bacillus licheniformis, Bacillus* sp. e leveduras. Os mesmos tipos de contaminantes podem ser recuperados de ambientes Grau C e D, mas adicionalmente bactérias Gram-negativas podem ser recuperadas de áreas de lavagem e dreno. Bolores como *Penicillium* sp., *Aspergillus* sp. e *Cladosporium* sp. podem também ser encontrados.

Continua a haver debate com relação ao meio apropriado a ser usado no programa de monitoramento ambiental. A USP estabelece que meio de desenvolvimento geral, com ágar caseína soja, ágar nutriente, ágar lecitina ou ágar placa de contato deve ser adequado na maioria dos casos (USP, 2014b). A detecção e a quantificação de leveduras e bolores devem ser considerados pelo uso de meio destinado a fungos, como sabouraud-dextrose ágar, embora outro meio validado para recuperação de fungos, como o ágar caseína soja, possa ser usado (USP, 2014b; ABREU, 1999; PACHECO, 2008).

Qualquer meio usado deve ser validado para demonstrar sua capacidade de recuperar contaminantes ambientais típicos sob condições de uso. A inclusão de isolados ambientais dentre os microrganismos usados para teste de promoção de crescimento do meio pode ser útil.

Durante a qualificação de uma planta, a microbiota normal para o ambiente deve ser estabelecida, pois isso fornece uma linha base contra a qual os contaminantes de rotina podem ser comparados. Uma alteração nos tipos de microrganismos recuperados é tão importante quanto uma alteração no nível de contaminantes recuperados durante o monitoramento rotineiro. Embora não usados rotineiramente, circunstâncias podem conduzir ao uso de meios seletivos de forma suplementar, por exemplo, quando qualificando uma nova planta ou na resolução de problema específico.

Na presença de resíduos de desinfetantes, ou antibióticos, inativantes devem ser adicionados ao meio para superar qualquer efeito adverso na recuperação. Por exemplo, *tween* 80 e lecitina podem ser adicionados ao ágar no caso de certos resíduos de desinfetantes, enquanto penicilinase pode ser adicionada para inativar penicilina.

Placas de meio usadas nas salas limpas devem ter sua superfície externa estéril, para evitar contaminação cruzada, questão de particular relevância para ambientes assépticos. Esta condição é geralmente obtida pelo uso de placas irradiadas, dupla ou triplamente acondicionadas. Cada envoltório é removido conforme o deslocamento das placas no sentido da zona crítica (Grau A).

Quando as placas se destinam ao uso em um isolador, e devem estar presentes no isolador durante um ciclo de gás, o envoltório ao seu redor deve ser impermeável ao gás, de forma a impedir que ele penetre e comprometa a fertilidade do meio. O efeito do ciclo de gás na fertilidade do meio deve ser considerado na qualificação do programa de monitoramento do isolador.

Condições de incubação

Assim como com seleção do meio, as condições de incubação escolhidas devem ser validadas para demonstrar a capacidade de recuperar organismos conhecidos, num nível conhecido, usando condições de incubação definidas. Exemplos de meio e condições de incubação em conformidade com práticas da indústria envolvem a incubação do meio de cultura caseína-soja por 48-72 horas a $(32,5 \pm 2,5)°C$, para detecção de bactérias com incubação subsequente a $(22,5 \pm 2,5)°C$ durante 3 a 5 dias para detecção de bactérias e fungos.

Validação aplicada ao monitoramento ambiental

Um importante aspecto do desenvolvimento do método e do protocolo de validação aplicado ao monitoramento ambiental consiste em estabelecer os fatores que possam se evidenciar como adversos na recuperação de microrganismos. O critério de aceitação para experimentos de recuperação deve ser justificado com base em sua efetividade em proporcionar informação adequada. Para o monitoramento ambiental, devem ser capazes de demonstrar tendências e desvios da normalidade. Para todos os métodos de teste, uma eficiência típica de recuperação de 70% relativa a um controle apropriado é geralmente aceita; faz exceção a eficiência de técnicas de monitoramento de superfície, pois a validação considera tanto a eficiência da transferência do local do teste como as propriedades de promoção de crescimento do meio. O tamanho do inóculo deve ser de nível correspondente à sensibilidade requerida do teste – um inóculo de menos que 100 células é geralmente aceito. A validação do monitoramento ambiental deve incluir organismos conhecidos, tais como aqueles descritos nas farmacopeias, bem como isolados relevantes da(s) área(s) onde a técnica será usada.

Instrumentos para amostragem ativa do ar

Anteriormente à aquisição de um instrumento para amostragem ativa de ar, é recomendável manter discussões com o fornecedor sobre o trabalho que deverá ser desenvolvido. Três questões essenciais devem ser esclarecidas anteriormente à aquisição:

1. Qual impacto o tamanho das partículas tem sobre a eficiência do amostrador?
2. A eficiência biológica do instrumento foi determinada com uma gama de organismos usando aerossol-padrão?
3. O fornecedor desenvolveu estudos de equivalência com outros amostradores comercialmente disponíveis? Se tais comparações existem, elas foram geradas de forma independente?

Uma vez escolhido o amostrador, as etapas subsequentes do trabalho devem abranger:

■ Elaboração da qualificação de instalação e qualificação operacional, para assegurar correto funcionamento do equipamento.

■ Estudo sobre a capacidade do meio usado para permitir o desenvolvimento de ampla faixa de microrganismos.

■ Estudo sobre o efeito da desidratação do meio após tempo máximo de amostragem. Isso pode ser evidenciado, inoculando-se placas e, então, operando-se o instrumento no tempo máximo de amostragem. O número de colônias recuperadas no meio desidratado pode ser comparado com o número de colônias recuperado no mesmo meio não exposto.

■ Verificação dos pesos das placas com meios antes e após exposição, para determinar a perda de peso decorrente da secagem.

■ Comparação com a metodologia existente, se apropriado.

■ Para amostragem ativa de ar, o protocolo de validação deve ser revisto em caso de alteração no tipo de instrumento, e deve ser feita uma avaliação do impacto dos diferentes instrumentos na eficiência de recuperação.

Placas de Petri para sedimentação do ar

As placas de sedimentação devem ser desafiadas na validação, sendo expostas nas localizações em que irão sofrer o máximo efeito de secagem no período definido, na dependência do trajeto e da velocidade do ar. Por exemplo, na exposição em uma capela de fluxo laminar de ar haverá maior efeito que no ambiente da sala em geral. Os itens seguintes são exemplos de um protocolo de validação típico:

■ Exponha as placas durante o período máximo permitido sob o padrão de fluxo laminar de ar que será usado durante a monitoração.

■ Inocule as placas expostas e incube. Compare o número de colônias recuperadas com o número de colônias recuperadas de placas não expostas. O meio exposto deve ser capaz de permitir o desenvolvimento de faixa ampla de organismos.

■ Verificações de peso pré e pós-exposição podem ser feitas para determinar a real perda de peso durante a secagem.

Monitoramento de superfície

Técnicas de monitoramento de superfície devem demonstrar sua capacidade de recuperar uma ampla faixa de microrganismos, nos vários tipos de superfície a serem monitoradas, por exemplo, diferentes materiais de piso, aço inoxidável, plástico, luvas, superfícies pintadas e vinil.

Nos locais onde superfícies são desinfetadas/limpas, o efeito de qualquer resíduo de produto ou desinfetante na recuperação microbiana deve ser avaliado, e o uso de inativação pode ser necessário. Antes do inóculo e da secagem do organismo-teste sobre vários acabamentos de superfície, pode ser apropriado suspender o microrganismo em uma solução de albumina, ou material orgânico similar, para mimetizar a situação do ambiente e também para oferecer alguma proteção contra o estresse da desidratação.

No caso de placas de contato, o propósito é determinar a eficiência da técnica de transferência da contaminação microbiana da superfície para o ágar, considerando pressão (qualitativamente) e tempo de contato. O propósito da validação do *swab* é demonstrar que a técnica é capaz de transferir contaminantes de uma superfície para um meio no qual eles possam ser enumerados. O tipo de *swab*, o tipo de agente de umidificação e a técnica (por exemplo, velocidade, direção, pressão, rotação do *swab*) devem ser considerados e descritos para cada estudo. Dois momentos devem ser considerados: o da transferência da contaminação microbiana da superfície para o *swab* e o da transferência da contaminação do *swab* para o meio de cultura. Trabalho comparando método de *swab* e placas Rodac® evidencia que a capacidade deste último depende tanto do tipo de contaminante quanto da superfície (LEMMEN *et al.*, 2001; TIDSWELL *et al.*, 2005). Estima-se que as placas Rodac® sejam de 5 a 95% efetivas, portanto o monitoramento consiste em um indicativo de contaminação. É importante conhecer a capacidade do método, o que ele consegue detectar e a sua incerteza de medição. É preciso adicionalmente, a considerar suas limitações, por exemplo da associação de placa Rodac® com validação de limpeza subsequente.

Interpretação dos dados

Para o monitoramento das salas limpas, há limites descritos nas diretrizes regulatórias (MHRA, 2007; USP, 2014b), para cada um dos diferentes métodos relativos à classificação da área testada.

Os documentos regulatórios exigem que o usuário estabeleça limites de ação e alerta contra os quais os dados de monitoramento serão avaliados. É prática normal tomar o limite regulatório recomendado como limite de ação, mesmo porque esses níveis têm se mostrado fáceis de atingir com a tecnologia atual para ambientes controlados (USP, 2014b). Em situação oposta, devem ser revistos planejamento, instalação e práticas de trabalho empregadas no ambiente. O limite de alerta é estabelecido considerando-se dados históricos e é relacionado ao desempenho real do ambiente. Alguns exemplos de métodos matemáticos aplicados no cálculo de limites de ação e alerta são resumidamente descritos no Parental Drug Association (PDA) *Technical Monograph* n 13 (PDA, 2001a). A análise de tendência de monitoramento ambiental é um aspecto importante do programa de monitoração, pois dados oriundos de amostras únicas frequentemente não são significantes. Dados de gráficos, histogramas e gráficos de controle estatístico do processo são exemplos de ferramentas que podem ser usadas e devem ser aplicadas a ambos, contagens detectadas e tipos de organismos. Frequentemente, a ferramenta utilizada depende do volume de dados a ser analisado. A representação gráfica de dados individuais não é instrumento útil, quando considerando um conjunto de dados, em alguns casos muitos milhares de dados pontuais. Nesse cenário, os histogramas em que se consideram dados agrupados e frequência são mais adequados. É útil indicar os limites no estudo de tendências, de forma que dados excedendo limites de alerta ou ação possam ser facilmente visualizados.

Documentação

Um aspecto interessante nas etapas de controle para partículas viáveis pode ser a analogia com as etapas de (1) barreira impedindo a sua entrada, e o (2) filtro HEPA ou 0,2 μm, e sua destruição pela sanitização.

As fases do sistema de monitoramento (ISO 14.644) devem ocorrer em três momentos:

- *As built*: as instalações estão completas, com todos os serviços conectados e funcionando, mas sem equipamento de produção, materiais ou pessoal presente. Faz-se o mapeamento da área com base no acesso aos locais com possíveis problemas.
- *At rest*: a instalação está completa, com equipamentos instalados e operando da maneira acordada entre fornecedor e cliente, mas sem pessoal presente. Faz-se novo mapeamento, com a adição de locais, tendo por base a localização dos equipamentos e o fluxo provável.
- *Operacional:* a instalação está funcionando da maneira especificada, com o número especificado de pessoas e operando conforme acordado. Faz-se novo mapeamento sob condições operacionais, adicionando locais identificados durante operação simulada. Consideram-se locais permanentes e rotacionais.

O programa de monitoramento ambiental contribui com todo o sistema de garantia de esterilidade, sendo importante que esteja claramente descrito em um procedimento.

Para a aprovação de um procedimento, há que se verificar, no mínimo, os seguintes itens:

- Como deslocar o meio de cultura e o equipamento de monitoramento na área limpa (possivelmente, para tal, será necessário um procedimento separado).
- Quem é responsável pelo monitoramento.
- Os locais monitorados.
- A frequência de monitoramento.
- As técnicas e os métodos usados.
- As condições de incubação.
- Como registrar a amostragem efetuada.
- Como e por quem os resultados serão reportados.
- Quem é o responsável pela revisão dos resultados.
- Os limites contra os quais os resultados serão avaliados.
- A interpretação dos resultados.
- A ação a ser tomada em eventos fora do limite.
- Os instrumentos de análise de tendência a serem usados.
- A frequência de estudos de análise de tendência e preparo de relatórios de tendência.

Para garantir que os resultados sejam rastreáveis na amostra, é importante registrar informações pertinentes no momento da amostragem.

A avaliação dos dados obtidos, considerando o conceito de zona crítica e a análise de risco, é fundamental para estabelecer os locais de amostragem.

TECNOLOGIA DE ISOLADORES

Por definição, os isoladores, com emprego crescente nos últimos 40 anos, consistem em mecanismo de separação entre operador e produto estéril sob manipulação. No início, os isoladores foram empregados principalmente para execução dos testes de esterilidade, ou para trabalhar com microrganismos potencialmente patogênicos, consistindo de dispositivos simples (*glove box*). Tendo sido introduzidos todos os itens necessários para uma determinada manipulação, o isolador e seu conteúdo eram sanitizados. A sanitização era obtida pelo contato com um desinfetante ou por fumigação, por exemplo, com formaldeído. Tais isoladores apresentavam dimensão limitada, e o tipo de manipulação que permitiam também era limitado. Apresentavam condição desconfortável de utilização e, geralmente, não dispunham de nenhuma forma de filtração de ar. Subsequentemente, cabines do tipo fluxo laminar foram adaptadas e filtros HEPA proporcionavam a recirculação de ar limpo na cabine. Uma vez obtidos os benefícios da segregação entre produtos estéreis e pessoas (maior fonte de contaminação), e do ambiente externo a eles, os isoladores tornaram-se mais sofisticados. Luvas deram espaço a braços, e então a *Half Suit*. Sistemas de entrada simples foram substituídos por sofisticados sistemas de acesso múltiplo, que podem ser esterilizados e então conectados. Embora os isoladores não possam ser considerados como opção prevalente para a fabricação de produtos estéreis, eles tiveram um incremento no seu emprego e são, sem dúvida, considerados potencialmente como uma solução custo-efetiva nos projetos de novas plantas. As vantagens no emprego dos isoladores acentuam-se quando os produtos estéreis podem ser manipulados de forma automatizada ou quando são citotóxicos.

Regulamentação

Apesar de sua história, é mínimo o conteúdo regulatório relativo aos isoladores. Apenas em 1997 uma seção sobre isoladores foi inclusa no Anexo 1 do EU GMP *guidance*. As orientações não eram detalhadas, mas ao menos confirmavam a atitude regulatória para a classificação da área em que um isolador fosse empregado para processamento asséptico, isto é, classe D. Não havia, entretanto orientação quanto a testes de esterilidade exigidos para os isoladores (WEATHERHEAD; GREEN, 2003).

No período de 1998 a 2000, houve um aumento considerável (chegando ao dobro) de isoladores empregados em operação na indústria farmacêutica (PORTER; LYSFJORD, 2001). Tal aumento conduziu ao surgimento de outras publicações no ambiente regulatório. Foram primeiramente duas publicações do *Pharmaceutical Inspection Co-operation Scheme* (PIC/S): a PE 004-1 Draft 3 foi emitida em junho de 2001, sob o título *Isolators used for Aseptic Processing and Sterility Testing*; a ISO, na ISO/DIS *Standard* 14.644-7 *Cleanrooms and Associated Controlled Environments* incluiu uma seção para os isoladores. A PDA desenvolveu extensivo material sobre o tópico (PDA, 2001b) e a *International Society for Pharmaceutical Engineering* (ISPE) incluiu um capítulo sobre isoladores na sua *Baseline Guide on Sterile Manufacturing Facilities*. Uma edição especial do *European Journal of Parenteral Sciences (*1999, v.4, n.2) abordou vários aspectos de isoladores. Finalmente, a FDA, no final de 2002, emitiu uma atualização ampliada da publicação de 1987, *Sterile Drug Products produced by Aseptic Processing*. Embora não apresente orientações detalhadas, inclui comentários sobre a integridade da luva (quando detectada solução de continuidade, a atividade deve ser interrompida). Uma revisão sobre a FDA 483s, relativo ao assunto, é apresentada *Gold Sheet* July 2001 (FDC Reports, 2001). Em seu capítulo orientativo <1.208> *Sterility testing – Validation of Isolator System*, a Farmacopeia Americana fornece um guia para validação dos isoladores destinados ao uso no teste de esterilidade (USP, 2014c). No Brasil, a Resolução RDC n. 17 também define critérios para os isoladores (BRASIL, 2010).

Aspectos de configuração e estrutura

Os isoladores podem ser considerados, em essência, de dois tipos: abertos e fechados.

Um isolador do tipo fechado é uma unidade autocontida que não troca ar não filtrado com o ambiente em que opera e que durante sua atividade não necessita da entrada ou saída de equipamentos, componentes etc. Isoladores fechados podem ser usados para manipulações assépticas, como testes de esterilidade, cuja a principal função é excluir contaminação externa ou quando a proteção é essencial, como na preparação, diluição ou modificação de produtos citotóxicos.

Um isolador aberto atende aos requisitos fundamentais de um isolador fechado, mas pela natureza do seu uso (por exemplo, enchimento de produtos farmacêuticos estéreis em frascos ou ampolas) requer constante entrada de materiais e constante saída de produto terminado (pós--enchimento).

Em ambos os casos, o objetivo é o mesmo: proporcionar uma barreira física entre o produto e o operador, assim como entre o ambiente externo e o isolador. Isso limita a oportunidade de contaminação microbiana do produto ou a exposição do operador e do ambiente a um produto tóxico. O termo "limita" foi empregado pois, contrariamente às expectativas iniciais, a eliminação desses riscos exige, adicionalmente ao emprego do isolador, atendimento a práticas adequadas, como operações estéreis, com procedimentos assépticos.

No decorrer do tempo, a construção dos isoladores foi alterada conforme seu emprego requeria. Inicialmente, os isoladores, usados na indústria nuclear, eram rígidos, com visores triplos e sistemas de manipulação robótica ou remoto. Com o uso estendido para a eletrônica e a área da saúde, passaram a ter construção semirrígida, ou ainda rígida, feitos de aço e plástico. Atualmente, os materiais tendem ser de PVC flexível com alguns painéis rígidos com visores ou entradas. Em razão da natureza do sistema de sanitização usado, o aço inoxidável dever ser 304 ou superior.

Em áreas limpas convencionais, os operadores têm menores restrições e acesso mais ou menos livre a todas as etapas da operação. Num isolador o acesso é muito mais limitado, e é importante que os operadores possam facilmente alcançar todas as suas partes, tanto sob condições normais de operação como em situações de limpeza, derramamento, paradas de máquina e emergências.

Interface do operador

Luvas

O método mais comum de interface com o operador dá-se por meio de luvas, ou arranjos luvas/mangas. As luvas, item de maior interface com o operador, frequentemente constituem peça única que, agregando as mangas, apresentam dimensões de acordo com as diferentes áreas do isolador a serem alcançadas. Opção distinta corresponde à construções de duas peças, nas quais as interfaces luva-manga e manga-isolador são obtidas pelo emprego de anéis de conexão. Há vantagens e desvantagens em cada situação. Construções de peça única proporcionam menor oportunidade de contaminação dada a redução do número de anéis de conexão. Construções de dupla peça são mais fáceis de trocar no caso, por exemplo, de dano em uma luva.

É fundamental considerar os tipos de operações necessárias no isolador e seus impactos na definição do material a ser empregado nas luvas e mangas, considerando densidade e dimensão dos itens a serem manuseados, pois luvas menos espessas permitem maior sensibilidade, por vezes necessária. Compatibilidade com os agentes de sanitização usados e com o próprio produto deve ser considerada, pois falhas neste aspecto podem conduzir à deformação ou mesmo à dissolução do material da luva, assim como a hipótese de um segundo par de luvas estéreis, a serem usadas interna ou externamente às luvas do isolador. Um segundo par de luvas usado internamente proporciona proteção adicional contra pequenos orifícios, mas não protege contra contaminação cruzada. O treinamento dos operadores relativo à inspeção, ao uso e à troca de luvas deve ser feito com bom nível de detalhamento. Os operadores devem estar cientes de que são fundamentalmente importantes na manutenção da integridade do isolador.

As luvas devem ser adquiridas, respeitando-se aspectos de compatibilidade e credibilidade do fornecedor. No documento original do PIC/S (PIC/S, 1999), foi recomendada a aquisição exclusivamente de luvas que atendam a especificações nacionais ou internacionais. A especificidade desse requisito evidencia a sua importância na tecnologia do isolador. Sempre que possível, instrumentos como pinças, para manuseio dos itens, devem ser considerados, minimizando tanto quanto possível o contato direto com as luvas.

É evidente que a integridade da luva, ou sistema luva e manga, é fundamental no controle de contaminação do isolador. É, portanto, necessário confirmar a sua integridade, no caso de permanecerem indefinições relativas à frequência e ao método. A orientação do PIC/S sugeria inicialmente (PIC/S, 1999) frequência diária, substituída a seguir por "frequentemente" (PIC/S, 2001a). Essa segunda posição é também apresentada na orientação no guia ISPE (STERILE, 1999) e no PDA *Technical Report* (PDA, 2001b). O consenso aparentemente conduz a uma inspeção visual no início de cada jornada, em pontos definidos (p. ex., entre os dedos, nas juntas, nas pontas dos dedos).

A real necessidade de frequência deve ser determinada pela experiência. Até então, pode ser semanal ou a intervalos menores, caso o isolador tenha um uso intenso. A determinação da frequência deve ser justificada e documentada, assim como os testes efetuados devem ser documentados. Considerações do ponto de vista econômico podem conduzir a uma frequência elevada de testes, visto que as entidades regulatórias (particularmente a FDA) entendem que a perda de integridade da luva compromete o produto.

Cabines de segurança (*half-suits/suits*)

Para algumas aplicações, é integrado ao isolador, de forma hermética, um *Half-suit* flexível (Figura 8). Adaptado a esta estrutura haverá um visor de boa qualidade óptica, podendo haver um fornecimento de ar em separado, desde que sua pressão não exceda a do isolador. Embora tais cabines melhorem consideravelmente a interação entre o operador e o interior do isolador, não são exatamente confortáveis e podem ocasionar sensações de claustrofobia. Há também questionamentos quanto à higiene, já que vários operadores poderão utilizá-las. Outra desvantagem potencial é a área maior a ser inspecionada, exigindo mais atenção para confirmar sua integridade.

Interface com componentes

Quando os isoladores são integrados ao processo de produção, por exemplo, numa linha de enchimento de frascos, estes podem entrar no isolador diretamente do túnel de despirogenização. De forma semelhante, os frascos sairão do isolador após enchimento e fechamento. Há usualmente outros itens que são esterilizados em separado e necessitam ter acesso ao local, como tampas, tubos e dispositivos diversos. Os itens menores são acondicionados em sacos duplos, porém tampas, por exemplo, exigem recipientes específicos de transferência. Estes recipientes são planejados de maneira que possam transferir apenas o seu conteúdo para o isolador, e que apenas suas superfícies internas, previamente esterilizadas, tenham contato com o isolador (WEATHERHEAD; GREEN, 2003).

Fornecimento de ar, parâmetros e testes

Os isoladores são preparados para operar sob pressão negativa com relação ao ambiente, quando se constituem em mecanismo de proteção no manuseio de citotóxicos e patogênicos, ou ainda como sistemas de pressão positiva, os quais são normalmente empregados na produção farmacêutica. Isoladores negativos operam geralmente em classes de salas convencionais tipo B.

Os isoladores de pressão positiva são mais frequentemente encontrados na indústria farmacêutica, por tal tendo maior interesse nesse contexto. O ar fornecido ao isolador será filtrado, por meio de filtros HEPA ou ULPA, e deverá proporcionar ambiente Classe A no isolador. O fluxo de ar deve ser unidirecional.

A velocidade do ar e as trocas de ar não seguem estritamente aquelas de salas limpas convencionais (0,45 metros por segundo e não menos que 20 trocas de ar por hora). Porém, necessitam ser suficientes para garantir fluxo unidirecional (normalmente vertical, podendo porém ser horizontal), e as contagens de partículas totais devem atender aos requisitos da Classe A.

A pressão diferencial entre o isolador e o ambiente circundante é fundamental para o sucesso da operação. Não existindo definição regulatória, aquela deve depender do tipo de operação no isolador e da qualidade ambiental em que ele se encontra. Exemplificando, diferenciais de pressão de 40 a 60 Pa podem ser adequados para um isolador situado em área Classe D (100.000), enquanto um diferencial de pressão de 20 a 30 Pa pode ser suficiente num sistema fechado em que o produto sofre exposi-

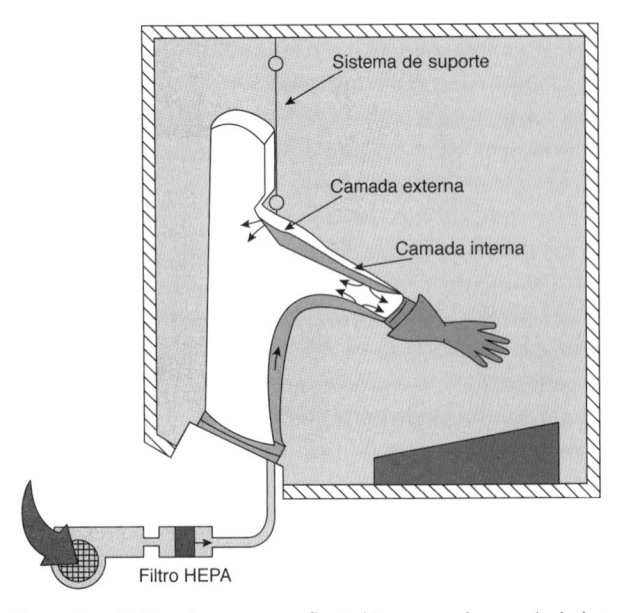

Figura 8 Cabine de segurança flexível incorporada a um isolador.

ção transitória, sendo o isolador circundando por classe C (10.000). Cabe ao fabricante ser capaz de demonstrar que, no evento de vazamento ou na entrada e saída de materiais, a pressão diferencial adotada é suficiente para impedir a contaminação cruzada.

De forma semelhante à que se aplica à instalações de salas limpas convencionais, os filtros HEPA do isolador devem ser submetidos a testes em intervalos regulares, devendo também haver cuidado especial com as selagens.

Temperatura e umidade exigem atenção não apenas por questão de conforto, mas porque a sanitização dos isoladores é usualmente feita usando a fase vapor de agentes sanitizantes, e isso pode ser criticamente afetado pela temperatura e pela umidade (WEATHERHEAD; GREEN, 2003).

Teste de vazamento

Qualquer nível de vazamento é inaceitável para as luvas, pois ele potencialmente ocasiona o contato direto do operador com o produto.

Os fabricantes devem ser sempre consultados quanto ao grau de vazamento do isolador e métodos para sua avaliação. Há velocidades de vazamento sugeridas pela indústria (AMERICAN GLOVEBOX SOCIETY, 2004), e vários testes são incluídos na ISO 14.644-7 (ISO, 2001). A única orientação regulatória aconselha a avaliações periódicas dos isoladores e determina a existência de justificativa para a velocidade de vazamento.

Vários métodos têm sido propostos para teste de vazamento, entre os quais o decaimento de pressão, o teste de pressão constante e a detecção de gás e/ou vapor (WEATHERHEAD; GREEN, 2003).

Teste de decaimento de pressão

Anteriormente ao teste de decaimento de pressão, o isolador é completamente selado. É, então, pressurizado a valor de cerca de 50 a 100% acima da pressão normal de operação, tendo pressão de decaimento medida em períodos definidos, usualmente de 30 a 60 minutos. Deve ser lembrado que o PVC flexível, assim como flutuações na temperatura e pressão barométrica, podem influenciar os resultados, os quais devem ser registrados a intervalos regulares no decorrer do período de teste. Um decaimento de 0,1 a 0,5% do volume do isolador por hora é esperado.

Teste da pressão constante

É semelhante ao teste de decaimento de pressão, exceto pelo fato de ser injetado ar no isolador num fluxo definido, para equilibrar a alteração de pressão causda por vazamen-

to. Este teste exige o emprego de medidores de fluxo de alta exatidão e é também influenciado por alterações de pressão barométrica e temperatura. Cálculos complexos são necessários para compensar o impacto desses parâmetros.

Teste de detecção de gás/vapor

Baseia-se na introdução de um gás ou vapor num isolador selado, e posteriormente, empregando-se um aparelho adequado, detectá-lo externamente ao isolador. Normalmente, os gases usados são hélio e amônia. A amônia é altamente eficaz e rapidamente detectada, adotando-se paramentação impregnada com substâncias que sofram alterações de cor na sua presença.

Limpeza e sanitização

Ciclos de limpeza e sanitização constituem-se em parte da qualificação operacional inicial ou da qualificação de *performance* (QO/QP) do isolador.

A limpeza deve sempre preceder a sanitização e deve ser feita de acordo com procedimentos detalhados. O agente empregado deve ser cuidadosamente escolhido, para assegurar a remoção da sujidade sem causar danos, degradação ou aumento na porosidade de superfícies. Deve-se também considerar a remoção do agente empregado na limpeza.

A sanitização normalmente emprega um gás esterilizante, por exemplo, formaldeído, ácido paracético ou peróxido de hidrogênio na fase vapor, sendo que, por questão de segurança, este último é atualmente o mais empregado. A presença de sujidade orgânica, a deficiência na penetração e o impacto da temperatura e da umidade devem ser considerados. Há publicação documentando incidentes nos quais o efeito de resfriamento do fluxo de ar externo ao isolador conduziu a pontos frios internos, com decorrente falha na técnica de sanitização (LEWIS; JOHNSON, 1999).

As condições operacionais sob as quais a sanitização é feita devem ser definidas. Entre outros aspectos, devem levar em conta: o volume e a concentração do agente sanitizante; as condições operacionais do gerador de peróxido de hidrogênio sob vapor; as condições operacionais do isolador, incluindo entrada e saída de materiais; ventiladores para recirculação; as condições de temperatura e umidade; o tempo de exposição; a configuração de materiais no isolador. Durante o ciclo de sanitização, o monitoramento deve garantir que condições pré-validadas tenham sido atingidas, tais como: detecção do agente esterilizante na exaustão e sua concentração; velocidade de fluxo e ar; diferencial de pressão, umidade e temperatura interna e externa ao isolador e do ambiente onde se encontra instalado;

sequência correta de operação da unidade de geração de vapor e tempo de exposição.

Durante a validação inicial do isolador, o impacto dessas condições nos indicadores biológicos (IB) será determinado, de forma que o ciclo resultante deverá ser capaz de promover a letalidade de 10^3 a 10^6 esporos de *Geobacillus stearothermophilus* (que tenham se mostrado particularmente resistentes a peróxido de hidrogênio sob pressão de vapor), ou *Bacillus atrophaeus,* como alternativa (CASTRO, 2004). O suporte do IB poderá ser alumínio, papel ou aço inoxidável. Problemas poderão ocorrer em função da variabilidade na sensibilidade do IB, lote a lote, provavelmente em decorrência de aglomerados de esporos. Deve haver cuidado na escolha do fornecedor do IB, de forma a evitar falso-positivos, que serão onerosos e demandarão tempo.

Os IB devem ser colocados nas posições em que será mais difícil a penetração do peróxido de hidrogênio, porém particularmente deverá haver cuidado para não ocasionar a sua oclusão quando do seu posicionamento nos isoladores flexíveis. Reduções de 10^3 esporos são certamente satisfatórias, pois os IB não estão próximos do produto ou componentes expostos. Não há orientação regulatória específica quanto ao número de IB expostos, mas na prática da indústria empregam-se entre 5 a 15 por metro cúbico.

Após a sanitização, o isolador deve ser degaseificado, para remover resíduos do agente sanitizante. Embora o peróxido de hidrogênio não apresente problema de segurança, pode acarretar implicações no produto subsequente.

Monitoramento e *Media Fill*

O monitoramento normal do isolador, incluindo partículas viáveis e não viáveis, dispensa considerações específicas. O monitoramento físico deve ser feito quanto a pressão diferencial, fluxo de ar, queda de pressão através de filtros e partículas não viáveis (WEATHERHEAD; GREEN, 2003).

De forma semelhante, deve ser feito monitoramento microbiológico, o qual, como os parâmetros anteriores, segue a convenção de salas limpas. Deve incluir: amostragem ativa do ar, exposição de placas, *swabs* de superfície e, eventualmente, testes de luvas. Há questões envolvendo as placas de sedimentação: embora em áreas convencionais elas devam ser expostas por, no mínimo, 4 horas, nos isoladores o fluxo de ar neste período é geralmente maior, e deve ser demonstrada a capacidade da placa de suportar o crescimento microbiano. Isso pode ser feito pela pré-inoculação, ou pós-inoculação, seguindo a exposição e, nos dois casos, a recuperação deve ser superior a 70%. Placas são frequentemente introduzidas durante a fase de sanização, quando o impacto do agente de sanização na sua

fertilidade deve ser demonstrado. Há casos documentados nos quais o acondicionamento duplo usualmente adotado mostrou-se permeável ao peróxido de hidrogênio, tendo sido necessário triplo acondicionamento (LEWIS; JOHNSON, 1999).

Para testes de luvas, é normal o toque de todos os dedos no final do dia de trabalho, aplicando critério de classe A do EU *Guide,* que sugere ausência de microrganismos ou isolados ocasionais. O aspecto crítico dos isolados permanece evidente, e a nova versão do PIC/S *Guideline* (PIC/S, 2001a) estabelece que a detecção de qualquer contaminante microbiano é provavelmente indício de falha do sistema. Dados publicados mostram que isoladores podem operar a um nível mais alto de garantia de esterilidade (BROWNE *et al.*, 1999) que salas limpas convencionais, mas não asseguram ausência de contaminação. Embora o PDA *Technical Report* (PDA, 2001b) sugira que a integridade física das luvas seja preferível comparativamente a testes microbiológicos, essa posição aparenta não ser aceita pelas autoridades regulatórias da EU ou USA.

Os testes *Media Fill* devem ser feitos conforme as salas convencionais, porém deve ser observado que novamente o documento PICS sugere que a detecção de qualquer contaminante é provavelmente indício de que algo tenha falhado.

Não há duvida de que os isoladores representam um passo significativo no incremento da qualidade na fabricação de produtos estéreis e, quando adequadamente mantidos, monitorados e gerenciados, podem propiciar um nível mais alto de garantia de esterilidade. Porém, eles não significam a eliminação de todos os problemas encontrados nas salas limpas convencionais, e os esforços dispendidos para mantê-los sob controle são consideráveis.

Todo pessoal envolvido no seu uso, monitoramento e manutenção necessita de treinamento adicional. Em particular, deve ser cuidadosamente estabelecido que, embora o conceito seja isolar o produto das principais fontes de contaminação, na prática isso somente pode ser obtido pela extrema dedicação das pessoas, conforme normalmente ocorre.

Foi nessa situação de frustração quanto à impossibilidade de conciliar as expectativas extremas com as limitações da tecnologia emergente que surgiram os RABS. A meta era a conciliação dos aspectos positivos das duas tecnologias aplicáveis a manipulações assépticas: a capacidade do isolador e a simplicidade de uma sala limpa.

Os RABS consistem em sistema de processamento asséptico avançado, o qual possibilita que o ambiente no qual o produto, o material de acondicionamento, o fechamento e as superfícies de contato com o produto não sejam expostos aos riscos das operações inerentes a salas limpas convencionais. Podem operar a "portas fechadas", adequando-se a processamentos que se caracterizem por exigir risco muito baixo de contaminação, sendo então comparáveis aos isoladores, ou em raras ocasiões a portas abertas, com risco ampliado.

Há, entretanto, críticas severas aos RABS e dúvidas quanto a constituírem tendência futura do processamento asséptico, inclusive porque a descontaminação de alto nível no seu interior é dependente do operador e, portanto, de eficácia variável, além da dificuldade de colocação das luvas. Apesar de permitirem uma possível melhoria de operações em salas limpas preexistentes, sem os custos de instalações novas, apresentam-se com menor capacidade que os isoladores, constituindo-se em sistemas de barreira menos refinados que eles.

Os RABS podem ser de dois tipos: passivo, em que o ar interno é uma parte daquele fornecido à sala; ativo, em que o ar é retirado da sala e novamente filtrado (Figura 9). Dessa forma, um RABS ativo pode ser descontaminado de forma automatizada: pode-se considerar que é tão complexo e dispendioso quanto um isolador, sem as suas vantagens operacionais (Figura 10).

Refletindo sobre processamento asséptico, que implica baixo risco e simultaneamente a importância de que os investimentos sejam inteligentes e projetos a longos prazos, podem-se entender os isoladores como opção ideal para novos investimentos de capital, e os RABS como melhoria em instalações existentes. Portanto, o futuro aponta para: a presença dos isoladores em todas as novas instalações, independentemente do volume de produção; produtos com alto volume em isoladores irão, de forma crescente, aumentar o emprego da robótica e da automação, minimizando o envolvimento humano.

A reflexão conduz ainda ao entendimento que, embora se deva fazer o melhor no sentido de que produtos obtidos por processo asséptico sejam o mais seguros possíveis, as intervenções sempre se traduzem em aumentar o risco ao paciente. Inexiste intervenção totalmente segura ou intervenção perfeita, ainda que efetuada em ambientes controlados.

SIMULAÇÃO DO PROCESSO PARA PRODUTOS ASSEPTICAMENTE ENVASADOS (*MEDIA FILL*)

Para uma nova planta ou processo de produção, a simulação do processo é efetuada como parte da validação. Os testes iniciais são conduzidos após realização da qualificação do equipamento e da validação do processo de esterilização, do treinamento do pessoal e após o mo-

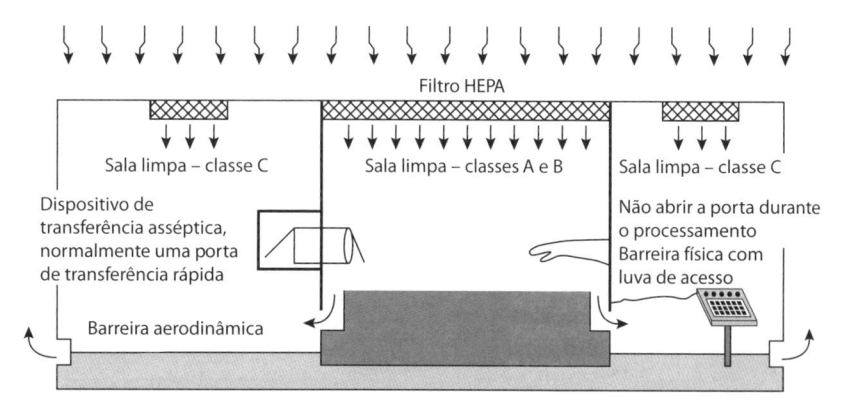

Figura 9   Esquema de um sistema de barreira de acesso restrito (*restricted access barriers* – RAB) do tipo passivo.

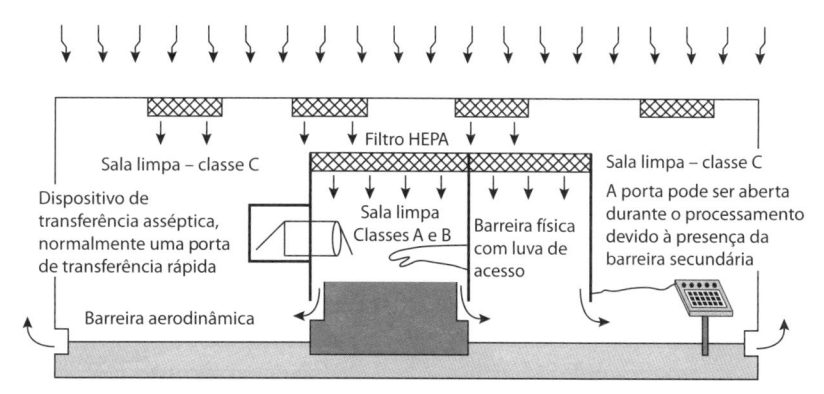

Figura 10   Esquema de um sistema de barreira de acesso restrito (*restricted access barriers* – RAB) do tipo ativo.

nitoramento ambiental evidenciar condições adequadas. Geralmente, três simulações consecutivas do processo são efetuadas para qualificar uma nova planta ou linha de enchimento. O *Technical Report* n. 22 do PDA (PDA, 1996) caracteriza-se por extensa revisão do assunto.

Em plantas preexistentes, deve haver um programa para o teste de simulação de processo para cada linha de enchimento asséptico, a ser efetuado no mínimo duas vezes ao ano.

Uma das mais prevalentes técnicas usadas na validação de processos farmacêuticos adota o cenário de *worst case*, ou pior caso. Essas situações visam a proporcionar o maior desafio ao processo, sistema ou equipamento sob validação. Se, sob tais circunstâncias, forem obtidos resultados satisfatórios, pode existir elevado nível de confiabilidade no sistema sob condições normais. Mecanismos de condução das situações de pior caso incluem:

■ Emprego de materiais e componentes que tenham permanecido na área de processamento asséptico por períodos extensos.

■ Aumento do tempo de enchimento acima daquele necessário.

■ Em uma determinada linha, enchimento das menores unidades a velocidade maior (dificuldade no manuseio) e das maiores unidades a uma velocidade menor (maximizando a exposição).

■ Emprego, na simulação do processo, de um meio com capacidade promotora de crescimento, ao invés de uma formulação de característica inibitória e com conservantes.

Abordagens de riscos devem ser formais, como HACCP, FMEA ou FTA, que podem ser usadas para determinar os desafios apropriados.

A condução dos testes de simulação do processo para produtos assepticamente envasados abrange do ponto de esterilização até o término do enchimento.

Métodos para teste de simulação de processo

Soluções

Uma quantidade adequada de meio de cultura é esterilizada por filtração ou em autoclave (em *bulk*), de maneira semelhante ao processo sob simulação, incluindo testes aplicáveis. Quando transferido ao frasco a partir do qual se efetua o enchimento, o meio de cultura permanece por tempo ao menos igual ao do material assepticamente produzido, inclusive com simulação de amostragem, re-filtração e as recirculação do produto.

Os frascos e as tampas (quando aplicáveis) são limpos conforme procedimentos definidos, bem como o equipa-mento e os componentes para o enchimento. As unidades, após o enchimento, devem ser brevemente invertidas e os agitadas, para assegurar contato do meio com a tampa. Todas as atividades de rotina devem ser parte da simulação do processo, como ajustes, reposição de volume, troca da bomba de enchimento, troca do filtro etc.

Liofilizados

Os produtos liofilizados, em sua maioria, são soluções assepticamente envasadas e transferidas a câmaras de liofilização estéreis, após o enchimento. Na indústria, vários sistemas são usados, como frascos com tampa, seringas ou ampolas.

Os métodos empregados para testes são geralmente semelhantes aos usados para soluções, incluindo o transporte e as etapas de *freeze-drying*. Considerações específicas para produtos liofilizados devem ser seguidas:

■ Congelamento do meio: testes de simulação do processo devem simular o mais possível a produção, portanto incluir o congelamento do meio. Entretanto, se esta recomendação for seguida, a capacidade do meio de permitir o desenvolvimento de número reduzido de microrganismos introduzidos anteriormente ao congelamento deve ser confirmada. Esta preocupação pode ser evitada, não congelando o meio na câmara de liofilização.

■ Níveis e duração do vácuo: estas considerações são importantes. Quando o meio é congelado, o nível de vácuo não é significativo, porém sua duração pode ser problemática para microrganismos que exigem oxigênio para seu desenvolvimento. Se o meio não for congelado, o vácuo não deve ser baixo a ponto de permitir o extravasamento do conteúdo dos frascos, o que invalida o teste.

■ Condições anaeróbicas: é comum, na produção de liofilizados, o emprego de gases inertes para quebrar o vácuo, mantidos no condicionamento após a selagem. Quando empregando meio caseína soja para conduzir o teste de simulação do processo, deve-se considerar que o emprego de gás inerte ocasiona condições anaeróbicas. Neste caso, o emprego alternativo de meio tioglicolato é apropriado, quando a presença de microrganismos anaeróbicos tenha sido confirmada durante o monitoramento ambiental ou no teste de esterilidade. Em situações que não tenham evidenciado anaeróbicos no monitoramento ambiental ou no teste de esterilidade, os testes de simulação de produtos liofilizados devem empregar meio caseína soja e ar.

Suspensões

Suspensões estéreis não são prevalentes, porém são empregadas para a administração de materiais insolúveis estéreis, como antibióticos, vacinas e corticosteroides. As condições do teste devem simular situações da produção e enchimento das suspensões.

O processo de simulação inclui a esterilização do veículo a adição do pó estéril e a homogeneização da suspensão. Consiste, portanto, na adição de um placebo estéril à solução (preparada conforme anteriormente descrito).

A operação de enchimento é também semelhante à descrita para soluções, incorporando agitadores e outras eventuais modificações.

Pomadas, cremes, emulsões e géis

Processos de produção de pomadas, cremes, emulsões e géis podem ser semelhantes aos de soluções ou suspensões, dependendo da solubilidade de materiais ativos ou inativos nas bases. A simulação deve reproduzir fielmente os procedimentos empregados na produção.

Pode ser necessário aumentar a viscosidade do meio, para se aproximar daquela do produto. O enchimento de pomadas estéreis é normalmente efetuado em máquinas de enchimento distintas daquelas usadas para frascos, seringas e ampolas. Exceto por esse aspecto, a condução do enchimento é idêntica.

A inspeção pós-incubação de tubos-teste pode exigir cuidado especial. Quando acondicionamentos opacos são empregados, é comum extrudar o material, individualmente, dos tubos para frascos de vidro, o que permite a inspeção. A extrusão e a inspeção devem ser criteriosas, para permitir a detecção de crescimento. Alternativamente, podem-se empregar tubos não opacos, especialmente para o teste.

Pós

A produção de pós estéreis exige processos e equipamentos distintos das demais formas de dosagem estéreis produzidas assepticamente.

Operações de mistura, moagem, subdivisão e outras, desenvolvidas no local de enchimento, devem ser simuladas usando-se um placebo (pó) apropriado e os mesmos métodos empregados no processo.

O enchimento de pós emprega equipamentos também distintos daqueles utilizados para líquidos, portanto a simulação deverá exigir adaptações. Deve ser observado que a utilização de meio na avaliação de um processo de enchimento com pó seco exige duas operações individuais de enchimento (uma para o meio líquido e uma para pó-placebo). A contribuição de cada etapa do enchimento para a contaminação individual pode levar a superestimá-la.

Diferentes sistemas de máquinas e processo irão igualmente conduzir a diversidades na simulação.

VALIDAÇÃO DE PROCESSOS ASSÉPTICOS E SIMULAÇÃO DO PROCESSO (*MEDIA FILLS*)

A maior distinção entre fabricação empregando processamento asséptico e outros processos de fabricação farmacêutica (incluindo os não estéreis e as apresentações terminalmente esterilizadas) é a ênfase no controle da contaminação. Em termos gerais, são cinco as fontes de potencial contaminação do produto: o ar ambiental; os equipamentos de fabricação, facilidades e serviços; o material de acondicionamento e as tampas da forma de dosagem; o pessoal envolvido; água. O processo de fabricação asséptico é mais abrangente que o enchimento asséptico.

Processos assépticos e regulamentações para sua validação são provavelmente os mais altamente regulados, rigidamente controlados e com requisitos de BPF mais detalhados da indústria farmacêutica. Os detalhes refletem as falhas no processo asséptico, que podem representar riscos para os pacientes.

A Tabela 8 resume aspectos regulatórios da Europa e dos EUA, em termos de exigências e recomendações PIC/S, o Anexo 1 da EU revisado e o FDA *Guidance for Industry*.

Pode-se observar um elevado nível de coincidência entre EU, PIC/S e FDA quanto a exigências, havendo porém significativa variação ao interpretar certos requisitos. A simulação de intervenções é uma das variáveis. Outra é a participação do operador nos *Media Fill* e a decisão quanto a exigências do operador ter participado de uma simulação do processo bem-sucedida para que possa ter atuação nos processos assépticos.

As recomendações relativas à extensão de tempo do *Media Fill* são variáveis. O FDA *Guidance for Industry* recomenda que a duração deva ser suficiente para cobrir todas as manipulações normais e as intervenções, bem como considerar a duração típica do processamento asséptico. O PIC/S *Guideline* recomenda que *Media Fills* devem simular o tempo normal de enchimento, o que faz sentido pois esse tempo é relacionado ao número de unidades exigidas para detectar baixa incidência de unidades contaminadas. O tempo não será representativo da produção normal, sendo por demais reduzido para simular as intervenções normais. Nessas situações a orientação do PIC/S é particularmente pertinente: mesmo em processos não contínuos, há a oportunidade de encher grande número de unidades. Deve-se considerar que, por exemplo, em linhas que fazem sopro-enchimento-selagem, é prática comum o enchimento de 30.000 a 50.000 unidades. Consequentemente, com este tipo de equipamento admite-se adotar níveis estatísticos de contaminação muito mais baixos que as linhas tradicionais (DEEKS, 1999).

Uma das questões controversas está relacionada à incubação ou à rejeição das unidades danificadas. Os inspe-

Tabela 8 Comparativo de requisitos para simulação do processo da Europa (EU ou PIC/S*) e dos Estados Unidos (FDA**)

Prática	Requerimentos EU ou PIC/S*	Requerimentos FDA**
Meio utilizado	Meio caseína-soja – a seleção deve considerar a microbiota ambiental. Deve ser capaz de permitir a filtração, se aplicável aos produtos	Meio caseína-soja ou fluido tioglicolato em circunstâncias especiais
Condições de incubação	20-25°C por, no mínimo, 14 dias é aceitável. Preferindo-se duas temperaturas, então 20-25°C durante 7 dias, em seguida, máxima de 35°C, durante 7 dias	Mínimo de 14 dias, a temperatura "adequada" entre 20-35°C, mantendo com ± 2,5°C a temperatura-alvo
Cobertura de todas as superfícies internas	Inversão ou outra movimentação, para garantir que todas as superfícies estejam completamente úmidas	Inversão ou agitação – meio suficiente, conforme especificado
Capacidade promotora	Deve suportar uma ampla faixa de microrganismos (conforme compêndio) e isolados ambientais. 10-100 UFC/unidade. Deve ser efetuado quando concluído o período de incubação	Organismos da USP, representativos da produção ou isolados ambientais e do teste de esterilidade. < 100 UFC/unidade
Leitura do teste	Pessoal adequadamente treinado. Comparar com um recipiente controle	Treinamento adequado e avaliação do pessoal – fiscalização do controle de qualidade direto
Recipientes rejeitados	Recipientes danificados não devem ser incluídos como falhas	Recipientes com defeito não relacionado à integridade (por exemplo, defeitos cosméticos) devem ser incubados. Unidades danificadas não detectadas durante a inspeção regular devem ser incubadas
Frequência de teste	Mínimo de três testes consecutivos de simulação satisfatórios, antes de começar a rotina de manufatura. Um teste de simulação satisfatório por lote a cada 6 meses, para requalificação contínua	Execuções suficientes para garantir resultados consistentes e significativos. Um mínimo de três execuções bem-sucedidas para qualificação inicial. Revalidação semestral para cada linha de produção. O número de execuções não é especificado para revalidação
Frequência de participação do operador	Número normal de operadores. Todos os operadores (para cada substituição), a cada 6 meses	Pelo menos uma vez por ano para todo o pessoal autorizado a entrar na sala de processamento asséptico durante a manufatura
Requalificação da linha	Para novos processos, equipamentos, ou após mudanças críticas no processo, equipamento ou ambiente (por exemplo, troca de pessoal, modificação do equipamento em contato com o produto ou modificações no sistema HVAC). Igualmente, excedendo o nível de ação	Avalia mudanças imediatas e eventos com potencial para afetar a habilidade do processo asséptico em prevenir contaminação, por exemplo, mudanças na linha de configuração, modificação de instalação ou do equipamento, mudanças significativas em falhas do pessoal nos resultados do monitoramento ambiental, mudanças recipientes-fechamento, interrupção prolongada e falhas no teste de esterilidade. Quando o motivo da falha na *Media Fill* for infundado, três execuções consecutivas bem-sucedidas e investigação minuciosa são requeridas
Número de unidades cheias	Mínimo de 3.000 unidades ou tamanho do lote comercial, se menor que 3.000	Adequado para simular as condições de produção comercial e avaliar com precisão o potencial para a produção comercial do lote. Deve ser baseado no risco de contaminação para um dado processo. Geralmente, 5.000 a 10.000 unidades. Se o tamanho do lote produzido é menor que 5.000, o número de unidades no *Media Fill* deve ser pelo menos igual ao tamanho máximo do lote
Duração	Deve durar o tempo de enchimento normal. Quando ocorre enchimento estendido (> 24 horas), o teste deve se prorrogar ao longo do período de enchimento normal, sendo aceitável a automação como parte desse tempo. Deve durar tempo suficiente para simular todas as intervenções e o "cenário de pior caso", pois algumas condições desfavoráveis podem ocorrer durante o processo de rotina	Suficiente para abranger todas as manipulações e intervenções, bem como considerações apropriadas à duração das operações do processo asséptico real. Quando o processo emprega extensiva manipulação manual, não menos que a duração do processo de fabricação real

(continua)

Tabela 8 Comparativo de requisitos para simulação do processo da Europa (EU ou PIC/S*) e dos Estados Unidos (FDA**) — (*continuação*)

Prática	Requerimentos EU ou PIC/S*	Requerimentos FDA**
Escopo do processo de simulação	Simula todo o processo, incluindo formulação, filtração e enchimento. Deve, o mais rapidamente possível, simular a situação de enchimento regular e, subsequentemente, os passos de manufatura. Meios preparados de maneira similar ao produto. Simular "pior caso"	• Composição e filtração não especificadas • "Pior caso" para o enchimento • Simular o máximo possível as operações de fabricação
Intervenções	Inclui todas as intervenções normais, mais o "cenário de pior caso"	Número, tipo e complexidade das intervenções normais que ocorrem com cada execução, bem como as intervenções não rotineiras e eventos (manutenção, paradas, ajuste de equipamentos)
Velocidade da linha, volume de enchimento e tamanho do recipiente	Combinações apropriadas do tamanho do recipiente e velocidade da linha – preferivelmente os extremos. Volume suficiente para entrar em contato com toda a superfície interna e permitir detecção de crescimento. Não inteiramente cheio – oxigênio suficiente para o crescimento	Emprego da velocidade da linha empregada durante a produção Volume suficiente para entrar em contato com toda superfície interna e permitir a detecção de crescimento
Condições ambientais	Condições de processamento normais. O monitoramento ambiental não deve comprometer a qualidade do produto	Condições adequadamente representativas e condições de fadiga são permitidas para processos de operação padrão, mas não incluindo extremos ambientais criados artificialmente
Liofilização	Deve prevenir a cristalização ou o congelamento do meio. Qualquer uso de meio diluído e ciclo que remova água mas não a congele ou uso de meio normal e vácuo parcial	Simular quando aplicável
Outros casos de simulação	• Ar, ao invés de gases inertes – gases inertes são necessários apenas quando no monitoramento ambiental se detectam anaeróbicos • Gravações podem ser de valor • Segregar os frascos em ordem cronológica durante a incubação • Diferentes tipos de produtos são abrangidos • Competência de indivíduos pode ser avaliada após a participação no processo do teste de simulação	• Funcionamento permitido por maior tempo • Reunião de equipamentos • Número de operações assépticas (carregamento de recipientes, fechamentos e ingredientes estéreis) e transferências • Número de pessoas e suas atividades • Mudanças relativas a substituição, quebras e troca de vestimenta • Conexões e desconexões • Amostragem • Conferência de peso • POPs específicos (p. ex., verificação de limpeza da linha)
Qualificação da vestimenta	A qualificação inicial e periódica dos procedimentos de vestimenta é requerida, mas não especificada. Luvas precisam ser monitoradas frequentemente (normalmente ao final do dia)	Algumas localizações iniciais e periódicas (dedos das luvas, máscara, antebraço, peito). Requalificação anual é adequada para operações automatizadas. Luvas ao final do dia, em associação com cada lote
Monitoramento ambiental	Normalmente ao final do dia. Processos de simulação são uma oportunidade ideal para confirmar localização de "pior caso", por meio de monitoramento adicional. Agulhas de enchimento são monitoradas no final do enchimento. Sistemas de monitoramento contínuo para áreas de grau A, também recomendado para áreas de grau B, em volume amostrado maior que 1 m³	Deve cobrir todas as substituições de produção, incluindo ar, chão, paredes e superfície de equipamentos que estiverem em contato com os recipientes ou sistemas de fechamento dos produtos. Propostas de localização de maior risco microbiológico do produto
Processamento do recipiente	Teste desafio para endotoxina	Demonstra a habilidade para conferir esterilidade e apirogenicidade aos materiais
Lavagem dos componentes	Demonstra remoção de endotoxina dos batoques	Demonstra remoção de endotoxina dos materiais de borracha. Estudos de inoculação de endotoxina são recomendados

(*continua*)

Tabela 8 Comparativo de requisitos para simulação do processo da Europa (EU ou PIC/S*) e dos Estados Unidos (FDA**) — (*continuação*)

Prática	Requerimentos EU ou PIC/S*	Requerimentos FDA**
Esterilização do equipamento	Mapeamento da temperatura e desafio do indicador biológico	Mapeamento da temperatura e desafio do indicador biológico
Filtração	Teste de integridade do filtro e desafio para Brevundimonas diminuta	Biocarga do produto deve ser avaliada ao selecionar o microrganismo desafio. Brevundimonas diminuta é um microrganismo desafio comum; o teste de integridade de filtro é requerido

*: GMP, 2003; PIC/S 2001b.
**: FDA, 2004.

tores europeus entendem que, se uma unidade é rejeitada durante a produção normal, então é válido rejeitá-la durante o *Media Fill*. A exceção desta regra ocorre quando um número especificado de unidades é rejeitado durante o início da produção, por exemplo, no ajuste do sistema de controle de dosagem, sob a alegação de que essas unidades estão perfeitas e devem ser incubadas, porque se as agulhas de detecção estiverem contaminadas é mais provável a detecção no enchimento das primeiras unidades. Por outro lado, a FDA é mais conservadora relativamente às unidades danificadas, mas que não tenham sido identificadas durante o procedimento de inspeção normal. Se contaminadas, estas unidades devem ser registradas e pode ser necessário introduzir ação corretiva para melhorar o procedimento de inspeção. A FDA tem apontado preocupações quanto à rejeição de unidades durante uma intervenção: o número de unidades rejeitadas durante a intervenção no *Media Fill* não deve ser superior àquele rejeitado em intervenção no processo normal. Isso conduz à necessidade de reconciliação exata do número de unidades do *Media Fill*.

Volumes de enchimento e parâmetros de fechamento são particularmente importantes, especialmente quando a viscosidade do produto ou volume pequeno de enchimento ocorrem ao se trabalhar com placebo durante a validação, podendo apresentar risco maior que normal.

Análise de risco e gerenciamento das atividades de validação

A análise de risco deve ser valorizada e abranger aspectos microbiológicos, químicos e físicos, de forma integrada.

Na validação do processo, há que se priorizar o enchimento de produtos estéreis, em acondicionamento estéril. O objetivo é obter o melhor nível de garantia de esterilidade que seja praticável e racional, com base na tecnologia que esteja sendo usada. Algumas tecnologias são muito superiores a outras, por isso, se o nível de garantia de esterilidade atingido for insatisfatório, possivelmente a

tecnologia deve ser alterada. Porém, há situações em que o produto não permite o emprego de tecnologias que oferecem nível mais alto de garantia de esterilidade e outras em que muitos produtos não resistem ao tratamento térmico, não são passíveis de esterilização terminal e devem ser enchidos assepticamente.

Um bom exemplo de tecnologia que proporciona um nível muito elevado de garantia de esterilidade, mas que apresenta limitações em sua aplicabilidade, é o processo moldagem/enchimento/selagem. Esta tecnologia não é de pronto aplicável a produtos incompatíveis com plásticos, o que impede seu uso para moléculas grandes com proteínas obtidas por tecnologia recombinante. Porém, alguns dos obstáculos podem ser eliminados empregando-se revestimento interno dos frascos no processo, tecnologia em desenvolvimento. Outra limitação para moléculas proteicas diz respeito a sua frequente susceptibilidade a operações de fluxo elevado, limitando a automatização do enchimento.

Um dos aspectos mais importantes na avaliação de risco consiste em avaliar, em primeira instância, se o produto pode ser esterilizado por alguma forma de esterilização terminal, ou tratamento térmico, como a pasteurização, e apenas a seguir identificar a tecnologia e as instalações apropriadas.

Considerando os *Media Fill* e a avaliação do processo, seu principal objetivo é determinar a situação de pior caso. O termo "pior caso" é frequentemente mencionado e, em geral, refere-se a situações que representam o maior risco de contaminação adventícia, seja da pele humana, do ar ou de outra fonte. Assim, os piores casos relacionados à contaminação microbiana incluem fatores como número de pessoas envolvidas no processamento asséptico, cansaço dos operadores, paramentação eficaz e desempenho do sistema de ar (HVAC). O risco de acesso do contaminante ao interior das unidades é influenciado pelos níveis de contaminação ambiental, porém mais intensamente depende da tecnologia de barreira empregada e da minimização de intervenções, tendo em vista que o fator humano é de todos o mais crucial no que diz respeito à contaminação.

Media Fill consiste em simulação do processo e não pode ser considerado medida da capacidade do processo, independentemente de quão próxima esteja dele. Meios de cultura apresentam comportamento diferente do produto, e também as pessoas tendem a se comportar diferentemente no estudo *Media Fill,* comparativamente ao processo normal, ainda que de forma não consciente. Portanto, cientificamente, não se podem considerar níveis de garantia de esterilidade, mas sim níveis de contaminação, os resultados *Media Fill.*

Outro aspecto, embora não considerado no âmbito regulatório, reside na probabilidade de organismos contaminantes sobreviverem e se multiplicarem no próprio produto. Alguns produtos representam ambientes hostis para o desenvolvimento microbiano, em função de pH alto ou baixo, osmolaridade em faixas extremas, propriedades bactericidas ou tensoativas. Antibióticos são hostis à maioria dos contaminantes ambientais, e produtos na forma sólida não tendem a propiciar a proliferação microbiana, embora não sejam microbicidas.

O motivo de não se considerarem tais aspectos no âmbito regulatório tem a ver com o conceito de produto estéril, em que qualquer contaminação é questionável. Apesar disso, tais fatores podem ser de valia ao se decidir sobre ações corretivas, no caso de ser detectada contaminação (FDA, 2004).

Interpretação de dados

A interpretação de dados é um aspecto fundamental da validação de processamento asséptico. A maioria das entidades regulatórias considera a avaliação estatística dos resultados um aspecto positivo, ao encorajar o enchimento de maior número de unidades, permitindo uma simulação mais próxima do processo.

Conforme estabelecido pela FDA, qualquer unidade contaminada deve ser investigada. A identificação, preferencialmente no nível de espécie, permite investigação de possíveis causas, assim como a avaliação de seu impacto sobre medicamentos comercializados, enchidos na mesma linha, desde o *Media Fill* anterior bem-sucedido.

A FDA requer que os resultados evidenciem, com alto grau de confiança, que as unidades sejam estéreis. Considera que contaminação não usual de uma unidade em 10.000 enchidas no *Media Fill* seja investigada e que duas sejam causa suficiente para revalidação. Porém, incidentes repetidos podem ser indicativos de problemas persistentes de contaminação de baixo nível, devendo merecer investigação. O PIC/S sugere que o número de unidades contaminadas estatisticamente apresentada na literatura pode ser aceitável, mas que todas as unidades contaminadas devem ser investigadas.

Kawamura (KAWAMURA; ABE, 2002), que contribuiu para a elaboração da norma ISO, introduziu o conceito de limites de confiança para avaliação dos dados, mas ainda permanece a ausência de uma recomendação objetiva, desejada pelos produtores. Não é simples formular tomadas de decisão, e todos os níveis de alerta e ação vão depender da natureza do processo. Bernuzzi e colaboradores (BERNUZZI *et al.*, 1997) mostraram, empregando curvas características de operação, que *Media Fill* feito com número de unidades maiores que as 3.000 convencionais permitiram a aceitação de situações com qualidade inferior à média. Isso não significa que devam ser adotados números menores para velocidades altas e processos de larga escala, mas que a interpretação deve ser modificada. Halls (HALLS, 2000) concluiu que os critérios para testes de *Media Fill* devem ser determinados pelos resultados de validação, não estatisticamente calculados com base no número de unidades enchidas. Essa premissa não pode, entretanto, ser aplicável para uma nova linha ou novo processo, pois inexiste histórico em que se basear.

Talvez a melhor solução seja estabelecer um nível de alerta inicial, que seja inferior à capacidade do processo, isto é, 1 em 1.000 a > 95% de limite de confiança, e limite de ação quando excedido 1 em 1.000. Este critério deve ser refinado por revisão periódica dos dados históricos.

Qualquer que seja o critério definido, todas as unidades devem ser investigadas. A norma ISO fornece uma lista de aspectos a serem considerados na investigação de nível de ação, incluindo espécie microbiana, dados de monitoramento de partícula, dados de monitoramento de pessoas, ciclos de esterilização dos meios, componentes e equipamentos, avaliação dos filtros HEPA, fluxos e pressão do ar da sala, treinamento e testes dos operadores, eventos não usuais, estocagem de componentes e equipamentos estéreis, procedimentos e treinamento de limpeza, calibração do equipamento de esterilização, teste de integridade do filtro, defeitos do produto, procedimentos de inspeção e desqualificação de amostras. Esta lista não é exaustiva, sendo essencial que as investigações sejam descritas em procedimentos bem definidos.

REFERÊNCIAS BIBLIOGRÁFICAS

1.   ABREU, C.S. Áreas limpas: estudo da correlação entre partículas viáveis e não viáveis. Dissertação (Mestrado). São Paulo: Faculdade de Ciências Farmacêuticas da Universidade de São Paulo, 1999.

2.   ABREU, C.S.; PINTO, T.J.A.; OLIVEIRA, D.C. Áreas limpas: estudo de correlação entre partículas viáveis e não-viáveis. *Brazilian Journal of Pharmaceutical Sciences.* v.32, n.2, 2003.

3.   ABREU, C.S.; PINTO, T.J.A.; OLIVEIRA, D.C. Environmental monitoring: a correlation study between viable and nonviable particles

in clean rooms. *PDA Journal of Pharmaceutical Science and Technology*, v.58, n.1, p.45-53. 2004.

4. AKERS, J.E. Environmental monitoring and control proposed standards, current practices, and future directions. *J. Parenter. Sci. Technol.*, v.45, n.6, p.254-258, 1991.

5. AKERS, J.E. Environmental monitoring and control proposed standards, current practices, and future directions. *J. Parenter. Sci. Technol.*, v.51, n.1, p.36-47. 1997.

6. AKERS, J.E.; AGALLOCO, J. Environmental monitoring: myths and misapplications. PDA *J. Pharma. Sci & Tech.*, v.55, n.3, p.176-184. 2001.

7. AMERICAN GLOVEBOX SOCIETY STANDARDS DEVELOPMENT COMMITTEE. *AGS-G001:* Guideline for gloveboxes. Califórnia: AMERICAN GLOVEBOX SOCIETY. 1994.

8. ASLUND, B., OLSOM, O.T., SANDELE, E. Asseptic work under hygienic conditions. *Acta Pharm. Suec.*, Stockholm, v.14, n.5-6, p.517, 1977.

9. ASSOCIAÇÃO BRASILEIRA DE NORMAS TÉCNICAS (ABNT). *NBR ISO 14644-1:* Salas limpas e ambientes controlados associados – Parte 1: classificação da limpeza do ar. Rio de Janeiro, 2005.

10. ASSOCIAÇÃO BRASILEIRA DE NORMAS TÉCNICAS (ABNT). *NBR ISO 14644-2:* Salas limpas e ambientes controlados associados – Parte 2: Especificações para ensaios e monitoramento para comprovar a contínua conformidade com a ABNT NBR ISO 14644-1. Rio de Janeiro, 2006.

11. ASSOCIAÇÃO BRASILEIRA DE NORMAS TÉCNICAS (ABNT). *NBR ISO 14644-3:* Salas limpas e ambientes controlados associados – Parte 3: Métodos de ensaio. Rio de Janeiro, 2009.

12. ASSOCIAÇÃO BRASILEIRA DE NORMAS TÉCNICAS (ABNT). *NBR ISO 14644-4:* Salas limpas e ambientes controlados associados – Parte 4: Projeto, construção e partida. Rio de Janeiro, 2004.

13. ASSOCIAÇÃO BRASILEIRA DE NORMAS TÉCNICAS (ABNT). *NBR ISO 14644-5:* Salas limpas e ambientes controlados associados – Parte 5: Operações. Rio de Janeiro, 2006.

14. ASSOCIAÇÃO BRASILEIRA DE NORMAS TÉCNICAS (ABNT). *NBR ISO 14644-6:* Salas limpas e ambientes controlados associados – Parte 6: Vocabulário. Rio de Janeiro, 2008.

15. ASSOCIAÇÃO BRASILEIRA DE NORMAS TÉCNICAS (ABNT). *NBR ISO 14644-7:* Salas limpas e ambientes controlados associados – Parte 7: Dispositivos de separação (compartimentos de ar limpo, gloveboxes, isoladores, miniambientes). Rio de Janeiro, 2007.

16. BERNUZZI, M.; HALLS, N.A.; RAGGI P. Application of statistical models to action limits for media fill trials. *Eur J Parenter Sci.*, v.2, n.1, p.3-11, 1997.

17. BRASIL. Resolução RDC n. 17, de 16 de abril de 2010. Dispõe sobre as boas práticas de fabricação de medicamentos. *Diário Oficial da União*, Brasília, DF, 19 abr. 2010. Seção 1, p.94-110.

18. BROWNE, S.; HORRY, J.; LUND, R.; MILLS, A. Use of isolators in a specials manufacturing environment. *Eur J Parenter Sci.*, v.4, n.2, p.43-47, 1999.

19. CADWELL JR., G.H. Understanding Hepa filtration. *Med. Dev. Diagn. Ind.*, Santa Mônica, v.5, n.1, p.39-42, 1983.

20. CASTRO, L.C.M. *Avaliação de indicadores biológicos na validação de processos de esterilização de isoladores por peróxido de hidrogênio.* 2004. 106p. Dissertação (Mestrado) – Faculdade de Ciências Farmacêuticas, Universidade de São Paulo, São Paulo, 2004.

21. CIELLO, R.D. Design, Commissioning and validation of a parenteral manufacturing facility. In: Prince, R. (Ed.). *Microbiology in Pharmaceutical Manufacturing.* 2. ed., Bethesda: DHI, 2008. p.175-201.

22. DEEKS, T. Comparison of state-of-the art technologies for aseptic processing. *Pharm Tech Europ.*, v.11, n.3, p.3-11, 1999.

23. DELMORE JR., R.P., THOMPSON, W.N. A comparison of air sampler efficiencies. *Med. Dev. Diagn. Ind.*, Santa Mônica, v.3, n.2, p.52-53, 1981.

24. DENYER, S.P.; BAIRD, R.M.; HODGES, N.A. Handbook of microbiological quality control: pharmaceuticals and medical devices, New York: CRC Press, 2000. 280p.

25. EUROPEAN COMMITTEE FOR STANDARDIZATION (CEN). *EN 1822*: High efficiency particulate air filters (HEPA and ULPA). 1997.

26. EUROPEAN PHARMACOPOEIA. 6.0 ed. Strasbourg: European Directorate for the Quality Medicines, 2008a. p.155-159.

27. F-D-C REPORTS. The Gold Sheet: Drug Recall Data for 2000. *F-D-C Reports*, v.35, p.1-19. 2001.

28. FOOD AND DRUG ADMINISTRATION (FDA). *Code of Federal Regulations. Title 21, Part 210*: Current Good Manufacturing Practice in Manufacturing, Processing, Packing, or Holding of Drugs; Genera –, 210.3: Definitions. Washington: U.S. Government Printing Office. 1998a.

29. FOOD AND DRUG ADMINISTRATION (FDA). *Code of Federal Regulations. Title 21, Part 211*: Current Good Manufacturing Practice for Pharmaceuticals – 211.165: Testing and Release for Distribution. Washington: U.S. Government Printing Office. 1998b.

30. FOOD AND DRUG ADMINISTRATION. Center for Drug Evaluation and Research. Guideline on Sterile Drug Products Produced by Asseptic Processing: Topic 3: Environmental Monitoring. In: ____. *Guidance for Industry*. Rocksville: The United Pharmacopeial Convention, p.535-599, 2002. (PDA/USP Joint Conference on Sterile Products Manufacturing, May 2002).

31. FOOD AND DRUG ADMINISTRATION. Guidance for Industry: Sterile Drug Products Produced by Aseptic Processing – Current Good Manufacturing Practice. 2004. Disponível em: <http://www.fda.gov/downloads/Drugs/GuidanceComplianceRegulatoryInformation/Guidances/UCM070342.pdf>. Acesso em: 20 jan. 2010.

32. HALLS, N.A. Practicalities of setting acceptance criteria for media fills trials. *J. Parent. Sc.i Tech.*, v.54, n.3, p.247-252, 2000.

33. HAYLER, C. Cleanroom design, operation and regulatory standards. In: HODGES, N.; HANLON, G. *Industry Pharmaceutical Microbiology: Standards and Controls.* Haslemere: Euromed Communications, 2003. p.9.1-9.25.

34. HANLON, G. *Industry Pharmaceutical Microbiology: Standards and Controls.* Haslemere: Euromed Communications, 2003. p.9.1-9.25.

35. HERTROYS R.; VAN VUGHT, P.A.M; VAN DE DONK, H.J.M. Moving towards a (microbiological) environmental monitoring program that can be used to release aseptically produced pharmaceuticals: a hypotheses, a practical program, and some results. *J. Parenter. Sci. Technol.*, Philadelphia, v.51, n.1, p.52-59, 1997.

36. HERTZSON, L. Designing a cleanroom facility. *Med. Device Diagn. Ind.*, Santa Mônica, v.4, n.1, p.29-33, 66-67, 1982.

37. INSTITUTE of Environmental Sciences. *Federal standard 209 E:* airborne particulate cleanliness in cleanrooms and clean zones. Mount Prospect: IES, 1992. 48p.

38. INTERNATIONAL STANDARDS ORGANIZATION (ISO). *ISO 14644-1:* Cleanrooms and associated controlled environments – Part 1: Classification of air cleanliness. Geneva, 1999.

39. INTERNATIONAL STANDARDS ORGANIZATION (ISO). *ISO 14644-2:* Cleanrooms and associated controlled environments – Part 2: Specifications for testing and monitoring to prove continued compliance with ISO 14644-1. Geneva, 2000.

40. INTERNATIONAL STANDARDS ORGANIZATION (ISO). *ISO 14644-3:* Cleanrooms and associated controlled environments – Part 3: Test Method. Geneva, 2005.

41. INTERNATIONAL STANDARDS ORGANIZATION (ISO). *ISO 14644-4:* Cleanrooms and associated controlled environments – Part 4: Design, construction and start-up. Geneva, 2001.

42. INTERNATIONAL STANDARDS ORGANIZATION (ISO). *ISO 14644-5:* Cleanrooms and associated controlled environments – Part 5: Operations. Geneva, 2004.

43. INTERNATIONAL STANDARDS ORGANIZATION (ISO). *ISO 14644-6:* Cleanrooms and associated controlled environments – Part 6: Vocabulary. Geneva, 2007.

44. INTERNATIONAL STANDARDS ORGANIZATION (ISO). *ISO 14644-7*: Cleanrooms and associated controlled environments – Part 7: Separative devices (clean air hoods, gloveboxes, isolators, mini-environment). Geneva, 2004.

45. INTERNATIONAL STANDARDS ORGANIZATION (ISO). *ISO 14644-8*: Cleanrooms and associated controlled environments – Part 8: Classification of airborne molecular contamination. Geneva, 2006.

46. INTERNATIONAL STANDARDS ORGANIZATION (ISO). *ISO 14698-1*: Cleanrooms and associated controlled environments – Biocontamination Control Part 1: General principles and methods. Geneva, 2003.

47. INTERNATIONAL STANDARDS ORGANIZATION (ISO). *ISO 14698-2*: Cleanrooms and associated controlled environments – Biocontamination Control Part 2: Evaluation and interpretation of biocontamination data. Geneva, 2003.

48. JOHNSON, S.M. Microbiological environmental monitoring. In: HODGES, N.; HANLON, G. *Industry Pharmaceutical Microbiology: Standards and Controls*. Haslemere: Euromed Communications, 2003. p.6.1-6.29.

49. KAWAMURA, K.; ABE, H. Consideration of Media Fill Tests for Evaluation and Control of Aseptic Processes: Statistical Approach. *PDA J. Parent. Sci. Tech.*, v.56, p.235-241, 2002.

50. LEMMEN S.W. et al. Comparison of two sampling methods for the detection of gram-positive and gram-negative bacteria in the environment: moistened swabs versus Rodac plates. *Int. J. Hyg. Environ. Health.* v.203, n.3, p.245-248. 2001.

51. LEWIS, A.; JOHNSON, S. Microbiological consideration in the operation of isolators for aseptic pharmaceutical manufacture. *Eur J Parenter Sci*, v.4, n.2, p.60-66, 1999.

52. MHRA. *Rules and Guidance for Pharmaceutical Manufacturers and Distributors*. London: Pharmaceutical Press, 2007. 430p.

53. PACHECO, F.L.C. *Identificação bacteriana por derivação de ácidos graxos extraídos de células íntegras*. 2008. 150f. Dissertação (Mestrado) – Faculdade de Ciências Farmacêuticas, Universidade de São Paulo, São Paulo, 2008.

54. PPACHECO, F. L. C.; PINTO, T. J. A.. The Bacterial Diversity Of Pharmaceutical Clean Rooms Analyzed By The Fatty Acid Methyl Ester Technique. PDA Journal of Pharmaceutical Science and Technology, v. 64, p. 156-166, 2010.

55. *Analyzed by the Fatty Acid Methyl Ester Technique*. PDA Journal of Pharmaceutical Science and Technology, v.64, n.1, p.156-166. 2010.

56. PARENTERAL DRUG ASSOCIATION. Fundamentals of an environmental monitoring program. Technical Report N° 13. *J Pharm Sci Technol.*, v.55, n.5 Suppl TR13, p.1-35. Sep-Oct 2001a.

57. PARENTERAL DRUG ASSOCIATION. Technical Report 34: Design and Validation of Isolator Systems for the Manufacturing and Testing of Health Care Products. *J. Pharm. Sci. Technol.*, v.55, n.5 Suppl. TR34, p.1-23. Sept/Oct 2001b.

58. PHARMACEUTICAL INSPECTION CONVENTION. *PE 004-1 Draft 29*. Geneva: PIC/S Secretariat. November, 1999.

59. PHARMACEUTICAL INSPECTION CONVENTION. *PE 004-1 Draft 3*. Geneva: PIC/S Secretariat. June 2001a.

60. PHARMACEUTICAL INSPECTION CO-OPERATION SCHEME (PIC/S). *PI 007-1*: Recommendation on the validation of aseptic process. Geneva: PIC/S Secretariat. 2001b.

61. PHARMACEUTICAL INSPECTION CO-OPERATION SCHEME (PIC/S). *PI 007-2*: Recommendation on the validation of aseptic processes. Geneva: PIC/S Secretariat. 2004.

62. PORTER, M.; LYSFJORD, J. Barrier isolation history and trends, a millennium update. *ISPE Pharmaceutical Engineering*, v.21, n.2. Mar/Apr 2001.

63. SOCIETY OF JAPANESE PHARMACOPOEIA. *The Japanese pharmacopoeia*. 15. ed. Tokyo: Yakuji Nippo, 2006. p.93-97.

64. STERILE MANUFACTURING FACILITIES TASK TEAM. *Baseline Guide Vol. 3*: Sterile Manufacturing Facilities. ISPE, 1999.

65. TIDSWELL, E.C. et al. Consecutive replicate contact plate sampling assists investigative characterization of surface-borne bioburden. *European Journal of Parenteral & Pharmaceutical Sciences*, v.10, n.4, p.93-98. 2005.

66. UNITED STATES PHARMACOPEIA. 32.ed. Rockville: The United States Pharmacopeia Convention, 2014. p.71-6.

67. UNITED STATES PHARMACOPEIA. 32.ed. Rockville: The United States Pharmacopeia Convention, 20014. p.931-42.

68. UNITED STATES PHARMACOPOEIA. 25.ed. Rockville: United States Pharmacopeial Convention, 2002. 2675p.

69. UNITED STATES PHARMACOPEIA. 37.ed. Rockville: The United States Pharmacopeia Convention, 20014.

70. WEATHERHEAD, M.; GREEN, S. Isolator Technology. In: HODGES, N.; HANLON, G. *Industry Pharmaceutical Microbiology – Standards and Controls*. Haslemere: Euromed Communications, 2003. p.10.1-10.23.

8 Teste de esterilidade

INTRODUÇÃO

Embora a terapêutica parenteral tenha tido origem anterior, o primeiro método oficializado do teste de esterilidade teve origem na Inglaterra, em 1932, e foi apresentado na *British Pharmacopoeia* do mesmo ano (BP, 1932; GRIFFENHAGEN, 1962). Ela exigia a execução do teste em produtos sob a forma líquida, mediante utilização do caldo peptonado e incubação a 37°C durante 5 dias, com vistas à detecção de bactérias aeróbicas.

Mais tarde, em 1936, a USP XI (USP, 1936) adotou a mesma metodologia, a qual foi sofrendo inovações posteriores, de maneira a aumentar a segurança dos resultados. Na edição seguinte, de 1942 (USP, 1942), o recurso analítico foi modificado para permitir o desenvolvimento de microrganismos aeróbicos e anaeróbicos, bem como de microaerófilos. Na USP XIII (USP, 1947), a preocupação se estendeu para a detecção de fungos, utilizando-se de meio de cultura contendo mel, com incubação de (22 a 25)°C, durante 15 dias. A inovação marcante ocorreu no fim da década de 1960, com a introdução do método de inoculação indireta da amostra (BOWMAN, 1966, 1969a; BP, 1968; MAYHALL *et al.*, 1981; VAN DOORNE *et al.*, 1998), inclusive com a adoção do sistema fechado na Farmacopeia Europeia, em 1976, e na USP XX (USP,

1980). No Brasil, a metodologia da segunda edição da Farmacopeia Brasileira ocorria nos mesmos moldes da USP XV (USP, 1955), e a da terceira edição era idêntica à da USP XIX (USP, 1975), visto ser tradução integral dela. À quarta edição foram incorporados detalhes e cuidados no que diz respeito ao procedimento, mantendo-se, porém, o período de incubação nos moldes da edição anterior, ou seja, 7 dias, no caso de método indireto (filtração), e 14 dias para o método direto (F. BRAS., 1988). No caso da USP XXIII (USP, 1985), suplemento de maio de 1998, e da terceira edição da Farmacopeia Europeia (PH. EUR., 1997), suplemento de 1998, estendeu-se, também, para o método indireto, o período de incubação de 14 dias, exceto nos casos de esterilização térmica do produto terminado. Segundo a edição da USP XXVII (USP, 2004), o período de incubação será sempre de 14 dias, e em caso de subcultura a transferência deve ocorrer no 14º dia, ocasionando um tempo total de incubação de 18 dias, posição mantida na USP XXXVII (USP, 2014). A edição V da Farmacopeia Brasileira preconiza como período de incubação 14 dias.

Como pode ser observada pela evolução da metodologia, a preocupação inerente à melhoria dos testes de esterilidade visa a verificar com mais segurança a qualidade do processo esterilizante, empregado durante a fabricação de medicamentos estéreis, bem como manipulações assépticas, levando-se em consideração respectivamente o aspecto probabilístico da esterilização e o risco da recontaminação.

CONDIÇÕES DE TRABALHO

Para que o teste de esterilidade tenha validade, a qualidade do ambiente de execução do ensaio é importante, devendo ser muito bem controlada e conhecida, a fim de evitar resultados falso-positivos (BOWMAN, 1969a; BUHLMANN, 1971; FIP, 1993; JONES, 1997; PDA, 1997; SEYFARTH, 1976; STAINES, 1984; VAN DOORNE *et al.*, 1998; WHYTE, 1984). A evolução da tecnologia de ambientes controlados destinados aos processos produtivos leva à reflexão de que a qualidade do ambiente onde se desenvolve o método analítico não deve ser inferior à do ambiente de produção.

A área para execução do teste, muitas vezes do tipo convencional, com antecâmara, consiste em compartimento pequeno, de fácil limpeza e desinfecção. As paredes não devem apresentar irregularidades de superfície, a fim de impedir a deposição de partículas. É provida de sistema de alimentação de ar filtrado no teto, com pressão positiva, podendo ter lâmpadas germicidas (SYKES, 1956). A utilização destas deve ser criteriosa, para proteger os operadores, bem como obter eficácia adequada durante o seu uso. É de suma importância o controle de sua efetividade, em função do tempo de uso, pois em média o número de horas úteis varia de 6.000 a 7.000 (AGOSTINI; LENCIONI, 1979; BUHLMANN, 1971; CAMPANI *et al.*, 1977).

Essas salas devem ser periodicamente limpas e desinfetadas por meio de métodos comprovadamente eficazes, de modo a obter condições ideais para a execução do teste.

Nas circunstâncias anteriormente mencionadas, a contaminação biológica é sensivelmente reduzida, mas ainda ocorreram inconvenientes, como turbilhonamento de ar no seu interior, com consequente deslocamento de partículas, as quais, por sua vez, podem se depositar em superfícies críticas.

As salas convencionais chegam a apresentar até 300.000 partículas por pé cúbico de ar, cujos limites ideais devem ser da ordem de 120.000 (SOLTIS, 1967). Considerando-se a relação existente entre partículas totais e viáveis, pode-se conhecer a qualidade biológica desses ambientes. Isso evidencia o aspecto prático sobre informações a respeito da qualidade biológica das áreas, apesar da possibilidade de discrepâncias na rotina.

Em geral, efetua-se a exposição de placas de Petri contendo nutrientes em ambiente asséptico, embora o resultado apresente pouca informação sobre a verdadeira contaminação viável. Apesar dessa técnica ser muito sujeita às variações decorrentes de turbilhonamento de ar resultante

do trabalho, apresenta a vantagem da simulação de risco, aliada à usual melhor recuperação dos microrganismos.

Ainda assim, a precisão da contagem de partículas será 50 a 60 vezes superior à da queda livre, quando for efetuada uma amostragem de volume conhecido de ar. Este poderá sofrer impacto na superfície de meio de cultura contido em uma ou mais placas de Petri. Outra possibilidade será a filtração direta do ar, ou antecedida de sua lavagem em líquido fisiológico estéril, por meio de membrana esterilizante, seguida de semeadura do filtro na superfície do nutriente adequado (BUHLMANN, 1971; GODDARD, 1967).

Nas salas para execução de trabalhos assépticos, a contaminação microbiana não deve ser superior a 15 partículas viáveis por metro cúbico de ar, número este que deve ser bem inferior quando existir recurso de filtração absoluta, e sistema de fluxo laminar (BUOGO *et al.*, 1979). Por outro lado, a superfície do equipamento deve ter contaminação inferior a 12 células por metro quadrado. São, entretanto, mencionados critérios diferentes, estipulando como base 25 partículas viáveis por metro cúbico de ar (GODDARD, 1967). A correlação entre métodos de monitoração ativa inexiste, tampouco entre eles e o de sedimentação gravitacional sobre a superfície livre das placas (passivo).

Vários autores estudaram a correspondência entre a classificação das salas segundo o *US Federal Standard 209*E e a contagem de partículas viáveis, demonstrando haver correlação (ASLUND; OLSON, 1976; ASLUND; OLSON; SANDELE, 1977; CAMPANI *et al.*, 1977; JOUBERT, 1975; LIBANSKA, 1967; PERSONEUS, 1967). Esses dados são de suma importância, visto que a contagem de partículas informa, no ato da determinação, o nível de contaminação microbiana, enquanto o método que requer incubação dá resultados posteriores ao momento da utilização do ambiente. Se a contagem total de partículas for efetuada para um limite de 0,5 a 5 μm, o número de microrganismos viáveis (UFC) correspondentes por metro cúbico de ar será o seguinte: 3,5 para classe 100 (M3.5), com 3.530 partículas totais, obedecendo à relação 1:1.000; 18 para ambiente 10.000 (M5.5), com proporção de 1:20.000; 88 para classe 100.000 (M6.5), com relação de 1:40.000. No Brasil, a Agência Nacional de Vigilância Sanitária (Anvisa) adota, atualmente, na Resolução RDC n. 17, de 16 de abril de 2010 (BRASIL, 2010), o sistema de classificação para áreas limpas baseado no GMP, em que a classe 100 (M3.5) corresponde às classes A e B, a classe 10.000 (M5.5) corresponde à classe C, e a classe 100.000 (M.6.5) corresponde à classe D.

Para avaliação do nível de contaminação de superfície, recorre-se, normalmente, a esfregaços com zaragatoas ou *swabs*, que posteriormente são lavados com solução fisiológica, sendo o líquido submetido à contagem. Pode-se, ao invés de adotar a lavagem, "rolar" o *swab* sobre a superfície do ágar, desde que obtida a recuperação adequada no desenvolvimento da validação. Outro recurso consiste no uso de placas especiais, em que o nível do ágar está acima da borda (Rodac®), e que são contatadas com a superfície a ser testada (PARISI; BORICK, 1969; ROHDE, 1963).

Com o emprego de filtros absolutos tipo HEPA, em sistemas de fluxo laminar, as indústrias farmacêuticas têm obtido condições mais seguras e eficazes para a execução do teste de esterilidade nos seus produtos. Além disso, quando as áreas industriais de produção de medicamentos estéreis estão providas do mesmo recurso, a segurança da qualidade será muito maior. Assim, facilmente, são obtidas salas classe 100 (M3.5) (classes A e B) (BORICK; BORICK, 1972; GUICHARD, 1972; LHOEST, 1972; ROSENSTEIN; LAMY, 1973). Entretanto, a manutenção dessa qualidade deve ser acompanhada de rotina de limpeza, bem como controle da eficiência dos filtros (ASLUND; OLSON; SANDELE, 1977; BASSET; DIGRADO, 1976; CADWELL, 1978; GROSS, 1978; SONGER; SULLIVAN; HURD, 1965; WITFIELD, 1967).

Para fins de teste de esterilidade, são empregados módulos pequenos, do tipo capela, com fluxo laminar geralmente horizontal, que devem ser mantidos em sala limpa. Alguns laboratórios não tomam esta precaução, mantendo a capela em ambiente comum, dada a eficácia do sistema no que diz respeito ao impedimento do retorno ou turbilhonamento do ar externo. Porém, essa situação exige troca de pré-filtros e filtros absolutos com maior frequência, em função da sua saturação mais rápida.

O teto da capela de fluxo laminar deve ser limpo diariamente com um agente de ação comprovadamente eficaz. O chão da sala contendo esse módulo deve ser limpo diariamente, as paredes semanalmente, e o teto, mensalmente. Antes do uso, deve ser preparada, deixando o equipamento em funcionamento durante 15 a 30 minutos (STAPERT, 1972).

Para trabalho de técnica asséptica, além da qualidade do ambiente, o operador é outro fator a ser considerado fonte de contaminação. O treinamento dos operadores tem importância fundamental. A utilização adequada de indumentárias próprias contribui para diminuição de risco de contaminação durante o teste (ASLUND, 1975). As vestimentas, por sua vez, devem ter sido esterilizadas em condições conhecidas e controladas e vestidas por operadores em locais apropriados. Geralmente, isso é feito em antecâmara e, se possível, com posterior passagem por uma cortina de ar estéril, antes da entrada na sala, a fim de eliminar partículas (STAPERT, 1972). O estado de saúde e higiene dos operadores influencia a qualidade dos locais de trabalho e,

consequentemente, a segurança do ensaio propriamente dito (ASLUND; OLSON, 1976; BORICK; BORICK, 1972).

Sistema inovador e que ganha adeptos apesar do custo inicial aparentemente elevado, seja da aquisição ou decorrente da sua validação, é o isolador. Apresenta como vantagens possibilitar maior eficiência e produtividade no teste. Suas desvantagens incluem limitação do espaço interno, trabalho operacional mais complexo que nas salas convencionais, fragilidade dos acessórios (luvas, mangas e *half-suits*) e sensibilidade inadequada dos métodos tradicionais de monitoração ambiental, em razão do baixo nível de carga microbiana.

A validação deve abranger a eficácia dos ciclos de esterilização do isolador, assim como confirmar a redução dos resíduos do esterilizante a poucas partículas por milhão (ppm).

AMOSTRAGEM

Sendo o teste de esterilidade um ensaio-limite, exige-se critério de amostragem que procure oferecer segurança no resultado final, quando extrapolado em relação ao lote. Portanto, a retirada de amostras a serem submetidas ao teste deve estar relacionada com a fase de processamento, visto que o ensaio complementa as informações sobre a perfeita execução de cada processo operacional esterilizante e/ou manipulação asséptica do produto.

A segurança do resultado do teste será tanto maior quanto maior for a quantidade das amostras ensaiadas, quando se obedece a outros parâmetros controlados ou comprovados como eficazes (APOSTOLO, 1973; BEMD; TIMMERMANS, 1970; BOWMAN, 1969a; BROWN, 1977; BRUCH, 1974; BRYCE, 1956; CLAPP, 1969; DAVIS, 1964; DENYER, BAIRD, 2007; HESS; KNUSSEL; MULLEN, 1969; KNUDSEN, 1942; SETNIKAR, 1975). Entretanto, como existem problemas de ordem prática e econômica, é interessante estabelecer, no critério de amostragem, quanto de cada lote deve ser submetido ao teste.

Convém salientar que o conceito de lote ou partida é diferente do aspecto legal, devendo referir-se ao total de unidades com igual risco de contaminação (BRASIL, 1977; OMS, 1975). Em se tratando de matéria-prima, cada embalagem deve ser submetida à amostragem. Por outro lado, a abertura de todos os frascos de matéria-prima estéril nem sempre é possível, tanto no aspecto de segurança, quanto no aspecto econômico e de praticidade. Segurança, porque normalmente trata-se de barricas, vidros ou outros tipos de recipientes lacrados, e o fato de abri-los implicaria a possibilidade de introdução de contaminantes viáveis, ainda que com todos os cuidados de amostragem. Nestes casos, sugere-se como critério de amostragem a aplicação da fórmula √N+1, sendo N o número de recipientes pertencentes ao lote. Para o mesmo caso, a Organização Mundial da Saúde recomenda a fórmula 0,4 √N (DENYER, BAIRD, 2007; OMS, 1960). Assim, desses recipientes serão retiradas as quantidades suficientes para o teste.

Outros aspectos importantes devem ser considerados no que diz respeito ao critério de amostragem dos produtos manipulados pela indústria farmacêutica. Quando a esterilização térmica ou química é aplicada ao produto, o conceito de lote está relacionado ao ciclo deste processo, sendo pertencente ao mesmo lote, partida, subpartida, seção etc. o total de unidades advindo deste ciclo. No caso de envasamento asséptico, o lote é conceituado como sendo o total de unidades decorrente de uma operação de enchimento (BOWMAN, 1966). Por sua vez, essa operação deve ocorrer em período de tempo não superior a 24 horas consecutivas, durante o qual uma quantidade homogênea de um determinado produto está sendo envasada continuamente. Portanto, nos casos de trabalho contínuo, esse conceito pode ser implantado em função do período de envasamento, segregando as unidades resultantes a cada intervalo de tempo, de maneira a facilitar e assegurar a qualidade dos produtos. Em se tratando de esterilização contínua, como acontece com os equipamentos cirúrgicos embalados e expostos à radiação durante certo tempo, o lote para fins de teste de esterilidade pode corresponder ao conjunto de unidades processado num certo intervalo de tempo. A Farmacopeia Europeia conceitua lote como coleção homogênea de frascos ou unidades, preparadas de tal maneira que o risco de contaminação é o mesmo para cada um desses itens (PH. EUR., 2010).

Se o teste de esterilidade for executado em produto a granel (*bulk*), oriundo de manipulação totalmente asséptica ou de filtração esterilizante, há que se efetuar amostragem de cada recipiente, visto que cada um apresenta condição particular de risco de contaminação. Essa amostragem deve ser criteriosa quando o produto for suspensão, além de tomar todos os cuidados de manipulação, asséptica, no sentido de não alterar a homogeneidade da dispersão. A prova de esterilidade nesta etapa de fabricação é omitida por muitos fabricantes, que preferem correr o risco de rejeição do produto na fase final. Outros recorrem a esta omissão fundamentados num histórico anterior, cujas condições gerais de local de fabricação, bem como os procedimentos padronizados na sua manipulação, foram constatados como seguros. Há compêndios (BP, 2012; PH. EUR., 2010; F. BRAS., 2010; JP, 2011; USP, 2014) que indicam amostragem para essa situação (Tabelas 1 e 2).

Há que se observar que, enquanto a Tabela 1 ateve-se ao número de unidades consideradas, a Tabela 2 aponta aspecto não menos importante, relativo ao volume mínimo a ser tomado de cada uma das unidades.

Tabela 1   Amostragem de produtos terminados (n = número de unidades) em função do tamanho de lote (N), ou como a granel (*bulk*), conforme alguns compêndios farmacêuticos

	Tamanho do lote (N)	USP XXXVII	Farmacopeia Japonesa XVI
Injetáveis	N < 100	n = 10% ou 4 (o que for maior)	n = 10% ou 4 (o que for maior)
	100 < N < 500	n = 10	n = 10
	N > 500	n = 2% ou 20 (o que for menor)	n = 2% ou 20 (o que for menor)
Parenterais de grande volume		n = 2% ou 10 (o que for menor)	n = 10
Oftálmicos e não injetáveis	N < 200	n = 5% ou 2 (o que for maior)	n = 5% ou 2 (o que for maior)
	N > 200	n = 10	n = 10
Antibióticos sólidos	N < 5 g	n = 20	n = 20
	N > 5 g	n = 6	n = 6
A granel (*bulk*)	N < 4	n = N	n = N
	4 < N < 50	n = 20% ou 4 (o que for maior)	n = 20% ou 4 (o que for maior)
	N > 50	n = 2% ou 10 (o que for maior)	n = 2% ou 10 (o que for maior)
Correlatos	*Catgut* e outras suturas de uso veterinário	n = 2% ou 5 unidades (o que for maior até máximo de 20 unidades)	
	N < 100	n = 10% ou 4 (o que for maior)	
	100 < N < 500	n = 10	
	N > 500	n = 2% ou 20 (o que for menor)	

Tabela 2 Tomada de ensaio (Te) em função do volume/peso unitário (μ)

	Volume/peso unitário (μ)	USP XXXVII	Farmacopeia Japonesa XVI
Líquidos	μ < 1mL	Te = total	Te = total
	1 mL < μ < 40 mL	Te = ½ total, não menos que 1 mL	Te = ½ total, não menos que 1 mL
	40 mL < μ < 100 mL	Te = 20 mL	Te = 20 mL
	μ > 100 mL	Te = 10% total, não menos que 20 mL	Te = 10% total, não menos que 20 mL
Antibióticos líquidos		Te = 1 mL	Te = 1 mL
Preparações insolúveis, cremes e pomadas		Te = total, não menos que 200 mg	Te = total, não menos que 200 mg
Sólidos	μ < 50 mg	Te = total	Te = total
	50 mg < μ < 300 mg	Te = ½ total, não menos que 50 mg	Te = ½ total, não menos que 50 mg
	300 mg < μ < 5 g	Te = 150 mg	Te = 150 mg
	μ > 5 g	Te = 500 mg	Te = 500 mg
Artigos médicos	*Catgut* e outras suturas de uso veterinário	Te = 3 secções de 30 cm de comprimento	
	Compressa cirúrgica, algodão e gaze	Te = 100 mg/pacote	
	Suturas e outros materiais de uso único	Te = artigo inteiro	
	Outros artigos	Te = artigo inteiro, cortado em pedaços ou desmontado	

A amostragem de produtos envasados, geralmente, obedece ao critério de proporcionalidade em relação ao total de unidades pertencentes ao mesmo lote, até certo tamanho de produção. Tais tabelas estão indicadas em farmacopeias (Tabela 1). Porém, em lotes industriais, produzidos por recursos altamente mecanizados, torna-se antieconômica a amostragem segundo esse critério. Em geral, o que ocorre na prática consiste em retirar 20 a 40 unidades de cada lote, dependendo do volume total de cada frasco ou ampola, diminuindo o número de unidades conforme o aumento no volume unitário. A partir da 24ª edição, a USP (USP, 2000) passa a apresentar tabelas contendo valores mínimos de unidades a serem testadas para distintos tamanhos de lotes de injetáveis de pequeno e grande volume, antibióticos, produtos não injetáveis, correlatos (*medical devices*) e sólidos, com particularidades para antibióticos. Introduz ainda tabelas indicativas de quantidades a serem amostradas dos recipientes, no caso de produtos líquidos e sólidos.

É pequena a vantagem em testar amostras maiores que 20 unidades, pois a probabilidade de o lote contaminado ser aceito não diminui proporcionalmente (COOPER, 1982; GEE, 1985; GOLD, 1996; FIP, 1989; PDA, 1999; EYFARTH, 1983). Assim, embora criticável o número de unidades sugerido em métodos farmacopeicos, pondera-se que isso se deve a razões de ordem econômica, além de questões técnicas.

A amostragem de ampolas esterilizadas em autoclave deve ocorrer após o teste de vazamento ou integridade, a fim de evitar resultado falso-positivo. Outros cuidados devem ser observados quanto à localização do material na au-toclave, visto que pode haver zonas mortas no seu interior. Esse problema torna-se muito mais crítico quando se trata de injetáveis de grande volume, pois há a probabilidade de o aquecimento não ser tão uniforme em todos os frascos de uma carga de autoclave (AKERS; ATTIA; AVIS, 1979).

Outras situações apresentam particularidades, como as amostras de correlatos esterilizados por óxido de etileno, que antes de submetidos ao teste devem sofrer aeração para eliminar resíduos que poderiam ocasionar resultados falso-negativos. No caso de produtos correlatos esterilizados por irradiação, embora sem respaldo legal, tem sido aceita a liberação paramétrica, que dispensa o teste de esterilidade e mesmo o uso de indicadores ou monitores biológicos.

PREPARO DA AMOSTRA

A execução do teste de esterilidade em produtos farmacêuticos deve ser precedida de preparação das amostras, de maneira a evitar resultados falsos.

Consiste em efetuar um tratamento, visando à desinfecção da superfície externa de frascos, ampolas ou outros materiais de acondicionamento e ou embalagem, pelo uso de soluções antissépticas voláteis ou não, como álcool isopropílico clorexidina 4%, povidona-iodo 10%, hexaclorofeno 3%, álcool isopropílico 70% etc. (CAMPANI *et al.*, 1977; SYKES, 1956). Esse tratamento, em função da natureza da substância e da concentração utilizada, exige um tempo de contato, que deve ser determinado experimentalmente diante dos contaminantes mais provavelmente presentes nessas amostras. Além disso, a eficiência dessas soluções deve ser comprovada periodicamente.

Esse contato pode dar-se por imersão dos recipientes amostrados nesses antissépticos ou por nebulização deles. No final de tempo suficiente, exige-se a perfeita remoção desse agente químico. As unidades assim preparadas devem permanecer em ambiente apropriado, devendo ser violadas no momento da inoculação nos meios de cultura, da dissolução ou ainda da diluição nos líquidos diluentes.

Essa fase de preparação das amostras requer cuidados de identificação, a fim de não provocar misturas, principalmente quando se trata de lotes diferentes do mesmo produto.

A violação da amostra varia com o tipo de apresentação e da forma farmacêutica. Dispositivos metálicos podem auxiliar, por exemplo, no rompimento das ampolas, preferencialmente na linha do vibrax. Alicates ou abridores de tampas de garrafas são recursos interessantes no caso de frasco-ampolas, merecendo estes cuidados especiais para evitar contaminação do ambiente, quando se tratar de unidades com enchimento sob vácuo.

No caso de materiais poliméricos de uso médico-hospitalar, quando possível, toda a unidade ou fragmentos representativos dela são removidos. Entretanto, em certas situações, a dimensão, a conformação e a dureza impedem essa prática, sendo a melhor opção a lavagem interna das unidades com fluidos, como água peptonada ou solução fisiológica. Este é o caso dos dialisadores, oxigenadores sanguíneos, reservatórios de cardiotomia e cardioplegia, entre outros.

MÉTODO DE INOCULAÇÃO

São adotadas duas possibilidades de inoculação da amostra no meio de cultura, sendo as razões para o emprego de uma ou outra técnica decorrente de fatores diversos, como facilidade e disponibilidade circunstanciais, além da eficiência desejada ou limitações de ordem econômica.

Qualquer que seja a forma de inoculação da amostra, entretanto, é fundamental que se avalie e comprove a sua não interferência, ocasionando falso-negativo. Para tanto, a prática consiste em promover inóculos contendo menos que 100 UFC de cepas determinadas, em série de tubos de meio de cultura contendo amostra e possível agente neutralizante (condição do teste), paralelamente à série de tubos sem amostra residual, mas com adição do agente neutralizante à série de tubos contendo apenas os meios de cultura (representando a capacidade promotora de crescimento do meio de cultura). A forma de comprovar a não interferência da amostra sobre o resultado analítico, etapa fundamental para a validação da metodo-

logia, é constatar após o tempo de incubação de 7 dias nas condições definidas equivalência de turbidez entre o tubo contendo ou não amostra.

Inoculação direta

Este é o método utilizado desde a oficialização inicial da prova de esterilidade, em 1932 (BOWMAN, 1969a; BP, 1932; CARAZZONE; FAVA, 1982; VAN DOORNE *et al.*, 1998), até os dias atuais. Consiste na inoculação de quantidades ou volumes preestabelecidos da amostra em volumes estipulados de meios de cultura na forma líquida. Portanto, com esta técnica deve haver, de cada unidade, uma tomada de ensaio, a qual será introduzida num tubo de ensaio ou frasco contendo meio de cultura previamente esterilizado e controlado quanto à ausência de contaminação e comprovado quanto à capacidade promotora de crescimento.

A transferência da amostra, quando se trata de produto sob a forma líquida, pode ser efetuada com auxílio de pipetas, seringas hipodérmicas, ou sendo diretamente vertida no recipiente de meio de cultura. No caso de produto sólido, a transferência pode efetuar-se pelo uso de espátulas com volumes padronizados. Uma outra alternativa consiste na adição prévia de diluente estéril em cada frasco da amostra, com posterior transferência desta solução ou suspensão por processo já descrito.

Todas as farmacopeias indicam alíquotas a serem transferidas para o meio de cultura (Tabela 2), a partir de cada unidade integrante da amostra representativa do lote. Evidentemente que, quando o volume é pequeno, de 0,5 a 1,0 mL, geralmente se recomenda a tomada integral desta quantidade, mas conforme aumenta o volume efetua-se apenas uma tomada parcial (BP, 2012; FB, 2010; USP, 2014). Esse aspecto é discutível no que diz respeito à representatividade da amostra, pois quanto maior o volume testado de cada unidade, maior será a probabilidade de detectar o contaminante, caso esteja presente. Além dessa preocupação, deve-se ter em mente o volume proporcional e adequado do meio de cultura, a fim de não impedir o crescimento dos contaminantes. Nesse aspecto, convém salientar que, para o caso de caldo tioglicolato, o volume de 15 mL por tubo é discutível, principalmente quanto às condições para detecção de anaeróbicos, devendo-se preferencialmente empregar volume maior.

O método de inoculação direta é simples e de fácil execução, porém, conforme a natureza da amostra, exigem-se recursos intermediários, a fim de que o resultado do teste seja válido. No caso de amostras lipófilas imiscíveis no meio de cultura, há necessidade de seu tratamento prévio, que consiste em adicionar substâncias inertes tensoativas, em concentração adequada, a fim de dispersar convenientemente a tomada de ensaio no meio nutriente. Recomenda-

-se ainda a agitação periódica dos tubos durante o período de incubação, porém, no caso do meio de cultura caldo tioglicolato, recomenda-se que essa agitação seja mínima de maneira a não alterar a anaerobiose do meio (BP, 2012; JP, 2011; USP, 2014). No caso de produtos lipofílicos semissólidos, deve-se favorecer o contato da amostra com o caldo nutriente mediante fusão da amostra em temperatura que não comprometa a viabilidade de microrganismos, seguida de agitação. A solidificação da camada lipofílica superior acarreta, por sua vez, selagem do sistema, devendo-se quebrar a camada sólida com forte agitação. Este tipo de procedimento exige maior quantidade e manuseio de material, podendo ainda comprometer a segurança do teste (RUSSEL; GILBERT, 1964).

Entre os produtos semissólidos, a pomada oftálmica de antibióticos, segundo a *Antibiotic Regulations* (BOWMAN, 1972), não deveria apresentar contaminação viável superior a 5 células por grama. Entretanto, a metodologia analítica empregada para essa finalidade era bastante falha, visto que o teste consistia em simples espalhamento da amostra na superfície do meio sólido contido em placa de Petri. Obtinha-se resultado mais seguro quando a amostra era fundida juntamente com o líquido diluente e agente dispersante, seguida de semeadura em profundidade (BORICK; BORICK, 1972; LIBANSKA, 1967; WYK; GRANSTON, 1958). Porém, a partir de 1975, a USP XIX (USP, 1975) exigia que todas as pomadas oftálmicas atendessem ao requisito do teste de esterilidade, característica que se estende, atualmente, a todos os produtos oftálmicos.

Amostras semissólidas hidrossolúveis são facilmente testadas, mediante sua fluidificação com líquidos fisiológicos.

Amostras sólidas ou líquidas constituídas por substâncias antimicrobianas devem ser testadas mediante critérios corretos, procurando-se impedir a interferência dessa atividade intrínseca no crescimento dos contaminantes eventualmente presentes. Enquadram-se, aqui, todos os produtos contendo conservantes, por serem de dose múltipla, ou única, como nos casos dos imunobiológicos.

Diversos pesquisadores relatam as concentrações ideais de conservantes, bem como de seus inibidores específicos (BLUBAUGH; REED, 1943; KOHN; GERSHENFELD; BARR, 1963; SYKES, 1956; WALLHAUSSER, 1974). Os sais de amônio quaternário podem ser neutralizados pela adição de polissorbato 80 ou de detergentes aniônicos (GRAIN, 1961; WECCHI, 1964). A inativação seletiva de mercuriais por substâncias tiólicas encontra vantagens quando da utilização do caldo tioglicolato, pois além desse aspecto propicia condições para o crescimento de microrganismos anaeróbicos e aeróbicos (BLUBAUGH; REED, 1943; GERMAN, 1977; NUNGESTER; HOOD; WARREN, 1943; PDA, 1997).

No caso de fármacos antimicrobianos, quando existem inativadores específicos que sejam compatíveis com a fisiologia do microrganismo, eles devem ser previamente neutralizados. É o caso das penicilinas, cuja degradação quantitativa se deve à ação de β-lactamase. Deve ser conhecida a sua atividade, a fim de que a neutralização seja completa (BOWMAN, 1963, 1966c USP, 2014). Os inativadores químicos recomendados para neomicina são cloreto de sódio e ácido ascórbico, os quais podem ser adicionados ao próprio meio de cultura (SOKOLSKI; CHIDESTER, 1964; SOKOLSKI; LUMINIS, 1961). A estreptomicina pode ser quimicamente degradada com cloridrato de cisteína na razão de 1:2 mols, devendo permanecer em contato durante 1 hora, para posterior inoculação no meio de cultura (GALAL *et al.*, 1975). Esse inativador é citado, também, como sendo aplicável para os arsenobenzoicos (WECCHI, 1964).

Quando as substâncias ativas antimicrobianas não oferecem possibilidades para inativação específica, deve-se recorrer a outros processos. A possibilidade que se apresenta consiste na diluição prévia da amostra, de modo que a concentração dessa substância no meio de cultura seja inferior à concentração mínima inibitória. Este procedimento, como pode ser percebido, acaba submetendo ao teste pequena quantidade da amostra e, desta forma, incorrendo na baixa representatividade de amostragem. Tal fato já era aspecto preocupante na USP XIV (USP, 1952). Mesmo assim, a permanência dessa pequena quantidade de antibiótico no meio de cultura durante o tempo de incubação faz com que apenas espécies microbianas altamente resistentes ao antibiótico em questão manifestem desenvolvimento macroscopicamente detectável (BOWMAN, 1966). Entretanto, por questões de limitação técnica, essa metodologia que tinha sido introduzida em 1955 pela USP XV (USP, 1955), por exemplo, permaneceu sem alterações durante muitos anos até o aparecimento do processo filtrante.

Para segurança dos resultados do teste, recomenda-se a comprovação da eficiência do sistema inativador pela inoculação de microrganismos-padrão. Estes, em número inferior a 100 organismos por tubo, podem ser representados por *Staphylococcus aureus, Pseudomonas aeruginosa, Bacillus subtilis, Clostridium sporogenes, Candida albicans, Aspergillus brasiliensis* etc. (BARZAGHI *et al.*, 1980; BP, 2012; JP, 2011; PH. INT., 1980; USP, 2014). São ainda recomendados *Kocuria rhizophila* (*Micrococcus luteus*) e *Bacteroides vulgatus*, porque seu espectro de sensibilidade é mais amplo (BUOGO *et al.*, 1980; USP, 2014), sendo o período de incubação de, no máximo, 5 dias (USP, 2014).

Quando a amostra a ser testada está sob a forma de suspensão, ou se trata de pó insolúvel no meio de cultura, esse aspecto pode trazer problemas na observação, não permitindo distinção entre a turvação original e a resultante do crescimento microbiano. Neste caso, certifica-se a presença de contaminante viável mediante a subcultura. Esta, anteriormente executada entre terceiro a sétimo dia de incubação, passou, conforme a USP XXXVI, a ser feita após os 14 dias de incubação, de forma a minimizar risco de contaminação acidental e, neste caso, prolonga o tempo total de incubação para 18 dias (USP, 2014). Essa subcultura deve ser efetuada em meio líquido de mesma natureza. Pode-se igualmente recorrer à observação microscópica da suspensão, alternativa, no entanto, cansativa e falha. Para certa gama de contaminantes, a viragem do indicador de oxirredução pode ser resultante do desenvolvimento microbiano.

Amostras de produtos sob pressão, como *sprays*, devem ser testadas somente após serem propelidos para frasco estéril, aguardar tempo necessário para volatilização do propelente, para posterior inoculação ao meio de cultura. Se a fórmula contiver miristato de isopropila, recomenda-se o uso de polissorbato 80, na proporção de 0,5%, em água peptonada a 1%, a fim de facilitar a transferência da amostra para o tubo (BOWMAN, 1966).

Em se tratando de correlatos, nem sempre é possível a introdução da amostra no interior do frasco, por questões de tamanho do material ou pela necessidade de efetuar a prova de esterilidade apenas numa das faces do produto. Nesses casos, o líquido de lavagem da superfície interna, ou de ambas, será transferido para o meio de cultura (USP, 2014; BRASIL, 2010).

A limitação do método de inoculação direta reside na probabilidade de se aprovar lote contaminado, em razão da amostragem restrita e do risco de atividade inibitória exercida pelo residual do produto.

De forma resumida, podem-se apontar como vantagens da inoculação direta a sua simplicidade e histórico de uso, pouca manipulação, o pouco treinamento requerido e seu baixo nível de contaminação acidental. As suas desvantagens são a baixa representatividade da amostra, o consumo elevado de meios de cultura e de vidraria, a possibilidade de resíduos de agentes inibitórios, o tempo de incubação, a restrição para volumes a partir de 100 mL e a interferência da turbidez do produto, embora contornável por subcultura ou reação físico-química.

Inoculação indireta

Esta técnica foi introduzida em 1957, por Holdowsky (HOLDOWSKY, 1957), e seguida de estudos por diversos pesquisadores (BOWMAN, 1969b; SOKOLSKI; CHIDESTER, 1964; TSUJI; ROBERTSON, 1970, 1973). Baseia-se no tratamento prévio da amostra com solubilização, ou lavagem em líquidos fisiológicos, seguida de filtração esterilizante e inoculação da membrana filtrante no meio de cultura. Com isso, o produto a ser testado não entra em contato com o meio de cultura. Em 1964, essa técnica foi introduzida como oficial, tendo sido adotada nos Estados Unidos da América do Norte, constando na USP XVIII e NF XIII (BOWMAN, 1969a; USP, 1970; VAN DOORNE *et al.*, 1998), além de outras farmacopeias, bem como mantida nas edições subsequentes (BORICK; BORICK, 1972; BP, 1968; BOWMAN, 1966; F. BRAS., 1977; PH. INT., 1970; USP, 1970; USP, 2014).

O método foi, no início, aplicado especificamente para substâncias antibióticas, principalmente aquelas que não podiam ser inativadas com vistas ao teste por inoculação direta (AKERS; WRIGHT; CARLSON, 1991; APOSTOLO; LANZAROTTI; ZAIA, 1973; BOWMAN, 1969a; NEGRETTI; CASETTA, 1991; NEGRETTI, 1997). Em 1964, muitas vantagens do método eram mencionadas, embora ainda não estivesse universalmente oficializado (FREDIANI, 1964). Dados comparativos entre a inoculação direta e a indireta de antibióticos mostravam grande eficiência na detecção de contaminantes viáveis nesses produtos, quando testados pelo método de filtração (BOWMAN, 1969a; BREEZE, 1974; HOLDOWSKY, 1961; LIGHTKOWN, 1966). Atualmente, ressalta-se a importância do método indireto em sistemas fechados, incorporados oficialmente na USP XXIII (USP, 1985) e apresentando significativas vantagens comparativamente ao método convencional (MILLER, 1968).

A membrana filtrante empregada é constituída de ésteres de celulose ou de materiais sintéticos que resistam, por exemplo, a produtos oncológicos extremamente agressivos, com diâmetro de 47 mm, de borda hidrofóbica e tamanho de poro de 0,45 ± 0,02 μm. Existe certa divergência na escolha de filtros para uso industrial e laboratorial de teste, pois no primeiro caso emprega-se, geralmente, o de 0,22 μm, enquanto, em provas de esterilidade, o de 0,45 μm. O comparativo das características das membranas de 0,22 e 0,45 μm aponta para a primeira, uma retenção "absoluta", importante na obtenção de filtrado estéril, porém uma vazão lenta. A membrana de 0,45 mm é ainda considerada eficaz na retenção de microrganismos, pois o seu objetivo é analítico e não de remoção esterilizante. Daí ser a opção de escolha para o teste de esterilidade.

Na utilização dessas membranas, o requisito primordial é que se satisfaçam os testes de retenção microbiana e de integridade (CAMPANI *et al.*, 1977; TANNY; MELTZER, 1979; TRASEN, 1979; WALLHAUSSER, 1974). O primeiro teste, de natureza destrutiva, deve ser aplicado ao material, a fim de comprovar sua eficiência filtrante.

Antes da utilização do sistema, ele deve ser montado e esterilizado em autoclave, observando-se o tempo de esterilização, a fim de não ultrapassar o exigido para cada tipo de membrana.

Considerando-se que o método de inoculação indireta é mais susceptível à contaminação, em função de múltiplas manipulações da amostra, as condições do ambiente de teste devem ser muito bem controladas. Um tipo aperfeiçoado de sistema filtrante é aquele totalmente fechado, em que tanto a amostra como os líquidos de lavagem da membrana são diretamente succionados para o recipiente (AKERS; WRIGHT; CARLSON, 1991; CARAZZONE; FAVA, 1982; GEE, 1985; GREEN; LITSKY, 1979; KRUGER; HERSCHEL, 1977; MAYHALL, et al., 1981; MEYER; STEIN, 1983; OLSON; ASLUND; SANDELL, 1978; VAN DOORNE et al., 1998). Mais recentemente, dispõe-se de unidades filtrantes descartáveis em que o meio de cultura é succionado, também, para essas unidades, procurando-se reduzir ao máximo o risco de resultado falso-positivo (GREEN; LITSKY, 1979; MEYER, 1982).

Os sistemas filtrantes empregados no controle de qualidade de medicamentos podem ser múltiplos ou unitários, necessitando, basicamente, de porta-filtro e recipiente para transferência da amostra ou líquidos de lavagem. O filtrado poderá ser recolhido em frasco coletor único ou individualizado. O processo de filtração é efetuado sob pressão negativa, com valor máximo da ordem de 70 cmHg e vazão da ordem de 55 a 75 mL por minuto. Portanto, as amostras devem ser hidrossolúveis, ou solúveis em solventes apropriados.

As quantidades estabelecidas de amostra podem ser transferidas para recipiente contendo água peptonada 0,1%, a fim de proceder à sua dissolução e ou diluição e submeter esta solução a filtração.

A insolubilidade de alguns produtos em água peptonada exige introdução de certos recursos. Para solubilização de penicilinas, por exemplo, recorre-se à ação da β-lactamase, tomando como base sua atividade. Uma unidade Levy inativa 59,3 UI (35,6 mg) de penicilina G procaína em 1 hora. O que ocorre com a bacitracina zíncica é diferente, pois a solubilidade pode ser obtida em ácido clorídico 0,1 N. Entretanto, este solvente acarreta falso-negativo, devendo ser substituído por solução de tioglicolato de sódio 0,05%. Esta concentração deve existir tanto no líquido de lavagem como em água (BOWMAN, 1966).

Após filtração da amostra, deve-se proceder à lavagem da membrana com solução peptonada contendo os inativadores específicos ou solubilizantes, a fim de que quantidade residual de antibiótico não seja transferida juntamente com a membrana, para o meio de cultura. Nesses casos há que efetuar estudo prévio para se determinar o volume e o número de lavagens, a fim de se assegurar a eliminação total da substância ativa. Mesmo com as bordas hidrofóbicas, existe tendência para permanência da substância nessa parte da membrana. Por

outro lado, a precaução de eliminar perfeitamente o resíduo de substância antimicrobiana pode, indevidamente, acarretar contaminação do sistema, com consequente falso-positivo.

No caso de produtos cuja base lipofílica é solúvel em miristato de isopropila, o resultado do teste é mais seguro, em relação ao da inoculação direta, visto que o material lipofílico não entra em contato com o meio de cultura (USP, 1970, 1975, 1980; WARGO, 1973). Entretanto, outros cuidados devem ser lembrados. A utilização de miristato de isopropila deve ser criteriosa, a fim de não invalidar o teste, uma vez que esse solvente pode ser tóxico ao microrganismo (RINGERTZ; RINGERTZ, 1982). A toxicidade desse solvente está diretamente relacionada com o processo de purificação e esterilização dele, pois a presença de substâncias ácidas, como impurezas, diminui o valor D (TSUJI et al., 1970). Quando o processo esterilizante é térmico, existe aumento de substâncias ácidas, indicando haver diferença no valor D, quando comparado ao processo de esterilização por filtração (APOSTOLO, 1973; BOWMAN, 1972; ROBERTSON, 1974; TSUJI; ROBERTSON, 1970, 1973).

Segundo diversos autores, o miristato de isopropila apresenta valor D mínimo igual a 10,2, para *Pseudomonas aeruginosa*, e máximo de 72,1, para *Staphylococcus aureus*.

A recomendação farmacopeica, com vistas à purificação do miristato de isopropila, refere-se à passagem em coluna de alumina, quando a acidez desse solvente, determinada pelo extrato aquoso de lavagem, acusar valor inferior a 5 (USP, 1980). Entretanto, pode-se adotar metodologia alternativa, agitando-se o solvente na presença de alumina e submetendo-o à filtração. Este processo apresentou a vantagem de não ser muito demorado (PLACENCIA; OXBORROW; DANIELSON, 1982).

A filtração com auxílio de solvente orgânico exige que a membrana seja lavada com água peptonada contendo polissorbato 80, a fim de facilitar a sua remoção total, antes de ser inoculada ao meio de cultura. Em outros casos, quando a amostra é hidrossolúvel, mas se tratando de substâncias com ação antimicrobiana, a membrana deve ser suficientemente lavada. O uso de água peptonada 0,1% como diluente de amostras, ou como líquido de lavagem da membrana, fundamenta-se no fato de ser um líquido mais biocompatível pois, mesmo no caso de amostras de antibióticos, mostrou-se ideal quando o tempo de contato ultrapassa 60 minutos (BOWMAN, 1966; STRAKA; STROKES, 1957).

A transferência da membrana ao meio de cultura é auxiliada por pinça, podendo ou não ser subdividida, a fim de que cada parte seja inoculada ao nutriente de composição diferente. Essa subdivisão pode ser feita com a própria pinça, tesoura ou, ainda, com cortadores especiais.

Em se tratando de amostra de antibióticos, a contaminação residual das bordas pode não ser perfeitamente removida. Este fato pode ocasionar falso-negativo, quando a membrana for cortada em duas porções simétricas, sendo cada qual inoculada em meios diferentes, com vistas à detecção de bactérias e fungos (HOLDOWSKY, 1957). Por isso aconselhava-se o corte da membrana em duas partes assimétricas, porém equivalentes em área filtrante. O disco central, com cerca de 25 mm de diâmetro, devia ser transferido ao caldo tioglicolato e a porção externa, ao meio de caseína-soja, ou Sabouraud, uma vez que os fungos, de modo geral, são mais resistentes aos antibióticos. Neste caso, a transferência da parte externa exigia o emprego de pinças especiais, de modo que a membrana fosse corretamente introduzida no tubo (CLAUSEN, 1973). Esta prática foi abandonada, não só por não proporcionar nenhum benefício real, mas igualmente por apresentar resultados falso-negativos em produtos contendo derivados mercuriais, como conservantes, pois estes ficam impregnados na membrana (BOWMAN, 1972). Exigir-se-ia, nestes casos, a neutralização seletiva deles, antes que a membrana fosse inoculada no meio de cultura.

O emprego de sistema fechado dispensa a preocupação do corte, ou transferência da membrana, uma vez que ela está inserida no cartucho e permanece, após a filtração do produto e lavagens, recebendo então o meio de cultura sem que tenha de ser deslocada ou manuseada. Esta situação constitui-se em grande vantagem de facilidade operacional e segurança do teste.

A prova de esterilidade, como qualquer outro processo analítico, impõe a necessidade de controle do próprio teste, neste caso por meio de controles negativo e positivo, além do acompanhamento das condições do ambiente durante sua execução.

Como já foi comentado anteriormente, a representatividade da amostragem é fundamental na extrapolação do resultado de esterilidade ao lote. Pelo processo de inoculação indireta atinge-se tal aspecto, tendo em vista a conveniência de testar grandes volumes e, ocasionalmente, todo o conteúdo dos injetáveis de grande volume. Consistem em vantagens, entre outras, o não acarretamento de antibióticos ao meio de cultura, a economia no consumo de nutrientes e outros fatores relacionados à redução das horas/homem. Quando se refere à economia de nutrientes, esse aspecto assume importância significativa em laboratórios com grande frequência de amostragem (APOSTOLO; LANZAROTTI; ZAIA, 1973), pois o volume de cada meio de cultura, para cada lote do produto, é da ordem de 100 mL (BOWMAN, 1966).

De forma igualmente sumária, em relação às características negativas e positivas do método indireto, deve-se dizer que, como desvantagem, apresenta maior nível de manipulação e preparações prévias, exige maior treinamento técnico, impedimento de aplicação para suspensões, óleos, cremes e pomadas não solubilizáveis e aumenta o risco de falso-positivos. O emprego de sistema fechado reverte a situação em alguns aspectos, trazendo facilidade operacional, reduzindo o treinamento necessário, permitindo que apenas um analista execute o teste e minimizando falso-positivos. As suas vantagens consistem em maior representatividade estatística, redução de falso-negativos, redução no consumo de meios de cultura e abrangência a produtos com volumes de 1 mL até, por exemplo, 5 L.

MEIO DE CULTURA

A finalidade do teste de esterilidade consiste em detectar microrganismos contaminantes em produtos que já sofreram algum tratamento esterilizante, durante o ciclo de fabricação. A partir deste estágio devem ser manipulados assepticamente, a fim de não violar a sua esterilidade. Portanto, não é do conhecimento do analista qual é o contaminante viável residual ou agente de recontaminação do produto, antes de efetuar o ensaio. Por essa razão, a escolha do meio de cultura é de vital importância, no sentido de oferecer condições ideais para a multiplicação de microrganismos, os mais diversos, com exigências diferentes para seu crescimento. Além disso, o contaminante é submetido a condições adversas quando o processo esterilizante é por morte, seja de ação química ou física (BUGNO; PINTO, 2002; DENYER, BAIRD, 2007).

Atualmente, os códigos farmacêuticos adotam métodos que requerem utilização de meios de cultura, sob a forma líquida, capazes de promover o crescimento de bactérias mesofílicas e psicrofílicas, além de fungos. Por tais razões, o mínimo exigido é que se empreguem pelo menos 2 tipos de meio de cultura, apesar de algumas farmacopeias adotarem de 3 a 4 diferentes meios nutrientes líquidos (ABDOU, 1973; BOWMAN, 1969a; BP, 2012; BROWN, 1977; BUGNO; PINTO, 2002; CLAUSEN, 1973; DAB, 1968; F. BRAS., 1988; PH. HG, 1970; JP, 2011; RINGERTZ; RINGERTZ, 1982; USP, 2014).

Desde a introdução inicial da metodologia, em 1932, diversos nutrientes foram propostos e adotados, por meio das revisões constantes das farmacopeias, sempre procurando oferecer condições que abrangessem o crescimento de maior gama de contaminantes (BOWMAN, 1969a; BUGNO; PINTO, 2002; BUGNO; PINTO, 2003). A metodologia da BP 32 (BP, 1932) sugeria o uso de dois meios distintos, visando ao crescimento de aeróbicos e anaeróbicos, separadamente. Essa particularidade diferencial, visando à anaerobiose, era obtida pela adição de extrato de músculo cardíaco.

Dentro da evolução da pesquisa de meios de cultura para teste de esterilidade, a maior preocupação esteve voltada para os microrganismos anaeróbicos. Nesse sentido, a USP XII (USP, 1942), de 1942, indicava adição de gelatina, na razão de 2%, para dificultar a difusão de oxigênio no interior do meio de cultura, e solução de Litmus, como indicador dessa difusão. Por sua vez, recomendava a selagem do meio com mistura de vaselina e parafina. Todos os testes eram controlados concomitantemente com o teste de eficiência da esterilização, bem como de capacidade promotora de crescimento dos meios.

A introdução do fluido tioglicolato, também denominado de Brewer modificado, deu-se em 1947, na USP XIII (USP, 1947). Na composição deste meio constava gelatina e um indicador de oxirredução, a resazurina. Posteriormente, houve sua substituição pelo ágar bacteriológico, na concentração de 0,05 a 0,075%. Porém, em aplicações específicas, utiliza-se o meio de tioglicolato alternativo, o qual não apresenta ágar bacteriológico e resazurina na composição (USP, 2014).

A capacidade de germinação dos esporos de anaeróbicos é igualmente eficaz, seja por selagem ou pela adição de substâncias altamente redutoras ao meio de cultura (SYKES, 1956). Eficácia semelhante pode ser obtida com outro recurso, mediante adição de carne ao meio de cultura, pois esta contém substâncias como glutationa, ácido graxos e compostos tiólicos com capacidade redutora.

Estudos comparativos entre diversos nutrientes têm demonstrado que o meio de tioglicolato pode inibir o crescimento de algumas cepas de *Bacillus* e *Clostridium*, sugerindo sua substituição por ditionito-tioglicolato (ABDOU, 1973; BOWMAN, 1969a; CLAUSEN, 1973), também conhecido como meio de Clausen. Verificou-se o efeito inibitório de tioglicolato, quando testado frente a 22 cepas de *Clostridium*, tendo sido comprovada sua ação inibitória sobre quase todas. Isso não aconteceu quando ditionito de sódio foi adicionado ao meio fluido (CLAUSEN; AASGARD; SOLBERG, 1973) contendo ambos os gêneros, seja o inóculo sob a forma vegetativa ou esporulada, acusando não serem afetados pela composição do meio. A toxicidade causado pelo tioglicolato pode ter sido influenciada por outros constituintes do meio, conseguindo-se eliminar tal ação no caso de associação ditionito-tioglicolato. Além disso, o ditionito age como estabilizante do tioglicolato, permitindo que o meio apresente condições ótimas para sua utilização durante 2 meses, quando armazenado em refrigerador (BOWMAN, 1969a; BUGNO; PINTO, 2002; BUGNO; PINTO, 2003; CLAUSEN, 1973).

O meio de Clausen, desenvolvido na Universidade de Oslo, foi adotado pela Farmacopeia Nórdica (ABDOU, 1974; CLAUSEN, 1973). Nos testes de inoculação direta, permite o uso de apenas este meio, a não ser que vise à detecção de bactérias estritamente aeróbicas (CLAUSEN; AASGARD; SOLBERG, 1973). Entretanto, um baixo índice de crescimento de anaeróbicos no meio de tioglicolato pode ser melhorado, mediante incubação em ambiente de anaerobiose (ROSENBLATT; FALLON; FINEGOLD, 1973).

Entretanto, estudo realizado por Bugno e colaboradores (BUGNO; PINTO, 2002, 2003), comparando a eficiência de detecção microbiana de diferentes meios de cultura empregados em testes de esterilidade, demonstrou não haver diferença significativa entre a eficiência de detecção do meio de tioglicolato e do meio de Clausen, inclusive de cepas de *Bacillus subtilis* (ATCC 6633) e *Clostridium sporogenes* (ATCC 11437), fato que desmistifica a associação ditionito-tioglicolato.

A constatação da presença de leveduras e bolores em produtos estéreis teve início em 1942, quando a USP XII (USP, 1942) introduziu o meio contendo mel. Modificações posteriores foram sugeridas, aparecendo o meio de Sabouraud, por sua vez com outras alterações. Posteriormente, a USP XVIII (USP, 1970) introduziu o emprego do meio de caseína-soja como substituto de Sabouraud.

Sabe-se que, pelas condições de incubação e de composição do meio, este visa à detecção de bactérias aeróbicas e psicrofílicas, podendo abranger também os fungos (ABDOU, 1973; BOWMAN, 1969a, 1971; BUGNO; PINTO, 2002; MARSHALL; POULSON-COOK; MOLDENHAUER, 1998; MENDES *et al.*, 1985). Porém, no que diz respeito à seletividade para com bolores e leveduras, é assunto questionável, visto que os valores de pH ótimos para crescimento de fungos são da ordem de 5 a 6, ou ainda mais baixos, enquanto o pH desse meio é de aproximadamente 7,3 (BORICK; BORICK, 1972; BRASIL, 1977; BREEZE, 1974). Apesar destas características, existem diversos trabalhos mostrando as vantagens do caldo caseína-soja em relação ao Sabouraud (BOWMAN, 1971; BUGNO; PINTO, 2002; BUGNO; PINTO, 2003; MILLER, 1968; SEYFARTH, 1976), devendo ser este complementado pelo uso de meio realmente seletivo para fungos, como é o caso de Sabouraud, Sabouraud-dextrose etc. Apesar da oficialização de meio de Sabouraud existir há muitos anos, a substituição mais recente pelo de caseína-soja visa a eliminar fatores limitantes do primeiro, em relação às bactérias psicrofílicas, ou mesmo mesófilas, que, no decorrer do tempo longo de incubação, têm crescimento à temperatura de 22-25ºC. O aspecto considerado favorável do caldo caseína-soja reside na composição, permitindo o crescimento de bactérias aeróbicas, que, por razões de localização no interior do meio de tioglicolato, não encontram condições favoráveis para seu desenvolvimento.

A Organização Mundial da Saúde, em 1972 (OMS, 1972), recomendava que se revisassem melhor as especificações inerentes aos meios de cultura para teste de esterilidade, bem como se estabelecesse prova mais sensível para os fungos, sugerindo, também, que se efetuasse o ensaio prévio dos meios empregados para o teste de amostras.

Outra preocupação inerente aos meios de cultura reside na comprovação de sua eficácia, ou capacidade promotora de crescimento, o que deve ser verificado para cada lote, considerando-se não apenas o seu lote comercial do meio de cultura, mas também o seu lote de preparo (AKERS; WRIGHT; CARLSON, 1991; BARZAGHI *et al.*, 1980; BP, 2012; CARAZZONE; FAVA, 1982b; PH. EUR., 2010; BRASIL, 2010; FRY, 1996; JP, 2011; SEYFARTH, 1983; USP, 2014). Ainda, como o nosso país depende da sua importação, há que se pensar na possibilidade de condições distintas entre diferentes embalagens do mesmo lote, ocasionadas por transporte e/ou armazenamento em condições adversas.

De modo geral, as farmacopeias (BP, 2012; PH. EUR., 2010; BRASIL, 2010; JP, 2011; USP, 2012) recomendam inoculação não superior a 100 UFC de microrganismos viáveis como *Stahylococcus aureus, Bacillus subtilis, Pseudomonas aeruginosa, Clostridium sporogenes, Candida albicans, Aspergillus brasiliensis, Bacteroides vulgatus, Kocuria rhizophila* (*Micrococcus luteus*) etc., incubando todos os tubos nas condições idênticas do teste propriamente dito e observando o aparecimento de turvação até o terceiro dia, no caso de bactérias, e até o quinto dia, no caso de fungos.

TEMPO E TEMPERATURA DE INCUBAÇÃO

O tempo de incubação de 5 dias, conforme o primeiro método oficial de 1932 (BP, 1932), persistiu durante outras revisões. Entretanto, em 1927 já se dava ênfase à necessidade de 7 dias para incubação a 37°C (BUGNO; PINTO, 2002b; BUGNO; PINTO, 2003; SYKES, 1956).

No decorrer das revisões farmacopeicas, houve mudanças, passando a se adotar período de 7, 10 e 14 dias de incubação. Mesmo antes da oficialização da USP XVIII, já se preconizava a necessidade de aumentar o tempo de incubação de 10 para 14 dias (CLAPP, 1969), embora para casos de inoculação indireta fosse possível a manutenção anteriormente exigida, de 7 dias (USP, 1975, 1980). Entretanto, a USP XXIV (USP, 2000) amplia o tempo de incubação para 14 dias para casos de inoculação indireta, exceto quando a esterilização térmica úmida tenha sido empregada no produto terminado. A USP XXVII torna o período de incubação de 14 dias exigência para todas as situações.

Uma alternativa seria delegar ao fabricante o estabelecimento do período de incubação, pois ele é quem melhor conhece as características do produto e as condições em que são produzidos os medicamentos estéreis.

Particularmente hoje, as duas tendências geram conflitos que, à primeira vista, se contrapõem: de um lado, a possibilidade de liberação paramétrica para lotes produzidos sob rígida condição de validação do processo e do controle de processo; de outro, a tendência em tornar mais abrangentes as condições de incubação do teste de esterilidade, com questionamentos sobre tempo, temperatura e mesmo composição do meio de cultura.

Sabe-se, portanto, da necessidade de um estudo completo de validação do teste de esterilidade, analisando todos os componentes da fórmula, sua obtenção e potencial de contaminação, no que diz respeito a tipo e número, a fim de poder relacionar este fato com a fórmula e processamento industrial de transformação em medicamentos. Em quase todos os casos, o microrganismo contaminante encontra no produto farmacêutico condições adversas, muitas vezes mantendo a viabilidade sob a forma esporulada, o que exigiria cuidados quanto ao tempo de incubação das amostras, para evitar resultado falso-negativo. Em estudo referente à influência das condições de incubação empregadas em testes de esterilidade, Bugno e colaboradores verificaram que, após 14 dias de incubação, os microrganismos de crescimento lento foram detectados nas amostras analisadas (BUGNO; PINTO, 2002b, 2003).

Quando estava em vigor a BP 53 (BP, 1953), muito se cogitou pela inadequada condição de incubação de meio de cultura, visto que alguns psicrofílicos não crescem a 37°C. Posteriormente, diferentes farmacopeias mencionam duas condições diferentes, como temperatura de incubação, variando de 30 a 35°C para o meio de tioglicolato e de 20 a 25°C para outros. Assim como o período de incubação, as condições térmicas podem influenciar os resultados do teste de esterilidade. Em trabalho desenvolvido por Bugno e colaboradores, verificou-se baixa eficiência de detecção microbiana em condições extremas de temperatura, abaixo de 20°C e acima de 40°C, em consequência de peculiaridades metabólicas e necessidades intrínsecas de cada espécie microbiana, além da influência sobre a fertilidade dos meios de cultura utilizados (BUGNO; PINTO, 2002b, 2003).

INTERPRETAÇÃO

O resultado do teste de esterilidade, desde a época de sua oficialização, foi fundamentado em observação macroscópica do crescimento microbiano, manifestado sob a forma de turvação do meio líquido ou aparecimento de colônias no meio sólido.

A interpretação do teste adotado pela metodologia inicial em 1932 (BP, 1932) permanece quase que inalterada em muitas farmacopeias. Dessa forma, num ensaio com inoculação direta, a constatação de um tubo contaminado num total de 20 a 30, referente a um lote em teste, deve ser motivo de nova análise. Este teste exige amostragem igual obedecendo a critérios corretos para tal. Entretanto, convém ressaltar a importância da execução de controle do próprio teste, como já configurava no regulamento britânico de 1952 (BRYCE, 1956). Este critério permitia a execução do segundo teste fundamentado no comportamento dos tubos controle e na identificação do microrganismo contaminante.

Em 1961, apontava-se como vantajoso o método de inoculação direta, pois a farmacopeia norte-americana desta época permitia margem de contaminação cumulativa de até 10% de todos os tubos envolvidos no ensaio, inclusive do segundo reteste, considerando esse valor decorrente de erro técnico (HOLDOWSKY, 1961).

De modo geral, o critério de diferentes farmacopeias é semelhante, necessitando de identificação micromorfológica do contaminante e frequência de crescimento no decorrer do reteste. Se não for evidenciado crescimento microbiano no reteste, o lote será aprovado como estéril. Caso o reteste acuse qualquer crescimento, mesmo que de contaminante diferente, o lote será rejeitado.

Em se tratando de prova de esterilidade com auxílio do processo filtrante da amostra, o controle negativo efetuado pelo menos para cada dia de trabalho, abrangendo o ciclo de esterilização de todo material empregado no teste, tem grande importância na interpretação do resultado. O aparecimento de turvação em qualquer dos meios de cultura contendo a membrana deve ser motivo para novo teste. Os mesmos critérios discutidos para o caso de inoculação direta são válidos na decisão que aprova ou rejeita um lote, quanto ao teste de esterilidade.

A orientação dos compêndios para este caso é que, se um dos tubos do lote acusar crescimento, deve-se refazer o teste com o mesmo número de unidades da amostra. O produto será aprovado se os dois meios de cultura não acusarem crescimento. Se a turvação ocorrer no tubo controle ou no da amostra, o teste deverá ser refeito.

Em se tratando de produtos biológicos, para alguns, como as vacinas com microrganismos viáveis, cuja natureza é incompatível com este tipo de observação e interpretação, aconselha-se o exame microscópico, a fim de detectar diferenças micromorfológicas do contaminante. Outra possibilidade reside no teste de esterilidade em meio sólido, visando à detecção de colônias diferentes, indicativas de contaminação, numa suspensão bacteriana homogênea de vacinas com microrganismos viáveis.

Outra particularidade, associada também a produtos biológicos, advém da possibilidade de contaminação com micobactérias, além de vírus. O crescimento de micobactérias não provoca turbidez nos meios de cultura, sendo necessária para sua constatação a utilização de métodos distintos ou alternativos.

Radiofármacos de meia-vida curta incompatibilizam-se com o tempo de incubação do teste de esterilidade convencional, tendo sido publicado um método mais sofisticado para detecção de contaminantes no teste de esterilidade destes materiais, mediante utilização de carbono marcado, devendo acompanhar a liberação de CO_2 marcado no meio de cultura (CHEN *et al.*, 1975). Entretanto, apesar da grande precisão, não se trata de método acessível ao trabalho de controle de qualidade rotineiro de medicamentos.

Outros tipos de métodos rápidos têm sido considerados, permanecendo, entretanto, como preocupação a questão de tempo de recuperação envolvido para proliferação de microrganismos submetidos a danos ou estresse decorrentes do próprio processo industrial, prejudicando a manifestação da viabilidade e, dessa forma, conduzindo a resultados falso-negativos.

Essa tendência à adoção de métodos rápidos tem gradualmente vencido barreiras, particularmente pautada na segurança do consumidor, à medida que determinados conceitos são incorporados, desde que eles sejam validados de forma muito criteriosa. Exemplo de situação factível ocorre ao se trabalhar com métodos não dependentes do número de gerações dos microrganismos contaminantes. A proposta pressupõe sensibilidade de detecção que permite detectar uma célula, independentemente de levedura, bolor ou bactéria, na forma vegetativa ou esporulada. Uma das tecnologias, aplicável exclusivamente a produtos farmacêuticos filtráveis, emprega sistema de filtração que permite a marcação fluorescente de microrganismos metabolicamente ativos. Baseia-se em marcação fluorescente e varredura *laser* (ChemScan RDI®), consistindo na citometria de fase sólida. Todos os microrganismos retidos na membrana são marcados com o sistema reagente, que emprega clivagem enzimática de substrato não fluorescente, para liberar fluorocromo livre no citoplasma. Somente células ativas, ainda que dormentes ou sob condições de estresse (depleção de nutrientes, presença de inibidores de crescimento ou baixa atividade de água) serão capazes de promover essa clivagem. Com a varredura a *laser* da membrana, células presentes, marcadas com o reagente serão individualmente detectadas.

Ao se considerar que a Farmacopeia Americana no capítulo <71> (USP, 2014) permite considerar o teste não válido se, após determinação da identidade do microrganismo isolado no teste, o crescimento da espécie (ou espécies) microbianas puder ser atribuído inequivocadamente a falhas do material e/ou da técnica usada na condução do teste de esterilidade, a rastreabilidade é fundamental, e, apesar de preconizada a redução de 14 para 1 dia de incubação, seria interessante manter a viabilidade celular. Embora as limitações da tecnologia acima descrita residam no caráter destrutivo do microrganismo, ainda permite rastreabilidade, graças ao fato de permitir a identificação microbiana.

Outra possibilidade, aplicável tanto aos produtos filtráveis e não filtráveis como a correlatos, usa duas reações, a primeira catalisada pela enzimas adenilato kinase (AK), e a segunda envolvendo a adenosina trifosfato (ATP). Enquanto muitos testes de bioluminescência são limitados pela quantidade de ATP no microrganismo, o sistema (NICHOLS, 2008) utiliza AK para produzir mais ATP, de forma que reduz cerca de 25 gerações dos métodos tradicionais para 9, em relação à possibilidade de detecção de crescimento microbiano. Aspecto interessante dessa tecnologia reside no seu caráter não destrutivo do microrganismo, possibilitando a detecção de bactérias, leveduras e bolores, em períodos de 2 a 3 dias.

Existe ainda disponibilidade de opção no emprego de tecnologia colorimétrica, com aplicações preconizadas no controle do processo na implementação da liberação paramétrica.

CONTROLE DA EFICIÊNCIA DE ESTERILIZAÇÃO

Com o intuito de cada vez mais assegurar a eficiência dos processos esterilizantes, visto que o próprio teste de esterilidade numa amostra representativa não tem condição absoluta de informação sobre a esterilidade do conjunto das unidades submetidas ao processo, foi introduzido o uso de indicadores de esterilização.

O emprego de indicadores físicos, químicos e biológicos é citado como recurso de controle do processo esterilizante (AVIS, 1976; BORICK; BORICK, 1972; BOWMAN, 1971; BREWER, 1961; BREWER, 1996; FRANCHI; LENCIONI, 1978; GAY, 1977; LUMINI; BRAMBINI; MERLINI, 1978; OSIER, 1977; SIMPKINS; WILKINSON, 1964; WITONSKY, 1977). Indicadores físicos baseiam-se em sua temperatura de fusão, com alteração de cor, quando a autoclave ou o forno atingem uma determinada temperatura. O inconveniente destes casos pode estar no fato de não indicarem por quanto tempo o material interno esteve submetido àquela temperatura de fusão, embora já se tenha chegado a indicadores com gradientes de coloração em função desse tempo (MATSUI; NAKANISHI, 1951; ROBINSON, 1952), enquanto os monitores biológicos refletem diretamente a viabilidade microbiana.

O entendimento dessa terminologia (apesar de pouco empregada, conceitualmente importante) deve iniciar-se a consideração de que o sensor da eficácia biológica do processo esterilizante é o microrganismo, representado por cepas de elevada resistência ao processo, sob forma esporulada. Estes esporos, para serem empregados em monitoração, deverão estar distribuídos em suportes e acondicionados de forma a permitir seu manuseio: neste momento passam a se constituir nos indicadores biológicos. Ao se pensar num processo de autoclavação de solução injetável, para simular a condição de desafio a que o produto e sua biocarga são submetidos, os esporos microbianos (sensores) devem preferencialmente estar dispersos no conteúdo líquido do frasco ou ampola. Ao se considerar uma superfície metálica ou polimérica a ser esterilizada, por distintos processos (químico por formaldeído ou óxido de etileno, irradiação ou plasma) com particularidades de conformação, também o suporte ideal dos esporos não será o disco ou tira de papel geralmente usado nos indicadores biológicos disponíveis no comércio. No momento em que se emprega o suporte, conformação do corpo de prova e embalagem simulando a condição de desafio oferecida pelo produto, estar-se-á obedecendo ao conceito de monitor biológico.

No caso de esterilização por óxido de etileno, é em especial importante o conceito de monitor biológico, de forma que o indicador consiga acusar a difusibilidade e penetrabilidade do gás no interior do material, principalmente quando se trata de materiais plásticos de configuração complexa e embalagem, por vezes múltipla (BOMAR, 1962; BREWER, 1996; REICH, 1980). Nesses casos, pode-se aproveitar a capacidade alquilante do gás sobre o material indicador, inclusive com manifestação de mudança de coloração, porém respeitando todas as barreiras que se constituem em desafio no caso do produto.

Evidentemente, dentre os indicadores, os mais aconselhados são os biológicos, esporos de cepas de microrganismos devidamente selecionados quanto à resistência ao processo esterilizante (LENA *et al.*, 1977; WOLFF, 1975). Portanto, devem ser espécies menos susceptíveis a um determinado processo, seja físico ou químico. A utilização destes microrganismos, na forma viável, concomitantemente com a operação industrial esterilizante, dá provas mais seguras relativas à eficácia do tratamento. Essa comprovação é verificada quando são oferecidas aos indicadores as condições adequadas para seu crescimento.

A ausência de crescimento é indicação de que o processo foi eficiente sobre os microrganismos, podendo-se considerar tal fato abrangente aos contaminantes normais do produto. Permite-se, então, afirmar que houve eficiência esterilizante do processo empregado.

A eficiência de um processo esterilizante pode ser medida por três maneiras: pelo histórico do processo contendo diversos dados, pelos estudos de inativação de uma série de microrganismos e pelo uso de indicadores biológicos (ARTANDI, 1969; USP, 2014). O primeiro método é aplicável quando todos os parâmetros são conhecidos e estabelecidos, como ocorre na esterilização por calor úmido. Evidentemente que estes parâmetros devem ser estabelecidos para cada processo, mediante estudo de cinética, sendo uma das maneiras mais indicadas a de construir curvas de inativação de diversos microrganismos, particularmente dos mais resistentes a este processo escolhido, em função da compatibilidade do material a ser esterilizado. Esta é a situação de maior aplicabilidade para a liberação paramétrica dos produtos.

Entretanto, o melhor meio para verificação do processo esterilizante consiste em utilizar bioindicadores, mesmo conhecendo os parâmetros deste processo, pois cada operação esterilizante é diferente da outra, podendo ocorrer variações não detectáveis por recursos normais de controle.

A utilização de indicadores biológicos deve ser criteriosa, inoculando-se o próprio produto com eles, de modo a assemelhar-se ao máximo à condição em que se encontra o contaminante natural frente ao processo. É por isso que se deve conhecer o estado de contaminação em que se encontra o produto, antes de ser submetido à esterilização, de modo que o indicador seja, em número e resistência, superior ao viável natural. Convém frisar que, quanto maior o número de inóculo, tanto maior será a segurança do resultado. Geralmente, o número de esporos recomendado para cada unidade do produto varia de 10^5 a 10^6 (ARTANDI, 1969; USP, 2014).

Quando não existe a possibilidade de inocular o bioindicador no produto em questão, estes microrganismos podem ser veiculados em suportes, como tiras ou discos de papel, por sua vez colocados em recipientes de vidro, metal ou plástico. Este recurso deve ser evitado sempre que possível, visto que as condições são diferentes daquelas em que se encontra o produto, quando da esterilização, podendo oferecer maior ou menor resistência ao tratamento.

A localização das amostras inoculadas ou dos suportes contaminados dentro do esterilizador é bastante crítica, devendo-se levar em conta fatos como densidades maiores de materiais, estratificação de gases ou a umidade do esterilizador, que podem oferecer condição inadequada de esterilização. É ainda importante a escolha de número de unidades inoculadas para cada ciclo de esterilização, em função do tipo de tratamento (BREWER, 1968).

A utilização de monitores biológicos permite excluir dúvidas sobre o teste falso-positivo, pois a negatividade do controle inoculado, sem manifestação de crescimento, elimina totalmente essa questão (ARTANDI, 1969). Um microrganismo, para ser utilizado como biondicador de um determinado processo esterilizante, deve apresentar certas características. A mais importante consiste na resistência reprodutível, relacionada à manutenção das características bioquímicas e genéticas da espécie. Esta estabilidade biológica deve se manter durante o tempo de armazenamento, até sua utilização (COOK; BROWN, 1965). Pelo menos a constatação periódica da manutenção da viabilidade desses bioindicadores é importante.

A estabilidade desses indicadores pode ser muito variável, razão pela qual se aconselha a preparação das suspensões dos esporos no próprio laboratório (BUHLMANN; GAY; SCHILLER, 1973). Alguns estudos com esporos de *Geobacillus stearothermophilus* comercializados provaram que, após 5 minutos a 120ºC, não mais apresentavam viabilidade. Essa falha na resistência térmica pode indicar apenas aparente eficiência do processo esterilizante.

Outra característica importante num indicador biológico é que seu crescimento deve ser ótimo quando colocado em condições fisiológicas desta espécie, além de não ser patogênico. Mais detalhes da exigência dizem respeito à não produção de endotoxinas ou exotoxinas e preferencialmente espécies termofílicas (BREWER, 1968; CFR, 1969).

Entre as diversas cepas já estudadas e consagradas como indicadores citam-se o *Geobacillus stearothermophilus* ATCC 7.953, para a esterilização por calor úmido; para casos de radiação, são indicados, entre outros, *Clostridium sporogenes*, *Streptococcus faecium*, *Bacillus sphericus*, *Bacillus pumilus* NCTC 10.337 e *Micrococcus radiodurans*, estando, porém, considerada dispensável sua utilização na validação de processos (USP, 2014); para óxido de etileno, é mais indicado *Bacillus atropheus* ATCC 9.372. Este último pode ser empregado, também, para controle e esterilização por calor úmido ou seco (ARTANDI, 1969; BORICK; BORICK, 1972; BOWMAN, 1969a; BRUCH, 1977; BUHLMANN, 1971; LENZ, 1977).

Em função das características já mencionadas, a preparação ou inoculação dos produtos com estes indicadores deve ocorrer em ambiente totalmente diferente da manufatura, bem como do teste propriamente dito. Antes do transporte dos produtos inoculados para os locais de esterilização, eles devem ser descontaminados, externamente, a fim de evitar contaminação da área produtiva.

Surgiram mais recentemente formas alternativas de controle de esterilização mediante recursos físico-químicos, mas integrando parâmetros fornecendo resposta que busca equivalência à dos bioindicadores (FRANCHI; LENCIONI, 1978; WITONSKY, 1977), como é o caso do Termalog®. Este sistema propicia a possibilidade de informar o tempo e a temperatura a que o material foi submetido numa autoclavação, baseado em fusão de substâncias acopladas a um suporte. Pode ser utilizado na faixa de (115-132)°C, na qual, sob condições isotérmicas, a resposta do indicador é linear em função do tempo. Há autores que consideram sua utilização tão importante quanto o uso de bioindicadores, visto que corresponde ao valor Z de esporos termofílicos. Ressaltam a vantagem de que a resposta é imediata.

VALIDAÇÃO E ADEQUAÇÃO DE TESTE DE ESTERILIDADE

A validação de um método deve ser estabelecida e documentada, demonstrando inclusive as características de exatidão, sensibilidade, especificidade e reprodutibilidade. Inclui etapas de qualificação da instalação, de operação, do desempenho e do método de teste.

Em situações idênticas às descritas nos compêndios oficiais aplica-se a adequação de método, sendo válido considerar todas as etapas a seguir descritas:

Qualificação da instalação

No caso do teste de esterilidade, a qualificação da instalação conduz à necessidade de certificação da área onde se executam os testes, incluindo filtros, capelas de fluxo laminar e utilidades disponíveis e empregadas durante o procedimento (HILL; BEATRICE, 1991; FIP, 1993, LUMINI, 1975; STAINES, 1984).

Sistemas múltiplos de filtração devem ser considerados e, mais particularmente, sistemas fechados. Neste caso, a velocidade da bomba, via rotação dos roletes, deve ser verificada, seja no sistema de bomba compacta ou integral (com pedal de acionamento), que é contraindicada para unidades com volume de 2 mL ou menores.

Parâmetros adicionais a serem verificados referem-se ao temporizador, assim como à ausência de vazamentos.

Qualificação operacional

O segundo item a considerar na validação do teste de esterilidade consiste na qualificação operacional, que inclui a qualificação do operador, do equipamento e do dispositivo de teste.

A qualificação do operador, como é parte fundamental da validação, impõe que ele seja experiente e receba treinamento específico. Um programa de treinamento, com inclusão de técnicas assépticas, é recurso fundamental para a redução de resultado falso-positivo, que de forma alguma deve exceder 2%.

De acordo com as boas práticas de fabricação (BPF) e as boas práticas de laboratório (BPL), os equipamentos usados nos laboratórios devem ser validados, de manei-

ra a confirmar que sejam adequados e precisos. No caso de se utilizarem sistemas fechados, haverá a necessidade de validação inicial e periodicamente. Para tanto, deve-se proceder à qualificação da bomba e do temporizador.

A bomba e a tubulação dos cartuchos devem possibilitar a abertura ou rompimento da amostra, de forma a permitir que, preferencialmente, o volume total das unidades a serem testadas, ou ao menos respeitando quantidades especificadas nos compêndios farmacêuticos, passe pelas membranas, e que estas sejam incubadas. É também importante que o sistema permita subdivisão equivalente dos volumes entre os dois cartuchos do sistema.

O volume inicial, a temperatura e a viscosidade da amostra (artigo-teste) afetarão a sua distribuição pelos cartuchos. Portanto, a qualificação da bomba deve considerar o procedimento de teste descrito para cada produto ou grupo de produtos. O funcionamento adequado da bomba deve ser efetuado em três lotes do produto, e também com água destilada, para confirmar o funcionamento da bomba na execução do teste, cujo esquema é mostrado na Figura 1.

A regulagem da bomba deve permitir velocidade de fluxo adequada, estável e reprodutível, além de permitir a subdivisão do volume em quantidades iguais para os dois cartuchos. O acionamento da bomba pode ocorrer por meio de um pedal, devendo, neste caso, haver um temporizador. A qualificação do temporizador deve ser efetuada de forma semelhante à da bomba.

Como última etapa da qualificação operacional, considera-se a validação do dispositivo do teste. Esta etapa pode ser dispensada, tendo em vista a validação desenvolvida pelo fabricante, ficando, porém, sob a responsabilidade do usuário a decisão de efetuá-la nas suas instalações. Neste caso, deverá ser efetuado teste de integridade, usando, por exemplo, o método do ponto de bolha, que consis-

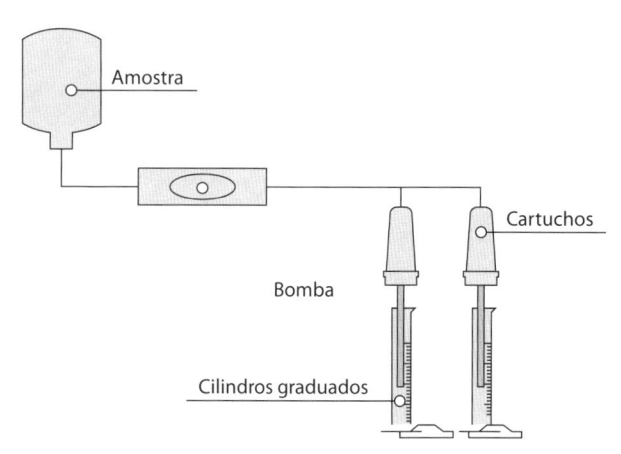

Figura 1 Esquema do teste de esterilidade em sistema fechado, com subdivisão de volume de amostra entre os dois cartuchos.

te em: umedecer o cartucho a ser testado, internamente, com água deionizada; conectar fonte de ar e manômetro na tubulação de entrada do cartucho e pinçar a tubulação de saída; submergir a parte inferior do cartucho em béquer contendo água; pressurizar lentamente o sistema a um valor de 1 psi/s (69 mbar/s), observando a água do béquer; quando ocorrer borbulhamento contínuo, registrar o valor. Não deve ocorrer borbulhamento anterior à pressão de ponto de bolha especificada pelo produtor.

Esterilidade dos meios de cultura, fluidos e dispositivos auxiliares

Os meios de cultura, os dispositivos auxiliares e os sistemas de filtração simples ou múltiplos, convencionais ou em sistema fechado, devem ter sua esterilidade comprovada, de forma a conferir segurança relativa à ausência de falso-positivo no teste.

Para os meios de cultura, deve-se ter o controle da procedência e do lote de fabricação, bem como a verificação de obediência aos parâmetros do processo esterilizante, que devem, após incubação sob condições de temperatura e tempo especificados para o teste, mostrar-se isentos de contaminação.

Equipamento e dispositivos auxiliares deverão ser avaliados, empregando-se meios de cultura comprovadamente estéreis, com inclusão dos fluidos a serem empregados, simulando as condições do teste. Eventual falha na condição de esterilidade deverá ser investigada, e a sua causa sanada.

Capacidade promotora de crescimento dos meios de cultura

As farmacopeias atuais orientam que seja avaliada a capacidade promotora de crescimento. As Farmacopeias Americana (USP, 2014), Europeia (PH. EUR., 2010) e Japonesa (JP, 2013) apresentam sugestão idêntica quanto a cepas microbianas recomendadas para o teste, entretanto a USP também apresenta duas cepas microbianas alternativas.

Microrganismos adicionais podem ser também adotados, quando detectados de forma típica nos produtos ou no ambiente produtivo.

Cada lote de meio de cultura deve, após esterilização, ser inoculado com cerca de 100 unidades formadoras de colônias dos microrganismos indicados e, após incubação a condições apropriadas, deve mostrar crescimento considerável.

Bacteriostase e fungistase

Certos produtos contêm agentes bacteriostáticos ou fungistáticos que, se não forem neutralizados, inibirão o crescimento dos microrganismos viáveis presentes no produto, conduzindo a resultados falso-negativos.

A neutralização dos agentes antimicrobianos destes produtos pode ser obtida via diluição, reação química, filtração ou uma combinação destes métodos. A validação de bacteriostase e fungistase remete a dois aspectos: a eficácia da neutralização e a toxicidade do neutralizador. Em outras palavras, deve ser obtida a neutralização das propriedades antimicrobianas sem sacrificar a recuperação de microrganismos viáveis.

O procedimento deste teste é semelhante à avaliação da capacidade promotora de crescimento dos meios de cultura, inclusive quanto ao número e à diversidade de microrganismos indicados pelos compêndios farmacêuticos, porém incorporando o produto sob teste.

A inoculação do produto deve ser efetuada exatamente conforme procedimento no teste rotineiro, seja por método direto ou indireto. Se, na interpretação do resultado, for evidenciado crescimento menor que aquele observado

Tabela 3 Microrganismos recomendados para o teste de capacidade promotora de crescimento dos meios de cultura para teste de esterilidade.

Meios de cultura	Micro-organismo recomendado	Micro-organismo alternativo USP XXXVI
Meio tioglicolato	*Pseudomonas aeruginosa* ATCC 9027 *Clostridium sporogenes* ATCC 11437 *Staphylococcus aureus* ATCC 6538	*Kocuria rhizophilia* ATCC 9341 *Bacteroides vulgatus* ATCC 8482
Meio caseína de soja	*Bacillus subtilis* ATCC 6633 *Candida albicans* ATCC 10231 *Aspergillus niger* ATCC 16404	

na ausência do produto, este é considerado bacteriostático ou fungistático. Neste caso, técnicas alternativas de neutralização (maior número de lavagens, diferente tipo de membrana, neutralização química ou enzimática) devem ser testadas, e esta etapa repetida.

Em se fazendo a sequência apresentada por etapas, pode-se considerar o teste de esterilidade validado, sendo necessário caracterizar apenas sua adequação, exceto se for utilizada metodologia distinta daquela descrita nos compêndios farmacêuticos. Apenas neste caso deverá ser efetuado o teste e demonstrada a equivalência entre ambos, de forma a comparar o novo método de referência.

MÉTODOS ALTERNATIVOS PARA O TESTE DE ESTERILIDADE

Dentre os procedimentos microbiológicos candidatos para alternativas rápidas aos testes tradicionais, o teste de esterilidade é aquele que apresenta o maior desafio. As dificuldades não decorrem da complexidade metodológica, mas sim de sua simplicidade. O teste de esterilidade, em sua forma mais fundamental, pode ser definido como um teste qualitativo delineado para detectar a ausência de células microbianas viáveis presentes no produto.

A Farmacopeia Americana preconiza a possibilidade de se utilizar métodos alternativos, desde que comprovadas as constatações em relação a exatidão, precisão, sensibilidade, seletividade e automação ou em circunstâncias especiais. Os critérios para validação dos métodos microbiológicos se encontram no capítulo <1.223> *Validation of Alternative Microbiological Methods*.

Até o presente momento, quatro tecnologias obtiveram aprovação de órgãos regulatórios internacionais (FDA e EMA) para uso como tecnologia alternativa ao teste de esterilidade convencional, sendo elas desenvolvidas pelos equipamentos BacT/ALERT® (bioMérieux), BacTec® (BD), ChemScan RDI® (bioMérieux) e o Milliflex® (Millipore). Entretanto, diversas outras tecnologias vem sendo submetidas à análise regulatória, enquanto grupos de pesquisa estudam sua aplicação no teste de esterilidade para produtos farmcêuticos e correlatos.

A seguir, será apresentado um estudo de caso exemplificando a trajetória da validação até aprovação pelo órgão regulatório.

Método alternativo microbiológico baseado na detecção de CO_2 para liberação de produto biológico, um estudo de caso (DUGUID, 2011)

O teste de esterilidade é parte essencial no controle de qualidade de produtos para terapia celular, entretanto o fator mais crítico para esse tipo de produto é sua curta vida de prateleira, geralmente incompatível com os 14 dias de incubação exigidos pelos métodos tradicionais. Sendo assim, a utilização de uma metodologia alternativa, com detecção mais rápida, beneficiaria tanto a liberação do produto quanto a segurança dos pacientes. Duguid e colaboradores publicaram toda a trajetória desde a validação até a liberação pela agência reguladora (DUGUID, 2011).

Após uma vasta avaliação das tecnologias disponíveis para o teste de esterilidade do produto Carticel®, especialistas da Genzyme optaram pela detecção de dióxido de carbono (BacT/ALERT®), motivados pela semelhança com os métodos compendiais e uso clínico consolidado, potencializando aceitabilidade pela FDA assim como considerando o custo envolvido por teste. Além disso, a metodologia não é destrutiva, possibilitando a identificação microbiana após a incubação e as investigações de possíveis falhas. Maiores informações sobre a tecnologia escolhida estão apresentadas em capítulo específico. O estudo de validação foi dividido em três fases.

Validação inicial

Na primeira fase, foram realizadas a Qualificação de Instalação e a Qualificação de Operação, de modo a assegurar o funcionamento adequado do equipamento. Em seguida, um estudo de viabilidade efetuado de modo a verificar possível interferência por parte do produto (cultura de condrócitos) sobre a metodologia, em razão da produção de CO_2 pelo metabolismo celular, o que poderia ocasionar resultados falso-negativos. Também foram realizados testes de bacteriostase e fungistase, para avaliar se algum componente na matriz do produto poderia inibir o crescimento microbiano, tendo sido empregados no desafio bactérias aeróbicas, anaeróbicas e fungos. Por último, foi realizada a Qualificação de Performance, na qual foi avaliada a capacidade do método em detectar grande variedade de microrganismos sob as condições do ensaio, assim como um paralelo comparativo entre a metodologia alternativa (BacT/ALERT®) e o método farmacopeico (Steritest®). Foi analisada a esterilidade do produto nas diferentes etapas de produção (*in-process*, *pre-release* e produto final). Nesta primeira fase da validação, foram empregados baixos níveis de inoculo, em desafio com dez espécies microbianas.

Os resultados obtidos demonstraram a capacidade do método alternativo em recuperar todas as espécies microbianas, sendo que para 9 delas os períodos necessários para detecção foram menores, comparativamente ao método convencional. Os testes efetuados com *Penicillium chrysogenum* apresentaram maior tempo de detecção, sendo que em alguns casos não foi detectado pelo método alternativo, contudo seu crescimento era visualmente constatado nos frascos.

Após investigações das possíveis causas para não detecção do microrganismo, entendeu-se que o "algoritmo H" instalado no BacT/ALERT® 240 não detectava o CO_2 produzido por fungos de crescimento lento, em pequenas concentrações. Sendo assim, foi realizada para condição de aerobiose a substituição do "algoritmo H" pelo "algoritmo G", utilizado para detecção de microplasmas. Os resultados foram eletronicamente analisados utilizando o novo algoritmo de detecção para o meio aeróbico *Standard Aerobic* (SA), e a analise demonstrou que a alteração do "algoritmo H" para o "algoritmo G" permitiria a detecção do microrganismo em questão sem impactar na detecção dos demais microrganismos.

Estudo para otimização das condições do teste

Na segunda fase do estudo de validação, foram comparadas as capacidades dos meios de cultura disponíveis em inativar a ação dos antibióticos, tendo sido a comparação feita entre os meios comerciais contendo carvão ativo e os meios anteriormente empregados. Tal preocupação ocorreu porque as preparações *in-process* e *pre-release* apresentam gentamicina em sua composição. O meio contendo carvão ativo foi eficaz, passando a ser empregado nos testes subsequentes.

Nesta etapa também foi avaliado o efeito da temperatura na recuperação dos microrganismos psicrófilos, visto que o equipamento opera em apenas um temperatura de incubação, e o teste farmacopeico preconiza o uso de duas temperaturas. Sendo assim, a *Food and Drug Administration* solicitou que fosse realizado estudo comparativo, com microrganismos psicrófilos e fungos de crescimento lento, entre as taxas de recuperação a 35 e 32°C. Não foi observado o crescimento de *Pseudomonas fluorescens* a 35°C, mesmo quando utilizados altos níveis de inóculo. Sendo assim, a condição de incubação de 32°C demontrou ser mais adequada para utilização no teste de esterilidade.

Após efetuadas tais modificações na metodologia, não foi possível recuperar *Pseudomonas aeruginosa* no teste de capacidade promotora de crescimento para o meio anaeróbico contendo carvão ativado. Algumas diferenças fundamentais entre as metodologias fazem com que os procedimentos compendiais sejam incompatíveis com algumas particularidades do Bact/ALERT®. Neste caso, além do carvão ativo agir como sequestrador de oxigênio, a atmosfera interna dos frascos contendo meio de cultura, preenchida com nitrogênio sob vácuo e os frascos constantemente agitados durante a incubação, criando uma condição estritamente anaeróbica, levaram a condições incompatíveis com o cultivo de *P. aeruginosa*. Sendo assim, foram necessárias algumas modificações nos protocolos de capacidade promotora de crescimento, bacteriostase e fungistase. Entre elas, pode-se citar a inoculação dos microrganismos estritamente aeróbicos apenas no meio aeróbico e a modificação da temperatura de incubação para 32°C para dois meio de cultura (com agitação a cada 10 minutos).

Segunda validação e adequação para o equipamento BacT/ALERT® 3D

A adoção dos novos parâmetros para a metodologia alternativa, assim como mudanças na tecnologia, como inovação no equipamento (substituição do "modelo 240" para o "modelo 3D") e a mudança no material de acondicionamento dos meios de cultura (de vidro para plástico) levaram à necessidade de um estudo para avaliação do impacto de tais mudanças.

Assim como na primeira validação, a segunda também consistiu no estudo comparativo entre as duas metodologias. Entretanto, nessa fase, foi avaliada apenas a condição de pior caso, representada por amostras contendo condrócitos frescos e gentamicina. Também foram avaliadas dez cepas microbianas, sendo algumas delas diferentes daquelas desafiadas empregadas nos desafios da primeira fase. Os resultados obtidos demonstraram especificidade, repetibilidade, limite de detecção, resistência e equivalência aceitáveis. Apesar de terem sido detectados todos os dez microrganismos desafiados, o método compendial permitiu a detecção de *Propionibacterium acnes* anteriormente ao método alternativo.

As mudanças na tecnologia também foram avaliadas, com testes de capacidade promotora de crescimento muito semelhantes aos descritos anteriormente. Tanto a alteração do modelo do equipamento quanto o material de acondicionamento dos frascos dos meios de cultura não provocaram alterações nos tempos de detecção.

Após realizados todos os testes e a submissão dos resultados da segunda validação, a tecnologia foi aprovada para o uso pela FDA. Vale ressaltar que toda a evolução dos trabalhos, até a aprovação regulatória ocorreu em um processo colaborativo entre a indústria e a agência reguladora. Uma das condições para a aprovação foi a exigência do teste convencional em paralelo para qualquer amostra que apresentasse contaminação na análise pelo método implementado, com comparação do tempo de detecção entre os dois métodos. Essa condição foi exigida durante período mínimo de 1 ano, gerando os dados dos estudos pós-implementação.

Estudos pós-implementação

Durante o primeiro ano dos estudos pós-implementação, foram obtidos 84 resultados positivos (das 1.892 análises). Apesar dos resultados ocorrerem para todas as configurações da amostra, eles se restringiram aos frascos contendo meio de cultura aeróbico. Entretanto, quando inspecionados, os frascos não apresentavam mudanças na cor do dispositivo indicador de crescimento e as curvas de crescimento microbiano não indicavam aumento da produção de CO_2. Investigação pela técnica de esgotamento em placa e coloração de Gram também não permitiram detectar a presença de microrganismos, e o teste convencional não indicou a presença de contaminação. Essa alta taxa de resultados falso-positivos resultou na suspensão temporária do uso da metodologia para liberação do produto terminado.

Investigações realizadas com a equipe técnica do fabricante indicaram como causa do problema o uso do algoritmo customizado "G" para o meio FAN aeróbico ao invés do algoritmo "H", utilizado para otimizar a detecção de *Penicillium chrysogenum* durante a primeira validação. A análise dos dados demonstrou a incompatibilidade entre algoritmo "G" e o meio FAN aeróbico, levando aos eventos de falso-positivos. A reavaliação eletrônica dos dados utilizado algoritmo "H" indicou que para o meio FAN aeróbico não há diferença no tempo de detecção utilizando o algoritmo "G"ou "H". Sendo assim, a reinstalação do algoritmo "H" diminuiria a ocorrência de falso-positivos e normalizaria o sistema.

No segundo ano após a implementação, o método detecção cinco resultados positivos em 5.899 análises, sendo que os tempos de detecção variaram de 6,9 a 32,1 horas. Dentre esses positivos, um foi falso-positivo (*Staphylococcus epidermidis*). Os demais quatro positivos eram contaminações por *Novosphingobium capsulatum* ou *Comamonas testosteroni*, cujo tempo de detecção para o método compendial variou de 48 a 72 horas.

A literatura indica que o teste convencional necessita de 14 dias, pois 25% dos resultados não seriam detectados no período de 7 dias (BATHGATE *et al.*, 1993). Dos 14 microrganismos testados durante as validações, a nova metodologia detectou 11 antes de 48 horas, 13 antes de 72 horas e todos antes dos 7 dias.

Três anos após a implementação, o método alternativo já havia identificado 9 positivos em um total de 18.794 análises. Os quatro novos casos (não descritos anteriormente) foram causados por falhas nos sensores dos frascos de meio de cultura ou células detectoras descalibradas. Considerando a experiência adquirida e os dados provenientes da validação da metodologia, Duguid e colaboradores (DUGUID, 2011) solicitaram a redução do tempo de incubação para 7 dias. Para isso, a FDA solicitou estudos adicionais, utilizando baixas cargas de microrganismos de crescimento lento (bactérias e fungos). Os estudos de validação indicaram que *Streptomyces halstedii olivaceus*, *Propionibacterium acnes* e *Aspergillus fumigatus* são os microrganismos com o crescimento mais lento para ambos os métodos, e as cargas de inoculação utilizadas nesta etapa continham apenas um dígito. O BacT/ALERT detectou os microrganismos entre 50,4 e 151 horas, enquanto o método farmacopeico os detectou entre 168 e 216 horas.

Esse dados, juntamente com os dados anteriormente obtidos, demonstraram que o tempo de incubação de apenas 7 dias é justificável para liberação do Carticel® pelo método BacT/ALERT®. Após sua implementação, o método vem sendo também testado para quatro novos produtos de terapia celular, que estão ainda em fase clínica, e irá tornar-se o método incluso nas submissões regulatórias para a aprovação do produto.

CONSIDERAÇÕES FINAIS

Quando se discutem diversos aspectos analíticos do teste de esterilidade, observa-se que, no decorrer das últimas décadas, houve evolução na metodologia. Entretanto, existem ainda pontos fundamentais limitantes para sua eficácia, no que diz respeito à segurança de informações.

A falta de certeza absoluta quanto ao estado de esterilidade do total de unidades pertencentes ao lote é uma questão de inferência estatística, razão pela qual o critério de amostragem é importante (APOSTOLO, 1973; BRUCH, 1974; BRYCE, 1956; DAVIS, 1964).

A probabilidade de rejeição ou aprovação de um lote industrial, fundamentada em amostragem de 20 recipientes, apresenta em risco de 67% de se considerar estéril um lote cuja contaminação é de 2% (CLAPP, 1969). Por outro lado, um lote com 10% de unidades contaminadas será seguramente rejeitado quando a amostragem abranger 100 itens (PHILLIPS, 1975). Em outras palavras, pode-se afirmar que, com este número de amostras, a probabilidade de aceitar o lote como isento de contaminação será zero. Logo, com menor número de unidades tem-se pequena probabilidade de rejeição de um lote contaminado e maior possibilidade em aceitá-lo como estéril.

Se de forma utópica forem testados 500 itens com 1% de unidades contaminadas, a probabilidade de rejeição será muito alta, com chance de apenas 1% de aceitar o lote como estéril.

Outras limitações de ordem prática e econômica persistem, pois a própria metodologia, empregada para evidenciar a presença de contaminante viável, é falha, por não propiciar abrangência necessária relativa ao crescimento de todos os tipos microbianos. A exigência dos microrganismos, no que diz respeito à diversificação dos nutrientes, pode não se fazer cumprir por meio de 2 ou 3 meios de cultura empregados no teste. Além disso, a temperatura de incubação deveria ser mais ampla, abrangendo de 5°C a 60°C, quando se quer detectar, realmente, desde psicrofílicos até termofílicos.

Os radiofármacos apresentam outro tipo de problema relacionado com a natureza intrínseca destes produtos, cuja meia-vida, muitas vezes, é inferior ao tempo de incubação da amostra. Além disso, devem existir recursos protetores, ou sistemas de isolamento destes materiais durante o teste, de maneira a oferecer absoluta segurança aos analistas. É por isso que se devem controlar as condições de produção, bem como efetuar testes nos diluentes, a fim de obter informações seguras sobre o procedimento de sua fabricação mesmos (BP, 1973; CHEN *et al.*, 1975).

Em função destas limitações, dá-se muita importância às BPF, com critérios especiais para produção de medicamentos estéreis (AVIS, 1976; BRUCH, 1977; DAVIS, 1964; OSIER, 1977). As informações da produção não se devem divorciar do teste propriamente dito.

No aspecto analítico, um resultado incorreto em teste de esterilidade apresenta sérias implicações, quer seja envolvendo risco do consumidor, ao se liberar um lote com resultado falso-negativo, ou envolvendo risco de produtor, ao se rejeitar um lote estéril que, por falha do teste, tenha evidenciado resultado falso-positivo.

No primeiro caso, poderá haver consequências clínicas indesejáveis e, de forma justificada, a insatisfação do paciente e profissional da saúde, podendo ocasionar processo de indenização, retorno do produto contaminado, interdição e prejuízo à imagem da empresa. No caso de falso-positivo, poderá haver insatisfação do produtor, prejuízo decorrente da perda de componentes, custo do processo produtivo, dos retestes e da perda de vendas.

Em alguns países, descortina-se a possibilidade da liberação paramétrica, que considera a decisão de aprova-rejeita do lote tendo por base o processo produtivo. Por exemplo, nos Estados Unidos, na Europa e no Japão, existem critérios de validação de processos esterilizantes que, atendendo a níveis de rigidez bastante elevados, admitem a liberação paramétrica para esterilização por irradiação, por óxido de etileno e processo térmico. No Brasil, a liberação paramétrica está contemplada na Farmacopeia Brasileira V (Referência), estando sua regulamentação sendo elaborada no âmbito da Anvisa.

No que tange aos testes de esterilidade empregando métodos alternativos, é sabido que particularmete a FDA os tem incentivado, dentro da tendência da tecnologia analítica de processo (ou Process Analytical Technology – PAT), e com foco na Qualidade por *Design*. Também a Anvisa tem este tema incluso em sua Agenda Regulatória, tendo sido constituído por um grupo técnico no âmbito da Farmacopeia Brasileira, estudando o tema em questão. A proposta de ampliar a adoção dos métodos alternativos permitirá o nível de segurança dos pacientes, pois, enquanto algumas das limitações intrínsecas do teste de esterilidade permaneçam e outras podem ser superadas com a evolução científica e tecnológica. Para tanto, será importante o trabalho colaborativo entre a agência reguladora, as empresas e a universidade.

REFERÊNCIAS BIBLIOGRÁFICAS

1. ABDOU, M.A.F. Comparative study of seven media for sterility testing. *J. Pharm. Sci*, Washington, v.63, n.1, p.23-26, 1974.
2. ABDOU, M.A.F. Sterilitatstest. I – Vergleichsuntersuchungen von 7 medien nachweis von hefen. *Pharm. Ind.*, Aulendorf, v.35, n.10, p.650, 1973.
3. AGOSTINI, G.; LENCIONI, E. Misura dell´intensittà di radiazoni UV nei locali di lavoro in asepsi. *Boll. Chim. Farm.*, Milano, v.118, n.31, 1979.
4. AKERS, M.J.; ATTIA, I.A.; AVIS, K.E. The effect of liquid viscosity, fill volume and load configuration on F_0 values. *J. Parenter. Drug Assoc.*, Philadelphia, v.33, p.195, 1979.
5. AKERS, M.J.; WRIGHT, G.E.; CARLSON, K.A. Sterility testing of antimicrobial-containing injectable solutions prepared in the pharmacy. *Am. J. Hosp. Pharm.*, Washington, v.48, n.11, p.2414-2418, 1991.
6. APOSTOLO, E. Advances in sterility testing. *Farmaco Ed. Prat.*, Pavia, v.28, n.8, p.435-440, 1973.
7. APOSTOLO, E.; LANZAROTTI, E.; ZAIA, P. Considerazioni sull`impiego di membrane filtranti nel test di sterilità. *Farmaco Ed. Prat.*, Pavia, v.28, n.2, p.115-124, 1973.
8. ARTANDI, C. Biological indicators. *Bull. Parenter. Drug Assoc.*, Philadelphia, v.23, n.6, p.254, 1969.
9. ASLUND, B. Testing of laminar flow clean-air units. *Acta Pharm. Suec.*, Stokholm, v.12, n.5, p.485, 1975.
10. ASLUND, B.; OLSON, O.T. Testing of laminar air flow units by particle counting and by microbial methods. *Acta Pharm. Suec.*, Stokholm, v.13, n.5-6, p.469, 1976.
11. ASLUND, B.; OLSON, O.T.; SANDELE, E. Aseptic work under hygienic conditions. *Acta Pharm. Suec.*, Stokholm, v.14, n.5-6, p.517, 1977.
12. AVIS, K.E. Sterilization. In: LACHMAN, L.; LIEBERMAN, H.A.; KANING, J.L. *The theory and practice of industrial pharmacy*, 2. ed., Philadelphia, Lea & Febiger, 1976. p.567.
13. BARZAGHI, D.; BELLA, G.; BIANCO, L.; BONOMI, E.; CAFIERO, M.; CARAZZONE, M.; GENOVA, R.; NERI, G.; BIZZARRI, D.; TAGLIAPIETRA, L.; VERONESE, M. Saggio di sterilità – controlle di fertilità del terrno colturale al tioglicolato per I microorganismi anaerobi. *Boll. Chim. Farm.*, Milano, v.119, p.229-237, 1980.
14. BASSET, P.R.; DIGRADO, C.J. Aerospace technology and its application to parenteral operations. Part II. *Bull. Parenter. Drug Assoc.*, Philadelphia, v.21, n.1, p.21, 1976.
15. BEMD, A.A.J.; TIMMERMANS, A.G. Kwaliteitsbewaking van in fusirvloristoffen. III – De betrauwtaarheid van de sterilitastest door middle van een steekproef. *Pharm. Weekbl.*, Amsterdam, v.105, p.553, 1970.
16. BLUBAUGH, L.V.; REED, W. Sodium thioglycollate as an anti-bacteriostatic agent. Its use in sterility testing. *J. Bact.*, Baltimore, v.45, p.44, 1943.
17. BOMAR, M. The relation between the age of *Bacillus subtilis* spores and their resistence to ethylene oxide. Folia Microbiol., Prague, v.7, p.259, 1962. Apud: *Chem. Abstr.*, Columbus, v.57, p.15607a, 1962.

18. BORICK, P.M.; BORICK, J.A. Sterility testing of pharmaceuticals, cosmetics and medical devices. In: COOPER, M.S. *Quality control in pharmaceutical industry*, New York, Academic Press, 1972, v.1, p.2.

19. BOWMAN, F.W. A sterility testing of pharmaceuticals. *J. Pharm. Sci.*, Washington, v.58, n.11, p.1301-1307, 1969a.

20. BOWMAN, F.W. Application of membrane filtration to antibiotic quality control sterility testing. *J. Pharm. Sci.*, Washington, v.55, n.8, p.819, 1966.

21. BOWMAN, F.W. Microbial contamination of antibiotic ophthalmic ointments. *J. Pharm. Sci.*, Washington, v.58, n.2, p.277, 1969b.

22. BOWMAN, F.W. Rapid visual assay for penicillinase concentrates. *J. Pharm. Sci.*, Washington, v.52, n.7, p.705, 1963.

23. BOWMAN, F.W.; KNOLL, E.W.; WHITE, M.; MISLIVEC, P. Survey of microbial contamination of ophthalmic ointments. *J. Pharm. Sci*, Washiungton, v.61, n.4, p.532, 1972.

24. BOWMAN, F.W.; WHITE, M.; CALHOUN, M.P. Collaborative study of aerobic media for sterility testing by membrane filtration. *J. Pharm. Sci*, Washiungton, v.60, n.7, p.1087-1088, 1971.

25. BRASIL. Leis, decretos, etc. decreto n. 79.094 de 5 de janeiro de 1977. *Diário Oficial da União*, Brasília, 5 Jan. 1977. Submete a sistema de vigilância sanitária os medicamentos, insumos farmacêuticos, drogas, correlatos, cosméticos, produtos de higiene, sanenates e outros. Título I – Disposições preliminares, Art. 3, XXIV.

26. BRASIL. Resolução RDC n. 17, de 16 de abril de 2010. Dispõe sobre as Boas Práticas de Fabricação de Medicamentos. *Diário Oficial da União*, Brasília, DF, 19 abr. 2010. Seção 1, p.94-110.

27. BREEZE, A.S.; MACCD, G.A. Novel sterility test for chloramphenicol. *J. Pharm. Pharmacol.*, London, v.26, p.122, 1974.

28. BREWER, J.H.; ARNSBERGER, R.J. Biological-chemical indicator for ethylene oxide sterilization. *J. Pharm. Sci.*, Washington, v.55, n.1, p.57, 1996.

29. BREWER, J.H.; Mc LAUGHLIN, C.B. Dehydrated sterilizer controls containing bacterial spores and culture media. *J. Pharm. Sci.*, Washington, v.50, n.2, p.171, 1961.

30. BREWER, J.H.; PHILLIPS, G.B. Proper use of biological indicators. *Bull. Parenter. Drug Assoc.*, Philadelphia, v.22, p.157, 1968.

31. BRITISH pharmacopoeia. London: General Medical Council, 1932.

32. BRITISH pharmacopoeia. London: General Medical Council, 1953.

33. BRITISH pharmacopoeia. London: General Medical Council, 1968.

34. BRITISH pharmacopoeia. London: Her Majesty Stationary Office, 1973.

35. BRITISH pharmacopoeia. London: Her Majesty Stationary Office, 1988. 2v.

36. BRITISH pharmacopoeia. London: Her Majesty's Stationary Office, 2004. 4v.

37. BROWN, M.R. Increasing the probability of sterility of medical products. *J. Pharm. Pharmacol.*, London, v.29, n.9, p.517-523, 1977.

38. BRUCH, C.W. Levels of sterility probabilities of survivors vs. biological indicators. *Bull. Parenter. Drug Assoc.*, Philadelphia, v.28, p.105, 1974.

39. BRUCH, C.W. Sterility assurance for medical devices processed by ionizing radiation. *Bull. Parenter. Drug Assoc.*, Philadelphia, v.31, n.1, p.18, 1977.

40. BRYCE, D.M. Test for sterility of pharmaceutical prepartions – the design and interpretation of sterility tests. *J. Pharm. Pharmacol.*, London, v.8, p.561, 1956.

41. BUGNO, A.; PINTO, T.J.A. Comparative study between culture media employed in sterility test. *Boll. Chim. Farm.*, v.141, n.5, p.367-371, 2002a.

42. BUGNO, A.; PINTO, T.J.A. Incubation time in sterility test for pharmaceutical products. *Boll. Chim. Farm.*, v.141, n.6, p.453-456, 2002b.

43. BUGNO, A.; PINTO, T.J.A. The influence of incubation conditions in sterility tests. *PDA J. Pharm. Sci Technol*, v.57, n.6, p.399-403, 2003.

44. BUHLMANN, X. Microbiological control in the manufacture of sterile pharmaceutical products. *Pharm. Acta Helv.*, Zurich, v.46, n.7, p.385, 1971.

45. BUHLMANN, X.; GAY, M.; SCHILLER, I. Test objects containing *Bacillus stearothermophilus* spores for the monitoring of antimicrobial treatment in steam autoclaves. *Pharm. Acta Helv.*, Zurich, v.48, p.223, 1973.

46. BUOGO, A.; De PARRI, G.C.; ZANUSO, G.; MECARELLI, G. Suitability of *Micrococcus luteus* and *Sacharomyces cerevisae* for testing the fertility of media used in drug sterility assays. *Boll. Chim. Farm.*, Milano, v.119, n.6, p.361-370, 1980.

47. BUOGO, A.; GUERRATO, G.; GIULIONI, A.; PAPAKRISTO, G. Aspetti microbiologici dell´ambiente farmacêutico. *Boll. Chim. Farm.*, Milano, v.118, n.1, p.9-17, 1979.

48. CADWELL, G.H. Jr. Evaluation of high efficiency filters. *J. Parenter. Drug Assoc.*, Washington, v.32, p.199, 1978.

49. CAMPANI, S.; DI GIOVANI, G.; DI PACO, G.; LENCIONI, E.; MATERAZZI, C.; MONACELLI, F.; PETRANGELI, B.; GENGA, R. Criteri di gestione del blocco sterile. *Boll. Chim. Farm.*, Milano, v.116, n.12, p.683, 1977.

50. CARAZZONE, M.; FAVA, M. Saggio di sterilità: considerazioni sulla fertilità dei mezzi colturali. *Boll. Chim. Farm.*, Milano, v.121, n.2, p.257-275, 1982b.

51. CARAZZONE, M.; FAVA, M. Sterility test: proposals for an automated closed system for sampling and filtering. *Boll. Chim. Farm.*, Milano, v.121, n.2, p.71-79, 1982a.

52. CHEN, N.; RODES, B.A.; LARSON, S.M.; WAGNER, H.N. Sterility testing of radiopharmaceuticals. J. Nucl. Med., v.15, n.12, p.1142, 1974. Apud: *Chem. Abstr.*, Columbus, v.82, p.77085, 1975.

53. CLAPP, F.L. Proposed changes in the USP sterility test. *Bull. Parenter. Drug Assoc.*, Philadelphia, v.23, n.6, p.252, 1969.

54. CLAUSEN, O.G. A study of the growth-promoting properties of fluid and solid microbial contamination test media on small number of microorganism. *Pharm. Acta Helv.*, Zurich, v.48, p.541-548, 1973.

55. CLAUSEN, O.G.; AASGARD, N.B.; SOLBERG, O. Dithionithe-thioglycollate broth (HS-T broth), a bew control medium for microbial contamination tests of medical products. *Ann. Microbiol.*, Paris, v.124B, n.2, p.205, 1973.

56. CODE OF FEDERAL REGULATIONS. Food and Drugs, Federal Register 21, part 73, Federal Register (revised 1969).

57. CODE OF FEDERAL REGULATIONS. Food and Drugs, Federal Register 21, part 300 to 499, Federal Register (revised April 1, 1977).

58. COOK, A.M.; BROWN, M.R.W. Method of making spore papers of reproducible resistance. *J. Pharm. Pharmacol.*, London, v.17, p.15, 1965.

59. COOPER, M.S. The evolving USP sterility test. J. Parenter. Sci. Technol., Philadelphia, v.36, n.6, p.256-259, 1982.

60. DAVIS, O.L. Sampling for sterility tests. *Pharm. Weekbl.*, Amsterdam, v.99, p.1401, 1964.

61. DENYER, S.P.; BAIRD, R.M. (Eds). Guide to microbiological control in pharmaceuticals. 2 ed. Boca Raton: CRC Press, 2007. 481p.

62. DEUTSCHES, ARZNEIBUCH, 7.ed. Stuttgart: Deuscher Apotheker Verlag, 1968.

63. DUGUID, J. Use of BacT/ALERT® for sterility testing of cell therapy products. In: MOLDENHAUER, J. *Rapid Sterility Testing*. Bethesda: PDA, 2011. p.331-354.

64. DUGUID, J. Use of BacT/ALERT® for sterility testing of cell therapy products. In: MOLDENHAUER, J. *Rapid Sterility Testing*. Bethesda: PDA, 2011. p.331-354.

65. EUROPEAN pharmacopoeia. 3.ed. Paris: Council of Europe, 1997.

66. FARMACOPÉIA Brasileira. 3.ed. São Paulo: Organização Andrei Editora SA, 1977.

67. FARMACOPÉIA Brasileira. 4. ed. São Paulo: Atheneu, 1988.

68. FRANCHI, G.; LENCIONI, E. La sicurezza di um processo di sterilizzazione a vapore in campo farmacêutico mediante l´impiego degli indicatore thermalog S. *Boll. Chim. Farm.*, Milano, v.117, p.620, 1978.

69. FREDIANI, H.A. Membrane filter sterility testing. *Bull. Parenter. Drug Assoc.*, Philadelphia, v.18, p.25, 1964.

70. FRY, E.M. PDA Comments to USP on Proposed Changes to <71> Sterility Tests. *PDA J. Pharm. Sci. Technol.*, Bethesda, v.50, n.2, p.69-78, 1996.

71. GALAL, E.E.; EL-TAYEB, O.; SIHAM, A.; WILSON, S. Sterility testing of antibiotics. II – Streptomycin and dihydrostreptomycin. J. Drug Res., v.6, n.2, p.213, 1974. Apud: *Chem. Abstr.*, Columbus, v.83, p.136868, 1975.

72. GAY, M. Les indicateurs biologiques de sterilization. *J. Pharm. Belg.*, Bruxelles, v.32, n.5, p.520, 1977.

73. GEE, L.W.; HARVEY, J.M.G.H.; OLSON, W.P.; LEE, M.L. Sterility test systems for product recovery. *J. Pharm. Sci.*, Washington, v.74, n.1, p.29-32, 1985.

74. GERMAN, A. Le mode d´action des agents antimicrobiens. *J. Pharm. Belg.*, Bruxelles, v.32, n.5, p.422, 1977.

75. GODDARD, K.R. Designing a parenteral manufacturing facility. *Bull. Parenter. Drug Assoc.*, Philadelphia, v.21, n.2, p.55, 1967.

76. GOLD, D.H. Validation: why, what, when, how much. *PDA J. Pharm. Sci. Technol.*, Bethesda, v.50, n.1, p.55-60, 1996.

77. GRAIN, J.F. Sterility testing of products containing benzalkonium chloride as a preservative. *Bull. Parenter. Drug Assoc.*, Philadelphia, v.15, n.3, p.8, 1961.

78. GREEN, B.L.; LITSKY, W. Evaluation of a closed system for sterility testing of parenteral. *Pharm. Technol.*, Washington, v.3, p.72, 1979.

79. GRIFFENHAGEN, G.B. The history of parenteral medication. *Bull. Parenter. Drug Assoc.*, Philadelphia, v.16, n.2, p.12, 1962.

80. GROSS, R.I. Testing of laminar flow equipament. *J. Parenter. Drug Assoc.*, Washington, v.32, n.4, p.174, 1978.

81. GUICHARD, J.C. La filtration de l´air et les filters. *Labo-Pharma Probl. Tech.*, Paris, v.207, p.43, 1972.

82. HESS, H.; KNUSSEL, F.; MULLEN, K. Control of low-level microbial contamination of drug preparations. *Pharm. Acta Helv.*, Zurich, v.44, p.174, 1969.

83. HILL, D.; BEATRICE, M. Facility requirements for biotech plants. *J. Parenter. Sci. Technol.*, Philadelphia, v.45, n.3, p.132-137, 1991.

84. HOLDOWSKY, S. A new sterility test for antibiotics. An application of the membrane filter technique. *Ant. Chemoter.*, Washington, v.7, n.2, p.49, 1957.

85. HOLDOWSKY, S. Current practice and new developments in sterility testing. *Bull. Parenter. Drug Assoc.*, Philadelphia, v.15, n.1, p.15, 1961.

86. HUNGARIAN PHARMACOPOEIA (PH. HG). 6. ed. Budapest, akadémiai Kiaidó, 1970. v.1.

87. INTERNATIONAL PHARMACEUTICAL FEDERATION (FIP). Sterility assurance based on validation of sterilization process using steam under pressure. *J. Parenter. Sci. Technol.*, Philadelphia, v.43, n.5, p.226-230, 1989.

88. INTERNATIONAL PHARMACEUTICAL FEDERATION (FIP). Validation and control of non-standard sterilization processes. *J. Parenter. Sci. Technol.*, Philadelphia, v.47, n.1, p.9-15, 1993.

89. JAPANESE Pharmacopoeia. 15.ed. Tokyo: The Society of Japanese Pharmacopoeia, 2006, 1788p.

90. JAPANESE PHARMACOPOEIA. General Information. Japanese Pharmacopoeia. 16th Edition, Supplement I. Ministry of Health, Larbour and Welfare. 2011. Versão Eletrônica.

91. JONES, R. Áreas Limpas: conceitos, limpeza, manutenção e certificação. *Rev. Farm. Bioquim. Univ. S. Paulo*, São Paulo, v.33, supl.1, p.27-32, 1997.

92. JOUBERT, J.D. International symposium GMP. Ginevra, octobre 1973. Apud: SETNIKAR, I. Accertamento della sterilitá. *Boll. Chim. Farm.*, Milano, v.114, n.5, p.241, 1975.

93. KIELPINSKI, G.; PRINZI, S.; DUGUID, J.; DU MOULIN, G. Roadmap to approval: use of an automated sterility test method as a lot release test for Carticel®, autologous cultured chondrocytes. *Cytotherapy*, v. 7, n. 6, p.531-541. 2005.

94. KNUDSEN, L.F. Sample size of parenteral solutions for sterility testing. *J. Am. Pharm. Ass. Sci. Ed.*, Washington, v.38, p.332, 1942.

95. KOHN, S.R.; GERSHENFELD, L.; BARR, M. Effectiviness of antibacterial agents presently employed in ophthalmic preparations as preservatives against *Pseudomonas aeruginosa*. *J. Pharm. Sci.*, Washington, v.52, p.967, 1963.

96. KRUGER, D.; HERSCHEL, J. Die erste vollautomatisierung der sterilitatsprufung Von parenteralen arzeimittelm in geschlossenem system. *Pharm. Ind.*, Aulendorf, v.39, v.1, p.60, 1977.

97. LENA, P.; BASCHIERI, F.; BALDINI, L.; ROSSETTINI, M. Biological indicators: study of the resistance relation between *Bacillus stearothermophilus* and *Bacillus subtilis* and *Bacillus pumilus*. *Farmaco Ed Prat.*, Pavia, v.32, v.4, p.172, 1977.

98. LENZ, P. Biological indicators. Study of resistance relation between *B. steraothermophilus* and *B. subtilis* and *pumilus*, *Farmaco Ed. Prat.*, Pavia, v.32, p.34, 1977.

99. LHOEST, W. La filtarion stérilisante de l´air. *Labo-Pharma Probl. Tech.*, Paris, v.207, p.43, 1972.

100. LIBANSKA, A. Use of membrane filters in the microbiological assay of drugs. *Césk. Farm.*, v.16, p.198, 1967. Apud: *Int. Pharm. Abstr.*, Washington, v.4, p.959, 1967.

101. LIGHTKOWN, J.W. Proc. Round table conf. Sterility testing. London, 1963. Apud: BOWMAN, F.W. Application of membrane filtration to antibiotic quality control sterility testing. *J. Pharm. Sci.*, Washington, v.55, n.8, p.818, 1966.

102. LUMINI, E. Flusso d´aria laminare: applicazione ai locali sterili. *Boll. Chim. Farm.*, Milano, v.114, n.7, p.361-374, 1975.

103. LUMINI, E.; BRAMBINI, C.; MERLINI, A. Indicatori Del processo di sterilizzazione a vapore. *Boll. Chim. Farm.*, Milano, v.117, p.627, 1978.

104. MARSHALL, V.; POULSON-COOK, S.; MOLDENHAUER, J. Comparative mold and yeast recovery analysis (the effect of differing incubation temperature ranges and growth media). *PDA J. Pharm. Sci. Technol.*, Bethesda, v.52, n.4, p.165-169, 1998.

105. MATSUI, M.; NAKANISHI, T. Thermoindicators II. *J. Sci. Res. Inst.*, Tokyo, v.45, p.204, 1951.

106. MAYHALL, C.G.; PLERPAOLL, P.G.; HALL, G.O.; THOMAS, R.B. Evaluation of a device for monitoring sterility of injectable fluids. *Am. J. Hosp. Pharm.*, Washington, v.38, n.8, p.1148-1150, 1981.

107. MENDES, I.F.; PRAL, E.M.F.; TAKATA, C.S.; RIZZO, E.; SAITO, T. Estudo comparativo de meios de cultura recomendados para testes de esterilidade de produtos biológicos. *Rev. Farm. Bioquim. Univ. S. Paulo*, São Paulo, v.21, n.1, p.62-70, 1985.

108. MEYER, K.H. Practical experience with disposable sterility testing systems. *Pharm. Ind.*, Aulendorf, v.44, p.404, 1982.

109. MEYER, K.H.; STEIN, B.; NG, R. Evaluation of an apparatus for solution sterility testing. *Pharm. Technol.*, Washington, v.7, n.1, p.46, 1983.

110. MILLER, L.C. The forthcoming United States pharmacopoeia XVIII. *Bull. Parenter. Drug Assoc.*, Philadelphia, v.22, p.53, 1968.

111. NATIONAL FORMULARY. 14.ed., Washington, American Pharmaceutical Association, 1975.

112. NEGRETTI, F. Il controllo microbiologico per filtazione su membrane dei medicinali dotati di proprietà antimicrobiche: problemi – proposte – prospettive. *Boll. Chim. Farm.*, Milano, v.136, n.1, p.28-38, 1997.

113. NEGRETTI, F.; CASETTA, P. Research on sterility and contamination controls of chemotherapeutic agents by membrane filtration method. *J. Pharm. Biomed. Anal.*, London, v.9, n.9, p.773-776, 1991.

114. NICHOLS, N. Rapid Microbial Testing Methods address micro-hold, the last frontier for reducing process time and waste. Pharmaceutical Manufacturing, 2008. Disponível em: www.pharmaceuticalmanufacturing.com.

115. NUNGESTER, W.J.; HOOD, M.N.; WARREN, M.K. The use of thioglycollate media for testing disinfectants. *J. Bact.*, Baltimore, v.45, p.44, 1943.

116. OLSON, O.; ASLUND, B.; SANDELL, E. Studies on in-use microbial contaminantion of multiple dose vials. *Acta Pharm. Suec.*, Stokholm, v.15, n.6, p.401, 1978.

117. ORGANIZACION MUNDIAL DE LA SALUD (OMS). ASSEMBLEA MUNDIAL de la SALUD, 28.a, Ginebra, 1975. Resoluciones y decisiones: anexos. Ginebra, Organização Mundial de la Salud, 1975. (Actas Oficiales de la Organização Mundial de la Salud, n. 226).

118. ORGANIZACION MUNDIAL DE LA SALUD (OMS). Comité de expertos em especificaciones para la preparaciones farmaceuticas. Ginebra, 1972. 92p. (Série de informes técnicos, 487).

119. ORGANIZACION MUNDIAL DE LA SALUD (OMS). Normas para la substancias biológicas. 6-Normas generales. Ginebra, 1960. 32p. (Série de informes técnicos, 200).

120. OSIER, G.J. The qualification and control of large-volume parenteral sterilization process. *Bull. Parenter. Drug. Assoc.*, Philadelphia, v.31, n.5, p.254, 1977.

121. PARENTERAL Drus Association. PDA Comments: USP on microbiological eveluation of clean rooms and other controlled environments <1116>. *PDA J. Pharm. Sci. Technol.*, Bethesda, v.51, n.6, p.222-226, 1997.

122. PARENTERAL Drus Association. PDA technical report n.30: Parametric release of pharmaceuticals terminally sterilized by moist heat. *PDA J. Pharm. Sci. Technol.*, Bethesda, v.53, n.4, p.217-222, 1999.

123. PARISI, A.N.; BORICK, P.M. Pharmaceutica sterility testing. Contamination Cont. v.8, p.31, 1969. Apud: *Int. Pharm. Abstr.*, Washington, v.6, p.3007, 1969.

124. PERSONEUS, G.R.; BASSETT, P.R. Aerospace technology and its application to parenteral operations. Part I. *Bull. Parenter. Drug. Assoc.*, Philadelphia, v.21, n.1, p.12, 1967.

125. PHARMACOPÉE française. 8.ed. Paris, Comission Permanente de La Pharmacopée, 1965.

126. PHARMACOPOEA internacionalis. *Especificaciones de la calidad de las preparationes farmaceuticas.* 2.ed. Ginebra, Organizatión Mundial de la Salud, 1970.

127. PHARMACOPOEA internacionalis. *Métodos generales de analisis.* 3.4. Ginebra, Organizatión Mundial de la Salud, 1980. v.1.

128. PHILLIPS, G.B. Sterilization. In: HOOVER, J.E.; OSOL, A. *Remington Pharmaceutical Science.* 15.ed., Easton, Mack Publishing Company, 1975.

129. PLACENCIA, A.M.; OXBORROW, G.S.; DANIELSON, J.W. Batch swire method for detoxification of isopropil myristate used for sterility testing of oils and ointments: membrane selection. *J. Pharm. Sci.*, Washington, v.71, n.6, p.714, 1982.

130. PONGILUPPI, S. Aspetti microbiologici della produzione farmaceutica sterile. Considerazioni ed esperienze. *Boll. Chim. Farm.*, Milano, v.124, n.7, p.293-305, 1985.

131. REICH, R.R. Effect of sublethal ethylene oxide exposure on *Bacillus subtilis* sppores and biological indicator performance. *J. Parenter. Drug Assoc.*, Philadelphia, v.34, n.3, p.200, 1980.

132. RINGERTZ, S.; RINGERTZ, O. Antimicrobial effect of isopropil myristate when used as a solvent in sterility testing. *Pharm. Acta Helv.*, Zurich, v.57, n.7, p.193, 1982.

133. ROBERTSON, J.H. Sterility testing of ophthalmic ointments using isopropyl myristate. *Bull. Parenter. Drug Assoc.*, Philadelphia, v.28, p.288, 1974.

134. ROBINSON, K.G. Temperature-sensitive paints. Select Govt. Res. Repts, London, v.2, p.23, 1949. Apud: *Chem. Abstr.*, Columbus, v.46, p.5333f, 1952.

135. ROHDE, P.A. A new culture plate: its applications. *Bull. Parenter. Drug Assoc.*, Philadelphia, v.17, n.1, p.11, 1963.

136. ROSENBLATT, J.E.; FALLON, A.; FINEGOLD, S.M. Comparison of methods for isolation of anaerobic bacteria from clinical specimens. *Appl. Microbiol.*, Washington, v.25, n.1, p.77, 1973.

137. ROSENSTEIN, S.; LAMY, P.P. Effect of station design on vertical laminar air flow. *Am. J. Hosp. Pharm.*, Washington, v.30, n.9, p.800, 1973.

138. RUSSEL, A.D.; GILBERT, R.J. Test for sterility of pharmaceutical products. Mfg. Chem. Aerosol News, v.35, p.42, 1964. Apud: *Int. Pharm. Abstr.*, Washington, v.1, p.887, 1964.

139. SETNIKAR, I. Accertamento della sterilità. *Boll. Chim. Farm.*, Milano, v.114, n.5, p.241-250, 1975.

140. SEYFARTH, H. A comparison of the assay regulations for sterility testing between the USP XIX and the European pharmacopoeia. Zentralbe Bakteriol. Parasitenkd Infektionskr Hyg. Erste Abt Orig. reihe B Hyg Praev Med., v.160, n.4-5, p.432, 1975. Apud: *Biol. Abstr.*, Philadelphia, v.61, p.6854, 1976.

141. SEYFARTH, H. Examination of pharmaceutical preparations for sterility according to the regulations of the USP XX and the Ph. Eur. (Supplement 1980). *Drugs Made Germ.*, v.26, n.1, p.21-29, 1983.

142. SIMPKINS, D.E.; WILKINSON, G.R. A physical indicator for sterilization procedures. *J. Pharm. Pharmacol.*, London, v.16, suppl, p.108T, 1964.

143. SOKOLSKI, W.T.; CHIDESTER, C.G. Improved viable counting method for petrolatum-based ointments. *J. Pharm. Sci.*, Washington, v.53, p.103, 1964.

144. SOKOLSKI, W.T.; LUMINIS, N.E. The effect of salts on the movement and zone shape of neomycin and streptomycin in paper chromatography. *Antib. Chemot.*, Washington, v.11, p.271, 1961.

145. SOLTIS, C. Construction and use of laminar flow rooms. *Bull. Parenter. Drug Assoc.*, Philadelphia, v.21, n.2, p.55, 1967.

146. SONGER, J.R.; SULLIVAN, J.F.; HURD, J.W. Testing air filtering system. *Bull. Parenter. Drug Assoc.*, Philadelphia, v.19, n.1, p.6, 1965.

147. STAINES, L. Design control and validation of a facility for sterile clinical trial preparations. *J. Parenter. Sci. Technol.*, Philadelphia, v.38, n.3, p.109-114, 1984.

148. STAPERT, E.M. Desingning and monitoring a sterility test facility. *Bull. Parenter. Drug Assoc.*, Philadelphia, v.26, p.129, 1972.

149. STRAKA, R.P.; STROKES, J.L. Rapid destruction of bacteria in commonly used diluents and its elimination. *Appl. Microbiol.*, Washington, v.5, p.21, 1957.

150. SYKES, G. The technique of sterility testing. *J. Pharm. Pharmacol.*, London, v.8, p.573, 1956.

151. TANNY, G.B.; MELTZER, T.H. A review of sterilization with membrane filters. *Pharm. Technol. Int.*, Washington, v.7, p.44, 1979.

152. TRASEN, B. IV. Non-destructive tests for bacterial retentive filters. *J. Parenter. Drug Assoc.*, Philadelphia, v.335, n.5, p.273, 1979.

153. TSUJI, K.; ROBERTSON, J.H. Microbial toxicity of isopropyl myristate used for sterility testing of petrolatum-based ophthalmic ointments. *Appl. Microbiol.*, Washington, v.25, n.1, p.139, 1973.

154. TSUJI, K.; ROBERTSON, J.H. Microcount method for petrolatum-based topical ointment containing waxes. *Appl. Microbiol.*, Washington, v.20, n.5, p.802, 1970.

155. TSUJI, K.; STAPERT, E.M.; ROBERTSON, J.H.; WAIYAKI, P.M. Sterility test method for petrolatum-based ophthalmic ointment. *Appl. Microbiol.*, Washington, v.20, n.5, p.798, 1970.

156. UNITED States Pharmacopeia. 11.ed. Easton, Mack Printing Company, 1936.

157. UNITED States Pharmacopeia. 12.ed. Easton, Mack Printing Company, 1942.

158. UNITED States Pharmacopeia. 13.ed. Easton, Mack Printing Company, 1947.

159. UNITED States Pharmacopeia. 14.ed. Easton, Mack Printing Company, 1952.

160. UNITED States Pharmacopeia. 15.ed. Easton, Mack Printing Company, 1955.

161. UNITED States Pharmacopeia. 18.ed. Easton, Mack Printing Company, 1970.

162. UNITED States Pharmacopeia. 19.ed. Rockville, United States Pharmacopeial Convention, 1975.

163. UNITED States Pharmacopeia. 20.ed. Rockville, United States Pharmacopeial Convention, 1980.

164. UNITED States Pharmacopeia. 23.ed. Rockville, United States Pharmacopeial Convention, 1985.

165. UNITED States Pharmacopeia. 24.ed. Rockville, United States Pharmacopeial Convention, 2000.

166. UNITED States Pharmacopeia. 25.ed. Rockville, United States Pharmacopeial Convention, 2001.

167. UNITED States Pharmacopeia. 27.ed. Rockville, United States Pharmacopeial Convention, 2004.

168. UNITED States Pharmacopoeia. 32.ed. Rockville: United States Pharmacopeial Convention, 2009. p.80-86.

169. UNITED States Pharmacopoeia. 37. ed. Rockville: United States Pharmacopeial Convention, 2014.

170. VAN DOORNE, H.; VAN KAMPEN, B.J.; VAN DER LEE, R.W.; RUMMENIE, L.; VAN DER VEEN, A.J.; DE VRIES, W.J. Industrial manufacture of parenteral products in the Netherlands. A survey of eight years of media fills and sterility testing. *PDA J. Pharm. Sci. Technol.*, Bethesda, v.52, n.4, p.159-164, 1998.

171. WALLHAUSSER, K.H. Antimicrobial preservatives in biologics. *Pharm. Ind.*, Aulendorf, v.36, n.10, p.716, 1974.

172. WARGO, E.J. Microbial contamination of topical ointments. *Am. J. Hosp. Pharm.*, Washington, v.30, p.332, 1973.

173. WECCHI, A. Il controllo di sterilita sui prodotti farmaceutici industriali. *Farmaco Ed. Prat.*, Pavia, v.19, n.6, p.265, 1964.

174. WHYTE, W. The influence of clean room design on product contamination. *J. Parenter. Sci. Technol.*, Philadelphia, v.38, n.3, p.103-108, 1984.

175. WITFIELD, W.J. Microbiological studies of laminar flow rooms. *Bull. Parenter. Drug Assoc.*, Philadelphia, v.22, n.2, p.37, 1967.

176. WITONSKY, R.J. A new tool for the validation of the sterilization of parenterals. *Bull. Parenter. Drug Assoc.*, Philadelphia, v.31, n.6, p.274, 1977.

177. WOLFF, A. Control of sterilization by bioindicators. *Dtsch. Apoth. Ztg.*, Stuttgart, v.115, p.247, 1975.

178. WYK, R.W.V.; GRANSTON, A.E. A bacteriological study of ophthalmic ointments. *J. Am. Pharm. Assoc.*, Washington, v.47, n.3, p.193, 1958.

Pirogênio e endotoxina bacteriana $\quad$ 9

HISTÓRICO

Embora o conhecimento científico que se tem sobre pirogênio tenha sido adquirido nos últimos 50 anos, o estudo sobre a febre, as especulações sobre suas causas, os mecanismos e os efeitos são tão antigos quanto a medicina, datando de mais de 2.000 anos atrás. Os primeiros médicos gregos visualizavam a febre mais como mecanismo terapêutico que fisiopatológico. A ideia de que a febre pudesse ter valor terapêutico sobreviveu por séculos, sendo que inicialmente injeções intravenosas de material pútrido eram administradas a animais em caráter experimental. Em etapa subsequente, preparações altamente pirogênicas preparadas de células mortas de *Salmonella typhi* foram empregadas como vacinas.

Mas nem todos os autores viram a febre como benéfica: no início do século XIX, dois farmacêuticos franceses, Pelletier e Caventue, isolaram um antipirético, a quinina. Como resultado, estudos em animais permitiram conhecer os efeitos de pirexia e antitérmicos.

Panum, um professor dinamarquês de fisiologia, investiu considerável tempo estudando a elevação térmica a partir de substâncias pútridas e concluiu que a substância indutora de febre era termoestável, solúvel em água, insolúvel em álcool e diferente de bactérias vivas e que poucos

miligramas injetados via intravenosa eram suficientes para induzir à febre elevada.

Billbroth aparentemente foi o primeiro investigador a usar o termo *pyrogen*, ou pirogênio, para descrever o princípio promotor de febre. Ele foi capaz de produzir hipertermia em cachorros injetando água destilada. O termo *pyrogen* – e "substância pirogênica" – foi subsequentemente usado por outros autores, entre os quais Burdon-Sanderson. Estes escreveram extensivamente sobre o processo da febre originada de agente exógeno, como a bactéria, ou de origem endógena, da célula do hospedeiro.

Durante a última década do século XIX, Centanni conduziu estudos significativos sobre os agentes responsáveis pela febre. Entre outros, ele descreveu um procedimento para isolar a toxina bacteriana responsável pela ação febril. Mantendo culturas de bactérias Gram-negativas sob autólise durante longos períodos, procedendo a sua filtração esterilizante e então submetendo-as a fracionamento em álcool, ele obteve pó branco altamente pirogênico, a partir de larga variedade de bactérias. Centanni foi o primeiro a reconhecer a relação causa-efeito entre endotoxina (pirotoxina) e febre. Ele foi também o primeiro a demonstrar o "terceiro tipo de imunidade", posteriormente chamado de tolerância pirogênica, evidenciada após injeções repetidas de endotoxina.

Os microbiologistas demonstraram a seguir que as endotoxinas eram encontradas em muitas bactérias. O trabalho foi grandemente facilitado pela descoberta de Gram, em 1884, relacionada ao processo de coloração que recebeu seu nome. Os investigadores rapidamente aprenderam que endotoxinas estavam associadas exclusivamente a bactérias Gram-negativas.

Na passagem do século, vários pesquisadores estavam preocupados com febres que, às vezes, acompanhavam injeções, bem como outros efeitos colaterais associados à administração parenteral de agentes terapêuticos. Porém, a eliminação de bactérias por esterilização térmica ou filtração não eliminava a pirogenicidade dessas preparações. O primeiro entendimento da assim chamada "febre das injeções" decorreu das investigações relatadas por Hort e Penfold, em 1912.

Estes pesquisadores foram os primeiros a planejar e padronizar o teste de pirogênio em coelhos. Com este teste, foram capazes de classificar bactérias em pirogênicas e não pirogênicas, o que as correlacionava com o esquema Gram de classificação bacteriana. Culturas mortas foram comparáveis às viáveis, quanto à indução de febre. Esses pesquisadores demonstraram igualmente que a pirogenicidade da água destilada estava relacionada à concentração bacteriana e concluíram que uma substância termoestável era a provável causa das febres de injeção.

Seibert demonstrou convincentemente, em 1923, que todas as febres decorrentes de injeção eram resultantes de pirogênios filtráveis, termoestáveis e produzidos por bacilos Gram-negativos. Outros pesquisadores confirmaram as informações e enfatizaram a importância de evitar contaminação microbiana em todos os estágios da produção farmacêutica, apontando que esterilidade não era sinônimo de apirogenicidade.

Aproximadamente duas décadas se passaram até que um estudo colaborativo foi desenvolvido pelo *US National Institute of Health* e 14 indústrias farmacêuticas, para estabelecer um sistema animal que pudesse ser usado para avaliar a pirogenicidade de soluções. O estudo resultou no desenvolvimento do primeiro teste de pirogênio oficial em coelhos, que foi incorporado na USP XII, em 1942.

Em paralelo, continuavam os esforços no sentido de purificar e caracterizar a endotoxina, tendo sido obtidos isolados pirogênicos por diferentes pesquisadores. Shear e Turner (SHEAR; TURNER; SHOVELTON, 1943) isolaram uma preparação de endotoxina de *Serratia marcescens* que apresentava toxicidade, pirogenicidade e composição semelhantes às de outros autores. Foram, porém, os primeiros a aplicar o termo lipopolissacarídeo ao extrato de endotoxina, um termo descritor da natureza da endotoxina e que tem se mantido na linguagem científica.

Em 1952, Westphal e colaboradores publicaram trabalhos que detalham métodos de extração em água-fenol para a produção de lipopolissacarídeos (LPS) purificados, livres de proteínas e de diferentes enterobacteriáceas (WESTPHAL; LUDERITZ; BISTER, 1952). Essas preparações altamente purificadas causaram respostas febris em coelhos, mesmo em quantidades reduzidas, da ordem de 1,0 ng/kg, quando administradas por via intravenosa. Foram necessários cerca de 20 anos de trabalho desses autores e de outros pesquisadores, para demonstrar que a porção lipídica do LPS é responsável pelas reações biológicas induzidas pela endotoxina.

PIROGÊNIO ENDÓGENO E MECANISMO DE FEBRE

Os pirogênios incluem qualquer substância capaz de induzir elevações térmicas, em resposta a injeção ou infecção, em animais e humanos (WILLIAMS, 2004), sendo divididos em duas classes. Pirogênios exógenos são aqueles que se originam fora do corpo e induzem elevações térmicas quando injetados. Incluem os pirogênios de origem microbiana, sendo o lipopolissacarídeo (endotoxina) o mais significativo. Os pirogênios não microbianos, que incluem produtos de constituição química diversa também produzem elevação de temperatura, quando injetados sob condições apropriadas (WILLIAMS, 2004).

Como fonte de pirogênio exógeno, mencionam-se grande variedade de origens, desde bacteriana, de fungos e vírus, bem como componentes de bactérias Gram-negativas e de bactérias Gram-positivas, assim como pirogênios não microbianos, como alguns fármacos, esteroides, frações do plasma e o adjuvante sintético muramil dipeptídeo (WILLIAMS, 2004).

O pirogênio endógeno (PE), entretanto, é produzido internamente pelo hospedeiro em resposta ao estímulo de pirogênios exógenos e consiste em substância homogênea, sintetizada por diferentes células do hospedeiro após exposição ao pirogênio exógeno, sendo considerado o mediador primário da febre. Beeson foi o primeiro a descrever o efeito de elevação de temperatura com base em substância obtida de leucócitos polimorfonucleares. Em virtude da sua origem, a substância foi chamada de pirogênio granulocítico. É interessante a presença frequente da febre em doenças malignas, o que se pode talvez explicar como uma liberação espontânea de PE por alguns tipos de células tumorais.

As moléculas de PE apresentam pesos moleculares de aproximadamente 15.000 dáltons. Embora a sua estrutura química aparente ser distinta em diferentes espécies, a habilidade de produzir febre não é característica da espécie, e anticorpos apresentam também imunização cruzada.

Aparentemente, o PE é sintetizado na célula em resposta ao pirogênio exógeno. A produção das prostaglandinas é, por sua vez, induzida tanto pela endotoxina como pelo PE e ocasiona diversos efeitos biológicos. Fármacos antitérmicos inibem a síntese de prostaglandina, impedindo o metabolismo do ácido aracdônico a prostaglandina endoperoxidase.

ENDOTOXINAS

As endotoxinas são complexos de alto peso molecular associados à membrana externa de bactérias Gram-negativas e constituem-se na mais significativa fonte de pirogênio para a indústria farmacêutica. Endotoxinas não purificadas podem conter lipídeos, carboidratos e proteínas, porém quando purificadas são denominadas de lipopolissacarídeos, para enfatizar sua natureza química. Por isso, como nos produtos farmacêuticos podem ser encontradas unidades não purificadas nas fases em processo ou nos produtos terminados, prefere-se a terminologia de endotoxinas.

As endotoxinas apresentam basicamente uma região hidrofílica polissacarídea ligada covalentemente a uma região hidrofóbica, conhecida como lipídeo A. Enquanto a região polissacarídea é altamente variável entre as espécies de bactérias Gram-negativas, tanto em tamanho quanto em composição, o lipídeo A é uma estrutura bastante conservadora, independentemente da espécie bacteriana, sendo o responsável pela atividade biológica (COOPER, 2008; WILLIAMS, 2004).

Embora termoestáveis, as endotoxinas são inativadas por ciclos extensos de calor seco, condições alcalinas ou ácidas e polimixina B sob certas condições. Apesar de inicialmente a endotoxina ter sido reconhecida apenas como causadora de febre, sabe-se de ação biológica de amplo espectro, associada à porção lipídica da molécula. Uma porção distinta da endotoxina é responsável em grande parte pela antigenicidade específica das bactérias Gram-negativas, respondendo por milhares de sorotipos. Uma outra porção, a central, é bastante homogênea dentre diferentes espécies e auxilia na dispersão da molécula, sendo, portanto, indiretamente fundamental para a ação biológica.

Suas características de universalidade, relativa estabilidade térmica e capacidade de provocar profundas alterações fisiológicas quando administrada por via parenteral tornam sua detecção e eliminação um considerável desafio ao produtor de parenterais de pequeno e de grande volume, de artigos vinculados à sua administração ou de próteses (LACASA; VEGA, 1989; WILLIAMS, 2004).

Composição química

Quanto ao posicionamento na membrana do Gram-negativo, a parte mais interna da molécula é constituída pelo lipídeo A, por sua vez ligado a um núcleo polissacarídeo central. Mais externamente estão situadas as cadeias O-específicas, conforme ilustrado na Figura 1 (COOPER, 2008; WILLIAMS, 2004).

O lipídeo A é composto por um dissacarídeo de glucosamina, altamente substituído por ácidos graxos de cadeia longa com grupamentos amida e éster. O ácido graxo com ligação amida de estrutura mais comum, com cadeia de 14 carbonos, é o ácido 3-hidroximirístico; os ácidos graxos com ésteres ligados são mais variáveis e comumente incluem os ácidos cáprico, láurico, mirístico, palmítico e esteárico (WILLIAMS, 2004; BAYSTON; COHEN, 1990).

Tipicamente o lipídeo A é ligado ao núcleo de heteropolissacarídeos por ácido 2-ceto-3-deoxioctônico, um açúcar ácido de 8 carbonos, exclusivo de LPS bacteriano. Esta porção, conhecida como cadeia central, age como um transportador de soluto no meio aquoso para a porção lipídica (WILLIAMS, 2004; BAYSTON; COHEN, 1990).

O sítio antigênico O-específico, com cadeias laterais contendo unidades repetidas de oligossacarídeo, determi-

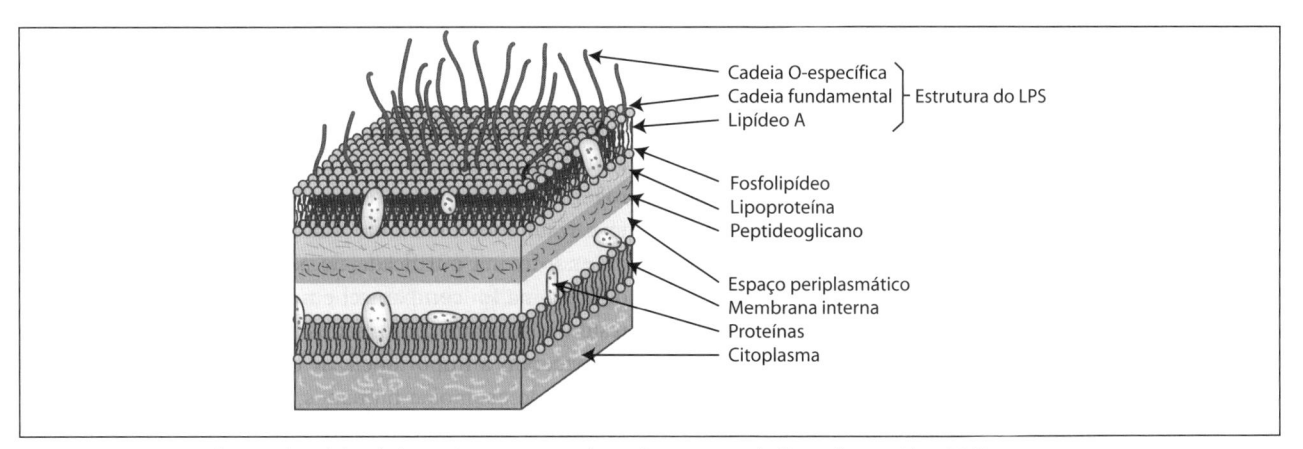

Figura 1   Esquema da parede celular de bactéria Gram-negativa e da estrutura do lipopolissacarídeo (LPS).

na a especificidade sorológica do LPS. Geralmente inclui dideoxi açúcares, amino açúcares, ácido urônico e O-metil açúcares de pentoses, hexoses e amino hexoses. Muitos dos açúcares e derivados encontrados nas cadeias O-específicas são únicos ao LPS. Estas sequências únicas são responsáveis pela diversidade sorológica encontrada nos Gram-negativos e permitem a identificação de mais de 2.000 sorotipos de *Salmonella* e mais de 100 de *Escherichia coli* (COOPER, 2008; WILLIAMS, 2004; BAYSTON; COHEN, 1990).

A estrutura complexa da endotoxina está fortemente relacionada à sua alta capacidade de estimular os mecanismos de defesa do hospedeiro: estima-se que uma única célula bacteriana contenha cerca de 3,5 bilhões de moléculas de LPS em uma área de 4,9 μm^2, de um total de 6,7 μm^2 da superfície da membrana externa de bactérias Gram-negativas, que podem ser liberados por multiplicação, morte ou lise da célula bacteriana, sendo capazes de ativar os mecanismos de defesa do organismo, após injeção, em quantidades muito baixas, na ordem de picograma/kg (WILLIAMS, 2004).

Atividade biológica

Muitas atividades biológicas são atribuídas à unidade lipídeo A da endotoxina (BAYSTON; COHEN, 1990), entre as quais estão: pirogenicidade, toxicidade letal, leucopenia seguida de leucocitose, fenômeno de Shwartzman, necrose da medula óssea, reabsorção do osso embrionário, ativação do complemento, queda de pressão sanguínea, agregação plaquetária, ativação do fator de Hagemen, indução do fator plasminogênio, toxicidade aumentada pelo pré-tratamento com BCG, toxicidade aumentada pela adrenalectomia, reatividade dérmica aumentada à epinefrina, indução de resistência não específica à infecção, indução de tolerância à endotoxina, indução de estado refratário precoce à alteração de temperatura, atividade de macrófagos, indução de síntese de IgG em camundongos neonatos, indução à produção de *interferon*, indução à produção de fator de tumor necrótico, indução à produção de quinase-piruvato em fígado de camundongo, hipotermia em camundongos, gelificação do lisado do amebócito de *Limulus*.

Quando o lipídeo A é complexado com albumina do soro humano ou bovino, causa pirogenicidade comparável àquela de endotoxina intacta, conforme testes em coelhos, demonstrando ser realmente a porção ativa. Adicionalmente, injeção intravenosa de 0,01 mg em coelhos conduz a resposta de pico bifásico de febre, que ocorre cerca de 1 e 3 horas após inoculação. O mecanismo de indução de febre envolve a fagocitose do lipídeo A, sendo produzido pirogênio endógeno, que então atravessa a barreira hema-

toencefálica e altera o ponto de equilíbrio dos neurônios reguladores de temperatura do hipotálamo anterior. Mais recentemente, um significativo aumento na concentração de prostaglandina E2 e monofosfato cíclico de adenosina (AMPc) foi encontrado no fluido cerebroespinal de coelhos, nos quais foi induzida febre por injeção intravenosa de lipídeo A, indicando que ambos ocupam papel de importância na indução de febre.

Diferentemente da maioria dos animais e humanos, ratos e camundongos apresentam resposta hipotérmica após administração parenteral de endotoxina. Usando o recurso de injeção direta nos ventrículos cerebrais, foi possível a promoção de febre, permitindo inferir que o centro termorregulador de ratos é capaz de responder ao lipídeo A, mas que o lipídeo A ou o pirogênio endógeno injetados intravenosamente não atravessam a barreira hematoencefálica para induzir a febre. A hipotermia observada nesses animais decorre de efeito tóxico do lipídeo A sobre os vasos da pele.

Níveis pirogênicos

A questão de níveis pirogênicos torna-se crucial, ao considerar os limites de liberação para os produtos farmacêuticos. Em 18 de janeiro de 1980, o *Bureau of Drugs* publicou um ensaio cujo título era *Guidelines for Validation of the Limulus Amebocyte Lysate Test as an End-Product Test for Human and Veterinary Injectable Drugs and Medical Devices*. Este documento estabeleceu 50 pg/mL (0,05 ng/kg) como limite final de liberação de produtos farmacêuticos não intratecais; posteriormente, foi proposta a redução para 35 pg/mL.

Quando considerado sob evidência científica, 100 pg/mL é um limite de liberação aceitável para parenterais de grande volume e proporciona um significativo fator de segurança sobre o teste de pirogênio em coelhos, segundo a técnica da USP. Consequentemente, foi sugerida a reavaliação do *Bureau of Drugs* para o estabelecimento de 100 pg/mL (0,1 ng/kg), como limite final de liberação para endotoxinas em parenterais de grande volume.

É importante ter em mente que, quando o teste oficial em coelhos foi desenvolvido, não houve tentativas no sentido de definir os níveis de endotoxina que fossem pirogênicos a coelhos ou humanos. Em 1956, Westphal obteve resultados indicando que a dose pirogênica mínima de endotoxina purificada de *Salmonella abortus equi* por quilograma foi comparável em humanos e coelhos. Esses resultados foram confirmados por pesquisadores que reconheceram a importância de determinar a sensibilidade relativa de coelhos e humanos a várias endotoxinas, uma vez que o teste de pirogenicidade visava à segurança no uso de medicamento parenteral em humanos.

Embora se admita equivalência para dose-limite na reação pirogênica de coelhos e do homem, quando sob doses consistentemente mais altas a relação dose-resposta observada no ser humano é mais intensa, podendo ser até 10 vezes maior. Essa diferenciação não implica desmérito no emprego do teste de pirogênio em coelhos, como preditivo do risco pirogênico para humanos. Mostrou-se que os níveis-limite em ambas as espécies ficam entre 0,1 e 0,14 ng/kg para *S. typhosa*, 1,0 ng/kg para *E. coli* e de 50 a 70 ng/kg para *Pseudomonas* sp (DABBAH *et al.*, 1980). Vale comentar que tais limites correspondem a preparações purificadas, enquanto as endotoxinas naturalmente ocorrendo como contaminantes de produtos farmacêuticos apresentam comportamentos distintos. Assim, a pirogenicidade pode depender da endotoxina estudada, assim como do nível da dose (WILLIAMS, 2004).

Durante 1978, a *Health Industry Manufactures Association* (HIMA) iniciou estudo colaborativo para estabelecer definitivamente a pirogenicidade da endotoxina de *E.coli* 055:B5 (Difco), usando o teste de pirogênio em coelhos, oficial na época. O motivo da escolha dessa endotoxina, ao invés do padrão referência nacional EC-2, foi sua grande disponibilidade e amplo emprego na indústria. Essa foi uma excelente escolha, porque estudos preliminares do HIMA indicaram ausência de variação significativa entre os lotes comerciais da *E. coli* 055:B5, em paralelo à significativa variação no padrão nacional de referência.

O estudo colaborativo estabeleceu, com 95% de confiança, que uma média de 50% de resultados aprova-rejeita ocorre a concentrações de *E. coli* 055:B5 (Difco) acima de 0,098 ng/mL. Para aspecto prático, o estudo concluiu ser razoável manter o limite de 0,1 ng/mL, que estava pouco acima do menor limite de confiança, como "padrão de referência de atividade pirogênica", o qual seria comparado com o resultado do teste usando lisado do amebócito de *Limulus* (LAL). Adicionalmente, o estudo concluiu que, se determinado laboratório consegue demonstrar um resultado de falha em teste LAL significativamente acima de 50%, a 0,1 ng de endotoxina *E. coli* 055:B5 (Difco), o teste pode ser qualificado para uso como sendo equivalente ao teste oficial em coelho. Conclui-se que 0,1 ng/mL permite considerável fator de segurança quanto à pirogenicidade em humanos, pois o valor foi calculado no nível de confiança inferior de 95% e é comparável a doses-limite para o ser humano.

Um trabalho do *Limulus Amebocyte Lysate Task Force*, desenvolvido pela *Parenteral Drug Association* (PDA), permitiu obter dados importantes para a confirmação e a ampliação dos estudos anteriores e inclusive inferir que, sob condições ótimas, a sensibilidade do teste de pirogênio em coelhos (USP) aproximava-se de 1 ng da endotoxina comercial *E. coli*, podendo esse valor ser tomado como ponto de referência para limites de endotoxina em parenterais de pequeno volume. Infelizmente, o trabalho não se estendeu a parenterais de grande volume.

Nesse trabalho, o grupo da PDA estabeleceu claramente a dose-limite para o padrão nacional de referência, o EC-2. Doses graduais de endotoxina em solução salina foram administradas a um grupo de 71 coelhos, e as temperaturas foram registradas a intervalos de uma hora, de acordo com o teste oficial, considerando o critério de interpretação mediante envolvimento de oito animais para cada ensaio. Respostas febris foram função linear do logaritmo natural da dose de endotoxina. A dose pirogênica média foi definida como a dose que levou a soma das oito variações térmicas individuais máximas a elevação superior a 3,7°C. Empregando análise de regressão linear, a dose pirogênica média e o intervalo de confiança correspondente de 95% foram calculados como sendo 1,37 ng e de 1,04 a 1,79 ng, respectivamente. A dose pirogênica limite é definida como o limite inferior do intervalo de confiança de 95% da dose pirogênica média, ou seja, 1,0 ng de EC-2. Este valor é consistente com valores de outros estudos clássicos, e os dados são relevantes à luz do limite do *Food and Drug Administration Limulus Amebocyte Lysate Guidelines* de não mais que 0,05 ng/mL.

É interessante notar que o *Bureau of Medical Devices* aceitou 100 pg/mL (0,1 ng/kg, referência a *E. coli* 055:B5) como critério de aprovação para os correlatos. Em seguida ao recebimento do relatório do HIMA, o *Bureau* emitiu o documento *Guidelines for Adoption of the Limulus Amebocyte Lysate Test for Pyrogenicity of Devices*, contendo orientação para que, se um fabricante tenciona a aprovação de seus produtos tendo por base resultados de testes LAL, deve demonstrar rejeições em 90% dos casos na presença de 100 pg/mL de endotoxina de *E. coli* 055:B5 ou 1,0 ng/kg. Se obtidos dados que substanciem esse nível de sensibilidade, não serão exigidos dados de equivalência relativamente aos coelhos.

Embora o *Bureau of Biologics* não tenha publicado nenhum documento oficial quanto ao uso do LAL na liberação final do produto, diversos estudos deste *Bureau* têm evidenciado que surpreendentemente elevadas concentrações de endotoxina são necessárias para produzir uma reação pirogênica no teste oficial em coelhos.

Os limites considerados aceitáveis (segundo a FDA) para endotoxina bacteriana foram: para produtos farmacêuticos e biológicos, 5 UE/kg; radiomarcadores, 2,5 UE/kg; parenterais de grande volume, 0,5 UE/mL; água para injeção, 0,25 UE/mL; drogas intratecais, 0,2 UE/mL; correlatos, até 0,5 UE/mL, correlatos intratecais, 0,06 UE/mL. Complementando, a maior diferença que havia entre a USP e a EP foi solucionada após estudo colaborativo da WHO, dirigido pelo Dr. Poole, após o qual a UI (WHO e EP) e a EU (FDA e USP) tornaram-se equivalentes (POOLE, 1997).

PIROGÊNIOS DE FONTES DISTINTAS

Adicionalmente às endotoxinas de bactérias Gram-negativas, uma variedade de outras substâncias produz reações pirogênicas. A maioria das cepas de estreptococos grupo A produz toxinas eritrogênicas que causam avermelhamento da pele. Essa exotoxina é comprovadamente uma potente fonte de pirogênios. Adicionalmente à produção de febre, a exotoxina estreptocócica também desenvolve suscetibilidade ao choque endotóxico letal, entre outros efeitos. Causa gelificação do LAL, embora em níveis de grandeza muito superiores aos requeridos para respostas similiares com endotoxinas.

A *Mycobacterium tuberculosis* é também produtora de duas substâncias pirogênicas, além de ser a principal causa de tuberculose em humanos. Esta bactéria pode produzir febre pela interação com fagócitos, granulomas reativos, ou via reação sistêmica.

Embora enterotoxinas estafilocócicas estejam mais associadas ao envenenamento agudo por alimentos, são também potentes pirogênios com atividade em coelhos, a partir de 1 mg/kg. Em adição à enterotoxina estafilocócica, outras exotoxinas pirogênicas têm sido isoladas de *Staphylococcus aureus*.

Os vírus são provavelmente responsáveis por mais episódios pirogênicos em humanos que qualquer outro agente isolado. Leucócitos de coelhos têm sido incubados na presença de vírus, mas os mecanismos envolvidos permanecem não esclarecidos. Injeção intravenosa de vários tipos de vírus em animais induz à produção concomitante de pirogênio endógeno e *interferon*, que eventualmente sejam coincidentes.

Quanto aos fungos, também têm se mostrado altamente pirogênicos quando injetados via intravenosa em animais experimentais, permanecendo não claro o mecanismo indutor.

Devem, adicionalmente, ser consideradas as fontes não microbianas de pirogênio, particularmente a indução por fármacos, como alguns antibióticos e esteroides, e polinucleotídeos, como o ácido poli-inosínico-policitidílico.

PROCESSOS DE DESPIROGENIZAÇÃO

A despirogenização pode ser obtida por inativação ou por remoção das endotoxinas. A inativação pode ser obtida pela detoxificação da molécula de LPS, usando tratamentos químicos que quebrem pontes lábeis ou bloqueiem sítios necessários à atividade pirogênica; como alternativa, a molécula pode ser totalmente destruída com uso de altas temperaturas (WILLIAMS, 2004).

A remoção de endotoxinas pode também ocorrer por diferentes métodos, baseada em características físicas da endotoxina, como tamanho, peso molecular, carga eletros- tática ou afinidade da endotoxina com diferentes superfícies. Métodos de despirogenização variam extremamente, devendo, portanto, ser delineados para cada situação particular (WILLIAMS, 2004).

Despirogenização por inativação da endotoxina

Hidrólise acidobásica

A despirogenização utilizando hidrólise ácida ou alcalina elimina a atividade biológica de LPS, pela inativação do lipídeo A. O lipídeo A é ligado ao núcleo de polissacarídeos pelo ácido 2-ceto-3-deoxioctônico, um hidrocarboneto ácido, presente somente no LPS bacteriano e que age como transportador no sistema aquoso. A hidrólise ácida age sobre essa ligação cetosídica lábil para separar o lipídeo A do restante da molécula do LPS: o lipídeo A isolado, insolúvel no sistema aquoso, tem sua atividade pirogênica eliminada. Porém, a hidrólise ácida pode agir sobre a fração lipídeo A, alterando conformação da molécula em sítios funcionais essenciais ou clivando ácidos graxos, afetando a solubilidade e a pirogenicidade do lipídeo.

A hidrólise ácida, empregando HCl 0,05 N, por 30 minutos, a 100°C, ou ácido acético glacial 1,0%, por 2 a 3 horas, a 100°C, tem sido empregada na despirogenização de materiais.

Diferentemente da hidrólise ácida, a hidrólise alcalina não envolve, em geral, a perda da atividade pirogênica pelas vias referidas, mas decorrente da saponificação de ácidos graxos do lipídeo A. Neste método, utiliza-se solução de NaOH 0,25 N por 1 hora a 50°C.

Oxidação

O conhecimento da inativação oxidativa de endotoxinas data do início do século XX, quando se observou a perda da capacidade promotora de febre de células de *Salmonella typhosa*, quando lavadas em peróxido de hidrogênio. Embora o mecanismo de ação do H_2O_2 sobre o LPS seja desconhecido, é possível que decorra da oxidação dos ácidos graxos presentes no lipídeo A do LPS (GUY, 2007).

O peróxido de hidrogênio é efetivo na eliminação do pirogênio em água estéril para injeção USP, solução salina normal e salina-dextrose, com vantagem adicional da ausência de peróxidos em seu final (GUY, 2007). Uma adaptação desse processo foi, com sucesso, implantada em um hospital de Tel Aviv, para despirogenização em larga escala de soluções para infusão.

A inativação por peróxido de hidrogênio é dependente do tempo, do pH e da concentração. O peróxido de hidrogênio apresenta como vantagens a segurança no manuseio, poder ser facilmente eliminado da solução e inativar endotoxinas, aparentemente, em condições não extremas a 5%. Embora podendo se constituir em agente oxidativo responsável pela degradação de solutos de soluções ou componentes de produtos, oferece, entretanto, vantagens em aplicações específicas. Como exemplo, pode-se mencionar lavagem de componentes plásticos empregados na fabricação de correlatos, em substituição dos solventes organofluorados, os danos que estes provocam na estratosfera, com resultados igualmente seguros quanto à ausência de endotoxinas e à proliferação microbiana (PINTO, 1995).

Outros oxidantes que potencialmente podem ser empregados incluem O_2 molecular, ácido hipocloroso ou hipoclorito, ácido periódico ou periodato de sódio, permanganato de potássio diluído, permanganato neutro, ácido nítrico, dicromato e dióxido de selênio, porém com maiores limitações de compatibilidade.

Alquilação

Segundo diferentes autores, o tratamento de endotoxinas com agentes alquilantes promove redução de atividade. Resultados positivos foram obtidos, empregando-se tratamento com anidridos acético e succínico, com redução de 100 a 1.000 vezes. Os mecanismos envolvidos foram, respectivamente, acetilação e succinilação. A alquilação ocorre via substituição nucleofílica na ligação glucosamina do lipídeo A e/ou na etanolamina do núcleo.

O óxido de etileno é um forte agente alquilante, havendo indícios de redução também significativos resultantes de sua ação eficaz na destruição de endotoxinas. Estudos adicionais devem ser efetuados para obtenção de melhor conhecimento do nível de atividade desse agente diante de distintas quantidades de endotoxina, uma vez que o processo é compatível com materiais termolábeis empregados na fabricação de produtos médico-hospitalares.

Processo térmico

A aplicação de calor seco, obtido em estufas ou túneis por convecção, condução ou irradiação (infravermelho), tem sido o método de escolha para materiais termorresistentes, com ênfase para frascos de vidro e instrumentos metálicos. O método-padrão, descrito em vários compêndios, é de exposição a não menos que 250°C, por não menos que 30 minutos, sendo o mecanismo de inativação a incineração (WILLIAMS, 2004; NAKATA, 1993). O desenvolvimento do ensaio com lisado do LAL tem proporcionado mecanismo quantitativo para estudo da inativação de endotoxinas por calor seco. A cinética de inativação do LPS de *Escherichia*

coli, Salmonella typhosa, Serratia marcescens e *Pseudomonas aeruginosa* segue um processo não linear, de segunda ordem, em contraste com a inativação de esporos bacterianos, que segue cinética de primeira ordem. A molécula LPS apresenta o dobro da resistência térmica com relação à endotoxina nativa (ou célula total) da qual foi derivada. De grande importância é o conhecimento de que a prática usual de aumentar tempos de exposição a temperaturas de processo menos elevadas (175°C ou menos) não foi contemplada com a redução do LPS e possivelmente também não com a destruição de bactérias Gram-negativas intactas (WILLIAMS, 2004).

No desenvolvimento e na validação de um ciclo de esterilização e despirogenização por calor seco, todos os parâmetros devem ser definidos: biocarga (*bioburden*), carga de pirogênios (*pyroburden*), desafios biológicos, posicionamento de registradores de temperatura, tempo de ciclo, valor F_H, perfil de penetração de temperatura e velocidade da esteira, no caso de túneis. Estudos laboratoriais podem ser usados para determinação dos valores D e Z dos organismos típicos da biocarga. Os micro-organismos usados como indicadores biológicos devem apresentar características de resistência (D e Z) documentadas e apropriadas para o ciclo de esterilização e despirogenização (WILLIAMS, 2004).

Os dados do *bioburden*, valores D e Z, podem ser usados para calcular o mínimo valor F_H requerido, à temperatura referência de 170°C. A abordagem convencional para cálculo do valor F para calor seco utiliza esporos de *Bacillus atrophaeus* ATCC 9372 e assume valor D igual a 1,0 (a temperatura referência de 170°C) e um valor Z de 20°C. O cálculo da letalidade determina o incremento do efeito térmico letal obtido sob várias temperaturas, cuja integração conduz ao valor F.

Quando o objetivo é não apenas esterilizar, mas despirogenizar, desafios com endotoxinas de *Escherichia coli* devem ser aplicados à carga. A velocidade de destruição de endotoxinas a 250°C pode ser expressa, usando-se um valor Z de 46,4°C e um valor D_{250} de 4,99 minutos. Então, para materiais termoestáveis, o desafio deve ser baseado na inativação de endotoxinas tendo por base o *pyroburden*, e não a biocarga, devendo a temperatura referência ser de 250°C.

Exemplos de valores de F_H, considerando valor $Z = 20°C$, inerente a processo de esterilização, e $Z = 46,4°C$, referente a despirogenização, são apresentados na Tabela 1.

Os dados da Tabela 1 evidenciam a vantagem do emprego de tempos reduzidos sob temperaturas elevadas, da ordem de 250°C, comparativamente a 170°C, por tempos muito maiores.

Condições usuais de autoclavação não são efetivas na destruição de endotoxinas, porém esse processo potencializa a ação despirogenizante, tanto considerando a ação oxidante

Tabela 1 Relação entre tempo de esterilização e despirogenização, em função do valor Z

Temperatura (°C)	Esterilização	F_H^{20} 170	Despirogenização	$F_H^{46,4}$ 250
	1 minuto	30 min	1 min	30 min ·
170	1	30	0,02	0,60
210	100	3.000	0,14	4,20
250	10.000	300.000	1,00	30,00
270	100.000	3.000.000	2,70	81,00

do peróxido de hidrogênio, como a remoção pela adsorção das endotoxinas em carvão ativo. Por estas razões, há renovado interesse pelo uso de vapor pressurizado na despirogenização, especialmente para desenvolver as propriedades despirogenizantes de outras substâncias (WILLIAMS, 2004).

Radiação ionizante

A radiação ionizante com ^{60}Co reduz a toxicidade de endotoxinas bacterianas, sendo as alterações físicas e biológicas relatadas como doses dependentes. Porém, como este processo aumenta a possibilidade de alterações químicas desconhecidas em fármacos e soluções parenterais, o uso de radiação ionizante na despirogenização de materiais não tem sido considerado. Os riscos de toxicidade decorrente do processo superam as propriedades benéficas.

Despirogenização por remoção de endotoxinas

Lavagem

Dentre os mais simples e antigos métodos de remoção de endotoxina de superfícies sólidas está a lavagem com solvente apirogênico, usualmente água estéril para injeção USP. Níveis baixos de endotoxina superficial podem efetivamente ser removidos da vidraria, tampas e dispositivos, com procedimentos adequados de lavagem. A lavagem com água pode ser monitorada durante o processo com o teste LAL para validar a remoção de endotoxina (WILLIAMS, 2004).

Destilação

A destilação consiste no mais antigo método que efetivamente remove pirogênio da água, com mecanismo relativamente simples. A água é submetida a duas alterações de fase, de líquida a vapor e de vapor a líquida. Durante a primeira fase, uma rápida fervura leva a água ao estado de vapor, enquanto as moléculas de LPS, grandes, permanecem na fase líquida. Aquelas moléculas de LPS que estejam nas gotículas de água transportadas pelo vapor tendem a cair por gravidade, em razão do seu elevado peso molecular (GUY, 2007). Sabe-se que água recém-destilada, coletada e mantida em frascos despirogenizados estéreis, é apirogênica (WILLIAMS, 2004). Foi a aplicação deste conhecimento que permitiu iniciar a produção comercial de parenterais de grande volume nos Estados Unidos, nos anos que precederam a Segunda Grande Guerra.

Ultrafiltração

Membranas de ultrafiltração têm seu mecanismo fundamentado em limites de exclusão de peso molecular, que permitem também sua efetividade como filtros despirogenizantes. Então, endotoxinas que excedam um valor-limite de peso molecular são retidas na superfície da membrana. O tamanho da subunidade básica do LPS (monomérica) é cerca de 10.000 a 20.000 dáltons, podendo portanto ser efetivamente removida por um ultrafiltro molecular de 10.000. Porém, as formas monoméricas não agregadas de LPS são raramente encontradas em soluções aquosas. Normalmente, as moléculas de LPS se agregam formando vesículas com peso de 300.000 a 1 milhão. Portanto, para efeito prático, a remoção de endotoxina em soluções aquosas pode ser feita por ultrafiltros, que retêm moléculas de 100.000 daltons ou maiores. A ultrafiltração como método de remoção de pirogênios tem sido aplicada com sucesso em ampla faixa de fármacos e soluções de baixo a médio peso molecular. Antibióticos contaminados com endotoxinas têm sido despirogenizados com bom resultado, sem perda significativa do antibiótico, e em larga escala o processo tem sido empregado na produção de solução eletrólito. Soluções de peso molecular mais alto contaminadas com agregados endotóxicos de tamanho similar podem ser ultrafiltradas com bom resultado, se for promovida a desagregação das endotoxinas com o emprego de agentes quelantes ou tensoativos.

Osmose reversa

A membrana empregada para osmose reversa é constituída de materiais de acetato de celulose ou poliamida, com poros pequenos o suficiente para a exclusão de íons. Tais filtros semipermeáveis são recomendados para osmose reversa quando podem reter grandes quantidades de sais sob condições de filtração sob pressão. Membranas convencionais de osmose reversa (com porosidade nominal de cerca de 10 Å) removem endotoxinas por simples exclusão de tamanho, já que os poros da membrana são pequenos o suficiente para impedir a passagem dos pirogênios. São extremamente efetivas na remoção de endotoxinas da água, porém seu uso na despirogenização tem sido limitado, porque muitas moléculas pequenas distintas da água passam através dos poros na membrana de osmose reversa. Em operações práticas, uma membrana de osmose reversa adequadamente mantida remove 99,5 a 99,9% da carga pirogênica do sistema em uma única passagem, mesmo quando o nível do desafio é de 1 ng/mL de endotoxina. Por esse motivo, a osmose reversa tornou--se em um dos dois métodos reconhecidos na USP para a produção de água estéril para injeção, paralelamente à destilação.

Carvão ativo

A despirogenização de soluções baseada na adsorsão de endotoxinas ao carvão ativo tem sido preconizada, sendo o procedimento mais adotado a adição do carvão à solução, esta agitada, e finalmente a remoção do carvão por filtração ou precipitação. O método tem sido adotado com sucesso em solução de eletrólitos ou outras situações específicas.

Porém, o carvão ativo tem grande afinidade com substâncias não ionizadas de elevado peso molecular, o que em certas situações limita suas aplicações. Embora carvão ativo possa ser aplicado em ampla faixa de pH, seu uso com soluções contendo baixas concentrações de agentes ativos é limitado, podendo também ocorrer a adsorção de ingredientes ativos. Limitação adicional encontra-se na remoção dos traços de carvão, a qual seria contornada com o emprego de carvão sinterizado.

Atração eletrostática

Em pH inferior a 2, os agregados de endotoxina são negativamente carregados e comportam-se como ânions. Assim, devem ser removidos por adsorsão a adsorventes cationicamente carregados, tendo sido para tal no passado empregado o asbesto que, abaixo de pH 8,3, apresenta superfície com carga positiva. Adicionalmente à atração eletrostática, as fibras finas e altamente ramificadas de asbesto oferecem ampla área de superfície, que atua como um filtro de profundidade. Os poros profundos apresentam configurações randomizadas e tortuosas, retendo partículas em sua matriz por ação mecânica.

Hoje, busca-se reproduzir as vantagens do material banido, com a adoção de material sintético. Membranas produzidas com poliamidas, ou com aminas covalentemente ligadas a sua estrutura, exibem carga positiva em solução aquosa com pH abaixo de 9 e adsorvem endotoxinas negativamente carregadas. Produtos microporosos para despirogenização, com carga modificada, utilizando membranas com potencial negativo, são comercialmente disponíveis e empregados com sucesso na despirogenização de ampla faixa de soluções farmacêuticas.

Atração por membrana hidrófoba

Polímeros alifáticos, como polipropileno, polietileno, polifluoreto de vinilideno e politetrafluoretileno, apresentam afinidade para ligação a endotoxina. Porém, o mecanismo eletrostático não explica por que a endotoxina é adsorvida a esses polímeros, uma vez que inexistem grupos hidrófilos ionizáveis no polímero, capazes de interagir com as endotoxinas aniônicas.

O processo de microfiltração empregando filtros de membrana microporosa, feitos em materiais hidrofóbicos, permite efetiva microfiltração em uma faixa mais extensa que aquela da osmose reversa. Uma membrana de 0,1 μm em polipropileno pode ser capaz de adsorver mais que 10 μg de LPS por centímetro quadrado de área filtrante, em ampla faixa de pH, com um valor de redução decimal de 3 a 4.

Entre os materiais que se mostraram bem-sucedidos nessa aplicação, o absorvente preparado pela imobilização de histamina em aminohexil-Sepharose CL-4B com tratamento de glutaraldeído teve a mais alta afinidade por pirogênio. Estudos para determinar o seu mecanismo de ação sugeriram que tanto interações iônicas como hidrofóbicas contribuíram para a adsorsão de endotoxina. Foi sugerido que afinidade cromatográfica com histamina imobilizada possa ser utilizada para remover endotoxinas de substâncias macromoleculares relativamente instáveis, como enzimas, hormônios e antibióticos, substâncias difíceis de despirogenizar pelos métodos convencionais.

Obtenção de produtos apirogênicos

Após a observação dos métodos despirogenizantes, por inativação ou remoção, ficam evidentes as limitações da sua aplicação no produto terminado, em razão de incompatibilidades de distintas naturezas, riscos envolvidos ou mesmo aspectos econômicos. Exceto nos métodos clássicos de obtenção de água apirogênica, assim como na aplicação de calor seco, em condições drásticas, a material termoestável (por exemplo, material de acondicionamento), os demais são extremamente específicos, ou apenas se justificam em medicamentos ou produtos biológicos de altíssimo valor agregado.

Deve permanecer muito fortemente sedimentada a importância de trabalhar, durante todo o processo produtivo, em condições adequadas de higiene, relativamente a operadores e ao ambiente, além de empregar matérias-primas com baixas cargas microbianas, processos validados e pessoal qualificado e treinado. Em suma, aplicar todos os conceitos de boas práticas de fabricação, de forma que o produto seja obtido apirogênico no primeiro processamento, dispensando preocupações quanto a reprocessos ou tratamentos adicionais.

Todas as etapas críticas devem ser monitoradas, por exemplo, com controles periódicos de águas armazenadas, ainda que na condição ideal de temperatura mínima de 80°C, sob agitação, ao menos três vezes ao dia. No caso da água recém-destilada, nunca se deve utilizá-la sem um teste prévio de endotoxinas. Da mesma forma, há de se validar periodicamente estufas ou túneis de despirogenização, respeitando o atendimento de um mínimo de três reduções decimais na concentração de endotoxinas.

Todas as monitorações de processo, assim como testes de matérias-primas, com particular atenção às de origem natural, e do produto terminado, devem empregar técnicas analíticas validadas, seja com a metodologia clássica, empregando coelhos, ou diferentes métodos empregando a técnica in vitro do LAL.

Validação do processo de despirogenização

Independentemente do método de despirogenização selecionado, deve ser demonstrado que ele permite reduzir potenciais níveis de endotoxina no produto em, no mínimo, três níveis logarítmicos, ou seja, reduzir a contaminação de endotoxina de > 1.000 UE/mL a < 1 UE/mL. Isso, em geral, requer que uma amostra do produto seja intencionalmente contaminada com quantidade conhecida de endotoxina, normalmente entre 1.000 e 10.000 EU/mL, e que seja demonstrado claramente que o processo selecionado é capaz de reduzir o nível desejado, de forma reprodutível e possível de ser validado (USP, 2014a; WILLIAMS, 2004).

A preparação das amostras intencionalmente contaminadas e a validação de métodos reprodutíveis de

recuperação dessa contaminação são, em geral, as fases críticas do processo de validação (WILLIAMS, 2004).

Uma amostra representativa intencionalmente contaminada é submetida ao processo de despirogenização. Amostras de controle, contaminadas mas que não passaram pelo processo, devem ser mantidas para comparação. Após a exposição, as amostras processadas e aquelas de controle são reconstituídas conforme método validado e submetidas a ensaio, para verificar o nível de endotoxina presente – em geral, as amostras controle são diluídas para atingir os níveis de detecção do método de ensaio, enquanto que as amostras processadas são analisadas sem diluição. O $\log_{10}$ do valor de endotoxina obtido na amostra processada é, então, subtraído do valor obtido para a amostra controle; se o resultado for maior que 3, as amostras podem ser consideradas despirogenizadas. Um exemplo é demonstrado na Tabela 2.

TESTE DE PIROGÊNIO POR MÉTODO *IN VIVO*

Introdução

Desde 1954, tem havido congressos e simpósios em que se discutem as questões inerentes à metodologia oficial para detecção de substâncias pirogênicas. Nestes últimos anos, a preocupação está se voltando, cada vez mais, a derivações, detalhamentos e ampliação do método alternativo *in vitro*, que já ganhou confiabilidade, mas enfrenta ainda limitações reais ou derivadas do desconhecimento. Dentro de perspectivas realísticas, o teste de pirogênio em coelhos, apesar de delegado apenas a situações às quais não é aplicável a metodologia alternativa, deve ser mantido. Terá sempre a seu favor a situação privilegiada do envolvimento de toda a reação fisiológica do animal, constituindo-se não apenas em teste de pureza para substâncias pirogênicas, mas também em teste de segurança para os produtos injetáveis, líquidos para infusão e perfusão, além de materiais cirúrgicos e correlatos, aqueles usados na administração de medicamentos e os invasivos.

Teste oficial de pirogênio

Há mais de 50 anos, foi oficializada a necessidade de comprovação de apirogenicidade de produtos injetáveis, constando o primeiro método na USP XII, de 1942, após amplo estudo colaborativo (McCLOSKY et al., 1943).

Na ocasião, pouco se sabia sobre a composição das diferentes endotoxinas, mas o conhecimento sobre as alterações provocadas no sistema termorregulador de coelhos permitiu a oficialização dessa exigência, a fim de melhorar a qualidade dos injetáveis e evitar o aparecimento frequente de efeitos adversos em pacientes.

Tabela 2 Exemplo de dados de despirogenização

	Diluição	EU/mL	Total EU/frasco	Média	Log$_{10}$
Amostra-controle					
1	10.000	0,36	3.600	3.200	3,505
2	10.000	0,31	3.100		
3	10.000	0,33	3.300		
4	10.000	0,29	2.900		
5	10.000	0,31	3.100		
Amostra-teste					
1	Sem diluição	< 0,005	< 0,005	< 0,005	-2,301
2	Sem diluição	< 0,005	< 0,005		
3	Sem diluição	< 0,005	< 0,005		
4	Sem diluição	< 0,005	< 0,005		
5	Sem diluição	< 0,005	< 0,005		

Redução logarítmica obtida: > [3,505 – (-2,301)] = > 5,806.

Muito se estudou, posteriormente, sobre os diversos quadros tóxicos provocados pelas endotoxinas, visto que outras alterações além da térmica surgem, quando da injeção dessas substâncias. Apesar das grandes transformações e evoluções tecnológicas, concomitantes ao conhecimento cada vez maior no campo das ciências biológicas, pode-se dizer que o método *in vivo* persiste como um teste-limite, sem modificações profundas, longe de se constituir em determinação quantitativa.

Fundamento do método

Apesar de algumas modificações, o fundamento do método permanece o mesmo desde sua oficialização. Alterações mais consistentes estão relacionadas ao número de animais, à chance de reteste antes da decisão final de rejeição, às melhorias nas condições analíticas para condução do teste etc., procurando minimizar a variação biológica e, com isso, aumentando a segurança do ensaio.

É um ensaio-limite, com a chance de aprovar ou rejeitar uma amostra, mediante informações obtidas a partir de um grupo de coelhos e que devem atender a um nível-padrão de estado febril. Cada grupo de animais recebe a injeção intravenosa da amostra e é observado durante um período, geralmente de 3 horas (PH. EUR., 1971; FU, 1965; F. BRAS., 1988; MacCLOSKY, 1943; JP, 1973; PH. BELG., 1962; USSPH, 1961; USP, 1975; WELCH, 1946; USP, 2014c).

Diferentes métodos oficiais farmacopeicos são semelhantes entre si, visto que consideram o número de

animais com elevação térmica acima de um valor-limite, normalmente estipulado para igual ou maior que 0,5°C (USP, 2014c; BRASIL, 2010), ou a somatória de elevação térmica individual de todos os animais testados. Portanto, a elevação térmica de pelo menos 0,5°C é considerada decorrência da inoculação de dose pirogênica de material estranho. Sendo assim, quanto maior o número de animais, tanto mais segura será a decisão, por diminuir a variabilidade do reagente biológico. Porém, há de considerar os pontos referentes à praticidade e aos custos do ensaio.

Quando se analisam critérios de interpretação, faz-se necessária a conceituação exata sobre a elevação térmica individual dos coelhos. As farmacopeias definem esse valor como sendo a diferença entre a temperatura máxima, após a injeção, e a de controle, devendo ser valor positivo, e, nos casos negativos, considera-se zero.

Modelo animal

Entre os mamíferos experimentados como substrato biológico para a detecção de substância pirogênicas, o coelho foi considerado animal de escolha por diversas razões. Evidentemente que, quando se pensa em utilizar a resposta hipertermizante como parâmetro desse ensaio, será de se esperar que o sistema termorregulador da espécie animal tenha as mesmas características do ser humano (BENNETT; CLUFF, 1957). Além da semelhança qualitativa, será necessária, também, a constatação da magnitude da resposta diante do material pirogênico injetado.

No que diz respeito à sensibilidade das duas espécies, as informações iniciais são de que existe equivalência, desde que os coelhos sejam adultos (CoTUI; SCHRIFT, 1942; DARE; MOGEY, 1954; PERRY, 1954; TENNETT; OTT, 1952). Por tais razões surgiu a limitação do peso corporal mínimo, geralmente de 1,5 kg, embora a primeira metodologia tivesse estipulado 1,0 kg (DAB, 1968; PH. EUR, 1971; F. BRAS., 1988; USP, 1975). Vale ressaltar que o peso do animal adulto varia de acordo com a raça. Este fato não está relacionado à sensibilidade, mas à praticidade analítica. Se para injetáveis de grande volume a dose recomendada é de 10 mL/kg, a injeção de volumes maiores que 30 mL consome tempo maior que 4 minutos, necessitando de um tempo muito grande para a inoculação de três a cinco animais. Por isto, algumas raças de porte menor, como a holandesa, a Himalaia e a polaca, são preferidas (RUSSELL.; SCHILLING, 1976). Apesar de não atender a esse requisito, utilizam-se raças albinas, com orelha bem desenvolvida, como a neozelandesa.

A raça holandesa tem vantagens no que diz respeito ao peso, mas tem acusado variação da temperatura corpórea quando a temperatura retal é determinada com par termoelétrico (PERSONEUS, 1973). Além disso, a pigmentação da pele dificulta a visualização da veia, e suas orelhas possuem tamanho reduzido. Quanto à estabilidade emocional, que, por sua vez, influi na temperatura, é mais acentuada na raça chinchila, porém com a desvantagem do ganho de peso corporal.

A preferência específica por sexo não é apontada em monografias oficiais. A manutenção de animais machos e fêmeas requer cuidados para evitar acasalamento casual e utilização de fêmeas prenhes, na fase inicial. Por estas razões existem métodos que dão orientação para a manutenção de um dos sexos.

Sabe-se, por um lado, que os métodos oficiais não fazem menção sobre alguma raça específica de coelhos. Por outro lado, existe número reduzido de estudos relacionados à sensibilidade inter-raças de *Oryctolagus cuniculus* (PERSONEUS, 1973; SIMON *et al.*, 1976). Ao lado desta questão será oportuno enfatizar o problema da tolerância passageira dos animais, adquirida em função da injeção de endotoxinas (BANGHAM, 1979; GREISMAN; HORNICK, 1969; GREISMAN *et al.*, 1969; KANOH *et al.*, 1977; MILNER, 1973; ROTTA *et al.*, 1977; TENNET; OTT, 1953). Por tais razões é muito discutível a determinação da sensibilidade das diferentes raças e, por sua vez, da susceptibilidade individual, visto que não são empregados coelhos axênicos. Logo, a imunização natural e cruzada, ainda que de forma passageira, pode interferir na resposta hipertérmica (BANGHAM, 1979; BENESOVA, 1970; LUDERITZ *et al.*, 1975; SIMON *et al.*, 1976). Neste sentido, seria recomendável o emprego de coelhos SPF (*specific*

pathogen free), de modo a melhorar o padrão microbiológico dos exemplares.

Ao relacionar a dose animal com a dose humana, constata-se ser 1 o fator de segurança nos casos de injetáveis de grande volume, isto é, se o animal recebe 10 mL/kg, isso significa que o ser humano recebe 700 mL, em média, equivalendo à mesma dose do animal. Essa relação será diferente quando se trata de injetáveis de pequeno volume, pois, em relação à dose animal, a humana será bem menor, sendo o fator de segurança maior que 1, chegando até 70.

Obtêm-se, de diversos pesquisadores, informações contraditórias sobre a sensibilidade dos coelhos ao material pirogênico, o que é fácil de ser compreendido, uma vez que a natureza do material pirogênico testado é diferente, em função da origem, bem como do grau de pureza e estabilidade (ARAI *et al.*, 1975; BIRKINSHAW, 1975; ELIN; WOLF, 1973; MARCUS; NELSON, 1975; SIMON *et al.*, 1976; WEARY; BAKER, 1977; WOLFF *et al.*, 1965, 1973).

Um aspecto de importância reside na triagem dos animais, no que diz respeito à resposta febril, mediante inoculação de substâncias comprovadamente termogênicas e padronizadas. Se esse material for de padrão de pirogênio, ou mais especificamente de LPS, ou lipídeo A de alguma espécie Gram-negativa, poder-se-ia esperar reação dose-resposta, o que daria segurança aos resultados, visto que o biotério contará com animais reativos. Por outro lado, essa questão é sujeita a críticas, tendo em vista os problemas de imunização natural e cruzada, além do fato de provocar tolerância, ainda que temporária, em todos os animais introduzidos ao biotério (BANGHAM, 1975, 1979; BIRKINSHAW, 1975; TENNET; OTT, 1953).

A triagem de coelhos pode ocorrer mediante inoculação de nucleianato sódico, na dose de 5 mg/kg, que induz à estado febril de 0,8°C a 1,2°C, com vantagem de não indução à tolerância, mesmo com inoculações repetidas (BENESOVA *et al.*, 1970). Caso semelhante pode ser constatado com a ricina que, apesar de provocar leucopenia, não induz à liberação de pirogênio endógeno, além de não oferecer tolerância cruzada ao pirogênio bacteriano.

Em vista de pontos contrários quanto ao treinamento dos animais, no que diz respeito às influências emocionais, persistem questões relacionadas com a distinção de falso-negativo, motivado por estímulos adversos (WEARY; BAKER, 1977). Em se tratando de material endotóxico, o pico máximo da resposta febril é atingido entre 60 a 90 minutos após a injeção, enquanto nos casos de falso-positivo o perfil da curva hipertérmica é diferente, ocorrendo por volta de 3 horas ou mais, após a administração intravenosa da amostra.

A reutilização dos animais pode ser feita, teoricamente, até a morte, desde que respeitados os períodos de descanso. Este descanso entre os dois testes é de 2 a 3 dias, quando o produto injetado for apirogênico. Em casos de constatação de resultado positivo, todos aqueles que receberam o mesmo material devem descansar por um período de 2 a 3 semanas, a fim de ser eliminada a tolerância.

Cuidados devem ser tomados com a colônia de coelhos que esteja recebendo, constantemente, doses subpirogênicas de endotoxinas e, gradativamente, tornando-se refratária a níveis de contaminação realmente pirogênicos. Em casos de dúvida desse tipo, será aconselhável a constatação da reatividade, pelo menos de alguns deles, mediante injeção de padrão de endotoxina, de resposta conhecida. Ou, quando possível, deverá ser acrescentado em cada grupo ao menos um animal não anteriormente utilizado em teste em caráter rotineiro.

A reutilização dos animais que receberam amostras de produtos imunoterápicos deve ser criteriosa, a fim de não injetar material de mesma natureza antigênica ou alergênica, o que exige grande rotatividade dos coelhos.

As condições ambientais do biotério de coelhos devem respeitar as exigências quanto à faixa de neutralidade térmica da espécie, com temperatura ambiente de 18°C, com variação inferior a ± 3°C, umidade relativa do ar 45-65%, com instalações que permitam renovação de ar, controle de iluminação, além de barreiras acústicas, e as mesmas condições devem ser verificadas em relação a insetos e roedores estranhos. Também é importante fornecer itens de enriquecimento ambiental aos animais, assim como realizar controle sanitário adequado e mater os animais em gaiolas de tamanho adequado ao seu peso. No caso de se dispor de biotério de manutenção, é importante a quarentena, para posterior introdução de animais externos à colônia, para testes.

Teste propriamente dito

Material auxiliar

Toda vidraria empregada para o preparo das amostras, bem como para a injeção intravenosa das amostras, deve ser despirogenizada previamente, por tratamento térmico. As monografias recomendam 30 minutos, a 250°C, ou 1 hora, a 200°C. Outra opção consiste em trabalhar com material apirogênico de uso único, ao invés do convencional.

Em vista das informações muitas vezes conflitantes, o importante é que os animais empregados em testes sejam sadios, de preferência menos susceptíveis à infecção intestinal, e que apresentem facilidade de condicionamento para o teste.

No que concerne à condição de saúde, um dos parâmetros aproveitados para controle é o peso corporal. Animais que apresentam perda de peso estão relacionados a alguma doença respiratória ou intestinal. Daí a exigência de que os animais a serem usados no teste não devam ter perdido peso durante a semana que antecede o ensaio.

A necessidade de treinamento dos animais nunca submetidos ao teste, ou daqueles que descansaram por período maior que 3 semanas, está relacionada aos resultados falsos. Os animais são submetidos a condições exatamente idênticas às do teste, sem que recebam injeção da amostra. Algumas monografias recomendam a inoculação de solução fisiológica apirogênica.

Os animais cuja imobilização se faz pela região cervical, permanecem presos em contendores, onde cada um deve assumir a posição sentada e cômoda, pois sua imobilização total poderia induzir à hipotermia ou mesmo à hipertemia.

A contenção dos animais surgiu em decorrência da massificação dos testes, bem como da automatização no registro de temperatura retal, mediante inserção de par termoelétrico no reto do animal. Quando não existe este recurso, a tomada de temperatura far-se-á pelo uso de termômetro clínico, devendo ambos ser previamente calibrados. A inserção retal dos termômetros deve efetuar-se até atingir a profundidade de 6,0 a 7,5 cm, cujo valor consta em geral nas farmacopeias.

Além das características já discutidas sobre a escolha do animal, existe o controle da temperatura fisiológica de cada um, cuja flutuação deve ser verificada precedendo seu emprego no teste. Esse acompanhamento pode ser efetuado concomitantemente ao treinamento ou condicionamento dos animais. O procedimento deve abranger vários dias, com tomadas de temperatura em diferentes horas do dia.

São sugeridos valores de oscilação térmica individual de 0,3°C, sendo que animais que normalmente apresentam variação maior entre duas determinações consecutivas podem dar falso-positivo. O valor médio das determinações, para cada um, com dispersão de 0,2°C, será o limite de oscilação térmica fisiológica. Este limite será referência para o dia do teste, pois nesta ocasião a temperatura de controle de cada animal deverá estar compreendida entre esses valores.

Amostra

Sob o ponto de vista de controle de qualidade, todos os injetáveis, bem como os equipos de transfusão, infusão, e todos os dispositivos implantáveis ou de uso único empregados na terapia parenteral, devem oferecer segurança ao paciente, sob o ponto de vista de contaminantes pirogênicos. Esse aspecto engloba, além da contaminação tipo endotóxica, todo e qualquer contaminante estranho, possível de ser detectado, pelo menos, com o teste animal.

Logo, tanto injetáveis de grande e de pequeno volume devem ser testados.

Sabe-se que o potencial de periculosidade é maior quando se trata de injetáveis de grande volume, ou mesmo de pequeno volume, com uso exclusivo por via intravenosa. A diferença conceitual entre ambos varia conforme o país, sendo para alguns a partir de 15 mL e para outros de 50 mL. O risco será ainda maior quando se trata de produtos com inoculação intratecal, em que a experiência demonstrou ser a endotoxina 1.000 vezes mais potente do que pela via intravenosa (BENNETT, 1957). Essa sensibilidade consiste em limitação do teste animal, devendo-se deslocar sempre que possível para o teste *in vitro*.

A questão referente ao material plástico é que este tende a adsorver o contaminante pirogênico. Ao efetuar o contato da solução salina ou água destilada, estes contaminantes serão dificilmente liberados para o líquido de lavagem, exigindo cuidado especial na extração. Sabe-se que os materiais poliméricos são pouco propícios para a proliferação microbiana, o que se traduz em baixos níveis de contaminação endotóxica, da ordem de 12 pg/mL de meio extrator, detectados com o emprego do teste LAL (WEARY; BAKER, 1977). Infelizmente, este nível de contaminação não é detectado em coelhos, visto que a concentração-limite é da ordem de 50 pg/mL, na dose de 10 mL/kg. Assim, constitui-se em grupo de material no qual se aplica preferencialmente o método de LAL.

A padronização de dose para teste depende da classificação quanto a grande e pequeno volume. Nos casos de injetáveis de grande volume e nos líquidos extratores dos materiais plásticos descartáveis, a dose estipulada é de 10 mL/kg, embora, em épocas anteriores, o volume injetado chegasse até 100 mL/kg. Cuidados analíticos para estes casos referem-se à isotonização da solução, pela adição de cloreto de sódio apirogênico. Outro aspecto considerado importante, e que consta nos métodos oficiais, é o pré-aquecimento da amostra para a temperatura de 37°C a 38°C.

Se a dose mínima pirogênica é idêntica no coelho e no homem, no ensaio dos produtos o coelho deverá receber dose maior que a terapêutica, a fim de aumentar a segurança do teste. Porém, nem sempre isso é possível, em razão de efeitos adversos inerentes ao princípio ativo, ou adjuvantes, que tornam obrigatória a inoculação do produto previamente diluído, diminuindo ainda mais a dose do teste. A orientação de algumas farmacopeias é de que, nestes casos, deve ser administrado um décimo da dose terapêutica por quilograma de peso animal. (DAB, 1968; FU, 1965).

A velocidade de injeção das amostras, estipulada em farmacopeias, expressa preocupação com o tempo necessário para administrar uma determinada amostra num grupo de animais, a qual deve ser executada num intervalo pequeno que (F. BRAS., 1988; JP, 1973; TENNET;

OTT, 1952), em geral, não deve ser diferente de 4 a 6 mL/min (EUR. PH, 1971), ou não ultrapassar 4 minutos. Evidentemente que quando se utilizam animais com peso além de 3 kg, e a dose é de 10 mL/kg, necessita-se de tempo maior que 4 minutos, ao seguir a velocidade indicada. Velocidades menores devem ser respeitadas quando se trata de produtos contendo substâncias do grupo das tetraciclinas, cloral hidratado a 10%, citrato de sódio a 0,5%, misturas de polimixina-bacitracina-neomicina, produtos conservados com fenol e álcool benzílico, etc. (BIRKINSHAW, 1975; BRAUN; KLEIN, 1970; PERSONEUS, 1973; WEARY; BAKER, 1977).

Outra incompatibilidade pode estar relacionada à concentração plasmática no local da injeção, devendo ser efetuada uma diluição prévia da amostra, além do controle da velocidade de injeção. A diluição da amostra não influi na resposta biológica, pois a magnitude da febre depende da quantidade de endotoxina injetada(BRAUN; KLEIN, 1970).

Produtos que contêm fármacos que atuam sobre o sistema termorregulador, inibindo o estado febril, não permitem detectar a presença de contaminantes termogênicos. Se a reação biológica se desse apenas nesse aspecto, não haveria problemas, mas como há outras reações tóxicas desencadeadas por pirogênio é preciso atenção para a segurança do usuário, também relativamente a esses produtos.

Para isso, métodos alternativos poderão ser utilizados, ou tratamentos introduzidos, a fim de impedir a interferência do princípio ativo. Outros produtos incompatíveis com a metodologia animal são aqueles que contêm hipnóticos, anestésicos, gluconato de cálcio, alguns antibióticos, como a anfotericina e a vincomicina (PERSONEUS, 1969, 1973). Incluem-se também radiofármacos que, naturalmente, provocam aumento na temperatura corporal. Nestes casos, o teste em diluentes será importante. Da mesma forma, em radiofármacos de meia-vida muito curta, o teste poderá ser realizado no produto após o prazo de validade, a fim de se obter informações de caráter preventivo, para novos lotes a serem fabricados.

Coelho

O manuseio dos animais durante o teste é fundamental, para que estímulos adversos não acarretem, principalmente, a hipersensibilidade.

No dia do teste, deve-se suspender o fornecimento da alimentação, ou pelo menos durante o teste, mas o acesso à água pode ser livre, embora geralmente isso não seja efetuado, em função das restrições encontradas nas instalações. Quando o animal é devolvido à gaiola, durante o tempo de observação, ele pode tomar água livremente. A preferência pelo não fornecimento da dieta desde a noite anterior, ou pela manhã, nos casos de se utilizarem os animais pela manhã ou pela tarde, respectivamente, está relacionada a questões de ordem prática, pois, nos casos em que se mantém o par termoelétrico no reto, este pode ser expulso juntamente com a eliminação das fezes.

Não existem pesquisas relativas ao horário para a execução do teste, manhã, tarde ou noite, de modo que a escolha do período ideal depende da demanda e da organização interna de cada laboratório.

Cada animal, respeitado o período de descanso, deve ser pesado, colocado em contendor, só então sofrendo a introdução do par termoelétrico. Procede-se, então, à seleção dos coelhos, que consiste em determinar a temperatura corporal, de 40 a 90 minutos antes da injeção. Conforme a monografia, este valor resulta de uma única tomada de temperatura ou é representado pela média de três determinações, a cada 30 minutos. Por sua vez, a diferença entre duas determinações consecutivas, no mesmo animal, não deve exceder 0,2°C. Outra exigência é que a dispersão da temperatura de controle, entre os animais de cada grupo, não seja maior que 1°C, embora os valores devam estar compreendidos entre 38,0°C e 39,8°C. Outras monografias exigem, simplesmente, que a temperatura de controle seja inferior a 39,8°C. Se a tomada de temperatura for contínua, com registros gráficos durante o tempo que antecede a injeção da amostra, este recurso dará um referencial muito mais seguro do que a determinação única ou múltipla.

Deve-se injetar a solução-teste na veia marginal da orelha e registrar a temperatura corporal durante pelo menos 3 horas. As determinações, no caso descontínuo ao menos 3, devem ser feitas em intervalos de 1 hora após a inoculação da amostra, ou, em maior número, em intervalos menores. O ideal será o registro gráfico contínuo, cujo perfil da curva oferecerá melhores condições para a decisão final.

Interpretam-se, então, os dados experimentais, em confronto com a monografia adotada, o que possibilitará a classificação final: apirogênico, pirogênico ou duvidoso.

Critérios de interpretação

O critério empregado, atualmente, em países europeus e que consta da Farmacopeia Europeia coincide com a metodologia adotada, em 1958, pela BP 58. A aceitação cada vez maior, em países europeus, dessa metodologia, incorporada pela Farmacopeia Europeia de 1971, tem trazido vantagens no que diz respeito à padronização dos níveis de qualidade dos medicamentos dentro do continente europeu.

Segundo esse procedimento, cada amostra deve ser testada em um grupo de três animais, e os dados experimentais confrontados com a tabela de elevação térmica cumulativa, que serve como limite para decisão. Portanto, a soma das elevações térmicas individuais máximas, quando inferior a 1,15°C, permite a aprovação da amostra como apirogênica; caso seja superior a 2,65°C, será rejeitada. Quando o valor da somatória estiver entre estes valores, a amostra será retestada em outros três animais. A soma cumulativa das elevações térmicas individuais máximas (seis coelhos) será confrontada com outra faixa de temperaturas, seguindo o mesmo critério anterior; permite, se necessário, mais dois retestes, cabendo a decisão com o total de 12 animais. As faixas térmicas são 2,8°C a 4,3°C, 4,45°C a 5,95°C e 6,6°C, respectivamente, para os testes com 6, 9 e 12 coelhos.

O aprimoramento cada vez maior da metodologia originalmente introduzida na USP XII conduziu a outro critério muito utilizado para aprovação ou rejeição do material ensaiado, e que consta na USP XXIII de 1995, bem como em outras farmacopeias, entre as quais a Brasileira IV, de 1996. Neste caso, pesa na decisão final o número de animais com valor de elevação térmica crítica (≥ 0,6°C) e o valor de 1,4°C, como limite para a somatória da elevação térmica dos três coelhos. Se as duas condições forem satisfatórias, a amostra será aprovada; porém, mesmo que uma delas não seja atendida, terá de ser retestada em outros cinco animais, um critério de decisão cumulativa. Neste caso, não mais que três animais devem acusar elevação térmica crítica (≥ 0,6°C), e o valor da somatória das elevações térmicas máximas dos oito coelhos não deve exceder 3,7°C, para que a amostra seja considerada livre de pirogênios. As duas condições devem ser preenchidas para aprovação da amostra. Este critério de interpretação foi modificado na USP XXIV, de 2000, com redução da elevação térmica crítica individual de 0,6°C para 0,5°C e eliminação do limite para a somatória da elevação térmica dos três coelhos. No reteste, houve também mudança, com a redução da soma das elevações térmicas dos oito coelhos para 3,3°C.

Diversas pesquisas visando à comparação do método LAL com o animal têm utilizado grupos de oito animais, sem a fragmentação do teste em três e cinco coelhos. Valores cumulativos entre 3,7°C a 4,0°C têm grande probabilidade de acusar resultado falso-negativo, o que foi verificado em estudos combinatórios da temperatura.

Em se tratando de produtos imunoterápicos, os métodos permitem a elevação térmica maior. No caso dos Estados Unidos, por exemplo, um produto será rejeitado quando mais da metade dos animais testados acusar elevação térmica máxima igual ou maior que 0,6°C, ou se a média de elevação térmica individual máxima for igual ou maior que 0,5°C. No caso brasileiro, a elevação térmica crítica passa a ser 1,1°C, permitida para apenas um dos três animais, e, quando se refere à somatória dos oito coelhos, o valor limite é de 5,5°C, ao invés de 3,7°C.

Métodos não oficiais

Ao lado da padronização do teste para detecção de pirogênio por meio da resposta febril foram desenvolvidos outros estudos, com base em parâmetros diferentes. Nesses casos, a especificidade de resposta está intimamente relacionada a endotoxinas, excluindo outras substâncias termogênicas.

Entre estes métodos pode ser lembrado o da toxicidade de pirogênio bacteriano em embrião de galinha, determinando-se a DL_{50} após período de observação de 24 horas, pois este reagente biológico é altamente susceptível a endotoxinas (PERSONEUS, 1973).

Estas, associadas à actinomicina D, potenciam a resposta tóxica em camundongos. Neste caso, a sensibilidade do método é da ordem de 10 a 100 ng/kg (MARCUS; NELSON, 1975), podendo-se determinar a DL_{50}. Os outros antineoplásicos são também potenciadores de toxicidade de LPS.

Sabe-se que as endotoxinas provocam alterações hematológicas em mamíferos. Dentro deste aspecto pode ser aproveitada a hipoferremia em ratos, sendo a dose de 5 ng/kg altamente potente, reduzindo o teor de ferro diversas vezes, em relação ao normal (BAKER et al., 1965; KAMPSCHMIDT; SCHULTZ, 1961).

Um parâmetro que pode ser aproveitado, embora também não tenha sido aplicado no campo de controle de qualidade de medicamentos, é a determinação dos níveis de leucopenia, que são dose-dependentes do pirogênio bacteriano. O quadro ocorre dentro de 1 hora após injeção endotóxica, sendo posteriormente alterado para leucocitose. Esta segunda alteração ocorre mais tardiamente, entre 3 a 24 horas (BENNETT; CLUFF, 1957; COTUI; SCHRIFT, 1942).

A inversão da resposta biológica que ocorre em certas raças de camundongo pode ser aproveitada. Entretanto, não se prestou à aplicação no controle de medicamentos quanto à ausência de substâncias pirogênicas (PERSONEUS, 1973).

DETERMINAÇÃO DE ENDOTOXINAS BACTERIANAS POR MÉTODO *IN VITRO*

Introdução

Desde 1885, observou-se que o sangue do *Limulus polyphemus*, o caranguejo em forma de ferradura de cavalo, formava um coágulo em gel sólido quando removido do animal. Vários aspectos dessa coagulação foram estu-

dados, com particular referência aos amebócitos, a única célula circulante encontrada no sangue do *Limulus*.

Em 1956, Bang verificou que bactérias marinhas Gram-negativas provocavam uma doença fulminante nos caranguejos, caracterizada por extensiva coagulação intravascular, e consequente morte. Um derivado termoestável dessas bactérias era responsável pela coagulação (WILLIAMS, 2004).

Em 1964, Levin e Bang apresentaram estudos elucidativos sobre esse mecanismo de reação. No artigo *The Role of Endotoxin in the Extracellular Coagulation of Limulus Blood*, apresentaram as seguintes conclusões: os amebócitos eram necessários para a reação; os agentes de coagulação estão somente nos amebócitos; a reação ocorre em consequência da conversão de um pré-gel na presença de bactérias Gram-negativas (WILLIAMS, 2004).

Levin e Bang demonstraram que os extratos de amebócitos gelificavam na presença de endotoxinas de bactérias Gram-negativas. Na introdução do artigo acima citado, descreveram o fenômeno que mais tarde seria a base para o ensaio LAL. Seus estudos revelaram que o nível de gelificação do pré-gel estava diretamente relacionado à concentração de endotoxina (WILLIAMS, 2004).

Mecanismo de reação

Após Levin e Bang demonstrarem que a atividade de coagulação da hemolinfa do *Limulus* residia no amebócito, Nakamura e colaboradores estudaram os amebócitos do *Tachypleus tridentatus*, outra espécie de caranguejo em forma de ferradura de cavalo, nos quais detectaram a presença de fatores de coagulação (NAKAMURA et al., 1982). Apesar da relativa simplicidade do sistema de defesa do *Tachypleus*, verificaram que o processo de coagulação era comparável à cascata de coagulação sanguínea em mamíferos, sendo que a conversão de forma solúvel em forma gelificada seria mediada pela ativação sequencial de três proteases: fator B, fator C e proenzima de coagulação (WILLIAMS, 2004).

Também Young e colaboradores estabeleceram a natureza enzimática da reação induzida pela endotoxina, concluindo que a reação é dependente da ativação de enzima de alto peso molecular pela endotoxina, que, por sua vez, gelifica proteínas coaguláveis de baixo peso molecular; esta reação é crítica na definição de um ponto final no teste LAL (YOUNG; LEVIN; PRENDERGAST, 1972).

A enzima de coagulação, de elevado peso molecular, foi isolada a partir de lisado ativado pela endotoxina. Estudos posteriores demonstraram que a ativação depende também de Ca^{2+} e de outros íons bivalentes. A proteína coagulante de baixo peso molecular foi denominada de coagulogênio.

Acrescentando coagulogênio à enzima de coagulação ativada obtida do sangue de *Tachypleus tridentatus*, um gel proteico era produzido. As características das sequências de aminoácidos levam a crer que coagulogênio e fibrinogênio derivem de um ancestral comum, sendo o primeiro um protótipo do fibrinogênio dos primatas (Figura 2).

Apesar da grande especificidade da reação do teste LAL, existem certos derivados celulósicos [(1,3)-β-D--glucanos)] que, embora incomuns nas formulações de injetáveis, podem ocasionar problemas analíticos, contornáveis na validação. Sabe-se que distintas procedências do reagente LAL podem ocasionar respostas variáveis ao interferente, o que aumenta a possibilidade de conflitos interlaboratoriais (WILLIAMS, 2004).

Preparação do lisado de amebócito de *Limulus* (LAL)

Os caranguejos *Limulus polyphemus* sob contenção são submetidos à sangria, introduzindo-se agulha estéril e apirogênica de 18 G através do músculo entre as regiões cefalotorácica e abdominal. A hemolinfa flui livremente para recipiente adequado contendo anticoagulante, como N-etilmaleimida 0,125% em solução a 3% de cloreto de sódio, que deve estabilizar a membrana frágil do amebócito. A mistura é centrifugada por 10 minutos, sendo o sobrenadante azul contendo hemocianina desprezado. Segue-se lavagem dos amebócitos em cloreto de sódio a 3%, para remoção dos resíduos de anticoagulante e de componentes do soro. As células são, então, submetidas a choque osmótico pela adição de água destilada apirogêni-

ca, ou outro mecanismo que promova o rompimento de sua membrana, então liberando o conteúdo intracelular. O produto aquoso obtido é então liofilizado, permanecendo estável, a 4°C, por ao menos 3 anos.

Uma das primeiras críticas feitas ao uso de LAL para detecção de endotoxinas era a variabilidade estação a estação e lote a lote. Pesquisas conduziram ao desenvolvimento de um tratamento com clorofórmio, visando a reduzi-la e a aumentar a sensibilidade. A adição de íons bivalentes não influenciou a variabilidade, porém aumentou a sensibilidade do reagente, alterando o nível de formação do coágulo de 6 ng/mL para 0,04 ng/mL.

Os reagentes são padronizados quanto à sensibilidade, sendo esta característica específica para endotoxina de *E. coli*, comercialmente disponível como EC-5, de 8 a 50 pg/mL. O *National Center for Drugs and Biologics* está considerando a liberação dos produtos farmacêuticos sob as concentrações que são rapidamente detectadas pela maioria dos reagentes LAL comercializados.

Como teste de detecção de endotoxinas bacterianas, esse método foi pela primeira vez introduzido na USP XX. No Brasil, foi incluído na 4ª Edição da Farmacopeia, em 1996, valendo no caso omisso, por falta de limite na monografia, as especificações estabelecidas na USP. No mesmo ano da edição do primeiro volume desta edição da Farmacopeia Brasileira, no DOU de 14 de outubro de 1996, foi publicada a Portaria n. 2.042, de 11 de outubro de 1996, que estabelece o Regulamento Técnico para o Funcionamento de Serviços de Terapia Renal que, entre

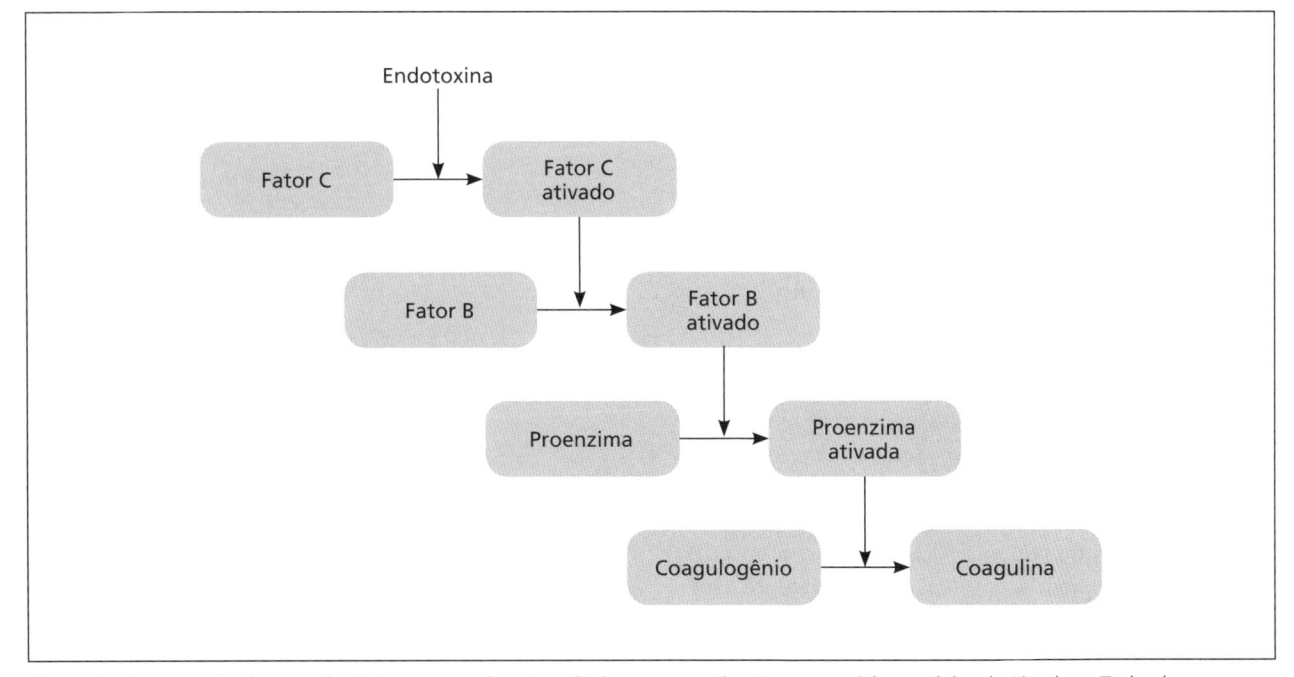

Figura 2 A conversão de coagulogênio em coagulina é mediada por uma ativação sequencial em células de *Limulus* e *Tachypleus*.

outras exigências, estabelece, para a água utilizada na preparação de solução para diálise, o limite de 1 pg/mL de endotoxina, com frequência mensal. Esta informação depõe contra uma evolução técnica adequada, e felizmente é seguida, embora em outro âmbito, por publicação mais pertinente. A Resolução RDC n. 8, de 06 de janeiro de 2001 (BRASIL, 2001), apresenta o Regulamento Técnico para Boas Práticas de Fabricação para CPHD (Concentrados Polieletrolíticos para Hemodiálise). Este impõe que a presença de endotoxinas bacterianas no CPHD diluído com a água purificada empregada na sua preparação (contendo 0,25 UI/mL, sendo que 1 ng de endotoxina bacteriana equivale a 5 UI), na proporção indicada para uso, contenha no máximo 0,5 UE/mL, até o término do prazo de validade recomendado pelo fabricante.

O *FDA Office of Biologics* reconheceu a natureza crítica da detecção de endotoxinas pelo LAL em produtos farmacêuticos, assim estabeleceu condições padronizadas para a produção e o ajuste da potência do LAL, assim como um padrão referência de endotoxina a ser usado pelos fabricantes no teste de cada lote do lisado, além de procedimentos analíticos laboratoriais. A sensibilidade média de cada lote deve ser estabelecida conforme descrito no *Federal Register,* inicialmente em 1973, com orientações adicionais de 1978, devendo ser declarada sua potência no rótulo, vinculada ao lote.

Desde setembro de 1997, obteve-se a globalização do padrão internacional da endotoxina; o padrão de referência de endotoxina (PRE), contendo 10.000 unidades internacionais de endoxina por ampola, equaliza o BRP-3, WHO International Standard, ao EC6, da FDA/USP. Portanto, pela primeira vez 1 UI = 1 UE, lembrando ainda que, conforme estudos colaborativos envolvendo teste animal e LAL, um nanograma de endotoxina de *E. coli* 055:B5 é similar em potência a 5 UE do PRE da USP. Quando um LPS é padronizado (em UE) com um lote específico de LAL e PRE, torna-se um PE (do inglês, *control standard endotoxin* – CSE), sendo elaborado pelo produtor um certificado que o acompanha, permitindo correlações entre PRE (UE/mL) e PE (mg/mL).

Métodos analíticos

A endotoxina ativa uma cascata enzimática que acarreta a formação de gel no LAL, sendo a reação de gelificação a base do mais comum método de detecção de endotoxinas. Medidas do aumento da densidade óptica (DO) em função do tempo de reação e da concentração de endotoxina podem ser utilizadas nos métodos cinéticos; o aumento da turbidez pode ser monitorado em função do tempo no ensaio cinético turbidimétrico, e o ensaio cinético colorimétrico é possível pela introdução

de substrato colorido, que é clivado com a ativação do sistema enzimático para a produção de cor (COOPER, 2008; WILLIAMS, 2004).

As condições para a reação entre LAL e endotoxina requerem neutralidade do pH e níveis ótimos de sódio e cátions divalentes, além de temperatura uniforme a 37°C, para otimizar e padronizar a reação (COOPER, 2008).

Ponto final de gelificação

O mais simples e amplamente usado procedimento para detecção de endotoxinas baseia-se na gelificação (WILLIAMS, 2004). Os compêndios farmacêuticos separam este tipo de método em duas categorias: teste-limite, que indica se a quantidade de endotoxina presente está acima ou abaixo de determinado limite, e teste semiquantitativo, que permite a quantificação da endotoxina em série geométrica de diluições da amostra. Em caso de disputas, o método de gelificação é o teste de referência (COOPER, 2008; BAYSTON; COHEN, 1990) (Figura 3).

Os volumes iguais de reagente LAL e da solução-teste (0,1 mL de cada) são transferidos aos tubos-teste, de 10 x 75 mm, de vidro despirogenizado. A mistura é, então, suavemente homogeneizada e, a seguir, incubada em banho de água a 37°C, por 1 hora, durante a qual os tubos não devem ser manuseados, a fim de não interferir na gelificação. O ponto final da reação é facilmente constatado pela remoção cuidadosa e individual dos tubos e sua inversão a 180° (Figura 4). Se houver a presença de gel, que se mantém sólido durante a inversão, a amostra é considerada positiva para endotoxinas. Quando conduzido desta

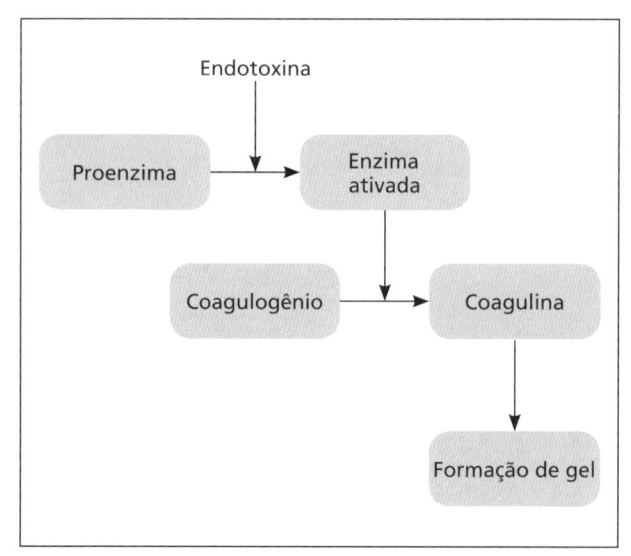

Figura 3 A conversão de coagulogênio em coagulina evidenciando presença (formação de gel) ou ausência (não formação de gel) de endotoxina bacteriana.

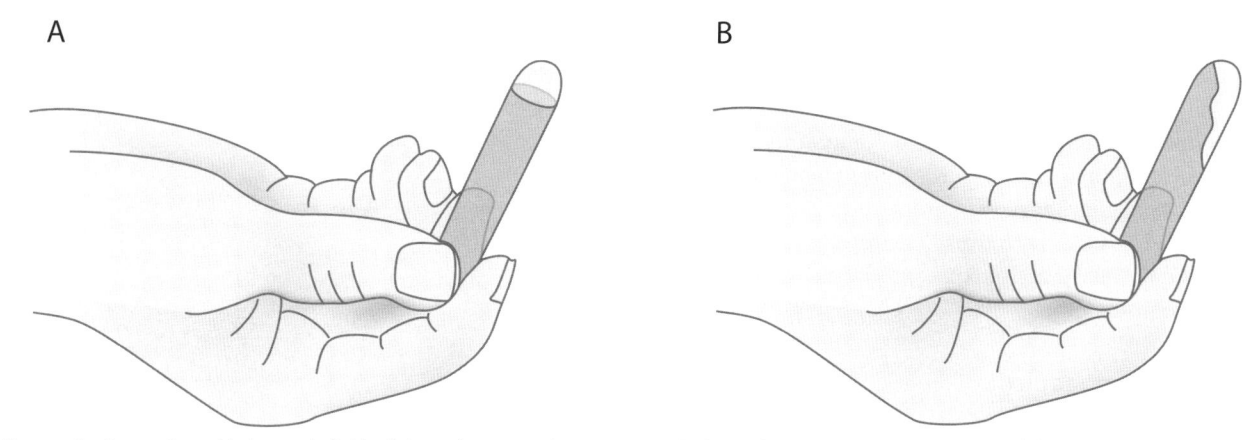

Figura 4 Remoção cuidadosa e individual dos tubos e sua inversão em 180° permite constatar reação positiva (A) ou negativa (B) do teste de gelificação para endotoxina bacteriana.

forma, através da transformação do sistema sol em gel, o ensaio se constitui em teste-limite, levando em consideração a sensibilidade do LAL empregado, que varia entre 0,25 e 0,015 UE/mL (WILLIAMS, 2004; USP, 2014b).

O ensaio pode ser usado para avaliar o nível aproximado de endotoxina de uma solução particular do produto, com diluições 1:2 subsequentes, testadas em duplicatas, permitindo definir a máxima diluição com resultado positivo de gelificação. O nível de endotoxina é calculado, multiplicando-se a recíproca da mais alta diluição da solução que apresentou ponto final positivo pela sensibilidade do LAL. Exemplificando, se a sensibilidade do reagente for de 0,01 UE/mL e a diluição do ponto final for 1:16, a concentração de endotoxina será de 0,16 UE/mL. Este critério é particularmente útil na monitoração em processo, de materiais e da água (WILLIAMS, 2004; USP, 2014b). O ensaio é considerado semiquantitativo, porque a concentração real de endotoxina está entre duas diluições seriadas e o resultado não pode ser extrapolado entre as diluições, como ocorre em ensaios cinéticos, pelo uso de curva-padrão matemática (WILLIAMS, 2004).

Permanece o método de escolha para testes em número reduzido, ou não frequentes, para amostras que turvem, ou com expectativa de resultado negativo.

Ensaio turbidimétrico

Embora o teste do ponto final de gelificação seja o mais amplamente usado dentre os testes de LAL, apresenta a desvantagem de impedir a quantificação da endotoxina em níveis abaixo daqueles em que se forma o gel consistente. O ensaio turbidimétrico, em contrapartida, permite melhor medida quantitativa da endotoxina em grande faixa de concentrações. Este ensaio é baseado no fato de que qualquer aumento na concentração de endotoxinas causa um proporcional aumento na turbidez, em razão da pre-

cipitação de proteína coagulável (coagulogênio) no lisado. Então, procede-se à leitura da densidade óptica de várias diluições da substância a ser testada contra a curva-padrão obtida com o emprego de alíquotas da substância-teste inoculadas com quadruplicata de ao menos três concentrações conhecidas de endotoxina (abrangendo 2 log: 5; 0,5; 0,05 UE/mL ou três log: 50; 5; 0,5; 0,05 UE/mL). O controle positivo do produto e da água deve conter uma quantidade de endotoxina igual à concentração média da curva-padrão. Deve-se ter em mente que a quantificação de endotoxinas pelo método turbidimétrico exige que o lisado seja diluído em níveis que impeçam a formação do coágulo (WILLIAMS, 2004; USP, 2014b) (Figura 5).

A metodologia permite sensibilidade de 0,005 UE/mL. Embora um simples ponto final de gelificação seja

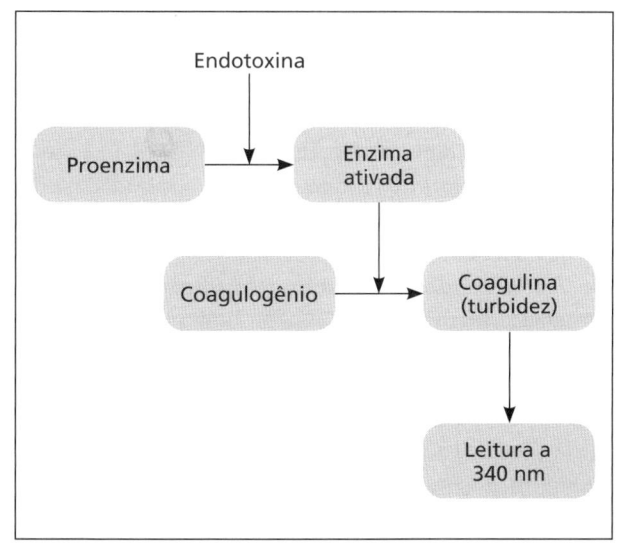

Figura 5 A conversão de coagulogênio em coagulina promovendo turbidez (medida a 340 nm) proporcional à quantidade de endotoxina bacteriana presente.

adequado para liberação rotineira de diversos produtos farmacêuticos, a possibilidade de quantificar endotoxinas tem valor inestimável na solução de problemas do processo produtivo associados a pirogênio. A monitoração diária da água da planta e etapas do processo pode alertar os funcionários da produção quanto a potenciais problemas de pirogênio. Ações corretivas devem ser tomadas para a redução de níveis de endotoxina anteriormente ao agravamento do problema.

Método cromogênico

O método cromogênico, quantitativo, apresenta vantagem quanto à especificidade da enzima de coagulação ativada, com ação amidase específica para resíduos glicina-arginina carboxiterminais. Quando tais sequências são conjugadas a substâncias cromogênicas, é liberada p-nitroanilida, proporcionalmente a concentrações crescentes de endotoxina. É, então, possível dimensionar a atividade da amidase induzida pela endotoxina na dependência da liberação do cromóforo, medida pela leitura em absorbância a 405 nm (BUSSEY; TSUJI, 1984; WILLIAMS, 2004).

O ensaio, atualmente em uso empregando substrato cromogênico, conforme descrito por Lindsay e colaboradores (LINDSAY, 1989), requer mistura de 0,1 mL do LAL, com 0,1 mL da amostra e pré-incubação por 8 minutos. Após incubação, o subtrato (0,5 mL) é adicionado e a solução incubada por 3 minutos. A reação é, então, interrompida pela adição de 0,1 mL de ácido acético glacial em água, a 25% v/v, e a densidade óptica lida a 405 nm, em espectrofotômetro. No caso de leitura cinética, ao invés de ponto final, o substrato cromogênio pode estar incorporado no reagente LAL. Quando do tipo ponto final, é válido para uma curva-padrão de 1 log, ampliando quando cinético para 2 log (cada teste deve ter uma curva-padrão com pelo menos 3 pontos, testados em duplicata (5,0; 0,5 e 0,05 UE/mL), ou 3 logs (50; 5,0; 0,5 e 0,05 UE/mL), sendo os controles positivos do produto ou da água inoculados com concentração média da curva (WILLIAMS, 2004; USP, 2014b) (Figura 6).

Aumentando-se o tempo de pré-incubação, a sensibilidade do sistema é também aumentada significativamente. Embora o método cromogênico seja extremamente acurado em ampla faixa de concentrações de endotoxina, a velocidade da reação proíbe que se conduzam testes de grande número de amostras sem introduzir significativa variação entre as primeiras e as últimas amostras, sendo desejável elevado grau de automação para tornar-se viável.

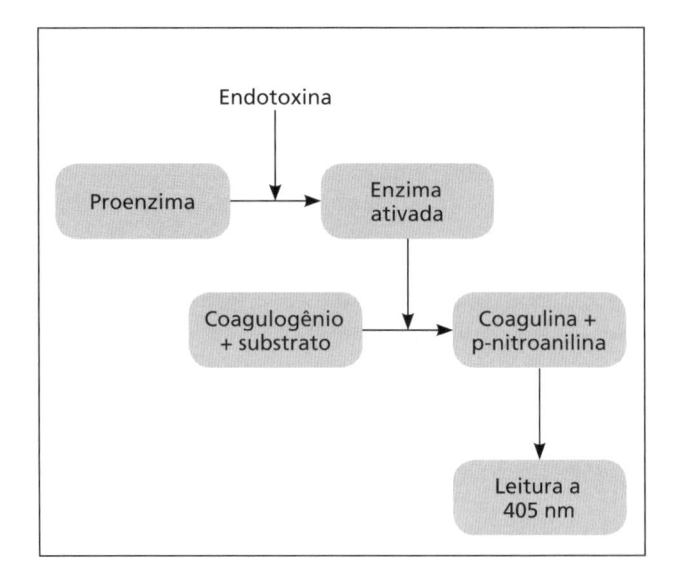

Figura 6 A conversão de coagulogênio + substrato em coagulina + p-nitroanilina promovendo formação de coloração amarela (medida a 405 nm) proporcional à quantidade de endotoxina bacteriana presente.

Perspectivas e tendências

Outros recursos analíticos têm também sido propostos para ensaios de endotoxina, como a microdiluição, emprego de LAL radiomarcado ou fluorescente, todos provocando pequeno impacto nos laboratórios de controle de qualidade.

A automação tem sido bastante estudada e adotada, por permitir ensaios de maior reprodutibilidade e rapidez. Interessante é a aplicação de sistema semiautomático cinético (o teste emprega placas ao invés de tubos, leitor tipo ELISA e *software* específico), que permite detecção e registro de alterações sequenciais nas densidades ópticas ou nas leituras cromogênicas, a intervalos de tempo de 1 minuto, permitindo o ensaio de 176 preparações de amostras no período convencional de 1 hora. São comercialmente disponíveis preparações de reagentes para essa técnica, assim como equipamentos, aumentando a sensibilidade de 60 a 250 vezes com relação ao método de gelificação. O *software* produz automaticamente uma relação logarítmica entre o *onset time* de cada padrão e a concentração de endotoxina correspondente.

O método foi adaptado à grande variedade de produtos parenterais de pequeno e grande volume, sendo cada fármaco caracterizado pelas modificações que eventualmente provoca na cinética endotoxina-LAL. Os fármacos que alteram a cinética dividem-se em três categorias: inibição, exacerbação ou precipitação do reagente LAL. Embora alguns produtos não possam ser testados pela metodologia, a maioria não provoca alterações cinéticas significativas, podendo ser ensaiada após ajustes de pH e diluições. As principais vantagens do sistema cinético são documentação, respostas rápidas, fácil gerenciamento de dados e análise de tendências, e suas limitações relacionam-se a equipamento dispendioso e necessidade de elevado nível de habilidade técnica dos analistas de laboratório. A questão de custo gerado pelo substrato cromogênico, assim como a limitação do ensaio empregando método cromogênico para amostras coloridas, tendem a deslocar vantagens para o método cinético turbidimétrico.

Também métodos distintos empregando o LAL permitem a determinação de endotoxinas, como a espectrometria de massa e radioimunoensaio.

Tecnologias importantes na detecção e na quantificação de constituintes microbianos incluem o uso de perfis de ácidos graxos (principalmente por cromatografia gasosa acoplada à espectrometria de massa – CG-MS), radioimunoensaio, ELISA e aglutinação em látex. A dificuldade em substituir o teste de LAL é causada por sua simplicidade, sensibilidade e especificidade. Dessa forma, os demais ensaios prestam-se a instâncias complementares ou confirmatórias em aplicações específicas, por exemplo, para verificar possível interferência por β-glucanos (WILLIAMS, 2004).

Técnicas como a espectrometria de massa (CG-MS) permitem a detecção de LPS sem considerar a resposta biológica e, embora esse aspecto possa parecer uma vantagem do método, é justamente a resposta biológica que provê a base regulatória sobre a aceitação do nível de tolerância permitido.

Quanto aos ensaios imunológicos, estes têm sido desenvolvidos para aplicações clínicas como a investigação de endotoxemias (WILLIAMS, 2004).

Ensaio LAL

Aplicação e equivalência

Embora o teste de pirogênio tenha se prestado ao seu objetivo durante anos, permanece sendo um procedimento sujeito à variabilidade inerente a todos os ensaios biológicos. A necessidade de um teste de pirogênio simples, específico e acurado, há muito reconhecida, foi satisfeita, dentre muitas metodologias propostas, pelo teste do LAL.

No início dos anos de 1970, Cooper e colaboradores (COOPER; LEVIN; WAGNER, 1970) relataram ser o LAL adequado para a detecção de endotoxinas em radiofármacos de vida reduzida. A sua aplicação foi, então, estendida aos produtos biológicos, além dos radiofármacos. Os pesquisadores reportaram que, de 155 avaliações conduzidas, 24 foram positivas apenas no LAL, não no ensaio em coelhos. Embora duas amostras apresentassem resultado positivo no ensaio animal e negativo no teste LAL, os dados sugeriam a sensibilidade superior do LAL. Outros estudos se seguiram, incluindo água para injeção, eletrólitos, anestésicos, anticoagulantes, meios de contraste, hormônios e vitaminas, conduzindo à conclusão de excelente correlação, desde que assumida a maior sensibilidade do teste LAL. A importância do teste, inicialmente reconhecida no controle em processo de indústria farmacêutica, encontrou reconhecimento no caso de produtos biológicos.

Para estabelecer a equivalência ou a superioridade do ensaio LAL para endotoxinas, numerosos testes paralelos foram efetuados, usando-se em ambos os ensaios níveis especificados de endotoxina, o que permitiram deduzir equivalência ou superioridade do teste *in vitro*. Concluindo, a simplicidade e a rapidez do teste LAL permitiu testes mais frequentes em mais amostras, incorporando segurança aos programas de testes de pirogênio. Como pode ser empregado para detectar e quantificar níveis subpirogênicos de endotoxinas, o teste de LAL tem sido empregado no estudo de níveis endotóxicos de águas, matérias-primas, dispositivos e outros materiais.

Sua aplicação estende-se também à determinação do efeito de procedimentos de limpeza e outros nos níveis de endotoxinas, visando a minimizar concentrações de endotoxina nos produtos terminados. Os limites de endotoxina situam-se bem abaixo daqueles indutores de respostas pirogênicas no homem.

Com os limites já foram estabelecidos pelo *Office of Drugs and Biologics*, nos Estados Unidos testes paralelos passaram a não ser mais exigidos. Graças à forte influência exercida pelas políticas de saúde adotadas nos países-matriz de grandes laboratórios multinacionais, em geral inclusive pelo reconhecimento de sua seriedade, gradativamente critério semelhante foi adotado em grande parte do mundo.

A metodologia apresentada na Farmacopeia Brasileira admite o método de gelificação, o turbidimétrico ou colorimétrico do tipo cinético, ou a leitura final. É para esta técnica, semelhante à metodologia da USP XXV, exigida validação, incluindo o teste de sensibilidade do reagente LAL, utilizando série de diluição do PRE ou padrão de endotoxina (PE), padronizado em relação ao PRE, com razão geométrica igual a 2, para obter as concentrações de $0,25\ \lambda$, $0,5\ \lambda$, λ e $2\ \lambda$, em que λ é a sensibilidade declarada do reagente LAL em UE/mL, e o teste de inibição ou potencialização de resposta, executado para avaliar a compatibilidade do produto a ser testado. A validação deverá ser repetida em caso de mudança de fornecedor do LAL ou de mudança significativa na formulação/produção da amostra-teste.

O procedimento do teste deve incorporar precauções de assepsia e ser feito em duplicata, preservando as concentrações definidas na validação. Deve ainda ser acompanhado de controles negativos e positivos.

Após as leituras, e tendo os controles assegurado a condução adequada do teste, procede-se ao cálculo da média geométrica. Para tanto, registra-se o ponto final (último resultado positivo nas séries de concentrações da endotoxina de controle-positivo da amostra), chamando-o de e, para cada réplica.

Calcula-se a média geométrica da concentração do ponto final, que consiste no antilogaritmo Σ, em que Σ é a soma dos logaritmos das concentrações do ponto final, e f é o número de réplicas.

Para determinação da concentração de endotoxina, calcula-se a concentração no ponto final (e) de cada série, multiplicando-se a recíproca de cada fator de diluição do ponto final por λ. A concentração geométrica do ponto final da amostra é dada pelo antilog Se, lido para cada diluição da amostra sob teste.

A concentração de endotoxina não deve ultrapassar o limite especificado.

Limites de endotoxina

Limites de tolerância de endotoxinas são necessários para definir protocolos do ensaio LAL, com a finalidade de assegurar a ausência de endotoxinas, em produtos parenterais, em doses capazes de provocar pirogenicidade (WILLIAMS, 2004).

Cada produto tem um nível seguro de endotoxina, que corresponde à quantidade abaixo do limite de tolerância ou limite de endotoxina (LE), definido como LE = K/M, em que K é uma constante em unidades de endotoxina (UE)/kg de peso corpóreo que corresponde

ao nível de endotoxina capaz de promover uma resposta pirogênica, e M é igual à dose máxima humana recomendada/kg de peso corpóreo administrada em 1 hora (COOPER, 2008; WILLIAMS, 2004). Os cálculos de dose são baseados em média de peso corpóreo humano de 70 kg; entretanto, se a dose pediátrica/kg for mais alta, deve então ser a escolhida.

Considerando que as vias de administração não são igualmente sensíveis à endotoxina, o limite de tolerância (K) varia, sendo para produtos parenterais o valor de K igual a 5 EU/kg; para produtos de administração intratecal, K é reduzido a 0,2 UE/kg (Tabela 3) (COOPER, 2008; WILLIAMS, 2004).

1) Dose máxima em volume.
2) Limite recomendado pelo autor.

A Farmacopeia Americana (USP, 2014d) define para dispositivos de transfusão, infusão e outros correlatos não mais que 20 EU/unidade; em se tratando de correlato em contato com fluido cerebroespinal, o limite passa a não mais que 2,15 EU/unidade. A determinação é feita em soluções de enxágue ou extração, sendo calculada pela fórmula:

$$\frac{(KN)}{V}$$

Em que:
K = quantidade de endotoxina permitida por dispositivo.
N = número de amostras (unidades) testadas.
V = volume total do extrato ou solução de enxágue.

Tabela 3   Limite de tolerância à endotoxina pelas vias de administração (COOPER, 2008)

Tipo de parenteral	Limite de tolerância à endotoxina (K)
Droga parenteral ou biológica	5 EU/kg
Parenteral por via intratecal	0,2 EU/kg
Radiofármaco	175 EU/V_a
Radiofármaco por via intratecal	14 EU/V_a
Infusão contínua por via intratecal	14 EU/dia $_{a,b}$
Pareteral de grande volume	0,5 EU/mL
Água para injeção	0,25 EU/mL
Parenteral de pequeno volume com múltiplos ingredientes	70 EU/$V_{a,b}$
Correlatos por extração	0,5 EU/mL até 20 EU/unidade
Excipiente	1 EU por quantidade em 1 mL de SVP$_b$
Nova entidade química, preliminares	1 EU/mg até a dose conhecida

Validação do método

Validações do teste LAL com vista à liberação de produto terminado, quanto a limite de endotoxinas, envolvendo medicamentos, correlatos e biológicos, abrangem a comprovação da sensibilidade do LAL e a determinação de efeitos inibidores ou exacerbantes provocados pelas substâncias integrantes da amostra (COOPER, 2008; USP, 2014b).

Sensibilidade do lisado

Ainda que o sistema de teste empregando como ponto final da reação a gelificação seja o de escolha dos compêndios e o mais frequentemente adotado, métodos quantitativos têm evidenciado melhoria no gerenciamento de informações.

Embora lisados comercialmente disponíveis possam confiavelmente detectar menos que 0,25 UE/mL, o limite de endotoxina no teste em coelhos tem sido de 5,0 UE/mL, definido na base de dose, e 0,5 UE/mL, definido pela FDA, em se tratando de concentração para parenterais de grande volume. Deve ser lembrado que o teste em coelhos avalia a presença de endotoxina e outras substâncias que promovam reação febril, e o ensaio LAL mede exclusivamente a concentração de endotoxinas.

A sensibilidade do reagente LAL é avaliada utilizando-se uma série de diluições do PRE, ou PE com razão geométrica igual a 2, para obter as concentrações de 0,25 λ, 0,5λ, λ e 2 λ, em que λ é a sensibilidade do reagente LAL, em UE/mL, apresentada em sua rotulagem. Todas as diluições devem ser feitas com água apirogênica, como água estéril para injeção USP, e utilizar materiais apirogênicos. O teste deve ser executado com as quatro concentrações do padrão, em quadruplicata, e incluir controles negativos, que asseguram a condução adequada do procedimento. Os pontos finais serão determinados de acordo com as instruções do fabricante do reagente. Os resultados

são considerados em conformidade se a média geométrica da concentração do ponto final for ≥ 0,5 e < 2 λ (USP, 2014b). A Tabela 4 apresenta exemplo de dados e cálculo para a comprovação da sensibilidade do LAL.

Considerando-se os ensaios turbidimétrico e cromogênico, para a configuração da sensibilidade do lisado LAL deve-se avaliar o ajuste da curva de endotoxina bacteriana ao modelo linear e o coeficiente de correlação deve ser superior a 0,98.

Testes de inibição e exacerbação de resposta

A maioria dos medicamentos requer diluição prévia ao teste para evitar interferências caracterizadas pela inibição, em que ocorre falha na recuperação do controle positivo do produto (CPP), ou por potencialização, quando a recuperação do CPP é maior que a esperada (COOPER, 2008).

O ensaio LAL é baseado na reação de coagulação em sequência de enzimas, induzida pela endotoxina. Então, não surpreende encontrar produtos que provoquem a inibição ou que potencializem a reação. Muitas dessas substâncias são compostos de peso molecular relativamente alto, formados de unidades repetitivas, com elevada incidência de polissacarídeos. É importante o conhecimento de que essas substâncias não são, em geral, constituintes inerentes aos produtos, particularmente no caso dos parenterais de grande volume e dos correlatos de medicamentos, sendo-o eventualmente no caso de fármacos (COOPER, 2008).

Assim, a inibição ou a potencialização devem ser determinadas para cada formulação, antes que seja empregada a metodologia para liberação final do produto. A determinação consiste em contaminar a concentração mais usada do fármaco com PE, para obter concentrações finais de 0,5 λ, λ e 2 λ. O teste deve ser executado, em quadruplicata, e incluir controles negativos. Em paralelo, e em duplicata, as mesmas concentrações (0,5 λ, λ e 2 λ) do PE em água

Tabela 4   Exemplo de dados e cálculo para a comprovação da sensibilidade do LAL

Tubos	0,25 UE/mL (ou 2 λ)	0,125 UE/mL (ou 2 λ)	0,06 UE/mL (ou 0,5 λ)	0,03 UE/mL (ou 0,25 λ)	Ponto final	Log
1	+	+	+	−	0,06	-1,222
2	+	+	−	−	0,12	-0,903
3	+	+	−	−	0,12	-0,903
4	+	+	−	−	0,12	-0,903
						$\Sigma e/f$ = -0,983
						Antilog $\Sigma e/f$ = 0,104 UE/mL (ou 0,83 λ)

devem ser testadas. Os resultados são considerados válidos se a média geométrica da concentração do ponto final for ≥ 0,5 e < 2 λ. Se o produto não diluído for inibitório, deve-se proceder a sua diluição, respeitando o valor da diluição máxima válida (DMV). A inibição ou exacerbação, características de derivados sanguíneos polinucleotídeos, soluções contendo metais pesados ou tensoativos, produtos com elevada força iônica ou osmolaridade, pode ser eliminada com diluição, aquecimento, ajuste de pH, adição de substância que neutralize a inibição ou adição de agente dispersante de endotoxina (COOPER, 2008; USP, 2014b). A Tabela 5 apresenta exemplo de dados e cálculo para teste de inibição e exacerbação de resposta.

Semelhante ao ensaio de gelificação, nos métodos turbidimetrico e cromogênico o teste de inibição e exacerbação da resposta é avaliado por meio da determinação do porcentual de endotoxina recuperada em amostras contaminadas com quantidades conhecidas. Considera-se satisfatária recuperação de 50 a 200% da quantidade de endotoxina adicionada à amostra.

Teste de compatibilidade do produto

Para efetuar a avaliação de inibição ou potencialização provocada por um produto, testes prévios devem ser conduzidos, por meio de um dos vários métodos. Qualquer esquema de teste deve respeitar a não interferência do produto (USP, 2014b).

Caso seja em primeira instância detectada a interferência do produto no desenvolvimento do teste, mecanismo auxiliar consistirá em aplicar a concentração mínima válida ou diluição máxima válida, as quais estarão delimitando condições da aplicabilidade do teste *in vitro*, seja conciliando diluição ainda válida, ou sensibilidade do sistema.

Concentração mínima válida

A determinação de concentração mínima válida (CMV), particularmente útil quando da existência de limites endotóxicos em monografia ou listagem da FDA, consiste em etapa preliminar para determinação da diluição máxima de um produto, na qual a concentração-limite de endotoxina possa ser detectada.

$$CMV = \frac{\lambda M}{K}$$

Em que:

λ = sensibilidade do reagente LAL em unidades endotóxicas por volume de diluente (UE/mL).

M = dose máxima humana, ou em coelhos, recomendada por kg.

K = 5,0 UE/kg para fármacos parenterais, em geral, e 0,2 UE/Kg para fármacos de administração intratecal.

O exemplo seguinte ilustra o uso da fórmula CMV:
Produto: ciclofosfamida.
Dose máxima: 25,0 mg/kg.
Sensibilidade do lisado: 0,25 UE/mL, conforme rótulo do fabricante.

$$CMV = \frac{0,25 \text{ UE/mL} \times 25 \text{ mg/kg}}{5 \text{ UE/kg}} = 1,25 \text{ mg/mL}$$

Diluição máxima válida

Uma vez determinada a CMV, a DMV pode ser calculada. O valor é definido pela potência do produto dividida pela CMV. Para fármacos administrados na base de peso por quilograma, a potência do fármaco é expressa em miligramas, ou unidades por mililitro, e, para fármacos administrados na base de volume por quilograma, a potência é igual a 1,0 mL/mL.

Apresenta-se, a seguir, exemplo de cálculo de DMV, empregando-se a potência dos produtos e sua CMV:

$$DMV = \frac{\text{potência do produto}}{CMV} = \frac{20 \text{ mg/mL}}{1,25 \text{ mg/mL}} = 16$$

Tabela 5 Exemplo de dados e cálculo para o teste de inibição e exacerbação de resposta

Tubos	0,25 UE/mL (ou 2λ)	0,125 UE/mL (ou λ)	0,06 UE/mL (ou 0,5λ)	0,03 UE/mL (ou 0,25λ)	Ponto final	Log
1	+	+	+	−	0,06	-1,222
2	+	+	+	−	0,06	-1,222
3	+	+	−	−	0,12	-0,903
4	+	+	−	−	0,12	-0,903
					Σe/f = -1,063	
					Antilog Σe/f = 0,086 UE/mL (ou 0,69λ)	

O valor da DMV indica que o produto pode ser diluído em 1:16 para superar o problema da inibição, se necessário, considerando a sensibilidade do LAL, a potência do fármaco, a CMV e a dose.

O exemplo seguinte ilustra o uso das fórmulas de CMV e DMV para um fármaco administrado em volume por base de peso.

Produto: dextrose 5% em água.

Dose máxima: 10 mL/kg.

Sensibilidade do lisado: 0,25 UE/mL.

Potência do fármaco: 1,0 mL/mL (administração na base de volume por volume corpóreo).

$$\text{CMV} = \frac{0,25 \text{ UE/mL} \times 10 \text{ mg/kg}}{5,0 \text{ UE/kg}} = 0,5 \text{ mg/mL}$$

$$\text{DMV} = \frac{\text{potência do produto}}{\text{CMV}} = \frac{1,5 \text{ mg/mL}}{0,5 \text{ mg/mL}} = 2$$

Então, dada a sensibilidade do reagente LAL usado, o produto pode ser diluído a 1:2 para contornar a inibição. Na realidade, dextrose 5% não apresenta característica inibitória. A importância da sensibilidade do LAL neste contexto pode ser demonstrada pelo uso da DMV na ciclofosfamida, usando-se um reagente com 0,065 UE/mL:

$$\text{CMV} = \frac{0,065 \text{ UE/mL} \times 25 \text{ mg/kg}}{5,0 \text{ UE/kg}} = 0,325 \text{ mg/mL}$$

$$\text{DMV} = \frac{\text{potência do produto}}{\text{CMV}} = \frac{20 \text{ mg/mL}}{0,325 \text{ mg/mL}} = 61,5$$

Aumentando a sensibilidade do reagente LAL em aproximadamente quatro vezes, a DMV foi simultaneamente aumentada, elevando-se de 16 para 61,5. Quando a inibição pelo produto consistir em problema, este pode frequentemente ser contornado empregando-se reagente LAL de maior sensibilidade, que permite maior diluição do produto, para eliminar a inibição.

Pode-se adotar cálculo simplificado:

$$\text{CMV} = \frac{cK}{\lambda M}$$

Em que c é a concentração do fármaco, K e M permanecem os mesmos dos exemplos anteriores e λ varia com a sensibilidade do reagente LAL.

O exemplo seguinte ilustra a aplicação da fórmula simplificada:

Produto: fenitoína sódica.

Dose máxima: 15 mg/kg.

Sensibilidade do lisado: 0,25 UE/mL.

Concentração do fármaco: 50 mg/mL.

$$\text{CMV} = \frac{cK}{\lambda M} \quad \frac{50 \text{ mg/mL} \times 5 \text{ UE/kg}}{0,25 \text{ UE/mL} \times 15 \text{ mg/kg}} = 66,6$$

Dada a sensibilidade do reagente LAL, a fenitoína pode ser diluída a 1:66,6. Conforme a conveniência, a diluição pode ser feita em nível aceitável, como 1:50, 1:40, 1:20 ou 1:10, na dependência de uma combinação particular fármaco-LAL.

Diluição máxima válida para produto com limite oficial

No caso de existência de limite em monografia (USP, 2014b), ou em listagem publicada pela FDA, basta que se calcule, em etapa única, a DMV:

$$\frac{\text{Limite endotóxico} \times \text{potência do produto}}{\lambda}$$

Para soluções parenterais administradas com base em peso corpóreo, a potência é expressa em miligramas, ou unidades por mililitro; para drogas administradas com base em volume corpóreo, a potência é 1,0 mL/mL; para fármacos administrados tendo por base a superfície corpórea, emprega-se 1,80 m² para cálculo da dose total, dividindo-se por 70 para obter a dose por quilograma.

Abrangência da validação

O fabricante de produto farmacêutico, biológico ou correlato que pretenda empregar o teste LAL deve obter dados relativos à sensibilidade, à inibição/potencialização e, se adequado, ao teste de sensibilidade da colônia de coelhos a ser empregada. Caso endotoxina diferente da *E. coli* 055:B5 seja empregada no sistema de teste, ela deve ser padronizada conforme a endotoxina bacteriana certificada.

TESTE *IN VITRO* DE PIROGÊNIO

Vários estudos têm demonstrado que endotoxinas têm potencial para induzir a respostas inflamatórias e imunológicas, em razão do estímulo de monócitos do sangue, que acarreta a liberação de citocinas (pirogênios endógenos), como IL-1β, IL-6 e TNF-α, responsáveis por significativos danos à saúde, mesmo em baixos níveis (MARION-FEREY *et al.*, 2005; DANESHIAN, M. *et al.*, 2008).

O efeito do plasma sanguíneo sobre o teste de LAL torna a quantificação de endotoxinas no sangue inconsistente, por causa da alta variabilidade dos resultados (HURLEY, 1995; WILLIAMS, 2004). Entretanto, o conceito de um "teste de pirogênio em humanos", *in vitro*, que utiliza o sangue total tem sido estudado considerando a base fisiológica da reação de febre à presença de pirogênios exógenos – a ativação dos monócitos sanguíneos para a produção de pirogênios endógenos. O teste do sangue total, ou *Whole Blood Test*, emprega o sangue fresco e diluído em um procedimento que envolve a incubação da amostra e a subsequente detecção de citocinas imunorreativas (IL-β, IL-6 e TNF-β) por ELISA (MARION-FEREY *et al.*, 2005; WILLIAMS, 2004; DANESHIAN, M. *et al.*, 2008). Considerando que a citocina IL-6 tem sido apontada como a principal precursora da febre é, portanto, a mais precisa preditora da resposta pirogênica (WILLIAMS, 2004).

Esse ensaio foi inicialmente desenvolvido para avaliar a segurança de produtos parenterais, porém tem sido estudada sua aplicação na avaliação da segurança de biomateriais, bem como de quimioterápicos (DANESHIAN, M. *et al.*, 2008).

CONSIDERAÇÕES FINAIS

Com a conscientização cada vez maior das indústrias farmacêuticas relativa às boas práticas de fabricação de produtos injetáveis, a contaminação indevida do produto por substâncias termogênicas está sendo prevenida. Evidentemente que dentro desse espírito consideram-se, principal e diretamente, as fontes de contaminação microbiana. Por essas razões, diversos estudos tentaram obter uma correlação entre a pirogenicidade do produto terminado e o nível de contaminação viável do produto no instante imediatamente anterior à esterilização, porém com resultados conflitantes.

Outros fatores importantes que devem ser levados em consideração, procurando evitar a contaminação por pirogênio, são o tempo de manipulação e a fase de esterilização do produto, a fim de evitar altas contagens de micro-organismos viáveis, que irão acarretar concentrações pirogênicas, em função da termoestabilidade da endotoxina.

Logo, outra preocupação deve estar voltada para a qualidade das matérias-primas, em particular aquela que esteja em maior proporção, muitas vezes a água. Neste caso, referindo-se à água para injeções, é muito mais fácil obtê-la apirogênica do que tentar a descontaminação do produto. Não apenas a monitorização de endotoxinas, mas inclusive a de carbono orgânico total (TOC) têm se mostrado úteis para esta finalidade, permitindo avaliar

tendências. Com relação a outras matérias-primas, as especificações de substâncias potencialmente contaminadas por pirogênio incluem a comprovação da sua ausência, o que acontece com matérias-primas de fonte natural, principalmente animal e vegetal ou produtos biológicos obtidos de células microbianas.

Em vista dos fatos discutidos, o produtor de medicamentos deve estar atento aos problemas que podem decorrer da qualidade inadequada deles, procurando pôr à venda aqueles comprovadamente eficazes e seguros ao paciente. Por outro lado, grande foi a evolução observada durante os últimos anos no âmbito bioanalítico, de forma a permitir metodologia *in vitro* que, exceto em raras exceções, é aplicável inclusive a produtos terminados.

Considerações inerentes a resultados analíticos incongruentes podem derivar de maior instabilidade da endotoxina purificada (LPS usado no preparo do controle positivo), comparativamente à endotoxina nativa. A instabilidade do LPS conduz a adsorção ao recipiente de vidro, além de agregação molecular, que pode impossibilitar a detecção do controle positivo, ainda que com agitação adequada. Outros aspectos de inibição dizem respeito a condições químicas adversas (pH, níveis subótimos de íons sódio e cátions divalentes ou inibição por íons trivalentes). Há de se considerar que, embora a reação LAL seja específica para endotoxina, são exceções o polímero glucose da celulose, os fungos e algumas outras células microbianas produtoras de β-D-glucano. Embora os glucanos ativem o LAL por via distinta, com efeito sinérgico, os métodos e os reagentes atuais permitem resultados de validação adequados, contornando totalmente a interferência.

REFERÊNCIAS BIBLIOGRÁFICAS

1. BRASIL. Resolução RDC n. 08, de 02 de janeiro de 2001. Dispõe sobre as Boas Práticas de Fabricação do Concentrado Polieletrolíticos para Hemodiálise (CPHD). *Diário Oficial da União*, Brasília, DF, 02 jan. 2001.

2. ARAI, M., NAKAHARA, M., HAMANO K. et al. Isolation and characterization of antitumor lipopolysaccharide from Proteus mirabilis. *Agricultural and Biological Chemistry*. v.39, n.9, p.1813-1819, Japan: 1975.

3. BAKER, P.J.; WILSON, J.B. Hypoferremia in mice and its application to the bioassay of endotoxin. *J. Bacteriol*. v.90, n.4, p.903-910. Wisconsin: 1965

4. BANGHAM, D.R. Relevance and standardization in pyrogen tests. *J. Pharm*. Belg. v.34, n.3, p.134-136, 1979.

5. BANGHAM, D.R. The pyrogen test problem. In: INTERNATIONAL SYMPOSIUM ON PYROGENS. London, April/1975. London: Pharmaceutical Society of Great Britain, 1975, p.22-27.

6. BAYSTON, K. F.; COHEN, J. Bacterial endotoxin and current concepts in the diagnosis and treatment of endotoxaemia. *J. Med. Microbiol*. v.31, n. 2, p.73-83, 1990.

7. BENESOVA, O. et al. Possibility of the use of sodium nucleinate as a reference standard for pyrogenicity tests on rabbits. *Cesk. Farm*. v.19, n.6, p.210-212. 1970.

8. BENESOVA, O. Repeated use of rabbits for the pharmacopeial pyrogenicity test. *Cesk. Farm.* v.19, n.6, p.207-209. 1970.

9. BENNETT, I.J.; CLUFF, L.E. Bacterial pyrogens. *Pharmacol.* Rev. v.9, n.4, p.427-479. 1957.

10. BENNETT Jr., I.L.; PETERRSDOF R.G.; KEENE, W.R. Phatogenesis of fever: evidence for direct cerebral action of bacterial endotoxins. *Trans. Assoc. Am. Physicians,.* v.70, p.64-73. 1957.

11. BIRKINSHAW, V.J. The organization of pyrogen testing. In: INTERNATIONAL SYMPOSIUM ON PYROGENS. London, April/1975. London: Pharmaceutical Society of Great Britain, 1975. p.38-46.

12. BRAUN, H.A.; KLEIN, V.V. Some problems of pyrogen testing. *PDA Bulletin of Parenteral Drug Assoc.* v.14, p.9-15. 1960.

13. BUSSEY, D.M., TSUJI, K. Optimization of a chromogenic limulus amebocyte lysate (Lal) assay for automated endotoxin detection. PDA J. *Parenteral Sci. Tech.* v.38, n.6, p.228-233, 1984.

14. COOPER, J.F. Bacterial endotoxins test. In: Prince, R. *Microbiology in Phamaceutical Manufacturing* . 2. ed., Bethesda, MD. DHI, 2008. Cap.22, p.245-274.

15. COOPER, J.F.; LEVIN, J.; WAGNER, H.N. New, rapid, in vitro test for pyrogen in short-lived radiopharmaceuticals. *J. Nucl. Med.* v.11, p.310-313. 1970.

16. COOPER, J.F., WEARY, M.E., JORDAN, F.T. The impact of non-endotoxin LAL-reactive materials on limulus amebocyte lysate analyses. PDA J. *Pharm. Sci. Technol.* v.51, n.1, p.2-6, 1997.

17. TUI, C., SCHRIFT, M.H. Production of pyrogen by some bacteria. *Journal of Laboratory and Clinical Medicine.* v.27, p.569-575. 1942.

18. DABBAH, D. M., FERRY Jr., E., GUNTHER, D.A., et al.. Pirogenicity of E. coli 055: B5 endotoxin by the USP rabbit test; a HIMA collaborative study. *Journal of PDA.* Philadelphia: v.34, n.3, p.212-271, 1980.

19. DANESHIAN, M.; WENDEL, A.; HARTUNG, T. et al.. High sensitivity pyrogen testing in water and dialysis solutions. *Journal of Immunological Methods.* v.336, p.64-70, 2008.

20. DARE, J.G.; MOGEY, G.A. Rabbit responses to human threshold doses of a bacterial pyrogen. *Journal of Pharmacy and Pharmacology.* v.6, n.5, p.325-332. 1954.

21. DEUTSCHES ARZNEIBUCH. 7.ed. Sttutgardt: Deutscher Apothekerverlag, 1968.

22. ELIN, R.J.; WOLF, S.M. Nonspecificity of the limulus amebocyte lysate test: positive reaction with polynucleotides and proteins. *J. Infect. Dis.* v.128, n.3, p.349-352. 1973.

23. EUROPEAN PHARMACOPOEIA. Paris: Concil of Europe, 1971. v.2.

24. FARMACOPEA UFFICIALE DELLA REPUBBLICA ITALIANA (FU). 7.ed. Roma: Instituto Poligrafico dello Stato, 1965. 1179p

25. FARMACOPEIA Brasileira. 4. ed. Sao Paulo: Atheneu, 1988.

26. GREISMAN, S.E.; YOUNG, E. J.; CAROZZA, F.A. Jr. Mechanisms of endotoxin tolerance. V. Specificity of the early and late phases of pyrogenic tolerance. *J. Immunol.* v.103, n.6, p.1223-1236. 1969.

27. GREISMAN, S.E.; HORNICK, R. B. Comparative pyrogenic reactivity of rabbit ad man to bacterial endotoxina. *Proc. Soc. Exp. Biol. Med..* v.131, n.4, p.1154-1158, 1969.

28. GUILFOYLE, D.E., YAGER, J.F., CARITO, S.L. The effect of refrigeration and mixing on detection of endotoxin in parenteral drugs using the Limulus Amebocyte Lysate (LAL) test. *J. Parenter Sci Technol.* v.43, n.4, p.183-187, 1989.

29. HURLEY, J.C. Endotoxemia: methods of detection and clinical correlates. *Clin. Microbiol. Rev.* v.8, n.2, p.268-292, 1995.

30. KAMPSCHMIDT, R.F.; SCHULTZ, G.A. Hypoferremia in rats following injection of bacterial endotoxin. Proceedings of The Society for Experimental Biology and Medicine. *PubMed.* v.106, p.870-871. 1961.

31. KANOH, S.; NISHIO A.; KAWASAKI H. Studies on pyrogenic tolerance to bacterial lipopolysacharide in rabbits. *Biken J.* v.20, n.2, p.69-75. 1977.

32. LACASA, C.; VEGA, F A. Pyrogens in small-volume parenterals prepared in hospital pharmacy. *J. Parenter Sci. Technol,* v.43, n.5, p.246-249, 1989.

33. LINDSAY, G.K.; ROSLANSKY, P.F.; NOVITSKY, T.J. Single-step, chromogenic Limulus amebocyte lysate assay for endotoxin. *J. Clin. Microbiol.* v.27, n.5, p.947-951. 1989.

34. LUDERITZ, D. et al. Structure of lipopolysaccharides, the pyrogen of gram-negative bacteria. In: INTERNATIONAL SYMPOSIUM ON PYROGENS. London, April/1975. London: Pharmaceutical Society of Great Britain, 1975. p.10-19.

35. McCLOSKY, W.T.; PRICE C.W.; VAN WINKLE, W.J. et al. Results of first USP collaborative study of pyrogens. *J. Am. Pharm. Assoc.* v.32, n. 3, p.69-73. 1943.

36. MARCUS, S.; NELSON, J.R. Alternate tests for pyrogens. In: INTERNATIONAL SYMPOSIUM ON PYROGENS. London, April/1975. London: Pharmaceutical Society of Great Britain, 1975, p.28-37.

37. MARION-FEREY, K. LEID, J.G., BOUVIER, G. et al. Endotoxin level measurement in hemodialysis biofilm using "The Whole Blood Assay". *Artif Organs.* v 29, n.6, p.475-481, 2005.

38. MILNER, K.C. Patterns of tolerance to endotoxina. *J. Infect. Dis.* v.128, Suppl., p.237-245. 1973.

39. NAKAMURA, S.; MORITA, T.; HARADA-SUZUKI, T.; et al.. A clotting enzyme associated with the hemolymph coagulation system of horseshoe crab (Tachypleus tridentatus): its purification and characterization. *J. Biochem.* v.92, n.3, p.781-792. 1982.

40. NAKATA, T. Destruction of typical endotoxins by dry heat as determined using LAL assay and pyrogen assay. *J. Parental Sci. Technol.* v.47, n.5, p.258-264, 1993.

41. PERRY, W.L. M. Standards of pyrogenic activity. *Journal of Pharmacy and Pharmacology.* v.6, p.332-345. 1954.

42. PERSONEUS, G.R. Pyrogen testing of biologicals and small volume parenterals. *Bull. of Parental Drug Assoc.* v.23, n.5, p.201-207. 1969.

43. PERSONEUS, G.R. Pyrogen testing of parenteral pharmaceuticals. In: COOPER, M.S. New York: Academic Press, 1973. v.2, p.239-268.

44. PINTO, T.J.A. Peróxido de hidrogênio como agente despirogenizante de componentes para produtos médico-hospitalares. *Rev. Saúde Pública.* São Paulo, v.29, n.1, 1995.

45. PHARMACOPÉE BELGE. 5.ed. Bruxeles: Institut Cartographique Militaire, 1962.

46. STATE PHARMACOPOEIA OF THE UNION OF SOVIET SOCIALISR REPUBLICS (USSph). 9.ed. (English ed.). Moscow: Ministry of Health, 1961.

47. PHARMACOPOEA OF JAPAN. 8.ed. (English ed). Tokyo: Society of Japanese Pharmacopoeia, 1973. Part.1.

48. POOLE, S.; DAWSON, P.; GAINES DAS, R.E. Second international standard for endotoxin: calibration in an international collaborative study. *Journal of Endotoxin Research.* v.4, p.221-231. 1997.

49. ROTTA, J.; BEDNÁR B.; RYC, M. Biological characteristics of peptidoglycans of group A streptococcus and some other bacterial species. 1. Tolerance and effect of antibody in fever response, and heart damaging effect in rabbits. *J. Hyg. Epidemiol. Microbiol. Immunol.* v.21, n.4, p.433-440. 1977.

50. RUSSELL, R.J.; SCHILLING, P.W. Série de monografias científicas e técnicas n. 4: Temas selecionados sobre medicina de animales de laboratório – *El Conejo.* 2. ed. Rio de Janeiro: CPFA/OPS/OMS, 1976.

51. SHEAR M.J.; FLOYD, C., TURNER F.C. et al. Chemical treatment of tumors. V. Isolation of the hemorrhage-producing fraction

from Serratia marcesens (Bacillus prodigiosus) culture filtrate. *JNCI Natl. Cancer Inst.* v.4, n.1, p.81-97. 1943.

52. SIMON, S.; TÓTH, M.; WALLERSTEIN G. et al. Studies with the international pyrogen standard on the sensivity and reproducibility of pharmacopoeial pyrogen testing. *J. Pharm. Pharmacol.* v.28, n.2, p.111--116. 1976.

53. TENNET, D.M.; OTT, W.H. Tolerance to bacterial pyrogens in the rabbit. *J. of the Am. Pharm. Assoc.* v.42, n.10, p.614-618. 1953.

54. TENNETT, D.M.; OTT, W.H. Quantitative assay of pyrogens by the febrile response in rabbits. *Analyst.* v.77, p.643-652. 1952.

55. UNITED States Pharmacopeia. 19. ed. Rockville: United States Pharmacopoeial Convention. 1975.

56. UNITED States Pharmacopeia. 37.ed. Rockville: The United States Pharmacopeia Convention, 2014a. p.970-973.

57. UNITED States Pharmacopeia. 37.ed. Rockville: The United States Pharmacopeia Convention, 2014b. p.90-94.

58. UNITED States Pharmacopeia. 37.ed. Rockville: The United States Pharmacopeia Convention, 2014c. p.130-131.

59. UNITED States Pharmacopeia. 37.ed. Rockville: The United States Pharmacopeia Convention, 2014d. p.131-132.

60. WEARY, M.; BAKER, B. Utilization of the limulus amebocyte lysate test for pyrogen testing large volume parenterals, administration sets, and medical devices. *Bull. Parenter Drug Assoc.* v.31, n.3, p.127. 1977.

61. WESTPHAL, O. et al. Uber die extraktion von bakterien mit phenol wasser. *Zeitschrift Fur Naturforsch Section B – A Journal of Chemical Sciences.* v.7, n.3, p.148-155. 1952.

62. WILLIAMS, K.L. Endotoxin: relevance and control in parenteral manufacturing. In: JIMENEZ, L. (Ed.). New York: Marcel Dekker, 2004. Cap.8, p.183-249.

63. WOLFF, S.M. Biological effect of bacterial endotoxins in man. *J. Infect.* Dis. v.128, Suppl.: p.259-264. 1973.

64. WOLFF, S.M.; MULHOLLAND J.H.; WARD S.B. et al. Quantitative aspects of the pyrogenic response of rabbits to endotoxin. *Journal of Laboratory and Clinical Medicine.* v.65, n.2, p.268-275. 1965.

65. YOUNG, N.S. et al. An invertebrate coagulation system activated by endotoxin: evidence for enzymatic mediation. *J. Clin. Invest.* v.51, n.7, p.1790-1797. 1972.

Desinfetantes e sanitizantes – aspectos gerais e de aplicação

10

INTRODUÇÃO

Desinfetantes e sanitizantes são utilizados em múltiplas situações nas quais existe a necessidade de controlar os microrganismos. No presente contexto, o foco é seu emprego na indústria farmacêutica, de correlatos e cosméticos. Há grande quantidade de substâncias químicas, de diferentes classes, usadas para essa finalidade. Poucas substâncias químicas são ativas contra todos os tipos de microrganismos, o que leva à necessidade de escolher os agentes químicos mais apropriados para o uso pretendido. Este capítulo consiste em uma introdução para microbiologistas que trabalham na área, havendo livros-texto devotados ao assunto para eventual consulta (BLOCK, 2000; RUSSEL *et al.*, 1999).

Os desinfetantes são regulamentados em diferentes países, podendo o nível da regulamentação variar intensamente. A regulamentação mais sofisticada ocorre nos Estados Unidos, Canadá, países da Comunidade Europeia (CE), Japão e Austrália. Não se tenciona apresentar detalhes dos requisitos regulatórios dos diferentes países: como os Estados Unidos possuem o sistema com mais alto nível na regulamentação de desinfetantes, o país foi adotado como exemplo.

TERMOS E DEFINIÇÕES

Durante anos, ampla variedade de desinfetantes e antissépticos foi desenvolvida e comercializada. Eles podem ser agrupados pela sua natureza química, podendo, por vezes, possuir mais que um ativo químico incorporado em sua fórmula.

A nomenclatura pode ser um dos aspectos relevantes a se discutir a respeito de desinfetantes e antissépticos. Definições são frequentemente apresentadas em legislação particular ou requisitos regulatórios. Alguns termos-chave são, a seguir, comentados:

- Antisséptico: substância química usada nos tecidos vivos. Seu principal objetivo é matar ou inibir o crescimento de microrganismos de maneira segura para o indivíduo. Dessa forma, antissépticos não podem proporcionar os mesmos fatores de morte usuais aos desinfetantes. São, algumas vezes, chamados de "desinfetantes de pele", porém cuidados são requeridos ao se avaliar sua expectativa de eficácia.

- Antibacteriano: este termo tem ganhado popularidade crescente na comercialização de produtos para consumo, referindo-se a sua habilidade de reduzir/matar determinado número de bactérias. Antibacterianos usualmente apresentam características de desempenho inferiores aos desinfetantes. Estes podem ser desenvolvidos para uso em superfícies inanimadas ou em superfícies das mãos ou do corpo. Alguns consumidores acreditam serem eles mais fortes que o termo "desinfetante", na Austrália, muitos produtos são, agora, comercializados como "antibacterianos" e "desinfetante grau hospitalar", muito embora tenham sido originalmente introduzidos com dados dos testes de eficácia de um "desinfetante grau hospitalar".

■ Antimicrobiano: literalmente, significa "contra micróbios" e pouco informa sobre a natureza da atividade ou organismo-alvo. Produtos antimicrobianos podem matar ou simplesmente inibir o crescimento microbiano e incluem antibióticos e agentes para tratamento antiacne. Têm frequentemente, mas não sempre, como alvo microrganismos específicos ou grupos restritos.

■ CIDA: usualmente acrescentado como sufixo à classe de organismos para indicar um agente que lhes é letal, como: bactericida, fungicida, tuberculocida, virucida, esporicida.

■ Desinfetante: compreende um dos diversos grupos de agentes químicos que reduzem o número de microrganismos – mais eficientemente de um objeto inanimado. Existem várias definições oficiais do processo de desinfecção e agentes desinfetantes, sendo uma das mais simples aquela dada pela International Organization for Standardization (ISO) ISO 13408-1: *Aseptic processing of health care products – Part 1: General requirements* (ISO, 2008), que define desinfetante como "um agente químico ou físico que inativa microrganismos vegetativos, mas não necessariamente esporos altamente resistentes". Desinfetantes variam em seu espectro de atividade, modo de ação e eficácia. Alguns são bacteriostáticos e causam injúrias no metabolismo, de forma que paralisam o crescimento da população bacteriana. Aqui, o desinfetante pode causar mudanças seletivas e reversíveis à célula por interação com o ácido nucleico, inibição de enzimas e penetração na parede celular. Uma vez sendo o desinfetante removido ou neutralizado, a população bacteriana pode se desenvolver novamente. Outros desinfetantes são bactericidas que destroem as células bacterianas com mecanismos físico-químicos irreversíveis, incluindo danos estruturais à célula, extravasamento e coagulação do citoplasma e lise da célula.

■ Detergente: agente químico usado para limpeza de equipamentos ou superfícies, para remoção de matéria orgânica não desejada. Os detergentes geralmente atuam penetrando na sujeira e reduzindo a tensão superficial, que fixa a sujeira na superfície, para permitir sua remoção. Esse é um passo importante, porque os microrganismos encontrados nas superfícies de sólidos podem ser muito resilientes à remoção e resistentes à desinfecção. Detergentes também podem conter diferentes cargas de íons, os quais podem causar repelência aos microrganismos. Essa repulsão causa a dissociação dos microrganismos da superfície e os torna suspensos. Consequentemente, os microrganismos suspensos podem ser removidos da superfície pelo efeito da lavagem do detergente (ou subsequente água de lavagem) ou serem destruídos pela aplicação dos desinfetantes. Muitos detergentes possuem aditivos químicos em sua formulação que podem apresentar características desinfetantes.

■ Esterilizante: a esterilidade é alcançada quando todos os microrganismos, inclusive os esporos, são eliminados. Portanto, um esterilizante é um agente capaz de promover a letalidade de todas as formas de vida microbiana, incluindo bactérias, esporos bacterianos, fungos, esporos fúngicos e vírus, mas não necessariamente viroides ou prions. Esterilizantes podem ser desinfetantes que necessitam de tempo de contato maior para atingir a letalidade de endosporos bacterianos.

■ Fumigação: desinfecção indireta com um líquido, ou gás, dentro de uma área fechada.

■ Germicida: este é outro termo genérico usado para indicar a habilidade de um agente químico em provocar a letalidade de vários tipos de organismo. No contexto de ser genérico é semelhante ao termo "antimicrobiano". É mais comumente empregado na América do Norte.

■ Limpeza: no contexto da produção farmacêutica, é o processo de remoção de resíduos e sujeiras de superfícies. Para suportar estudos de validação, a limpeza pode ser realizada com o uso de *swabs*, para detectar níveis de carbono orgânico total (TOC), ou empregando água de lavagem, para enumerar os microrganismos. Este processo envolve métodos definidos de aplicação e frequente utilização de um detergente. Para salas limpas, tais passos são necessários antes da aplicação de desinfetantes. É essencial que a superfície, ou item de equipamento, tenham sido limpos apropriadamente antes da aplicação do desinfetante para que ele desempenhe eficazmente sua função. O próprio processo de limpeza pode ser uma forma de desinfecção, sendo capaz de remover ou diluir a população microbiana, mesmo porque muito detergentes agregam, como aditivos, desinfetantes.

■ Sanitizante: é um termo frequentemente confundido ou usado de forma não apropriada. Refere-se a compostos que reduzem, porém não eliminam completamente o número de microrganismos em superfícies inanimadas. Os sanitizantes não são substituídos pelos desinfetantes, por frequentemente apresentarem menor eficácia. São referência, no sentido de trazerem os microrganismos a um nível sanitário ou higiênico, mas não indicam, intrinsecamente, a remoção ou a letalidade de grandes números de microrganismos.

■ -Stático: o acréscimo do sufixo stático designa substâncias que apenas inibem o crescimento microbiano, podendo ser consideradas com espectro *bacteriostático*, *fungistático* etc.

■ Resistência: o termo resistência é empregado aos antibióticos; e para os desinfetantes, emprega-se o termo "suscetibilidade".

■ Tolerância: decréscimo do efeito de um agente contra um microrganismo, requerendo um aumento da concentração ou outros efeitos, para ser efetivo.

Todas as classes de desinfetantes apresentam limitações e pontos fortes. A hierarquia de resistência dos vários microrganismos aos desinfetantes está apresentada na Tabela 1. Deve ser lembrado que a limpeza da superfície é um pré-requisito para a desinfecção. Se esta etapa for omitida, pode-se chegar a uma quebra do próprio processo de desinfecção, o que resultará em sobrevivência não esperada de microrganismos, com consequente risco de contaminação do produto. Entre outros muitos, este fato deve-se à elevada capacidade de replicação dos microrganismos na existência de fontes orgânicas de nutrientes, enquanto a própria contaminação pode inativar o desinfetante, tornando-o ineficaz. É importante lembrar que surfactantes como os polissorbatos (p. ex., Tween 80 e Tween 20), comumente encontrados em formulações farmacêuticas, são também excelentes neutralizantes para diversos tipos de desinfetantes.

Embora uma grande variedade de substâncias químicas possa exibir propriedades antimicrobianas, nem todas podem ser consideradas práticas para uso como desinfetantes e sanitizantes comerciais.

A Tabela 2 apresenta uma breve visualização das diferentes classes de desinfetantes, podendo maiores detalhes ser obtidos nos textos específicos de Block (2000) ou Russel, Hugo e Ayliffe (1999). Uma discussão concisa sobre a compostos disponíveis para uso em salas limpas é apresentada por Kopis (1999), e uma revisão de atividades e mecanismos de ação dos desinfetantes e antissépticos é apresentada por McDonnell e Russell (1999).

CONSIDERAÇÕES REGULATÓRIAS

Muitos dos métodos descritos neste capítulo constituem áreas de interesse para inspetores farmacêuticos. A principal ferramenta usada pela FDA e European Medicines Inspectors (*The Code of Federal Regulations* – CFR e EU GMP *Guide*) faz referência específica à limpeza e à sanitização. Entretanto, eles somente apresentam uma lista do que os inspetores podem desejar observar e não oferecem à indústria farmacêutica um método exato para a elaboração de um protocolo para limpeza e sanitização.

Adicionalmente, a FDA recomenda uma lista de desinfetantes efetivos contra espécies de micobactérias que produzem redução de seis ciclos logarítmicos na contagem dos microrganismos. Outro item é publicado pela *Environmental Protection Agency* (EPA), que tem responsabilidade conjunta nos Estados Unidos com a FDA, para a regulamentação de desinfetantes.

As indústrias farmacêuticas devem desenvolver uma rotação defensiva de dois ou três desinfetantes, para correta prática de limpeza e desinfecção, que deve incluir, adequadamente, as seguintes áreas na CFR e EU GMP Guide:

Tabela 1   Resistência dos organismos, em ordem crescente, aos desinfetantes (PRISCOTT; DAI, 2008)

Suscetibilidade microbiana	Microrganismos
A	Vírus lipídicos (corona vírus, vírus da hepatite B, vírus da imunodeficiência humana, influenza)
B	Maioria das bactérias vegetativas
C	*Staphylococcus aureus*, algumas bactérias Gram-negativas (*Pseudomonas* ssp., *Providencia* ssp.), alguns fungos dimórficos e filamentosos (*Trichophyton mentagrophyte*), leveduras (*Candida albicans*), algas
D	Grandes vírus não revestidos (adenovírus, rotavírus, reovírus)
E	Alguns bolores ascósporos (*Aspergillus brasiliensis*)
F	Trofozoítas (*Acanthamoeba* spp.)
G	Pequenos vírus não revestidos (poliovírus, rhinovírus, parvovírus, vírus da hepatite A)
H	Cistos (*Giardia* spp.)
I	Micobactérias (*Mycobacterium tuberculosis*, *Mycobacterium avium*)
J	Endosporos bacterianos (*Bacillus* spp., *Clostridium* spp), viroides
K	Coccídios (*Cryptosporidium* spp.)
L	Príons (encefalopatias transmissíveis espongiformes)

Tabela 2 Classificação química dos agentes desinfetantes (PRISCOTT; DAI, 2008)

Classes químicas	Apresentação	Faixa de atividade
Aldeídos	2% glutaraldeído, formaldeído (como gás)	Bactericida, fungicida, micobactericida, virucida, esporicida
Alcoóis	70% isopropanol, 70% etanol	Bactericida, fungicida (atividade limitada), virucida (atividade limitada)
Biguanidas	0,1% de poli-hexametileno biguanido (PHMB) 0,5% de gluconato de clorexidina	Bactericida, fungicida, virucida (atividade limitada)
Compostos clorados	0,5% de hipoclorito de sódio	Bactericida, fungicida, micobactericida, virucida, esporicida
Peróxido de hidrogênio	Solução 10-25% de peróxido de hidrogênio	Bactericida, fungicida, micobactericida, virucida, esporicida
Ácido peracético	Solução 0,2% de ácido peracético	Bactericida, fungicida, micobactericida, virucida, esporicida
Compostos fenólicos	500 µg/g de clorocresol ortofenil fenol	Bactericida, fungicida, micobactericida, virucida
Compostos de amônio quaternário	200 µg/g de cloreto de benzalcônio	Bactericida (exceto em alguns tipos Gram-negativos), fungicida, virucida (atividade limitada)

- procedimentos escritos (CFR/EU GMP);
- atribuição de responsabilidades (CFR);
- frequência de limpeza detalhada, métodos, equipamentos e materiais em procedimentos escritos (CFR);
- limpeza de equipamentos e materiais em intervalos regulares (CFR);
- uso de mais de um tipo de desinfetante (EU GMP);
- inspeções de equipamentos de limpeza antes de seu uso (CFR);
- manutenção do registro de limpeza e sanitização (CFR);
- monitoramento para cepas resistentes (EU GMP);
- monitoramento para contaminação microbiana em soluções desinfetantes e detergentes (EU GMP);
- estocagem de soluções desinfetantes e detergentes por períodos (curtos) definidos (EU GMP);
- desinfetantes e detergentes empregados em salas limpas classes A e B estéreis antes do uso (EU GMP);
- sala de uso registrada depois de cada operação (CFR/EU GMP);
- desinfetantes "qualificados" (validados) (CFR).

Os desinfetantes e os detergentes devem ser preparados de forma a não introduzir contaminantes. Um dos fatores importantes a ser considerado é a qualidade da água para diluição de ambos. Para um desinfetante, ela é normalmente adicionada no nível de pureza correspondente à água para injeção. Primeiramente, para assegurar que a carga microbiana é baixa e, a seguir, porque a água não tratada afeta a eficácia do desinfetante. Para o uso em ambientes classes A e B, os desinfetantes devem ser estéreis antes da aplicação. Filtração esterilizante ou irradiação gama são os métodos mais comuns na indústria.

No Brasil, é do âmbito das atribuições do Ministério da Saúde (MS), sendo que a Agência Nacional de Vigilância Sanitária (Anvisa) dispõe de diretivas para a regulamentação do comércio e da utilização de produtos saneantes.

De forma semelhante, as diretrizes possibilitam às indústrias o acompanhamento da legalidade e comprovação da eficácia dos produtos comercializados como um aspecto inerente à qualificação de seus fornecedores, evitando-se a veiculação de produtos irregulares e/ou clandestinos. Todas as normas relacionadas encontram-se disponíveis no *website* da Anvisa (http://www.anvisa.gov.br).

AGENTES DESINFETANTES

A diversidade de agentes desinfetantes, inclusive com uso conjugado, é grande, de forma que não se tem a pretensão de que esta abordagem seja exaustiva. Deve-se também considerar as "opções de sanitizantes de água", no capítulo específico, com informações complementares.

Tipos de desinfetantes

Agentes que atuam sobre a membrana do microrganismo

Alcoóis

Principalmente sob a forma de álcool etílico (etanol) e isopropílico (isopropanol), são altamente empregados em concentrações de 60-70% v/v em água. Acredita-se que o isopropanol tem atividade levemente mais alta. Tais alcoóis são muito efetivos contra bactérias (mas não seus esporos) e apresentam alguma atividade fungicida e também virucida, por exemplo, em alguns vírus lipídicos como aqueles da herpes e influenza, mas não em outros, como os vírus hidrofílicos (p. ex., o vírus da pólio). Alcoóis não apresentam problemas de incompatibilidade com materiais e não deixam resíduos na

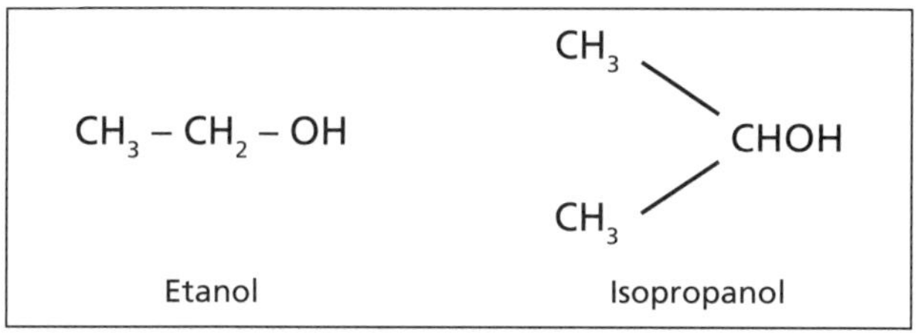

$$CH_3 - CH_2 - OH \qquad \underset{CH_3}{\overset{CH_3}{>}} CHOH$$

Etanol   Isopropanol

Figura 1   Exemplos de alcoóis.

superfície. São comumente usados para sanitizar mãos durante as operações assépticas (Figura 1).

Compostos fenólicos

São usados desde a época do surgimento dos desinfetantes, no século XVII. Embora originalmente obtidos por destilação do carvão de hulha, hoje são principalmente de origem sintética. Na avaliação da eficácia dos desinfetantes, o coeficiente fenólico foi um marco, dada sua atividade compatível à do próprio fenol. Porém perdeu sua relevância, tendo em vista que formulações modernas, incluindo derivados fenólicos, apresentam coeficiente fenólico de centenas, ou mesmo milhares, com os mesmos organismos. Estes derivados fenólicos apresentam amplo espectro de atividade contra bactérias Gram-negativas, Gram-positivas e fungos, o que os torna desinfetantes vantajosos, no geral. Apesar de apresentarem ação contra micobactérias, os compostos fenólicos geralmente não são efetivos contra os esporos ou os vírus hidrofílicos, embora tenham alguma atividade contra formas intermediárias de vírus. Adicionalmente, não apresentam incompatibilidade com materiais, embora alguns apresentem efeitos residuais em determinadas superfícies. Esta propriedade pode merecer considerações quanto aos riscos de resíduos, comprometendo a qualidade do produto, em razão da contaminação química (Figura 2).

Compostos de amônio quaternário

São agentes superfície-ativos catiônicos que apresentam regiões hidrofóbicas em sua estrutura. São mais ativos contra organismos Gram-positivos, mas também contra vários Gram-negativos. Há situações em que foram detectadas contaminações por *Pseudomonas* spp. ou *Burkholderia cepacia* em formulações contendo Compostos de amônio quaternário. A maior limitação na faixa de atividade antimicrobiana é a ausência geral de atividades contra micobactérias, esporos e vírus não lipídicos. Adicionalmente, são comprometidos de forma intensa por sujidade orgânica. No aspecto positivo, não afetam uma larga variedade de superfícies de trabalho (Figura 3).

Biguanidas

Biguanidas, como a clorexidina e a alexidina, apresentam amplo espectro mas não matam endosporos. Apresentam múltiplos usos como desinfetantes e também como conservantes de produto orais.

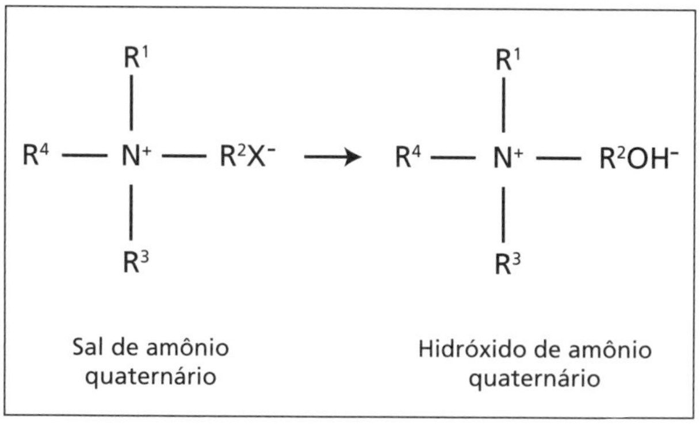

$$R^4 - \overset{R^1}{\underset{R^3}{\overset{|}{N^+}}} - R^2X^- \longrightarrow R^4 - \overset{R^1}{\underset{R^3}{\overset{|}{N^+}}} - R^2OH^-$$

Sal de amônio   Hidróxido de amônio
quaternário   quaternário

Figura 3   Exemplos de compostos de amônio quaternário.

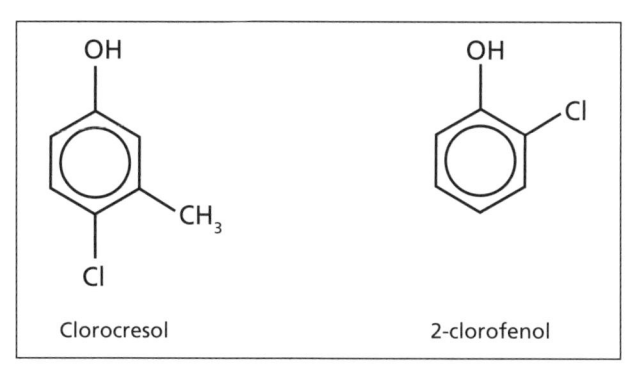

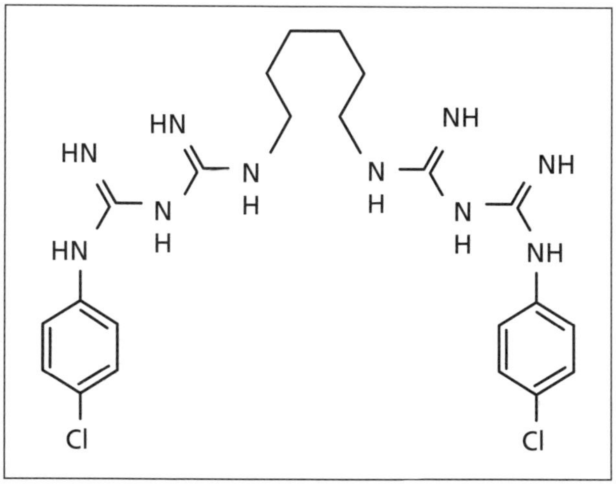

Figura 4   Biguanida.

OH   OH

Clorocresol   2-clorofenol

Figura 2   Exemplos de compostos fenólicos.

Apresentam amplo espectro de atuação sobre os microrganismos pela reação com os grupos carregados negativamente das membranas microbianas, alterando sua permeabilidade. Entretanto, possuem eficácia limitada em relação aos vírus e não são esporicidas, micobactericidas ou fungicidas. Apresentam-se altamente reativas em pH entre 5 e 7 e são facilmente inativadas quando interagem com sabões e detergentes. Apresentam-se altamente tóxicos para peixes e não devem ser descartados no ambiente (Figura 4).

Agentes que modificam grupos funcionais

Agentes oxidantes

Peróxido de hidrogênio

Seu emprego tem despertado interesse como desinfetante de superfície rígida, não menos em decorrência de suas propriedades esporicidas, que o elevam à classificação de esterilizante. Adicionalmente, apresenta atividade contra fungos, leveduras e vírus. Considerando que seus produtos de degradação são água e oxigênio, não deixa resíduos tóxicos, além de não ocasionar problemas de incompatibilidade com materiais. Nos anos recentes, a tecnologia empregando peróxido de hidrogênio em fase vapor (*vapor phase hydrogen peroxide*) tornou-se sistema popular de esterilização na indústria farmacêutica (Figura 5).

Ácido peracético

É outra substância oxidante poderosa, formada a partir da reação do peróxido de hidrogênio com o ácido acético. Possui ação bactericida, fungicida, virucida e esporicida. Apresenta restrições quanto à compatibilidade com materiais, em razão das suas características oxidantes e, mais importante, é também muito pungente, o que o torna desagradável e danoso ao ambiente de trabalho. Recentemente, produtos que associam peróxido de hidrogênio e ácido peracético têm sido desenvolvidos com melhor perfil para seu emprego e mantendo a eficácia desejada (Figuras 6 e 7).

Compostos halogenados

Compostos clorados

Exercem seus efeitos antimicrobianos por oxidação de pontes químicas críticas, que resultam em perda da função biológica. O composto mais antigo é o hipoclorito de sódio, que apresenta amplo espectro de atividade, incluindo bactérias vegetativas, fungos, micobactérias, vírus e esporos. Pode, portanto, apresentar-se como o desinfetante perfeito do ponto de vista da eficácia. Entretanto, sua atividade pode ser severamente afetada por vários fatores, como matéria orgânica, temperaturas elevadas, luz ultravioleta e pH. Stewart *et al.* (2001) avaliaram a capacidade do hipoclorito alcalino (pH = 11) de inativar sistemas de biofilme constituídos de *Pseudomonas aeruginosa* e *Klebsiella pneumoniae*. A partir de medidas realizadas por microeletrodos inseridos dentro dos sistemas, foi verificada a reduzida penetrabilidade e, consequentemente, a baixa eficácia na morte dos microrganismos. O consumo do desinfetante pela reação com a matéria orgânica na superfície do biofilme impediu que ele alcançasse o seu inte-

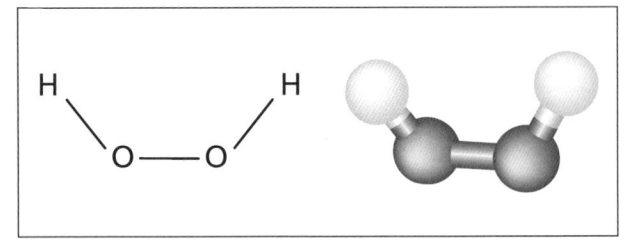

Figura 5 Estrutura linear e espacial do peróxido de hidrogênio.

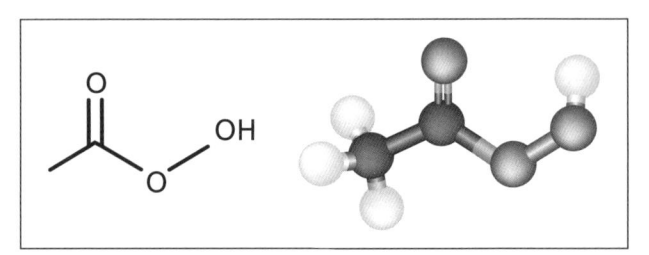

Figura 6 Estrutura linear e espacial do ácido peracético.

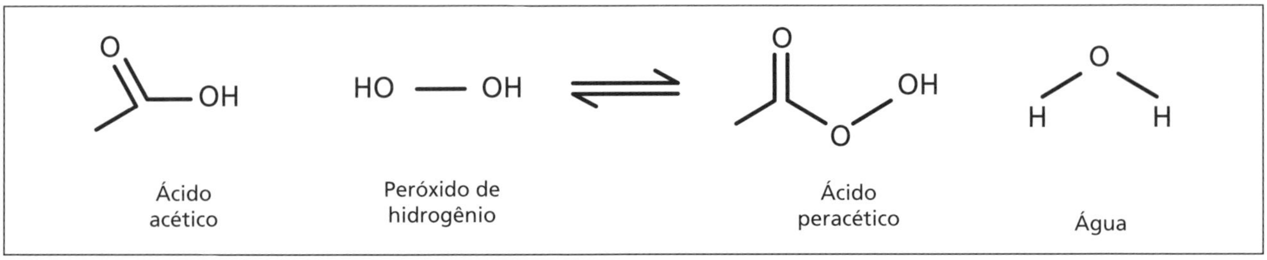

Figura 7 Rota de obtenção do ácido peracético.

rior. Outras de suas características constituem-se no alto poder corrosivo para muitos materiais, incluindo o aço inoxidável. Uma formulação comercial alternativa comum com intuito alvejante é o dióxido de cloro. É usualmente um produto de duas partes, compreendendo o cloreto de sódio e um sal orgânico, os quais, quando combinados, originam um poderoso agente oxidante. A meia-vida, quando em uso, pode ser reduzida, entre dois dias e poucas semanas, mas o dióxido de cloro mantém muitos, se não todos, os benefícios de eficácia de alvejante. O emprego de compostos clorados no tratamento de água e controle de patógenos encontra ampla aplicação e eficácia.

Compostos contendo iodo

Apresentam amplo espectro e são considerados efetivos para uma variedade de bactérias, micobactérias, fungos e vírus. O iodo desnatura proteínas e interfere no sistema enzimático dos microrganismos. São frequentemente formulados com sabões e apresentam-se relativamente seguros. Entretanto, compostos que apresentam iodo concentrado podem ser irritantes para a pele e danificam borrachas e alguns metais. Agentes contendo iodo são inativados por compostos de amônio quaternário e matéria orgânica. Os iodóforos são complexos contendo iodo que aumentam a solubilidade e prolongam a liberação do iodo. Um dos mais comumente usados é o iodopovidine. Apresentam-se menos reativos com a matéria orgânica, se comparados aos compostos de iodo. A diluição dos iodóforos possibilita o aumento da concentração de iodo livre e, consequentemente, a atividade antimicrobiana.

Agentes alquilantes

Aldeídos

Empregados como desinfetantes e esterilizantes, compreendem o glutaraldeído, o formaldeído e o ortoftaldeído (OPA). O glutaraldeído é mais comumente usado em aplicações relacionadas aos cuidados da saúde, na desinfecção de produtos termossensíveis. Por outro lado, o formaldeído tem sido empregado como desinfetante/esterilizante de espaços para tratar laboratórios, biotérios e instalações de produção, após ocorrência de evento contaminante. Ambas as substâncias são pungentes, o que torna difícil o seu emprego, além de serem agentes sensibilizantes, sendo o formaldeído, um agente potencialmente carcinogênico. Apresentam amplo espectro de atividade bactericida, fungicida, virucida e esporicida. Não são recomendados para uso na forma líquida, em situações de fabricação. Entretanto, o formaldeído continua a ter uso, embora limitado, principalmente, nas plantas produtoras

de biológicos e cabines de *biohazard* laboratoriais. Empregando formaldeído, sua efetividade é dependente da concentração (mais que 0,3 mg/L$_{ar}$), temperatura (abaixo de 30ºC) e suficiente umidade relativa (50-65% UR), durante o período de exposição, em que não deve haver sujidades orgânicas presentes em intensidade. Aldeídos são compatíveis com a maioria dos materiais, porém tendem a deixar resíduos que devem ser removidos em razão de questões ocupacionais. Portanto, esses agentes caracterizam-se por ocasionar mais problemas que benefícios (Figura 8).

Desinfetantes: interação e influências

Devem ser considerados na seleção dos desinfetantes e microbicidas os seus mecanismos de ação (Tabela 3), seu uso e suas desvantagens (Tabela 4).

DETERGENTES

Existem vários tipos disponíveis de detergentes naturais e sintéticos, apresentando diferentes modos de ação de limpeza. Além disso, as propriedades de limpeza de alguns detergentes apresentam características antimicrobianas dada sua estrutura iônica, tanto aniônica quanto catiônica. Alguns exemplos de classes de detergentes mais comumente empregados estão descritas a seguir.

Tipos de detergentes

Sabões

Produtos solúveis ou insolúveis de gordura animal ou vegetal, tendo um composto alcalino adicionado.

Detergentes aniônicos

Mais comumente utilizados na indústria farmacêutica, são geralmente solúveis, emulsificadores que produzem espuma, por vezes em excesso, o que, frequentemente, é um problema que restringe seu uso em salas limpas.

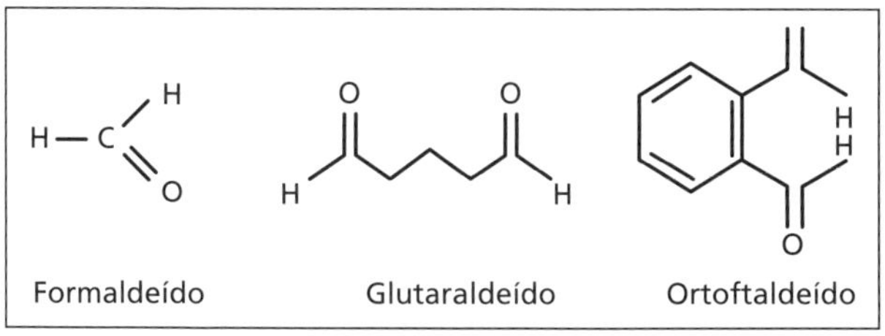

Figura 8 Estrutura química dos principais aldeídos empregados como desinfetantes/esterilizantes.

Tabela 3 Mecanismos de ação de desinfetantes (SUTTON, 2008)

Biocida	Membrana celular	Membrana citoplasmática	Citoplasma	Efeito
Alcoóis		Rompimento de membrana		Desnaturação de proteínas
Bronopol		Proteínas com grupo tiol	Proteínas com grupo tiol	Oxidação de grupos tiol a dissulfetos, modificando a estrutura das proteínas
Clorexidina		Rompimento de membrana		Ligação a fosfato de ácidos graxos – rompimento da membrana pela redução da flexibilidade
Óxido de etileno		Proteínas com grupo tiol	Grupos amina e tiol	Alquilação de grupos amino, carboxila, sulfidrila e hidroxila de proteínas, resultando em danos estruturais
Aldeídos	Ligação cruzada	Fixação	Fixação	Alquilação de grupos amino, carboxila, sulfidrila e hidroxila de proteínas, resultando em danos estruturais
Hexaclorofeno		Rompimento da membrana		Lise celular
Peróxido de hidrogênio		Dano oxidativo	Dano oxidativo	Oxidação de grupos tiol a dissulfetos, modificando a estrutura das proteínas
Hipocloritos, liberadores de cloro	Grupos tio e amino	Grupos tio e amino	Grupos tio e amino	Halogenação de aminoácidos aromáticos
Iodo		Proteínas com grupos tiol	Grupos tiol	Modificação da estrutura proteica
Mercuriais	Ativo	Proteínas com grupos tiol	Grupos tiol	Ligação a grupos tiol, causando dano estrutural nas proteínas
Fenóis		Rompimento da membrana	Desnaturação de proteínas	Desnaturação de proteínas
Compostos de amônio quaternário		Rompimento da membrana		Ligação a fosfato de ácidos graxos – rompimento da membrana pela redução da flexibilidade

Tabela 4 Microbicidas, uso e desvantagens (SATTAR; SPRINGTHORPE, 2008)

Classe	Uso	Principal desvantagem
Detergentes aniônicos ácidos	Sanitização de superfícies industriais	Compatibilidade com materiais restrita a formulações não corrosivas, destinadas à sanitização industrial, não adequados para uso hospitalar
Alcoóis	Antisséptico tópico, desinfecção de superfícies, aditivos potencializadores em outras formulações	Voláteis, inflamáveis, atividade dependente da diluição, potencial fixação de materiais a superfícies, não esporicida, pode não ser adequado para exposição contínua de certos elastômeros
Aldeídos	Desinfecção de instrumentos médicos e descontaminação de áreas	Potencialmente carcinogênicos, sensibilizam a pele e o trato respiratório; resíduos tóxicos, ação esporocida somente em exposições prolongadas; emissão de gás quando misturados com cloro
Derivados de halogênios	Desinfecção de água de abastecimento e piscinas, indústrias, higiene em hospitais, ambiente doméstico	Rapidamente neutralizados pela matéria orgânica, odor irritante pungente, tóxico, subprodutos mutagênicos, corrosivo, branqueamento inapropriado (cloro), manchas (iodo), reações alérgicas (iodofor), eficácia de estabilidade dependente do pH
Peróxidos e perácidos	Reprocessamento de materiais médicos, desinfecção de superfícies, descontaminação de áreas por meio de vapores, uso industrial	Corrosivos, provocam danos a materiais, irritantes para pele e mucosas em altas concentrações; podem ser explosivos em altas concentrações
Fenólicos	Desinfecção de itens médicos	Resíduos tóxicos, odor pungente, queimadura de pele em altas concentrações, atividade variável contra vírus, não esporicidas
Compostos de amônio quaternário	Amplamente empregados para desinfecção de itens médicos, indústrias, instituições e trabalhos domésticos	Rapidamente neutralizados pela matéria orgânica, incompatíveis com detergentes aniônicos, atividade limitada contra vírus e micobactérias, não esporicidas, sensibilização de pele e trato respiratório

Detergentes catiônicos

Pouco usados na indústria farmacêutica, por sua incompatibilidade com alguns desinfetantes, são geralmente considerados menos eficientes que os tipos aniônicos.

Detergentes não iônicos

São empregados quando o pH é um fator importante para a sensibilidade das superfícies. O uso de detergentes neutros é relativamente comum em salas limpas, em virtude sua compatibilidade com um grande número de desinfetantes comercializados.

Detergentes anfóteros

Os detergentes anfotéricos têm propriedades tanto aniônicas quando catiônicas e, por isso, apresentam as propriedades de uma base e de um ácido – frequentemente apresentando igualmente alguma propriedade bactericida. É relativamente comum seu uso em salas limpas.

Detergentes básicos

Detergentes de natureza alcalina, como hidróxido de sódio, apresentam alguma propriedade bactericida. Eles podem remover prontamente matéria orgânica, como as proteínas.

Detergentes ácidos

Detergentes de natureza ácida frequentemente incluem os oxidantes e apresentam alguma atividade bactericida, podendo atuar contra a matéria orgânica e inorgânica.

Aspectos de influência

A natureza química dos desinfetantes representa a base da eficácia de uma formulação. Entretanto, na situação real conferida pelo ambiente farmacêutico, diversos fatores adicionais devem ser considerados na seleção de um detergente.

O detergente selecionado deve ser compatível com os desinfetantes usados, assim como não deve neutralizar a atividade do desinfetante. O tipo de superfície do material no qual será aplicado o detergente deve ser considerado. Se o detergente danifica a superfície, o que pode ocorrer em consequência do efeito de ácidos sobre metais e álcalis em alumínio, as estruturas podem abrigar microrganismos, em lugares em que a limpeza e os agentes desinfetantes não têm acesso. Para minimizar esse efeito, o detergente deve ser usa-do em concentração efetiva para a limpeza, mas não corrosiva para a superfície na qual é aplicado. O detergente deve ser efetivo contra o tipo de sujidade comumente presente no ambiente específico.

A temperatura exerce influência similar em detergentes e desinfetantes, cuja eficácia aumenta proporcionalmente ao aumento da temperatura. Entretanto, o detergente pode somente ser usado em temperatura compatível com o local. Normalmente, um detergente é aplicado sobre uma superfície a uma temperatura maior que 30°C (em água deionizada) e deve permanecer em contato com ela em tempo recomendado pelo fabricante. O tempo requerido é inversamente proporcional à temperatura e a concentração de uso.

O método de aplicação de um detergente sobre uma superfície também é muito importante. O material limpo deve ser usado somente uma vez e não deve ser afetado pelo agente de limpeza. O detergente não deve simplesmente ficar em contato com a superfície, mas deve ser aplicado com certo grau de vigor e agitação. Deve igualmente ser seguro para o manuseio, aplicado com equipamento adequado de proteção.

Alguns compostos químicos são, frequentemente, incluídos nas formulações de detergentes para melhorar a sua eficácia. Tais aditivos incluem os surfactantes, que atuam na dispersão da gordura. Uma avaliação de compatibilidade entre desinfetantes e detergentes deve considerar esses aditivos químicos, bem como o próprio detergente, em relação a sua eficácia. Por exemplo, compostos de amônio quaternário são inativados por surfactantes aniônicos.

QUALIFICAÇÃO DOS DESINFETANTES

É necessário, para definições de qualificação, diferenciar as plantas destinadas à produção de estéreis daquelas destinadas à produção de não estéreis, cujos requisitos são menos complexos e onerosos.

Desinfetantes aplicados a produtos não estéreis

Mesmo para a produção de produtos não estéreis há a necessidade de se assegurar que o ambiente siga padrões de higiene. Uma abordagem prática para tal consiste em avaliar os locais de aplicação, os produtos disponíveis e o custo de implementação.

A validação de limpeza deve ser desenvolvida paralelamente com essa avaliação e envolverá amostragem microbiológica de áreas críticas do produto.

Para produtos não estéreis, a presença de microrganismos viáveis é esperada. Deve ser avaliado o nível necessário para controle. As principais fontes de contaminação são facilmente identificadas: pessoas; matéria-prima ou outros componentes; superfícies; ar; equipamentos e recipientes; embalagens e ambiente.

Para fabricantes de produtos não estéreis, os desinfetantes mais amplamente empregados incluem compostos de amônio quaternário, compostos clorados, fenólicos e álcool.

Desinfetantes aplicados a produtos estéreis

Locais de fabricação de produtos estéreis são normalmente subdivididos em espaços, de acordo com operações particulares conduzidas eles. O nível mais alto de limpeza é reservado para as operações de enchimento, e para produtos produzidos assepticamente, também nas áreas de preparação (ABNT, 1995).

Com relação ao programa de qualificação para os desinfetantes destinados às áreas de produção asséptica, é necessário demonstrar que os produtos escolhidos são capazes de promover a letalidade de organismos semelhantes aos encontrados no ambiente de produção. Pelo menos um dos desinfetantes escolhidos deve ser esporicida.

Uma documentação típica do plano de qualificação deve incluir os seguintes tópicos, bem como as informações a eles associadas:

- Introdução: inclui descrições básicas da planta e as bases para efetuar o programa de qualificação, além de um delineamento resumido das várias partes do programa.
- Objetivos: especificação do objetivo de trabalho.
- Abreviações: por vezes, incluídas sob a forma de um apêndice autoexplicativo.
- Explicativos: frequentemente detalhado, para fornecer a lógica do plano proposto, natureza dos testes a serem usados; as superfícies a serem testadas e quaisquer outros assuntos, abordando a forma como serão tratados.
- Atribuições de responsabilidades: delineia as várias atribuições e responsabilidades das pessoas envolvidas no programa.
- Procedimentos a serem empregados: poderá descrever a sequência de tempo para teste e matrizes específicas para o formato de teste, organismos e desinfetantes a serem usados.
- Critério de aceitação: apresenta o critério de aceitação para que o trabalho proposto seja considerado bem-sucedido.
- Desvios no procedimento de manuseio: o conhecimento de quais desvios serão considerados.
- Relatório do processo: formato adequado para o relatório.
- Avaliação e utilização do programa: a forma adotada do programa, após a sua aceitação, os produtos va-

lidados, bem como os métodos de uso empregados pelo pessoal de produção.

- Apêndice: pode incluir listas de documentos referenciados, métodos, boletins de resultados de dados de registro, boletins de MSDS para os produtos a serem avaliados etc.

Diferentes sequências de testes podem ser empregadas na avaliação de eficácia dos desinfetantes. Por exemplo, o estudo *Time kill* (ASTM, 2003), empregando o desinfetante escolhido e tempos de contato que considerem o tempo recomendado pelo fabricante. O *use dilution* pode também ser empregado para demonstrar robustez. Deve ser empregado para diversos tipos de organismos, compreendendo cepas-referência e isoladas da planta. Desse ponto inicial, pode-se progredir para um teste como a Association of Official Analytical Chemist (AOAC) *hard surface carrier test* (HSCT) e confirmar o tempo de contato escolhido com um sistema de testes com carreador. Finalmente, a eficácia deve ser demonstrada sob as condições de uso propostas, usando superfícies representativas das instalações. Testes de *cupons* (placas-suporte) das várias superfícies a serem avaliadas são tipicamente usados, para que as manipulações com microrganismos possam ser feitas no ambiente de laboratório. Cupons de teste tipicamente têm área de (5×5) cm^2, embora avanços recentes nos procedimentos com métodos microbiológicos (ASTM, 2005a) admitam que sejam menores. Adicionalmente, o AOAC HSCT emprega carreadores inoculados com aproximadamente 10^6 UFC. Para os testes de ambiente de salas limpas (os quais, em alguns casos, podem ter níveis de *bioburden* baixos, inclusive zero, ou próximos de zero), é aceito que números menores de inóculo sejam suficientes para propósitos de validação de desinfetantes de salas limpas. Tipicamente, uma redução de três ciclos logarítmicos para células vegetativas e dois para esporos é aceito como adequado. Isolados ambientais podem ser poucos e distantes, em uma sala limpa. Portanto, é sugerido que isolados representativos sejam mantidos a partir das primeiras amostras de monitoração ambiental. Como parte do programa ambiental, esses isolados constituirão material muito útil para o trabalho de validação de desinfetantes. Se um novo desinfetante for introduzido em instalações preexistentes, poderá haver poucos ou nenhum isolado nas áreas de classificação mais elevadas. Nestes casos, poderá ser útil torná-las áreas de níveis de classificação inferior e adicioná-las à biblioteca de microrganismos da planta. Para plantas que envolvem a fabricação de produtos estéreis, especialmente aquelas envolvendo enchimento asséptico e produtos biológicos, o peróxido de hidrogênio, o ácido peracético e os aldeídos podem ser adicionalmente usados em razão das suas atividades esporicidas elevadas.

Teste de eficácia dos desinfetantes

O objetivo de se efetuarem testes de eficácia de desempenho é demonstrar a habilidade do desinfetante para provocar a letalidade dos organismos de interesse. Para objetivos regulatórios, é preferível desenvolver os testes sob um conjunto de condições uniformes, denominados métodos-padrão. Tais métodos são vantajosos por permitirem melhor comparação entre produtos. Entretanto, diferentes parâmetros podem afetar os resultados de testes de desinfetantes, de forma que é imperativo que eles sejam realizados por pessoal experiente e de maneira padronizada. Os principais fatores que influem na eficácia dos desinfetantes são:

- temperatura de contato;
- pH do ambiente;
- presença de matéria orgânica;
- formato do teste, suspensão ou carreador;
- formulação;
- agentes de neutralização;
- meios de recuperação;
- tempo e temperatura de incubação.

A maioria dos métodos de teste para desinfetantes e sanitizantes é baseada naqueles desenvolvidos pela AOAC. Entretanto, para estudos de produtos virucidas, são utilizados métodos da American Society for Testing Materials (ASTM). Na maior parte dos estudos, é requerido o uso de suportes de superfície rígida para melhor mimetizar a atuação de uso como ambientes que empregam tecnologias de salas limpas. Segue um breve sumário dos principais métodos, na sua maioria descrevendo detalhes inclusive quanto a inativantes. Ainda assim, é interessante considerar os neutralizadores comumente empregados em aplicações distintas, apresentados na Tabela 5.

Método ASTM para avaliação da inativação de agentes antimicrobianos

Este método é utilizado para determinar a eficácia dos procedimentos e dos agentes utilizados para inativar as propriedades microbicidas dos agentes antimicrobianos e garantir que nenhum dos componentes do processo de neutralização exerça efeito inibitório sobre a recuperação dos microrganismos desafiados. Recentemente, a Farmacopeia Americana lançou um capítulo fornecendo diretrizes para avaliar a eficácia da inativação de agentes antimicrobianos que se assemelha muito com a metodologia da ASTM.

Método da AOAC de diluição de uso

O método é usado para avaliar produtos desinfetantes líquidos (AOAC, 2006a; 2006b; 2006c). Emprega sessenta suportes de aço inoxidável, inoculados com os microrganismos requeridos (suspensão com 20% T) e que tenham sido submetidos à secagem sob condições definidas. O desinfetante é testado com a exposição dos suportes por intervalos de tempo de acordo com os dizeres de rotulagem apresentados. Os sessenta suportes são, então, individualmente transferidos para um meio de cultura neutralizante, sendo esta denominada subcultura 1. Após 20 minutos de contato, novamente os cilindros são transferidos para tubo contendo meio de cultura semelhante (subcultura 2). Posteriormente, os tubos são incubados para se verificar se ocorre crescimento bacteriano. Qualquer caldo mostrando crescimento é indicativo da não eficiência do desinfetante em matar completamente os microrganismos-teste. Os organismos-padrão usados nesse teste são *Staphylococcus aureus* ATCC 6538, *Salmonella cholerasuis* ATCC 10780 e, para uso relacionado a cuidados com a saúde, *Pseudomonas aeruginosa* ATCC 15442. Controles são incluídos para assegurar suficiente inóculo seco sobre o suporte e que qualquer produto sobre o suporte tenha sido adequadamente neutralizado antes da incubação dos caldos de recuperação. Não mais que um suporte dos 60 desafiados pode mostrar

Tabela 5 Desinfetantes e seus respectivos neutralizantes

Desinfetantes	Neutralizantes
Alcoóis	Diluição ou polissorbato 80
Glutaraldeído	Glicina e bissulfito de sódio
Hipoclorito de sódio	Tiossulfato de sódio
Mercuriais	Ácido tioglicólico
Compostos de amônio quaternário	Polissorbato 80 e lecitina
Clorexidina	Polissorbato 80 e lecitina
Compostos fenólicos	Diluição ou polissorbato 80 e lecitina

crescimento. Segundo a legislação brasileira, caso o teste apresente resultado positivo, novo teste deverá ser realizado. A positividade do segundo teste confirma o resultado do primeiro teste. Havendo divergência entre o primeiro e o segundo, procede-se ao terceiro teste, sendo o resultado final aquele que apresentar a maioria, seja positivo ou negativo.

Método da AOAC para avaliação da atividade bactericida de desinfetantes nas formas de *spray* e aerossol

Este método foi desenvolvido para produtos aplicados por mecanismos de aerossol ou bomba de *spray* (AOAC, 2005d). Como no método anterior, os organismos-teste são secos sobre a superfície dos suportes, neste caso cupons de vidro. O produto é, então, aplicado de acordo com a recomendação, e após o período de exposição definido os cupons são transferidos para subcultura em tubos contendo caldo neutralizante. Após o tempo requerido de incubação, procede-se à leitura do crescimento do organismo-teste.

Método da AOAC para avaliação da atividade fungicida

Distintamente dos dois métodos descritos previamente, neste uma suspensão filtrada contendo apenas os conídios do organismo *Trichophyton mentagrophytes* é inoculada diretamente no produto, por períodos especificados (AOAC, 2005e). Depois que os tempos de exposição são completados, uma alíquota do produto da reação é amostrada e transferida para o caldo de subcultura neutralizante.

Método da AOAC presuntivo e confirmatório para avaliação da atividade tuberculocida

O método é dividido em teste de *screening* (presuntivo) e teste confirmativo (AOAC, 2005f). Empregam-se para o primeiro cepa padrão de *Mycobacterium smegmatis* – e para o segundo *Mycobacterium bovis* cepa BCG. Ambos são métodos qualitativos e empregam suportes de porcelana, por esta permitir maior aderência deste microrganismo, se comparada a metal e vidro. O teste presuntivo emprega vinte cilindros, sendo que apenas um tubo pode apresentar turvação. Caso o teste apresente resultado com dois ou mais tubos positivos, procede-se ao confirmatório com mais dez cilindros. O tempo de incubação para o teste confirmatório é de 60 dias. Entretanto, caso não ocorra crescimento neste período, os tubos devem permanecer incubados por mais 30 dias, sendo que para aprovação do desinfetante o resultado deverá, invariavelmente, apresentar ausência de turvação nos tubos.

Método da EPA quantitativo de suspensão tuberculocida

Este método emprega volumes de 9 mL do produto e 1 mL de suspensão de *Mycobacterium bovis* cepa BCG Moreau (10^5-10^6 UFC/mL). A intervalos de 5 minutos são coletadas amostras posteriormente neutralizadas, antes de fazer diluição de dez vezes e ensaiar por filtração em membrana, seguindo-se incubação em ágar M7H11 por 15 a 20 dias. Curvas de sobrevivência são, então, construídas com base em pelo menos quatro experimentos independentes.

Teste da AOAC para avaliação da atividade esporicida (métodos I e II)

O método I representa o teste esporicida da AOAC original desenvolvido na década de 1960. É um método qualitativo que utiliza dois tipos de superfície de suporte (porcelana e seda) para avaliar a capacidade de um produto provocar a letalidade de dois diferentes tipos de microrganismos esporulados: *Bacillus subtilis* e *Clostridium sporogeneses* (AOAC, 2006d). Embora seja ainda o método oficial exigido para fabricantes de produtos esporicidas, tem recebido algumas críticas que indicam a necessidade de melhorias (MINER *et al.*, 1995; 2001). Um segundo método encontra-se agora disponível, o método II (TOMASINO; HAMILTON, 2006), o qual melhora o meio de esporulação, o tipo de suporte, enumera a carga de esporos no suporte e adiciona um passo confirmatório da neutralização no protocolo.

Para registro do produto, a EPA requer sessenta suportes de cada um dos tipos, para ambos os esporos de *B. subtilis* e *C. sporogenes*. Isso deve ser repetido em três lotes do produto, um dos quais deve ter sido fabricado há pelo menos 60 dias. O produto deve matar todos os esporos em todos os 720 suportes.

Método quantitativo de três etapas para atividade esporicida

Este método foi desenvolvido para melhorar e tornar mais abrangentes os métodos de teste para avaliação de produtos esporicidas, introduzindo procedimentos quantitativos enquanto mantém o formato, tendo por base suportes (SAGRIPANTI; BONIFACINO, 1996). O principal impulsionador do desenvolvimento deste método foi a necessidade de avaliar desinfetantes esporicidas em resposta à crescente ameaça do bioterrorismo. O método tem sido levemente modificado e publicado como um método-padrão (ASTM, 2005a), e irá encontrar aplicações mais amplas. Esporos de *Bacillus subtilis*, *Bacillus atrophaeus* ou *Bacillus anthracis* podem ser usados. Eles são dispensados sobre suportes de $(0,5 \times 0,5)$ cm² de vidro, ou de outros tipos, conforme direcionado pelo estudo, a seco. A seguir, os suportes são adicionados a tubos de centrífuga de 1,5 mL, em triplicata. O esporicida é diluído conforme instruções do fabricante, sendo 400 µL dispensados ao tubo para cobrir os suportes inoculados. Após exposição, 600 µL de caldo neutralizante gelado é adicionado ao tubo (tubo A) e os suportes são imediatamente transferidos a um segundo tubo (tubo B) contendo 400 µL de água destilada estéril.

O tubo B é, então, sonicado por 5 minutos e 600 µL de caldo neutralizante gelado são adicionados antes da agitação (vortex). Os suportes são, então, transferidos a outro tubo (tubo C) contendo 400 µL de caldo neutralizante a temperatura ambiente e incubados a 37ºC, com agitação. Após este procedimento, os suportes são descartados. Os esporos sobreviventes são determinados por diluição seriada, e os resultados comparados aos do controle não tratado. Três etapas são, então, usadas para recuperar os esporos dos suportes. O método não apresenta critério de desempenho bem-sucedido para esporicidas.

Procedimento ASTM do tempo de letalidade

Este é um formato de teste de suspensão usando um mínimo de duas réplicas (ASTM, 2003). Não existe organismo particular especificado, sendo recomendado que organismos apropriados ao produto sejam escolhidos. Um organismo-desafio-padrão é adicionado para períodos definidos de tempo a 25ºC. Após a ocorrência do respectivo tempo de contato, as amostras são transferidas para um neutralizante validado[1] e submetidas a ensaios de diluição seriada para organismos sobreviventes. O logaritmo ou percentagem de redução é, então, calculado por comparação com as suspensões-controle não tratadas.

Método ASTM de teste virucida

A ASTM publicou dois métodos para avaliação de virucidas – o E1052 para avaliações de suspensões (ASTM, 2002b) e o E1053 para superfícies ambientais inanimadas (ASTM, 2002c). Seguindo o E1053, será possível atender plenamente aos requisitos EPA para avaliação de virucidas, de acordo com recomendações da FDA para a indústria de correlatos e biofarmacêuticos. O método-padrão lista um número de vírus que podem ser usados neste método. O EPA requer dados de eficácia relativamente a cada vírus para o qual o produto é indicado. Para uma indicação virucida geral, os testes devem incluir vírus de pólio, adeno e herpes, no mínimo, pois eles representam os grupos de vírus hidrofóbicos (mais resistentes), de resistência intermediária e os lipofílicos (mais sensíveis), respectivamente (KLEIN; DeFOREST, 1963). Outras indicações específicas devem ser confirmadas por meio de dados do vírus específico a ser iniciado ou com vírus de perfil aceitável.

Como um método de superfície rígida, o E1053 emprega vidro (placa de Petri) como superfície suporte. O inóculo viral é espalhado sobre o fundo da placa de Petri, o que permite a sua secagem. Os tempos de secagem necessitam ser cuidadosamente monitorados para algumas viroses, de maneira a garantir que os vírus não tenham sido mortos por uma simples secagem. Essa condição é também controlada pelas placas controle de vírus, que são expostas à água destilada durante a mesma extensão de tempo que as placas expostas ao produto. Tendo em vista que o ensaio para vírus requer o uso de células vivas (ovos embrionados de galinha ou animais de laboratório), há limitações quanto às substâncias químicas usadas para neutralizar o desinfetante, por serem tóxicas ao sistema de ensaio. Isso é usualmente obtido por diluição ou filtração em gel (ASTM, 2004). Consequentemente, há uma necessidade de controle adicional para se verificar a citotoxicidade do sistema de ensaio escolhido. Idealmente, deve-se conseguir demonstrar uma redução de 4 log dos vírus para permitir que seja indicada ação desinfetante. Porém, apenas ocasionalmente, a citotoxicidade permitirá atingir tal objetivo, e nestes casos uma redução de 3 log é aceitável, desde que não haja evidência do vírus nas diluições mais baixas do produto tratado.

Coeficiente fenólico

Descrito em 1903 por Rideal e Walker, este método foi por muito tempo destinado a avaliar e comparar a atividade antimicrobiana dos derivados fenólicos naturais do ácido fênico (fenol). A aplicação de outros desinfetantes na rotina de indústrias, hospitais etc., tornou possível a inclusão de outros métodos de avaliação de desinfetantes. Entretanto, atualmente, este método ainda é extensivamente empregado em todo o mundo como ferramenta comparativa com outros desinfetantes. Originalmente, o microrganismo - teste empregado foi a *Salmonella typhi*. Adaptações foram feitas pela *British Standards Institution*, em 1934, e posteriormente pela AOAC em 1980, tendo como principais modificações a inclusão de outros microrganismos-padrão – *Salmonella typhosa* ATCC 6539, *Staphylococcus aureus* ATCC 6538 e *Pseudomonas aeruginosa* ATCC 15442. O fenol é diluído a 1:100 (controle), e o desinfetante-teste, por sua vez, a proporções de 1:1.000, 1:1.100, 1:1.200 e 1:1.300 sendo ambos expostos a tempos de 2½ minutos, 5 minutos, 7½ minutos e 10 minutos. Dividindo-se a mais alta diluição do desinfetante-teste apresentando cultura negativa depois de 7½ minutos, mais crescimento após 5 minutos pela diluição do fenol, encontra-se o coeficiente fenólico.

Outros métodos

A adaptação de métodos-padrão para situações específicas, por exemplo, estudos de qualificação de desinfetantes para emprego, em situações práticas, é sempre interessante no desafio de adaptar bases científicas no delineamento de métodos e de planos.

Uma combinação de testes de suspensão e suportes pode ser usada. Pode também ser possível reduzir o número de suportes usados para cada microrganismo. Uma leve redução na sensibilidade do método pode ser aceitável, permitindo a investigação de diferentes tipos de suportes.

CONSIDERAÇÕES FINAIS

Em se tratando de desinfetantes, aspecto que desperta grande interesse é a pertinência ou não de sua alternância.

O argumento para essa alternância de dois desinfetantes com diferentes modos de ação é reduzir o desenvolvimento de cepas resistentes. Embora o fenômeno da resistência microbiana seja da maior preocupação para antibióticos, há poucos dados que confirmam o desenvolvimento de resistência para desinfetantes. Em ambientes como salas limpas, a reprodução microbiana é mínima, e a reprodução é o processo primário para o desenvolvimento da resistência. Também, há diferenças entre antibióticos e desinfetantes: os primeiros com alvos específicos de ação, e os segundos com diferentes mecanismos de ação. Inexiste base científica que dê suporte ao desenvolvimento de resistência a desinfetantes.

Ainda assim, atendendo às exigências regulatórias, diferentes sistemas de rotação são adotados. Por vezes, define-se que há dois desinfetantes para alternância e mais um, geralmente um oxidante esporicida, para ser usado no evento de elevação da biocarga, o que é um aspecto positivo.

REFERÊNCIAS BIBLIOGRÁFICAS

1. AMERICAN SOCIETY FOR TESTING MATERIALS (ASTM). *ASTM E1054-02*: Standard Test Methods for Evaluation of Inactivators of Antimicrobial Agents. Pennsylvania: ASTM International; 2002a.
2. AMERICAN SOCIETY FOR TESTING MATERIALS (ASTM). *ASTM E1052-96*: Standard Test Methods for Efficacy of Antimicrobial Agents Against Viruses in Suspention. Pennsylvania: ASTM International; 2002b.
3. AMERICAN SOCIETY FOR TESTING MATERIALS (ASTM). *ASTM E1053-97*: Standard Test Methods for Efficacy of Virucidal Agents Intended for Inanimate Environmental Surfaces. Pennsylvania: ASTM International; 2002c.
4. AMERICAN SOCIETY FOR TESTING MATERIALS (ASTM). *ASTM E2315-03*: Standard Guide for Assessment of Antimicrobial Activity Using a Time-Kill Procedure. Pennsylvania: ASTM International; 2003.
5. AMERICAN SOCIETY FOR TESTING MATERIALS (ASTM). *ASTM E1482-04*: Standard Test Methods for Neutralization of Virucidal Agents in Virucidal Efficacy Evaluations. Pennsylvania: ASTM International; 2004.
6. AMERICAN SOCIETY FOR TESTING MATERIALS (ASTM). *ASTM E2414-05*: Standard Test Method for Quantitative Sporicidal Three-Step Method (TSM) to Determine Sporicidal Efficacy of Liquid, Sprays, and Vapor or Gasses on Contaminated Surfaces. Pennsylvania: ASTM International; 2005a.
7. ASSOCIAÇÃO BRASILEIRA DE NORMAS TÉCNICAS (ABNT). NBR 13413: Controle de contaminação em áreas limpas. Rio de Janeiro, 1995. 16p.
8. ASSOCIATION OF OFFICIAL ANALYTICAL CHEMIST INTERNATIONAL (AOAC). *AOAC International Method 961.02*: Germicidal Spray Products as Disinfectants. Gaithersburg: AOAC International, 2005d.
9. ASSOCIATION OF OFFICIAL ANALYTICAL CHEMIST INTERNATIONAL (AOAC). *AOAC International Method 955.17*: Fungicidal Activity of Disinfectants Using Trichophyton mentagrophytes. Gaithersburg: AOAC International, 2005e.
10. ASSOCIATION OF OFFICIAL ANALYTICAL CHEMIST INTERNATIONAL (AOAC). *AOAC International Method 965.12*: Tuberculocidal Activity of Disinfectant. Gaithersburg: AOAC International, 2005f.
11. ASSOCIATION OF OFFICIAL ANALYTICAL CHEMIST INTERNATIONAL (AOAC). *AOAC International Method 955.14 Testing Disinfectant Against Salmonella choleraesuis*: Use-Dilution Method. Gaithersburg: AOAC International, 2006a.
12. ASSOCIATION OF OFFICIAL ANALYTICAL CHEMIST INTERNATIONAL (AOAC). *AOAC International Method 955.15 Testing Disinfectant Against Staphylococcus aureus*: Use-Dilution Method. Gaithersburg: AOAC International, 2006b.
13. ASSOCIATION OF OFFICIAL ANALYTICAL CHEMIST INTERNATIONAL (AOAC). *AOAC International Method 964.02 Testing Disinfectant Against Pseudomonas aeruginosa*: Use-Dilution Method. Gaithersburg: AOAC International, 2006c.
14. ASSOCIATION OF OFFICIAL ANALYTICAL CHEMIST INTERNATIONAL (AOAC). *AOAC International Method 966.04 Sporicidal Activity of Disinfectants*. Gaithersburg: AOAC International, 2006d.
15. BLOCK, S. S. *Disinfection, Sterilization and Preservation*. 5th ed. Philadelphia: Lippincott Williams & Wilkins, 2000. 1504p.
16. INTERNATIONAL STANDARDS ORGANIZATION (ISO). *ISO 13408-1*: Aseptic processing of health care products – Part 1: General requirements. Geneva, 2008.
17. KLEIN, M.; DeFOREST, A. The inactivation of viruses by germicides. *Proc. Chem. Spec. Mfg Assoc., Proc.*, v.49, p.116-118. 1963.
18. KOPIS, E.M. *Antimicrobial Agent Help Maintain Cleanroom Integrity*. 1999. Disponível em: <http://www.electroiq.com/index/search.html?si=eiq+&collection=eiq&keywords=Antimicrobial+Agent+Help+Maintain+Cleanroom+Integrity&x=0&y=0>. Acesso em: 23 fev. 2010.
19. McDONNEL, G.; RUSSELL, A.D. Antiseptic and disinfectants: activity, action and resistance. *Clin. Microbiol. Rev.*, v.12, p.147-179, 1999.
20. MINER, N.A. et al. Identification of a possible artifacts in the association of official analytical chemists sporicidal test. *Appl Environ Microbiol.*, v.61, p.1658-1660, 1995.
21. MINER, N.A. et al. Culture age and drying time as variables of the AOAC sporicidal test. *J. AOAC International*, v.84, p.1159-1163. 2001.
22. PRISCOTT, P.K.; DAI, Y. Desinfectants program. In: Prince, R. (Ed.). *Microbiology in Pharmaceutical Manufacturing vol.2*. 2.ed., Bethesda: DHI, 2008. p.93-114.

23. RUSSELL, A.D.; HUGO, W.B.; AYLIFFE, G.A.J. *Principles and practice of disinfection preservation and sterilization.* 3.ed. Oxford: Blackwell Science, 1999. 826p.

24. SAGRIPANTI, J.L.; BONIFACINO, A. Comparative sporicidal effect of liquid chemical germicides on three medical devices contaminated with spores of Bacillus subtilis. *Am. J. Infect. Control*, v.24, p.364-371. 1996.

25. SATTAR, S.A.; SPRINGTHORPE, S. The need for safer and better microbicides for infection control. In: MANIVANNAN, G. (Ed.). *Disinfection and decontamination: principles, application and related issues.* New York: CRC Press. 2008. Cap.3, p.49.

26. STEWART, P.S. et al. Biofilm penetration and disinfection efficacy of alkaline hypoclorite and clorosulfamates. *J. Appl. Microbiol.*, v.91, n.3, p.525-532, 2001.

27. SUTTON, S.V.W. Disinfectant rotation in a cleaning/disinfection program for clean rooms and controlled environments. In: MANIVANNAN, G. (Ed.). *Disinfection and decontamination: principles, application and related issues.* New York: CRC Press. 2008. Cap.9, p.167.

28. TOMASINO, S.F.; HAMILTON, M.A. Modification to the AOAC sporicidal activity of disinfectants test (Method 966.04): Collaborative Study. *J. AOAC International*, v.89, p.1373-1397. 2006.

Eficácia de Conservantes

11

A ciência de conservação dos produtos farmacêuticos e cosméticos é relativamente nova e somente nos últimos 70 anos tem sido tratada de maneira científica. Nos momentos iniciais, a conservação foi obtida com agentes germicidas, apesar de suas consequências envolverem riscos. Atualmente, grande importância é dada ao assunto, porque existe preocupação não apenas com o aspecto microbiológico, mas igualmente com o potencial de irritação e toxicidade para o consumidor. Encontrar um produto que atenda às necessidades da indústria não é tarefa facilmente conduzida.

Nos Relatos da Federação Internacional Farmacêutica (FIP) de 1972 e de 1975, foi enfatizada a importância de um sistema antimicrobiano efetivo para garantir a estabilidade e a segurança de preparações farmacêuticas não estéreis com relação à pureza microbiana. Entre estas preparações, formas líquidas e semissólidas em base aquosa são particularmente importantes e também constituem, respectivamente, a maioria das preparações estéreis injetáveis e oftálmicas, cujo conservante tem como principal objetivo manter a esterilidade inicial, mesmo após repetidas remoções de recipientes multidose. Embora não pertencendo à classe de medicamentos, a grande maioria dos cosméticos é formulada com base aquosa necessitando, portanto, de um sistema conservador adequado.

Fabricantes, bem como autoridades em saúde, reconhecem a necessidade de demonstrar a eficácia de conservantes antimicrobianos. Essa efetividade não pode ser testada por uma simples metodologia química que demonstre atendimento à especificação. A inclusão desse teste deu-se na USP XVIII, que descreveu um método microbiológico, e na BP 73, que estipulou um requisito para efetividade antimicrobiana em um caso específico. Estas abordagens, bem como uma larga variedade de sistemas-teste, encontrados na literatura e usados em vários laboratórios, induziram um grupo de trabalho da FIP a elaborar um método que pudesse ser útil para fabricantes e autoridades de controle oficial ou instituições independentes.

Há inúmeros fatores envolvidos na escolha do conservante, sendo suas características ideais apresentadas a seguir:

- largo espectro de atividade, em ampla faixa de pH, durante a meia-vida do produto;
- efetividade sobre cepas específicas com número de ATCC, assim como sobre organismos da flora natural;
- distribuição de forma apropriada em sistemas emulsionados;
- compatibilidade com componentes da fórmula ou da embalagem primária, sem interferir na cor, no sabor ou na fragrância do produto;
- atóxico e não irritante;
- custo aceitável.

O conservante deve, ainda, manter sua atividade antimicrobiana na presença de outros insumos da fórmula, não deve se decompor durante esterilização térmica e deve apresentar, preferencialmente, ação biocida.

A probabilidade de um conservante agregar todos esses requisitos é baixa. Consequentemente, o microbiologista depara-se com a dificuldade de seleção de um ou mais insumos que, juntamente com os componentes da fórmula, constituam um sistema conservante efetivo. O objetivo primário do sistema conservante é que, quando incorporado à formulação, possa eliminar todos os microrganismos que alteram a estabilidade do produto ou que podem ocasionar infecções. Paralelamente à capacidade conservante, o sistema não deve apresentar característica tóxica ou irritante. Partindo do princípio que a toxicidade consiste em problema dada a similaridade do metabolismo celular de diferentes seres vivos, de distinta complexidade, um composto que mostra toxicidade relativa a células microbianas, de forma semelhante pode ser tóxico a células humanas. Há, porém, características que tornam cada célula particular. Esta propriedade pode ser usada como ponto importante na seleção de agentes que produzem efeitos primários seletivamente na membrana do microrganismo.

É importante que a fórmula se constitua em "ambiente hostil", no qual os microrganismos não possam crescer ou sobreviver, preferencialmente conferindo características microbicidas a microbiostáticas. Ainda, a atividade conservante deve ser suficientemente rápida para garantir que qualquer contaminação introduzida pelo consumidor seja eliminada no período entre os usos.

Assim, a seleção do agente antimicrobiano a ser incorporado em produtos farmacêuticos ou cosméticos é tarefa bastante difícil, devendo ser feita, primariamente, sob a luz do conhecimento técnico específico disponível sobre sua estrutura química, aspectos microbiológicos e legais pertinentes ao conservante ou a suas combinações.

CLASSES QUÍMICAS DE CONSERVANTES

No planejamento de sistemas conservantes não tóxicos, diferentes classes químicas podem ser consideradas, com relação à adequação.

Monografias

Nas monografias resumidas a seguir apresentadas, não se teve a pretensão de levantamento exaustivo dos conservantes disponíveis para emprego em formulações farmacêuticas e cosméticas, mas sim de apresentar aqueles mais comumente empregados. Foram inclusas informações sobre natureza química, aspectos de estabilidade e compatibilidade. Também foram considerados os mecanismos de inativação com vistas ao teste de eficácia de conservantes e concentrações usualmente adotadas, apenas como referência (DENYER, 2007).

Cloreto de benzalcônio

Sinonímia: mistura de cloretos de alquildimetilbenzil amônio.

Nº Chemical Abstract Substance (CAS): 139-07-1.

Classe de composto: amônio quaternário catiônico.

Fórmula estrutural: fórmula geral $[C_6H_5 . CH_2 . N(CH_3)_2 . R]Cl$, em que R representa uma mistura de alquilas de C_8H_{17} a $C_{18}H_{37}$, com os principais componentes representados por $C_{12}H_{25}$ e $C_{14}H_{29}$.

Estabilidade: boa, estável a condições de autoclavação.

Compatibilidade: incompatível com tensoativos aniônicos, sabões, citratos, nitratos, iodetos, metais pesados (inclusive sais de prata), álcalis, alguns oxidantes, algumas misturas comerciais de borracha, proteínas, sangue; adsorvido por alguns materiais plásticos.

Inativante específico, para o teste de eficácia de conservantes (TEC): lecitina e tensoativo não iônico, como caldo Letheen.

Concentração típica de uso: 0,01 a 0,25%.

Álcool benzílico

Sinonímia: benzenometanol, fenilcarbinol, fenilmetano.

Nº CAS: 100-51-6.

Classe de composto: álcool.

Fórmula estrutural: $C_6H_5 . CH_2OH$, com peso molecular de 108,1.

Estabilidade: estável em condições de autoclavação; levemente oxidável a benzaldeído e ácido benzoico, sendo reduzido por soluções saturadas com nitrogênio; desidrata com pH baixo.

Compatibilidade: incompatível com agentes oxidantes; inativado por tensoativos não iônicos.

Inativante para o TEC: diluição e tensoativos não iônicos, como Tween 80.

Concentração de uso: 1%.

Ácido benzoico (e sais)

Sinonímia: ácido carboxílico do benzeno; sal benzoato de sódio.

Nº CAS: 65-85-0.

Classe de composto: ácido orgânico fraco (ou sal).

Fórmula estrutural: $C_6H_5CO_2H$, com peso molecular de 122,1; benzoato de sódio $C_7H_5NaO_2$, com peso molecular de 144,11.

Estabilidade: estável em pH baixo.

Compatibilidade: incompatível com sais férricos e de metais pesados, tensoativos não iônicos, compostos quaternários e gelatina; perda de atividade na presença de proteínas e glicerina.

Inativante para o TEC: diluição e tensoativo não iônico, como Tween 80.
Concentração de uso: 0,1 a 0,5%.

Ácido sórbico

Sinonímia: ácido 2,4-hexadienoico, ácido 2-propenil acrílico, sais de sorbato de cálcio ou potássio.
N° CAS: 110-44-1.
Classe de composto: ácido.
Fórmula estrutural: $C_6H_8O_2$, com peso molecular de 112,1; sorbato de potássio $C_6H_7KO_2$, com peso molecular de 150,2.
Estabilidade: sensível à luz e à exposição ao ar; instável quando acondicionado em algumas embalagens primárias, exceto quando estocado sob refrigeração, ou na presença de antioxidante.
Compatibilidade: compatível com as gomas adraganta e acácia; levemente compatível com tensoativos não iônicos.
Inativante para o TEC: diluição e tensoativo não iônico, como Tween 80.
Concentração de uso: 0,2%.

Bronopol

Sinonímia: 2-bromo-2-nitropropano-1,3-diol.
N° CAS: 52-51-7.
Classe de composto: álcool.
Fórmula estrutural: $C_3H_6BrNO_4$, com peso molecular de 200.
Estabilidade: estável em solução aquosa com pH baixo (< 5); pode ser estocado sem decomposição por períodos superiores a 2 anos, em temperatura ambiente, ou pelo menos por 1 mês, a 50ºC; a sua decomposição aumenta com a luz, sob temperaturas elevadas e pH alcalino, sendo acelerada na presença de ferro e alumínio. Instável em solução anidra de glicerol.
Compatibilidade: inativação reduzida ou ausente no contato com tensoativos aniônicos, catiônicos ou não iônicos, proteínas ou soro; alguma inativação provocada pelo sangue; compostos com grupamento sulfidrila (cisteína, tioglicolato), tiossulfato e metabissulfito têm ação marcadamente antagonista.
Inativante para o TEC: compostos com grupamento sulfidrila, como cisteína ou tioglicolato.
Concentração de uso: 0,01 a 0,1%.

Cetrimida

Sinonímia: brometo de alquiltrimetilamônio, brometo de tetradeciltrimetilamônio, brometo de cetrimônio.

N° CAS: 57-09-0.
Classe de composto: amônio quaternário catiônico.
Fórmula estrutural: principalmente brometo de tetradeciltrimetilamônio, com pequenas quantidades de brometos de dodecil e hexadeciltrimetilamônio. Contém não menos que 86% de brometos de hexadeciltrimetilamônio calculados como $C_{17}H_{38}BrN$; peso molecular de 336,4.
Estabilidade: estável em solução e sob condições de autoclavação.
Compatibilidade: incompatível com sabões e outros tensoativos aniônicos, nitratos (inclusive o nitrato de fenilmercúrio), metais pesados, alguns oxidantes, alguns álcalis, algumas borrachas, proteínas e sangue.
Inativador para o TEC: lecitina e tensoativo não iônico, como caldo Letheen.
Concentração de uso: 0,01 a 0,1%.

Clorobutanol

Sinonímia: 1,1,1-tricloro-2-metilpropano-2-ol, clorlubutol, clorobutanol.
N° CAS: 57-15-8.
Classe de composto: álcool.
Fórmula estrutural: $C_4H_7Cl_3O$, com peso molecular de 177,5.
Estabilidade: decompõe-se em solução aquosa quando aquecido, especialmente sob condições alcalinas.
Compatibilidade: incompatível com alguns tensoativos não iônicos e álcalis; adsorvido por recipientes de polietileno e polipropileno.
Inativante para o TEC: diluição e tensoativo não iônico, como Tween 80.
Concentração de uso: 0,3 a 0,5%.

Clorexidina

Sinonímia: 1,6 – bis(5-p-clorofenilbiguanido) hexano, como (di)acetato e (di)gluconato.
N° CAS: 55-56-1 (base clorexidina).
Classe de composto: bisbiguanida catiônica.
Fórmula estrutural: fórmula base $C_{22}H_{30}Cl_2N_{10}$; diacetato ($2C_2H4O_2$), com peso molecular de 225,6; digluconato ($2C_6H_{12}O_7$), com peso molecular de 897,8; di-hidrocloreto ($2HCl$), com peso molecular de 578,4.
Estabilidade: geralmente instável sob altas temperaturas, decompondo-se em quantidades residuais de 4-cloroanilina; porém, sais de diacetato e digluconato podem ser esterilizados por autoclavação a 115ºC, por 30 minutos; pH alcalino promove a decomposição.

Compatibilidade: incompatível com sabões e outros agentes aniônicos, várias gomas e alginato de sódio; forma sais insolúveis com boratos, bicarbonatos, carbonatos, cloretos, citratos, fosfatos e sulfatos, a 0,05%.

Inativante para o TEC: lecitina e tensoativo não iônico, como caldo Letheen.

Concentração de uso: 0,01 a 0,1%.

Clorocresol

Sinonímia: 4-cloro-3-metilfenol, p-cloro-m-cresol.

Nº CAS: 59-50-7.

Classe de composto: halogenado fenólico.

Fórmula estrutural: C_7H_7ClO, com peso molecular de 142,6.

Estabilidade: a solução aquosa torna-se amarela em contato com o ar e sob luz; soluções aquosas são estáveis sob autoclavação e em óleo ou glicerol, sob exposição a 160ºC, por 1 hora.

Compatibilidade: redução da atividade na presença de tensoativos não iônicos; descoloração com sais de ferro.

Inativante para 0 TEC: diluição e tensoativo não iônico, como Tween 80.

Concentração de uso: 0,1%.

Cresol

Sinonímia: 3-cresol, m-cresol, ácido cresílico.

Nº CAS: 1319-77-3.

Classe de composto: fenol.

Fórmula estrutural: C_7H_8O, uma mistura de isômeros orto, meta e para com predominância de meta; peso molecular de 108,1.

Estabilidade: a solução aquosa torna-se amarela em contato com ar e sob exposição à luz.

Compatibilidade: atividade reduzida na presença de tensoativos não iônicos.

Inativante para o TEC: diluição e tensoativo não iônico, como Tween 80.

Concentração de uso: 0,3%.

Etanol

Sinonímia: álcool etílico, álcool desidratado, álcool absoluto, álcool (etanol a 95%).

Nº CAS: 64-17-5.

Classe de composto: álcool.

Fórmula estrutural: C_2H_5OH, com peso molecular de 46,1.

Estabilidade: soluções aquosas estáveis quando submetido à autoclavação em recipientes fechados.

Compatibilidade: usado como solvente ou cossolvente em preparações farmacêuticas e cosméticas e como base na preparação de tinturas.

Inativante para o TEC: apenas obtida por diluição.

Concentração de uso: 60 a 70%.

Feniletanol

Sinonímia: 2-feniletanol, álcool b-feniletílico, álcool fenetílico, benzil carbinol.

Nº CAS: 60-12-8.

Classe de composto: álcool.

Fórmula estrutural: $C_6H_5CH_2CH_2OH$, com peso molecular de 122,2.

Estabilidade: pobre diante de agentes oxidantes.

Compatibilidade: parcialmente inativado por tensoativos não iônicos.

Inativante para o TEC: diluição e tensoativo não iônico, como Tween 80.

Concentração de uso: 0,3 a 0,5%.

Fenol

Sinonímia: ácido carbólico, hidroxibenzeno.

Nº CAS: 108-95-2.

Classe de composto: fenol.

Fórmula estrutural: C_6H_5OH, com peso molecular de 94,1.

Estabilidade: exposição excessiva à luz e ao ar irá catalizar a oxidação e conduzir à descoloração da solução; as soluções aquosas podem ser autoclavadas e as oleosas podem ser esterilizadas por tratamento a 150ºC, por 1 hora.

Compatibilidade: incompatível com sais alcalinos, sais de ferro e certas drogas; atividade reduzida por tensoativos não iônicos.

Inativante para TEC: diluição e tensoativo não iônico, como Tween 80.

Concentração de uso: 0,25 a 0,5%.

Fenoxietanol

Sinonímia: 2-fenoxietanol, fenoxetol, éter monofenílico de etileno glicol, álcool b-fenoxietílico.

Nº CAS: 122-99-6.

Classe de composto: fenol.

Fórmula estrutural: $C_8H_{10}O_2$, com peso molecular de 138,2.

Estabilidade: estável; as soluções aquosas podem ser esterilizadas por autoclavação.

Compatibilidade: compatível com tensoativos aniônicos e catiônicos; atividade reduzida na presença de alguns agentes não iônicos.

Inativante para TEC: diluição e tensoativo não iônico, como Tween 80.

Concentração de uso: 1,0%.

Parabenos

Sinonímia: ésteres do ácido p-hidroxibenzoico (metil, etil, propil, butil e benzil) e seus sais sódicos.

Nº CAS: metil (99-76-3), etil (120-47-8), propil (94-13-3), butil (94-26-8), benzil (94-18-8).

Classe de composto: éster do ácido benzoico.

Fórmula estrutural: $HOC_6H_5CO_2R$, em que R representa CH_3 (éster metílico, com peso molecular de 152,1), C_2H_5 (éster etílico, com peso molecular de 166,2), C^2H^7 (éster propílico, com peso molecular de 180,2), C_4H_9 (éster butílico, com peso molecular de 194,2), ou $CH_2C_6H_5$ (éster benzílico, com peso molecular de 228,2); a fórmula geral para o sal sódico é $NaC_6H_5CO_2R$, com um aumento de peso molecular de 22 sobre cada éster respectivo.

Estabilidade: estável; a estabilidade química diminui com o aumento de pH, com hidrólise significante ocorrendo sob pH fortemente alcalino e temperaturas elevadas; soluções ácidas podem geralmente resistir a condições de autoclavação; sensível à exposição excessiva à luz.

Compatibilidade: alguma redução na atividade observada com agentes aniônicos, tensoativos não iônicos, metilcelulose, gelatina, povidone e proteínas; incompatível com álcalis e sais de ferro.

Inativante para o TEC: diluição e tensoativo não iônico, como Tween 80.

Concentração de uso: acima de 0,4%, para éster único, ou 0,8%, para uma mistura de ésteres; geralmente 0,2% de metilparabeno, 0,15% de etilparabeno, 0,02% de propil e butilparabeno, e 0,006% de benzilparabeno.

Sais fenilmercúricos

Sinonímia: acetato fenilmercúrico, borato fenilmercúrico, sais de nitrato fenilmercúrico.

Nº CAS: acetato (62-38-4), borato (8017-88-7), nitrato (55-68-5).

Classe de composto: orgânico catiônico mercurial.

Fórmula estrutural: $C_6H_5HgOCOCH_3$ (sal acetato, com peso molecular de 336,7), $C_6H_5HgOB(OH)_2$ e C_6H_5HgOH (sal básico de borato, com peso molecular de 633,2), $C_6H_5HgNO_3$ e C_6H_5HgOH (sal básico de nitrato, com peso molecular de 634,4).

Estabilidade: sensível à exposição excessiva à luz, em contato com ar.

Compatibilidade: incompatível com haletos, alumínios e outros metais, sais de amônia e amônio, sulfatos e tioglicolatos; a atividade pode ser reduzida na presença de agentes de suspensão e emulsificantes; pode ser adsorvido ao polietileno e a certos componentes de borracha; compatível com alguns tensoativos não iônicos.

Inativante para o TEC: compostos sulfidrílicos, como cisteína ou tioglicolato.

Concentração de uso: 0,001 a 0,002%.

Sulfitos inorgânicos

Sinonímia: sulfitos inorgânicos, incluindo sulfito de sódio/potássio e sódio/metabissulfito de potássio.

Nº CAS: sulfito de sódio (10.102-15-5), metabissulfito de sódio (7.681-57-4).

Classe de composto: ácido inorgânico.

Fórmula estrutural: $Na_2SO_3 \cdot 7H_2O$ e K_2SO_3 (sulfitos de sódio e potássio, com peso molecular de, respectivamente, 252,1 e 158,3), $Na_2S_2O_5$ e $K_2S_2O_5$ (metabissulfitos de sódio e potássio, com pesos moleculares respectivos de 190,1 e 222,3.

Estabilidade: o metabissulfito sódico é, usualmente, empregado sob condições ácidas em que a atividade antimicrobiana é otimizada pela liberação de dióxido de enxofre e ácido sulfuroso; o sulfito sódico é incompatível com ácidos fortes e é, usualmente, preferido em preparações alcalinas; os sulfitos inorgânicos são incompatíveis com agentes oxidantes.

Inativante para o TEC: compostos sulfidrílicos, como cisteína e tioglicolato.

Concentração de uso: 0,1%.

Tiomersal

Sinonímia: sal sódico de (2-carboxifeniltio) etilmercúrio, sal sódico de 2-tiobenzoato etilmercúrio, etilmercuriotiosalicilato de sódio, tiomersale, timerosal, mercurotiolate.

Nº CAS: 54-64-8.

Classe de composto: mercurial orgânico aniônico.

Fórmula estrutural: $C_9H_9HgNaO_2S$, com peso molecular de 404,8.

Estabilidade: soluções aquosas são altamente estáveis ao calor e podem ser esterilizadas por autoclavação, mas são lábeis sob a luz e menos estáveis em condições alcalinas; traços de cobre, ferro e zinco aumentam a estabilidade térmica.

Compatibilidade: incompatível com ácidos, iodeto, sais de metais pesados, lecitina, tioglicolato e proteínas; pode ser adsorvido por vários tipos de borracha.

Inativante para o TEC: compostos sulfidrílicos como cisteína e tioglicolato ou mistura de tioglicolato, lecitina e Tween 80.

Concentração de uso: 0,002 a 0,01%.

Agentes quelantes como potencializadores dos conservantes

Enquanto os efeitos adversos dos quelantes nos sistemas biológicos são de conhecimento antigo, há em geral ignorância quanto ao seu uso como agentes antimicrobianos nas indústrias cosmética e farmacêutica. Isso é considerável diante de sua frequente inclusão nos produtos usados para sanitização. Quelantes foram inicialmente usados para evitar o efeito oxidante de metais, e não em razão da atividade antimicrobiana. Por si só, não são geralmente considerados conservantes. Em conjunção com outros conservantes, porém, podem potencializar a ação antimicrobiana. Esta potencialização é de maior interesse no caso dos organismos usualmente resistentes, como Gram-negativos e fungos (KENNEY, 1982; KENNEY; KABARA, 1982).

Muitos são os compostos quelantes, sendo alguns de ocorrência natural. Referem-se a ácidos policarboxílicos (oxálico, succínico), ácidos graxos hidroxilados (lático, cítrico, málico, tartárico, polifosfórico), aminoácidos (glicina, leucina, cistina) e várias macromoléculas (peptídeos, proteínas). Nos alimentos, os quelantes mais comuns são os citratos, os pirofosfatos e o ácido etilenodiaminotetracético (EDTA).

APLICAÇÃO DOS SISTEMAS CONSERVANTES

Entre os muitos produtos potencialmente indicados para este emprego, apenas uma parte tem sido efetivamente usada na indústria e, dentre estes, três quartos são representados por parabenos. Embora sejam o grupo mais popular de conservantes, eles podem apresentar falhas no que se refere a proporcionar os requisitos necessários para grande parte das formulações, quando aplicados individualmente. Em uma fórmula proposta pelo *Microbial Preservation Subcommittee*, da *Cosmetic, Toiletry and Fragrance Association*, como modelo de loção, houve falha na letalidade da *Pseudomonas aeruginosa*, que permaneceu em altos níveis num período de 28 dias. Foi, então, estabelecida a necessidade de substituir ou de somar aos parabenos outros conservantes. O número de opções disponíveis ao formulador é geralmente restrito, particularmente pelas considerações de toxicidade. Recentemente, alguns novos e aparentemente promissores produtos têm surgido; porém, quando adicionados a formulações, por vezes apresentam resultados insatisfatórios. Em virtude da grande disparidade entre resultados de testes laboratoriais e aqueles nos produtos terminados, existe a necessidade de sempre testar os produtos nas formulações específicas.

A tarefa de escolha do sistema conservante para formulações complexas farmacêuticas e cosméticas é extremamente difícil. Assim, a escolha não pode ser aleatória, tendo por base exclusivamente a economia aparente.

Acredita-se que o conservante ideal nunca será encontrado, devendo-se estipular certos compromissos de aceitação de características não ideais.

Consequências da falha na conservação

Adjuvantes diversos que surgiram no mercado constituem-se, por vezes, em excelente substrato para o crescimento microbiano, em inativadores dos conservantes, ou ainda como ambos. Assim, não há dúvidas quanto à existência de problemas relacionados à contaminação microbiana de produtos de uso tópico, no geral. Diversos investigadores apresentam informações que revelam a capacidade de sobrevivência de alguns microrganismos em determinados meios considerados anteriormente não metabolizáveis, como em parafina líquida (BULLOCK; KEEPE, 1951). Justificam-se preocupações com a sobrevivência microbiana mesmo em preparações de antissépticos para a pele.

Efeitos adversos decorrentes do crescimento microbiano em produtos podem ser citados como descoloração, formação de odores e gases, alterações nas propriedades reológicas dos compostos e instabilização de emulsões (quebra). A evidência visual do crescimento superficial de um fungo pigmentado pode ser a situação mais desconcertante para um consumidor que tenha comprado um dispendioso pote de creme facial. A decomposição pode não se revelar por diversos meses, período necessário para adaptação do organismo àquele ambiente. Alterações químicas durante a estocagem, com modificação gradual do pH, podem ser importantes para adaptação biológica, acarretando problemas retardatários de deterioração. Talvez o produto contaminado que não demonstre evidência visível de deterioração microbiológica envolva risco maior ao consumidor, uma vez que sua utilização pode causar infecção, particularmente se aplicado em queimaduras ou no epitélio lesado.

Há, portanto, duas principais razões para controlar o número e o tipo de microrganismo em produtos tópicos, de caráter farmacêutico ou cosmético. A primeira é proteger o consumidor de qualquer dano à saúde decorrente do uso de preparações contendo microrganismos, enquanto a segunda é proteger o próprio produto, embora não menos importante seja a preservação da reputação da empresa que o fabrica.

Contaminação do produto

Não há dúvida de que os contaminantes estão largamente distribuídos nos produtos fabricados e, quando se considera o número abundante de organismos do ar, em matérias-primas – de origem natural ou não, e, em particular, a água – e associados ao pessoal, não é surpreendente que, num período de três anos, a *Food and Drug Administation* (FDA) tenha isolado 3.400 microrganismos de ambientes de fabricação de medicamentos estéreis: entre 1968 e 1971, isolou 1.550 Gram-negativos de matérias-primas e produtos terminados de uso tópico. Destes, o isolamento de *Pseudomonas* representava 50%.

A extensão da contaminação que ocorre durante o uso do produto, em comparação àquela ocorrida durante a fabricação não é fácil de acessar, pois o ambiente em que o produto é empregado também deve ser considerado. Foi estimado, em 1970, que, dos 30 milhões de pacientes admitidos nos hospitais norte-americanos, 10%, ou 3 milhões, foram expostos a um ambiente hospitalar infectado. Foi reportado que na Inglaterra, entre os meses de junho e setembro, cada metro cúbico de ar no ambiente externo ao hospital continha 12 a 15 mil esporos de fungos, e nas áreas agrícolas este número elevava-se à assustadora quantidade de 3 bilhões de esporos. Adicionalmente, 68 cepas foram identificadas em infecções fúngicas oculares, incluindo patogênicos aos humanos e saprófitas raramente causadores de doença no homem, senão nos olhos.

O fato de não ser necessário estar em região agrícola para incorrer em risco de contaminação ocular é óbvio, segundo uma pesquisa, pois foi revelado que, de 327 cosméticos para a área dos olhos (máscaras, delineadores, sombras), 61% evidenciaram contaminação microbiana, sendo 46% por fungos.

Sabe-se que cosméticos em uso apresentam níveis de contaminação mais altos que aqueles ainda não usados. Antes de o fabricante contemplar o fato, por estar atendendo a boas práticas de fabricação (BPF), a seguinte questão deve ser colocada: de quem deve ser o ônus de adequação das características do produto, do consumidor ou do produtor?

Na década de 1960, vários problemas de infecção em pacientes foram relacionados com a qualidade sanitária de produtos oftálmicos. Localizou-se o relato, em 1966, de 8 casos na Suécia em que a pomada oftálmica industrializada contendo hidrocortisona e neomicina foi responsável por lesão da córnea e diminuição da acuidade visual de pacientes, em função da presença de *Pseudomonas aeruginosa* nesses produtos (KALLINGS *et al.*, 1966). O microrganismo foi isolado do globo ocular infectado, das embalagens em uso e de embalagens não abertas de vários lotes da pomada.

Em 1983, pesquisadores avaliaram 72 lotes de 53 especialidades oftálmicas do mercado nacional, verificando esterilidade, eficácia de conservantes, inocuidade ocular, hemólise e pH. Duas especialidades, correspondendo a um lote de cada, estavam contaminadas, sendo que um deles por

Pseudomonas aeruginosa (MARQUES *et al.*, 1983). Em um outro estudo, avaliaram-se 44 lotes de colírios comercializados, analisando esterilidade, pH e eficácia de conservantes. Nos 8 lotes com resposta positiva ao crescimento microbiano, procedeu-se à contagem e à pesquisa de *Pseudomonas aeruginosa*. Embora a identificação propriamente dita dos contaminantes não tenha sido investigada, foi comprovada a ausência de *Pseudomonas aeruginosa* em todos os lotes contaminados (SAITO *et al.*, 1979).

Pela comparação da incidência de contaminação bacteriana em todos os tipos de cosméticos, observou-se que os níveis foram maiores para aqueles avaliados após o uso (49% de 222 amostras) do que para os não usados (12% de 165 amostras). Os dados relativos aos aplicadores de produto merecem preocupação, pois embora 27,5% dos não usados apresentassem contaminação bacteriana, a totalidade dos utilizados encontrava-se contaminada, o que leva à conclusão de que este material é responsável pela infecção e reinfecção durante o consumo do produto e que os aplicadores devem ser descartáveis.

A contaminação microbiana pode ocorrer durante a fabricação do produto, durante estocagem em condições inadequadas ou em decorrência do manuseio, sem cuidados de higiene, pelo usuário ou consumidor. A contaminação durante a fabricação pode ocorrer de diferentes maneiras, em locais diversos da planta, a saber: material de embalagem como fonte de contaminação na área de recebimento; poeira, material residual e insetos em áreas de fabricação são fontes conhecidas de contaminação; áreas de fabricação indevidamente planejadas, propiciando a condensação do vapor d'água nas paredes e no teto, induzem à contaminação, particularmente fúngica; sistemas de fornecimento de água e vias de drenagem ineficientes, recipientes não adequadamente limpos com resíduos do produto; material de embalagem; armazenamento impróprio de matérias-primas; fluxo e qualidade de ar incompatível com as operações de fabricação.

A contaminação decorrente de tais problemas pode ser minimizada pela adoção das BPF, enquanto o controle sobre os aspectos que dependem do consumidor, ao longo da utilização do produto, é mais difícil. Certos cosméticos, assim como medicamentos, são usados no banheiro, onde as condições para a invasão e desenvolvimento dos microrganismos são favoráveis. Alguns produtos são mais vulneráveis que outros a organismos que promovem a deterioração. Xampus líquidos, por exemplo, são susceptíveis à contaminação por espécies bacterianas Gram-negativas, especialmente *Pseudomonas, Aerobacter, Klebsiela, Achromobacter* e *Alcaligenes*. Bactérias Gram-negativas, especialmente *Pseudomonas,* têm sido encontradas em loções infantis; espécies de *Serratia* têm sido isoladas da mesma fonte. Sabonetes, por outro lado, têm sido colonizados por *Pullularia pullulans, Stachybotry atra, Scopulariopsis brevicaulis* e *Trichoderma virida*. Colônias fúngicas têm também sido encontradas em máscaras, delineadores e sombras de olhos; talco pulverizado apresentou *Clostridium tetani* e *Clostridium sporogenes*.

Dentre os contaminantes, consideram-se os seguintes gêneros como causadores de danos à saúde: *Pseudomonas, Proteus, Staphylococcus, Streptococcus, Serratia, Penicillium, Aspergillus, Candida* e *Monilia*. Outra classificação tem sido proposta, de acordo com os riscos envolvidos para epitélio danificado: *Pseudomonas aeruginosa, Serratia marcescens, Klebsiella* sp., *Pseudomonas multivorans, Pseudomonas putida, Staphylococcus aureus, Clostridium perfringens, Clostridium tetani* e *Clostridium novyi*. Para produtos oculares, a *Pseudomonas aeruginosa* é sempre problema, enquanto ocasionalmente, *Pseudomonas* sp. e *Staphylococcus aureus* (ORTH, 1993).

Contaminação microbiana

A solução para problemas de contaminação consiste em medidas preventivas, mais que no reprocessamento dos produtos contaminados. A esterilização final de um produto grosseiramente contaminado seria proibitiva, inclusive em nível legal, devendo o limite reduzido de contaminação microbiana decorrer do atendimento às BPF. Isso não exclui da fórmula o conservante antimicrobiano, que visa controlar número limitado e aceitável de microrganismos que tenham acesso ao produto, antes ou após este ter alcançado o consumidor. Adicionalmente, a cuidadosa obediência aos níveis de higiene dos procedimentos, desde o momento de recebimento das matérias-primas, nos diferentes estágios de fabricação até a linha de embalagem, e o valor de testes microbiológicos em amostras, não deve ser subestimado.

Se o produto terminado apresentar número inaceitável de microrganismos, indicará falha no atendimento aos requisitos de áreas potenciais de contaminação no processo produtivo, merecendo investigação, para sanar o problema. Certas matérias-primas, particularmente aquelas de origem natural, como a água, constituem-se em fonte de contaminação, assim como a permanência de resíduos do produto em partes do equipamento, de difícil limpeza e, portanto, material que atua como substrato adequado ao crescimento. A higiene do pessoal pode ser fator adicional de importância no controle da contaminação. Quando o processo produtivo é bem planejado, com as operações unitárias bem definidas, é possível detectar os problemas, localizando momentos e locais envolvidos na contaminação. É importante considerar cuidadosamente o potencial intrínseco de cada fórmula em atuar como substrato de contaminação.

Certos produtos com maior proporção de ingredientes não aquosos, à base de petrolatos, serão menos propensos à contaminação, comparativamente àqueles contendo aminoácidos e proteínas em base aquosa. A redução de tempo envolvido na formulação e na embalagem pode diminuir, consideravelmente, o risco de contaminação, desde que mantida atenção criteriosa ao padrão de higiene. Adicionalmente, a inclusão de conservante na formulação irá influenciar intensamente o controle de microrganismos no produto, dependendo da escolha adequada do antimicrobiano. Essa escolha deve considerar a inter-relação dos vários aspectos de influência que podem afetar a eficácia do sistema conservante.

FATORES DE INFLUÊNCIA SOBRE FORMULAÇÕES COM SISTEMAS CONSERVANTES

Com a variedade de conservantes disponíveis e o grande número de adjuvantes em uso nas formulações farmacêuticas e cosméticas, interações de diferentes naturezas são possíveis, no sentido de inativar a ação antimicrobiana do sistema conservador. Com relação à característica física do produto, se solução, suspensão ou emulsão, diversos fatores podem interferir nessa inativação, dependendo da complexidade da fórmula. Observando primariamente os tipos de reação que podem ocorrer, pode-se ponderar que, numa fórmula complexa, como emulsão, uma série de fatores pode anular a atividade do sistema conservante. Porém, pode adicionalmente haver a influência de fatores envolvidos na dinâmica de desinfecção, como tempo, temperatura e concentração.

Outros fatores importantes que devem ser considerados na seleção de um sistema conservante são esclarecidos como entendimento de um documento emitido há duas décadas pelo *Council of the Society of Cosmetic Chemists of Great Britain*. Abrange os aspectos múltiplos de recipiente, temperatura de estocagem, partição, compatibilidade, entre outros. Eles reforçam que a escolha de um agente conservante não pode ter base exclusivamente teórica. Os seguintes aspectos devem ser considerados durante o desenvolvimento do produto:

■ o conservante deve apresentar largo espectro de atividade, em baixa concentração e a temperaturas prováveis de estocagem;

■ devem ser conhecidas as características de partição no sistema bifásico, por sua vez em função do pH;

■ estabilidade, toxicidade e potencial sensibilizante do composto devem ser examinados;

■ os componentes da fórmula com nível significante de contaminantes, assim como aqueles que podem atuar como substrato para desenvolvimento microbiano;

A embalagem deve ser planejada de modo a evitar o acesso de contaminantes, assim como a inativação do agente conservante, em razão da à sorção ou da complexação.

A palavra inativação, comumente empregada, não expressa adequadamente o fenômeno que ocorre entre os conservantes e os outros ingredientes da fórmula. Estes compostos podem se apresentar parcialmente ionizados, solubilizados, adsorvidos, em estado reversível ou não, conferindo eventualmente atividade adicional. Os fatores que influenciam a efetiva concentração do conservante na fase aquosa são (WEDDERBURN, 1970):

- dissociação como função do pH;
- partição do conservante na fase oleosa do produto;
- solubilização;
- ligações às macromoléculas;
- ligações ao material de acondicionamento.

Nessa linha, sabe-se de sérios erros cometidos no desenvolvimento de produtos em decorrência da incorporação de conservante incompatível com o pH da fórmula. Conservantes de natureza ácida, como os ácidos sórbico, benzoico e dehidroacético, são normalmente mais eficazes em pH abaixo de 6. São, em princípio, ativos na forma não dissociada e, portanto, tendem a perder sua atividade em pH neutro a alcalino.

Na prática, é possível detectar contaminação de produtos cosméticos em faixa extensa de pH (3 a 11). Existe relato da sobrevivência e crescimento de *Burkholderia cepacia* em fórmula cosmética apresentando pH abaixo de 3,2, fenômeno bastante significativo para o formulador.

Pode-se ponderar que a conservação de produtos com conservantes não depende somente do pH do meio, mas também da fração ionizada do antimicrobiano. Os amônios quaternários, por exemplo, são mais ativos em pH alcalino, enquanto conservantes ácidos fracos, como os ácidos benzoico e sórbico são ativos na forma não ionizada, que ocorre em pH baixo.

Entretanto, conforme anteriormente discutido, o equilíbrio entre a forma dissociada e não dissociada é função do pH. A fração da concentração total do conservante não ionizada para ácidos fracos pode ser representada pela equação a seguir, cujo desenvolvimento evidencia a interdependência com a concentração hidrogeniônica, portanto com o pH (GARRET, 1966).

Sabendo-se que a constante de dissociação é:

$$Ka = \frac{[H^+][A^-]}{[HA]}$$

Em que:

$$[A^-] = \frac{Ka[HA]}{[H^+]}$$

Adicionando-se [HA] em ambos os lados da equação acima, obtém-se a seguinte expressão:

$$f[Ha] = \frac{[HA]}{[HA] + [A^-]} = \frac{1}{1 + \dfrac{Ka}{[H^+]}}$$

Sendo μ a concentração mínima ativa requerida, a concentração total do conservante μT pode ser expressa da seguinte forma:

$$\mu T = \frac{\mu}{f[HA]}$$

e, portanto:

$$\mu T = \mu \left\{ 1 + \frac{Ka}{[H^+]} \right\}$$

em que:
f[HA] = fração do total de conservante que está associado.
[HA] = concentração do ácido na forma não dissociada.
[H+] = concentração hidrogeniônica.
[A] = concentração do ácido na forma dissociada.
μ = concentração mínima inibidora (não associado).
μT = concentração total do conservante.

Alguns tipos de conservantes, como a clorexidina, possuem faixa estreita de atuação, em função do pH. No valor 8, pode ocorrer precipitação de sais de fosfatos ou sulfatos, e a atividade desaparece em pH abaixo de 5,2 (COWEN; STEIGER, 1977). Para o ácido benzoico, a constante de dissociação é 6,3 x 10^{-5}, e o valor de pK$_a$ igual a 4,2. Em pH igual a 4, tem-se 60% não dissociado, enquanto, em pH 4,2 e 7,0, esses valores serão iguais a 50 e 0,15%, respectivamente.

O cloreto de benzalcônio apresenta acentuada redução de atividade antimicrobiana em meio ácido, particularmente em pH abaixo de 5,5 (DENYER; WALLHAEUSSER, 1990). O clorobutanol é um composto volátil relativamente insolúvel em água, com lenta ação bactericida, sendo efetivo contra microrganismos Gram-positivas e Gram-negativas com baixa incidência de sensibilização em pacientes. Apresenta certos problemas de estabilidade relacionados ao pH, pois, pela hidrólise, forma produtos ácidos em pH acima de 4,5. O produto de degradação não afeta a segurança do medicamento, embora em preparações muito antigas, cuja composição seja falha pela ausência de tamponante, o pH pode alcançar valores da ordem de 3,0 e, em consequência, ocasionar desconforto ao usuário (ERIKSEN, 1970).

O coeficiente de partição óleo em água do composto em sistemas multifásicos também deve ser considerado, com a finalidade de assegurar proteção, principalmente na fase aquosa do produto. Em geral, a atividade antimicrobiana de um conservante em uma emulsão é principalmente atribuída à concentração livre dele na fase aquosa (BEAN, 1972).

Assim, o conservante incorporado em determinada emulsão sofre migração parcial para a fase oleosa, enquanto parte interage como tensoativo, e o restante mantém-se na fase aquosa do produto, na forma livre. Portanto, a concentração livre do conservante na fase aquosa é dependente do coeficiente de partição óleo/água do antimicrobiano e do grau de interação dele com os tensoativos (Tabela 1) (DENYER; WALLHAEUSSER, 1990).

Tendo por base a teoria de partição, a concentração livre de conservantes na fase aquosa de uma emulsão simples pode ser calculada pela equação abaixo, definida por Bean e colaboradores (BEAN, 1972):

$$C_\varpi = \frac{C(\theta + 1)}{K\varpi\theta + 1}$$

Em que: C_ϖ: concentração do conservante na fase aquosa; C: concentração total do conservante no sistema; θ: razão óleo – água; $K_\varpi\theta$: coeficiente de partição óleo – água do conservante.

As emulsões cosméticas ou farmacêuticas necessitam sempre de um tensoativo para assegurar sua estabilidade. Ele promove a redistribuição do conservante entre as fases, pois apresenta efeito solubilizante. Além disso, o tensoativo pode também interagir com o antimicrobiano, unindo-se parcialmente a ele. Portanto, a concentração total do conservante na fase aquosa pode ser definida como:

$$C_A = \frac{C(\theta + 1)}{K\theta + 1}$$

Em que: C_A: concentração do conservante na fase aquosa; K: coeficiente de partição óleo/água do agregado do tensoativo.

A concentração livre do conservante na água será:

$$C_\varpi = \frac{C_A}{R}$$

Sendo C_ϖ a concentração livre do conservante, C_A a concentração total e R a relação entre a concentração total

e a livre e, portanto, a relação entre o conservante ligado e não ligado ao tenso ativo ou livre.

Quando K_ϖ é menor que 1, grande parte do conservante encontra-se na fase aquosa; aumentando-se o valor de q, a concentração do conservante na fase aquosa aumenta. Quando K_ϖ é maior que 1, grande parte do conservante encontra-se na fase oleosa; aumentando-se o valor de q, a concentração da fase aquosa diminui.

$$C_\varpi = \frac{C(\theta + 1)}{K_\varpi\theta + R}$$

Pesquisadores concluíram que a equação anteriormente proposta para calcular a concentração de conservantes na fase aquosa de emulsões simples pode ser também aplicável a emulsões múltiplas, compostas de mais de um óleo e tensoativo. Dentre os conservantes estudados – metilparabeno, fenoxietanol e clorocresol – este último apresentou maior atividade contra os microrganismos testados (*Pseudomonas aeruginosa*, *Staphylococcus aureus*, *Candida albicans* e *Aspergillus brasiliensis*). A atividade antimicrobiana do conservante livre na fase aquosa da emulsão estudada mostrou-se maior que a mesma concentração de conservante em água destilada, indicando que a atividade do conservante não era somente dependente de sua concentração livre na fase aquosa. O fenômeno, segundo os

Tabela 1　Valores de coeficiente de partição de alguns conservantes em óleo vegetal (DENYER; WALLHAEUSSER, 1990)

Conservantes	Coeficiente de partição óleo-vegetal: água (K)	Partição tensoativo: água (R)
Cloreto de benzalcônio	< 1,0	Alto
Ácido benzoico	3-6	Médio
Álcool benzílico	1,3	Baixo
Bronopol	0,11	Baixo
Cetrimida	< 1,0	Alto
Clorobutanol	–	Médio
Clorexidina	0,04 (diacetato)	Alto
Clorocresol	117-190	Alto
Cresol	–	Médio/baixo
Parabenos	7,5 (metil)	Alto
Fenol	–	Baixo
Fenoxietanol	–	Baixo
Feniletanol	–	Baixo
Sais de mercúrio	< 1,0	Baixo
Ácido sórbico	3,5	-
Tiomersal	–	Baixo

pesquisadores, pode ser atribuído à presença dos tensoativos (KURUP *et al.*, 1991).

A interação com partículas sólidas também mereceu o estudo de diversos autores, permitindo observar que o trissilicato de magnésio foi o mais forte inativador do cloreto de benzalcônio das 20 substâncias com aplicação farmacêutica estudadas. A atividade germicida do *m*-cresol não se mostrou significativamente diferente em suspensão de caolim em água, indicando que o sólido suspenso não interferia na conservação da fórmula. Porém, quando ocorreu a adsorção entre o cloreto de benzalcônio e partículas de caolim e penicilina procaína, a atividade conservante do sistema foi menor, quando comparada à solução aquosa do amônio quaternário.

Há que se considerar também reações de degradação, ocasionadas ou potencializadas por aspectos físicos. Diversos compostos orgânicos sofrem decomposição se expostos à luz, e os conservantes não são exceção. É possível eliminar a ação dos raios ultravioleta pela escolha de materiais de acondicionamento adequados, mas deve ser considerado que a opacidade (não transparência) de materiais, como o polietileno de baixa densidade, não garante proteção contra a luz. O procedimento mais simples consiste em cortar um pequeno pedaço do recipiente sob teste, colocá-lo na cubeta de um espectrofotômetro e submetê-lo a 250-400 nm, para obter dados sobre a transmissão de luz. Entre os compostos que o *Martindale's Extra Pharmacopoeia* recomenda serem protegidos da luz salientam-se: sais de amônio quaternário, álcool benzílico, clorbutanol, cloramina, sais de clorexidina, clorocresol, hexaclorofeno, feniletanol, sorbato de potássio, ácido sórbico e mercuriais.

Muitos dos compostos usados como conservantes são termoestáveis, a ponto de permitir que sejam autoclavados a 121ºC, por 15 a 20 minutos. Clorobutanol é exceção, decompondo-se rapidamente ao ser aquecido. Deve ser lembrado que a volatilidade de fenóis clorados não significa que sejam termolábeis; podem ser autoclavados em recipientes selados, como ampolas, sem decomposição.

Não é tarefa simples apontar reações químicas que podem causar degradação de conservantes: exercem influências o pH e a solubilidade de certos compostos. Princípios físico-químicos estão envolvidos na ligação de conservantes a macromoléculas, tanto que a eficácia com que inativadores atuam no teste de esterilidade é frequentemente associada à sua capacidade de complexar conservantes em competição direta com receptores da célula microbiana.

Eficácia do sistema conservante

A efetividade da conservação antimicrobiana em preparações farmacêuticas e cosméticas depende de muitos fatores: composição, recipiente (tipo, material, vedação), grau inicial de pureza microbiana requerida, forma de aplicação, meia-vida e do próprio sistema conservante.

Mesmo com requisitos rígidos de higiene durante a fabricação, controle de qualidade e uso de matérias-primas com número permissível de microrganismos, ainda há que considerar a possibilidade de contaminação secundária. Em razão do conteúdo de água da preparação, alguns microrganismos podem se desenvolver usando alguns componentes como fontes de carbono. De outro lado, alguns componentes ou sistemas, sem serem substâncias antimicrobianas típicas, podem evitar a proliferação microbiana. Eles podem ser letais aos microrganismos ou aumentar a efetividade dos conservantes.

Quando um agente antimicrobiano é incluído na preparação, pode causar, além da sua própria atividade, problemas de incompatibilidade, como perda de potência pela interação com outros componentes ou distribuição entre fases diferentes, em função do coeficiente de partição. A absorção pelo recipiente ou sistema de fechamento deve também ser considerada. Finalmente, deve ser igualmente levada em conta a resistência de alguns microrganismos e sua capacidade em decompor o agente antimicrobiano.

Estudando as particularidades das preparações farmacêuticas ou cosméticas, da mesma forma que a atividade da água, o potencial de oxidorredução da fórmula também pode influir no crescimento e na sobrevivência de microrganismos. Estes são geralmente classificados, quanto à sua exigência de oxigênio, em aeróbicos, anaeróbicos e facultativos. Assim, aeróbicos crescem somente em faixas positivas de potencial de oxidorredução, e anaeróbicos em potenciais de redução baixos (MORRIS; LEECH, 1996).

Trabalhando com *Pseudomonas fluorescens* com pH 7,0, pesquisadores determinaram como sendo de 100 a 500 mV a faixa de potencial de redução que se compatibilizou com o crescimento microbiano. De forma semelhante, tendo-se conhecimento de faixas de valores de oxidorredução, tornam-se possíveis alterações planejadas de fórmulas, de maneira a inviabilizar o crescimento microbiano (OBLINGER; KRAFT, 1973).

Substâncias macromoleculares, como a hidroxipropilmetilcelulose (*hypromellose*), em concentração igual ou superior a 0,5% (p/v), inativam de forma significativa a ação antimicrobiana do cloreto de benzalcônio. Esse fenômeno ocorre no processo de esterilização a vapor deste conservante, na presença do hidroxipropilmetilcelulose, enquanto, aparentemente, a clorexidina não é afetada por esse procedimento (RICHARDS, 1975). A interação e a consequente perda da atividade de compostos de amônio quaternário, como o cloreto de benzalcônio e o cloreto de cetilpiridinio, são relatadas por pesquisadores, quando na presença de polissorbato 80 (DELUCA; KOSTENBAUDER, 1960).

Embora o metil e o propilparabeno também sofram interação com polietilenoglicol, metilcelulose, polivinilpirrolidona e gelatina, estas interações são significativamente menores quando comparadas àquelas observadas com agentes tensoativos não iônicos (MIYAWAKI *et al.*, 1959).

A interação entre o polissorbato 80 e os parabenos, descrita desde 1958, é exemplo clássico de incompatibilidade associada a conservantes. Trabalhos experimentais então conduzidos permitiram a seus autores relatarem que, em solução a 5% de polissorbato 80, somente 22% do total de metilparabeno e 4,5% do propilparabeno estavam em sua forma livre, ou seja, não ligados ao agente tensoativo (PATEL; KOSTENBAUDER, 1958). A atividade do conservante mostrou-se função da sua concentração livre e, além do polissorbato 80, os polissorbatos 60, 40 e 20 também apresentavam o mesmo comportamento. Portanto, conclui-se que a concentração livre dos parabenos diminui com o aumento da concentração dos tensoativos, com consequente decaimento da sua atividade (PISANO; KOSTENBAUDER, 1959).

Porém, outros pesquisadores verificaram que, na presença do agente tensoativo, a susceptibilidade do microrganismo ao ataque químico aumentava. Relataram que o polissorbato 80 poderia estar, de algum modo, alterando a permeabilidade da membrana celular. Dessa forma, compostos como a clorexidina, quando presentes em baixas concentrações, conseguiriam atingir o interior da célula (BROWN; RICHARDS, 1964).

Da mesma forma, foi demonstrado que a atividade antimicrobiana de metilparabeno, fenoxietanol e clorocresol, em relação à *Pseudomonas aeruginosa*, é incrementada na presença de polissorbato 80. Isso porque a redução da tensão superficial e interfacial entre as células e a solução pode facilitar a adsorção dos conservantes na superfície bacteriana, aumentando a permeabilidade da membrana aos conservantes que, dessa forma, alcançam a condição intracelular mais rapidamente (KURUP *et al.*, 1991).

O efeito sinérgico ou antagônico que os tensoativos não iônicos exercem sobre os agentes catiônicos com atividade antimicrobiana pode ser explicado em termos da concentração micelar crítica, ou seja, a propriedade de estes compostos se agregarem ou formarem uma nova fase, sem, no entanto, separarem-se da solução. A concentração mínima em que ocorre tal fenômeno é denominada de concentração micelar crítica. Essa propriedade de agregação ou de formação de micelas é refletida em mudanças substanciais das propriedades da solução, incluindo tensão superficial, índice de refração, solubilidade, condutividade elétrica etc. Na presença de ambos os tipos de tensoativos, formam-se micelas mistas (SCHMOLKA, 1973).

Recomenda-se que, para formular produtos sem o comprometimento de efeitos antagônicos, ou mesmo sinérgicos, as seguintes etapas devem ser observadas (SCHMOLKA, 1973):

- utilizar baixa proporção do tensoativo não iônico, de quatro vezes ou menos para uma porção do catiônico a ser incorporado na fórmula;
- utilizar tensoativos não iônicos com alto valor de concentração micelar crítica, de forma a haver pequena ocorrência de micelas; portanto, menor possibilidade do composto quaternário ser inativado;
- adicionar compostos que alteram a concentração micelar crítica dos tensoativos, como ureia, álcoois, glicóis etc.
- compostos quaternários que exibam propriedade atípica devem merecer consideração. Por exemplo, o Dowicil 100 tem a propriedade de liberar gradualmente o formaldeído.

Outros compostos, como a hidroxipropil-α-ciclodextrina, a hidroxipropil-β-ciclodextrina e os lipossomas, também podem interagir com os conservantes, em grau variado. A interação entre os *p*-hidroxibenzoatos (PHB) e a hidroxi-β-ciclodextrina, pela formação do complexo conservante-ciclodextrina, permite ao conservante deslocar o princípio ativo da ciclodextrina e, portanto, reduzir o efeito de solubilidade esperado para esse composto. Essa interação ocorre em intensidade dependente do grau de complexação (LOFTOSSON *et al.*, 1992).

Também a atividade dos PHB contra *Candida albicans*, reduzida na presença de hidroxipropil-β-ciclodextrina, sugere que o grau de inativação seja dependente da fração ligada ao complexo PHB-ciclodextrina (LEHNNER *et al.*, 1993). A atividade antimicrobiana do butilparabeno em suspensão de lipossomas é também proporcional à concentração livre do conservante na fórmula (KOMATSU *et al.*, 1986).

A presença de outros componentes da fórmula nem sempre resulta em interação como sistema conservante, ocasionando perda parcial ou total de sua atividade, podendo existir ingredientes que podem inclusive contribuir para sua ação. Por exemplo, o gliceril laurato (Lauricidin), quando utilizado em substituição de outros agentes emulsificantes, na concentração entre 1 a 10%, em fórmulas conservadas com os parabenos e EDTA, apresenta excelente atividade contra *Pseudomonas aeruginosa*. Embora este composto não tenha por si só este efeito, na presença dos parabenos e EDTA este fenômeno é observado (KENNEY, 1982; BARBARA; WERNETTE, 1982).

Formulações que contêm de 10 a 20% de propilenoglicol, em geral, não necessitam de conservantes. Outros componentes, como glicerina, sorbitol e butilenoglicol, podem contribuir como sistemas conservadores da fórmula, caso utilizados em concentrações adequadas. Em geral, qualquer substância adicionada na fase aquosa do produto, no qual o conservante é preferencialmente solúvel, pode beneficiar substancialmente a atividade do conservante (YABLONSKI, 1977).

Além dos componentes acima citados, o gliceril monolaurato, o etanol, o sulfito de sódio, o ácido salicílico e propiônico (COMPOUNDS, 1990), os antioxidantes, o EDTA e os óleos essenciais (CTFA, 1995), entre outros, também são considerados agentes que contribuem com o sistema conservante (ORTH; MILSTEIN, 1989).

Para os produtos oftálmicos, no que se refere ao aspecto de conservação, a partir da USP XIX recomendou-se a utilização de quatro substâncias: cloreto de benzalcônio (0,01%), nitrato de fenilmercúrio, ou acetato de fenilmercúrio (0,002%), clorobutanol (0,5%) e o álcool feniletílico (0,5%), não sendo indicado, pelo menos claramente, o emprego da combinação destes agentes. Esta recomendação permaneceu inalterada até a USP XXI, sendo que as edições seguintes limitaram-se a fornecer orientações gerais, não sugerindo nenhuma substância. Porém, as edições mais recentes (USP XXII a XXXVI) descrevem que pode ser utilizado conservante ou combinações de substâncias antimicrobianas que possuam a propriedade de prevenir ou destruir microrganismos acidentalmente introduzidos durante o uso do produto.

Além dos conservantes acima recomendados pelos compêndios oficiais, agregou-se posição de vários autores quanto às substâncias antimicrobianas a serem incorporadas em produtos oftálmicos, de forma somatória ou acumulativa, sumarizadas na Tabela 2. (BEAN, 1972; BROWN, 1968; CHAPMAN, 1987; DENYER; WALHAEUESSER, 1990; ERIKSEN, 1970; HUGO; FOSTER, 1964; JURGENS, 1976; LAWRENCE, 1955; McCARTHY, 1971; RICHARDS, 1967a; RICHARDS, 1967b; RICHARDS, 1971).

Pela complexa natureza das fórmulas farmacêuticas e cosméticas, frequentemente é necessária, para a proteção destes produtos contra a contaminação microbiana, a incorporação de, no mínimo, duas substâncias antimicrobianas (DENYER et al., 1985). Tais associações podem ser preparadas ou adquiridas no mercado (MIXTURE, 1993).

AVALIAÇÃO DA EFICÁCIA ANTIMICROBIANA DE CONSERVANTES

Os requisitos gerais para o crescimento microbiano são: água, energia, fontes de nitrogênio, minerais e vitaminas, em um ambiente com níveis adequados de oxigênio, pH e temperatura. Por exemplo, nos cosméticos essas condições são facilmente observadas, merecendo preocupação a incorporação de sistemas de conservação eficazes.

O modo de ação dos agentes antimicrobianos é conhecido, o que permite seu agrupamento de acordo com o tipo de atividade. Esse conhecimento, entretanto, pouco auxilia o formulador, sendo mais complexos os de partição,

Tabela 2   Conservantes usualmente empregados em produtos oftálmicos

Conservante	Concentração % (p/v)	Espectro principal de atividade	pH	Incompatibilidade/inativação
Cloreto de benzalcônio	0,001-0,01	Bactérias	4,0-10,0	Tensoativos aniônicos e não iônicos, citratos, nitratos, metais pesados, álcalis, alguns materiais poliméricos
Clorobutanol	0,30-0,50	Bactérias e fungos	4,0-6,0	Tensoativos não iônicos e álcalis; adsorção por alguns materiais poliméricos, como o polipropileno e o polietileno
Álcool feniletílico	0,30-0,50	Bactérias Gram-negativas	≤ 7,0	Tensoativos não iônicos
Álcool benzílico	1,0-3,0	Bactérias Gram-positivas	> 5,0	Agentes oxidantes e tensoativos não iônicos
Digluconato de clorexidina	0,01-0,05	Bactérias	5,0-8,0	Tensoativos aniônicos e não iônicos, gomas, alginato de sódio; forma sais insolúveis na presença de borato, bicarbonato, carbonatos, cloretos, citratos
Acetato de fenilmercúrio	0,001-0,002	Bactérias Gram-positivas	6,0-8,0	Metais, sais de amônio, sulfitos e tioglicolatos, tensoativos aniônicos, agentes suspensores; adsorção por certos componentes da borracha e materiais poliméricos, como o polietileno
Nitrato de fenilmercúrio	0,001-0,002	Bactérias Gram-positivas)	6,0-8,0	Metais, sais de amônio, sulfitos e tioglicolatos, tensoativos aniônicos, agentes suspensores; adsorção por certos componentes da borracha e materiais poliméricos, como o polietileno
Tiomersal	0,002-0,01	Bactérias Gram-positivas	7,0-8,0	Ácidos, iodo, sais de metais pesados, tensoativos não iônicos, tioglicolato, proteínas; pode ocorrer adsorção por vários tipos de borrachas

solubilização ou estabilização. Assim, torna-se necessário um mecanismo seguro para avaliar a ação dos conservantes nas formulações desenvolvidas e nas condições de uso.

Os testes mais simples para avaliar o potencial conservante baseiam-se na diluição da substância em caldo ou na sua difusão, com medida da capacidade inibitória do crescimento de cepas-padrão.

Tentativas de simular condições de uso e determinar o ponto final de letalidade têm sido igualmente desenvolvidas para testes de desinfetantes. Assim, como ocorre com qualquer técnica microbiológica, o tempo envolvido na análise, até a obtenção de resultados experimentais, é longo, embora o período referente a esta atividade seja relativamente pequeno.

Convém salientar que o tempo de incubação de 24 a 48 horas, para bactérias, e de 4 a 7 dias, para fungos, pode ser consideravelmente ampliado em função do efeito inibitório provocado pelo próprio conservante em análise. Tendo em vista o fator tempo, nos últimos anos têm sido desenvolvidas técnicas que detectam rapidamente a resposta microbiana. Isso é possível pela seleção de algum índice de desenvolvimento celular que ocorre precocemente no ciclo de crescimento e é susceptível a agentes antimicrobianos. Tal desenvolvimento, embora não detectado macroscopicamente, pode com frequência ser acuradamente medido por uma variedade de recursos, num período de horas, ao invés de dias, como nos métodos convencionais.

Teste de desafio (teste de eficácia antimicrobiana de conservantes em produtos)

Todos os produtos estão sujeitos à contaminação por microrganismos, e o crescimento destes depende de diversos fatores químicos e físicos, incluindo a disponibilidade de água, a composição, a temperatura de estocagem e a presença, ou não, de substâncias químicas antimicrobianas. Quando houver água suficiente, os produtos aquosos irão permitir o crescimento de microrganismos, a não ser que conservantes adequados estejam presentes. Materiais anidros, como óleo mineral, sombra para os olhos e pós são sujeitos à contaminação por meio do uso repetido, mas não irão dar suporte ao crescimento de organismos, a menos que haja a presença de água. Para os produtos estéreis de multidose, o conservante deve possuir capacidade autoesterilizante, pois se admite a violação de esterilidade em função da abertura do frasco. Conservantes são incluídos nas formulações não estéreis para reduzir o crescimento no produto aquoso e para reduzir a chance de sobrevivência de microrganismos nas preparações anidras.

Os produtos estéreis são fabricados a partir de matérias-primas contaminadas, ou não, podendo ser esteriliza-

dos durante a fabricação; são normalmente oferecidos em recipientes multiuso, que permitem a entrada de contaminantes (ambientes úmidos, contato com a pele). A contaminação pode ocorrer por organismos patogênicos ou saprófitas; se por organismos patogênicos, como *Pseudomonas aeruginosa* ou *Staphylococcus aureus*, há a possibilidade de danos ao consumidor, durante o uso do produto ou subsequente a ele. Embora a contaminação por não patogênicos não traga danos à saúde, o desenvolvimento desses microrganismos pode produzir sérias falhas de qualidade. Então, o crescimento de leveduras, fungos e bactérias pode alterar o produto, tornando-o não aceitável para consumo.

A avaliação da eficácia antimicrobiana faz-se necessária, sendo o teste de eficácia de conservante essencial para substanciar a segurança de produtos multidose. Este teste é feito para determinar o tipo de sistema conservante a ser usado em um produto e a concentração exigida para um efeito satisfatório, sendo esse igualmente importante para a aceitação de um produto para consumo, porque:

■ quantidade por demais pequena de conservante pode resultar em crescimento microbiano, o que irá alterar os atributos do produto (como cor, odor, viscosidade), tornando-o inadequado ao uso;

■ quantidade excessiva do conservante pode causar efeitos tóxicos, como irritação da pele, levando à insatisfação do consumidor;

■ o uso excessivo de conservante aumenta o custo do produto, que será repassado ao consumidor. O teste de eficácia de conservante é a ferramenta importante na determinação da concentração ideal do conservante, protegendo o produto e tornando-o seguro de um lado, e reduzindo efeitos tóxicos e custos desnecessários do outro.

O teste para a avaliação de sistemas conservantes foi descrito, pela primeira vez, em 1970, na USP XVIII, e abrangia somente produtos estéreis aquosos injetáveis, oftálmicos, otológicos e nasais. O método e o critério de interpretação desse compêndio permaneceram sem alterações profundas, por mais de 30 anos, e são, ainda, uniformes para todos os produtos citados. O fato de o teste ter permanecido essencialmente inalterado, quanto a seu desenvolvimento, durante longo período de tempo, pode ser atribuído em grande parte à sua reprodutibilidade e, também, por ter sido aceito como contribuição significativa no que concerne ao estudo da eficácia do sistema conservante.

Posteriormente, a *Federation Internationale Pharmaceutique* (FIP, 1980) publicou diretrizes técnicas para o referido ensaio que, a partir de 1980, também passou a configurar na Farmacopeia Britânica, a qual, para cada classe de produtos, adotou critério específico.

Tabela 3 Comparação entre testes de eficiência de conservantes

	FB, 2010/USP XXXVII	BP 2012	JP 2011	CTFA	ISO 11930
Microrganismos desafiados	*Pseudomonas aeruginosa* (ATCC 9027); *Escherichia coli* (ATCC 11229); *Staphylococcus aureus* (ATCC 6538); *Candida albicans* (ATCC 10231); *Aspergillus brasiliensis* **(ATCC 16404)**	*Pseudomonas aeruginosa* (equivalente ATCC 9027); *Staphylococcus aureus* (equivalente ATCC 6538); *Candida albicans* (equivalente ATCC 10231); *Aspergillus brasiliensis* (equivalente ATCC 16404) Opcionais: *Escherichia coli* (equivalente ATCC 8739); *Zygosaccharomyces rouxii* (NCYC 381)	*Pseudomonas aeruginosa* (equivalente ATCC 9027); *Escherichia coli* (equivalente ATCC 11229); *Staphylococcus aureus* (equivalente ATCC 6538); *Candida albicans* (equivalente ATCC 10231); *Aspergillus brasiliensis* (equivalente ATCC 16404)	Tabela 4	*Pseudomonas aeruginosa* (ATCC 9027); *Escherichia coli* (ATCC 11229); *Staphylococcus aureus* (ATCC 6538); *Candida albicans* (ATCC 10231); *Aspergillus brasiliensis* (ATCC 16404)
Inóculo inicial na amostra (UFC/mL ou g do produto)	Cultura pura: Categoria 1 a 3: 105 a 106 Categoria 4: 103 a 104	Cultura pura: 105 a 106	Cultura pura: 105 a 106	Cultura pura ou mista: bactérias: 106 bolores e leveduras: 105	Cultura pura: 105 a 106
Amostragem	Frasco original	Frasco original	Frasco original	Embalagem final	20 g ou 20 mL
Volume do inóculo/produto	0,5 a 1%	≤ 1%	≤ 1%	≤ 1% (CTFA-M3) 0,1 a 1%(CTFA-M4)	1%
Temperatura e condições de manutenção do produto inoculado	Se possível, acondicionado no frasco original; (22,5 ± 2,5)°C	Se possível, acondicionado no frasco original; (20-25)°C protegido da luz	Se possível, acondicionado no frasco original; (22,5 ± 2,5)°C protegido da luz	Se possível, acondicionado na embalagem final (22,5 ± 2,5)°C	(22,5 ± 2,5)°C
Intervalo de contagem e acompanhamento do teste, mediante contagem dos sobreviventes	0, 7, 14 e 28 dias	0, 6, 24, 48 h 7, 14 e 28 dias	0, 14 e 28 dias	0, 7, 14, 21 e 28 dias	0, 7, 14 e 28 dias

Nas edições posteriores, durante a década de 1980, não houve alterações no método e no critério de interpretação dos resultados, embora estes fossem bastante diversos do compêndio anteriormente citado. Em 1994, o teste de eficácia de conservantes foi também descrito na Farmacopeia Europeia e na versão em inglês da 13ª edição da Farmacopeia Japonesa, de 1996.

Embora o teste não seja obrigatório na rotina industrial, mas apenas recomendado na fase de desenvolvimento do produto, a marcante diferença existente entre os critérios de interpretação adotados pelas Farmacopeias Americana e Britânica geraram algum desconforto para a comunidade científica e industrial, na última década.

Eis alguns exemplos de formulações que comumente falham no teste de eficácia de conservantes, segundo a Farmacopeia Britânica (ALWOOD, 1986): solução neutra de insulina conservada com 0,1% (p/v) de metilparabeno; líquidos antiácidos contendo 0,2% (p/v) de combinação de parabenos; líquidos antiácidos com dimeticona, conservados com parabenos e/ou bronopol; cremes conservados com 0,1% (p/v) de clorocresol, ou 0,15% de parabenos combinados, e ainda colírios contendo tiomersal. As causas prováveis da falha do sistema conservador nesses produtos são as interações com componentes da fórmula, cujos resultados poderiam ser revertidos, desde que conduzido um estudo de adequação.

De forma contrastante, o *The Cosmetic, Toiletry, and Fragrance Association* (CTFA) propôs critérios mais rígidos para produtos cosméticos aplicados na área dos olhos, quando comparados ao critério estabelecido pela USP, no que se refere a produtos oftálmicos (CURRY et al., 1993): número maior de microrganismos desafiantes; redução de pelo menos 90% da população de leveduras e bolores, num período de 7 dias, seguido de redução contínua até o final do período do teste; redução de pelo menos 99,9% da população de bactérias, seguida de redução contínua, até atingir carga não detectável no final do período do teste; atividade bacteriostática contra as bactérias formadoras de esporos; necessidade de pelo menos um redesafio.

Esse contraste pode ser justificado, pelo menos em parte, pela maior quantidade de substâncias antimicrobianas legalmente aprovadas à disposição da indústria cosmética (BRASIL, 1996; CTFA, 1990; PRESERVATIVE, 1993), quando comparada à indústria farmacêutica, especialmente aquelas produtoras de oftálmicos. Embora haja crescente interesse em produtos de dose única, seu custo pode ser muito elevado, de forma a inviabilizá-los, o que se constitui em estímulo para o desenvolvimento de formulações adequadamente conservadas.

Organismos-teste

Tanto os métodos farmacopeicos quanto CTFA, para testes de eficácia de conservantes, indicam as cepas-padrão de organismos a serem usados, conforme indicado nas Tabelas 3 e 4 respectivamente. O uso de bactéria formadora de esporo é considerado opcional para o CTFA, porém é indicado que o *Bacillus subtilis* seja empregado quando testes com formadores de esporos forem efetuados. O CTFA também estabelece que organismos isolados da formulação sejam inoculados nos testes de eficácia de conservante, quando houver indícios de que são resistentes ao sistema conservante do produto.

O uso de organismos-padrão permite abrangência morfológica e metabólica de bactérias, leveduras e bolores amplamente distribuídos na natureza e que tenham sido associados a problemas microbiológicos. Permite ainda a comparação de sistemas conservantes em produtos diferentes. Isso permite padronizar a potência do sistema conservante e comparar os sistemas conservantes em produtos similares, feitos por produtores distintos.

O uso de organismo isolado do produto pode ser vantajoso, pois é possível que produtos específicos possam ser mais susceptíveis a esses microrganismos que às cepas-padrão.

A familiaridade com o teste e o conhecimento do comportamento de vários microrganismos em produtos possibilitam ao microbiologista escolher os melhores organismos-teste para uso no ensaio de eficácia de conservantes. Então, um perfil pode ser desenvolvido para cada produto, de forma que o relacionamento constante entre diferentes microrganismos seja conhecido. Com essa informação, pode-se escolher o microrganismo que seja mais lentamente inativado (maior valor D). A escolha dos organismos-teste para uso em produtos específicos é fácil, quando dados de velocidade de morte deles tenham sido determinados.

Podem-se conduzir testes de eficácia de conservantes pela inoculação do produto com culturas puras ou mistas. Para as culturas mistas, diferentes bactérias em suspensão são misturadas, cada qual com 10^5-10^6 organismos por mililitro, sendo então inoculadas nas amostras a serem testadas. De forma similar, suspensões de leveduras e bolores também são agrupadas para desafiar as amostras-teste.

A principal vantagem do uso de cultura pura é determinar a velocidade de morte de cada organismo, o que possibilita ao microbiologista mapear o perfil de resistência de cada cepa em relação ao produto.

Outra variante do ensaio de eficácia antimicrobiana deriva para reinoculações da mesma amostra, depois de determinado período. A razão de inoculações repetidas com um organismo-teste em particular visa a verificar a capacidade do sistema conservador do produto frente a desafios repetidos, até que ele possa falhar. O valor desse tipo de teste foi questionado recentemente, quando foi demonstrado que a velocidade de inativação de diferentes tamanhos de população microbiana em um dado produto é similar. Estudos efetuados com *Staphylococcus aureus* e *Pseudomonas aeruginosa*, comparando 10 inoculações de 0,1 mL de suspensão padronizada frente à única contaminação com 1 mL, permitiram confirmar que, embora o número de sobreviventes seja diferente ao longo do acompanhamento, a inclinação da curva de morte foi equivalente, ou seja, o valor D foi o mesmo.

Os microrganismos são capazes de se adaptar à maioria de substratos do seu ambiente. Muitos dos insumos químicos usados nos cosméticos são substratos adequados para microrganismos quando condições de disponibilidade de água, pH e temperatura são favoráveis ao seu crescimento, apesar de o produto estar supostamente conservado. É frequentemente detectada em cosméticos cultura pura de organismo adaptado, capaz de sobreviver e multiplicar-se nesse meio. Entretanto, quando repicado em meios nutrientes ricos e reinoculado no substrato original, passa a apresentar resistência diferente. Por tais razões, cepas adaptadas não devem servir como microrganismo desafiante na comprovação da eficácia antimicrobiana.

Escolha do sistema de recuperação

Os sistemas de recuperação incluem diluentes da amostra e meios de cultura para evidência dos sobreviventes, a cada tempo de acompanhamento da amostra inoculada. Sua escolha deve ser adequada, porque influencia na acuidade e na sensibilidade dos dados experimentais a serem obtidos pelo uso da técnica de semeadura da amostra diluída em meio sólido. Diluentes usados incluem água destilada, solução fisiológica e água peptonada. Meios de plaqueamento comumente usados incluem ágar caseína-soja, e este, adicionado de lecitina (0,2%) e polissorbato 80 (1,0%), quando a fórmula apresentar os parabenos como conservantes. No uso de outros antimicrobianos, a Tabela 5 relaciona os principais inativantes.

A recuperação de todos os organismos possivelmente presentes em um produto, pelo uso de apenas um sistema de recuperação, é praticamente impossível, porque as exigências para crescimento deles variam. Os contaminantes microbianos de produtos farmacêuticos e cosméticos são, geralmente, mesófilos (25-45)°C aeróbicos. Então, a maioria dos métodos de recuperação emprega incubação a $(32 \pm 2,5)°C$ para bactérias, e a $(22,5 \pm 2,5)°C$ para fungos. Organismos anaeróbicos, como os membros do gênero *Clostridium*, não crescerão sob essas condições. Similarmente, organismos termófilos tornarão limitado o procedimento de recuperação acima mencionado.

Tabela 4 Microrganismos sugeridos no teste do desafio de conservantes, segundo a CTFA 2007

Tipo	Microrganismo	Recomendação CTFA M-3	Recomendação CTFA M-4
Isolado na fábrica	Adequado	Um ou mais	Um ou mais
Cocos Gram-negativos	*Staphylococcus aureus* *Staphylococus epidermidis*	Pelo menos um	Pelo menos um
Bacilos Gram-negativos fermentadores	*Klebsiella pneumoniae,* *Enterobacter cloacae,* *Escherichia coli,* *Proteus* sp. *Enterobacter gergoviae*	Pelo menos um (exceto *Proteus* sp.)	Pelo menos dois (exceto *Escherichia coli*)
Bacilos Gram-negativos não fermentadores	*Pseudomonas aeruginosa,* *Burkholderia cepacia,* *Pseudomonas fluorencens,* *Pseudomonas putida,* *Flavobacterium* sp., *Acinetobacter* sp.	Pelo menos (exceto *Flavobacterium* sp.)	Pelo menos um em adição a *Pseudomonas aeruginosa*
Leveduras	*Candida albicans,* *Candida parapsilosis*	Opcional (*Candida albicans*)	Pelo menos uma
Bolores	*Aspergillus brasiliensis,* *Penicillium* sp., *Penicillium luteum*	Pelo menos um	Pelo menos um
Esporos	*Bacillus subtilis*	Opcional	Opcional

Ainda assim, os recursos comumente usados são apropriados, pois fornecem as melhores condições de recuperação dos organismos mais frequentemente encontrados nessa categoria de produtos ou que são empregados como cepas-padrão. O sistema de recuperação ideal deve apresentar as seguintes características:

- o diluente deve ter a capacidade de inativar o conservante;
- o diluente deve conter agentes dispersantes de amostras emulsionadas;
- o diluente deve estabilizar células danificadas e evitar sua secagem antes da introdução no meio de cultura; os agentes inativantes adicionados ao diluente não devem interferir na viabilidade das células danificadas até a semeadura da amostra no meio de cultura;
- o meio de cultura deve inativar o conservante;
- o meio de cultura deve propiciar o reparo e o crescimento de células estressadas;
- o meio de cultura deve permitir crescimento adequado, de forma que colônias sejam rapidamente observáveis após incubação de 48 horas para bactérias e 7 dias para fungos.

A adequação de diluentes e meios de cultura deve ser comprovada previamente por estudos de validação, pois a confiabilidade do método depende de precisão, sensibilidade e exatidão. Nos testes microbiológicos, a precisão geralmente depende da habilidade e dos cuidados do analista, enquanto a sensibilidade e a exatidão refletem a capacidade do método na recuperação de todos os organismos viáveis. Então, a confiabilidade do método usado no teste de eficácia de conservantes depende da capacidade que ele apresenta de evitar a transferência do conservante para o meio de cultura, o que indica seu grau de eficácia, além de propiciar a adaptação e o crescimento de microrganismos estressados, em função da composição dos nutrientes e das condições de incubação.

Sabe-se que leveduras, bolores e bactérias podem ser estressados por uma série de agentes, incluindo calor, radiação esterilizante e substâncias químicas. Diversos pesquisadores têm estudado os efeitos do estresse subletal sobre microrganismos e sua recuperação.

O estresse subletal é caracterizado pela perda de seletividade da membrana da célula, o que resulta em transferência de componentes intracelulares para o meio cir-

Tabela 5 Inativadores de conservantes adicionados em diluentes ou meios de cultura (BRASIL, 2010)

Conservante	Inativante
Álcool	Diluição
Aldeídos	Diluição, tiossulfato, glicina
Bis-biguanidas	Lecitina
Cloreto de mercúrio e outros compostos mercuriais	Tioglicolato*; tiossulfato de sódio
Clorhexamida	Polissorbatos e lecitina
Compostos amônio quartenários	Lecitina, polissorbato 80
Compostos fenólicos	Diluição e polissorbato 80
EDTA	Íons de Mg^{++} e Ca^{++}
Glutaraldeido	Glicina e bissulfito de sódio
Halogênios	Tiossulfato
Hipoclorito de sódio	Tiossulfato de sódio
Ácidos orgânicos e seus ésteres	Diluição e polissorbato 80
Parabenos	Polissorbato 80 e lecitina
Sorbatos	Diluição
Antibiótico betalactâmico	Betalactamase
Cloranfenicol	Cloranfenicol acetiltransferase
Sulfonamida	Ácido *p*-aminobenzoico
Trimetoprima	Timidina

*: O tioglicolato pode ser tóxico para certos microrganismos, especialmente esporos e *Staphylococcus*. Utilizar caldo neutralizante Dey Engley ou neutralizante universal.

cundante. Adicionalmente, as células têm comprometida a capacidade de sintetizar ácido desoxirribonucleico, ribonucleico e proteínas, macromoléculas necessárias para o reparo e crescimento. Foi demonstrado que bactérias submetidas a calor subletal apresentam comprometimento no mecanismo de síntese de RNA e proteínas, assim como na recuperação de função da membrana, cujos processos envolvem diversas horas para recuperação.

O sistema conservante de medicamentos e cosméticos, exatamente para atender a sua finalidade explícita, deve provocar nos microrganismos desafiantes efeitos inibitórios de crescimento ou letais, passando por estágios de comprometimento da viabilidade celular. Por essa razão, o método de avaliação deve ser comprovadamente confiável no tocante à recuperação da carga microbiana sobrevivente, sendo, portanto, importante a completa inativação dos conservantes, por ocasião da semeadura e da incubação da amostra.

Critérios de aceitação

Após a execução do teste de desafio, conforme a orientação da norma adotada (Tabelas 3 e 6), os dados de sobreviventes microbianos devem ser submetidos à avaliação, igualmente de acordo com o critério de interpretação adequado (Tabelas 7 e 8). Se a exigência da USP XXXVII diz respeito ao acompanhamento semanal, até completar 28 dias, a Farmacopeia Britânica também considera determinações em intervalos menores, durante os primeiros dias, para posteriormente efetuar avaliações semanais. A comparação entre esses critérios permite fazer algumas considerações, seja em função da proteção do produto, evitando-se sua deterioração, assim como o risco ao consumidor, em função da natureza do medicamento ou cosmético, e tipo de aplicação a que se destina.

Além disso, a Farmacopeia Britânica estabelece dois critérios de aceitação para as classes de produtos parenterais e oftálmicos, assim como para os produtos de uso tópico. O critério A (BP 2012-e, BP 2012-f) é um critério ideal que deveria ser atingido por todos os produtos, contudo alguns sistemas conservantes não conseguem alcançar tal critério em suas concentrações usuais. Portanto, foi estabelecido um critério B (BP-e, BP-f), considerado mandatório pelas Agências Regulatórias da União Europeia, que apresenta um critério de aceitabilidade mais realista e alcançável.

Quando comparados os critérios de aceitação para produtos parenterais e oftálmicos em relação às bactérias para as diversas farmacopeias, é possível observar que a Farmacopeia Britânica apresenta um desafio mais rigoroso, exigindo para o critério A uma ação biocida de três ciclos logarítmicos com apenas 24 horas de contato, e para o critério B a mesma redução deve ser observada em 7 dias. A Farmacopeia Americana exige uma redução de um ciclo logarítmico em 7 dias e de três ciclos logarítmicos em 14 dias. Por sua vez, a primeira exigência da Farmacopeia Japonesa é a redução de três ciclos logarítmicos após 14 dias. Outra diferença visível em comparação com os diversos critérios de aceitação é a exigência da capacidade autoesterilizante do sistema conservante ao final do teste para o critério A da Farmacopeia Britânica e para o CTFA-M4, enquanto os demais critérios exigem apenas uma capacidade bacteriostática ao final dos 28 dias.

A exigência para fungos, quando comparada à de bactérias, é bem mais tolerante. Tanto a Farmacopeia Americana (USP, 2014) quanto a Farmacopeia Japonesa (JP, 2011) apenas fazem menção à ação fungistática ao longo do teste, enquanto a Farmacopeia Britânica (BP, 2012) e a CTFA (CTFA, 2007), de um a dois ciclos logarítmicos de redução, aos 7 ou 14 dias, seguida de ação fungistática ou fungicida.

A exigência de autoesterilização configurada nas Tabelas 7 e 8 como NR (nenhuma recuperação) deve ser traduzida como menor ou igual a 10 UFC/g(mL), considerando as limitações de natureza técnica, quando se efetua semeadura de amostra na diluição de 1:10.

Tabela 6   Teste de eficácia de conservantes e critérios adotados por diferentes métodos oficiais, no tocante ao seu acompanhamento mediante contagem (X) de diferentes microrganismos inoculados na amostra

	0	6 h	24 h	48 h	7 d	14 d	21 d	28 d
USP XXXVII	X	–	–	–	X	X	–	X
FB 2010	X	–	–	–	X	X	–	X
BP 2012	X	X	X	X	X	X	–	X
JP 2011	X	–	–	–	–	X	–	X
CTFA M-3	X	–	–	–	X	X	X	X
CTFA M-4	X	–	–	–	X	X	X	X
ISO 11930	X	–	–	–	X	X	–	X

Tabela 7 Comparação dos diferentes critérios de aceitação do sistema conservador de produtos mediante o teste de desafio antibacteriano

	0	6 h	24 h	48 h	7 d	14 d	21 d	28 d
USP XXXVII-a	–	–	–	–	≥ 1	≥ 3	–	NA
USP XXXVII-b	–	–	–	–	–	≥ 2	–	NA
USP XXXVII-c	–	–	–	–	–	≥ 1	–	NA
USP XXXVII-d	–	–	–	–	–	NA	–	NA
FB 2010-a	–	–	–	–	≥ 1	≥ 3	–	NA
FB 2010-b	–	–	–	–	–	≥ 2	–	NA
FB 2010-c	–	–	–	–	–	≥ 1	–	NA
FB 2010-d	–	–	–	–	–	NA	–	NA
BP 2012e (A)	–	≥ 2	≥ 3	–	–	–	–	NR
BP 2012-e (B)	–	–	≥ 1	–	≥ 3	–	–	NA
BP 2012-f (A)	–	–	–	≥ 2	≥ 3	–	–	NA
BP 2012-f (B)	–	–	–	–	–	≥ 3	–	NA
BP 2012-g	–	–	–	–	–	≥ 3	–	NA
JP 2011-h	–	–	–	–	–	≥ 3	–	NA
JP 2011-i	–	–	–	–	–	≥ 2	–	NA
JP 2011-j	–	–	–	–	–	≥ 1	–	NA
JP 2011-k	–	–	–	–	–	NA	–	NA
CTFA M-3-l	–	–	–	–	≥ 2	NA	NA	NA
CTFA M-4-m	–	–	–	–	≥ 3	RC	RC	RC*

a – medicamentos parenterais (inclusive emulsões), oftálmicos e otológicos e nasal estéril com base/veículo aquoso.
b – medicamentos de uso tópico, incluindo aqueles para mucosas com base/veículo aquoso, nasal não estéril e emulsões.
c – medicamentos de uso oral com base/veículo aquoso, exceto antiácidos.
d – antiácidos com base/veículo aquoso.
e – medicamentos parenterais, oftálmicos, preparações intrauterinas e intramamárias.
f – medicamentos de uso tópico, nasal, otológico e preparações para inalação.
g – medicamentos de uso oral, oromucosal e retal.
h – Injeções e outros parenterais estéreis.
i – parenterais não estéreis.
j – medicamentos de uso oral, com base aquosa.
k – medicamentos de categoria i, j e k contendo base lipófila.
l – cosméticos com base aquosa.
m – cosméticos para área dos olhos.
NA – nenhum aumento no número de sobreviventes (ação biostática).
NR – não deve ser recuperado sobrevivente (ação biocida).
RC – redução contínua.
RC* – redução contínua até não ser mais observado.
(A) – Critério A.
(B) – Critério B.
1, 2 e 3 – ação biocida de pelo menos 1, 2 ou 3 ciclos logarítmicos em relação ao inóculo de tempo zero.

Alguns comentários adicionais merecem destaque em relação ao perfil de exigências do teste de desafio, pois a comprovação do inóculo no momento zero deve merecer estudo prévio, uma vez que em função da natureza da amostra, o tempo envolvido na homogeneização do inóculo, a tomada de ensaio, a inativação do conservante e/ou diluições até a semeadura das alíquotas no meio de cultura é suficiente para a ação biocida inicial, falseando o comportamento do sistema conservador frente aos agentes antimicrobianos. Por isso, há que efetuar a determinação da carga contaminante inicial em solução fisiológica.

A homogeneização do inóculo, na proporção recomendada, geralmente não maior que 1%, pode oferecer algumas dificuldades, com dados experimentais acusando a possibilidade de aquisição de resistência pelas cepas utilizadas. Outras vezes, a identificação dessas colônias é necessária, a fim de se certificar que são as cepas inoculadas. Essa adaptação é possível, principalmente nos casos em que a velocidade de morte é muito lenta.

Tabela 8   Comparação entre diferentes critérios de aceitação do sistema conservador de produtos, mediante o teste de desafio antifúngico

	0	6 h	24 h	48 h	7 d	14 d	21 d	28 d
USP XXXVII-a	–	–	–	–	NA	NA	–	NA
USP XXXVII-b	–	–	–	–	-	NA	–	NA
USP XXXVII-c	–	–	–	–	-	NA	–	NA
USP XXXVII-d	–	–	–	–	-	NA	–	NA
FB 2010-a	–	–	–	–	NA	NA	–	NA
FB 2010-b	–	–	–	–	–	NA	–	NA
FB 2010-c	–	–	–	–	–	NA	–	NA
FB 2010-d	–	–	–	–	–	NA	–	NA
BP 2012-e (A)	–	–	–	–	≥ 2	–	–	NA
BP 2012-e (B)	–	–	–	–	–	–	–	NA
BP 2012-f (A)	–	–	–	–	–	≥ 2	–	NA
BP 2012-f (B)	–	–	–	–	–	≥ 1	–	NA
BP 2012-g	–	–	–	–	–	≥ 1	–	NA
JP 2011-h	–	–	–	–	–	NA	–	NA
JP 2011-i	–	–	–	–	–	NA	–	NA
JP 2011-j	–	–	–	–	–	NA	–	NA
JP 2011-k	–	–	–	–	–	NA	–	NA
CTFA M-3-l	–	–	–	–	≥ 1	NA	NA	NA
CTFA M-4-m	–	–	–	–	≥ 1	RC	RC	RC

Informações, vide Tabela 7.

Regressão linear

No final da década de 1970, foi proposto um método alternativo para a avaliação de sistemas conservantes (ORTH, 1979), empregando fundamento teórico-matemático baseado no fato de que uma determinada população de microrganismo, quando exposta ao agente antimicrobiano, perde sua viabilidade de modo regular, e a fração de sobreviventes decresce exponencialmente com o tempo. O autor utilizou o valor D, tempo necessário para a redução de 90% da população de microrganismo-teste, quando submetido ao agente letal sob condições constantes, ou seja, o tempo de redução decimal, para comparar diferentes sistemas conservantes em produtos cosméticos. Esses valores foram calculados por meio de curva expressa pela função obtida entre o logaritmo do número de sobreviventes e o tempo após inoculação. O estudo foi pioneiro na avaliação de sistemas conservantes pelo método da regressão linear.

O conceito de valor D é utilizado amplamente no estudo de processos de destruição de microrganismos e é fundamentado na probabilidade de ocorrência de sobreviventes em um dado processo esterilizante, por sua vez dependente da população microbiana inicial e de sua cinética de inativação. A razão de inativação é diretamente proporcional ao número de organismos presentes em um dado instante e, assim, uma proporção constante de sobreviventes é inativada para cada aumento de exposição ao agente letal. Matematicamente, a inativação de microrganismos é descrita como uma reação química de primeira ordem, embora, na prática, inativação não linear seja frequente (PAULSON, 1995).

A proposta apresentada por Orth é semelhante ao método preconizado pelas farmacopeias, ao qual também se aplica o valor D. Entretanto, o autor aplica o conceito da linearidade para minimizar erros decorrentes de drástica redução no tempo envolvido. O volume do inóculo recomendado é de 0,1 mL (ORTH, 1991), preparado em solução salina, sendo a amostragem de 50 g (mL). As amostras devem ser inoculadas separadamente e de modo a se obter concentração aproximada de 10^7 organismos/g (mL). A contagem de sobreviventes é efetuada após 2, 4, 24 e 48 horas para bactérias, após 4, 8, 24 e 48 horas para leveduras, e 4, 8, 24, 48 horas e 7 dias para bolores.

Dessa maneira, Orth determinou que o valor D de loção cosmética conservada com parabenos para o *Staphylococcus aureus* foi de 2 horas e 30 minutos. O mesmo autor avaliou produtos cosméticos, como loções e xampus conservados com parabenos, formaldeído e contendo glicerilmonolaurato pela técnica da regressão linear. Os coeficientes de correlação obtidos para a curva estiveram entre -0,97 e -1,00, indicando que os dados se ajustavam perfeitamente ao modelo matemático empregado (ORTH, 1980).

A influência do preparo do inóculo na avaliação de conservantes de emulsões não iônicas, desafiadas com *Staphylococcus aureus, Pseudomonas aeruginosa, Bacillus subtilis* e *Escherichia coli*, foi também estudada, o que permitiu concluir que, quando as suspensões dos microrganismos eram preparadas em caldo caseína-soja, os valores D eram significativamente maiores, em comparação aos valores obtidos empregando-se inóculo proveniente de solução salina (ORTH, 1989).

Em 2003, pesquisadores avaliaram a eficácia de 8 diferentes tipos de sistema conservante em protetor solar, pelo método da regressão linear, além dos métodos oficiais (Farmacopeias Americana, Britânica e Europeia) e da CTFA. O método mostrou-se útil na seleção do sistema conservante ideal, com confirmação feita pelos métodos oficiais (BOU-CHACRA et al., 2003).

Em estudo posterior, foram avaliados 13 sistemas conservantes em suspensão oftálmica, utilizando o método da regressão linear. Comparando-se os valores D para cada sistema, foi possível escolher o mais adequado, o qual foi submetido ao teste oficial da Farmacopeia Europeia, confirmando o resultado (BOU-CHACRA et al., 2007).

Dessa forma, o método da regressão linear pode ser usado tanto na avaliação da eficácia do sistema conservante quanto para testes preliminares para a escolha desse sistema.

As principais vantagens da utilização do método por regressão linear para a avaliação de sistemas conservantes são: os resultados podem ser obtidos em poucos dias; pode-se estimar o tempo requerido para a destruição completa de qualquer população microbiana em um produto; os critérios de aceitação são baseados em medição quantitativa da razão de morte de um microrganismo específico em um dado produto; por fim, o método pode ser ainda utilizado no estudo de efeitos aditivos e sinérgicos de combinações de conservantes (ORTH, 1982).

CONSIDERAÇÕES GERAIS

É universalmente reconhecida a necessidade da incorporação de conservantes em preparações cosméticas e farmacêuticas, com a finalidade de garantir que as características de qualidade do produto sejam mantidas no decorrer de sua vida útil. É também universal a tendência a minimizar a concentração dos conservantes, de maneira que permaneçam no limiar de sua eficácia e inocuidade, assegurando benefícios ao consumidor e ao produtor.

Tendo em vista essas realidades, o grande número de matérias-primas emergentes e a elevada obsolescência de produtos, particularmente na área cosmética, ou o risco de uma definição incorreta num medicamento oftálmico, torna-se árduo o trabalho dos profissionais envolvidos com o desenvolvimento e avaliação de formulações. É, assim, indispensável o planejamento das formulações, com a adoção de modelos estatísticos que permitam decisões seguras. Devem ser contemplados delineamentos que considerem o número de formulações propostas, tendo como variáveis independentes as concentrações dos conservantes, e como variáveis dependentes os valores D obtidos do desafio das fórmulas com cepas microbianas.

Para a obtenção dos inúmeros valores D decorrentes do estudo, técnicas rápidas serão fundamentais, por exemplo, utilizando métodos elétricos que possam agilizar e racionalizar o trabalho.

Deve-se, porém, ter em mente que os conceitos fundamentais permanecem os mesmos dos métodos introduzidos há cerca de 30 anos nos compêndios oficiais e que requerem 28 dias para sua execução. É natural e básico que hoje os pesquisadores proponham alternativas mais condizentes com a crescente aceleração da área industrial e com os novos desafios da competitividade, em função da globalização mercadológica.

REFERÊNCIAS BIBLIOGRÁFICAS

1. ALLWOOD, M.C. Preservative efficacy testing of pharmaceuticals. *Pharm. Int.*, Cambridge, v.7, p.172-175, 1986.

2. BEAN, H.S. Preservatives for pharmaceuticals. *J. Soc. Cosmet. Chem.*, New York, v.23, p.703-720, 1972.

3. BOU-CHACRA, N.A.; PINTO T. J. A.; KANEKO, T.M. Evaluation of preservative systems in ophtalmic suspension of polymyxin B and dexamethasone by linear regression. *Pharmazie*, v.62, p.199-204, 2007.

4. BOU-CHACRA, N.A.; PINTO T.J.A.; OHARA, M.T. Evaluation of preservative systems in a sunscreen formula by the linear regression method. *J. Cosmet. Sci.*, v.54, p.1-7, 2003.

5. BRASIL. Leis, Decretos etc. – Portaria nQ71 de 29 de maio de 1996, Secretaria de Vigilância Sanitária. Diário Oficial da União, Brasília, n.104, 30 maio de 1996, seção I, p.9391-9404.

6. BRITISH pharmacopoeia. London: Her Majesty's Stationary Office, 2012. 5v.

7. BRITISH pharmacopoeia. London: Her Majesty's Stationery Office, 1980.

8. BROWN, M.R.W. Survival of Pseudomonas aeruginosa in fluorescein solution – preservative action of PMN and EDTA. *J. Pharm. Sci.*, Washington, v.57, n.3, p.389-392, 1968.

9. BROWN, M.R.W.; RICHARDS, R.M.E. Effect of polysorbate (tween) 80 on the resistance of Pseudomonas aeruginosa to chemical inactivation. *J. Pharm. Pharmacol.*, London, v.16, n. supl., p.51T-55T, 1964.

10. BULLOCK, K.; KEEPE, W.G. Bacterial survival in systems of lowmoisture content. *J. Pharm. Pharmacol.*, London, v.3, n.11, p.717-733, 1951.

11. CADY, P. Rapid automated bacterial identification by impedance measurement. In: HEDEN, E.; ILLENIT, C.G., eds. *New approaches to the identification of microrganisms.* New York: Wiley, 1975. p.73-99.

12. CHAPMAN, D.G. Preservatives available for use. In: BOARD, R.G.; ALLWOOD, M.C.; BANKS, J.G., eds. *Preservatives in food, pharmaceutical and environmental industries.* Oxford: Blackwell, 1987. p.177-195.

13. COMPOUNDS that contribute to preservative activity. *Cosmet. Toiletries.*, Oak Park, v.105, n.3, p.61-63, 1990.

14. CONNOLLY, P.; LEWIS, S.J.; CORRY, J.E.L. A medium for the detection of yeasts using a condutimetric method. *Int. J. Food Microbiol.*, Amsterdam, v.7, n.1, p.31-40, 1988.

15. COWEN, R.A.; STEIGER, B. Why a preservative system must be tailored to a specific product. *Cosmet. Toiletries.*, Oak Park, v.92, n.3, p.15-16, 18-20, 1977.

16. CTFA Cosmetic preservative encyclopedia antimicrobials. *Cosmet. Toiletries*, Oak Park, v.105, n.3, p.49-60, 1990.

17. CTFA Interaction between cosmetic ingredients and preservatives. *Cosmet. Toiletries.*, Oak Park, v.110, n.11, p.81-86, 1995.

18. CURRY, A.S.; GRAF J.G.; McEWEN G.N. eds. CTFA Microbiology Guidelines. Washington: CTFA, 1993.

19. DELUCA, P.P.; KOSTENBAUDER, H.B. Interaction of preservatives with macromolecules IV. Binding of quaternary ammonium compounds by nonionic agents. *J. Am. Pharm. Assoc.*, v.49, n.7, p.430-437, 1960.

20. DENYER, S.P.; BAIRD, R.M. (Eds.). *Guide to microbiological control in pharmaceuticals and medical devices.* 2. ed. Boca Raton: CRC Press, 2007. p.335-344.

21. DENYER, S.P.; HUGO, W.8.; HARDING, V.O. Synergy in preservative combinations. *Int J. Pharm.*, Amsterdam, v.25, p.245-253, 1985.

22. DENYER, S.P.; WALLHAEUSSER, R.H. Antimicrobial preservatives and their properties. In: DENYER, S.P.; BAIRD, R.M. eds. *Guide to microbiological control in pharmaceuticals.* New York: Ellis Horwood, 1990. p.251-273.

23. ERIKSEN, S.P. Preservation of ophthalmic, nasal & otic products. *Drug Cosmet. Ind.*, NewYork, v.107, p.36-40, 147-148, 1970.

24. EUROPEAN pharmacopoeia. Paris: Maisonneuve, 1994. v.8, part 17.

25. FIP – FEDERATION INTERNATIONALE PHARMACEUTIQUE Test for the effectiveness of antimicrobial preservation of pharmaceuticals. *Pharm. Acta Helv.*, Zurich, v.55, n.2, p.40-48, 1980.

26. GARRET, E.R. A basic model for the evaluation and prediction of preservative action. *J. Pharm. Pharmacol.*, London, v.18, p.589-601, 1966.

27. GIBSON, D.M. Predicting the shelf life of packaged fish from conductance measurements. *J. Appl. Bacteriol.*, Oxford, v.58, n.5, p.465-470, 1985.

28. HUGO, P.G.; FOSTER, J.H.S. Bactericidal effect upon *Pseudomonas aeruginosa* of chemical agents for use in ophthalmic solutions. *J. Pharm. Pharmacol.*, London, v.16, suppl., p.124T-126T, 1964.

29. INTERNATIONAL STANDARDS ORGANIZATION (ISO). ISO 11930: Cosmetics - Microbiology - Evaluation of the antimicrobial protection of a cosmetic product.

30. JAPANESE pharmacopeia. 13. ed. Tokyo: Society of Japanese Pharmacopoeia, 1996.

31. JAPANESE PHARMACOPOEIA. General Information. Japanese Pharmacopoeia. 16th Edition, Supplement I. Ministry of Health, Larbour and Welfare. 2011. Versão Eletrônica.

32. JURGENS, R.W. Preservatives for ophthalmic products. *Drug Cosmet. Ind.*, New York, v.118, n.2, p.56-60, 1976.

33. KABARA, J.J.; WERNETTE, C.M. Cosmetic formulas preserved with food-grade chemicals. Part 11. *Cosmet. Toiletries*, Oak Park, v.97, n.11, p.77-84, 1982.

34. KALLINGS, L.O.; RINGERTZ, O.; SILVERSTOLPE, L. Microbiological contamination of medical preparations. *Acta Pharm. Suec.*, Stockholm, v.3, p.219-228, 1966.

35. KENNEY, D. Cosmetic formulas preserved with food-grade chemicals. Part I. *Cosmet. Toiletries*, Oak Park, v.97, n.11, p.71-76, 1982.

36. KOMATSU, H.; HIGAKI, K.; OKAMOTO, H.; MIYAGAWA, K.; HASHIDA, M.; SEZAKI, H. Preservative activity and in vivo percutaneos penetration of butylparaben entrapped in liposomes. *Chem. Pharm. Bull.*, Tokyo, v.34, n.8, p.3415-3430, 1986.

37. KURUP, T.R.R.; WAN, L.S.C.; CHAN, L.W. Availability and activity of preservatives in emulsified systems. *Pharm. Acta Helv.*, Zurich, v.66, n.3, p.76-82, 1991.

38. KURUP, T.R.R.; WAN, L.S.C.; CHAN, L.W. Effects of surfactants on the antibacterial activity of preservatives. *Pharm. Acta Helv.*, Zurich, v.66, n.9-10, p.274-280, 1991.

39. LAWRENCE, C.A. An evaluation of chemical preservatives for ophthalmic solutions. *J. Am. Pharm. Assoc. Sci. Ed.*, Washington, v.44, n.8, p.457-464, 1955.

40. LEECH, R. New methodology for microbiological quality assurance. In: BLOOMFIELD, S.F.; BAIRD, R., LEAK, R.E.; LEECH, R., eds. *Microbial quality assurance in pharmaceuticals, cosmetic and toiletries.* Chichester: Ellis Horwood, 1988. p.195-215.

41. LEHNNER, S.J.; MüLLER, B.W.; SEYDEL, J.K. Interactions between p-hydroxybenzoic acid esters and hydroxypropil-b-ciclodextrin and their antimicrobial affect against *Candida albicans. Int. J. Pharm.*, Amsterdam, v.93, n.1-3, p.201-208, 1993.

42. LITTEL, K.J.; PIKELIS, S.; SPURGASH, A. Bioluminescent ATP assay for rapid estimation of microbial numbers in fresh meat. *J. Food Prot.*, Ames, v.49, n.1, p.18-22, 1986.

43. LOFTSSON, T.; STEFANSDOTTIR, O.; FRIORIKSDOTTIR, H.; GUOMUNDSSON, O. Interactions between preservatives and 2-hidroxipropil-b-ciclodextrin. *Drug. Dev. Ind. Pharm.*, New York, v.18, n.13, p.1477-1484, 1992.

44. MARQUES, M.R.C.; RODRIGUES, M.T.A.; TAKENAKA, I.M.; HIRAI, C.K.; GREMIÃO, M.P.D.; OHARA, M.T.; SAITO, T. Características de biocompatibilidade de colírios. *Rev. Bras. Farm.*, Rio de Janeiro, v.64, n.3, p.84-92, 1983.

45. McCARTHY, T.J. Ophthalmic preparations. *S. Afr. Pharm. J.*, Johannesburg, v.38, p.4-6, 1971.

46. MIXTURE encyclopedia update. *Cosmet. Toiletries*, Oak Park, v.108, v.10, p.89-91, 1993.

47. MIYAWAKI, G.M.; PATEL, N.K.; KOSTENBAUDER, H.B. Interaction of preservatives with macromolecules III. Parahydroxybenzoic acid esters in the presence of some hydrophilic polymers. *J. Am. Pharm. Assoc. Sci. Ed.*, Washington, v.48, n.6, p.315-318, 1959.

48. MORRIS, C.; LEECH, R. Natural and physical preservative systems. In: BAIRD, R.M., BLOOMFIELD, S.F., eds. *Microbial quality assurance in cosmetics, toiletries and non-sterile pharmaceuticals.* London: Taylor & Francis, 1996. p.69-86.

49. MUSCATIELLO, M.J.; PENICNAK, A.J. Evaluation of impedance microbiology. *Cosmet. Toiletries*, Oak Park, v.102, v.12, p.41-44, 46, 1987.

50. OBLINGER, J.L.; KRAFT, A.A. Oxidation-reduction potential and growth of Salmonella and Pseudomonas fluorescens. *J. Food Sci.*, Chicago, v.38, p.1108-1112, 1973.

51. OGDEN, I.D. Use of conductance methods to predict bacterial counts in fish. *J. Appl. Bacteriol.*, Oxford, v.61, p.263-268, 1986.

52. ORTH, D.S. Establishing cosmetic preservative efficacy by use of D-values. *J. Soc. Cosmet. Chem.*, NewYork, v.31, p.165-172, 1980.

53. ORTH, D.S. *Handbook of cosmetic microbiology.* New York: Marcel Dekker, 1993. 591p.

54. ORTH, D.S. Linear regression method for rapid determination of cosmetic preservative efficacy. *J. Soc. Cosmet. Chem.*, New York, v.30, n.11, p.321-332, 1979.

55. ORTH, D.S. Standardizing preservative efficacy test data. *Cosmet. Toiletries*, Oak Park, v.106, n.3, p.45-51, 1991.

56. ORTH, D.S.; BRUEGGEN, L.R. Preservative efficacy testing of cosmetic products. Rechallenge testing and reliability of the linear regression method. *Cosmetic. Toiletries*, Oak Park, v.97, n.5, p.61-65, 1982.

57. ORTH, D.S.; LUTES, C.M.; SMITH, D.K. Effect of culture conditions and method of inoculum preparation on the kinetics of bacterial death during preservative efficacy testing. *J Soc. Cosmet. Chem.*, New York, vAO, p.193-204, 1989.

58. ORTH, D.S.; MILSTEIN, S.R. Rational development of preservative system for cosmetic product. *Cosmet. Toiletries*, Oak Park, v.104, n.10, p.91-92, 94-100, 1989.

59. OWENS, J.D. Formulation of culture media for conductimetric assays: Theoretical considerations. *J. Gen. Microbiol.*, Colchester, v.131, p.3055-3076, 1985.

60. OWENS, J.D.; KONIROVA, L.; THOMAS, D.S. Causes of Bacteriol., Oxford, conductance change in yeast cultures. *J. Appl. Bacteriol.*, Oxford, v.72, p.32-38, 1992.

61. OWENS, J.D.; THOMAS, D.S.; THOMPSON, P.S.; TIMMERMAN, J.W. Indirect conductimetry: a novel approach to the conductimetric enumeration of microbial populations. *Lett. Appl. Microbiol.*, Glasgow, v.9, n.6, p.245-249, 1989.

62. PARMAR, N.; EASTER, M.C.; FORSYTHE, S.J. The detection of Salmonella enteritidis and S. typhimurium using immunomagnetic separation and conductance microbiology. *Lett. Appl. Microbiol.*, Glasgow, v.15, p.175-178, 1992.

63. PARSONS, L.B.; STURGES, W.S. The magnitude of the error due to ammonia and its salts in the van slyke amino nitrogen procedure as commonly applied in studies of bacterial metabolism. *J.Bacteriol.*, Baltimore, v.11, n.2, p.165-175, 1926.

64. PATEL, N.K.; KOSTENBAUDER, H.B. Interaction of preservatives with Macromolecules I. Binding of parahydroxybenzoic acid esters by polyoxyethylene 20 sorbitan monooleate (Tween 80). *J. Am. Pharm. Assoc. Sci. Ed.*, Washington, v.47, n.4, p.289-293,1958.

65. PAULSON, O.S. Calculating O-values for steam sterilization processes. *Med. Device Diagn. Ind.*, Santa Monica, v.17, n.5, p.198-204, 1995.

66. PERSONAL Care Products Council (PCPC - formerly the Cosmetic,

67. PETAT, E.A. Impedancemetrie: une mesure rapide de Ia contamination microbiologique. *S. T. P. Pharma Prat.*, Paris, v.4, n.5, p.379-382, 1994.

68. PETTIPHER, G.L.; MANSELL, R.; McKINNON, C.H.; COUSINS, C.M. Rapid membrane filtration-epifluorescent microscopy technique for direct enumeration of bacteria in raw milk. *Appl. Environ. Microbiol.*, Washington, v.39, n.2, p.423-429, 1980.

69. PETTIPHER, G.L.; MANSELL, R.; McKINNON, C.H.; COUSINS, C.M. Rapid membrane filtration-epifluorescent microscopy technique for direct enumeration of bacteria in raw milk. *Appl. Environ. Microbiol.*, Washington, v.39, n.2, p.423-429, 1980.

70. PISANO, F.O.; KOSTENBAUOER, H.B. Interaction of preservatives With Macromolecules 11.Correlation of binding data with requires preservative concentrations of p-hydroxybenzoates in the presence of tween 80. *J. Am. Pharm. Assoc. Sci. Ed.*, Washington, v.48, n.6, p.310-314, 1959.

71. PRESERVATIVE encyclopedia update. Cosmet. Toiletries, Oak Park, v.108, p.85-88, 1993.

72. protection of a cosmetic product.2012.

73. RICHARDS, J.C.S.; JASON, A.C.; HOBBS, G.; GIBSON. D.M.; CHRISTIE, R.H. Eletronic measurement of bacterial growth. *J. Phys. E: Sci. Instrum.*, London, v.11, p.560-568, 1978.

74. RICHARDS, R.M.E. An evaluation of the literature on the effectiveness of antibacterial agents used as preservative in ophthalmic solutions. Part I: 1949-1956. *Aust. J. Pharm.*, Melbourne, v.48, n.572, Sci. Suppl. 55, p.S86-S89, 1967.

75. RICHARDS, R.M.E. Effect of hypromellose on the antibacterial activity of benzalkonium chloride. *J. Pharm. Pharmacol.*, London, v.28, n.3, p.264, 1975.

76. RICHARDS, R.M.E.; McBRIDE, R.J. Preservation of sodium bicarbonate eye lotion BPC against contamination with Pseudomonas aeruginosa. *Br. J. Ophthalmol.*, London, v.55, p.734, 1971.

77. SAITO, T.; MAUL, A.A.; PIRES, J.B. Alguns aspectos de qualidade em colírios. *Rev. Bras. Farm.*, Rio de Janeiro, v.60, n.7-9, p.77-84, 1979.

78. SCHMOLKA, I.R. The synergistic effects of nonionic surfactants upon cationic germicidal agents. *J. Soc.Cosmet. Chem.*, New York, v.24, p.577-592, 1973.

79. THERON, D.P.; PRIOR, B.A.; LATEGAN, P.M. Determination of bacterial ATP levels in raw milk: selectivity of non-bacterial ATP hydrolysis. *J.Food Prot.*, Ames, v.49, n.1, p.4-7, 1986.

80. Toiletry and Fragrance Association); *CTFA Microbiology Guidelines*. 2007.

81. UNITED States pharmacopeia. 18. ed. Easton: Mack, 1970.

82. UNITED States pharmacopeia. 19. ed. Rockville: United States Pharmacopoeial Convention: Mack, 1975.

83. UNITED States pharmacopeia. 20. ed. Rockville: United States Pharmacopoeial Convention: Mack, 1980.

84. UNITED States pharmacopeia. 21. ed. Rockville: United States Pharmacopoeial Convention: Mack, 1985.

85. UNITED States pharmacopeia. 22. ed. Rockville: United States Pharmacopoeial Convention, 1990.

86. UNITED States pharmacopeia. 23. ed. Rockville: United States Pharmacopoeial Convention, 1995.

87. UNITED States pharmacopeia. 36. ed. Rockville: United States Pharmacopoeial Convention, 2013.

88. UNITED States Pharmacopeia. 37 ed. Rockville: The United States Pharmacopeia Convention, 2014.

89. WATSON-CRAIK, I.A.; AIDOO, K.E.; ANDERSON, J.G. Development and evaluation of a medium for the monitoring of food-borne moulds by capacitance changes. *Food Microbiol.*, London, v.7, n.2, p.129-145, 1990.

90. WATSON-CRAIK, I.A.; AIDOO, K.E.; ANDERSON, J.G. Induction of conductance and capacitance changes by food-borne fungi. Food Microbiol., London, v.6, n.4, p.231-244, 1989.

91. WEDDERBURN, D.L. Interactions in cosmetic preservation. *Am. Perfum. Cosmet.*, Oak Park, v.85, n.3, p.49-53, 1970.

92. YABLONSKI, J.I. Strategies for cosmetic preservation. *Cosmet. Toiletries*, Oak Park, v.92, n.3, p.22, 24, 26, 31, 1977.

93. ZINDULIS, J.A. medium for the impedimetric detection of yeasts in foods. *Food Microbiol.*, London, p.159-167, 1984.

Dosagem microbiológica de antibióticos e fatores de crescimento

12

A necessidade de confirmação da eficácia terapêutica dos produtos medicamentosos constitui-se em aspecto de preocupação. Há situações em que a margem entre a dose ineficaz do ponto de vista terapêutico e uma dose tóxica é relativamente pequena. Adicionalmente, ainda que não se atinja o limiar da dose tóxica, há que se considerar o aspecto econômico, assim como o de falsificações com moléculas estruturalmente similares.

Em uma outra abordagem, há que se considerar a situação em que o medicamento não consiste de substância definida que possa ser complemente caracterizada pelas propriedades químicas ou físico-químicas. Particularmente aquelas de origem biológica podem conter misturas de substâncias, por vezes com efeito compatível, sinérgico ou ainda antagônico.

No estudo dos antimicrobianos e no tratamento das doenças infecciosas, os conceitos de sensibilidade e resistência bacteriana fundamentam-se na correlação entre a concentração mínima inibitória (CIM) e os níveis plasmáticos alcançados com o antimicrobiano administrado. Para se obterem concentrações plasmáticas que se caracterizem por atividade biocida ou biostática, é necessário que a potência do antimicrobiano esteja adequada nas preparações farmacêuticas que serão administradas ao paciente, cuja infecção se deseja combater. Nesse aspecto, é crescente a preocupação com a qualidade dos medicamentos, sejam estes inovadores, genéricos ou similares (FUCHS; WANNMACHER, 1998).

A atividade (potência) de antibióticos pode ser demonstrada sob condições adequadas por meio de seu efeito inibitório sobre o crescimento microbiano. Uma redução na atividade antimicrobiana pode revelar alterações sutis, não demonstráveis por métodos químicos (USP, 2014).

A quantificação da substância ativa demanda sempre o emprego de uma avaliação comparativa, diante de um padrão biológico de referência. Pode ser empregado um ensaio macrobiológico ou direto, como o ensaio de insulina empregando camundongos, ou ainda microbiológico ou indireto, como o ensaio de estreptomicina e tetraciclina. No segundo caso, os dois métodos mais comumente usados são a difusão em ágar (ou em placas) e o turbidimétrico (ou de tubos), prestando-se particularmente à determinação do teor de antibióticos e fatores de crescimento (BRASIL, 2010; BP, 2012; USP, 2014).

O método de difusão em ágar relaciona o tamanho da zona de exibição (fatores de crescimento) ou inibição (antibiótico) de crescimento com a dose da substância ensaiada. Este método é mais comumente empregado para determinação de antibióticos (HEWITT, 1977).

O método turbidimétrico considera a relação entre a proporção de crescimento de população microbiana no meio líquido e a concentração da substância ensaiada, sendo mais empregado no doseamento de vitaminas e aminácidos (KAVANAGH, 1963).

Uma característica dos reativos biológicos é a sua variabilidade. Enquanto os reativos físico-químicos podem ser definidos e padronizados de forma a fornecerem resultados idênticos (ou melhor, compatíveis) em todos os laboratórios, é impossível definir totalmente os reagentes biológicos, apesar dos esforços de entidades internacionais nesse sentido. Essa variabilidade inerente aos reativos biológicos torna indispensável o emprego de substâncias químicas de referência adequadas para se obterem potências relativas e de métodos estatísticos para delineamentos experimentais e análises dos resultados (BRASIL, 2010; BP, 2012).

ENSAIO DE DIFUSÃO EM ÁGAR

Doseamento de antibiótico

O ensaio por difusão, desenvolvido para antibióticos, é fundamentalmente um método físico, no qual um microrganismo é usado como revelador. Muitas das variações observadas são causadas pela negligência dos aspectos físico-químicos, não por variações biológicas (HEWITT, 1977).

O ensaio microbiológico para determinação da potência dos antibióticos é indicado para substâncias ou preparações cujo teor não pode ser definido por métodos físico-químicos. Os métodos de ensaio comumente presentes nas farmacopeias incluem a técnica de difusão em ágar e a turbidimetria (BRASIL, 2010; BP, 2012; USP, 2014). Embora a penicilina tenha sido descoberta por Fleming em 1929, os primeiros métodos microbiológicos foram introduzidos em compêndios oficiais somente décadas depois (FLEMING, 1929). Assim, em 1948, foi descrita na Farmacopeia Britânica (BP, 1948) a dosagem microbiológica para a penicilina. Uma das técnicas, de difusão em ágar, empregava placas grandes contendo meio inoculado e distribuído em monocamada, sobre a qual as soluções-teste do padrão, com concentrações conhecidas, eram comparadas com as soluções-amostra, com concentrações teoricamente estimadas, transferidas através de cilindros de diferentes materiais ou furos no gel. O meio de cultura de composição simples contendo tampão fosfato, inoculado com *Staphylococcus aureus* de procedência desconhecida, era empregado.

Um segundo método, de diluição em meio líquido, empregava o mesmo microrganismo. Este meio de cultura era preparado pela digestão de músculo de cavalo, cuja composição incluía triptona ou extrato de carne. Dessa forma, volumes iguais de solução-teste preparados em tampão fosfato pH 7,0 eram misturados com o meio inoculado e os tubos de ensaio, incubados a 37°C durante 15 a 18 horas. As preparações-padrão produzidas pelo *National Institute for Reaserch* eram recomendadas. O ponto final do teste, para observação macroscópica, era considerado a concentração em que ocorria crescimento microbiano na série de tubos. Pela comparação deste dado com a série do padrão calculava-se a potência da amostra (KAVANAGH, 1963).

Na edição seguinte, a técnica de diluição em tubos foi excluída, permanecendo apenas a metodologia de difusão em ágar, com introdução de cepas de microrganismos produzidos pelo *Central Public Health Laboratory*, de Londres, catalogadas por número pela *National Collection of Type Culture* (NCTC). Os meios de cultura foram adequados a cada antibiótico ensaiado. Em 1958, a Farmacopeia Britânica incluiu 10 novos antibióticos, além da penicilina, e consequentemente novos meios de cultura e cepas de microrganismos (BP, 1958). Nesta edição, somente a técnica de difusão foi descrita, aparecendo novamente na BP (BP, 1973). Foi introduzido nesta edição o procedimento de pré-difusão das soluções pela permanência das placas, por 2 horas, em refrigerador. Nas edições posteriores, o tempo de pré-difusão permaneceu inalterado, porém em temperatura ambiente. Inovou-se no que diz respeito à precisão, com a determinação do erro por cálculo estatístico. Porém, a partir de 1980, o procedimento para análise estatística foi excluído, sendo, no entanto, indicada a Farmacopeia Europeia para essa finalidade (PH. EUR., 1980).

Com relação à Farmacopeia Americana, constou pela primeira vez em 1955, na USP XV, o ensaio microbiológico para antibióticos, com procedimentos gerais, tanto pela técnica de difusão em gel como pela turbidimetria, e nas monografias, as correspondentes especificações (USP, 1955).

A substância de referência é produzida pela *United States Pharmacopeia* (USP), e o correspondente-padrão de trabalho é fornecido pela FDA; as cepas microbianas são provenientes da *American Type Culture Collection* (ATCC). O período de incubação sugerido, para a maioria dos ensaios, em todas as edições posteriores é de 16 a 18 horas, sob temperatura de 32 a 35°C para a técnica de difusão, e de aproximadamente 4 horas, de 36 a 37,5°C, para turbidimetria (USP, 2014).

Embora o método microbiológico tenha sido descrito em 1950 no *National Formulary* para ensaio de vitaminas, somente na edição seguinte, em 1955, com a introdução da penicilina no compêndio oficial, apareceu a metodologia para antibióticos. A descrição da metodologia não constava nestes compêndios, porém exigia os mesmos quesitos apresentados pela FDA para cada antibiótico. Em 1980, o *National Formulary* foi incorporado à USP XX, apresentando a partir de então apenas monografias de insumos farmacêuticos, sendo que a metodologia de dosagem microbiológica passou a ser responsabilidade da USP (USP, 1980).

O tipo de delineamento experimental da USP XXV apareceu inicialmente na sua 16ª edição, sendo do tipo 5 × 1, em que as concentrações do padrão devem aumentar em progressão geométrica e a mediana servir como referência (USP, 2002).

A Farmacopeia Brasileira, 5ª edição, descreve as metodologias de difusão em ágar e de turbidimetria para antibióticos, assim como procedimentos estatísticos aplicáveis aos ensaios biológicos. Agrega, ainda, tabulação de fórmulas aplicáveis aos diferentes delineamentos (BRASIL, 2010).

O método de difusão emprega meio de cultura sólido inoculado, distribuído em placas, em sistema de mono ou biocamada, através do qual a substância-teste se difunde. A solução-teste é aplicada sobre a superfície deste meio, em uma área restrita, e as placas são então incubadas. O crescimento do microrganismo ocorre respeitando, porém, áreas em que tenha ocorrido a difusão do antibiótico, gerando contraste e resultando na chamada zona de inibição de crescimento, ou ainda restrito a áreas em que tenha ocorrido a difusão do fator de crescimento. Tal fenômeno origina toda a teoria que embasa o método de difusão, estudada num primeiro momento apenas para antibióticos (KAVANAGH, 1963; HEWITT, 1977).

Pode-se afirmar que, no início do século passado, ocorreram as primeiras etapas de pesquisa buscando avaliação, ainda que qualitativa, de substâncias inibidoras de crescimento microbiano (FLEMING, 1929).

O método analítico de dosagem proposto por Fleming, em 1929, restringiu-se a ensaio de diluição (FLEMING, 1929). A necessidade de monitorar caldos de fermentação de penicilinas induziu, a partir de 1940, à busca de metodologias menos exigentes, com medidas do halo das zonas de inibição de crescimento, provocadas pela amostra, comparativamente com o padrão do antibiótico (CHAIN *et al.*, 1940). Este foi o início de uma série de experimentos, em que foram estudados os dispositivos de transferência das soluções sobre a superfície do meio de cultura inoculada e testados os cilindros de vidro ou porcelana vítrea (ABRAHAM *et al.*, 1941).

O fundamento da difusão em meio de cultura sólido deu origem, posteriormente, ao designado método de Oxford. A metodologia recebeu críticas relativas à dispersão e à incerteza de resposta (ABRAHAM *et al.*, 1941).

Fleming, em 1942, propôs melhoria metodológica, passando a dispensar as soluções-teste de padrão e amostra em sulcos no meio de cultura e inóculo na forma de estrias. Eliminava-se, assim, a interferência de material particulado presente nas amostras (FLEMING, 1942).

Outra evolução metodológica propunha, ao invés de derramar a suspensão aquosa do microrganismo sobre o meio já solidificado, efetuar a inoculação do germe no gel ainda fluido para posterior transferência à placa de Petri. Foi também sugerida a substituição do *Staphylococcus aureus* cepa H por *Bacillus subtilis*, uma vez que o primeiro, na presença de penicilina, apresentava lise espontânea, ocasionando pouco contraste na zona de inibição de crescimento. Outra vantagem residia no fato de permitir a inoculação dos esporos em temperatura que evitasse a solidificação rápida do meio de cultura. Por sua vez, como envolve germinação de esporos, a distância de difusão do antibiótico era

maior que no caso do *Staphylococcus aureus*, resultando também em halos maiores (FOSTER; WOODRUFF, 1943).

Muitos outros estudos contribuíram para que cada vez mais o método se tornasse menos empírico e fornecesse resultados mais sensíveis e reprodutíveis, mantendo a especificidade inerente ao ensaio biológico (KAVANAGH, 1963; HEWITT, 1977).

Formação da zona de inibição de crescimento

Diferentes estudos foram desenvolvidos no âmbito físico-biológico, permitindo o entendimento do mecanismo de difusão do antibiótico ou do fator de crescimento, cujo fenômeno, nesse contexto, recorre ao emprego do microrganismo definido como ideal à aplicação, para exercer o papel revelador (KAVANAGH, 1963; DART, 1966; HEWITT, 1977).

A substância em questão deve difundir-se num meio semissólido, e a combinação de diferentes condições técnicas permite evidenciar o fenômeno da difusão de substância de uma região para outra, até que em tempo infinitamente longo haverá concentração constante da substância (HUMPHREY; LIGHTBOWN, 1952; RAGHEB, 1988).

Considerando um sistema que não tenha alcançado o equilíbrio (Figura 1), em que duas concentrações (C_1 e C_2) estejam separadas apenas pela área a, ao longo de pequena distância dx em ângulo reto, o gradiente de concentração dc/dx irá, no intervalo de tempo dt, controlar a velocidade de difusão (KAVANAGH, 1963).

Se a quantidade de substância que está chegando a x for dm, será proporcional ao coeficiente de difusão D, à área a, ao tempo dt e ao gradiente de concentração dc/dx:

$$dm = Da\left(\frac{dc}{dx}\right)d_t$$

Esta é a equação correspondente à lei de difusão de Fick (KAVANAGH, 1963), que como alternativa pode ser representada, após transformações, por:

$$\left(\frac{dc}{dt}\right) = D\left(\frac{d^2c}{dx^2}\right)_t$$

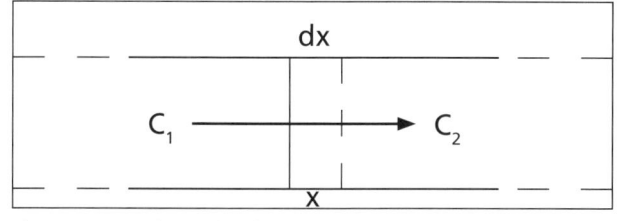

Figura 1   Gradiente de difusão e concentração.

A transferência de substância de uma solução pelo mecanismo da difusão pode ocorrer de forma linear (unidimensional), conforme anteriormente considerado, ou radial (multidimensional). Independentemente do direcionamento da difusão, o quadrado da distância de difusão será diretamente proporcional ao logaritmo da concentração, desde que se considere constante a concentração da solução de determinada substância no reservatório, durante o decorrer da difusão (HEATLEY, 1948; GAVIN, 1957a; FINN, 1959).

A aplicação desses conhecimentos para avaliação de potência de antibióticos exige padronização de condições, pois há que conciliar os fenômenos físicos (difusão) e biológicos (microrganismo sensível, meio de cultura, incubação), a fim de que a distância de difusão seja medida experimentalmente, após a revelação sob a forma de zona ou halo de inibição de crescimento. Isso significa que o microrganismo teve seu crescimento inibido em função da concentração do antimicrobiano difundido ser suficientemente capaz de impedir o seu desenvolvimento, em oposição ao restante do meio de cultura (KAVANAGH, 1963; DART, 1966; HEWITT, 1977).

Cooper e Woodman desenvolveram, em 1946, estudo com a meta de elucidar os princípios de difusão nas condições do ensaio de antibióticos, trabalhando com a difusão de cristal violeta por meio de ágar contido em tubos (COOPER; WOODMAN, 1946). Mitchison e Spicer, em 1949, prosseguiram no estudo e, usando tubos com 3 mm de diâmetro, puderam concluir que o quadrado da distância de zona de inibição era linearmente proporcional ao logaritmo da concentração da estreptomicina (MITCHISON; SPICER, 1949).

Esta técnica foi usada por Cooper e Gillespie, em 1952, para estudar os efeitos da temperatura na formação da zona de inibição, e por Cooper e Linton, para comparar os resultados obtidos em tubos e em placas (Figura 2) (COOPER; GILLESPIE, 1952; COOPER; LINTON, 1952).

Os estudos envolvendo ensaios de difusão eram inicialmente restritos, não permitindo extrapolações abrangentes aos novos antibióticos que surgiam. Assim, justificava-se a investigação dos fatores de interferência sobre zonas de inibição de crescimento e tratamento teórico quanto à inclinação das curvas dose-resposta. Este enfoque iniciou-se com o estudo da teoria de difusão em ágar, utilizando solução de cristal violeta em tubos. A curva construída da relação entre a distância de difusão e o tempo conduziu à reta. A difusão de antissépticos e da penicilina por meio do ágar, quando utilizado o cilindro como reservatório da solução-teste, permitiu boa correlação entre o diâmetro da zona de inibição de crescimento estabelecido teoricamente e aquele obtido na prática (COOPER; WOODMAN, 1946). Contudo, a fórmula derivada para o estudo considerou a difusão linear e não radial, admitindo ser a concentração do antibiótico constante nos cilindros durante as primeiras 8 horas. Demonstrou-se,

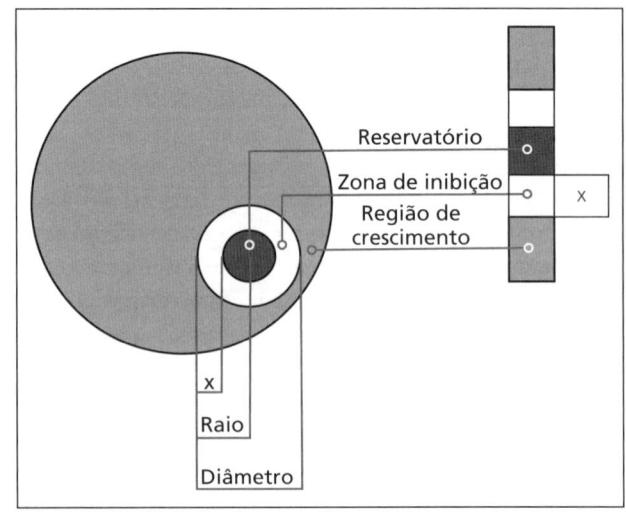

Figura 2 Formação de zonas de inibição (x) do crescimento microbiano, decorrente da difusão de antibiótico, em ágar contido na placa (difusão radial) e tubos (difusão linear).

no entanto, haver relação direta entre o volume da solução no cilindro e a distância de difusão, quando se considera uma determinada concentração (RAGHEB, 1988).

A transposição do conhecimento da difusão linear para a difusão radial, quando a solução-teste era depositada em cilindros, sobre a superfície do meio de cultura sólido inoculado permitiu a correlação entre diâmetro de difusão (diâmetro da zona de inibição de crescimento) e a concentração inicial da substância (FINN, 1959).

Estudos foram desenvolvidos para ambos os modelos de difusão, tendo sido inicialmente considerados a partir de reservatório com concentração constante (m_0), portanto, aplicável para reservatórios relativamente grandes ($\geq$ 8 mm) e, a seguir, para reservatórios reduzidos, pérolas ou discos aplicados sobre a superfície. Nesta segunda situação, a concentração no reservatório cai para valor inferior ao original (m_0), que passa a ser circundado por faixas concêntricas de picos de concentração, o que pode conduzir ao halo duplo na zona limítrofe entre inibição e crescimento (GAVIN, 1957b; KAVANAGH, 1975).

Na representação matemática, no caso de concentração constante, o quadrado do parâmetro medido (x) é diretamente proporcional ao logaritmo de m_0 e, no caso de concentração variável, o raio é proporcional ao logaritmo de m_0. Em situações nas quais os reservatórios são pequenos e as zonas são grandes, x torna-se próximo do raio (KAVANAGH, 1963; HEWITT, 1977).

Cooper demonstrou certos conceitos matemáticos de importância para o entendimento dos princípios desse método de ensaio (COOPER, 1963):

a. concentração inicial m_0: é a concentração do antibiótico no reservatório;

b. população de inóculo N_0: é a população microbiana no momento da inoculação;

c. concentração crítica m': é a concentração do antibiótico na posição limítrofe entre crescimento e inibição, que ocorre num tempo T_0;

d. população crítica N': é a população microbiana no tempo T_0 (carga microbiana inibida pela concentração crítica do antibiótico; além deste tempo continuará a difusão do antibiótico, porém totalmente absorvido pela população microbiana, razão pela qual não interfere no desenvolvimento do microrganismo, resultando manifestação máxima de crescimento; quando No = N' não haverá zona de inibição de crescimento);

e. tempo crítico T_0: é o período de crescimento do microrganismo no qual a população inicial atinge a população crítica N';

f. população inibitória N": população microbiana grande o suficiente para impedir totalmente a formação de zonas de inibição de crescimento.

Podem-se particularizar informações sobre alguns destes parâmetros. Assim, a concentração crítica m' é uma medida da sensibilidade do organismo-teste sob condições particulares de ensaio, sendo matematicamente definida pela fórmula seguinte, em que D é o coeficiente de difusão (mm/hora), dependente da temperatura e da viscosidade do meio, sendo inversamente proporcional ao raio da molécula (COOPER, 1963).

$$\operatorname{In}\left(m'\right) = \operatorname{In}\left(m_0\right) - \frac{x^2}{4DT_0}$$

A constante de difusão (D) do antibiótico no meio de cultura foi estabelecida por meio de dados obtidos experimentalmente. A concentração crítica (m') foi medida como sendo a concentração mínima capaz de inibir o crescimento da população microbiana em questão, sendo cerca de 4 vezes maior em relação à concentração mínima inibitória (COOPER, 1963).

Demonstrou-se que a distância de difusão ao quadrado (x^2) estava relacionada com o logaritmo da espessura do ágar. Quando camadas do meio com espessura menor que 1 cm foram utilizadas, o tamanho das zonas de inibição de crescimento apresentava menor sensibilidade a variações desse elemento. A validade desta equação foi confirmada pela medida da constante de difusão da penicilina, estreptomicina e aureomicina, e da concentração crítica dessas substâncias para inibir os microrganismos-teste; foram determinados, também, os valores do tamanho do halo de inibição de crescimento após variar o período de difusão. O fator determinante na inclinação da

curva dose-resposta é a constante de difusão do antibiótico, bem como o tempo, pois, quando prolongado, aumentará a inclinação (HUMPHREY; LIGHTBOWN, 1952; BRADY; KATZ, 1990; RAGHEB, 1988).

O tempo crítico T_0 é fixo, podendo ser determinado pela pré-incubação do meio inoculado durante tempos diferentes, antes da adição da solução de antibiótico ao reservatório. O tempo crítico é definido pela seguinte fórmula matemática, na qual h é o tempo de pré-incubação (COOPER, 1963):

$$T_0 - h = \frac{x^2}{4D\operatorname{In}\left(\dfrac{m_0}{m'}\right)}$$

Considerando que o tempo crítico T_0, isto é, o tempo de incubação no qual o tamanho dos halos é definido, é dependente da fase *lag* de crescimento e do tempo de geração do microrganismo, aquele igualmente depende, portanto, da temperatura e do tamanho do inóculo inicial. Por outro lado, a concentração do antibiótico não interfere no tempo crítico. Assim, a concentração crítica e a população crítica são decisivas na definição da posição limítrofe da zona de inibição de crescimento. O tamanho desta zona, então, é influenciado pela difusão do antibiótico ou pelo tempo necessário para alcançar a população crítica (GAVIN, 1957b; COOPER, 1963).

Foi estudado o emprego de curtos intervalos de tempo de incubação em várias réplicas. Os dados experimentais obtidos mostraram concordância com a teoria de difusão, exceto quando o período de incubação era reduzido (SCHIMIDT; MOYER, 1944; YAMADA *et al.*, 1981).

Vários fatores específicos afetam a definição dos halos e a natureza da curva dose-resposta. É o caso da produção de pequenas quantidades de penicilinase por *Bacillus subtilis*, usado no ensaio de penicilina ou na determinação da medida de absorção da estreptomicina pelos *Bacillus subtilis, Bacillus pumilus* e *Staphylococcus aureus*. Outras vezes, a formação de halo duplo é atribuída à aquisição de resistência do microrganismo-teste na frente da difusão da substância, em que a concentração é menor que a do reservatório, e a população já é maior que a inicial, considerando a incubação do sistema (GOYAN *et al.*, 1947).

A necessidade do dimensionamento das zonas de inibição de crescimento conduz à exigência de inóculo com população microbiana homogênea, proporcionando população crítica constante, definida e sem tendência à lise ou à aquisição de resistência. Assim, pela equação estabelecida foi possível, embora com exatidão reduzida, a determinação teórica dos valores de diâmetro para diferentes concentrações do antibiótico, assim como do tempo de difusão envolvido e cálculo da constante de difusão (HEWITT, 1977).

Constituição do meio, capacidade do cilindro, tamanho e espessura do disco de papel, espessura de ágar e temperatura de incubação são fatores que determinam a otimização do ensaio. Utilizando-se clortetraciclina e *Bacillus cereus*, quando a temperatura de incubação e o nível de nutrientes no meio de cultura foram inferiores aos normalmente utilizados, as zonas de inibição foram maiores. A espessura do ágar foi o fator que mais influenciou a variabilidade da resposta, pois quanto mais fina a camada, maior o efeito do volume contido no cilindro sobre a distância de difusão. O conteúdo dos cilindros, desde que integralmente preenchidos com a solução, pouco influenciou na inclinação da curva dose-resposta. A linearidade da resposta, no entanto, foi pouco influenciada pelos fatores citados (COOPER; WOODMAN, 1946; BRADY; KATZ, 1990).

Delineamento do ensaio

Embora Bryant tenha descrito ensaios de rotina com tubos, empregando o quadrado da zona de inibição no cálculo da potência, a maior parte das determinações é feita com o emprego de placas, e a resposta considerada é o diâmetro da zona de inibição de crescimento (d). Essa prática é válida, exceto para valores muito reduzidos de distância de difusão, sendo que a relação entre o quadrado do diâmetro (d^2) e o logaritmo da dose (concentração) resulta em uma linha reta, com grandes vantagens sobre a curva. O emprego de d ou d^2 nos cálculos de potência resulta em valores praticamente iguais, com diferenças da ordem de 0,1% (MITCHISON; SPICER, 1949; BRYANT, 1968; HEWITT, 1977).

É sempre essencial que se trabalhe com réplicas, de forma a compensar os desvios, inerentes aos ensaios ou acidentais. Há que se considerar também, no cálculo de potência da amostra, condições de tratamento prévio, extrações, diluições, teor de umidade, eventualmente corrigindo o resultado obtido do ensaio (BRASIL, 2010; BP, 2012).

A potência de amostras desconhecidas pode ser determinada pelo dimensionamento da resposta de uma diluição apropriada, seguido de leitura em curva-padrão. É importante que a cada dia de ensaio haja a comparação da amostra com o padrão de referência, sob as mesmas condições. É também interessante adotar um planejamento experimental que, sem esforço adicional, forneça melhores resultados e permita indicação da validade do ensaio. Entre os fatores a se considerar na seleção do delineamento, estão o número e a natureza das amostras e o nível de confiabilidade exigido dos resultados (HEWITT, 1977; BRASIL, 2010; HEWITT, 2000).

Quanto às características da resposta retilínea esperada para a relação entre logaritmo da dose (concentração)

e resposta (diâmetro da zona de inibição de crescimento), merecem considerações (SIMPSON, 1963; HEWITT, 1977; LOURENÇO, 2006):

■ A curva-resposta de substâncias qualitativamente idênticas deve apresentar a mesma inclinação.

■ É essencial que se disponha de ao menos duas doses para estimar a inclinação da linha de resposta.

■ No evento de não haver paralelismo entre as curvas-resposta do padrão e da amostra, as potências de ambos podem aparentar ser idênticas no ponto de intersecção. Esta situação caracteriza um ensaio não válido, em que a potência estimada da amostra é superior ao padrão acima da intersecção e inferior ao padrão abaixo da intersecção ou o contrário.

Ensaio balanceado ou fatorial com duas doses (2 × 2)

Knudsen e Randall descreveram um delineamento simples e eficiente para o ensaio de penicilina, empregando duas doses do padrão e duas da amostra, com idêntica razão entre as doses nas duas preparações (Figura 3). É conhecido como ensaio 2 × 2, em que cada placa de Petri de 10 cm de diâmetro inclui todas as quatro doses, de forma que o número de réplicas é igual ao número de placas empregado. O ensaio é também conhecido como simétrico ou balanceado (KNUDSEN; RANDALL, 1945).

A potência real da amostra é revelada pela distância entre as retas, sendo calculada com base em valores médios de 4 tratamentos, consideradas as réplicas efetuadas (S_1 e S_2, respectivamente respostas médias das doses baixa e alta do padrão; T_1 e T_2, respectivamente respostas médias das doses baixa e alta das amostras) (KNUDSEN, 1945; MIYAMURA, 1956).

A melhor estimativa da diferença na resposta decorrente da diferença entre doses alta e baixa é obtida da mé-

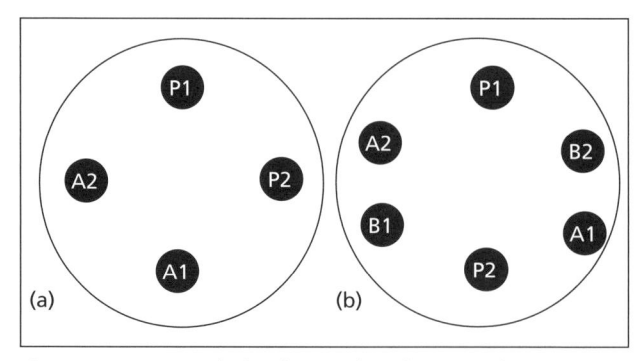

Figura 3 Esquema de distribuição das soluções-padrão e amostra empregado no ensaio balanceado ou fatorial com 2 doses (2 × 2) para uma amostra (a) ou duas (b) amostras simultâneas.

dia dessas diferenças para padrão e amostra e designada E (KNUDSEN, 1945; HEWITT, 1977):

$$E = \frac{1}{2}\left[(S_2 + T_2) - (S_1 + T_1)\right]$$

De forma semelhante, a melhor estimativa da diferença na resposta decorrente da diferença entre amostra e padrão é obtida pela média das diferenças nos dois níveis e designada F (KNUDSEN, 1945; HEWITT, 1977):

$$F = \frac{1}{2}\left[(T_2 + T_1) - (S_2 + S_1)\right]$$

Colocando em gráfico (log dose × resposta) e admitindo-se como b o aumento hipotético em resposta correspondente ao aumento de 10 vezes na dose, I como o log (base 10) da diferença entre as doses adjacentes e M como o log (base 10) da diferença entre as potências do padrão e amostra, chega-se a (KNUDSEN, 1945; HEWITT, 1977):

$$\frac{F}{M} = \frac{E}{I} = b$$

Portanto:

$$M = \frac{F}{E}\log(R)$$

A potência da amostra é dada pelo antilogaritmo de M. Hewitt, apresenta os cálculos para a estimativa da potência e dos limites de confiança. A Tabela .1 apresenta as fórmulas para a análise de variância (ANOVA) para o delineamento 2 × 2 (KNUDSEN, 1945; HEWITT, 1977).

Desvio-padrão:

$$S_M = \sqrt{\frac{S^2}{b^2}\left[\frac{1}{N_S} + \frac{1}{N_T} + \frac{\left(M - \bar{x}_S + \bar{x}_T\right)}{4n\left[\log(R)\right]^2}\right]}$$

Intervalo de confiança: IC(95%)= antilog(2+ M ± ts$_M$)
Em que: t é o t-Student para α = 0,05 e graus de liberdade = ERRO (ver tabela de ANOVA)

Tabela 1   Análise de variância para o delineamento 2 × 2

Fonte	G.L.	Soma dos quadrados	Quadrado médio	F	Critério (p-valor)
Preparações	1	$SQ_{PR} = \dfrac{(T_2 + T_1 - S_2 - S_1)^2}{4 \times n}$	$QM_{PR} = \dfrac{SQ_{PR}}{G.L.}$	$F_{PR} = \dfrac{QM_{PR}}{QM_E}$	
Regressão	1	$SQ_R = \dfrac{(T_2 - T_1 + S_2 - S_1)^2}{4 \times n}$	$QM_R = \dfrac{SQ_R}{G.L.}$	$F_R = \dfrac{QM_R}{QM_E}$	< 0,05
Paralelismo	1	$SQ_{PA} = \dfrac{(T_2 - T_1 - S_2 + S_1)^2}{4 \times n}$	$QM_{PA} = \dfrac{SQ_{PA}}{G.L.}$	$F_{PA} = \dfrac{QM_{PA}}{QM_E}$	> 0,05
Tratamentos	p − 1	$SQ_{TR} = \dfrac{T_2^2 + T_1^2 + S_2^2 + S_1^2}{n} - \dfrac{\left(\sum_{i=1}^{n\times p} yi\right)}{n \times p}$	$QM_{TR} = \dfrac{SQ_{TR}}{G.L.}$	$F_{TR} = \dfrac{QM_{TR}}{QM_E}$	
Placas	n − 1	$SQ_{PL} = \dfrac{\sum_{j=1}^{n}\left(\sum_{k=1}^{p} y_k\right)^2}{p} - \dfrac{\left(\sum_{i=1}^{n\times p} y_i\right)^2}{n\times p}$	$QM_{PL} = \dfrac{SQ_{PL}}{G.L.}$	$F_{PL} = \dfrac{QM_{PL}}{QM_E}$	
Erro	Total − Placas − Tratamentos	$SQ_E = SQ_{TO} - SQ_{PL} - SQ_{TR}$	$QM_E = \dfrac{SQ_E}{G.L.}$		
Total	(n × p) − 1	$SQ_{T0} = \left(\sum_{i=1}^{n\times p} y_i^2\right) - \dfrac{\left(\sum_{i=1}^{n\times p} y_i\right)^2}{n\times p}$			

Em que:

G.L. = graus de liberdade	SQ = soma dos quadrados	QM = quadrado médio
y = diâmetro do halo	n = número de placas	p = número de preparações

Exemplo 1:

Tabela 2 Diâmetros dos halos para o ensaio de antibióticos (delineamento 2 × 2)

	T2	T1	S2	S1	Total
Placa 1	20,1	15,7	19,8	15,3	70,9
Placa 2	20,9	16,5	20,7	15,9	74,0
Placa 3	20,9	16,4	20,4	16,6	74,3
Placa 4	20,8	16,7	21,0	16,3	74,8
Placa 5	20,6	16,8	20,2	16,4	74,0
Placa 6	19,9	16,5	20,3	15,8	72,5
Total	123,2	98,6	122,4	96,3	
Média	20,533	16,433	20,400	16,050	

Determinação da potência:

Diferença entre as doses:

$$E = \frac{1}{2}\left[(20,533 + 20,400) - (16,433 + 16,050)\right] = 4,255$$

Diferença entre preparações:

$$F = \frac{1}{2}\left[(20,533 + 16,433) - (20,400 + 16,050)\right] = 0,258$$

$$M = \frac{0,258}{4.225}\log(2) = 0,0368,$$ e portanto: Potência =

= antilog(2 + 0,0368) = 108,8%

Análise de variância (ANOVA):

Determinação do intervalo de confiança:

Desvio-padrão:

$$S_M = \sqrt{\frac{0,1}{14,0315^2}\left[\frac{1}{12} + \frac{1}{12} + \frac{(0,0368 - 18,225 + 18,483)}{4 \times 6 \times [\log(2)]^2}\right]} =$$

$$= 0,0102$$

Intervalo de confiança:

$$IC(95\%) = \text{anti}\log(2 + 0,0368 \pm 2,13 \times 0,0102) =$$

$$= 103,5\% \text{ a } 114,4\%$$

Ensaio balanceado ou fatorial com três doses (3 × 3)

Em 1978, Tarcza e Garth apresentaram os procedimentos para a determinação da potência de antibióticos pelo emprego de três doses de padrão e três de amostra,

com razões idênticas, numa mesma placa (Figura 4). O trabalho ainda considerava a avaliação da validade do ensaio, verificada pelos critérios de linearidade, regressão e paralelismo, assim como a estimativa de um intervalo de confiança para a potência determinada (TARCZA; GARTH, 1978).

A potência real da amostra é revelada pela distância entre as retas, sendo calculada com base em valores médios de seis doses, consideradas as réplicas efetuadas (S_1, S_2 e S_3 respectivamente respostas médias das doses baixa, intermediária e alta do padrão; T_1, T_2 e T_3, respectivamente respostas médias das doses baixa, intermediária e alta das amostras) (HEWITT, 1977; BRASIL, 2010, 1988; BP, 2012).

A melhor estimativa da diferença na resposta decorrente da diferença entre doses alta e baixa é obtida da média dessas diferenças para padrão e amostra e designada E (HEWITT, 1977; BRASIL, 2010; BP, 2012):

$$E = \frac{1}{4}\left[(S_3 + T_3) - (S_1 + T_1)\right]$$

De forma semelhante, a melhor estimativa da diferença na resposta decorrente da diferença entre amostra e padrão é obtida pela média das diferenças nos dois níveis e designada F (HEWITT, 1977; BRASIL, 2010; BP, 2012):

$$F = \frac{1}{3}\left[(T_3 + T_2 + T_1) - (S_3 + S_2 + S_1)\right]$$

Colocando-se em gráfico (log dose × resposta) e admitindo-se como b o aumento hipotético em resposta correspondente ao aumento de 10 vezes na dose, I como o log (base 10) da diferença entre as doses adjacentes e M como o log (base 10) da diferença entre as potências do padrão e amostra, chega-se a (HEWITT, 1977; BRASIL, 2010; BP, 2012):

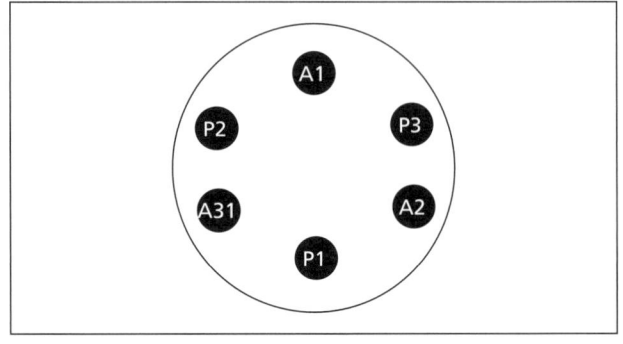

Figura 4 Esquema de distribuição das soluções-padrão e amostra empregado no ensaio balanceado ou fatorial com três doses (3 × 3).

Tabela 3 Análise de variância para o delineamento 2×2

Fonte	G.L.	Soma dos quadrados	Quadrado médio	F	Critério (p-valor)
Preparações	1	$SQ_{PR} = \left(\dfrac{123,2 + 98,6 - 122,4 - 96,3}{4 \times 6}\right)^2 = 0,4$	$QM_{PR} = \dfrac{0,4}{1} = 0,4$	$F_{PR} = \dfrac{0,4}{0,07} = 5,7$	
Regressão	1	$SQ_{R} = \left(\dfrac{123,2 - 98,6 + 122,4 - 96,3}{4 \times 6}\right)^2 = 107,1$	$QM_{R} = \dfrac{107,1}{1} = 107,1$	$F_{R} = \dfrac{35,9}{0,07} = 515$	0,00
Paralelismo	1	$SQ_{PA} = \left(\dfrac{123,2 - 98,6 - 122,4 + 96,3}{4 \times 6}\right)^2 = 0,1$	$QM_{PA} = \dfrac{0,1}{1} = 0,1$	$F_{PA} = \dfrac{0,1}{0,07} = 1,4$	0,26
Tratamentos	3	$SQ_{TR} = \dfrac{123,2^2 + 98,6^2 + 122,4^2 + 96,3^2}{6} - \dfrac{[440,5]^2}{6 \times 4} = 107,6$	$QM_{TR} = \dfrac{107,6}{3} = 35,9$	$F_{TR} = \dfrac{35,9}{0,07} = 515$	
Placas	5	$SQ_{PL} = \dfrac{70,9^2 + 74,0^2 + 74,3^2 + 74,8^2 + 74,0^2 + 72,5^2}{4} - \dfrac{[440,5]^2}{6 \times 4} = 2,6$	$QM_{PL} = \dfrac{2,6}{5} = 0,52$	$F_{PL} = \dfrac{0,52}{0,07} = 7,4$	
Erro	15	$SQ_{E} = 111,3 - 2,6 - 107,6 = 1,1$	$QM_{E} = \dfrac{1,1}{15} = 0,07$		
Total	23	$SQ_{TO} = \left(20,1^2 + 20,9^2 + \ldots 16,4^2 + 15,8^2\right) - \dfrac{(440,5)^2}{6 \times 4} = 111,3$			

Em que:

G.L. = graus de liberdade	SQ = soma dos quadrados	QM = quadrado médio
y = diâmetro do halo	n = número de placas	p = número de preparações

$$\frac{F}{M} = \frac{E}{I} = b$$

Portanto:

$$M = \frac{F}{E} \log(R)$$

A potência da amostra é dada pelo antilogaritmo de M. A Farmacopeia Brasileira IV apresenta os cálculos para a estimativa da potência e dos limites de confiança. A Tabela 4 apresenta as fórmulas para a análise de variância

(ANOVA) para o delineamento 3×3 (HEWITT, 1977; BRASIL, 2010; BP, 2012).

Desvio-padrão:

$$S_M = \sqrt{\frac{S^2}{b^2}\left[\frac{1}{N_S} + \frac{1}{N_T} + \frac{\left(M - \overline{x}_S + \overline{x}_T\right)}{4n\left[\log(R)\right]^2}\right]}$$

Intervalo de confiança: $IC(95\%) = antilog(2 + M \pm ts_M)$.
Em que: t é o t-Student para $\alpha = 0,05$ e graus de liberdade = ERRO (ver Tabela de ANOVA).

Tabela 4 Análise de variância para o delineamento 3×3

Fonte	G.L.	Soma dos quadrados	Quadrado médio	F	Critério (p-valor)
Preparações	1	$SQ_{PR} = \left(\dfrac{T_3 + T_2 + T_1 - S_3 - S_2 - S_1}{6 \times n}\right)^2$	$QM_{PR} = \dfrac{SQ_{PR}}{G.L.}$	$F_{PR} = \dfrac{QM_{PR}}{QM_E}$	
Regressão	1	$SQ_R = \left(\dfrac{T_3 - T_1 + S_3 - S_1}{4 \times n}\right)^2$	$QM_R = \dfrac{SQ_R}{G.L.}$	$F_R = \dfrac{QM_R}{QM_E}$	< 0,05
Paralelismo	1	$SQ_{PA} = \left(\dfrac{T_3 - T_1 + S_3 - S_1}{4 \times n}\right)^2$	$QM_{PA} = \dfrac{SQ_{PA}}{G.L.}$	$F_{PA} = \dfrac{QM_{PA}}{QM_E}$	> 0,05
Quadrático	1	$SQ_Q = \left(\dfrac{T_3 - 2T_2 + T_1 + S_3 - 2S_2 + S_1}{12 \times n}\right)^2$	$QM_Q = \dfrac{SQ_{PA}}{G.L.}$	$F_Q = \dfrac{QM_Q}{QM_E}$	> 0,05
Diferença de quadráticos	1	$SQ_{DQ} = \left(\dfrac{T_3 - 2T_2 + T_1 - S_3 + 2S_2 - S_1}{12 \times n}\right)^2$	$QM_Q = \dfrac{SQ_{PA}}{G.L.}$	$F_{DQ} = \dfrac{QM_{DQ}}{QM_E}$	> 0,05
Tratamentos	p − 1	$SQ_{TR} = \dfrac{T_3^2 - 2T_2^2 + T_1^2 + S_3^2 - 2S_2^2 + S_1^2}{n} - \dfrac{\left(\sum_{i=1}^{n \times p} y_i\right)^2}{n \times p}$	$QM_{TR} = \dfrac{SQ_{TR}}{G.L.}$	$F_{TR} = \dfrac{QM_{TR}}{QM_E}$	
Placas	n − 1	$SQ_{PL} = \dfrac{\sum_{j=1}^{n}\left(\sum_{k=1}^{p} y_k\right)_j}{p} - \dfrac{\left(\sum_{i=1}^{n \times p} y_i\right)^2}{n \times p}$	$QM_{PL} = \dfrac{SQ_{PL}}{G.L.}$	$F_{PL} = \dfrac{QM_{PL}}{QM_E}$	
Erro	Total − Placas − Tratamentos	$SQ_E = \left(\sum_{j=1}^{n \times p} y_i^2\right) - \dfrac{\left(\sum_{i=1}^{n \times p} y_i\right)^2}{n \times p}$			
Total	(n × p) − 1	$SQ_{TO} = \left(\sum_{j=1}^{n \times p} y_i^2\right) - \dfrac{\left(\sum_{i=1}^{n \times p} y_i\right)^2}{n \times p}$			
Em que:					
G.L. = graus de liberdade		SQ = soma dos quadrados		QM = quadrado médio	
y = diâmetro do halo		n = número de placas		p = número de preparações	

Exemplo 2:

Tabela 5   Diâmetros dos halos para o ensaio de antibióticos (delineamento 3 x 3)

	T3	T2	T1	S3	S2	S1	Total
Placa 1	24,0	20,4	17,0	24,4	20,7	17,4	123,9
Placa 2	22,7	19,7	14,9	22,2	19,3	14,9	113,7
Placa 3	22,0	18,6	15,0	22,3	18,0	15,0	110,9
Placa 4	22,4	18,3	14,6	22,2	19,0	14,8	111,3
Placa 5	22,3	18,0	14,7	22,6	17,8	14,4	109,8
Placa 6	23,3	19,1	14,4	23,0	19,3	14,5	113,6
Placa 7	22,5	19,0	14,9	22,2	19,4	15,0	113,0
Total	159,2	133,1	105,5	158,9	133,5	106	
Média	22,743	19,014	15,071	22,700	19,071	15,143	

Determinação da potência:

Diferença entre as doses:

$$E = \frac{1}{4}\left[(22,743 + 22,700) - (15,701 + 15,143)\right] = 3,807$$

Diferença entre preparações:

$$F = \frac{1}{3}\left[(22,743 + 19,104 + 15,701) - \right.$$
$$\left.(22,700 + 19,701 + 15,143)\right] = -0,029$$

$$M = \frac{-0,029}{3,807}\log(2) = -0,00226,\ \text{e portanto: potên-}$$

cia = antilog(2 + 0,00226) = 99,4%

Análise de variância (ANOVA):

Determinação do intervalo de confiança:

Desvio-padrão:

$$S_M = \sqrt{\frac{0,170}{12,664^2}\left[\frac{1}{21} + \frac{1}{21} + \frac{(-0,00226 - 18,971 + 18,943)}{4 \times 7 \times \left[\log(2)\right]^2}\right]} =$$
$$= 0,0101$$

Intervalo de confiança:

$$IC(95\%) = \text{antilog}(2 - 0,00226 \pm 2,04 \times 0,0101) =$$
$$= 94,9\%\ \text{a}\ 104,3\%$$

Ensaio com interpolação em curva padrão (5 × 1)

Laboratórios envolvidos na determinação de potência de número grande de amostras da mesma natureza frequentemente consideram conveniente testar duas ou mais amostras simultaneamente com o mesmo padrão. Este delineamento estará poupando esforços, pois permite análise de várias amostras e o maior número de mais níveis de concentração do padrão estará contribuindo para melhor estimativa da inclinação da reta (LOURENÇO, 2006; LOURENÇO; PINTO, 2007, 2009).

Delineamento com uma curva-padrão de cinco concentrações, descrito inicialmente no *US Code Of Federal Regulation*, vem sendo usado há muitos anos (CFR, 1985, 1992).

Cada placa inclui duas doses, em posições alternadas, cada uma em triplicata. Em todas as placas, uma das concentrações é a de referência, a concentração central da curva-padrão; a outra é uma das quatro concentrações do padrão (1, 2, 4 ou 5) ou a dose da amostra de potência desconhecida, no nível de dose nominal equivalente à da referência do padrão (HEWITT, 1977; USP, 2014) (Figura 5).

Em contraste com os ensaios balanceados, cada placa não se constitui em um ensaio particular, ocasionando a necessidade de um sistema de correção dos desvios entre placas. Este sistema de correção é incorporado ao delineamento, pois cada ponto de referência constitui-se na média de nove medidas, ao se considerarem as três réplicas de placas para uma amostra, e a média de 36 leituras ao se considerarem os pontos do padrão, resultante de 12 placas. A primeira providência é determinar a média aritmética de cada uma das quatro concentrações do padrão, resultante da triplicata, assim como a da respectiva concentração de referência das mesmas placas. Procedimento equivalente deve ser efetuado para todas as amostras em análise. A correção dos dados dar-se-á em função da diferença observada entre a média geral do ponto de referência (3), resultante de 36 dados experimentais, e aquela correspondente à triplicata da dose em questão, cujo valor será somado ou subtraído da média da concentração ensaiada nessas mesmas placas. As respostas corrigidas serão

Tabela 6 Análise de variância para o delineamento 3 × 3

Fonte	G.L.	Soma dos quadrados	Quadrado médio	F	Critério (p-valor)
Preparações	1	$SQ_{PR} = \dfrac{(159,2 + 133,1 + 105,5 - 158,9 - 113,5 - 106,0)^2}{6 \times 7} = 0,009$	$QM_{PR} = \dfrac{0,009}{1} = 0,009$	$F_{PR} = \dfrac{0,009}{0,170} = 0,05$	
Regressão	1	$SQ_R = \dfrac{(159,2 - 105,5 + 158,9 - 106,0)^2}{4 \times 7} = 405,841$	$QM_R = \dfrac{405,841}{1} = 405,84$	$F_R = \dfrac{405,841}{0,170} = 2383,30$	0,00
Paralelismo	1	$SQ_{PA} = \dfrac{(159,2 + 105,5 + 158,9 - 106,0)^2}{4 \times 7} = 0,023$	$QM_{PA} = \dfrac{0,023}{1} = 0,023$	$F_{PA} = \dfrac{0,023}{0,170} = 0,13$	0,72
Quadrático	1	$SQ_Q = \dfrac{(159,2 - 2 \times 133,1 + 105,5 + 158,9 - 2 \times 133,5 + 106,0)^2}{12 \times 7} = 0,154$	$QM_Q = \dfrac{0,154}{1} = 0,154$	$F_Q = \dfrac{0,154}{0,170} = 0,91$	0,35
Diferença de Quadráticos	1	$SQ_{DQ} = \dfrac{(159,2 - 2 \times 133,1 + 105,5 + 158,0 + 2 \times 133,5 - 106,0)^2}{12 \times 7} = 0,004$	$QM_{DQ} = \dfrac{0,004}{1} = 0,004$	$F_{DQ} = \dfrac{0,004}{0,170} = 0,03$	0,88
Tratamentos	5	$SQ_{TR} = \dfrac{(159,2^2 + 133,1^2 + 105,5^2 + 158,0^2 + 133,5^2 - 106,0^2)^2}{7} - \dfrac{(796,2)^2}{7 \times 6} = 406,031$	$QM_{TR} = \dfrac{406,031}{5} = 81,206$	$F_{TR} = \dfrac{81,206}{0,170} = 476,88$	
Placas	6	$SQ_{PL} = \dfrac{(123,9^2 + 113,7^2 + 110,9^2 + 111,3^2 + 109,8^2 + 113,6^2 + 113,0^2)^2}{6} - \dfrac{(796,2)^2}{7 \times 6} = 22,223$	$QM_{PL} = \dfrac{22,223}{6} = 3,704$	$F_{PL} = \dfrac{3,704}{0,170} = 21,75$	
Erro	30	$SQ_E = 433,363 - 22,223 - 406,031 = 5,109$	$QM_E = \dfrac{5,109}{30} = 0,170$		
Total	41	$SQ_{TO} = \left(21,0^2 + 22,7^2 + \ldots + 14,5^2 + 15,0^2\right) - \dfrac{(796,2)^2}{7 \times 6} = 433,363$			

Em que:

G.L. = graus de liberdade	SQ = soma dos quadrados	QM = quadrado médio
y = diâmetro do halo	n = número de placas	p = número de preparações

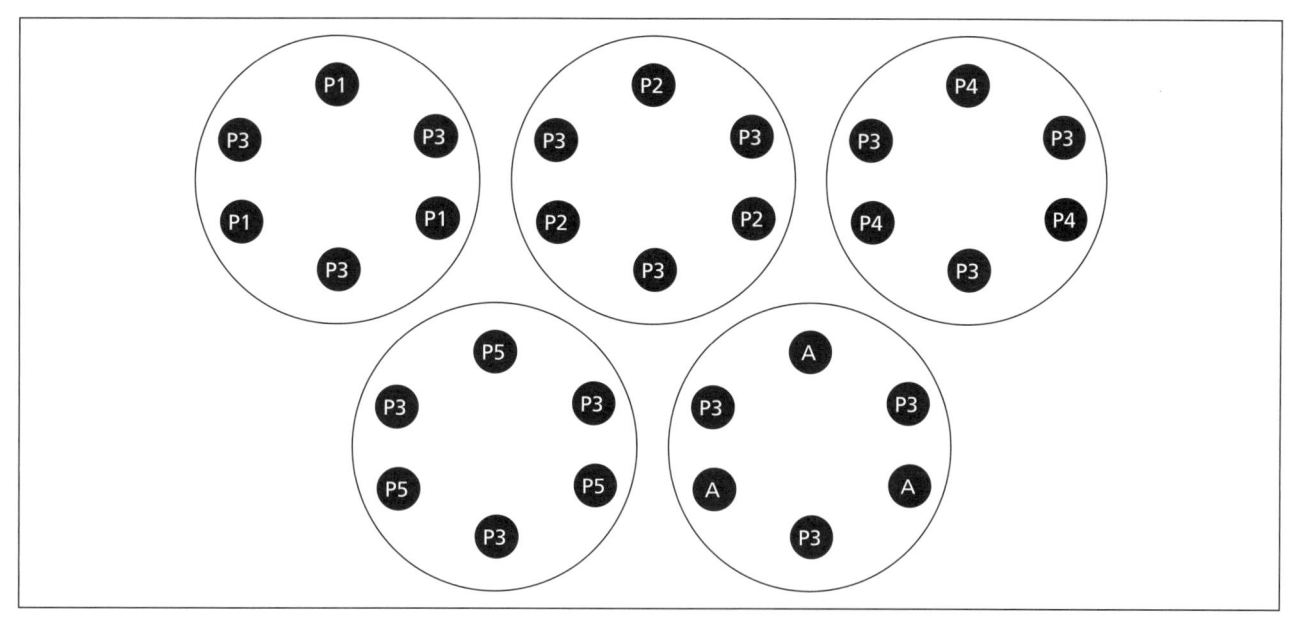

Figura 5   Esquema de distribuição das soluções-padrão e amostra empregado no ensaio com interpolação em curva-padrão (5 × 1).

empregadas para a construção da curva-padrão e cálculos subsequentes, após interpolação da média corrigida das amostras, considerando-se o fator de diluição (HEWITT, 1977; USP, 2014).

O gráfico é construído posicionando-se, em papel monolog, os pontos corrigidos do padrão, na abscissa, em escala aritmética, e a concentração (dose) do antibiótico (escala logarítmica), na ordenada. A curva-padrão é desenhada buscando-se a reta de melhor ajuste entre os pontos (HEWITT, 1977; USP, 2014).

Outra possibilidade consiste em aplicar equações que conduzam ao cálculo de dois pontos, com base nos quais será traçada a reta, com maior segurança. É condição essencial para as fórmulas a seguir apresentadas o número de pontos igual a 5 (podendo ser desenvolvidas equações similares para números distintos) e que eles estejam em progressão geométrica (HEWITT, 1977; USP, 2014):

$$L = \frac{3S_{1c} + 2S_{2c} + S_{3c} - S_{5c}}{5}$$

$$H = \frac{3S_{5c} + 2S_{4c} + S_{3c} - S_{1c}}{5}$$

Em que:

L = resposta calculada (diâmetro da zona de inibição de crescimento) para a concentração mais baixa da curva-padrão.

H = resposta calculada para a concentração mais alta da curva-padrão.

S_{3c} = média aritmética resultante das 36 leituras da concentração de referência do padrão.

$S_{1c}, S_{2c}, S_{4C}, S_{5c}$ = valores corrigidos dos outros quatro pontos da curva-padrão.

A melhor estimativa da diferença na resposta decorrente da diferença entre doses alta e baixa é obtida da média dessas diferenças para padrão e amostra e designada E (HEWITT, 1977; USP, 2014):

$$E = (H - L) = \frac{1}{10}\left[2S_{5c} + S_{4c} - S_{2c} - 2S_{1c}\right]$$

De forma semelhante, a melhor estimativa da diferença na resposta decorrente da diferença entre amostra e padrão é obtida pela média das diferenças nos dois níveis e designada F (HEWITT, 1977; USP, 2014):

$$F = \left[T - S_{3T}\right]$$

Colocando-se em gráfico (log dose × resposta), e admitindo-se como b o aumento hipotético em resposta correspondente ao aumento de 10 vezes na dose, I como o log (base 10) da diferença entre as doses adjacentes e M como o log (base 10) da diferença entre as potências do padrão e amostra, chega-se a (HEWITT, 1977; USP, 2014):

$$\frac{F}{M} = \frac{E}{I} = b$$

Portanto:

$$M = \frac{F}{E}\log(R)$$

A potência da amostra é dada pelo antilogaritmo de M. Hewitt apresenta os cálculos para a estimativa da potência e dos limites de confiança. A Tabela 7 apresenta as fórmulas para a análise de variância (ANOVA) para o delineamento 5 × 1 (HEWITT, 1977; USP, 2014).

Desvio-padrão:

$$S_M = \sqrt{\frac{S^2}{b^2}\left[\frac{1}{N_S} + \frac{1}{N_T} + \frac{(M)^2}{18\left(\log(1,56)^2 + \log(1,25)^2\right)}\right]}$$

Intervalo de confiança:

$$IC(95\%) = antilog\left(2 + M \pm ts_M\right)$$

Em que: t é o t-Student para α = 0,05 e graus de liberdade = ERRO (ver tabela de ANOVA)

Tabela 7 Análise de variância para o delineamento 5 x 1

Fonte	G.L.	Soma dos quadrados	Quadrado médio	F	Critério (p-valor)
Preparações	1	$SQ_{PR} = \frac{(S_1 + S_2 + S_4 + S_5)^2}{36} + \frac{S_3^2}{1} + \frac{T^2}{9} - \frac{\left(\sum\limits_{i=1}^{n} y_i\right)^2}{46}$	$QM_{PR} = \frac{SQ_{PR}}{G.L.}$		
Regressão	1	$SQ_R = \frac{(-2S_1 + S_2 + S_4 + 2S_5)^2}{90}$	$QM_R = \frac{SQ_R}{G.L.}$	$F_R = \frac{QM_R}{QM_E}$	< 0,05
Desvio da regressão	3	$SQ_{DR} = SQ_{TR} - SQ_{PR} - SQ_R$	$QM_{DR} = \frac{SD_D}{G.L.}$	$F_{DR} = \frac{QM_D}{QM_E}$	0,05
Tratamentos	5	$SQ_{TR} = \frac{S_1^2 + S_2^2}{9} + \frac{S_3^2}{1} + \frac{S_4^2 + S_5^2}{9} - \frac{\left(\sum\limits_{i=1}^{n\times p} y_i\right)^2}{46}$	$QM_{TR} = \frac{SD_{TR}}{G.L.}$		
Erro	40	$SQ_E = SQ_{TO} - SQ_{TR}$	$QM_E = \frac{SD_E}{G.L.}$		
Total	45	$SQ_{TO} = \left(\sum\limits_{i=1}^{n\times p} y_i\right) - \frac{\left(\sum\limits_{i=1}^{n\times p} y_i\right)^2}{46}$			

Em que:

G.L. = graus de liberdade	SQ = soma dos quadrados	QM = quadrado médio
y = diâmetro do halo	n = número de placas	p = número de preparações

Tabela 8 Diâmetros dos halos para o ensaio de antibióticos (delineamento 5 x 1)

	S1	S3/S1	S2	S3/S2	S4	S3/S4	S5	S3/S5	T	S3/T
	14,6	16,1	14,7	15,8	16,6	15,6	17,3	15,6	15,3	15,7
Placa 1	14,1	15,6	15,1	15,6	16,8	15,8	17,0	15,6	15,8	15,8
	13,8	15,8	14,8	15,5	16,3	16,0	17,0	15,5	15,7	15,7
	14,5	16,0	14,7	15,7	16,6	15,8	17,3	15,6	15,8	15,9
Placa 2	14,1	15,9	14,9	15,5	16,5	15,6	17,4	15,7	15,8	15,7
	14,4	16,2	15,2	15,6	16,2	15,7	17,2	15,5	15,5	15,7
	14,0	15,7	14,8	15,7	16,9	16,1	17,3	15,9	15,2	15,5
Placa 3	14,2	15,7	15,0	15,4	16,5	15,7	17,3	15,8	15,1	15,8
	14,1	15,8	14,3	15,3	16,8	15,8	16,7	15,8	15,1	15,3
Total	127,8	142,8	133,5	140,1	149,2	142,1	154,5	141,0	139,3	141,1
Média	14,20	15,87	14,83	15,57	16,58	15,79	17,17	15,67	15,48	15,68
Correção	14,05		14,98		16,51		17,22			

Exemplo 3:
Correção dos pontos da curva-padrão.

$$S_{1C} = S_1 + S_{3C} - S_{3/51} = 14,05 + 15,72 - 15,87 = 14,05$$
$$S_{2C} = S_2 + S_{3/52} - S_{3C} = 14,83 + 15,72 - 15,57 = 14,98$$
$$S_{3C} = 15,72$$
$$S_{4C} = S_4 + S_{3/54} - S_{3C} = 16,58 + 15,72 - 15,79 = 16,51$$
$$S_{5C} = S_5 + S_{3/55} - S_{3C} = 17,17 + 15,72 - 15,67 = 17,22$$

Determinação da potência:
Diferença entre as doses:

$$E = (H-L) = \frac{1}{10}[2 \times 17,22 + 16,51 - 14,98 - 2 \cdot 14,05] =$$
$$= 0,787$$

Diferença entre preparações: $F = [15,48 - 15,68] = 0,20$

$M = \dfrac{-0,20}{0,787} \log(1,25) = -0,0246$, e portanto: po-

tência = antilog(2 − 0,0246) = 94,5%

Análise de variância (ANOVA):
Correção dos valores para a análise de variância (ANOVA):

14,6 − 15,72 = − 1,12
14,1 − 15,72 = − 1,62
...
15,1 − 15,72 = − 0,62
15,1 − 15,72 = − 0,62

Determinação do intervalo de confiança:
Desvio-padrão:

$$S_M = \sqrt{\frac{0,067}{8,121^2}\left[\frac{1}{36} + \frac{1}{9} + \frac{(-0,0246)}{18\left(\log(1,56)^2 + \log(1,25)^2\right)}\right]} =$$
$$= 0,0119$$

Intervalo de confiança:

$$IC(95\%) = antilog(2 - 0,0246 \pm 2,02 \times 0,0119) =$$
$$= 84\% \text{ a } 99,9\%$$

Ensaio em placas grandes

A variabilidade de resposta a uma solução-teste é decorrente de variações inter e intraplacas. Assim, o emprego de placas grandes foi idealizado inicialmente por Brownlee e colaboradores, em 1948 e 1949, respectivamente para ensaios de estreptomicina e penicilina. As placas em vidro apresentam fundo plano, de forma a permitir uniformidade na espessura da camada de ágar. As soluções podem ser aplicadas de forma aleatória em quadrado latino, ou quase quadrado latino (distribuição parcialmente aleatória), aspectos importantes para compensar as diferenças no tempo de difusão entre a primeira e a última aplicação (BROWLEE *et al.*, 1948; BROWLEE; LORAINE; STEPHENS, 1949).

Placas com 30 cm de lado podem acomodar 64 doses em arranjo 8 × 8, podendo conciliar três amostras e um padrão, ou sete amostras e um padrão, dependendo do delineamento 2 × 2 ou 5 × 1. Podem ser também aplicados arranjos 6 × 6 (Figura 6), 4 × 4, 9 × 9 ou 12 × 12 (LEES; TOOTILL, 1955a,b,c; SIMPSON, 1963; TURCINOV; PEPELJNJAK, 1998; LOURENÇO, 2006).

A vantagem do delineamento está no desconhecimento, por quem efetua a leitura, da correspondência das doses com posição, minimizando influências que podem ocorrer na placa. A crítica a ser feita consiste na difusão que ocorre enquanto posicionam-se as doses, permitindo às primeiras maior difusão e zonas consequentemente maiores. Este efeito tende a ser minimizado pela distribuição aleatória, podendo ser também útil o uso do alumínio no lugar do vidro, pois permite melhor troca térmi-

Tabela 9   Correção dos diâmetros dos halos para o ensaio de antibióticos (delineamento 5 x 1)

	S1	S2	S3	S4	S5	T
	-1,12	-1,02		0,88	1,58	-0,42
Placa 1	-1,62	-0,62		1,08	1,28	0,08
	-1,92	-0,92		0,58	1,28	-0,02
	-1,22	-1,02		0,88	1,58	0,08
Placa 2	-1,62	-0,82	0,00	0,78	1,68	0,08
	-1,32	-0,52		0,48	1,48	-0,22
	-1,72	-0,92		1,18	1,58	-0,52
Placa 3	-1,52	-0,72		0,78	1,58	-0,62
	-1,62	-1,42		1,08	0,98	-0,62
Total	-13,68	-7,98	0,00	7,72	13,02	-2,18

Tabela 10 Análise de variância para o delineamento 5 x 1

Fonte	G.L.	Soma dos quadrados	Quadrado médio	F	Critério (p-valor)
Preparações	1	$SQ_{PR} = \dfrac{(-13,68 - 7,68 + 7,72 + 13,02)^2}{36} + \dfrac{0^2}{1} +$ $+ \dfrac{(-2,18)^2}{9} - \dfrac{((-1,12) + \ldots + (-0,62))^2}{36} = 0,343$	$QM_{PR} = \dfrac{0,343}{1} = 0,343$		
Regressão	1	$SQ_R = \dfrac{(-2(13,68) - (-7,68) + (7,72) + 2(13,02))^2}{90} = 53,053$	$QM_R = \dfrac{53,053}{1} = 53,053$	$FR_R = \dfrac{53,053}{0,067} = 794,478$	0,00
Desvio da Regressão	3	$SQ_D = 53,162 - 52,594 - 0,368 = 0,250$	$QM_D = \dfrac{0,250}{3} = 0,083$	$FR_D = \dfrac{0,083}{0,067} = 1,247$	0,31
Tratamentos	5	$SQ_{TR} = \dfrac{(-13,68)^2 + (-7,68)^2}{9} + \dfrac{(0)^2}{1} + \dfrac{(7,72)^2 + (13,02)^2}{9} +$ $+ \dfrac{(-2,18)}{9} - \dfrac{((-1,12) + \ldots + (-0,62))^2}{46} = 53,646$	$QM_{TR} = \dfrac{53,646}{5} = 10,729$		
Erro	40	$SQ_E = 56,317 - 53,646 = 2,671$	$QM_E = \dfrac{2,671}{40} = 0,067$		
Total	45	$SQ_{TO} = \left((-1,12)^2 + (-1,62)^2 \ldots + (-0,62)^2 + (-0,62)^2\right) -$ $- \dfrac{((-1,12) + \ldots + (0,62))^2}{46} = 56,317$			

Em que:

G.L. = graus de liberdade	SQ = soma dos quadrados	QM = quadrado médio
y = diâmetro do halo	n = número de placas	p = número de preparações

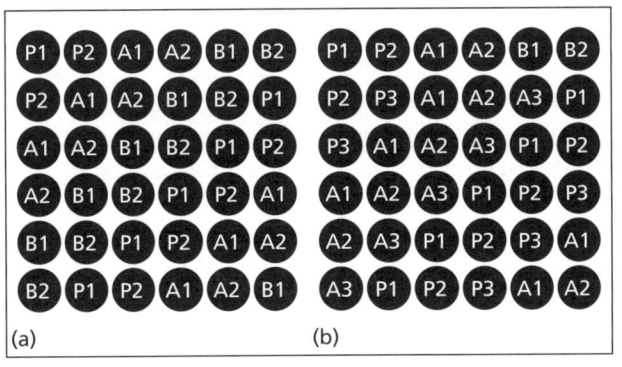

Figura 6   Esquema de distribuição das soluções-padrão e amostra empregado no ensaio em placas grandes (6 × 6) com duas doses (2 × 2) para duas amostras simultâneas (a) e com três doses (3 × 3) para uma amostra (b).

ca e contrapõe o efeito do maior crescimento microbiano ao de difusão (HEWITT, 1977).

O posicionamento das doses é mais crítico do que nas placas pequenas, tornando importante o uso de *templates* especiais, inclusive com numerações distintas que auxiliam em delineamentos diferenciados e na correlação posterior (RAKE; JONES, 1943; HENDLIN, 1959).

Desenvolveram-se nesse período métodos específicos para controle da produção de antibióticos, caracterizados por precisão moderada e erro-padrão de cerca de 10%. Consistiram em teste-limite, com ensaio simultâneo de 10 a 50 amostras em placas grandes, nas quais o posicionamento das soluções-teste foi estudado para eliminar os efeitos do tempo e da geometria. Dois tipos de arranjo foram sugeridos: o *youden square*, quando a mistura das soluções era aplicada unidimensionalmente, e aquele em que o arranjo foi feito em duas dimensões, chamado de quadrado latino balanceado. No primeiro caso, as amostras formam um retângulo. O número das amostras na horizontal é maior que na vertical. A fila horizontal contém todas as soluções, assegurando que os efeitos de tempo e posicionamento entre filas sejam eliminados. Na coluna, o arranjo balanceado é utilizado e cada solução do ensaio ocorre igualmente em todas as colunas (RAKE; JONES, 1943; HENDLIN, 1959).

Outros delineamentos experimentais

Em 1987, Brady e Katz propuseram um delineamento experimental alternativo ao método oficial descrito pela AOAC. Tal delineamento previa o emprego de uma curva-padrão completa empregando quatro doses e de soluções de amostra preparadas em duas doses. Os resultados demonstraram que este delineamento, quando empregado na dosagem de bacitracina, clortetraciclina, oxitetraciclina e estreptomicina, apresenta exatidão e precisão equivalentes

às do método oficial descrito pela AOAC. Os resultados obtidos com o método simplificado mostraram-se favoráveis quando confrontados com o ensaio da AOAC, com relação à precisão e à exatidão, tendo sido o coeficiente de variação para 10 réplicas de 2,5 a 6,8%, com média de 4,3% (AOAC 1965, 1970, 1975, 1980, 1984, 1990; BRADY; KATZ, 1987).

A comparação entre os métodos de dose única (5 × 1), de dose única com correção segundo FDA, ensaio fatorial 2 × 2 com correção segundo FDA e de delineamento em placas grandes levou à constatação de que 80 a 90% dos efeitos de variação nos resultados poderiam ser eliminados com a aplicação da correção segundo FDA, para ensaios de dose única. O ensaio fatorial 2 × 2 apresentou menor sensibilidade a variações dos parâmetros em relação ao de dose única, por ter em cada placa o ensaio completo que pode tecnicamente ser efetuado com rapidez. Ensaios em placas grandes foram sensíveis à variação de tempo de pré-difusão, porém não a outros parâmetros (KAVANAGH, 1963, 1975; FOGLESONG *et al.*, 1979; USP, 2014).

Em 2006, Lourenço propôs um delineamento alternativo (3 × 1), agregando características dos ensaios balanceados ou simétrico (2 × 2) e por interpolação em curva-padrão (5 × 1). O delineamento 3 × 1 é um ensaio de interpolação em curva-padrão que emprega três doses de padrão e uma de amostra, com concentração nominal equivalente à dose média do padrão, sendo que cada placa inclui todas as preparações (Figura 7). O ensaio 3 × 1 mostrou-se interessante para a análise de rotina em laboratório de controle de qualidade, destacando-se vantagens relativas à simplicidade de execução do teste e ao cálculo da potência, baixo custo e material envolvido. Os estudos iniciaram-se para os ensaios de gentamicina e eritromicina; entretanto, o delineamento proposto pode ser aplicado para dosagem de outros antibióticos, apenas ressaltando-se a necessidade da avaliação da significância da regressão e linearidade da curva empregada (LOURENÇO, 2006; LOURENÇO *et al.*, 2007; LOURENÇO; PINTO, 2007, 2009).

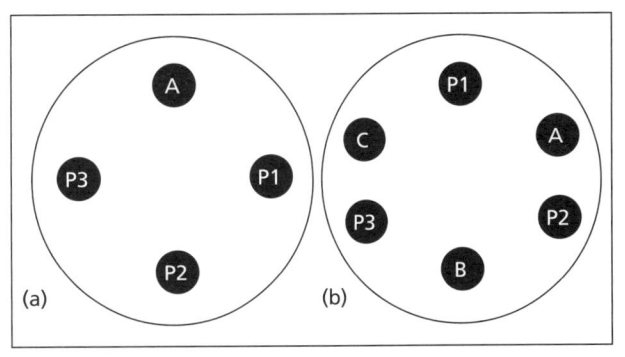

Figura 7   Esquema de distribuição das soluções-padrão e amostra empregado no ensaio com interpolação em curva-padrão (3 × 1) para uma amostra (a) ou três (b) amostras simultâneas

Preparo do inóculo

Há uma série de exigências químicas e físicas para o crescimento microbiano, como fontes de carbono e nitrogênio, pH e temperatura. Para alguns dos microrganismos usados em doseamento de antibióticos, como o *Bacillus subtilis* e *Staphylococus aureus,* é suficiente um meio de cultura simples, enquanto outros exigem suplementos. Os meios de cultura são no geral adquiridos sob a forma desidratada, de diferentes produtores (GAVIN, 1956; BOWNMAN, 1957).

Os microrganismos são frequentemente fornecidos na forma liofilizada, contidos em ampolas seladas, exigindo recuperação em meio líquido rico, e diversas subculturas para retornar a características fisiológicas normais. Deverão, então, ser mantidos com repiques de manutenção, em frequência geralmente mensal (GAVIN, 1956; BOWNMAN, 1957).

Os microrganismos, no geral bactérias, utilizados para ensaio podem ser formadores de esporos ou não. No primeiro caso, existe a vantagem da estabilidade das suspensões de esporos a 4°C por tempos longos, de meses a anos. Requerem menos tempo, pois dispensam a preparação da cultura no dia anterior, sendo usados de imediato. A suspensão de esporos como de *Bacillus* pode ser preparada pelo crescimento em meio de esporulação e lavagem dos esporos com solução salina estéril, após eliminação da forma vegetativa (GAVIN, 1956; BOWNMAN, 1957).

Ensaios com éspecies não esporulantes, como *Staphylococcus epidermidis* ou *Micrococcus luteus,* exigem que as culturas sejam, no dia anterior ao do ensaio, transferidas para a superfície inclinada de meio de cultura em tubos e lavadas, após incubação para fornecer a suspensão a ser empregada no teste. A suspensão, conforme a espécie, pode ser mantida sob refrigeração por até 4 semanas (GAVIN, 1956; BOWNMAN, 1957, BRASIL, 2010).

O inóculo microbiano deve ser padronizado antes do uso. Ao se iniciar a aplicação de uma metodologia, a padronização de inóculo que proporcione seu emprego com segurança deverá incluir um teste prévio, empregando distintas concentrações de inóculo e diferentes concentrações do antibiótico a ser ensaiado. Alíquotas da suspensão microbiana são adicionadas ao ágar fundido, mantido a cerca de 50°C, em porcentagens específicas sugeridas para cada cepa microbiana. Após homogenização, o ágar é rapidamente vertido para placas de Petri, colocadas, então, para solidificar em superfície plana (GAVIN, 1956; BOWNMAN, 1957).

Concentrações variadas do antibiótico a ser testado são dispensadas, em triplicata. As placas são, então, incubadas por 16 a 18 horas, sob temperaturas específicas para cada microrganismo. Deverá, então, estar claramen-te definida a zona (11-19 mm de diâmetro). Se o crescimento microbiano foi muito denso e/ou a zona obtida em dimensão não ideal, o inóculo e/ou a concentração do antibiótico devem ser ajustados. Os parâmetros adequados devem ser registrados para referência futura (GAVIN, 1956; BOWNMAN, 1957).

A concentração do inóculo bacteriano que tenha apresentado resultados adequados pode ser determinada por contagem microscópica direta, contagem de viáveis, medida de turbidez ou método espectrofotométrico (GAVIN, 1956; BOWNMAN, 1957).

Técnica de ensaio

A determinação de potência de antibióticos por difusão em ágar consiste basicamente no preparo de placas contendo meio de cultura sólido (ágar) previamente inoculado com microrganismo sensível, sobre o qual se dispensa a solução-teste, conforme delineamento de escolha (BRASIL, 2010; BP, 2012; USP, 2014).

No ensaio de difusão, surgiu o emprego de meio de cultura em biocamada, em que a basal busca uniformização corrigindo interferências e falhas técnicas, enquanto a de superfície contém o inóculo. Estudou-se a possibilidade do uso de ágar simples para camada basal, empregando 15 mL para as placas de 10 cm de diâmetro e, após sua solidificação, 10 mL de meio nutriente inoculado com microrganismo adequado para cada antibiótico. O diâmetro das zonas de inibição resultante da ação dos antibióticos, estreptomicina e ametopterina, colocados nas placas por meio de discos de papel, foi medido e comparado. As zonas de inibição produzidas nas placas com ágar simples mostraram-se, em geral, mais claras e definidas, particularmente no que se refere à ametopterina. O ácido pteroilglutâmico, um de seus constituintes e um antimetabólito competidor deste antibiótico, interage com elementos do meio nutriente, acarretando baixa difusão da ametopterina no meio basal, além da redução da sua atividade biológica, portanto conduzindo a halos de inibição reduzidos. Um estudo paralelo mostrou aumento do tamanho dos halos de inibição de crescimento quando o volume da camada superficial foi reduzido à metade, o que se constitui em vantagem na utilização do ágar simples; além disso, é mais econômico e aumenta a sensibilidade do ensaio em situações com interferência dos constituintes do meio sobre a difusibilidade do antibiótico (REILLY; SOBERS, 1952).

Enquanto a monocamada com espessura reduzida favorece a formação de zonas maiores para substâncias de pequena difusibilidade, a bicamada facilita a visualização do contraste entre as zonas e tende a reduzir o seu diâmetro em função do aumento da espessura da camada.

Esses conhecimentos permitem a combinação de recursos técnicos, visando à padronização de métodos sensíveis e exatos (BEER; SHERWOOD, 1945; GAVIN, 1957b; KAVANAGH, 1975).

As concentrações usadas na curva de dosagem devem estar em progressão geométrica, por exemplo, pela preparação de séries de diluição na razão constante de 1,25, 1,50, 2,0 etc., uma vez que existe relação linear entre o logaritmo da concentração do antibiótico e o diâmetro da zona de inibição de crescimento (KAVANAGH, 1963; HEWITT, 1977; BRASIL, 2010; BP, 2012; USP, 2014).

O procedimento do ensaio, uma vez verificado o meio de cultura para camada basal e semeada, assim como o microrganismo a utilizar, irão definir experimentalmente a quantidade de inóculo a ser empregado, que recairá naquela de menor valor, porém suficiente para apresentar crescimento que propicie contraste com a zona de inibição de crescimento, sem se apresentar como colônias isoladas (GAVIN, 1957b; KAVANAGH, 1975).

Prepara-se a camada basal pela transferência de quantidade apropriada de meio sólido esterilizado e fundido para placas de Petri, de (100 × 20) mm, fundo plano e tampas porosas, preferencialmente. O volume recomendado, em métodos oficiais 21 mL, poderá ser menor, respeitadas as características em função da particularidade inerente à natureza da amostra. Até a solidificação do meio as placas devem ser colocadas sobre a superfície nivelada para assegurar espessura uniforme. Coloca-se a tampa de cada placa ao seu lado, se utilizada tampa não porosa, deixando-a levemente entreaberta para permitir que a água de condensação volatilize. Dessa forma, impede-se que as gotículas de água venham a invalidar ou dificultar a leitura dos halos. Após a solidificação do ágar, fecha-se a tampa. O meio de superfície previamente inoculado, mantido a 48°C-50°C em banho de água, é transferido, respeitando volumes de 4 a 8 mL (dependendo da amostra) e espalhado, sob rotação, de maneira a cobrir uniformemente a superfície da camada basal, antes da solidificação (KAVANAGH, 1963; HEWITT, 1977; BRASIL, 2010; BP, 2012; USP, 2014).

Estas condições impõem o uso de pipeta de escoamento rápido, ou outro recurso alternativo, tendo em vista o volume e a temperatura do meio inoculado.

Quantidades definidas da solução do antibiótico ou do fator de crescimento são dispensadas em reservatórios. Estes podem ser cilindros de vidro ou aço inoxidável, *templates* de aço, ou discos de papel de filtro, depositados sobre a camada de ágar nutriente. Os reservatórios podem ainda se constituir em cavidade perfurada no próprio ágar nutriente, sendo o cilindro cortado removido sob vácuo (ABRAHAM *et al.*, 1941; SHERWOOD *et al.*, 1944; VICENT; VICENT, 1944).

A substituição dos pequenos cilindros por discos de papel de filtro foi introduzida com o método de Oxford. Os discos, saturados do antibiótico, como reservatório da solução de antibiótico a ser difundido no meio inoculado, reduzem o trabalho e o tempo envolvidos no teste, além de facilitarem a manipulação das placas (SHERWOOD *et al.*, 1944; VICENT; VICENT, 1944).

Os procedimentos para colocação das soluções-teste nas placas semeadas foram classificados como dependentes da concentração da solução-teste, quando através de cilindros ou furos no gel, nos quais o volume depositado deve ser suficientemente grande para que não ocorra esgotamento da solução. Métodos nos quais o suporte da solução-teste é o disco de papel de filtro, ou em que a transferência da solução ocorre sob a forma de microgotas, são dependentes da quantidade da substância testada em cada unidade de suporte. Em comparação com o método de cilindros, o de discos de papel é menos sensível para baixas concentrações da solução-teste, como na detecção de contaminação cruzada ou teor de antibióticos em materiais biológicos (ABRAHAM *et al.*, 1941; SCHIMIDT; MOYER, 1944).

A determinação quantitativa da estreptomicina com o *Bacillus subtilis* evidenciou vantagens da técnica com discos de papel em comparação com cilindros, além das citadas anteriormente. Permitiu a aplicação de amostras diluídas em solvente orgânico biocompatível e a manipulação das placas sem precauções especiais, sendo muito interessante no trabalho rotineiro. No entanto, o ponto crítico para o uso dos discos de papel é a necessidade de sua aplicação rápida, mantendo constante o volume de embebição das soluções-teste em cada um (LOO *et al.*, 1945).

O método de cilindros em placas forneceu resultados independentes do volume de solução, o que constitui uma vantagem. Contudo, determinados fatores como a não formação de halos nítidos e a ocasional deficiência de contato do cilindro com a superfície do ágar, provocando o aparecimento de halos deformados, representaram vantagem para a técnica de discos de papel. A necessidade de distribuição de volume de 0,2 mL através de pipeta graduada, consiste em aspecto negativo, tornando o procedimento lento, trabalhoso e redundando em erros sistemáticos. Foi descrito um dispositivo automático para enchimento e esvaziamento de pipetas, aumentando a velocidade das operações de ensaio de rotina, sendo que a média de distribuição das soluções-teste foi de 8 discos por minuto. Tendo em vista a demanda de tempo requerido para a distribuição dos discos nas posições pré--definidas das placas em relação ao procedimento geral, recorre-se ao uso de dispositivo simples dispensador, que tornou esta operação quatro vezes mais rápida em relação à técnica manual, possibilitando a colocação dos discos em posições exatamente iguais (ABRAHAM *et al.*, 1941; SCHIMIDT; MOYER, 1944; LOO *et al.*, 1945; DAVIS; MCGUIRE, 1949).

Na prática, condições padronizadas de imersão dos discos e remoção do volume excedente, anteriormente à colocação sobre o meio com auxílio de pinça ou agulha, têm tornado válido o seu emprego rotineiro, em oposição à transferência de volume constante sobre o disco de papel previamente depositado na superfície do gel (BRASIL, 2010; BP, 2012).

Cada placa de 10 cm de diâmetro comporta até 6 cilindros, ou igualmente 6 furos; no caso de cilindros, a colocação pode ser manual, com auxílio de pinça ou através de dispensadores que simultaneamente colocam todos os cilindros por placa. Quando se trata de disco de papel de filtro com cerca de 13 mm de diâmetro apenas 4 (BRASIL, 2010; BP, 2012; USP, 2014).

Solventes, diluentes, preparação da amostra e faixas de concentração devem seguir orientação da monografia específica, em se tratando de antibiótico oficialmente consagrado. Caso contrário, há que testar e padronizar todas as condições (BRASIL, 2010; BP, 2012; USP, 2014).

Aplicam-se as soluções nos cilindros (ou outro dispositivo) por meio de pipeta que libere volume uniforme da ordem de 0,2 mL. Cuidados necessários dizem respeito à randomização das placas na distribuição de soluções-padrão e de amostras, dentro do menor tempo possível para transferência das soluções, a fim de que a difusão se inicie ao mesmo tempo (BRASIL, 2010; BP, 2012; USP, 2014).

Antes da incubação, quando não se dispõe de placas com tampa porosa, papel absorvente deve ser colocado em cada uma.

Incubam-se as placas na temperatura indicada, com variação máxima de ± 0,5°C, durante o período de 16 a 18 horas (BRASIL, 2010; BP, 2012; USP, 2014).

A seguir, mede-se o diâmetro das zonas de inibição de crescimento. Para algumas situações, pode ser recomendada a permanência das placas de 30 minutos a 2 horas anteriormente à incubação (pré-difusão) (BRASIL, 2010; BP, 2012; USP, 2014).

Ao longo da evolução metodológica, outro aspecto que envolveu vários estudos diz respeito ao recurso de leitura da resposta biológica. Surgiram os dispositivos para leitura dos halos de inibição de crescimento, do tipo utilizado nos laboratórios do FDA, no qual os contadores de colônias Buck® e Quebec® tiveram a tabela de contagem substituída por escala milimetrada. Em outros, havia ampliação, como no caso de aparelho denominado Peoria®, Eli Lilly Antibiotic Zone Reader® e Balopticon® (WELCH *et al.*, 1946; DAVIS; MCGUIRE, 1949; DAVIS *et al.*, 1949).

Outro aparelho para leitura rápida e exata foi projetado com sistema óptico através do qual a imagem ampliada e projetada mostra contraste claramente definido entre zonas de crescimento e inibição; como a lente de vidro é provida de linha de referência lateral, possibilita relação com uma escala precisa de medida de halos. Paralelamente, um sistema mecânico provido de guia para encaixe das placas de Petri, com rotação manual delas, permite o ajuste da imagem do halo em posição de leitura. O modelo, comercialmente disponível, foi inicialmente produzido por Fischer Scientific Code Pitsburg. Experimentos realizados com penicilina e estreptomicina, em 180 placas, com 4 zonas cada, quando executados por 2 operadores, resultaram em 600 a 720 medidas por hora (WELCH *et al.*, 1946; DAVIS; MCGUIRE, 1949; DAVIS *et al.*, 1949).

A partir destas leituras, calcula-se a potência da substância conforme descrito anteriormente, devendo ser determinados os limites de confiança, empregando-se metodologia estatística (HEWITT, 1977).

Fatores de influência

Vários fatores influem na dosagem microbiológica de antibióticos e fatores de crescimento, como pH, condições de incubação, composição do meio, espessura e uniformidade do ágar, entre outros (KONDO; ROSTAMI-BASHIMAN, 1989; BRADY; KATZ, 1990).

O efeito do pH do meio na atividade antibiótica foi estudado por meio dos métodos da diluição seriada e cilindros em placas, sendo demonstrado que o aumento na acidez do meio diminuía a atividade antibacteriana de substâncias básicas, como a estreptomicina; por outro lado, provocava aumento da atividade de substâncias ácidas, como a penicilina. Exemplificando, a penicilina foi 3 vezes mais ativa a pH 5,5, comparativamente a pH 7,0, quando ensaiada pelo método em placas, enquanto sua atividade permaneceu inalterada quando ensaiada por turbidimetria (FOSTER; WILKER, 1943; FOSTER; WOODRUFF, 1943; ABRAHAM; DUTHIE, 1946; YAMADA *et al.*, 1981).

O pH do sistema deve ser compatível com o crescimento microbiano e com a atividade e a estabilidade das substâncias testadas. Foi recomendada a utilização de diluente tampão com pH próximo àquele de crescimento ótimo do microrganismo, embora a difusão das substâncias varie com o pH. Exemplificando, o pH ótimo para a máxima atividade de estreptomicina contra o *Bacillus subtilis* é de cerca de 8,5. No entanto, é considerado elevado para o meio de cultura, sendo recomendado pH 7,9 ± 0,1. A combinação de pH das soluções-teste e do meio de cultura deve ser definida para cada caso (FOSTER; WILKER, 1943; FOSTER; WOODRUFF, 1943; ABRAHAM; DUTHIE, 1946; YAMADA *et al.*, 1981).

Trabalhos desenvolvidos com método de dosagem da estreptomicina por difusão em tubos permitiram constatar que a anaerobiose não interfere na concentração mínima deste antibiótico para inibir o crescimento de *Staphylococcus aureus* (MAY *et al.*, 1947).

Estudo colaborativo foi desenvolvido para estabelecer o padrão de trabalho a partir do padrão primário, com a participação de vários laboratórios produtores e coordenação da FDA. Foi relatada a dificuldade na determinação da penicilina, por se apresentar como composto de combinação de várias substâncias, com diferentes atividades biológicas. A composição do meio influía no resultado, particularmente no tamanho e na natureza das zonas de inibição quando a glicose foi utilizada, tanto na camada basal como na semeada. Outra fonte de erro relatada ocorreu na medida dos halos de inibição empregando diferentes dispositivos ou mesmo na utilização de instrumento único (WELCH *et al.*, 1946).

A espessura e a uniformidade do ágar para uma série de placas são fundamentais, sendo conseguidas pela seleção de placas com fundo plano, tamanho uniforme e do controle rigoroso do volume de ágar transferido para cada uma. É ainda recomendada a secagem das placas com meio distribuído, para evitar a formação de estrias superficiais. Destaca-se a influência da concentração do ágar e da sua origem sobre o resultado do ensaio (GAVIN, 1956; GAVIN, 1957b).

Em relação à incubação, deve haver uma combinação entre tempo e temperatura. A condição de incubação fica definida em função do crescimento do microrganismo, embora para casos raros seja necessário selecionar temperatura para difusão da substância. Em geral, o tempo de incubação pode variar de 3 a 30 horas, dependendo do microrganismo-teste. O *Bacillus subtilis* na forma vegetativa mostra resultados satisfatórios em 3,5 horas, para temperatura de incubação de 37°C, ou em 18 horas de incubação, entre 25°C a 28°C (HEATLEY, 1949; BRADY; KATZ, 1990).

Sendo a velocidade de difusão da substância no ágar determinante do tamanho da zona de inibição de crescimento, desde que compatibilizada a população microbiana inicial, considera-se que somente após a difusão da substância, antes da multiplicação microbiana, ocorre a definição do tamanho do halo de inibição de crescimento, posteriormente revelado biologicamente. Assim, zonas de inibição maiores podem ser obtidas alterando a fase *lag* do microrganismo por meio da refrigeração das placas, ou mantendo-as a temperatura ambiente após a colocação das soluções-teste (GAVIN, 1957b).

Evidenciou-se aumento no tamanho das zonas de inibição de crescimento quando as placas foram refrigeradas durante 1,5 a 7,5 horas, enquanto a pré-incubação

resultou na redução da fase *lag*, proporcionando resposta contrária. Ressalta-se que placas refrigeradas para pré-difusão não devem ser colocadas imediatamente na estufa, especialmente nos ensaios em que as placas não podem ser invertidas durante a incubação, por provocarem condensação na tampa (SCHIMIDT; MOYER, 1944; GAVIN, 1957b).

Outra variável estudada foi o procedimento relacionado com a distribuição do inóculo nas placas de Petri. Comparou-se espalhamento da suspensão microbiana sobre o ágar, seguido de remoção do excesso, inoculação prévia do meio de cultura e posterior distribuição em placas e colocação do meio inoculado sobre uma camada de ágar base, concluindo-se que as duas últimas técnicas proporcionaram uniformidade de carga, sendo que a última resultou em zonas de inibição mais nítidas, porém envolveu maior dispêndio de tempo (GAVIN, 1957b).

Outra questão que influencia a dosagem de antibiótico diz respeito à natureza inibitória ou estimulante dos componentes da amostra sobre o microrganismo-teste, além de hidrossolubilidade e difusibilidade no ágar. Adicionalmente, controles rígidos das condições analíticas contribuem para a precisão dos ensaios, isto é, a perícia do operador, modificação individual do procedimento analítico e o número de discos, cilindros ou reservatórios utilizados para cada concentração final. Recomenda-se, ainda, a utilização de placas grandes, com várias réplicas para cada diluição, em dias consecutivos (GAVIN, 1957b).

Um dos aspectos problemáticos relacionados ao contraste entre halo de inibição de crescimento e o restante do meio no que existe a massa celular resultante do desenvolvimento é o aparecimento de halo duplo, em razão de diferentes fatores, como cepas mistas, respondendo diferentemente ao antibiótico testado. Aparece, também, ao redor de reservatórios com pequenos volumes de solução-teste, fato esclarecido pela teoria de difusão. Assim, a concentração do antibiótico no reservatório cai rapidamente a valor abaixo do original, o que possibilita aparecimento de resistência do organismo-teste em função da baixa concentração que se difunde posteriormente. Outras vezes, quando o aparecimento de halo duplo ocorre em todas as concentrações testadas, atribui-se a microrganismo com capacidade de resistência, de modo que parte desta população manifeste crescimento em densidade inferior. Em todos os casos, o aparecimento do halo duplo não invalida o ensaio, desde que a leitura seja padronizada para medida de distância de difusão considerando a zona limítrofe externa ou interna do halo duplo. De maneira geral e resumida, os principais fatores que afetam o tamanho do halo de inibição de crescimento são (ABRAHAM *et al.*, 1941; LEES; TOOTILL, 1955; GAVIN, 1957b; KAVANAGH, 1975):

- Escolha do microrganismo e sua sensibilidade.
- Condição do organismo-teste, se na forma vegetativa ou esporulada; fase de crescimento, se vegetativo.
- Densidade de semeadura: a zona é inversamente proporcional ao tamanho do inóculo.
- Formulação e condição do meio: nutrientes, pH, conteúdo de água.
- Espessura do gel e tamanho do halo inversamente proporcionais.
- Potência da solução-teste.
- Volume da solução-teste no cilindro ou disco: deve ser grande o suficiente para ser considerado constante ou ser padronizado.
- Área de aplicação de solução-teste.
- Tempo de aplicação da solução-teste.
- Temperatura de incubação, sendo importante a sua uniformidade.

Método rápido e automação

Buscando melhorias na metodologia, vários corantes foram testados para revelação dos halos de inibição de crescimento. A técnica de revelação física por impregnação do meio de cultura com prata permitiu ensaio rápido, acrescendo apenas 15 minutos após incubação de 5 horas, sendo os resultados concordantes com o método-padrão de incubação prolongada (GOYAN et al., 1947; DUFRENOY, 1947).

Outras formas alternativas de tornar rápida a obtenção dos resultados foram exploradas com emprego de reveladores do crescimento microbiano, uma vez que o fenômeno da difusão ocorre pouco tempo após a deposição das soluções-teste sobre o gel. Para tal, foram testados indicadores de oxidorredução, incluindo o índigo carmim, tetróxido de ósmio, ferrocianetos, verde Janus, resazurina e cloreto de trifeniltetrazólio (GOYAN et al., 1947; DU-

FRENOY, 1947; YAMAMOTO, 1994; YAMAMOTO; PINTO, 1996).

Foi descrito método microbiológico automatizado para determinação da penicilina, utilizando-se placas grandes, em que 96 amostras foram testadas simultaneamente. Para maior rapidez do ensaio, as amostras foram, inclusive, diluídas automaticamente. Após incubação, as placas foram fotografadas em filme polaroide, e seguindo a revelação os diâmetros foram medidos por aparelho com capacidade de aumentar em 20 vezes a imagem dos halos de inibição. Os dados foram impressos, e a potência calculada manualmente. Dentre as vantagens do método estão a economia de tempo e custo de material em aproximadamente dois terços, uniformidade na aplicação das amostras na placa e diminuição da possibilidade de erro humano. No trabalho, utilizou-se solução de cloreto de trifeniltetrazólio a 0,04%, adicionado ao meio superfície inoculado com o microrganismo-teste. As zonas de inibição de crescimento foram facilmente visualizadas pelo contraste em razão da cor vermelha originada pela redução do corante, formando uma substância insolúvel, o formazano. As fotografias foram feitas com o emprego de filtro azul, que aumentava o contraste de cor em decorrência da redução do corante, cuja documentação apresentou a vantagem de manter o registro dos resultados do ensaio, disponíveis para referência futura.

Yamamoto desenvolveu metodologia adotando o mesmo corante, simplificada por dispensar o registro fotográfico (YAMAMOTO, 1994; YAMAMOTO; PINTO, 1996).

Doseamento de fatores de crescimento

A avaliação quantitativa de fatores de crescimento pela técnica de difusão em gel segue, basicamente, todas as orientações e os princípios relatados para os antibióticos. Entretanto, diferenças inerentes à atividade biológica

Tabela 11   Principais soluções diluentes empregadas no ensaio de diferentes antibióticos (FB, 2010; BP, 2012; USP, 2014)

Tampão n° (FB)	Tampão n° (USP;BP)	Fosfato de potássio dibásico (g)	Fosfato de potássio monobásico (g)	Hidróxido de potássio 10 M (mL)	Água destilada (mL)	pH
1	1	2,0	8,0	–	1.000	5,95 a 6,05
2	3	16,73	0,523	–	1.000	7,9 a 8,1
3	4	–	13,6	–	1.000	4,45 a 4,55
4	6	20,0	80,0	–	1.000	5,95 a 6,05
5	10	35,0	–	2,0	1.000	10,4 a 10,6
8	16	13,6	4,0	–	1.000	6,8 a 7,2

Tabela 12 Principais meios de culturas empregados no ensaio de diferentes antibióticos (BRASIL, 2010; USP, 2014)

Composição (FB / USP)	1/1	2/2	3/3	4/4	5/5	6/6	7*/7*	8/8	9/9	10/10	11/11	12/32	13/13	14/34	15/35	16/36	17/–	18/–	19/19	20/–	21/–	22/–	–/39	–/40	–/41
Peptona (g)	6,0	6,0	5,0	6,0	6,0	10,0	6,0	6,0	–	–	6,0	6,0	10,0	10,6***	10,6**	–	–	6,0	9,4	10,0	10,0	15,0	5,0	–	
Polipeptona (g)																							5,0		
Caseína de digestão pancreática (g)	4,0	–	–	–	–	4,0	-	17,0	17,0	4,0	4,0	–	–	–	15,0	17,0	4,0	–	–	–	–	–	–	–	9,0
Soja de digestão papaínica (g)	–	–	–	–	–	–	–	3,0	3,0	–	–	–	–	–	5,0	–	–	–	–	–	–	–	–	–	–
Peptona de soja (g)	–	–	–	–	–	–	–	–	–	–	–	–	–	–	–	–	3,0	–	–	–	–	–	–	–	–
Farinha de soja de digestão papaínica (g)	–	–	–	–	–	–	–	–	–	–	–	–	–	–	–	–	–	–	–	5,0	–	–	–	–	–
Extrato de carne (g)	1,5	1,5	1,5	1,5	1,5	-	1,5	1,5	–	–	1,5	1,5	–	10,6***	10,6***	–	–	1,5	2,4	–	–	–	1,5	–	
Extrato de levedura (g)	3,0	3,0	1,5	3,0	3,0	-	3,0	3,0	–	–	3,0	3,0	–	–	–	–	–	3,0	4,7	–	–	–	1,5	20,0	5,0
Fosfato de potássio monobásico (g)	–	–	1,32	–	–	–	–	–	–	–	–	–	–	–	–	–	–	–	–	–	–	–	1,32	2,0	1,0
Fosfato de potássio dibásico (g)	–	–	3,68	–	–	–	–	–	2,5	2,5	–	–	–	–	2,5	–	–	–	–	–	–	–	3,68	–	1,0
Cloreto de sódio (g)	–	–	2,5**	–	–	–	–	–	5,0	5,0	–	–	–	3,0	3,0	5,0	5,0	-	10,0	-	-	4,0	2,5**	–	
Sulfato de manganês hidratado (g)	–	–	–	–	–	–	–	–	–	–	0,3	–	–	–	–	–	–	–	–	–	–	–	–	–	–
Sulfito de sódio (g)	–	–	–	–	–	–	–	–	–	–	–	–	–	–	–	–	–	–	–	–	–	0,2	–	–	
Citrato de sódio (g)																									10,0
Polissorbato 80	–	–	–	–	–	–	–	–	10,0 mL	–	–	–	–	–	–	–	–	20,0 mL	–	–	–	–	–	–	0,1g
Dextrose (g)	1,0	–	1,0	1,0	–	40,0	1,0	–	2,5	2,5	1,0	1,0	20,0	–	–	–	2,5	1,0	10,0	40,0	40,0	5,5	1,0	10,0	20,0
Glicerol (g)	–	–	–	–	–	–	–	–	–	–	–	–	–	10,0	10,0	–	–	–	–	–	–	–	–	–	–
L-cistina	–	–	–	–	–	–	–	–	–	–	–	–	–	–	–	–	–	–	–	–	–	0,7	–	–	
Cloranfenicol (mg)	–	–	–	–	–	–	–	–	–	–	–	–	–	–	–	–	–	–	–	50	50	–	–	–	
Cicloeximina (mg)	–	–	–	–	–	–	–	–	–	–	–	–	–	–	–	–	–	–	–	–	20	–	–	
Ágar (g)	15,0	15,0	–	15,0	15,0	–	15,0	15,0	20,0	12,0	15,0	15,0	–	–	17,0	15,0	–	–	23,5	15,0	15,0	15,0	–	10,0	
Água destilada (mL)	1.000	1.000	1.000	1.000	1.000	1.000	1.000	1.000	1.000	1.000		1.000	1.000	1.000	1.000	1.000	1.000	1.000	1.000	1.000	1.000	1.000	1.000	1.000	1.000
pH	6,5-6,7	6,5-6,7	6,9-7,1	6,5-6,7	7,7-7,9	5,5-5,6	6,5-6,7	5,8-6,0	7,1-7,3	7,1-7,3	8,2-8,4	6,5-6,7	5,5-5,7	6,9-7,1	6,9-7,1	7,2-7,4	7,2-7,4	7,9-8,1	6,0-6,2	5,5-5,7	5,5-5,7	6,9-7,1	7,9-8,1	6,5-6,9	6,9-7,0

* Após esterilizado e resfriado a 50°C, adicionar, assepticamente, solução estéril de sulfato de neomicina, para obter concentração final com potência de 100 μg de neomicina por mL de meio.
** 3,5 g para o meio 3 da United States Pharmacopeia.

Tabela 13 Condições experimentais para ensaio de diferentes antibióticos (USP, 2014; BRASIL, 2010; KIRSHBAUM; ARRET, 1959; ARRET *et al.*, 1971)

Antibiótico	Método	Micro-organismo FB/USP	Meio de cultura FB/USP	Volume (mL)	Inóculo (mL/100 mL)	Diluente ou solvente	Faixa de concentração (mL) FB/USP*	Temperatura de incubação (ºC) FB/USP	Ref.
Amicacina	Tubos	*Staphylococcus aureus* (ATCC 6538P)	3	–	0,1	Água destilada	6 a 14 mg	36 a 38ºC por 4 a 5 h	FB
Amoxicilina	Placas	*Kocuria rhizophila* (ATCC 9341)	11 11	21 4	0,5	Água destilada Tampão nº 2	0,05 a 0,2 mg	32 a 35ºC por 16 a 18 h	FB
Ampicilina	Placas	*Kocuria rhizophila* (ATCC 9341)	11 11	21 4	0,5	Água destilada Tampão nº 2	0,05 a 0,2 mg	32 a 35ºC por 16 a 18 h	FB
Anfomicina	Placas	*Micrococcus luteus* resistente a neomicina (ATCC 14452)	2 1	21 4	0,5	Tampão nº 2	5 a 20 mg	36 a 38ºC por 16 a 18 h	FB
Anfotericina B	Placas	*Saccharomyces cereviseae* (ATCC 9763)	– 19	– 8	1,0	Dimetilsulfóxido Tampão nº5 / Tampão nº 10	0,5 a 2 mg/ 1 mg/mL	29 a 31ºC por 16 a 18 h	FB/USP
Bacitracina	Placas	*Micrococcus luteus* (ATCC 7468) / (ATCC 10240)	2 1	21 4	0,3	HCl 0,01N Tampão nº 1	1 a 4 UI/1 U/mL	32 a 35ºC por 16 a 18 h	FB/USP
Benzilpenicilina	Placas	*Staphylococcus aureus* (ATCC 6538P) / (ATCC 29737)	2 1	21 4	1,0	Tampão nº 1	0,2 a 2 UI/ 1 U/mL	32 a 35ºC por 16 a 18 h	FB/USP
Bleomicina	Placas	*Mycobacterium smegmatis* (ATCC 607)	15/35 15/35	10 6	1,0	Tampão nº 8 / Tampão 16	0,01 a 0,2 UI/0,04 UI/mL	32 a 35ºC por 16 a 18 h	FB/USP
Canamicina	Placas	*Bacillus subtilis* (ATCC 6633)	5 5	21 4	*	Tampão nº 2	0,5 a 2 mg	36 a 38ºC por 16 a 18 h	FB
Canamicina	Tubos	*Staphylococcus aureus* (ATCC 6538P)	3	–	0,2	Água destilada	6 a 14 mg	36 a 38ºC por 4 a 5 h	FB
Candicidina	Tubos	*Saccharomyces cerevisiae* (ATCC 9763)	13	–	0,2	Dimetilsulfóxido Água destilada	0,02 a 0,14 mg	27 a 29ºC por 3 a 4 h	FB
Capreomicina	Tubos	*Klebsiella pneumoniae* (ATCC 10031)	3	–	0,05	Água destilada	60 a 180 mg/ 100 mg/mL	36 a 37,5ºC por 3 a 4 h	FB/USP
Carbenicilina	Placas	*Pseudomonas aeruginosa* (ATCC 25619)	9 10	21 4	* / 0,5	Tampão nº 1	10 a 40 mg/ 20 mg/mL	36 a 37,5ºC por 16 a 18 h	FB/USP
Cefacetrila	Placas	*Staphylococcus aureus* (ATCC 6538P)	2 1	21 4	0,5	Tampão nº 1	5 a 20 mg	32 a 35ºC por 16 a 18 h	FB
Cefadroxila	Placas	*Staphylococcus aureus* (ATCC 6538P)	2 1	21 4	0,05	Tampão nº 1	10 a 40 mg	36 a 38ºC por 16 a 18 h	FB

(continua)

Tabela 13 Condições experimentais para ensaio de diferentes antibióticos (USP, 2014; BRASIL, 2010; KIRSHBAUM; ARRET, 1959; ARRET *et al.*, 1971) — *(continuação)*

Antibiótico	Método	Microrganismo FB/USP	Meio de cultura FB/USP	Volume (mL)	Inóculo (mL/100 mL)	Diluente ou solvente	Faixa de concentração (mL) FB/USP*	Temperatura de incubação (°C) FB/USP	Ref.
Cefalexina	Placas	*Staphylococcus aureus* (ATCC 6538P)	2 1	21 4	0,05	Tampão n° 1	10 a 40 mg	32 a 35°C por 16 a 18 h	FB
Cefaloglicina	Placas	*Staphylococcus aureus* (ATCC 6538P)	2 1	21 4	0,2	Tampão n° 1	0,5 a 2 mg	32 a 35°C por 16 a 18 h	FB
Cefaloridina	Placas	*Staphylococcus aureus* (ATCC 6538P)	2 1	21 4	0,1	Água destilada Tampão n° 3	5 a 20 mg	32 a 35°C por 16 a 18 h	FB
Cefalotina	Placas	*Staphylococcus aureus* (ATCC 6538P)	2 1	21 4	0,1	Tampão n° 1	0,5 a 2 mg	32 a 35°C por 16 a 18 h	FB
Cefapirina	Placas	*Staphylococcus aureus* (ATCC 6538P)	2 1	21 4	0,08	Tampão n° 1	0,5 a 2 mg	32 a 35°C por 16 a 18 h	FB
Cefazolina	Placas	*Staphylococcus aureus* (ATCC 6538P)	2 1	21 4	0,05	Tampão n° 1	0,5 a 2 mg	32 a 35°C por 16 a 18 h	FB
Cefoxitina	Placas	*Staphylococcus aureus* (ATCC 6538P)	2 1	21 5	0,1	Tampão n° 1	10 a 40 mg	32 a 35°C por 16 a 18 h	FB
Cefradina	Placas	*Staphylococcus aureus* (ATCC 6538P)	2 1	21 4	0,05	Água destilada Tampão n° 2	0,5 a 2 mg	32 a 35°C por 16 a 18 h	FB
Ciclacilina	Placas	*Kocuria rhizophila* (ATCC 9341)	11 11	21 4	0,5	Tampão n° 1	5 a 20 mg	36 a 38°C por 16 a 18 h	FB
Ciclosserina	Placas	*Staphylococcus aureus* (ATCC 6538P)	2 1	10 4	0,04	Água destilada Tampão n° 1	20 a 80 mg	29 a 31°C por 16 a 18 h	FB
Ciclosserina	Tubos	*Staphylococcus aureus* (ATCC 6538P)	3	-	0,4	Água destilada	20 a 80 mg	36 a 38°C por 3 a 4 h	FB
Clindamicina	Placas	*Kocuria rhizophila* (ATCC 9341)	11 11	21 4	1,5	Água destilada Tampão n° 2	0,5 a 2 mg	36 a 38°C por 16 a 18 h	FB
Cloranfenicol	Placas	*Kocuria rhizophila* (ATCC 9341)	1 1	21 4	2,0	Tampão n° 1	20 a 80 mg	32 a 35°C por 16 a 18 h	FB
Cloranfenicol	Tubos	*Escherichia coli* (ATCC10536)	3	-	0,7	Álcool etílico Tampão n° 1/ Água destilada	1 a 4 mg 2,5 mg/mL	36 a 37°C/32 a 35°C por 3 a 4 h	FB/USP

(continua)

Tabela 13 Condições experimentais para ensaio de diferentes antibióticos (USP, 2014; BRASIL, 2010; KIRSHBAUM; ARRET, 1959; ARRET *et al.*, 1971) — *(continuação)*

Antibiótico	Método	Microrganismo FB/USP	Meio de cultura FB/USP	Volume (mL)	Inóculo (mL/100 mL)	Diluente ou solvente	Faixa de concentração (mL) FB/USP*	Temperatura de incubação (°C) FB/USP	Ref.
Clortetraciclina	Tubos	*Staphylococcus aureus* (ATCC 6538P)/ (ATCC 29737)	3	-	0,1	HCl 0,01 M Água destilada	0,03 a 0,09 mg/ 0,06 mg/mL	35 a 37°C/32 a 35°C por 4 a 5 h	FB/USP
Cloxacilina	Placas	*Staphylococcus aureus* (ATCC 6538P)/ (ATCC 29737)	2 1	21 4	0,1	Tampão n° 1	2 a 8 mg/ 5 mg/mL	32 a 35°C por 16 a 18 h	FB/USP
Colistimetato sódico	Placas	*Bordatella brochiseptica* (ATCC 4617)	9 10	21 4	0,1	Água destilada Tampão n° 6	1 mg/mL	36 a 37,5°C por 16 a 18 h	USP
Colistina	Placas	*Bordetella bronchiseptica* (ATCC 4617)	9 10	21 4	0,1	Tampão n° 4/ Tampão n° 6	0,5 a 2 mg/ 1 mg/mL	36 a 37,5°C por 16 a 18 h	FB/USP
Dactinomicina	Placas	*Bacillus subtilis* (ATCC 6633)	5 5	10 4	*	Tampão n° 2	0,5 a 2 mg	36 a 38°C por 16 a 18 h	FB
Demeclociclina	Tubos	*Staphylococcus aureus* (ATCC 6538P ou 29373)	3	-	0,1	HCl 0,1 M Água destilada	0,06 a 0,14 mg	36 a 38°C por 4 a 5 h	FB
Dicloxacilina	Placas	*Staphylococcus aureus* (ATCC 6538P)	2 1	21 4	0,1	Tampão n° 1	2,5 a 10 mg	32 a 35°C por 16 a 18 h	FB
Di-idroestreptomicina	Placas	*Bacillus subtilis* (ATCC 6633)	5 5	21 4	*	Tampão n° 2/ Tampão n° 3	0,5 a 2 mg/ 1 mg/mL	36 a 37,5°C por 16 a 18 h	FB/USP
Di-idroestreptomicina	Tubos	*Klebsiella pneumoniae* (ATCC 10031)	3	-	0,1	Água destilada	20 a 60 mg/ 30 mg/mL	36 a 37,5°C por 3 a 4 h	FB/USP
Doxiciclina	Tubos	*Staphylococcus aureus* (ATCC 6538P)	3	-	0,1	HCl 0,1 M Água destilada	0,06 a 0,14 mg	36 a 38°C por 4 a 5 h	FB
Eritromicina	Placas	*Kocuria rhizophila* (ATCC 9341)	11 11	21 4	1,5	Álcool metílico Tampão n° 2/ Tampão n° 3	0,5 a 2 mg 1 mg/mL	32 a 35°C por 16 a 18 h	FB/USP
Espectinomicina	Tubos	*Escherichia coli* (ATCC 10536)	3	-	0,1	Água destilada	20 a 60 mg	36 a 38°C por 3 a 4 h	FB
Estreptomicina	Placas	*Bacillus subtilis* (ATCC 6633)	5 5	21 4	*	Tampão n° 2	0,5 a 2 mg	36 a 38°C por 16 a 18 h	FB
Estreptomicina	Tubos	*Klebsiella pneumoniae* (ATCC 10031)	3	-	0,1	Água destilada	20 a 60 mg	36 a 38°C por 3 a 4 h	FB
Feneticilina	Placas	*Kocuria rhizophila* (ATCC 9341)	11 11	21 4	0,5	Água destilada Tampão n° 2	0,05 a 0,2 UI	32 a 35°C por 16 a 18 h	FB

(continua)

Antibiótico	Método	Microrganismo FB/USP	Meio de cultura FB/USP	Volume (mL)	Inóculo (mL/100 mL)	Diluente ou solvente	Faixa de concentração (mL) FB/USP*	Temperatura de incubação (°C) FB/USP	Ref.
Fenoxi-metilpenicilina	Placas	*Staphylococcus aureus* (ATCC 6538P)	2 1	21 4	1,0	Tampão n° 1	0,2 a 2 UI	32 a 35°C por 16 a 18 h	FB
Gentamicina	Placas	*Staphylococcus epidermidis* (ATCC 12228)	11 11	21 4	0,03	Tampão n° 2/ Tampão n° 3	0,05 a 2 mg/ 1 mg/mL	36 a 37,5°C por 16 a 18 h	FB/USP
Gramicidina	Tubos	*Enterococcus hirae* (ATCC 10541)	3	-	1,0	Álcool Etílico	0,02 a 0,08 mg/ 0,04 mg/mL	36 a 37,5°C por 4 a 5 h	FB/USP
Griseofulvina	Placas	*Microsporum gypseum* (ATCC 14683)	20 21	6 4	*	Dimetilformamida Tampão n° 2	2 a 10 mg	29 a 31°C por 48 h	FB
Lincomicina	Tubos	*Staphylococcus aureus* (ATCC 6538P)	3	-	0,1	Água destilada	0,3 a 0,8 mg	36 a 38°C por 4 a 5 h	FB
Minociclina	Tubos	*Staphylococcus aureus* (ATCC 6538P)	3	-	0,2	HCl 0,1 M Água destilada	0,06 a 0,12 mg	36 a 38°C por 4 a 5 h	FB
Mitomicina	Placas	*Bacillus substilis* (ATCC 6633)	8 8	10 4	0,5	Tampão n° 1	0,5 a 2 mg	36 a 38°C por 16 a 18 h	FB
Nafcilina	Placas	*Staphylococcus areurus* (ATCC 29737)	2 1	21 4	0,3	Tampão n° 1	2 mg/mL	32 a 35°C por 16 a 18 h	USP
Neomicina	Placas	*Staphylococcus aureus* (ATCC 6538P)	11 11	21 4	1,0	Tampão n° 2	5 a 20 mg	32 a 35°C por 16 a 18 h	FB
Neomicina	Placas	*Staphylococcus epidermidis* (ATCC 12228)	11 11	21 4	0,4/1,0	Tampão n° 2/ Tampão n°3	0,5 a 2 mg/ 1 mg/mL	36 a 37,5°C por 16 a 18 h	FB/USP
Neomicina	Tubos	*Klebsiella pneumoniae* (ATCC 10031)	39	-	2,0	Tampão n°3	1,0 mg/mL	36 a 37,5°C por 4 a 5 h	USP
Nistatina	Placas	*Saccharomyces cereviseae* (ATCC 2601)	- 19	- 8	1,0	Dimetilformamida Tampão n° 4/ Tampão n°6	10 a 40 UI/ 20 U/mL	29 a 31°C por 16 a 18 h	FB/USP
Novobiocina	Placas	*Staphylococcus epidermidis* (ATCC 12228)	2 1	21 4	4,0	Tampão n° 2/ Tampão n° 3 Tampão n° 4/ Tampão n°6	0,2 a 1 mg/ 0,5 mg/mL	34 a 36°C por 16 a 18 h	FB/USP
Oxacilina	Placas	*Staphylococcus aureus* (ATCC 6538P)	2 1	21 4	0,3	Tampão n° 1	2 a 10 mg	32 a 35°C por 16 a 18 h	FB

(continua)

Tabela 13 Condições experimentais para ensaio de diferentes antibióticos (USP, 2014; BRASIL, 2010; KIRSHBAUM; ARRET, 1959; ARRET et al., 1971) — (continuação)

Antibiótico	Método	Microrganismo FB/USP	Meio de cultura FB/USP	Volume (mL)	Inóculo (mL/100 mL)	Diluente ou solvente	Faixa de concentração (mL) FB/USP*	Temperatura de incubação (°C) FB/USP	Ref.
Oxitetraciclina	Tubos	Staphylococcus aureus (ATCC 6538P ou 29737)	3	-	0,1	HCl 0,1 N Água destilada	0,16 a 0,32 mg/ 0,24 mg/mL	36 a 38°C por 4 a 5 h	FB/USP
Paromomicina	Placas	Staphylococcus epidermidis (ATCC 12228)	11 11	21 4	2,0	Tampão n° 2/ Tampão n°3	0,5 a 2 mg/ 1 mg/mL	36 a 37,5°C por 16 a 18 h	FB/USP
Polimixina B	Placas	Bordetella bronchiseptica (ATCC 4617)	9 10	21 4	0,1	Tampão n° 4/ Tampão n°6	200 a 800 UI/ 10 U/mL	36 a 37,5°C por 16 a 18 h	FB/USP
Rifampicina	Placas	Bacillus substilis (ATCC 6633)	2 2	21 4	0,1	Álcool metílico/ Tampão n° 1	2 a 10 mg	29 a 31°C por 16 a 18 h	FB
Rifampicina	Placas	Staphylococcus aureus (ATCC 6538P)	2 2	21 4	0,1	Álcool metílico/ Tampão n° 1	2 a 10 mg	36 a 38°C por 16 a 18 h	FB
Roliteraciclina	Tubos	Staphylococcus aureus (ATCC 6538P)	3	-	0,1	Água destilada	0,16 a 0,32 mg	36 a 38°C por 4 a 5 h	FB
Sisomicina	Placas	Staphylococcus epidermidis (ATCC 12228)	11 11	21 4	0,03	Tampão n° 2/ Tampão n°3	0,05 a 0,2 mg/ 0,1 mg/mL	36 a 37,5°C por 16 a 18 h	FB/USP
Tetraciclina	Tubos	Staphylococcus aureus (ATCC 6538P ou 29737)	3	-	0,1	HCl 0,1 N Água destilada	0,16 a 0,32 mg/ 0,24 mg/mL	36 a 38°C/32 a 35°C por 4 a 5 h	FB/USP
Thiostrepton	Tubos	Enterococcus hirae (ATCC 10541)	41	-	0,2	Dimetilsulfóxido	0,80 U/mL	36 a 37,5°C por 4 a 5 h	USP
Tirotricina	Tubos	Enterococcus hirae (ATCC 10541)	3	-	1,0	Álcool etílico 95%	0,02 a 0,08 mg	36 a 38°C por 4 a 5 h	FB
Tilosina	Tubos	Staphylococcus aureus (ATCC 9144)	39	-	2,0-3,0	Álcool metílico Tampão n° 16 Tampão n° 3 e Metanol (1:1)	4 mg/mL	36 a 38°C/35 a 39°C por 3 a 5 h	USP
Tobramicina	Tubos	Staphylococcus aureus (ATCC 6538P)	3	-	0,15	Água destilada	1 a 4 mg	36 a 38°C por 4 a 5 h	FB
Trolean-domicina	Tubos	Klebsiella pneumoniae (ATCC 10031)	3	-	0,1	Álcool isopropilico e água destilada (4:1) Água destilada	25 mg/mL	36 a 38°C por 3 a 4 h	USP
Vancomicina	Placas	Bacillus substilis (ATCC 6633)	8 8	10 4	*	Água destilada Tampão n° 2/ Tampão n°4	5 a 20 mg/ 10 mg/mL	36 a 37,5°C por 16 a 18 h	FB/USP

* A concentração indicada pela United States Pharmacopeia é a concentração referente a concentração S_3 do padrão.

devem ser citadas como sendo opostas, razão pela qual o microrganismo-teste, em vez de ser o mais sensível ao antibiótico em questão, deve ser aquele cujo metabolismo inclui a dependência total a determinada vitamina ou aminoácido, para seu desenvolvimento. Assim, o crescimento microbiano será proporcional à concentração desta substância, devendo-se medir experimentalmente a zona de exibição de crescimento (LOY; WRIGHT, 1959; KAVANAGH, 1963; KAVANAGH; RAGHEB, 1979).

Assim, o fenômeno da difusão no gel é o mesmo, com multiplicação da população inicial à medida que ocorre a transferência do elemento ausente no meio de cultura. Haverá, dessa forma, gradiente de crescimento microbiano à medida que se distancia do ponto de aplicação da solução-teste, sendo que ao longo do tempo de incubação a multiplicação cessará com o esgotamento de todo o fator em análise (LOY; WRIGHT, 1959; KAVANAGH, 1963; KAVANAGH; RAGHEB, 1979).

Diferentemente do caso de antibiótico, o tamanho da zona de exibição de crescimento será definido em função do esgotamento total da substância em análise, uma vez que o microrganismo é integralmente dependente do mesmo (LOY; WRIGHT, 1959; KAVANAGH, 1963; KAVANAGH; RAGHEB, 1979).

Em função do acima referido, e por necessidade de contraste na zona limítrofe entre crescimento e não crescimento, o meio sólido inoculado é transferido à placa de modo a obter espessura suficiente para alcançar tal objetivo, devendo se traduzir em cerca de 20 mL por placa de 10 cm de diâmetro (LOY; WRIGHT, 1959; KAVANAGH, 1963; KAVANAGH; RAGHEB, 1979).

Como quantidades muito reduzidas destes fatores de crescimento são suficientes para manifestação do crescimento, exigem-se cuidados no tocante à limpeza de todo material de vidraria e uso de água bidestilada em todas as operações relacionadas ao teste (LOY; WRIGHT, 1959; KAVANAGH, 1963; KAVANAGH; RAGHEB, 1979).

Com relação ao microrganismo-teste, este deve ser repicado e mantido em meio de composição nutricional completa, inclusive do elemento a ser analisado. Portanto, uma cultura jovem, resultante de repique em meio líquido e incubação de cerca de 24 horas, deve ser submetida a lavagens com solução fisiológica livre de fatores de crescimento. A padronização da suspensão e a da estocagem sob refrigeração ou congelamento não apresentam diferenças, a não ser cuidados para evitar a contaminação com fatores de crescimento (LOY; WRIGHT, 1959; KAVANAGH, 1963; KAVANAGH; RAGHEB, 1979).

Demais aspectos de ordem técnica relacionados ao delineamento experimental, à leitura e aos cálculos do teor são os mesmos descritos para antibióticos (LOY; WRIGHT, 1959; KAVANAGH, 1963; KAVANAGH; RAGHEB, 1979).

Avaliação da penicilinase

Embora o desenvolvimento da teoria e dos aspectos práticos da difusão em ágar tenha ocorrido com antibióticos, e seja esta a sua aplicação predominante, não se podem omitir situações, em particular aquelas em que, ao invés da zona de inibição nos defrontam com a de zona de exibição de crescimento, como o caso da penicilinase (DART, 1966).

Embora ocorrendo de forma indesejável em certas situações analíticas, quando da produção desta enzima é fundamental a determinação de sua atividade biológica, o que permite posteriormente sua aplicação segura como agente inativante (DART, 1966).

A inoculação do microrganismo sensível à penicilina é efetuada em ágar contendo este antibiótico; as soluções-teste de penicilinase, em diferentes concentrações do padrão, seguindo um dos métodos de delineamento já descritos para avaliação da potência do antibiótico, são depositadas sobre o meio inoculado e as placas são submetidas à incubação. Pela difusão da enzima e consequente degradação da penicilina haverá crescimento microbiano, determinado como diâmetro da exibição de crescimento (DART, 1966).

ENSAIO FOTOMÉTRICO

Doseamento de antibiótico

Princípio do método

Métodos fotométricos têm sido empregados desde o início do uso das penicilinas, tendo sido adotados nas etapas de produção, isolamento, purificação e estudos de atividade farmacológica (GAVIN, 1957a; KAVANAGH, 1963; HEWITT, 1977; RIPPERE, 1979).

O emprego de meio líquido e o parâmetro de resposta apresentam como vantagens rapidez, facilidade operacional, medida objetiva da resposta, ausência de efeitos de difusão e exatidão. As desvantagens incluem a necessidade de equipamento para leitura da resposta e ausência de contaminação grosseira ou coloração da amostra que interfira na leitura fotométrica (GAVIN, 1957a; KAVANAGH, 1963; HEWITT, 1977; RIPPERE, 1979).

É de princípio simples: a substância-teste é adicionada à suspensão do organismo-teste presente em meio nutriente e, após incubação da mistura, procede-se à leitura da resposta. Embora se possa dimensionar a resposta como peso seco, número total de microrganismos, número de microrganismos viáveis, nitrogênio total, pH, acidez titulável, liberação de CO_2 e consumo de oxigênio, a leitura de turbidez da suspensão é o parâmetro mais amplamente empregado, seja para respostas a antibióticos ou vitaminas. É de importância fundamental, independentemente do modelo de fotômetro em uso, que esteja devidamente calibrado (GAVIN, 1957a; KAVANAGH, 1963; HEWITT, 1977; RIPPERE, 1979).

O reagente biológico empregado consiste no geral de bactérias, com dimensões de 0,5 a 3 mm, preferencialmente os cocos, considerando-se que o tamanho e o conteúdo de suas células não promoverão efeito considerável sobre a sua concentração. Sabe-se, entretanto, que culturas jovens (3,5 horas) apresentam células maiores e de tamanhos mais variados, se comparadas às velhas (20 horas), além de que, em formas bacilares, ocorrem alterações no comprimento, além do diâmetro (GAVIN, 1957a; KAVANAGH, 1963; HEWITT, 1977; RIPPERE, 1979).

Estudos de densidade óptica de diferentes culturas, em diferentes momentos, permitiram concluir que o método fotométrico geralmente mede massa e não número de células. Permite, entretanto, medida acurada do número de células, quando da uniformidade de seu tamanho. A exposição a certos antibióticos pode também interferir na dimensão das células. Fator adicionalmente importante diz respeito à opacidade das células, havendo comportamentos distintos entre cocos, leveduras e bacilos (GAVIN, 1957a; KAVANAGH, 1963; HEWITT, 1977; RIPPERE, 1979).

Outro fator a considerar diz respeito à agitação da suspensão microbiana, precedendo a leitura. A formação de bolhas de ar incorporadas durante a agitação vigorosa, necessária para suspender as células, interfere seriamente na acuidade da medida. A ausência de agitação é também grave, em razão da sedimentação das células. Considera-se, a princípio, um tempo de 15 minutos suficiente para que, após a agitação vigorosa, sejam eliminadas as bolhas sem que retorne a sedimentação microbiana (GAVIN, 1957a; KAVANAGH, 1963; HEWITT, 1977; RIPPERE, 1979).

Preparação do inóculo

Embora a liofilização tenha ganhado popularidade como método de conservação de cultura estoque, pode alterar a proporção de células com características desejáveis ou não, na população. Método alternativo de congelamento a -40ºC das culturas, após lavagem, tem permitido armazenamento durante 1 ano, com a grande vantagem do seu emprego direto, como inóculo (GAVIN, 1957a; KAVANAGH, 1963; HEWITT, 1977; RIPPERE, 1979).

Um método adequado consiste em centrifugar cultura obtida em incubação por 24 horas, seguindo-se ressuspensão em tampão-glicerol (40 mL do tampão para 100 mL de suspensão microbiana em solução salina). Tendo sido padronizada a carga microbiana, um inóculo suficiente para 1 dia deve ocupar metade do volume

de ampolas de vidro estéreis, a seguir seladas e levadas a -40ºC. O congelamento rápido pode ser obtido com nitrogênio líquido (GAVIN, 1957a; KAVANAGH, 1963; HEWITT, 1977; RIPPERE, 1979).

Outra forma de preparar uma suspensão de células, padronizada e que pode ser usada no geral por 1 semana, consiste no recolhimento das células de cultura de 24 horas em meio inclinado de tubos, ou da superfície do meio contido em garrafa de Roux, com tampão fosfato pH 7,0, ou ainda de cultivo do microrganismo em meio de cultura líquido. A manutenção da cultura em fase logarítmica de crescimento irá depender da espécie microbiana, sendo porém desejável, pois torna mínima ou ausente a fase *lag*, que prolonga de forma desnecessária o tempo de incubação do ensaio (GAVIN, 1957a; KAVANAGH, 1963; HEWITT, 1977; RIPPERE, 1979).

O inóculo a ser empregado no doseamento pode também ser preparado em meio de cultura similar ou idêntico ao meio de ensaio. O procedimento usual é inocular um tubo com meio inclinado, mantê-lo durante a noite incubado e diluir a volume fixo. Este procedimento depende das limitações do meio em produzir populações constantes, da ordem de 10^6 a 10^9 células/mL (GAVIN, 1957a; KAVANAGH, 1963; HEWITT, 1977; RIPPERE, 1979).

No caso de fator de crescimento, a suspensão microbiana deve ser centrifugada e lavada diversas vezes, de forma a eliminar os resíduos do nutriente a ser ensaiado, que também deve estar ausente no meio de cultura empregado para ensaio (GAVIN, 1957a; KAVANAGH, 1963; HEWITT, 1977; RIPPERE, 1979).

Meio de cultura

A velocidade de crescimento, na ausência de agentes inibidores, é afetada pela composição do meio, pH, temperatura de incubação e aeração, bem como por capacidade de síntese, inerente ao microrganismo. Usualmente, o meio de cultura é uma mistura de peptonas de origem natural, sais e água, podendo também estar presentes glicose e agentes tamponantes (GAVIN, 1957a; KAVANAGH, 1963; HEWITT, 1977; RIPPERE, 1979).

A composição dos meios de cultura para dosagem de antibióticos deve ser completa, para não interferir na resposta gradual do microrganismo em função das diferenças na concentração do antibiótico (GAVIN, 1957a; KAVANAGH, 1963; HEWITT, 1977; RIPPERE, 1979).

Técnica de ensaio

A necessidade do sistema tampão nos meios para dosagem de antibióticos visa a possibilitar correções, a fim de que a inativação parcial da população microbiana seja em razão exclusiva da diferença de concentração (GAVIN, 1957a; KAVANAGH, 1963; HEWITT, 1977; RIPPERE, 1979).

Uma vez preparado o meio, este é inoculado com a suspensão do microrganismo-teste padronizada. O procedimento do teste consiste na transferência de volumes de 1,0 mL de cada solução (0,1 mL para gramicidina, thiostrepton e tirotricina), seja do padrão ou da amostra, para série tubos de dimensão padronizada, previamente esterilizados, aos quais se adicionam 9,0 mL do meio de cultura inoculado (10 mL para thiostrepton). Devem-se incluir na série tubos de controles positivo e negativo. Homogeneiza-se, então, o conteúdo de todos os tubos e incuba-se sob as condições especificadas (GAVIN, 1957a; KAVANAGH, 1963; HEWITT, 1977; RIPPERE, 1979).

A adição de glicose pode reduzir a sensibilidade do ensaio, tendo a adição de 0,5 mg/mL de tioglicolato de sódio também promovido redução na sensibilidade do ensaio, num fator de 30 vezes (GAVIN, 1957a; KAVANAGH, 1963; HEWITT, 1977; RIPPERE, 1979).

Quanto ao pH, este influencia a atividade da maioria dos antibióticos que se constituem de substâncias ácidas ou básicas. A atividade de um antibiótico ácido (penicilina) aumenta e a de um básico (estreptomicina) diminui com a redução do pH do meio. Este fenômeno pode ser usado para alterar consideravelmente a resposta média dos testes. Além disto, o pH visa à estabilidade da substância em análise, ainda que permaneça no meio de cultura por tempo superior a 5 horas, durante a incubação do sistema, associado ao fator de biocompatibilidade com o reagente microbiano (GAVIN, 1957a; KAVANAGH, 1963; HEWITT, 1977; RIPPERE, 1979).

Incubação

Embora a faixa de temperatura especificada na maioria dos procedimentos seja de 36°C a 38°C, pode não ser ótima para um teste particular. A redução da temperatura faz diminuir a velocidade de crescimento e aumenta o tempo de incubação, para que atinja a população ideal, com sensibilidade de resposta ótima, verificada pela inclinação da curva dose-resposta (GAVIN, 1957a; KAVANAGH, 1963; HEWITT, 1977; RIPPERE, 1979).

Problema prático durante a incubação diz respeito à condução térmica desigual nos múltiplos tubos do ensaio, prejudicando aqueles mais internos da estante, o que ocorre quando se utilizam estufas. Este problema é menos marcante quando se trata de banho de água, devendo se escolher aqueles com circulação. A incubação usualmente estática dos tubos pode ocasionar um gradiente de microrganismos, em função da sedimentação deles, os quais estarão diante de condições microaerófilas ou até de anae-

robiose no fundo dos tubos. A incubação sob agitação, periódica ou contínua, pode constituir uma exigência indispensável para certos microrganismos, sendo interessante também para obter a redução do período de incubação. Agentes tensoativos podem ser acrescidos aos meios de cultura, principalmente quando utilizados bacilos (GAVIN, 1957a; KAVANAGH, 1963; HEWITT, 1977; RIPPERE, 1979).

O tempo necessário para incubação nos ensaios fotométricos de antibióticos é no geral de cerca de 3 a 5 horas, e de cerca de 18 horas para vitaminas. O desenvolvimento e padronização de ensaios fotométricos, principalmente pelo tempo de incubação menor, quando comparado à técnica de difusão, foram de vital importância no acompanhamento das fermentações, iniciadas com a era das penicilinas (GAVIN, 1957a; KAVANAGH, 1963; HEWITT, 1977; RIPPERE, 1979).

A prática usual do ensaio envolve a incubação dos tubos-teste até que o tubo zero (apenas meio de cultura inoculado) atinja uma leitura arbitrariamente escolhida, com densidade óptica da ordem de 0,7 a 0,8. O tempo exigido para tal crescimento é função de variáveis, como composição do meio e seu pH, temperatura de incubação, tamanho do inóculo, aeração e cepa do organismo teste, podendo ser mantido sob limites estreitos desde que sob controle cuidadoso das condições mencionadas. O requisito de alta densidade bacteriana é mais aparente que real, pois o diferencial de turbidez na curva de calibração aumenta com o tempo de incubação. Não é importante um tempo exato para a incubação, mas sim a obediência do mesmo tempo para todos os tubos (GAVIN, 1957a; KAVANAGH, 1963; HEWITT, 1977; RIPPERE, 1979).

Resposta do microrganismo

O comportamento de uma população microbiana sensível diante de diferentes concentrações de determinado antibiótico pode ser traduzido em resposta proporcional, desde que respeitado o tempo de incubação no qual ainda é detectável esta resposta gradual. Portanto, a população numericamente diferente representará massa celular proporcional, que pela determinação fotométrica irá acusar valores diferentes de absorbância ou transmitância. Para ocorrência deste fato, a diferença de concentrações provoca alterações no tempo de geração, além de inativar parte da população inicial, razão pela qual no final do tempo ideal de incubação se observa resposta gradual (GAVIN, 1957a; KAVANAGH, 1963; HEWITT, 1977; RIPPERE, 1979).

O fotômetro empregado para medir a resposta de uma população microbiana a um agente inibidor pode apresentar escala graduada em porcentagem de transmitância ou em unidades de densidade óptica, resultando no perfil da curva dose-resposta, conforme ilustrado na Figura 8 (GAVIN, 1957a; KAVANAGH, 1963; HEWITT, 1977; RIPPERE, 1979).

A inclinação da curva dose-resposta de uma combinação particular de microrganismo e antibiótico aparenta ser pouco influenciada por alterações discretas no pH ou por diferenças lote a lote do meio, por concentração do microrganismo no inóculo, por tempo e temperatura de incubação. Ocasionalmente, uma alteração na inclinação ocorre sem causa aparente (GAVIN, 1957a; KAVANAGH, 1963; HEWITT, 1977; RIPPERE, 1979).

Muitos sistemas de ensaio permitem a obtenção de curva-padrão quando o gráfico é construído com o logaritmo da concentração, ao invés da concentração. Uma linha reta é a forma mais fácil de ajuste dos pontos, seja adotando um método-padrão ou delineada conforme melhor ajuste aparente (GAVIN, 1957a; KAVANAGH, 1963; HEWITT, 1977; RIPPERE, 1979).

A curva dose-resposta é construída em papel de probabilidade-logarítmica, porque o logarítmo da dose no geral fornece resposta em linha reta. Da mesma forma, a escala logarítmica permite fácil expansão da escala de concentração. Ocasionalmente, pode-se encontrar um sistema que forneça linha reta em papel de probabilidade linear (GAVIN, 1957a; KAVANAGH, 1963; HEWITT, 1977; RIPPERE, 1979).

Doseamento de fatores de crescimento

No caso de doseamento de fatores de crescimento, os organismos respondem com aumento na massa ce-

lular decorrente de aumento no tamanho e no número de bactérias, portanto, se o crescimento for limitado por substância única, a relação entre a quantidade da mesma e da bactéria (massa celular) pode ser linear. Outra forma de estabelecer esta relação diz respeito à proporcionalidade entre o número de células produzido e o número de moléculas da vitamina ou aminoácido (LOY; WRIGHT, 1959; KAVANAGH, 1963; KAVANAGH; RAGHEB, 1979).

Se a dependência da substância para o crescimento microbiano não for absoluta, o fenômeno torna-se complexo, portanto, sempre que possível, são selecionados para o ensaio microrganismos com deficiência absoluta. Usualmente, o nível de vitaminas no meio e no inóculo pode ser reduzido a nível não detectável. Qualquer ensaio em que o tubo com nível zero da substância evidencie o crescimento é indício de problema e deve ser descartado, salvo se a resposta for esperada e normal para o sistema (LOY; WRIGHT, 1959; KAVANAGH, 1963; KAVANAGH; RAGHEB, 1979).

O tempo e a temperatura de incubação devem ser escolhidos para permitir o crescimento total limitado pela quantidade do fator de crescimento que está sendo ensaiado, não pelo tempo de incubação. No geral, quanto menor o tempo de incubação, menor a faixa de concentração da substância ensaiada. O tempo e a temperatura de incubação devem ser tais que reduzam influências secundárias, decorrentes por exemplo da exaustão do meio e do pH (LOY; WRIGHT, 1959; KAVANAGH, 1963; KAVANAGH; RAGHEB, 1979).

A linha dose-resposta de vitaminas e aminoácidos, diferentemente dos antibióticos, deve ser uma reta passando pelo zero quando se constrói um gráfico relacionando o número total de células e a quantidade de vitaminas no tubo. Esta afirmação pressupõe que um número definido de moléculas do fator de crescimento dê origem a um indivíduo, quando representa o único fator limitante da divisão celular (LOY; WRIGHT, 1959; KAVANAGH, 1963; KAVANAGH; RAGHEB, 1979).

A condição para que a curva de calibração passe pelo zero é a ausência de fator residual no meio ou aderido ao inóculo. Embora a quantidade deste determine o crescimento total, valores de concentração podem na prática ser usados, graças à equivalência do volume total por tubo, entre padrão e amostras (LOY; WRIGHT, 1959; KAVANAGH, 1963; KAVANAGH; RAGHEB, 1979).

A curva dose-resposta linear apresenta vantagens sobre a curva de porcentagem de transmitância, como a imediata detecção de desvio da relação linear. A relação linear é mais interessante e deve ser a opção de escolha sempre que possível (LOY; WRIGHT, 1959; KAVANAGH, 1963; KAVANAGH; RAGHEB, 1979).

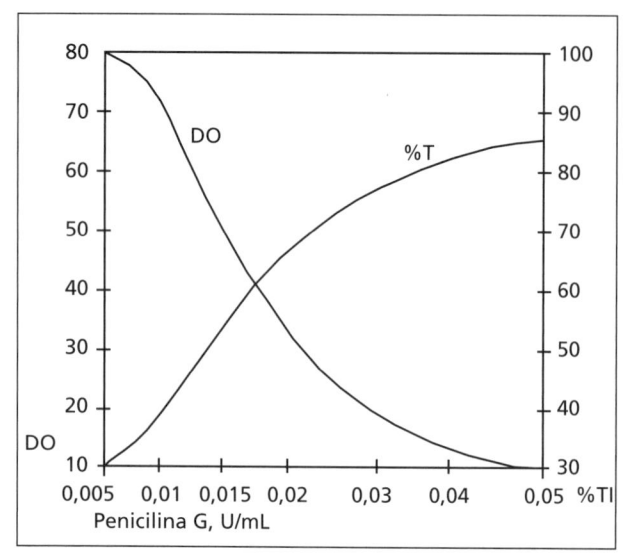

Figura 8 Curvas dose-resposta da penicilina G diante do *Staphylococcus aureus*, com escala de leitura em densidade óptica (DO) e porcentagem de transmitância (%T) e concentração de penicilina para ambos os parâmetros.

Em contrapartida, a maioria das curvas para vitaminas e aminoácidos relatada na literatura não é linear. Isto se deve parcialmente à forma de registro das medidas de turbidez do planejamento do teste e em parte é inerente ao teste (LOY; WRIGHT, 1959; KAVANAGH, 1963; KAVANAGH; RAGHEB, 1979).

Situações nas quais as curvas de ensaio são lineares ocorrem quando a concentração de células do organismo-teste é colocada em gráfico em relação à quantidade de substância promotora de crescimento no tubo (LOY; WRIGHT, 1959; KAVANAGH, 1963; KAVANAGH; RAGHEB, 1979).

Uma das mais úteis representações lineares consiste no ensaio de cinco pontos com zero comum, utilizada inicialmente por Wood no ensaio de riboflavina. Este método apresenta as vantagens adicionais de permitir que a potência da amostra seja obtida de uma média de respostas do padrão e amostra e da facilidade no teste de similaridade entre ambos. Uma aplicação usual do ensaio de cinco pontos com zero comum ocorre no caso do ensaio de vitamina B12 (LOY; WRIGHT, 1959; KAVANAGH, 1963; KAVANAGH; RAGHEB, 1979).

Significado da resposta fotométrica

Para se ter um entendimento sobre o significado da resposta, deve ser lembrado que o ensaio microbiológico não mede quantidades da substância, mas sim respostas que podem ser convertidas em quantidade de substância ativa, com o auxílio de uma curva-padrão. Um ensaio pode fornecer, para uma amostra de composição desconhecida, apenas sua atividade em termos comparativos ao padrão. Informações adicionais são, entretanto, necessárias para determinar concentração de substâncias, cuja identidade possa não ser aquela esperada. No geral faltam informações, existindo apenas a hipótese de que padrão e amostra são constituídos de somente um princípio ativo e idênticos. Esta hipótese é adequada para ensaio de materiais puros, a que se referem as situações práticas representadas por matérias-primas. A maioria das amostras é constituída de misturas, que podem ser de substâncias de constituição química semelhante ou totalmente distintas. As curvas dose-resposta podem ou não ser modificadas pelos outros constituintes na dependência de sua natureza e quantidade, provocando inclinações significativamente diferentes (LOY; WRIGHT, 1959; KAVANAGH, 1963; KAVANAGH; RAGHEB, 1979).

Existe uma tendência de se medir a confiabilidade de um método biológico comparando-o com um método químico. Este critério é falho quando aplicado a preparações não puras, pois os dois tipos de métodos dimensionam parâmetros distintos. Pode-se esperar que os métodos não apresentem resultados coerentes em razão dos graus distintos de interferência nos ensaios. No geral, mas não de forma absoluta, os métodos químicos apresentarão resultados mais altos que o microbiológico, o que não deve ser interpretado como maior acerto ou erro. As causas dos desvios devem ser investigadas, não consideradas indicativo de falha dos analistas (LOY; WRIGHT, 1959; KAVANAGH, 1963; KAVANAGH; RAGHEB, 1979).

A maioria dos métodos químicos não é específica para os grupamentos com atividade microbiológica (LOY; WRIGHT, 1959; KAVANAGH, 1963; KAVANAGH; RAGHEB, 1979).

CONSIDERAÇÕES GERAIS

Devem sempre ser considerados, nos ensaios microbiológicos turbidimétricos, os fatores que interferem na potência estimada da amostra, como a presença de outras substâncias inibidoras e a presença de nutrientes na amostra, tubos não adequadamente lavados, assim como tempo e temperatura críticos. Há, por sua vez, fatores de interferência que agem simultaneamente e na mesma proporção sobre padrão e amostra: tamanho do inóculo e fase de crescimento da população microbiana, natureza do meio, temperatura e tempo de incubação.

Todo o procedimento de preparo de amostra, sua extração no caso de misturas e o desenvolvimento analítico envolvem cuidados, sempre devendo este procurar atingir condições ideais, a começar pelo emprego de vidraria calibrada, emprego de inóculo congelado e padronizado, uso de tubos uniformes, banho de água com circulação para a incubação dos tubos em temperatura uniforme, além de interrupção do crescimento a 80ºC, pela imersão de todos os tubos de um ensaio, simultaneamente, num banho de água. No que diz respeito à escolha do método, quando possível a aplicação alternativa de ensaio turbidimétrico ou de difusão, em função de características da substância e tipo de amostras a analisar, assim como das características do reagente biológico, há que se ponderar as vantagens e as desvantagens de cada um. Estas, por sua vez, serão definidas em função do período de incubação, do dispêndio de tempo ou economia de mão de obra, reprodutibilidade das condições de ensaio, sensibilidade inerente a cada método, número e faixa de potência das amostras, precisão requerida para o resultado e capacidade de trabalho do laboratório.

Aspecto imprescindível para a execução do ensaio, qualquer que seja o delineamento do ensaio, consiste na sua adequação e validação. Aplicam-se todos os cuidados inerentes à estrutura laboratorial, considerando-se pessoal e instalações, de maneira a dar sustentabilidade aos parâmetros de exatidão, precisão e especificidade, entre outros. Deve-se também considerar a validação do processo extrativo, quando aplicável, além do ensaio e da automação, se pertinentes.

REFERÊNCIAS BIBLIOGRÁFICAS

1.   ABRAHAM, E.P.; DUTHIE, E.S. Effect of pH of the medium on activity of streptomycin and penicillin. *Lancet*, v.1, p.455-459, 1946.

2.   ABRAHAM, E.P.,; GARDNER, A.D.; CHAIN, E.; FLETCHER, C.M., HEATLEY N.G.; JENNINGS, M.A.; FLOREY, H.W. Further observations on penicillin. *Lancet*, v.241, n.6155, p.177-186, 1941.

3.   ARRET, B.; JOHNSON, D.P.; KIRSHBAUM, A. Outline of details for microbiological assays of antibiotics: Second revision. *J. Pharm. Sci.*, v.60, n.11, p.1689-1694, 1971.

4.   ASSOCIATION OF OFFICIAL ANALYTICAL CHEMISTS *Official methods of analysis*. 10.ed. Washington, 1965. p.818-815, 823-824.

5.   ASSOCIATION OF OFFICIAL ANALYTICAL CHEMISTS *Official methods of analysis*. 11.ed. Washington, 1970. p.752-763.

6.   ASSOCIATION OF OFFICIAL ANALYTICAL CHEMISTS *Official methods of analysis*. 12.ed. Washington, 1975. p.803-814.

7.   ASSOCIATION OF OFFICIAL ANALYTICAL CHEMISTS *Official methods of analysis*. 13.ed. Washington, 1980. p.713-719.

8.   ASSOCIATION OF OFFICIAL ANALYTICAL CHEMISTS *Official methods of analysis*. 14.ed. Arlington, 1984. p.813-815, 823-824.

9.   ASSOCIATION OF OFFICIAL ANALYTICAL CHEMISTS *Official methods of analysis*. 15.ed. Arlington, 1990. p.115-129.

10.   BEER, E.J.; SHERWOOD, M.B. The paper-disk ágar plate method for the assay of antibiotic substances. *J. Bacteriol.*, v.50, p.459-467, 1945.

11.   BOWMAN, F.W. The organisms for antibiotic microbiological assays. *Antibiot. Chemother.*, v.7, n.12, p.639-640, 1957.

12.   BRADY, M.S.; KATZ, S.E. Factors influencing optimization of diffusion assays for antibiotics. *J. Assoc. Off. Anal. Chem.*, v.73, n.2, p.202-205, 1990.

13.   BRADY, M.S.; KATZ, S.E. Simplified plate diffusion system for microbial assays of antibiotics. *J.Assoc. Off. Anal. Chem.*, v.70, n.4, p.641-646, 1987.

14.   BRASIL. *Farmacopéia Brasileira*. 5.ed. Brasília: Agência Nacional de Vigilância Sanitária, 2010. 546 p.

15.   BRITISH pharmacopoeia. London: Her Majesty's Stationary Office, 2012. 5v.

16.   BRITISH pharmacopoeia. London: Her Majesty's Stationary Office, 1948. p.816-818.

17.   BRITISH pharmacopoeia. London: Her Majesty's Stationary Office, 1953. p.791-797.

18.   BRITISH pharmacopoeia. London: Her Majesty's Stationary Office, 1958. p.909-916.

19.   BROWNLEE, K.A.; DELVES, C.S.; DORMAN, M.; GREEN, C.A.; GREENFELL, E.; JOHNSON, J.D.A.; SMITH, N. The biological assay of streptomicin by a modified cylinder plate method. *J Gen. microbiol.*, v.2, p.40-53. 1948.

20.   BROWNLEE, K.A.; LORAINE, P.K.; STEPHENS, J. The biological assay of penicillin by a modified plate method. *J Gen Microbiol.*, v.3, n.3, p.347-352. 1949.

21.   CHAIN, E.; FLOREY, H.W.; GARDNER, A.D.; HEATLEY, N.G.; JENNINGS, M.A.; ORREWING, J.; SAUNDERS, N.G. Penicillin as a chemotherapeutic agent. *Lancet*, v.239, n.6104, p.226-228, 1940.

22.   CODE of federal regulation. Food and Drugs 1985. Part. 300-449, p.285-302, 546-586.

23.   CODE of federal regulation. Food and Drugs 1992. Part. 300-449, p.285-302, 546-586.

24.   COOPER, K.E. The theory of antibiotics inhibition zones. In: KAVANAGH, F. (ed.). *Analytical microbiology*. New York: Academic Press, 1963. v.1, p.1-83.

25.   COOPER, K.E.; GILLESPIE, W.A. The influence of temperature on streptomycin inhibition zones in ágar cultures. *J. Gen. Microbiol.*, v.7, n.1-2, p.1-7, 1952.

26.   COOPER, K.E.; LINTON, A.H. The importance of the temperature during the early hours of incubation of ágar plates in assay. *J. Gen. Microbiol.*, v.7, n.1-2, p.8-17,1952.

27.   COOPER, K.E.; WOODMAN, D. The diffusion of antiseptics through ágar gels, with special reference to the ágar cup assay method of estimating the activity of penicillin. *J. Pathol. Bacteriol.*, v.58, p.75-84, 1946.

28.   DART, R.K. *Microbiology for the analytical chemist*. Cambridge: The Royal Society of Chemistry, 1966. p.133-149.

29.   DAVIS, W.W.; McGUIRE, J.M. Some new procedures and instruments useful for microbiological antibiotic testing by diffusion methods. II. An automatic delivery pipette for use with porous disks. *J. Am. Pharm. Assoc. Sci. Ed.*, v.38, p.462-464, 1949.

30.   DAVIS, W.W.; McGUIRE, J.M., PARKE, T.V. Some new procedures and instruments useful for microbiological antibiotic testing by diffusion methods. I. A new zone Reader. *J. Am. Pharm. Assoc. Sci. Ed.*, v.38, p.464-465, 1949.

31.   DUFRENOY, J. Les méthodes auxanographiques et leur applications au dosage des antibiotiques. *Ann. Parasitol. Hum. Comp.*, v.22, n.5-6, p.449-479, 1947.

32.   EUROPEAN pharmacopoeia 2.ed. Paris: Maisonneuve, 1980. p.V.2.2.1., VIII.4 .

33.   FARMACOPÉIA brasileira. 4.ed. São Paulo: Atheneu, 1988. pt. 1, p.V.5.2.17-V.5.2.17-15.

34.   FINN, R.K. Theory of ágar diffusion methods for bioassay. *Anal. Chem.*, v.31, n.6, p.975-977, 1959.

35.   FLEMING, A. In vitro tests of pencillin potency. *Lancet*, v.242, n.6199, p.732-733, 1942.

36.   FLEMING, A. On the antibacterial action of culture a Penicilium, with special reference to their use in the isolation of B. influenze. *Br. J. Exp. Pathol.*, v.10, n.3, p.226-236, 1929.

37.   FOGLESONG, M.A.; KAVANAGH, F.; DIETZ, V. Possibility for error in FDA diffusion assays. *J. Pharm. Sci.*, v.68, n.6, p.797-798, 1979.

38.   FOSTER, J.W.; WILKER, B.L. Microbiological aspects of penicillin. II. Turbidimetric studies on penicillin inhibition. *J. Bacteriol.*, v.46, n.1, p.377-389, 1943.

39.   FOSTER, J.W.; WOODRUFF, H.B. Improvements in the cup assay for penicillin. *J. Biol. Chem.*, v.148, p.723, 1943.

40.   FUCHS, F.D.; WANNMACHER, L. Farmacologia clínica: fundamentos da terapêutica racional. 2.ed. Rio de Janeiro: Guanabara Koogan, p.678,1998.

41.   GAVIN, J.J. Analytical microbiology I. The test organism. *Appl. Microbiol.*, v.4, p.323-331, 1956.

42.   GAVIN, J.J. Analytical microbiology II. The diffusion methods. *Appl. Microbiol.*, v.5, p.25-33, 1957a.

43.   GAVIN, J.J. Analytical microbiology III. Turbidimetric methods. *Appl. Microbiol.*, v.5, p.235-243, 1957b.

44.   GOYAN, F.M.; DUFRENOY, J.; STRAIT, L.A.; PRATT, R. A three-hour "Physical Development" cup-plate assay for penicillin. *J. Am. Pharm. Assoc. Sci. Ed.*, v.36, n.3, p.65-68, 1947.

45.   HEATLEY, N.G. Methods of penicillin assay their purpose, scope and a validity. Biological methods for penicillin assay. An introductory survey. *Analyst*, v.73, p.244-250, 1948.

46.   HEATLEY, N.G. The assay of antibiotics. In: FLOREY, H.W.; CHAIN, E.; HEALTLEY, N.G.; JENNINGS, M.A.; SANDERS, A.G.; ABRAHAM, M.A.; ABRAHAM, E.P.; FLOREY, M.E. (eds.) *Antibiotics*, London: Oxford University Press, 1949. v.1, p.110-199.

47.   HENDLIN, D. Analytical microbiology. *Anal. Chem.*, v.31, n.6, p. 970-971, 1959.

48.   HEWITT, W. Curvature of response lines in microbiological assays. *The Pharmaceutical Microbiology Interest Group*. p.10-11, 2000.

49. HEWITT, W. *Microbiologycal assay*. Orlando: Academic Press, 1977. p.17-68, 136-150, 214-242.

50. HUMPHREY, J.H.; LIGHTBOWN, J.W. A general theory for plate assay of antibiotics with same practical applications. *J. Gen. Microbiol.*, v.7, n.1-2, p.129-143, 1952 .

51. JOSLYN, D.A.; GALBRAITH, M. A turbidimetric method for the assay of antibiotics. *J. Bacteriol.*, v.59, p.711-716, 1950.

52. KAVANAGH, F. Microbiological diffusion assay II: Design and Applications. *J. Pharm. Sci.*, v.64, n.7, p.1224-1229, 1975.

53. KAVANAGH, F.; RAGHEB, H.S. Microbiological assays for antibiotics and vitamins: Considerations for Assuring Accuracy. *J. Assoc. Off. Anal. Chem.*, v.62, n.4, p.943-950, 1979.

54. KIRSHBAUM, A.; ARRET, B. Outline of details for assaying the commonly used antibiotics. *Antibiot. Chemother.*, v.9, p.613-617, 1959.

55. KNUDSEN, L.F. The use of statistics in biological experimentation and assay. *J. Assoc. Off. Agric. Chem.*, v.28, p.806-813, 1945.

56. KNUDSEN, L.F.; RANDALL, W.A. Penicillin assay and its control chart analysis. *J. Bacteriol.*, v.50, p.187-200, 1945.

57. KONDO, F.; ROSTAMIBASHIMAN, M. An improved method for detection of aminoglycoside antibiotics by bacteriological screening. *Miyazaki Daigaku Nogakubu Kenkyu Hokoku*, v.36, n.1, p.77-83, 1989.

58. LEES, K.A.; TOOTILL, J.P.R. Microbiological assay on large plates. Part III. High throughput, low precision assays. *Analyst*, v.80, p.531-535, 1955.

59. LEES, K.A.; TOOTILL, J.P.R. Microbiological assay on large plates. Part I. General considerations with particular reference to routine assay. *Analyst*, v.80, p.95-110, 1955.

60. LEES, K.A.; TOOTILL. J.P.R. Microbiological assay on large plates. Part II. Precise assay. *Analyst*, v.80, p.110-123, 1955.

61. LOO, Y.H.; SKELL, P.S.; THORNBERRY, H.H.; EHRLICH, J.; McGUIRE, J.M.; SAVAGE, G.M.; SYLVESTER, J.C. Assay of streptomycin by the paper-disc plate method. *J. Bacteriol.*, v.50, p.701-709, 1945.

62. LOURENÇO, F.R. Doseamento microbiológico de gentamicina por difusão em ágar – proposta de delineamento experimental. São Paulo, 2006, 202p. (Dissertação de mestrado – Faculdade de Ciências Farmacêuticas – USP).

63. LOURENÇO, F.R.; KANEKO, T.M.; PINTO, T.J.A. Validation of erythromycin microbiological assay using an alternative experimental design. *J. Assoc. Off. Anal. Chem.*, v.90, n.4, p.1107-1110, 2007.

64. LOURENÇO, F.R.; PINTO, T.J.A. Comparison of three experimental designs employed in gentamicin microbiological assay through agar diffusion. *Braz. J. Pharm. Sciences*, v.45, n.3, p.559-566, 2009.

65. LOURENÇO, F.R.; PINTO, T.J.A. Doseamento microbiológico de gentamicina – um novo delineamento experimental. Rev. Bio Farma – Rev. Téc. Cient. Farm. Bioquím. *Anál. Clín. Toxicol.*, v.2, n.4, p.305-310, 2007.

66. LOY, H.W.; WRIGHT, W.W. Microbiwological assay of amino acids, vitamins and antibiotics. Application of tube methods. *Anal. Chem.*, v.31. n.6, p.971-974, 1959.

67. MAY, J.R.; VOUREKA, A.E.; FLEMING, A. Some problems in the titration of streptomycin. *Br. Med. J.*, v.1, p.627-630, 1947.

68. MITCHISON, D.A.; SPICER, C.C. A method of estimating streptomycin in serum and other body fluids by diffusion through ágar enclosed in glass tubes. *J. Gen. Microbiol.*, v.3, p.184-203, 1949.

69. MIYAMURA, S. A method for calculating the potency of antibiotics from the two doses plate assay technic. *Antibiot. Chemother.*, v.6, p.658-659, 1956.

70. RAGHEB, H.S. Effect of volume of solution per cylinder on estimation of antibiotic potency in diffusion assay. *J. Assoc. Off. Anal. Chem.*, v.71, n.5, p.1071-1074, 1988.

71. RAKE, G.; JONES, H. A rapid method for estimation of penicillin. *Proc. Soc. Exp. Biol. Med.*, v.54, p.189-190, 1943.

72. REILLY, H.C.; SOBERS, H.O. The use of plain ágar as a base large in the paper disk assay. *Antibiot. Chemother.*, v.2, n.9, p.469-471, 1952.

73. RIPPERE, R.A. Some principles of microbiological turbidimetric assay of antibiotics. *J. Assoc. Off. Anal. Chem.*, v.62, n.4, p.951-956, 1979.

74. SCHIMIDT, W.H.; MOYER, A.J. Penicillin I. Methods of assay. *J. Bacteriol.*, v.47, n.2, p.199-208, 1944.

75. SHERWOOD, M.B.; FALCO, E.A.; DeBEER, E.J. A rapid, quantitative method for the determination of penicillin. *Science*, v.99, n.2569, p.247-248, 1944.

76. SIMPSON, J.S. Microbiological assay using large plate methods. In: KAVANAGH, F. (ed.). *Analytical microbiology*. New York: Academic Press, 1963. v.1, p.88-124.

77. TARCZA, E.; GARTH, M.A. Assay and statistical analyses for antibiotic standards. *J. Pharm. Sci.*, v.67, n.8, p.1050-1053, 1978.

78. TURCINOV, T.; PEPELJNJAK, S. Azithromycin potency determination: optimal conditions for microbiological diffusion method assay. *J. Pharm. Biomed. Anal.*, v.17, p.903-910, 1998.

79. UNITED States pharmacopeia. 20.ed. Rockville: The United States Pharmacopeia Convention, 1980. p.544-546, 882-888.

80. UNITED States pharmacopeia. 25.ed. Rockville: The United States Pharmacopeia Convention, 2002. p.1883-1889.

81. UNITED States pharmacopeia. 37.ed. Rockville: The United States Pharmacopeia Convention, 2014. p.77-92.

82. VINCENT, J.G.; VINCENT, H.W. Filter paper disc modification of the Oxford cup penicillin determination. *Proc. Soc. Exp. Biol. Med.*, v.55, n.1, p.162-164, 1944.

83. WELCH, H.; RANDALL, W.A.; KUNDSEN, J. Methods of testing antibiotic substances and limitations involved. *J. Am. Pharm. Assoc. Sci. Ed.*, p.102-113, 1946.

84. YAMADA, Y.; SASAKI, J.; MATSUZAKI, T.; HIIKI, K. Influence of medium and diluent pH and diffusion time on antibiotic bioassay. *Tokai J. Exp. Clin. Med.*, v.6, n.1, p.23-33, 1981.

85. YAMAMOTO, C.H. Dosagem microbiológica de neomicina por difusão em Ágar. Redução do tempo de análise pela aplicação do cloreto de trifeniltetrazolio. São Paulo, 1994, 169p. (Dissertação de mestrado – Faculdade de Ciências Farmacêuticas – USP).

86. YAMAMOTO, C.H.; PINTO, T.J.A. Rapid determination of neomycin by a microbiological agar diffusion assay using triphenyltetrazolium chloride. *J. Assoc. Off. Anal. Chem.*, v.79, n.2, p.434-440, 1996.

13 Ensaios toxicológicos e de inocuidade

INTRODUÇÃO

Toxicidade é definida como a capacidade de certas substâncias causarem danos a seres vivos. É importante salientar que toxicidade e danos não têm o mesmo significado; medidas de toxicidade são usadas para estimar o potencial de dano. Danos não são apenas uma função da toxicidade inerente, mas são relacionados à exposição e biodisponibilidade da substância. Essa distinção e a importância de informações sobre a biodisponibilidade do material devem ser mantidas em mente no que se refere à segurança de produtos que entram em contato com o organismo humano.

Os testes de toxicidade abrangem avaliações efetuadas nas formulações em desenvolvimento, as quais envolvem maior espectro de ação e de tempo (agudas, subcrônicas e crônicas); aquelas executadas para constatação da qualidade de conformidade visam o atendimento à especificação definida para uma matéria-prima ou para um produto em particular (no geral, apenas agudas).

Devem-se considerar como candidatos potenciais aos testes matérias-primas e produtos terminados que se enquadram no grupo de medicamentos (sintéticos e biológicos), assim como de correlatos, implantáveis ou não, aos quais são aplicados testes *in vivo* e *in vitro*. No que se refere ao grupo dos produtos de higiene pessoal, cosméticos e perfumes, a avaliação em animais está banida em termos de legislação europeia. Testes *in vivo* vêm sendo substituídos por métodos alternativos *in vitro*, contudo, o tipo de teste a ser utilizado para comprovar a segurança do produto acabado deve ser avaliado caso a caso, tendo em vista a natureza do produto, o tipo e a expectativa do tempo de uso, estágio de desenvolvimento e histórico relacionado.

Os testes de toxicidade inespecífica, de natureza local e sistêmica, aparecem em diferentes códigos farmacêuticos com nomenclaturas distintas, como teste de toxicidade, toxidez, toxicidade anormal, toxicidade indevida, inocuidade, ou segurança. Para materiais de natureza polimérica, prevalece o termo biocompatibilidade.

Como ensaio rotineiro de matérias-primas, produtos terminados e materiais de embalagem plástica, seu objetivo é tentar oferecer segurança ao consumidor. Não se tem por meta, neste capítulo, avaliar a toxicidade inerente ao princípio ativo, excipiente, ou outro insumo, pela determinação do seu valor de dose letal 50% (DL_{50}). Procuram-se controlar as condições que possam ter contribuído para a formação de substâncias tóxicas, durante a elaboração da matéria prima, a sua introdução por solvente ou liberação indevida dos reatores e equipamentos. Ainda no caso de produtos biológicos, a toxicidade pode ser ocasionada por algum componente do meio de cultura ou metabolismo celular, que tenha sido arrastado por deficiência no processo de purificação, entre outras situações, e que provoque efeitos adversos ao ser vivo.

Assim, devem ser testados:

a.   produtos biológicos – devido a características intrínsecas e condições dos processos;

b.   matérias-primas de fonte natural – devido à sua complexidade e condições;

c.   produtos terminados – aqueles contendo as matérias-primas acima ou demais casos, como mecanismo de verificação de pureza do processo de produção, com vista à segurança do paciente e do consumidor;

d.   material plástico e elastomérico de correlatos e de acondicionamento de produtos parenterais – devido à presença de monômeros e oligômeros, ou de aditivos incorporados em seu processamento, como plastificantes, antioxidantes, lubrificantes, estabilizantes e agentes de vulcanização, entre outros.

Quanto à abrangência de produtos, devem ser considerados potencialmente os produtos biológicos, medicamentos, cosméticos e correlatos vinculados à administração medicamentosa, como equipos de infusão e transfusão, entre outros.

AVALIAÇÃO DE TOXICIDADE: TESTES EM ANIMAIS DE LABORATÓRIO

Uma consideração, datada de meados de 1500 é atribuída a Philip Theophrastus Bombast Von Hohenheim, ou Paracelsus: "todas as substâncias são venenosas. Apenas a sua dosagem determina o envenenamento". Apesar de se ter conhecimento da não variabilidade das propriedades físicas e químicas das substâncias, estas, entretanto, promovem efeitos biológicos variáveis, na dependência da capacidade de um organismo vivo em estocar, biotransformar e/ou eliminá-las.

A evolução histórica mostra o emprego de espécies animais em testes de avaliação de riscos de produtos destinados ao consumo humano, em diferentes situações, de forma bem-sucedida. Em contraste, o trágico episódio da talidomida, nos anos de 1950, apontou deficiência crítica no emprego dos roedores em prever riscos de toxicidade em humanos, evidenciando a variabilidade de respostas dos fármacos. Muitos estudos permitiram aprendizado quanto a dificuldades básicas na utilização de animais: o desafio em extrapolar resultados obtidos empregando animais para os seres humanos e a ausência de critérios que permitam, a partir de respostas obtidas com a administração de dosagens elevadas de produtos aos animais, deduzir os efeitos dos mesmos, nas dosagens baixas usadas no homem.

Não menos importantes são as considerações quanto ao modelo animal empregado. Apresentam-se na Tabela 1 diferenças biológicas e fisiológicas entre oito espécies animais.

Apesar das diferenças existentes entre qualquer das espécies e o homem, no que diz respeito à absorção, distribuição, biotransformação e eliminação, e da variabilidade interespécie ser mais regra do que exceção, é sempre preferível a resposta de um modelo vivo a qualquer outra alternativa. Embora nenhuma única espécie possa refletir a fisiologia de outra, modelos experimentais podem produzir resultados qualitativos e quantitativos que permitam extrapolação a outras espécies.

Dentro da mesma espécie animal, considerações podem ser feitas quanto à uniformidade genética, sendo que o termo "isogênico" denota cepas obtidas de mais de vinte gerações em que se promoveu cruzamento entre irmãos consanguíneos, e "híbrido" quando o cruzamento ocorreu entre cepas. Na segunda situação, existem variações fenotípicas entre os animais, e maior heterogeneidade na resposta.

O tipo de experimento a ser conduzido definirá exigências quanto à pureza genética: para uma pesquisa toxicológica a questão é crucial, porém considera-se maior abertura quando no controle de qualidade de biológicos, correlatos, produtos de higiene, cosméticos e perfumes.

A escolha dos animais, mesmo em se tratando de pesquisas, é frequentemente baseada na objetividade do expe-

Tabela 1 Parâmetros biológicos e fisiológicos para animais de laboratório (ECOBICHON, 1992)

Parâmetro	Macaco	Cachorro	Gato	Coelho	Rato	Camundongo	Cobaia	Hamster
Peso corpóreo adulto (kg)	3,5	14,0	3,3	3,7	0,45	0,025	0,43	0,12
Vida média (anos)	16	15	14	6	3	1,5	3,1	2
Consumo de água (mL/dia)	450	350	320	300	35	6	145	30
Consumo de alimento (g/dia)	150	400	100	180	10	5	12	10
Metabolismo (cal/kg/dia)	158	80	80	110	130	600	100	250
Temperatura corpórea (°C)	38,8	38,9	38,6	39,4	38,2	37,4	38,6	38,0
Gestação (dias)	168	63	63	31	21	20	67	16
Volume sanguíneo (mL/kg)	75	79	60	53	65	80	75	85
Tempo de coagulação (segundos)	90	180	120	300	60	14	60	143
Hematócrito (% eritrócitos)	42	45	40	42	46	41	42	50
Hemoglobina (g/100 mL)	12,5	16,0	11,8	13,6	14,8	16,0	12,4	12,0

rimento, experiência prévia com a espécie, tamanho e facilidade de manuseio, custo, acomodação e exigências, por vezes em detrimento da similaridade biológica com o homem. Novamente, difere a situação dos ensaios de controle de qualidade, no geral seguindo metodologias definidas em compêndios farmacêuticos, sem liberdade de escolha quanto a espécie. Nesse âmbito, as espécies mais empregadas são o rato (*Ratus norvegicus*) que, além do baixo custo, apresenta vasta base de dados, o camundongo (*Mus musculus*), com vantagens semelhantes, e o coelho (*Oryctolagus cunniculus*). Porém, dados importantes são obtidos de outras espécies, como o cachorro, o porco ou primatas. Tem-se no animal o reagente biológico que, como o reagente químico, carece de padronização, buscando-se reprodutibilidade e sensibilidade na resposta, apesar da variabilidade intrínseca.

No que diz respeito ao número de animais, a situação de pesquisa toxicológica deve ser planejada sem exageros, sendo prática usual para estudos de toxicidade aguda um número de seis a dez animais por grupo de tratamento, com um mínimo de cinco doses-teste. Em contraste, estudos subcrônicos e crônicos usam não mais que cinquenta animais em cada grupo de tratamento, e três doses selecionadas (baixa, intermediária e alta), mais um número apropriado de animais-controle, no geral aquele usado em cada grupo de tratamento.

As propriedades físico-químicas de substâncias ou o material a ser testado merecem considerações, sendo desejável a solubilidade em veículo aquoso ou orgânico adequado (óleos vegetais naturais). Situações distintas podem tornar necessário o preparo de amostras sob a forma de suspensão, o que limitará a via de administração oral, intraperitonial ou tópica.

Cabe ressaltar que a utilização de animais deve, obrigatoriamente, seguir os preceitos do rigor científico e da ética que norteiam os desenhos experimentais com modelos biológicos, bem como as normas de bioterismo preconizadas internacionalmente. O princípio do "ato de bem-estar animal" enfatiza a responsabilidade moral dos homens para com os animais. Em 1959, Russel e Burch, comissionados por Charles Hume, fundador da Universities Federation for Animal Welfare (UFAW), compilou os princípios éticos do livro *Principles of human experimental technique*, criando o conceito dos "3 R" (*refinement, reduction* e *replacement* – refinamento, redução e substituição).

Além das estratégias para o refinamento dos testes em animais, que incluem modificações nos protocolos dos testes, melhoria dos cuidados e manutenção das condições, resultando em menos sofrimento para os animais de experimentação, observa-se como consequência uma redução do número de animais usados, parte importante desse conceito. Isso pode ser alcançado por melhor delineamento estatístico dos protocolos de avaliação. O aspecto da substituição do conceito dos 3 R (*replacement*) está gerando métodos complementares e alternativos cada vez mais importantes, como a cultura de células de mamíferos, os protocolos de testes com componentes subcelulares e modelos baseados em modelos computacionais.

Aspectos éticos e regulatórios

Atualmente, apesar de todos os esforços para a redução e substituição de animais de laboratório na experimentação biológica, não se considera possível abandonar sua utilização na avaliação da segurança de produtos, nos seus mais diversos aspectos. Entretanto, deve-se zelar para que os animais não sofram, ou ao menos minimizar suas dores ou angústias, durante o período experimental. A caracterização da dor ou desconforto nas diversas espécies animais nem sempre coincide com a humana. Assim, o experimentador deverá estar bem treinado e familiarizado com os diversos indicativos de sofrimento para a espécie com a qual está trabalhando.

Outro aspecto importante diz respeito às condições ambientais a que são submetidos os animais, variando desde o parâmetro macro (sala, temperatura, umidade, ausência de ruído, ciclo claro-escuro etc.) até o micro (dimensão das caixas/gaiolas, troca de cama, número de animais etc). Todas as regras básicas de bioterismo e manipulação de animais devem, obrigatoriamente, ser observadas.

Embora pareça paradoxal, o uso de anestésicos nem sempre é recomendado, pois pode interferir na resposta animal, o que requer avaliação de seu uso. Porém, parâmetros para a finalização de experimentos, quando os animais demonstram sinais de angústia e desconforto, devem ser observados.

Ensaios com animais

As instituições que trabalham com animais devem seguir regras de bioterismo que garantam a qualidade dos animais, tanto em nível da criação, quanto da experimentação. Animais mantidos sob condições adversas influenciam negativamente os resultados experimentais, podendo levar a interpretações confusas e errôneas.

Nos Estados Unidos, o *Animal Welfare Act* e a emenda 7 USC, 2131-2156, fornecem guias e proteção para os animais utilizados com propósitos científicos, incluindo estudos de toxicidade. Na Europa, as Diretivas n. 86/609/EC e n. 2003/65/EC regulamentam o uso científico de animais. No Brasil, o Colégio Brasileiro de Experimentação Animal (COBEA) em 1991 criou os princípios éticos na experimentação animal, postulando artigos artigos que passaram a nortear a conduta de professores e pesquisadores na prática do uso de animais. Houve a criação do Conselho Nacional de Controle de Experimentação Anual (CONCEA) que é o órgão normatizado, credenciado, surpervisor e controlador das atividades de ensino e pesquisa com animais, inclusive monitorando e avaliando a introdução de técnicas alternativas que substituam a utilização de animais em ensino e na pesquisa. As comissões de ética no uso de animais são obrigatórias em todas as instituições que pratiquem a experimentação animal.

Ensaios em animais devem ser realizados, quando indispensável, para um dos seguintes propósitos:

1. prevenção, diagnóstico ou tratamento de doenças, sofrimento, defeitos corporais ou outras anormalidades, assim como detecção ou emprego da influência das condições fisiológicas ou funções em seres humanos ou em animais;

2. detecção de riscos ambientais;

3. teste de substâncias ou produtos quanto à segurança para a saúde humana ou animal, ou eficácia contra pestes animais;

4. pesquisa científica.

Avaliação de toxicidade aguda com efeito local

Os mecanismos pelos quais uma substância pode ocasionar efeito tóxico são por vezes conhecidos, e de valia para o delineamento de métodos eficazes. Entretanto, ao se investigar a segurança para o consumidor de um determinado item, o objetivo é mais amplo, inclusive com investigação de efeitos indesejáveis inespecíficos.

No que diz respeito ao período de utilização, em se tratando de correlato, o período de aplicação transitório é considerado quando até 60 minutos; de curto prazo, quando abrange de 60 minutos até 30 dias; de longo prazo, quando superior a 30 dias. Em uma outra abordagem, os correlatos são classificados quanto ao seu contato com superfície corpórea em tempo limitado (menor que 24 horas); prolongado (24 horas a 30 dias); ou permanente (acima de 30 dias). De forma semelhante, a duração dos ensaios pode apresentar períodos de tempo distintos: a determinação de estudos de toxicidade aguda envolve período de 24 horas para DL_{50}; 96 horas para concentração letal 50% (CL_{50}), nos estudos de agentes tóxicos a peixes e insetos, e inclusive observação por período de 14 dias (confirmatório). Estudos subcrônicos e crônicos envolvem respectivamente, períodos de 21 a 90 dias, e 1 a 2 anos.

Nos estudos para determinação de DL_{50}, tendo como ponto final a morte, há limitações por se trabalhar com concentrações elevadas do agente químico, que prejudicam possíveis observações de efeitos nocivos em determinados órgãos.

A simulação de situações mais realísticas, em que a exposição ocorre em níveis menores, por períodos mais longos, é obtida em ensaios subagudos ou subcrônicos (de curto prazo: 21 a 90 dias), ou crônicos (de longo prazo: 1 a 2 anos), cujos objetivos são:

a. estudar a natureza dos efeitos tóxicos em nível celular, de órgãos e de tecido;

b. avaliar a variação de resposta, em diferentes espécies, durante exposição repetitiva ao agente;

c. identificar doses nas quais possam ocorrer alterações fisiológicas, bioquímicas e morfológicas;

d. conhecer possíveis efeitos cumulativos do agente e de seus produtos de biotransformação;

e. predizer efeitos adversos à saúde decorrentes de exposição intermitente, repetida ou crônica, ao agente em questão.

Em situações inerentes a avaliações de qualidade de produtos biológicos, correlatos, assim como cosméticos, não são em geral considerados os ensaios subcrônicos ou crônicos; entretanto, esses ensaios são fundamentais no *screening* de novos fármacos, e medicamentos, e sempre efetuados em no mínimo três espécies animais, sendo uma de não roedor, cuidadosamente selecionada em função do tipo de molécula e efeitos possíveis.

As razões primárias para submeter tais produtos a ensaios de toxicidade aguda são:

a. obter dados para estimar o potencial de dano ao usuário (DL_{50}, CL_{50});

b. obter informações sobre o mecanismo pelo qual se manifesta a toxicidade;

c. estabelecer dose para testes subsequentes de toxicidade a longo prazo, caso se façam necessários;

d. garantir a segurança do consumidor, em ensaios lote a lote, ou periódicos.

Informações obtidas nesse estudo são importantes para o desenvolvimento de novos produtos.

Um aspecto frustrante dos estudos de toxicidade aguda é a variabilidade de dados obtidos para o mesmo teste, quando conduzido em diferentes laboratórios, o que é inerente a variáveis experimentais biológicas. Vias de administração, espécies, cepas, diferenças de sexo entre animais, efeitos associados a idade, bem como procedimentos para a manutenção e cuidado dos animais podem exercer marcada influência. Fatores adicionais, frequentemente mais difíceis de controlar, incluem a saúde do animal-teste, seu estresse após manuseio, variações na administração de substância-teste e definição nem sempre clara do ponto final tóxico. Uma das importantes funções do toxicologista experimental é padronizar condições de teste e minimizar variabilidade.

Testes de toxicidade aguda ou crônica podem avaliar os efeitos locais ou sistêmicos. Efeitos locais são entendidos como aqueles resultantes do contato entre a amostra e os tecidos-alvo, restritos à área fisiológica imediata. Aplicação tópica à pele ou ocular são as rotas de administração mais comuns aos produtos cosméticos. Porém, exposição por injeção intradérmica ou subcutânea, aplicação intravaginal e intranasal, assim como direta, em superfícies internas da cavidade oral, são por vezes requeridas. Nesta publicação, somente os ensaios mais comuns serão apresentados e detalhados.

Teste de irritação primária de pele pelo método de Draize

O teste padrão para avaliar o potencial de irritabilidade de um composto em animais foi publicado por Draize em 1944 (DRAIZE *et al.*, 1944) e o protocolo de teste permanece inalterado em sua essência. A natureza do teste é tal que minimiza erros em prever a toxicidade em seres humanos exarcebando os efeitos irritantes, que às vezes aparentam ser maiores que os realmente observados nos consumidores. Estudos conduzindo teste de irritação em coelhos, cobaias, camundongos, cachorros, mini porcos e outros animais levaram à seleção do coelho. Adicionalmente, pela correlação de resposta obtida na pele de cachorro da raça beagle e cobaias, verificou-se uma menor reatividade quando comparada ao coelho, em 5 dias de exposição dérmica. Também se observou resposta insuficiente relativamente a irritantes, quando aplicados em rato e hamster, ambos sem pelo. O tempo de exposição na pele permeável do coelho resulta em um teste que irá identificar muitas substâncias igualmente irritantes para a pele humana.

O teste de Draize em coelhos constitui-se em exigência legal do *Federal Hazardous Substance Act*, sendo também mencionado no *Code of Federal Regulations* em relação a produtos de higiene, cosméticos e perfumes, além de certos correlatos.

A irritação primária de pele é medida por uma técnica de *patch-test* na pele tricotomizada de coelhos albinos, intacta e após abrasão. Um mínimo de seis coelhos são usados para cada condição de pele. O teste é executado sobre uma área de aproximadamente 6,0 cm^2 (1 polegada quadrada), sendo a substância-teste aplicada em quantidade de 0,5 mL para líquidos, ou 0,5 g para sólidos. Produtos semissólidos são dissolvidos em solventes apropriados e aplicados na forma líquida nos locais de teste, os quais devem ser cobertos por duas camadas de gaze cirúrgica, fixas por fita adesiva. A região do corpo entre os membros é então envolvida em material impermeável, por período de 24 horas, a fim de manter a amostra aplicada no local e retardar a evaporação de substâncias voláteis. Depois deste período, são analisadas as reações resultantes, com base nos valores delineados na Tabela 2; após 72 horas, igual número de exposições são feitas sobre a pele submetida à abrasão.

Têm sido propostas modificações nos procedimentos de Draize para aumentar a uniformidade de resultados, para testar compostos de forma menos rigorosa e mais semelhante à condição de uso, e ir ao encontro de uma necessidade específica do pesquisador. Menor período de contato com a pele (4 horas) foi proposto pela FDA, porém essa alteração não foi oficializada.

Tabela 2 Teste de irritação primária de pele: valores de graduação e fórmulas de cálculo

Respostas da pele	Valor
Formação de eritema e escaras	
Sem eritema	0
Eritema muito leve	1
Eritema bem definido	2
Eritema moderado a grave	3
Eritema grave (vermelho beterraba) a leve formação de escara (injúrias em profundidade)	4
Formação de edema	
Sem edema	0
Edema muito leve (pouco perceptível)	1
Edema leve (bordas de área bem definida, elevação definida)	2
Edema moderado (elevação de 1 mm)	3
Edema severo (elevação > 1 mm ao redor da área exposta)	4

Σ(Er.-Esc.) p.int. 24 h, (Er.-Esc.) p. int. 72 h, (Er.-Esc.) p.abr. 24 h, (Er.-Esc.) p. abr. 72 h, (Ed.) p. int. 24 h, (Ed.) p. int. 72 horas, (Ed.) p. abr. 24 h, (Ed.) p. abr. 72 h

Índice de irritação Σ/8	Avaliação
0,00	Sem irritação
0,04 a 0,99	Irritação pouco perceptível
1,00 a 1,99	Irritação leve
2,00 a 2,99	Irritação branda
3,00 a 5,99	Irritação moderada
6,00 a 8,00	Irritação grave

Er.: eritema; Ed.: edema; Esc.: escara; p.int.: pele intacta; p.abr.: pele que tenha sofrido abrasão.

Abrasão é um recurso adotado para promover o efeito máximo que se possa esperar de um agente irritante, fazendo com que a absorção percutânea passe a não ser fator limitante. Por esse motivo, Draize delineou o teste incluindo a pele sob abrasão, com a orientação de que o estrato córneo sofra incisão, mas sem hemorragia, embora não tenha especificado um procedimento para obtê-la. Quanto ao aspecto de abrasão ou escarificação, os métodos diferentes comumente usados visam a não influenciar os resultados observados. Também não foi detectada diferença na irritação quando a abrasão foi causada por uma agulha hipodérmica, ou pelo dispositivo de Haley e Hunziger.

Como uma reação irritante é desencadeada apenas após um composto ter penetrado a camada de barreira da pele, o efeito do veículo na absorção percutânea pode influenciar a reação observada. Pouca informação é atualmente disponível nesse sentido. A oclusão é reconhecida como um método auxiliar, no sentido de intensificar o efeito irritante.

Devido à menor sensibilidade da pele humana a agentes irritantes, quando se faz teste em humanos, opera-se geralmente pela aplicação repetida de *patch* em períodos distribuídos no decorrer de 21 dias, como no ensaio de irritabilidade cumulativa. No caso de irritantes fortes ou moderados, a única aplicação usada no teste de Draize em coelhos é usualmente suficiente para promover a resposta. Porém, com irritantes fracos o teste de Draize tem falhado algumas vezes em predizer a toxicidade para humanos. Quando o procedimento de Draize foi usado para teste em humanos, também falhou em detectar irritantes fracos. O teste de aplicação única é valioso devido à sua eficiência e relativa qualidade de informações. Detecta irritantes fortes e moderados, e seu valor básico consiste em identificar potenciais irritantes dentre as matérias-primas. Extrapolação acurada dos dados para uma situação de uso pode depender da experiência do investigador. A inclusão de substâncias-padrão, como controles internos, embora não frequentemente efetuada, incorpora credibilidade ao resultado.

A relevância clínica de testar um conservante quanto à irritabilidade pode ser questionada, pois concentrações relativamente baixas são geralmente usadas. O formulador deve ainda escolher entre muitos componentes de uma formulação proposta com base na relativa segurança e toxicidade. Pesando cuidadosamente esses fatores em um balanço complexo, o conhecimento do potencial de irritação inerente relativo de cada conservante consiste em informação valiosa. A única maneira de determiná-lo consiste em aumentar a concentração, para determinar a partir de que nível o conservante causa irritação na pele animal e humana.

Teste de sensibilização

Existem situações em que uma primeira exposição a uma substância química promove pequena reação, que entretanto se torna severa e persistente por ocasião de uma segunda exposição. Contatos subsequentes, mesmo que após semanas ou anos, produzem reações do tipo alérgico, de duração longa. Embora de penetração transdérmica, sabe-se da possibilidade de substâncias químicas denominadas haptenos reagirem com certas proteínas, formando complexos estranhos ao organismo, responsáveis pelo desenvolvimento de anticorpos.

A substância-teste é injetada intradermicamente como suspensão ou emulsão a 0,1% em solução aquosa de cloreto de sódio a 0,9%, óleo vegetal não aditivado, ou polietilenoglicol. Dois grupos de vinte cobaias albinas são envolvidos em cada substância-teste, servindo um deles como controle. A injeção intradérmica da amostra, de 0,05 mL, é aplicada na região dorsal tricotomizada, repetindo-se a mesma dose, na mesma região da primeira aplicação, a cada 2 dias, até se completar 10, ao longo de 3 semanas. As leituras de reação da pele são feitas no segundo dia, e os animais recebem uma injeção intradérmica a cada segundo dia e 24 horas depois de cada injeção.

No 35° dia, o desafio final é feito no sítio de pele correspondente ao da primeira injeção. Animais-controle são simultaneamente tratados somente com diluente (0,05 mL), sendo injetado intradermicamente apenas um sítio em cada animal. No 36° e no 37° dias, os animais de ambos os grupos são tricotomizados, e a intensidade do eritema e ocorrência do edema são registradas.

Para determinar se uma substância química é sensibilizante, as reações de todos os animais à primeira reação intradérmica (0,05 mL) são comparadas com a reação ao longo das injeções subsequentes e com aquelas dos animais-controle. Se houver extrema diferença entre as reações dos animais dentro do mesmo grupo, os valores médios para a indução (dez injeções) e a fase de teste (injeção do 35° dia) no grupo experimental são comparados. A incidência de resposta eritematosa é calculada, qualquer valor positivo indicando sensibilização.

A via de administração é frequentemente irreal quando comparada à condição de uso tencionado, e a concentração de indução (0,1%) é fixa, sem considerar a concentração de uso. Leituras quantitativas do teste intradérmico envolvem dificuldades significativas, pois o estado atípico da pele provavelmente conduz a um número significativo de falso-positivos. O teste de Draize não é suficientemente sensível para identificar o potencial alergênico de muitos alérgenos de contato. É útil para ingredientes individuais, mas não para formulações finais. Devido ao seu mínimo poder de discriminação, é frequentemente modificado, ou substituído por outras técnicas de teste.

Teste de irritação ocular

Apesar de diferentes estudos, envolvendo modelos animais, terem sido efetuados para avaliar danos oculares decorrentes do contato acidental com produtos domésticos, pesticidas, solventes, entre muitos outros produtos tóxicos, seus resultados eram geralmente subjetivos e não quantificavam os efeitos. O primeiro trabalho desenvolvido com método numérico para avaliar a gravidade dos efeitos de ácidos, bases e substâncias tamponadas de pH conhecido, nos olhos de coelhos, tem a autoria de Friedenwald et al., em 1944. O segundo, de Draize et al.,[13] data do mesmo ano e buscou transformar observações qualitativas de efeitos fisiológicos em medidas objetivas quantitativas. O teste básico estabelecia graduações para reações fisiológicas observadas na córnea, conjuntiva e íris do olho de coelhos albinos, e foi modificado por Kay e Calandra em 1962, para a inclusão de parâmetros como eritema, espessura das pálpebras e membrana nictitante, abrangendo edema, lacrimejamento, opacidade, danos capilares e pannus (neovascularização) da córnea.

Nos últimos anos, o teste de Draize tem provocado um grande repúdio por parte de grupos de defesa dos animais e por cientistas que consideram desnecessário o intenso sofrimento a que são submetidos, uma vez que permanece o caráter subjetivo e a variabilidade interlaboratorial. Entretanto, exceto por países europeus, que aboliram o teste, as agências regulatórias de vários países ainda o consideram necessário. Há base científica para que não seja aplicado a produtos que se mostrem positivos no teste de irritação primária de pele, deve porém ser aplicado em uma grande variedade de produtos com pH próximo da neutralidade: sabonetes levemente ácidos ou básicos, xampus, soluções de limpeza, cremes e loções, delineadores, máscaras, desinfetantes, líquidos para enxágue bucal, substâncias químicas, pesticidas e muitos outros com potencial considerável de contato acidental com os olhos. Há substâncias químicas que produzem reações severas nos olhos, mas não afetam a pele, ou fazem-na apenas levemente. Porém pode ocorrer a situação inversa, por vezes, exigindo a execução dos dois testes. Validações de testes *in vitro* têm sido propostas, e esses gradualmente deverão tornar-se a metodologia prevalente.[19]

Apesar das tentativas de redução do número de animais, o teste permanece utilizando 6 animais, sendo 0,1 mL de líquido ou 100 mg de sólido instilados no saco conjuntival inferior de um olho de cada animal, sendo as pálpebras mantidas fechadas por um segundo, e a seguir liberadas. Os olhos não são lavados, permitindo que o próprio lacrimejamento promova a remoção. Os olhos não tratados servem como controle, sendo ambos examinados 1, 24 (momento em que se lavam os olhos tratados com solução salina a 0,9%), 48 e 72 horas após a instilação.

No caso de persistirem reações positivas, as avaliações poderão prosseguir, a critério do técnico, no geral até 7 dias. As reações observadas em cada animal são quantificadas empregando a Tabela 3.

Será considerada reação positiva para um animal quando este apresentar qualquer nível de ulceração ou opacidade da córnea; inflamação da íris (nível acima de leve intensificação das dobras) ou vasos sanguíneos levemente injetados, ou se ocorrer quemose com eversão parcial das pálpebras. O teste será considerado positivo se quatro ou mais dos seis animais exibirem reação positiva. Se apenas um animal exibir reação positiva, o teste será considerado negativo. Havendo dois ou três animais com resposta positiva, o teste deverá ser repetido empregando um grupo de outros seis animais. O segundo teste será considerado positivo, se seis ou mais dos animais exibirem uma reação positiva. Se somente um ou dois animais, no segundo teste, exibirem reação positiva, então este deverá ser repetido em terceiro grupo de seis animais, sendo considerado o resultado irritante se qualquer dos animais exibir resposta positiva.

Várias modificações têm sido propostas à metodologia de Draize, quanto a detalhes do procedimento e interpretação, de forma comparativa apresentadas na Tabela 4.

Teste adjuvante completo de Freund para sensibilização da pele

O teste adjuvante completo de Freund (TACF) consiste em uma variante do teste de sensibilização efetuado em cobaias, com o intuito de detecção de substâncias com características alergênicas. Emprega o adjuvante com o intuito de maximizar o efeito estimulante sobre o sistema imunológico, podendo converter substâncias com propriedades alergênicas reduzidas e moderadas a intensos sensibilizantes. Embora o mecanismo não seja totalmente esclarecido, pode ser pressuposto através do conhecimento do ACF, uma mistura do adjuvante incompleto de Freund (emulsão água em óleo com antígeno) e bacilos da tuberculose, após morte térmica. Sabe-se que células do

baço emulsificadas no ACF promoveram induções muito fortes à dermatite alérgica de contato.

O uso de doses e concentrações mais altas aumentam a velocidade de sensibilização, sendo o efeito do veículo aumentado pela oclusão por tempos de 24 horas, ou mais.

Trabalha-se no TACF com um grupo-teste e um grupo-controle, cada um incluindo dez a 20 cobaias em cada (Figura 1).

A indução é feita na região supraescapular: uma área de aproximadamente 6 x 2 cm é tricotomizada, e uma injeção de 0,1 mL de uma solução ou emulsão a 1:1 do item-teste a 5% e ACF é aplicada imediatamente, e após 4 e 8 dias.

O desafio é feito no 21º ou 35º dia, no dorso também tricotomizado, sobre a pele exposta. Acima de seis concentrações (a mínima irritante e outras a 1:3 não irritantes), a amostra em veículo adequado pode ser usada no local de teste (2 cm²), identificado, em doses de 0,025 mL para líquido e 0,01 mL para semissólido.

Animais-controle são tratados de forma similar, exceto pelo uso da amostra durante a fase de indução.

As regiões do desafio são examinadas após 24, 48 e 72 horas, recebendo graduação.

Essa é apenas uma das formas de maximização, podendo também ser mencionados o teste de maximização em cobaia, técnica adjuvante *split*, regular e modificada, teste de optimização, e vários outros, inclusive com a adoção de teste em seres humanos sem imunoadjuvantes, ao invés de cobaias.

As variações dos testes de Draize, com cobaias e coadjuvantes de maximização, são de validade quando adequadamente usadas. Os métodos apresentam diferenças na facilidade de execução e sensibilidade, fatores que devem ser considerados na seleção de uma metodologia de estudo.

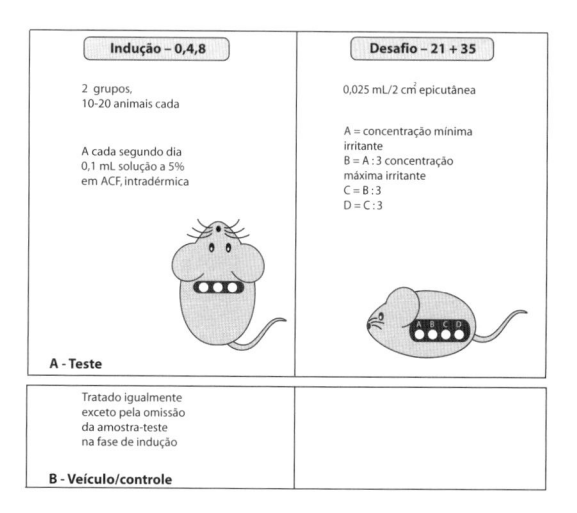

Figura 1 Esquema ilustrativo do teste com ACF.

Tabela 3 Teste de irritação ocular: valores de graduação para lesões oculares

Descrição das lesões	Grau
Córnea	
Não ulceração ou opacidade	0
Áreas dispersas de opacidade, detalhes da íris totalmente visíveis	1
Áreas transluzentes facilmente discerníveis, detalhes da íris levemente obscuros	2
Áreas necróticas, detalhes da íris não visíveis, tamanho da pupila levemente discernível	3
Completa opacidade da córnea, íris não discernível	4
Íris	
Normal	0
Dobras marcadamente profundas, congestão, inchaço, íris ainda reativa à luz	1
Não reação à luz, hemorragia, destruição grosseira	2
Conjuntiva	
Hiperemia	
Avermelhamento (conjuntiva palpebrar e bulbar, excluídas córnea e íris)	
Vasos normais	0
Alguns vasos definidamente injetados	1
Vermelho-carmim difuso, vasos individuais não facilmente discerníveis	2
Vermelho-carne difuso	3
Quemose	
Não inchaço	0
Algum inchaço acima do normal (incluindo membrana nictitante)	1
Óbvio inchaço com parcial eversão das pálpebras	2
Inchaço com pálpebras pouco fechadas	3
Inchaço com pálpebras mais que metade fechadas	4
Considerar ainda	
Secreção	
Sem secreção	0
Alguma secreção	1
Secreção molhando pálpebras e pelos adjacentes e área considerável ao redor dos olhos	2
Área de Córnea envolvida	
¼	1
¼ a ½	2
½ a ¾	3
¾ do total	4

	Interpretação	Reação negativa grau	Reação positiva grau
Córnea	Opacidade	0-1	2-4
	Pannus	0	1-2
Íris		0	1-2
Conjuntiva	Hiperemia	0-1	2-3
	Quemose	0-1	2-4
	Secreção	0 – 1	2-4

De: *Illustrated Guide for Grading Eye Irritation by Hazardous Substances*, US Dept. of Health, Educations and Welfare, Washington, D.C.20204.

Tabela 4   Quadro comparativo de detalhes metodológicos e interpretação para o teste de irritação ocular

Parâmetro	Método			
	DRAIZE (1994)	CRF (1986)	KAY (1962)	INCQS (1997)
Espécie animal	Coelho albino	Coelho albino	Coelho albino	Coelho albino
Número de animais	9	6	5	5
Irrigação	2 s após aplicação (três animais) 4 s após aplicação (três animais)	Depois da leitura de 24 h	Depois da leitura de 24 h	Depois da leitura de 24 h
Depois da leitura de volume de irrigação	20 mL com água destilada	Lavar com água destilada ou NaCl a 0,9% por 5 min, usando volume e velocidade de fluxo que não cause injúria	Lavar com água destilada ou NaCl a 0,9% por 5 min, usando volume e velocidade de fluxo que não cause injúria	Lavar com água destilada ou NaCl a 0,9% por 5 min, usando volume e velocidade de fluxo que não cause injúria
Leitura dos testes	24, 48 e 72 h 4 e 7 dias	24, 48 e 72 h 4 e 7 dias	1, 24, 48 e 72 h 4 e 7 dias	24, 48 e 72 h 4 e 7 dias
Lesões observadas	Opacidade, irite, hiperemia, quemose	Opacidade, irite, hiperemia, quemose Pannus	Opacidade, irite, hiperemia, quemose Secreção	Opacidade, irite, hiperemia, quemose Pannus
Classificação do produto testado	Irritante ou não irritante	Irritante ou não irritante	Sete classes de irritação (de mínimo irritante a máximo irritante)	Cinco classes de irritação
Critério de classificação	Nº de animais com reação positiva	Nº de animais com reação	Colocação das médias em tabela classificatória	Nº de animais com reação positiva igual a Kay

Os ensaios diferem principalmente em termos de dose, fixa ou graduada, e vias de contato com a pele, se tópica, intradérmica ou ambas. Pode-se tornar o teste mais sensível aumentando a dose e o número de aplicações.

Assim, o toxicologista tem uma variedade de recursos e deve determinar o mais relevante às suas necessidades. Independentemente de qual o ensaio aplicado, o teste indica o potencial de sensibilização. Extrapolação à situação de uso em uma formulação final requer cálculos numerosos, delineamentos experimentais e experiência.

Fototoxicidade

Fototoxicidade é uma irritação não imunológica associada à luz que pode ocorrer em (quase) qualquer pele exposta à luz de suficiente intensidade e comprimento de onda, juntamente com um produto químico fotoativado em quantidade adequada. Na prática, isso raramente ocorre. Como as formulações evoluíram de maneira que relativamente poucas pessoas desenvolvessem dermatite, houve pequena preocupação em determinar o mecanismo envolvido.

A fotossensibilidade pode ser definida mais simplesmente como dano celular provocado por fótons; a fototoxicidade química é descrita como fototoxicidade na presença de cromóforos exógenos.

As reações de fotossensibilidade podem ser divididas em respostas de fototoxicidade e fotoalérgicas. A fototoxicidade é similar à irritação primária de pele, já que não é baseada no mecanismo imune e ocorre na primeira exposição. A alergia de fotocontato é análoga à dermatite de contato retardada, embora energia luminosa seja requerida para a formação do antígeno efetivo. É uma reação imunológica clássica que ocorre apenas em indivíduos previamente sensibilizados.

É conhecido que a exposição a certas substâncias químicas pode conduzir a um aumento de sensibilidade à luz; sulfanilamina, clorotiazida, tetraciclina e clorpromazina são exemplos de fármacos fotossensibilizantes; outros exemplos são alguns óleos essenciais (bergamota, raiz de angélica), 7-metoxicumarina, azul de metileno, eosina, benzoato de amildimetilamino e furocumarinas, como o 8-metoxipsoraleno.

O parâmetro mais comumente usado para medir fototoxicidade é a irritação primária de pele, especialmente o eritema desenvolvido em coelhos albinos, cobaias, camundongos, camundongos nus e mini porcos. Sob condições apropriadas de teste, diversas espécies têm sido utilizadas sucessivamente para produzir fototoxicidade do bergapteno. O camundongo nu e o coelho aparentam ser mais sensíveis do que a cobaia. O mini porco foi menos reativo, mas envolvendo-o com celofane sua pele acusou aumento na resposta; o macaco esquilo aparentou ser resistente. O hamster mostrou alterações histológicas decorrentes da fototoxicidade que não eram aparentes ao exame grosseiro (KABARA, 1984).

Sítios anatômicos distintos e diferentes tipos de tratamento podem alterar esses índices relativos. O ponto prático é que o investigador pode escolher uma variedade de espécie-teste. Infelizmente, a lista de substâncias químicas de relevância conhecidas pelo homem é limitada. Até a validação ser mais completa e até que algumas variáveis sejam mais bem atendidas, é prudente que novas substâncias químicas tencionadas ao uso sejam examinadas na pele humana após o trabalho exploratório em animais.

Um procedimento padrão tem sido desenvolvido para avaliar a fotossensibilidade também em humanos. Pele intacta e escarificada deve ser inclusa nos testes.

O desenvolvimento de modelos animais adequados seguiram o de teste humano satisfatório. Os requisitos básicos são relativos à luz (320 nm) e penetração percutânea do agente fototóxico.

É conveniente que a maioria dos agentes fototóxicos produza dermatite sob condições de irradiação (comprimento de onda de 320 nm) que ordinariamente não produziria eritema. Por essa razão, com fontes de luz, como a luz de Wood, que tem uma emissão principal a 365 nm, é esperado que o sítio controle-negativo de luz irradiada esteja livre de dermatite. Isso não significa que a luz de Wood seja uma fonte perfeita. Por exemplo, a BLF40W, da Westinghouse, tem sido útil na seleção de substâncias químicas (KABARA, 1984).

Não se pode prever o mecanismo pelo qual agentes químicos são ativados sob determinados comprimentos de onda, vindo a produzir eritema. Um exemplo é a vimblastina, que produz dermatite na área exposta à luz após administração intravenosa, o que sugere que a luz foi necessária para originar a resposta. Como esse fármaco é largamente usado no tratamento de doenças malignas, não é clara a razão pela qual a maioria dos pacientes que recebe vimblastina intravenosa não desenvolve dermatite fototóxica; talvez não tenham recebido suficiente exposição ao sol, ou a dinâmica de liberação do fármaco e o metabolismo nesses pacientes tenha sido diferente de outros. O assunto merece estudo, pois experimentalmente foi reproduzida a dermatite fototóxica nos indivíduos que receberam injeção intradérmica de vimblastina.

Com muitas substâncias há considerável efeito *lag* antes de ocorrer um grau significativo de penetração percutânea. Em bioensaios na pele, esse fator de demora deve ser levado em consideração; por exemplo, no ensaio do vasoconstritor corticoide, respostas devem ser dimensionadas 18-24 horas após aplicação de substâncias-teste. Pode ser esperado que a exposição à luz possa ou deva ocorrer após algumas horas de aplicação de substância, mas isto não ocorre com outras, como o óleo de bergamota. Esse fator tempo deve ser considerado nos ensaios toxicológicos, e é de considerável interesse em termos da farmacocinética. Experiência futura irá determinar se a relação de tempo requer atenção especial (KABARA, 1984).

Quanto à preparação de amostras, alguns cuidados devem ser observados, pois os veículos podem alterar a penetração percutânea. Exemplificando, foi mostrado que reações ao óleo de bergamota no coelho foram maiores com álcool 70% do que com álcool 95%.

O estudo das propriedades fototóxicas de coaltar, metoxaleno e clorpromazina permite verificar resultados fortemente influenciados pelo veículo escolhido. Nenhuma dose produziu efeito ótimo para as três substâncias; cremes tipo emulsão foram geralmente mais ativos e a vaselina e polietilenoglicol foram, em geral, veículos com propriedades pobres em promover a penetração (KAIDBEY; KLIGMAN, 1974)

Dermatite por óleo de bergamota, como um modelo de fototoxicidade, pode ser produzida na maioria das pessoas e em diversas espécies animais. Não é conhecido se atividades metabólicas cutâneas especiais são necessárias para converter o bergapteno em um material tóxico, embora isto seja indiferente. É possível e mesmo provável que alguns materiais ordinários não fototóxicos possam ser convertidos em materiais tóxicos por indivíduos com metabolismo apropriado. Isso pode ser uma explicação para as raras pessoas que desenvolvem fototoxicidade à tetracilina oral. Essa possibiliade deve ser investigada quando se testam agentes tópicos.

Um outro método para estudar a fototoxicidade evita a complexidade da penetração percutânea, injetando intradermicamente a substância. Esse método identifica substâncias de risco, mas impõe cuidados ao extrapolar os resultados à via real de uso.

Estudos usando camundongos nus e miniporcos, testando 160 matérias-primas de fragrâncias quanto à fototoxicidade, foram conduzidos. Dessas, 21 apresentaram resposta fototóxica. Porém, 20 dos compostos eram de duas famílias botânicas, *Rutaceae* e *Umbelliferae*. A grande maioria dos aproximadamente 10.000 materiais para cosméticos não foram testados, sendo desconhecida a incidência de sua fototoxicidade (FORBES et al., 1977).

Compostos fototóxicos em cosméticos seriam simultaneamente identificados em outras áreas. Pesquisas permitiram observar que trabalhadores com problema de fototoxicidade clínica eram associados ao contato ocupacional com agente de tinta para impressão. Esse agente, o amil-para-dimetilaminobenzoato, foi paradoxalmente usado na fórmula de um protetor solar.

Teste de implante intramuscular

O uso do material polimérico em aplicações envolvendo contato com formulações farmacêuticas e cosméticas, ou mesmo em correlatos, envolve diferentes tipos de interações. Existe a possível absorção de substâncias ativas do produto, podendo portanto interferir com a sua eficácia. Certas substâncias podem também sofrer permeação através da parede do plástico, podendo esta ocorrer em ambos os sentidos: no sentido do meio externo, substâncias particularmente de peso molecular reduzido podem ser perdidas, enquanto células microbianas podem vir a contaminar o conteúdo. Efeito adicional, com consequências menos predizíveis, decorre da fotodegradação do polímero, ou mesmo de sua modificação, decorrente de outros efeitos. Embora possa ser considerado um dos bem-sucedidos testes usados no *screening* de plásticos para uso na prática médica, o teste de implantação apresenta complexo envolvimento operacional. É válido e útil, mas demanda tempo e custo elevado, principalmente se muitas amostras são testadas em períodos reduzidos de tempo.

O teste de toxicidade intramuscular aguda foi inicialmente exigido pela USP XVII (1965), e poucas modificações sofreu, mantendo-se na edição atual. Exigência semelhante é feita na Farmacopeia Japonesa VIII, desde 1971.

O teste é orientado no sentido de implantar intramuscularmente o material polimérico em coelhos. Para esse teste, não se utilizam extratos: o procedimento consiste na implantação intramuscular de fragmentos do material, para tanto cortado de maneira regular e de forma a evitar arestas e ângulos que possam ocasionar trauma mecânico, em dimensões de 10 mm de comprimento por 1 mm de diâmetro. O teste envolve a preparação de 8 fragmentos da amostra e 4 fragmentos de Controle Negativo USP. As amostras destinadas à implantação devem ser previamente lavadas; devem ainda, da mesma forma que o trocarte, ou agulha hipodérmica provida de guia a serem usados na implantação, ser esterilizados, empregando o mesmo processo tencionado no processamento rotineiro do material, se for o caso. Em se tratando de processo de esterilização por óxido de etileno, devem ser respeitadas condições de desgaseificação.

Coelhos adultos, saudáveis, pesando no mínimo 2,5 kg e apresentando musculatura paravertebral desenvolvida, de forma a permitir a acomodação dos fragmentos, devem ser empregados, em número de dois para cada amostra. Um dia antes do teste devem ser tricotomiza-

dos no dorso, e os pêlos cuidadosamente removidos com vácuo.

Para execução do teste, que deve ocorrer em área limpa, e com técnica cirúrgica adequada, os animais devem ser anestesiados com pentobarbital sódico, ou agente anestésico alternativo que possa, de forma semelhante, evitar reflexos musculares, como contração. Os implantes deverão ser em número de oito fragmentos da amostra e quatro do controle negativo (polietileno de alta densidade USP ou outro material comprovadamente inerte) em cada animal, posicionados de 2,5 a 5 cm da linha da coluna vertebral, e com distância de cerca de 2,5 cm entre os fragmentos. Após procedimento de implantação, os animais são mantidos por período de 120 horas (a USP XXIV de 2000 aumenta para esse valor o período anteriormente adotado de 72 horas), e então sacrificados com sobredose do agente anestésico. Músculos paravertebrais removidos, fixados em solução a 5% de formaldeído em tampão fosfato, durante cerca de 7 dias, deverão ser aparados com bisturi, a fim de localizar os fragmentos implantados. Os cortes transversais dos fragmentos devem ser observados quanto a reações hemorrágicas, filmes ou encapsulamentos, que, para validade do teste, deverão ser ausentes nos controles negativos. Reações exclusivamente hemorrágicas devem levar ao questionamento quanto à técnica utilizada. Embora a recomendação farmacopeica seja no sentido de observação macroscópica, com eventual auxílio de lente de aumento, é bastante enriquecedora a observação microscópica. Turner *et al.*, em 1973, efetuaram estudos detalhados do sítio de reação, classificando os níveis de toxicidade conforme extensão da área envolvida, necrose, inflamação, infiltração celular, presença de macrofagos, fibrose etc.

Amostras com ausência de encapsulamento (observação macroscópica) e/ou reação do tipo inflamatório (observação microscópica), em nível inferior ou igual aos controles negativos, indicarão ser biocompatível, ou com reação negativa, devendo, em caso de dúvida, ser efetuado reteste, em condições semelhantes.

Teste de implante subcutâneo

O teste de implante subcutâneo em ratos é uma alternativa utilizada para aqueles materiais em que o teste de implante intramuscular é incompatível.

O procedimento consiste na implantação subcutânea de amostras do material, para tanto cortado de maneira regular e de forma a evitar arestas e ângulos que possam ocasionar trauma mecânico, em dimensões similares entre as amostras e os controles. O teste envolve a preparação de dez amostras do polimero e dez amostras de controle negativo. Todos os cuidados tomados no preparo da amostra e de assepsia para o teste de implante intramuscular devem ser tomados para o teste de implante subcutâneo.

Ratos adultos, saudáveis, pesando entre 225 e 350 mg devem ser empregados. Para execução do teste, que deve ocorrer em área limpa, e com técnica cirúrgica adequada, os animais devem ser anestesiados com pentobarbital sódico, ou agente anestésico alternativo que possa, de forma semelhante, evitar reflexos musculares, como contração. Após serem devidamente tricotomizados na área da coluna espinhal, e os pelos cuidadosamente removidos com vácuo, a área tricomizada deve ser limpa com solução de iodopovidona.

São realizados dois cortes nas regiões dorsal e caudal, sendo os implantes (amostra e controle positivo) colocados nos bolsões formados pela dissecação romba do espaço virtual entre a fáscia que conecta a pele e o músculo. Em cada rato devem ser implantadas duas amostras e dois controles positivos, totalizando cinco ratos implantados.

Após procedimento de implantação, os animais são mantidos por período de pelo menos 7 dias, e então sacrificados por hipóxia induzida por dióxido de carbono ou com sobredose do agente anestésico.

A pele da superfície dorsal é cortada longitudinalmente e rebatida, sendo a área circundante ao implante cuidadosamente examinada macroscopicamente. Após remover o implante, é possível analisar o tecido que manteve contato direto com o implante.

Tanto para as amostra quanto para os controles, devem ser observados possíveis reações hemorrágicas, necrose, discoloração e infecções. As formação de filmes ou encapsulamentos devem ser medidas.

Amostras com ausência de encapsulamento (observação macroscópica) e/ou reação do tipo inflamatório (observação microscópica), em nível inferior ou igual aos controles negativos, indicarão ser biocompatível, ou com reação negativa, devendo, em caso de dúvida, ser efetuado reteste, em condições semelhantes.

Teste de injeção intradérmica de extratos de polímeros

Um teste também de toxicidade local, recomendado para os extratos obtidos a partir de materiais poliméricos, é o de injeção intradérmica em coelhos. São empregados dois animais, nos quais, após tricotomia da região dorsal, são injetados volumes de 0,2 mL do extrato em cada um de dez sítios, em um dos lados da coluna vertebral, e em cinco sítios, do outro lado, de controle negativo (meio extrator submetido à autoclavação, em paralelo ao tratamento das amostras). As observações são do tipo local, quanto a eritema, edema e necrose, após tempos de 24, 48 e 72 horas. As reações obtidas para as amostras não

devem exceder aquelas dos controles negativos, e em caso de dúvida, o reteste deve ser efetuado em outros três animais. Recurso adicional consiste na leitura das respostas aproveitando as escalas propostas por Draize, conferindo índices a cada parâmetro de resposta.

Avaliação de toxicidade aguda com efeito sistêmico

Produtos aplicados diretamente sobre a pele, bem como aqueles ingeridos, podem ser absorvidos e distribuídos via sistema circulatório através de todo o corpo. Por esse motivo, pode ser necessário avaliar a toxicidade sistêmica, bem como a local de produtos cosméticos, farmacêuticos e correlatos.

As vias principais de absorção sistêmica são: ingestão oral, inalação de vapores ou pós, e absorção percutânea, em adição à administração parenteral. Desta maneira, nos testes de toxicidade pré-clínica em laboratório é recomendável que essas vias sejam consideradas, respeitando dose, frequência de administração, tempo de observação e efeitos sistêmicos tóxicos.

Teste com administração oral

O indicador mais comumente usado de toxicidade aguda é a DL_{50}, a dose de uma substância que provoca morte em 50% da população de um grupo de animais-teste. Esse valor é usado como indicador da toxicidade inerente a uma substância. Algumas das limitações do uso de DL_{50} ocorrem pela escolha de faixa não adequada de doses tóxicas (estimada da inclinação da curva dose-resposta), variação entre espécie animal e idade, correlação inconsistente com toxicidade a humanos, variação entre laboratórios, falta de informação quanto à natureza dos mecanismos tóxicos responsáveis pela morte e custos frente aos benefícios. Suas vantagens incluem a aceitação universal com reconhecimento pelas instituições governamentais e privadas, sua natureza quantitativa, disponibilidade de protocolos-padrão, e relativa facilidade de conduzir o ensaio. Os valores DL_{50} podem ser calculados de dados derivados de estudo laboratorial por diversos procedimentos matemáticos.

Uma variedade de testes tem sido recomendada como substituição ao ensaio DL_{50} padrão, como meio de reduzir o número de animais usados e o custo do teste. Esses testes alternativos, revisados recentemente, incluem o "teste limite", em que um grupo de animais recebe uma única dose (p. ex., 5 g/kg) e, se não ocorrer morte, a substância é considerada não tóxica. Um outro teste sugerido é a "dose letal aproximada", obtida pelo tratamento com doses gradativas em um único animal, sendo cada dose aumentada em 50%, até resultar em morte.

Nada indica que esses ou outros métodos venham a substituir o DL_{50} em futuro próximo, embora esteja aumentando a execução do ensaio de toxicidade oral de dose única usando um nível elevado de dose, de 5 ou 10 g/kg.

Quando conduzindo um ensaio completo, para determinação de DL_{50}, ou a dose única, ou ensaio de dose letal aproximada, certas variáveis devem ser consideradas. Um protocolo de teste deve agregar, entre outras, as seguintes características:

a. duração – um período de observação de 14 dias, seguindo dose única da substância-teste;

b. animal – ratos são mais frequentemente usados;

c. idade inicial – aproximadamente 5 semanas de vida;

d. administração da dose – geralmente via oral;

e. grupos teste – pelo menos quatro grupos de cinco machos e cinco fêmeas; administrar doses diferentes selecionadas da faixa encontrada em estudo;

f. dieta – uma dieta definida, *ad libitum*, suspensa uma noite (12 horas) antes do tratamento e restituída 4 horas após o tratamento;

g. observações – todos os animais são observados frequentemente, 8 horas após a administração e a cada 12 horas nos dias subsquentes. Sinais de efeitos tóxicos são registrados juntamente com o tempo de instalação, duração e intensidade dos mesmos.

Embora o ponto final crítico do teste seja a morte, outros sinais de toxicidade são importantes na avaliação do mecanismo de toxicidade e no planejamento de testes adicionais. Sinais típicos incluem alteração de peso, consumo de alimentos, aparência, comportamento e tecidos anormais. A avaliação patológica grosseira dos órgãos e tecidos na necropsia, bem como de preparações histológicas, é importante na caracterização da substância analisada.

Usualmente, um estudo de localização de faixa de dose (p. ex., com doses aumentando de fator 4) é conduzido com poucos animais, para determinar a dose letal aproximada da substância química. Por outro lado, experiência prática e um banco de dados adequado de toxicidade aguda de ampla faixa de substâncias químicas permite ao investigador estimar a ordem de grandeza da dose letal. As doses para o estudo da escala completa são escolhidas de maneira a que parte dos animais, em ao menos três grupos, morram no período de teste.

Teste com aplicação dérmica percutânea

É bem conhecido que a pele é permeável a certos tipos de substâncias, especialmente compostos lipossolúveis, e muitos exemplos de toxicidade a órgãos específicos têm sido relatados após contato da pele com substâncias químicas. Em vista dessa possibilidade, é recomendado que novos conservantes ou produtos cosméticos sejam sujeitos a ensaio de toxicidade dérmica percutânea.

Esse ensaio envolve mais frequentemente aplicação do material-teste à pele de coelhos, embora o macaco e o porco doméstico sejam mais próximos dos humanos com relação à penetração percutânea de substâncias químicas. Uma dose única de 2 g/kg de peso corpóreo, ou doses múltiplas, são aplicadas, conforme delineamento específico planejado. O sítio de aplicação é suavemente limpo após 3 horas e os animais são observados diariamente, por 14 dias.

Geralmente, se a toxicidade (indicada pela morte de ao menos 1 de 6 animais) for observada a 2 g/kg, o ensaio completo de DL_{50} é efetuado para estabelecer quantitativamente a concentração de material que, quando aplicado à pele, causa morte em metade dos animais.

Os sinais avaliados nos estudos de toxicidade percutânea são essencialmente os mesmos dos efeitos tóxicos sistêmicos produzidos por administração oral da substância teste, e, para aquele efeito, similares aos avaliados após exposição por inalação. A observação do animal teste por 14 dias, associada à patologia grosseira na necrópsia terminal, é critério mínimo para acessar respostas tóxicas. Procedimentos básicos para os testes de toxicidade percutânea são fornecidos pela Organization for Economic Cooperation and Development (OECD), e *US* Government's Interagency Regulatory Liaison Group, entre outras organizações. Critério adicional que pode ser incluído consiste na avaliação histopatológica de tecidos selecionados, na hematologia, e parâmetros químicos do sangue e urina, efeitos neurológicos medidos por alterações comportamentais, e efeitos mutagênicos em tipos de células específicas, especialmente células sanguíneas recentemente formadas. A consideração de propriedades químicas ou toxicidade potencial do teste poderá permitir medidas apropriadas de efeitos tóxicos específicos.

Teste com inalação

A exposição a compostos, por inalação de vapores ou aerossóis, é possível durante a fabricação, embalagem, ou mesmo durante o uso do produto terminado. Por essa razão pode ser recomendável avaliar a potencial toxicidade, permitindo que os animais respirem o ar contendo a substância em teste. Estudos de toxicidade aguda por inalação consistem em expor ratos por 1 a 4 horas ao ar contendo concentrações específicas de vapores de líquidos voláteis, ou aerossóis de substâncias sólidas pulverizadas. Se um ar ambiental com concentração de 2 mg/L não produzir morte nos animais-teste (geralmente dez machos), a substância é considerada segura.

Se, por outro lado, o material é tóxico, uma medida quantitativa de toxicidade pode ser obtida determinando a concentração que causa a morte de 50% dos animais, o valor CL_{50} (concentração letal a 50% dos animais). A CL_{50} pode ser expressa como peso por volume padrão de ar (mg/L, p. ex.) ou como partes por milhão (ppm). Os métodos estatísticos usados para obter esse valor são os mesmos para os valores de DL_{50}. Os parâmetros adicionais de toxicidade são os mesmos de outros estudos de toxicidade; deve, entretanto, ser observado que estudos de inalação envolvem maior custo na execução, já que câmaras especiais são necessárias, assim como medidas químicas para confirmar a concentração de amostra-teste na câmara de ar exigem procedimentos analíticos sofisticados.

Teste de injeção sistêmica

Trata-se de teste amplamente empregado para avaliar toxicidade sistêmica nos diferentes grupos de produtos, correlatos e material de acondicionamento, além de produtos biológicos.

A espécie animal empregada são os camundongos, raça Swiss, machos e fêmeas, com peso corporal entre 17 a 23 g, e as vias de inoculação podem ser a intravenosa, intraperitonial, subcutânea (dorsal e ventral) e oral. Para extratos de polímeros, apenas as vias intravenosas e intraperitoneal; em doses de 50 L/kg, para extrato em solução fisiológica, solução 1:20 de álcool em solução fisiológica, veículo do produto quando aplicável e óleo vegetal, e de 10 g/kg para extrato de polietilenoglicol 400. A dose para fármacos e medicamentos, quando aplicável, deve ser dez vezes a dose terapêutica, ou acima, num volume usual de 0,5 mL por animal. Entretanto, por questões de toxicidade inerente ao princípio ativo, essa não é uma situação comum. Há que se considerar sempre a relação do risco e do benefício do paciente, sendo que quanto mais próximo o valor da dose terapêutica (DE_{50}) com relação à dose tóxica (DL_{50}), menos se promove a garantia de segurança num teste de toxicidade, por limitação da resistência do animal.

O número de animais empregados é de cinco para o teste e cinco para o controle: ambos os grupos são tratados de forma equivalente, com a diferença de que o grupo-controle recebe a administração do veículo utilizado na preparação da amostra. A observação, que se restringe ao aspecto clínico geral, computando particularmente os animais mortos, é efetuada após 4, 24, 48 e 72 horas. Em caso de morte de dois ou mais camundongos, ou comportamento anormal, como convulsão ou prostração, em dois

animais, ou perda de peso superior a 2 g em três ou mais camundongos, a amostra não atende aos requisitos. Se animais tratados com a amostra mostrarem apenas sinais leves de reatividade biológica, e não mais que um animal mostrar reatividade biológica intensa ou morrer, deve ser repetido o teste empregando dez animais.

Testes para produtos biológicos

Para biológicos devem ser usados não menos que dois camundongos, pesando menos que 22 g, e não menos que duas cobaias, pesando menos que 400 g.[46] A menos que haja orientação distinta na monografia, para um produto líquido ou liofilizado reconstituído conforme rótulo, deve ser injetado volume de 0,5 mL intraperitonealmente em cada cobaia. Para produtos em que não esteja indicado o volume de reconstituição, podem ser usados dose, diluente e via de administração indicados pelo Center for Biologics Evaluation and Research (FDA). Os animais devem ser observados por no mínimo 7 dias, quanto a respostas não específicas para o produto, e perda de peso. Se houver anormalidades, o teste pode ser repetido em uma ou nas duas espécies de animais: se atender ao critério, considera-se que o produto atende aos requisitos. Havendo anormalidade em não menos que 50% do número total dos animais das espécies, considerando de forma combinada teste inicial e primeiro reteste, um segundo reteste pode ser feito. Deve ser usado o dobro do número de animais das espécies usadas no teste inicial: se os animais atenderem aos critérios especificados, foi alcançado o atendimento aos requisitos.

Testes de toxicidade subcrônica

O termo subcrônico é usado para descrever ensaios em que os animais são tratados com material teste no período de 30 dias a 10% da vida média da espécie animal (p. ex., para roedores: 90 dias). As vias de administração incluem a oral, através de alimentação ou água, a aplicação tópica, a inalação e várias injeções. Em algumas situações, um único produto é testado por mais de uma via de administração; por exemplo, as vias oral e dérmica podem ser usadas para acessar a forma de exposição que conduz à toxicidade mais baixa.

A maior diferença entre os estudos agudo e subcrônico, além da duração, é o grau com que os animais experimentais são avaliados quanto a efeitos tóxicos. Estudos subcrônicos frequentemente incluem, em adição àquelas observações listadas para estudos agudos, exame de olhos, bioquímica clínica e hematologia, análise de urina, medida de consumo de alimento, alteração de peso corpóreo semanal e completa avaliação histopatológica. Um estudo subcrônico não somente serve para identificar os efeitos tóxicos de uma substância teste, especialmente com relação aos órgãos marcados, mas também fornece dados necessários para a seleção de níveis de dose para o estudo crônico subsequente. Esses dados são também válidos para permitir entender o desenvolvimento e mecanismo de efeitos tóxicos. Em vista do custo e tempo envolvidos nos estudos subcrônicos (bem como crônicos), e em respeito aos critérios de uso de animais, é importante planejar o protocolo para obter maiores informações, conforme necessário. É importante o delineamento estatístico com planejamento do número de animais e medidas que possibilitem análises estatísticas válidas. Deve ser mantido em mente que alguns animais, especialmente em grupos de altas doses, morrerão antes do final do estudo, e que o número remanescente deve ser suficiente para observações finais do estudo.

Esse tipo de avaliação aplica-se a substâncias químicas e não a produtos já formulados, pois em função destes resultados, e outros subsequentes, será decidido sobre a sua utilização na área de saúde humana. Destina-se a estudos pré clínicos de fármacos, cuja potencial ação farmacológica irá influir na necessidade de execução dos testes de longa duração, supondo a possibilidade de vir a fazer parte do arsenal terapêutico, destinado ao tratamento de doenças que requerem administração repetitiva, com possibilidade de efeito cumulativo ou sensibilizante. Assim, diferentes vias de administração e tipos de ensaios descritos na avaliação aguda devem ter prosseguimento, com abrangência de ensaio por tempo longo, da ordem de vários meses.

Testes de toxicidade crônica

Estudos de toxicidade crônica, também referidos como estudos de longo prazo, ou tempo de vida, são planejados para durar durante a maior parte da vida dos animais teste. Com camundongos, esse período é de 18 a 24 meses, com ratos de 24 a 30 meses, e com cachorros e macacos de 5 a 7 anos. As vias de administração são as mesmas dos estudos agudo e subcrônico. A administração das doses de insumos ativos, ou produtos em estudo pré-clínico geralmente se inicia logo após o desmame e aclimatação. Um estudo de oncogenicidade no decorrer da vida é desejável, para avaliar a potencialidade de uma substância-teste provocar tumores benignos e malignos e lesão pré neoplásica; um estudo de toxicidade crônica é planejado, para detectar adicionalmente outros efeitos tóxicos. Os dois tipos de estudos são geralmente combinados na forma de toxicidade crônica e ensaio de carcinogenicidade. Estudos de carcinogenicidade são efetuados quando é esperada ampla exposição à substância-teste, ou quando existe motivo para suspeitar deste efeito. Tipos de dados importantes, ao se considerar o potencial de carcinogenicidade incluem resultados de ensaios de mutagenicidade in vitro, relacionamento de estrutura química e evidências epidemiológicas. Ocasionalmente, evidência de carcinogenicidade será obtida em estudos subcrônicos, porém os efeitos carcinogênicos deverão ser confirmados posteriormente, em estudo ao longo da vida do animal, ou após prolongada exposição ao agente teste.

Características comuns do protocolo são a inclusão de dois ou três níveis de dose, veículo controle e grupos-controle, não tratados. A dose máxima tolerada da substância teste é usada como a dose mais alta. Níveis de dose são escolhidos a partir de estudos subcrônicos, conhecimento de farmacocinética, propriedades tóxicas conhecidas da substância teste, e informação sobre exposição potencial de humanos. Devem ser incluídos machos e fêmeas, a menos que claramente a substância apresente uso restritivo em um ou outro sexo. Um estudo típico irá incluir cinquenta animais por sexo, por dose ou grupo controle, totalizando quinhentos animais para três doses e dois controles. A complexidade de tal estudo é demonstrada pelo fato de que alterações de peso corpóreo, consumo de alimentos, sinais de toxicidade e ocorrência de morte devem ser criteriosamente registrados no decorrer do estudo. Parâmetros adicionais de teste incluem a ocorrência de tumores observáveis, alterações químicas de sangue e urina, patologia grosseira e avaliação histopatológica extensiva. Como nos ensaios agudo e subcrônico, estudos especiais podem ser incorporados para acrescentar informações de interesse. Deve ser mantido em mente que, quanto mais dados sobre mutagenicidade forem acumulados, maior a probabilidade de ser demonstrada característica mutagênica.

Avaliação de teratogenicidade

O termo teratogênico é aplicável a uma substância que causa anormalidades ou deformidades no desenvolvimento fetal. Efeitos teratogênicos ocorrem precocemente no período fetal, durante a organogênese, e podem alterar a estrutura e função de desenvolvimento das células e tecidos. Tais alterações nos organismos em desenvolvimento não devem ser confundidas com ações fetotóxicas diretas das substâncias químicas, que podem ocorrer a qualquer estágio do desenvolvimento. Efeitos teratogênicos referem-se a anormalidades morfológicas, bioquímicas e funcionais produzidas por um agente tóxico, antes da morte.

Modelos de teste para detectar potencial efeito teratogênico caem em duas categorias gerais: modelos animais para detectar teratogênicos diretamente e modelos in vitro para detectar alterações celulares ou bioquímicas que possam produzir efeito teratogênico *in vivo*. Ataque químico durante os estágios críticos da organogênese irão tender a mostrar resultados teratogênicos.

Embora não haja animal idêntico ao homem em todos os aspectos fisiológicos, diversos sistemas têm sido desenvolvidos como modelos de identificação teratogênicos. Os mais usados empregam ratos e coelhos. Em cada caso, a fêmea prenhe é tratada com várias doses da substância-teste diariamente, desde o início do desenvolvimento fetal. Como em outros efeitos tóxicos, é importante estabelecer relacionamento dose-resposta. Múltiplas exposições e doses são importantes, já que os efeitos teratogênicos variam com a dose da substância, bem como com o estágio do desenvolvimento. Efeitos teratogênicos são detectados e quantificados em ensaios de triagem rotineira por mal formações grosseiras aparentes do feto, anomalias do tecido mole observadas por exame histológico, e anomalias em ossos.

É importante ter em mente que anomalias físicas são detectadas por esses procedimentos clássicos. Efeitos teratogênicos em processos bioquímicos e funções do sistema nervoso podem ser detectados somente em animais recém-nascidos aos quais se permita sobreviver e serem avaliados com uma bateria de testes bioquímico, clínico e comportamental.

Toxicidade sobre a reprodução

Esse estudo inclui todos os efeitos resultantes de exposição parental a produtos químicos que interferem com acasalamento, implantação, gestação, nascimento e subsequente desenvolvimento do feto (incluindo comprometimento comportamental, malformações estruturais, infertilidade e câncer), que podem não ser manifestados até ser alcançada a vida adulta. Não são geralmente incluídos efeitos cromossômicos dos pais, a menos que haja razão que os justifique.

Os efeitos de substâncias químicas na reprodução humana e os riscos de exposição são obviamente difíceis de acessar acuradamente, devido à complexidade do processo reprodutivo e aos muitos anos requeridos para a maturação reprodutiva. Adicionalmente, é reconhecido que muitos agentes químicos aos quais um indivíduo se expõe podem ser perigosos, causando alteração estrutural ou funcional imediatamente, após um lapso de tempo, ou após tempo prolongado seguindo a exposição.

As substâncias químicas podem afetar adversamente a reprodução dos mamíferos em diferentes estágios: danos aos gametas parentais, resultando na esterilidade ou desenvolvimento anormal do ovo fertilizado, ou embrião; interferência no desenvolvimento uterino normal e na nutrição do concepto; dano ao embrião, ou inibição da embriogênese; efeitos tóxicos no feto, membrana fetal ou placenta; inibição do metabolismo materno, causando efeitos secundários no feto; inibição do crescimento uterino; efeitos adversos no parto; efeitos adversos na lactação; efeitos latentes na progenia, manifestados na vida subsequente (como desenvolvimento deficiente, infertilidade ou câncer).

AVALIAÇÃO DE TOXICIDADE: TESTES ALTERNATIVOS *IN VITRO*

Os protestos dos grupos de defesa dos direitos dos animais contra o uso de animais de laboratório em estudos toxicológicos têm sido significativos e mais intensos nos últimos anos, promovendo ativamente a busca de métodos alternativos, assim como atacando o que consideram tratamento desumano. De fato, esforços têm sido dirigidos na busca de sistemas-teste não animais, e os motivos de natureza científica e econômica têm exercido forte influência nesse sentido. Orientados inicialmente para responder às necessidades de pesquisa em farmacologia, os métodos alternativos foram estendidos à avaliação de efeitos toxicológicos (GOLDBERT; SCHOOL, 1991). A dificuldade na utilização de métodos alternativos reside na avaliação de sistemas mais complexos que reproduzam a totalidade de reações esperadas ao ser humano. Normalmente, uma bateria de testes alternativos ou complementares é necessária para predizer uma resposta biológica. Mais comumente, os sistemas de testes preconizados pelas normas e compêndios agregam testes *in vivo* e *in vitro*.

Os animais podem ser eliminados da triagem toxicológica quando alternativas cientificamente comprovadas são disponíveis. Alguns cientistas inferem que os animais nunca serão completamente substituídos, porém seu uso será significantemente reduzido pelo desenvolvimento de procedimentos alternativos. Esses procedimentos incluem órgãos isolados, culturas de células e de tecidos, ensaios químicos e físicos, tecidos simulados e fluidos corpóreos, organismos inferiores, modelos mecânicos, matemáticos e simulações em computador. É importante observar que algumas destas possibilidades são ainda especulativas, à exceção de modelos de ensaios biológicos *in vitro*, e, em aplicações específicas, simulação em computador (TEAL, 1991). No desenvolvimento de procedimentos alternativos, exigem-se pesquisas intensas, que frequentemente conduzem, paradoxalmente, a aumento preliminar na utilização de animais, quando dados de correlação devem ser obtidos objetivando validar o método alternativo.

Enorme progresso tem ocorrido nos últimos 60 anos em culturas de células, tecidos e órgãos, embora apenas recentemente esse conhecimento esteja sendo usado na avaliação de substâncias tóxicas. É inevitável que o uso de testes *in vitro* seja expandido no uso rotineiro, consideradas as suas vantagens, à medida que forem sendo validados. Atualmente, há uma pequena quantidade de métodos validados, enquanto a grande maioria dos testes alternativos disponíveis são considerados válidos, mas não validados, sendo conceitualmente considerados:

Métodos validados – aqueles para os quais todo o procedimento de validação foi realizado, levando-se em conta desde a relevância até a confiabilidade dos dados obtidos em termos mínimos de repetibilidade, reprodutibilidade e sensibilidade, entre outros parâmetros.

Métodos válidos – aqueles que não concluíram todo o procedimento de validação, mas para os quais existe a confiabilidade e relevância nos resultados obtidos em sua utilização.

Na União Europeia (UE) as atividades correspondentes são coordenadas e promovidas pelo European Center for the Validation of Alternative Methods (ECVAM), criado em 1992. Desde 1997, o Comitê Consultivo Científico do ECVAM é responsável pela aceitação formal da metodologia dos testes toxicológicos validados experimentalmente. A comissão europeia toma sua decisão tendo por base o elenco de substâncias testadas na validação, se o método proposto é autossuficiente e pode ser usado sem restrições para classificação e caracterização, ou se deve ser combinado com outro. Assim que aceito, ele deve sempre ser usado para testes de segurança toxicológica nos estados-membros. A aceitação no nível da UE sistematiza os trabalhos, evitando a repetição dos experimentos. É importante salientar que o ECVAM trabalha para que os métodos recém-validados sejam aceitos fora da UE, particularmente no Japão e nos EUA.

Conjugando esforços no sentido da harmonização regulatória internacional, importantes organizações têm igualmente contribuído para a redução do número de animais usados pela orientação uniforme, evitando-se estudos multicêntricos múltiplos. Na área de produtos químicos industriais, as orientações da Organization for Economic Cooperation and Development (OECD), para testar produtos químicos, constituem-se em referência internacional (*guidelines for testing of chemicals*). Desempenhando um papel decisivo na área do teste de fármacos e medicamentos, a Conferência Internacional de Harmonização (ICH) é responsável pelo preparo das recomendações conjuntas para testar a qualidade, a segurança e a eficácia dos fármacos e medicamentos nos EUA, no Japão e na Europa.

Sistemas de cultura celular assumem importância nos testes de toxicidade: são sensíveis, reprodutíveis, fáceis de estabelecer e gerenciar, envolvem menor custo. Atualmente, sistemas de células de mamíferos são utilizados para avaliar o potencial citotóxico de componentes cosméticos, correlatos, produtos farmacêuticos, químicos e poluentes ambientais; materiais solúveis são dissolvidos em tampão isotônico e adicionados diretamente a culturas; materiais insolúveis podem ser extraídos sob condições-padrão, sendo seu extrato adicionado a culturas, testados como suspensões, ou diretamente posicionados sobre as células, ou ainda sobre camada de ágar que as recubra.

A citotoxicidade é baseada nos efeitos da substância-teste sobre a integridade celular, crescimento celular e alterações de parâmetros específicos bioquímicos ou fisiológicos. Alguns sistemas de ensaio selecionados são a seguir descritos para ilustrar a diversidade operacional e dos testes de citotoxicidade *in vitro*.

Citotoxicidade pelo método de contato direto e eluição

Nesse ensaio, culturas celulares estabelecidas e certificadas são empregadas para avaliar o potencial de citotoxicidade dos materiais teste. Amostras são adicionadas a culturas confluentes de células, seguindo-se incubação por período de 24 horas; após esse tempo, as células são examinadas microscopicamente quanto a sinais de citotoxicidade, como lise celular, formação de vacúolos e anormalidades nucleares. O grau de citotoxicidade é definido em escala relativa, tendo por base a porcentagem de células afetadas. Esse ensaio é útil no controle de qualidade dos correlatos, material de acondicionamento e cosméticos, quando se quer comprovar que são seguros e biocompatíveis. O método consiste em colocar amostras teste, ou fragmentos plásticos previamente lavados e esterilizados, em contato com monocamadas de células e meio de cultura líquido (Eagle). Depois de 24 horas, observar as células vizinhas quanto a manifestações tóxicas. Esse método exige cuidado, para que amostras com bordas cortantes ou muito densas não promovam lise às células. Algumas amostras de densidade menor e formas especiais tenderão a flutuar ou ter movimentos no meio líquido, e embora resultados acurados possam ser obtidos, exigem maior tempo e cuidado, reduzindo a eficiência de uma seleção rápida. Por esse motivo, sentiu-se que outra técnica deveria ser adaptada para uso em qualquer material plástico, sem severa perda de sensibilidade. Deve-se ter em mente que, na correlação entre citotoxicidade *in vivo* e *in vitro*, esta mostra em geral maior sensibilidade, não se constituindo esse atributo em motivo de preocupação.

Diferentes linhagens celulares foram utilizadas, desde os anos de 1960, pelos pesquisadores. Apesar de apontadas vantagens em se trabalhar com linhagens humanas, como as células embrionárias de epitélio (HFS-15 e HR-218) e de pulmão (WI-38), na oficialização do teste, a partir da USP XXII, adotaram-se as células NCTC Clone

929 (L-929), que apresentam maior facilidade no cultivo e boas características de reprodutibilidade e sensibilidade.

Assim, aproximadamente 10^5 células são inoculadas em placa de Petri de 60 mm de diâmetro, em 5 mL de meio de cultura adicionado de soro bovino a 10%. As culturas são incubadas por 24 horas a 37°C, em ambiente de CO_2 (5%) suficiente para manter o pH a 7,2 ± 1, condição suficiente para a formação de monocamada de células. As placas são examinadas microscopicamente, para garantir uniformidade das células no sistema de teste. Em condição asséptica, conforme ocorre todo o trabalho, o meio de cultura que se usou no crescimento celular é substituído por meio da mesma composição, exceto pela ausência do soro bovino. O volume então adicionado é de 2 a 5 mL, de forma a evitar excessiva movimentação das amostras. As amostras, ou seus fragmentos, devem estar estéreis e fragmentados em pedaços da ordem de 10 mm x 1 mm (biomaterial). Outra opção é trabalhar com extratos do material a ser testado, no próprio meio de cultura, que será empregado sobre as células, ou ainda com extratos ou diluições em solução fisiológica, por exemplo, no caso de produtos cosméticos na forma líquida ou pulverizada. As placas são então incubadas, nas mesmas condições anteriormente descritas, por período de 24 horas, sendo então as células examinadas microscopicamente quanto à morte e outros efeitos. São indícios importantes o seu desprendimento da parede de placa, a redução do volume e granulações. Tais parâmetros deverão ser detectados nos controle-positivo, constituídos de materiais comprovadamente citotóxicos, para validade do teste.

Citotoxicidade pelo método de difusão em ágar

Esse sistema de teste emprega uma camada confluente de células, à qual se sobrepõe meio de cultura para células (Eagle) adicionado de 1,8% ou 2% de ágar. Preferencialmente, o vermelho neutro também é incorporado ao meio, devendo corar as células saudáveis (corante vital). A superfície de ágar proporciona um sistema flexível para teste de uma variedade de sólidos, como plásticos, pós e borrachas, bem como amostras líquidas (matérias-primas, cosméticos e outras) impregnando discos de papel de filtro atóxico. O grau de citotoxicidade é baseado na extensão de células descoradas ao redor das amostras, dimensionada em distância, assim como em índice de lise, parâmetros respectivamente macro e microscópicos.

O procedimento consiste em preparar monocamadas em placas de Petri, pipetando uma quantidade de cerca de 10^5 células em volume total de 5 mL de meio de cultura, contendo 10% de soro fetal bovino. As placas são incubadas por 48 horas, a 37°C, numa atmosfera de 5% de CO_2 e, após a monocamada celular estar formada, o meio líquido deve ser removido por aspiração. A camada de células é lavada uma vez com solução salina tamponada, volume de 5 mL por placa, sendo então adicionado volume de 10 mL de meio Eagle, adicionado de 1,8% ou 2% de ágar. Uma possibilidade adicional reside na incorporação de solução de vermelho-neutro, ou 3-(4,5-dimetiltiazol--2il)-2,5-difenil brometo de tetrazolina (MTT) ao meio de cultura (0,5 mg: 100 mL), promovendo fácil leitura devido à exclusão do mesmo quando da existência de efeito citopático nas células, e formação de halo ao redor das amostras com citotoxicidade. Devem, adicionalmente, ser efetuadas observações microscópicas, confirmatórias. Vantagem adicional da incorporação do vermelho neutro ao meio de cultura é sua capacidade de revelar excessivos desvios de pH, prejudiciais às células, nas placas-controle que devem acompanhar o ensaio.

No início do desenvolvimento do teste, trabalhou-se com culturas de células primárias, por exemplo, de embrião de galinha, seguindo-se o emprego de culturas contínuas, inicialmente de células de carcinoma epidermoide humano. Variação na sensibilidade das células ocorreu de forma mais acentuada nas culturas primárias com relação às contínuas, o que se justifica pela desorganização geral de células e diferentes distribuições e concentrações dos tipos de células a cada preparação de cultura. A evolução caminhou, portanto, no sentido da obtenção de resultados mais reprodutíveis com linhagens contínuas, dentre as quais várias linhagens têm sido utilizadas, como a L-929, de fibroblastos de camundongos, recomendada pela metodologia descrita desde a USP XXII, de 2000. Interessante o fato de, apesar das vantagens citadas por diferentes autores, quanto ao emprego de linhagens de células humanas, como a HFS-15 e HR-218, de epiderme embrionária, e WI-38, pulmonar embrionária, pela similaridade de origem, a primeira prevaleceu quanto à menor exigência no manuseio. Em se considerando a maior sensibilidade, que sempre caracterizou o teste *in vitro* quando comparado ao teste de implante em coelhos, envolvendo sempre risco do produtor e nunca do consumidor, em diferentes testes paralelos, a escolha da linhagem celular oficialmente recomendada é com certeza a mais indicada.

Citotoxicidade pelo método da captura do vermelho-neutro (NRU)/MTT

No método da captura do vermelho-neutro (*neutral red uptake* – NRU) a citotoxicidade é avaliada utilizando-se uma cultura de células de córnea de coelho, SIRC (ATCC CCL 60), ou outras linhagens. As células são semeadas em placas de 96 orifícios e mantidas por 24 horas em estufa a 37°C, com atmosfera de 5% de CO_2, para formar a monocamada confluente. Após esse período, o meio de cultura é desprezado e as células são expostas a diferentes concentrações da amostra ou do seu extrato, e mantidas novamente em estufa por mais 24 horas. Depois deste período, em cada orifício é adicionado corante vital, que pode ser o vermelho-neutro ou MTT. A captação do corante pelas células viáveis é quantificada por espectrofotometria, através de um leitor automático de microplacas, e a porcentagem de viabilidade celular calculada para cada concentração da amostra ou extrato. Com esses dados, o índice de citotoxicidade que causa a redução de 50% do corante vital (IC_{50}), ou seja, concentração da amostra ou extrato que mata 50% da população celular, pode ser representado pela construção de uma curva dose-resposta. Esse método é empregado para todo tipo de formulação, exceto aquelas que possuam propriedades fixadoras, como as formulações alcoólicas. Não é aplicável a produtos insolúveis em água.

Citotoxicidade pelo teste em células de ovário de hamster chinês

O teste de citotoxicidade em células de ovário de hamster chinês proporciona sensibilidade em avaliações quantitativas. As células são semeadas em placas de Petri de 10 x 100 mm, a uma densidade de inóculo que permita o desenvolvimento de colônias a partir de células individuais. Decorridas 24 horas após a semeadura, as células são incubadas em contato com pelo menos cinco concentrações da substância-teste, por período de 5 a 8 dias. Nesse momento, o número de colônias desenvolvidas é contado. A porcentagem de colônias sobreviventes, comparativamente ao número de colônias presentes nos meios de cultura controle, é obtida para cada concentração da substância-teste. Os efeitos citotóxicos da substância-teste são quantificados pelo cálculo da CL_{50} (concentração letal a 50% das células), valor obtido da curva concentração-resposta.

Esse é atualmente um dos mais sensíveis ensaios *in vitro* disponíveis para avaliar a citotoxicidade de materiais médico-hospitalares e poluentes ambientais. O alto grau de sensibilidade é relacionado a condições nutricionais limitadas, sob as quais as células crescem. Sob essas condições, o crescimento e sobrevivência de colônias das células de ovário do hamster chinês é somente dependente da concentração de fatores de crescimento presentes no meio de cultura, uma vez que aqueles sintetizados e secretados pela célula possuem concentração muito baixa para serem efetivos.

Citotoxicidade pelo teste de liberação do [51]Cromo

O teste de liberação do [51]Cromo é recomendado para a avaliação de biocompatibilidade de materiais dentais,

podendo ser útil para avaliar a toxicidade de outros materiais. Esse teste mede a capacidade de uma substância de produzir efeitos tóxicos na integridade celular.

Emprega células de fibroblasto de camundongos, previamente marcadas com o radioisótopo [51]Cromo, que são semeadas em placas de cultura celular com 24 cavidades, em densidade que permita camada confluente. Uma hora após a semeadura, um período de tempo suficiente para a aderência das células, o meio é aspirado das cavidades e as células são tratadas com as substâncias-teste e controle incorporados no meio de cultura. Após tempos de 4 e 24 horas de incubação, uma alíquota do meio é removida de cada cavidade, e a quantidade de [51]Cromo liberada no meio é dimensionada com um contador de radioisótopo. O grau de toxicidade é baseado na porcentagem de material radioativo liberado no meio, comparativamente ao meio controle. Se a porcentagem da amostra exceder duas vezes o valor médio do controle, após tratamento de 4 horas, a amostra é considerada citotóxica.

Citotoxicidade pelo teste com macrófagos alveolares de coelhos

O teste com macrófago de coelhos consiste em recurso sensível para analisar a toxicidade potencial de material particulado. Macrófagos alveolares são um excelente indicador, já que normalmente participam da destoxificação de partículas inaladas. São de fácil obtenção, a partir de pulmões de coelhos, e podem ser mantidos em condições funcionais, como cultura celular *in vitro*. A base do ensaio é o prejuízo da característica funcional das células.

Após as células terem sido obtidas e lavadas diversas vezes, um número padrão de células é suspenso em meio de cultura e disperso em cada uma de seis placas, para cultura em tecido. Soluções da substância teste preparadas com concentração teste em dobro são adicionadas a igual volume de suspensão de células contidas nas placas. Cinco concentrações da substância teste e meio controle são testados em triplicata de placas.

As placas são colocadas em agitador de plataforma a 20 oscilações por minuto e incubadas em atmosfera úmida de 5% de CO_2, a 35°C, por 20 horas. Após o período de incubação, as culturas são preparadas para quantificação das células, avaliação da sua viabilidade e conteúdo de ATP. A fagocitose de material particulado, como pérolas de látex, por exemplo, pode ser medida microscopicamente. Esses parâmetros definem adequadamente prejuízos na função do macrófago, e o grau relativo de citotoxicidade é baseado nos valores de CE_{50} (concentração eficaz a 50% das células), obtidos da porcentagem de inibição do número de células, viabilidade, fagocitose, e redução no conteúdo de ATP celular.

Teste de hemólise

Esse ensaio permite quantificar e avaliar os efeitos adversos dos tensoativos empregados em materiais diversos sobre a membrana plasmática das hemácias e a consequente liberação da hemoglobina (hemólise), além do índice de desnaturação da hemoglobina, avaliado através de sua forma oxidada, ambos quantificados por espectrofotometria. A relação entre a hemólise e a oxidação da hemoglobina fornece um parâmetro de caracterização dos efeitos dessas substâncias *in vitro*.

O teste emprega eritrócitos, cuja lise é indicativa do efeito citotóxico. Emprega, na sua execução, extrato de fragmentos do material-teste, em solução fisiológica, em volume de 24,5 mL, ao qual se acrescenta 0,5 mL de sangue humano citratado recém-colhido. Os controles são simultaneamente preparados, sendo o negativo obtido pela adição de volumes idênticos de sangue citratado à solução fisiológica, na ausência de fragmentos de amostras. Para a obtenção do controle positivo, emprega-se solução aquosa de carbonato de cálcio a 0,1%, volume de 24,5 mL, em tubo de ensaio de 25 x 200 mm, adicionado de 0,5 mL de sangue citratado.

Triplicatas dos tubos-teste das amostras e de ambos os controles são mantidas em banho de água a 35 ± 1°C, por uma hora (ou tempos distintos, de até 12 horas). Seguidamente, o sobrenadante é transferido para tubos de centrífuga (15 mL), em volume de 7 mL, e centrifugado por 5 minutos, a cerca de 1.000 rpm, seguindo-se leitura e determinação do percentual de hemólise, empregando-se controles negativo e positivo para ajustes da escala de absorbância, a 545 nm.

Apresenta elevado interesse no caso de produtos cujo emprego seja destinado a interface com o sangue ou derivados, e é também aplicável a produtos cosméticos, entre outros.

Teste do ovo embrionário de galinha (HET-CAM)

O objetivo do ensaio *Hen's egg test-chorioallantoic membrane* (HET-CAM) é avaliar semiquantitativamente o potencial irritante de um produto (produtos solúveis, emulsões, géis e óleos), sobre a membrana corioalantoide de ovo embrionado de galinha, no décimo dia de incubação. O ensaio é baseado na observação dos efeitos irritantes (hiperemia, hemorragia e coagulação), após 5 minutos da aplicação do produto, puro ou diluído, sobre a membrana corioalantoide. Obtém-se uma escala que considera os fenômenos observados.

Teste de permeabilidade e opacidade de córnea bovina/olho isolado de galinha (BCOP/ICE)

O objetivo do ensaio *Bovine corneal opacity and permeability/isolated chicken eye* (BCOP/ICE) é avaliar quantitativamente o potencial irritante de um produto, ou de uma substância química, após sua aplicação sobre a córnea isolada de bovino, ou olho isolado de galinha, através da medida da opacidade e da permeabilidade, após o contato com o produto teste. A medição da opacificação da córnea é realizada com o auxílio de um opacitômetro, aparelho que determina a diferença de transmissão do fluxo luminoso entre a córnea a ser avaliada e a não tratada, fixando um valor numérico de opacidade. O cálculo da permeabilidade da córnea é realizado conforme o tempo de contato, adicionando fluoresceína, e a densidade óptica é medida em 490 nm. Obtém-se uma escala que considera os fenômenos observados.

Testes EpiDerm® e EPISKIN®

Aplica-se em produtos cosméticos. Os métodos de pele reconstituída (EpiDerm® e EPISKIN®), aplicados de acordo com o descrito no European Scientific Advisory Committee (ESAC) Statement on the Validity of in-vitro tests for skin irritation, podem ser usados como substitutos do teste de Draize, ou como procedimento de *screening*, antes de se executar o teste em animais. Esses métodos baseiam-se na aplicação da amostra em substrato de pele reconstituída, com posterior avaliação pela redução do MTT e liberação de interleucina -1α (IL-1α).

Teste de corrosividade

Aplica-se em produtos cosméticos. O teste de corrosividade consiste em aplicar o produto sobre uma unidade de epiderme humana reconstruída. A viabilidade celular é avaliada pela medida da atividade mitocondrial, através do corante MTT, que forma um precipitado azul (formazan) sobre as células viáveis, quantificado por espectrofotometria. Também pode ser usado o teste de resistência transepidermal (TER), que consiste na avaliação da resistência elétrica em pele isolada de rato, através de aparelhos específicos para esse fim.

Teste de fototoxicidade

A base deste teste é a comparação da citotoxicidade de um agente químico testado, com ou sem exposição adicional, a doses não tóxicas de raios ultravioleta do tipo A (UVA). A citotoxicidade é expressa na determinação da dose dependente que reduz o crescimento celular, utilizando-se um corante vital (vermelho-neutro).

A concentração de um agente químico testado reflete a inibição da viabilidade celular em 50% (IC_{50}), calculada usando-se um modelo adequado que expressa a resposta da curva de concentração.

Teste de permeação cutânea

Aplicado em produtos cosméticos, esse método tem sido delineado para oferecer informações da absorção de uma substância, preferencialmente na forma de radioisótopo, aplicada na superfície de uma amostra de pele separando as duas câmaras (doadora e receptora) por uma célula de difusão. Pode-se utilizar pele de animal (p. ex., porco) ou humana. A permeação da substância durante um dado período, normalmente 24 horas, é medida pela análise do fluido receptor. A avaliação de permeação cutânea não deve ser entendida como um teste de segurança, mas um ensaio complementar que demonstra a ausência da penetração cutânea.

INTER-RELAÇÕES E CONSIDERAÇÕES: TESTES *IN VIVO* E *IN VITRO*

Toxicidade sistêmica aguda – DL_{50}

É importante que se considerem as limitações dos modelos alternativos em prover níveis de segurança adequados para o paciente, no caso de medicamentos e correlatos, e para o consumidor de cosméticos. Assim, algumas considerações para modelos experimentais são a seguir apresentadas, permitindo entender os motivos de não se acreditar na substituição plena dos animais por testes alternativos, mas sim na sua implementação apenas em situações específicas.

A finalidade dos testes de toxicidade de dose única (toxicidade aguda) é obter descobertas nos locais da ação, alvos, mortalidade e causas de morte, após o envenenamento agudo. O desfecho clássico do teste é a morte do animal do experimento. Até hoje, os resultados destes testes têm sido expressos como DL_{50}.

Não há método não animal disponível atualmente que possa simular corretamente os processos que ocorrem durante o envenenamento agudo. Os testes de triagem de toxicidade em culturas celulares podem somente prover evidências de uma potencial toxicidade aguda da substância teste. Assim, o único nível de evolução atin-

gido (EUA, Japão e Europa) no ICH foi a aceitação da DL_{50} aproximada para estudo de fármacos, com redução de 50-70% no número de animais usados.

Toxicidade sistêmica subaguda e crônica

O teste de toxicidade aguda fornece uma estimativa do risco na intoxicação aguda, não permitindo avaliar efeitos prejudiciais decorrentes da aplicação a longo prazo da substância. O período de teste, abrangendo diferentes faixas etárias e faixas de crescimento, permite avaliar reversibilidade dos efeitos tóxicos.

Normalmente, três doses diferentes são escolhidas, com a maior dose causando efeitos tóxicos. Constituem-se como parâmetros do teste os valores e observações clinicamente detectáveis. Os estudos terminam com a morte ou sacrifício dos animais e subsequentes estudos patológicos. Durante o teste, todos os parâmetros comuns em medicina humana são determinados e registrados. Isso inclui a hematologia completa, com a contagem parcial e total do sangue, teste da função dos órgãos (coração, rim e fígado), análise da urina, parâmetros químicos clínicos, bem como a determinação de qualquer mudança de comportamento, desenvolvimento do peso corporal e mudanças relevantes na função sensorial dos órgãos.

A complexidade dos ensaios subagudo e crônico impede a sua substituição por um sistema de teste não animal. No entanto, o ICH foi capaz de chegar, em 1991, a um acordo, nos estudos em roedores, que reduziu o período de observação de estudos de longo prazo de 12 para 6 meses. Entretanto, as regulamentações Europeias, bem como a Americana e a Japonesa mantêm, de forma pertinente, a exigência de um teste adicional em mamífero não roedor. Embora no Japão e na Europa o período de observação tenha sido reduzido para 6 meses para essas espécies, as autoridades americanas permanecem exigindo um período de ensaio de 12 meses.

Toxicidade da reprodução: embrionária, fetal e perinatal

As orientações para o teste com fármacos requerem ensaios de substâncias teste para efeitos adversos de gerações filhas, ou para fertilidade masculina ou feminina danificada, se o resultado de ensaios anteriores for suspeito. Em estudos apropriados, os animais pais, bem como as duas primeiras gerações filhas, são observados sob condições de exposição crônica. Os fetos são examinados quanto a efeitos tóxicos e, especialmente, a efeito teratogênico. Os estudos devem ser realizados em duas espécies mamíferas, uma delas não roedora, devendo ser a segunda espécie usada no teste para toxicidade crônica.

Embora compreensível a inexistência de um método alternativo ao animal, testes de triagem podem ser realizados por modelos *in vitro*. Isso aplica-se especialmente à determinação de efeitos teratogênicos, investigados durante a embriogênese, fase em que os órgãos e as extremidades são formados.

Com vista ao efeito teratogênico, três métodos são atualmente tema de estudo patrocinado pelo ECVAM e coordenado pelo ZEBET (Centro de Documentação e Avaliação de Métodos Alternativos e Complementares aos Testes com Animais, uma "unidade especial" do Instituto Alemão para a Saúde do Consumidor e Medicina Veterinária, "BgVV"). Inclusos nesse estudo, estão um teste com pós-implantação de cultura de embrião completo, um teste de cultura de células de embriões de ratos (teste de micromassa), bem como um teste com células-tronco pluripotentes de camundongos (teste de células-tronco embrionárias). Nenhuma das possíveis alternativas mencionadas, entretanto, pode revelar os efeitos que são influenciados pela barreira placentária, pelo metabolismo fetal, embrionário ou materno, ou pelos efeitos tóxicos no organismo materno. Além disso, o tempo de observação é estritamente limitado. Os requisitos dos protocolos de testes de fármacos, portanto, podem nunca ser atendidos por qualquer um desses métodos citados.

Genotoxicidade e carcinogenicidade

Uma substância é "genotóxica" se induz efeitos adversos pela interação com o material genético das células e causa mudanças em sua estrutura e/ou função. O objetivo dos estudos com genotoxicidade é, portanto, detectar as propriedades mutagênicas das substâncias que são esperadas, ou destinam-se a entrar em contato com humanos, ou podem estar em seu ambiente. Portanto, tais testes são específicos e requeridos não somente pelas regulamentações de fármacos, mas também por outras, especialmente para produtos químicos. Mecanisticamente, a carcinogênese está intimamente relacionada com o processo de mutagênese.

Embora a causa e o tempo exato de ocorrência da maioria das mutações que causam doenças hereditárias em humanos sejam ainda desconhecidos, resultados de experimentos em mamíferos sugerem que a exposição a agentes químicos mutagênicos pode causar defeitos hereditários. Isso aplica-se também na indução de efeitos teratogênicos no embrião. Em termos de testes com fármacos, isso significa que um resultado positivo obtido previamente em teste de genotoxicidade pode indicar que a droga tem um potencial embriotóxico/teratogênico, ou efeitos adversos hereditários.

Carcinogênese derivada genotoxicamente é de importância particular, especialmente devido a várias relações epidemiológicas confirmadas entre exposição comprovada a mutagênico e carcinogênese. Já que o processo multifásico sempre começa com um evento (genético) iniciador, os estudos de genotoxicidade nessa área são de grande importância. Entretanto, é impossível avaliar o efeito carcinogênico de uma substância unicamente com base nos estudos genotoxicológicos. Assim, as diretrizes para testes com fármacos especificam estudos adicionais quanto a efeito carcinogênico, se houver suspeita experimental relevante, ou dados estruturais, ou se a substância testada for destinada ao uso de longa duração, ou crônico. Estudos desse tipo apresentam elevado envolvimento de recursos, número de animais e tempo, geralmente baseados na expectativa de vida da espécie testada (p. ex., 24 meses para ratos e 18 meses para camundongos).

Mesmo que agora seja possível observar o processo de multiestágios malignos em modelos celulares, nenhum desses modelos foi oficialmente validado. Células embrionárias de hamster sírio (SHE) podem adquirir fenótipos pré-neoplásicos sob a influência de agentes carcinogênicos genotóxicos, bem como não genotóxicos. Extensos estudos interlaboratoriais têm revelado uma correlação de aproximadamente 80% sob diferentes condições entre a data do teste com SHE e carcinogenicidade real em roedores, para um conjunto existente de 213 substâncias bem caracterizadas.

Refletindo a importância fundamental da genotoxicidade, pode-se encontrar uma grande variedade de métodos para testes nessa área, igualmente para os métodos *in vivo* e *in vitro*. A indução de alterações genéticas pode ser observada, possui um mecanismo relativamente simples, sendo amplamente conhecida.

Mutagenicidade

O material genético das células está sempre em algum grau de instabilidade, o que é um pré-requisito para a evolução. Além da mutação espontânea, o DNA pode ser danificado por inúmeras substâncias exógenas nocivas, radiação ionizante, alguns vírus (p. ex., retrovírus, papiloma vírus), estresse oxidativo e produtos químicos mutagênicos.

Dois dos mecanismos toxicológicos básicos para mutagênicos químicos são a intercalação e a ligação covalente. Na intercalação, uma substância com uma estrutura molecular planar insere-se entre os pares de bases do DNA, sem formar uma ligação covalente. Mutações *frameshift* são induzidas através do resultado da deformação da estrutura de dupla hélice. Alguns antibióticos, como a daunomicina, a adrimicina e a actinomicina D, que são usados como agentes citostáticos, pertencem a esse grupo de mutagênicos químicos.

Em contraste, a maioria dos agentes químicos mutagênicos conhecidos liga-se covalentemente ao DNA. São moléculas eletrofílicas que reagem a átomos de nitrogênio e de oxigênio das bases, e os grupos hidroxilas dos resíduos de fosfato da cadeia dos ácidos nucleicos.

A maioria dos agentes genotóxicos carcinogênicos, entretanto, não expõe suas propriedades eletrofílicas até que tenham sido metabolizados após terem sido capturados pelo corpo. Os sistemas enzimáticos que catalisam essas reações estão localizados principalmente no fígado, mas alguns são extra-hepáticos. Desenvolveram-se no processo evolutivo para permitir a eliminação de xenobióticos e endobióticos, via vesícula biliar e rins. Moléculas eletrofílicas mutagênicas são formadas nesse processo, especialmente durante a oxidação pelo citocromo P450, dependente de monoxigenases (P450).

A existência de muitas isoenzimas P450 torna difícil achar um modelo para ativação metabólica, porque as diferentes isoenzimas P450 variam fortemente, tanto na sua atividade constitutiva, como na capacidade indutiva de espécie para espécie, e às vezes dentro de uma mesma espécie. Para exemplificar, mais de 50 diferentes tipos de isoenzimas P450 têm sido identificados, no rato apenas. Em humanos, 30 isoenzimas do citocromo P450 foram até agora caracterizadas geneticamente e enzimaticamente.

Fazendo uso do modelo *in vitro*, dificuldade adicional decorre do fato de que a reação de ativação *in vivo* é também uma primeira etapa de eliminação. Consequentemente, após um agente pró-mutagênico ser metabolizado, em mamíferos ao estado eletrofílico, o agente mutagênico efetivo pode ser rapidamente eliminado por reações subsequentes e, por isso, não mais estar disponível como um agente mutagênico. Se a mesma substância é ativada no modelo *in vitro*, há um risco que o metabólito ativo seja acumulado, em vez de transitório, por não ocorrer a segunda etapa de reações e consequentemente, proporcionar atividade mutagênica elevada, sem relevância toxicológica *in vivo*. Outra dificuldade surge com o fato de que a regulação genética das enzimas ativas metabolicamente no organismo animal pode ser relativamente complexa. Por exemplo, várias isoenzimas P450 são induzidas apenas pelos seus substratos, ou alguns indutores induzem o metabolismo de substâncias não relacionadas (coindução).

Ensaios de genotoxicidade *in vitro* levam em conta a ativação metabólica de diferentes maneiras. O método mais antigo envolve adição de preparações de microssomas do fígado de rato induzido aroclor1254 (S9-Mix). Em culturas permanentes de células de mamíferos, o uso de preparações S9 é frequentemente problemático devido à severa citotoxicidade, que restringe o uso desse método à exposição durante pequena porção do ciclo celular. Uma maneira de se evitar esse problema é o uso de culturas de hepatócitos ativos versáteis metabolicamente. Geralmente, entretanto, a rápida indiferenciação dos hepatócitos da cultura permite o uso de apenas sistemas de culturas de células primárias e, por isso, limita a duração do teste, ou o tempo de exposição, consideravelmente. Existe porém a necessidade, para trabalhar com sistemas de culturas de células primárias, de se manter animais disponíveis para sacrifício e remoção dos órgãos, antes de iniciar o teste.

Devido à existência de diferentes possíveis alvos no DNA para agentes químicos mutagênicos, podendo um único agente mutagênico ocasionar diferentes efeitos genéticos, toda alteração genética concebível deve ser considerada num teste de genotoxicidade. Isso exige um conjunto de testes abrangendo vários pontos finais genéticos, utilizados para avaliar pontos de mutações, aberrações cromossômicas, mutações no genoma, assim como danos e reparos no DNA. Sistemas de testes procarióticos não são adequados para o estudo de aberrações cromossômicas e mutações no genoma, devido a diferenças na estrutura do cromossomo.

Ainda assim, o gene protótipo de bactéria, ou teste de ponto de mutação, é aquele de mutagenicidade de *Salmonella*, ou o teste de Ames, que foi submetido a várias melhoras e modificações. No método original, histidina auxotrófica mutante de *Salmonella typhimurium* e linhagens de *Escherichia coli* eram usadas para tentar reverter a histidina-auxotrófica de volta ao tipo selvagem, por substituição de base ou leitura de mutações. As diversas variações do teste descrito utilizam linhagens de bactérias com mutações em diferentes regiões do operon de histidina. A sensibilidade da linhagem é aumentada por uma deleção no gene de reparo de excisão (uvrB); uma mutação profunda reduz tanto a patogenicidade em humanos como torna as paredes celulares mais permeáveis a substâncias testadas com maiores pesos moleculares. Uma tentativa foi feita de mimetizar as condições metabólicas dos mamíferos através da adição de preparações de Microssomas. A sensibilidade pode ser aumentada pela introdução de um plasmídeo que codifica o reparo na propensão de erros (nas linhagens TA97, TA98, TA100). Um aumento adicional na sensibilidade geral pode ser alcançado pela combinação de diferentes linhagens, como TA97, TA100 e TA1537.

Teste do ovo de galinha

Em razão de a sua simplicidade e à independência do cariótipo, o teste de micronúcleo tem sido amplamente estabelecido como o teste de genotoxicidade de curta duração em mamíferos, possuindo um alto nível de aceitabilidade, tanto na indústria como entre as autoridades, devido ao grande banco de dados disponível. Mundialmente, o teste de micronúcleo é o mais comum teste de genotoxicidade de curta duração em animais. Um teste de micronúcleo não animal tem sido desenvolvido empregando o *Hen's egg test for micronucleus induction* (HET-MN) (teste do ovo de galinha para indução de micronúcleo), que utiliza o alto nível de complexidade e competência metabólica dos ovos de galinha incubados para observar a indução do micronúcleo em eritrócitos formados recentemente. Esse sistema apresenta as propriedades de um organismo animal sem, porém, conflitar com os requisitos éticos e legais do bem-estar animal.

O guia ICH para harmonização e testes genotoxicológicos de fármacos apenas especifica algumas combinações de um teste de mutação genética de bactéria em diferentes linhagens, um teste citogenético em células de mamíferos e um teste *in vivo* em células hematopoieticas de roedores (micronúcleo ou teste de aberração cromossômica), assim como a relação de testes aplicáveis. Nesse guia adotado pelas partes envolvidas (Japão, Estados Unidos e União Europeia), o teste de aberração cromossômica e o teste de micronúcleo são considerados equivalentes.

Estudos cinéticos

A farmacocinética, ou toxicocinética, estudam o comportamento de uma substância ativa ou tóxica no corpo. Isso inclui a absorção, a distribuição no corpo e seus compartimentos, o metabolismo da substância. A conversão metabólica normalmente resulta em metabólitos que podem ser eliminados (excreção). A conversão metabólica pode também converter uma substância não tóxica em um metabólito tóxico e, em um mutagênico. Às vezes, é possível evitar testes com animais através do acompanhamento das conversões metabólicas em sistemas *in vitro* adequados, metabolicamente competentes. Culturas de hepatócitos são especialmente interessantes para esse propósito. Os ovos de galinha parcialmente incubados também são alvo de intensa pesquisa como uma alternativa nessa área, especialmente devido ao fato de o ovo ter uma alta competência metabólica no seu desenvolvimento, que se mantém estável, diferentemente de culturas de células primárias, por envolverem um sistema de excreção (eliminação no líquido alantoide).

Embora em um nível elevado de abstração, sistemas automatizados ADME (absorção, distribuição, metabolismo, eliminação) poderão permitir a determinação das propriedades cinéticas básicas das substâncias testadas *in vitro*. Outras classificações baseadas em permeação e solubilidade já são utilizadas para classificar a bioequivalência de substâncias com propriedades similares (sistema de classificação biofarmacêutica). Problemas com métodos *in vitro* serão encontrados sempre que mecanismos de transporte ativo estiverem envolvidos.

O constante aumento da potência dos sistemas atuais de computadores e sistemas de computadores baseados em simulações proporciona predições teóricas baseadas em características estruturais ou físicas. Os efeitos potencialmente irritantes de uma substância podem, também, ser previstos com base nas propriedades físico-químicas.

Em estágios avançados de desenvolvimento de fármacos, entretanto, estudos pré-clínicos de animais são indispensáveis, já que todo animal ou organismo humano é muito complexo para simulação.

Testes de irritação ocular, de pele e de mucosa

O modelo clássico animal na área dos testes de irritação é o coelho albino, utilizado no teste Draize.

Tendo em vista as dificuldades de sua padronização e a sua variabilidade inerente, alternativas que possam com segurança substituí-lo têm sido desafios constantes.

Os dois métodos *in vitro* mais importantes para testar irritação ocular são: teste 3T3 NRU (*neutral red uptake*), baseado em cultura celular e teste de ovos de galinha parcialmente incubados (HET-CAM – teste de membrana corioalantoica de ovos de galinha).

No teste de 3T3 NRU, culturas de fibroblastos (3T3) são usadas para a observação e quantificação do efeito citotóxico da substância teste. O princípio do teste é baseado na difusão do corante catiônico vermelho neutro nas células vivas, e seu acúmulo nos lisossomos por ligação a determinantes aniônicos. Mudanças na membrana celular ou nas membranas dos lisossomos, que podem ser causadas por um irritante, reduzem a captação e ligação do corante. Isso torna fácil discriminar células vivas, mortas ou danificadas. O parâmetro do teste é a quantidade de vermelho-neutro intracelular.

O teste de HET-CAM é baseado na sensibilidade da membrana corioalantoica vascularizada, porém sem ramificações nervosas (CAM) de ovos de galinha parcialmente incubados. Para realizar o teste, a CAM deve ser exposta às substâncias-teste (inclusive formulações sólidas). Então, os efeitos irritantes (hiperemia, hemorragia, lise de vasos e coagulação) que tenham ocorrido em um período de 5 minutos são observados e avaliados. A inclusão de vasos sanguíneos na observação cria condições que se assemelham às dos olhos de mamíferos, portanto mais próximas do que as condições em uma cultura celular. Em contraste ao teste de 3T3 NRU, substâncias voláteis e de pH extremo podem ser testadas pelo teste de HET-CAM, assim como substâncias sólidas com subsequente lavagem do ovo.

O HET-CAM e o 3T3 NRU foram bem-sucedidos em diversos estudos de validação. Devido ao *status* de "teste bem validado" confirmado por esse estudo, ambos os métodos preenchem os requisitos especificados no guia 405 da OECD (irritação ocular aguda/corrosão), podendo substituir o teste de Draize para avaliar irritantes fortes.

Outros sistemas de teste *in vitro* para a detecção de propriedades corrosivas de compostos químicos e preparações na pele foram testados, desde 1996, nos Estados Unidos, como parte de um estudo de validação oficial financiado pelo Interagency Coordinating Committee on the Validation of Alternative Methods (ECVAM). Dois destes métodos preenchem o critério de aceitação para a correlação adequada com os dados *in vivo* disponíveis: o teste de resistência transcutânea elétrica (TER) em pele de rato, e um teste com epiderme humana reconstruída (Episkin®). Um estudo final de avaliação pelo ECVAM nos testes de Episkin® e TER revelou que o teste em coelhos pode ser dispensável, devido às alternativas agora disponíveis para detectar propriedades corrosivas de substâncias.

Outro teste incluído nesse estudo de validação – Corrositex – foi adotado nos EUA como uma alternativa para o teste em animais pelas autoridades regulamentadoras mais importantes, devido às recomendações da ICCVAM americana. Nesse teste, uma matriz de colágeno serve como barreira artificial de biopenetração. Porém, o uso de Corrositex como método isolado é limitado a ácidos e bases, ou derivados de ácidos. Para testar outras substâncias, o método deve ser incluído em uma estratégia em que, por exemplo, resultados negativos obtidos com o Corrositex devem ser confirmados por testes em animais.

Sensibilização por contato

O desenvolvimento de sensibilização alérgica envolve um grande número de processos imunológicos. Até agora, a pele de cobaias serviu como modelo de teste para a detecção de propriedades sensibilizantes. Nesse método, a substância teste deve ser aplicada topicamente, duas vezes em um intervalo de até duas semanas: se a substância teste for sensibilizante, o sistema imune será desafiado pela primeira aplicação, significando que anticorpos alérgeno-específicos serão formados sem nenhuma reação local detectável ocorrer. Após o intervalo sem aplicação, a substância teste é reaplicada, e havendo efeito sensibilizante, uma reação alérgica ocorrerá nos animais de experimentação.

A avaliação do nódulo linfático local (*local lymph node assay* – LLNA) simplifica consideravelmente o teste de sensibilização. Menor número de animais é necessário do que para o teste em cobaias. No LLNA, a resposta à substância teste é medida no nódulo linfático local, designado para a área de aplicação após a primeira aplicação tópica da substância-teste.

O LLNA é classificado como validado pelo ICCVAM e, consequentemente, considerado aprovado pelas autoridades dos EUA. O *isolated lymph node assay* (ILNA), ou ensaio de nódulo linfático isolado, baseado

no mesmo princípio, é aceito pela OECD, desde 1994, para teste das propriedades sensibilizantes de produtos químicos industriais.

Fototoxicidade

Uma substância é fototóxica quando, independentemente de ser administrada de forma sistêmica, ou local, ela é convertida pela exposição à radiação de alta energia, como a luz UV da luz solar natural, em produtos que podem causar reações tóxicas.

O teste de 3T3 NRU, em forma modificada, consiste em uma alternativa não animal também para essa avaliação (referido como 3T3-NRU-PT, em que PT significa fototoxicidade – *phototoxicity*). Esse método atinge uma maior predictibilidade do que quaisquer outros testes *in vitro* ou *in vivo*, e é aceito como método de teste oficial na União Europeia.

Controle de qualidade de fármacos e medicamentos

Testes em animais são exigidos apenas em casos excepcionais nos compêndios farmacêuticos para o controle de qualidade de medicamentos. A adoção de processos produtivos por via sintética ou biotecnológica com maior pureza, e a adoção de BPF, assim como nível de desenvolvimento das análises farmacêuticas, também permitem a garantia da qualidade exigida sem a realização de testes em animais. Muitos dos experimentos com animais descritos anteriormente eram usados para controlar substâncias de origem animal ou humana (p. ex., insulina de porco, somatotropina). O advento da tecnologia genética eliminou grande parte do perigo de impurezas biológicas.

Os avanços destacados também possibilitaram o banimento de testes para detectar toxicidade anormal em soros imunes, bem como em vacinas para difteria, tétano e coqueluche, na medicina humana. Para todas as outras vacinas humanas, o teste em geral não é mais realizado no produto acabado, mas durante a produção.

MEDICAMENTOS

No âmbito dos produtos farmacêuticos, já se tem conhecimento, relativamente aos princípios ativos de uso terapêutico corrente, não apenas de informações quanto à dose letal DL_{50}, mas igualmente quanto à segurança no uso clínico. No caso de moléculas novas, ou mesmo de formulações distintas, há que se desenvolver estudos em distintas espécies animais, pré-clínicos e clínicos, desenvolvidos conforme a Resolução do Conselho Nacional de Saúde n. 251, de 8 de julho de 1997 (BRASIL, 1997)(que substitui a Resolução n. 1, de 13 de junho de 1988), de forma a garantir utilização segura de produtos.

No caso particular dos fitoterápicos, os quais indevidamente se consideram por vezes inócuos, em decorrência de sua origem natural, a Portaria n. 6, de 31 de janeiro de 1995 (BRASIL, 1995), que institui e normatiza o seu registro, entre outros âmbitos, exige a apresentação de estudos científicos que comprovem a segurança e eficácia terapêutica. É posteriormente publicada a Portaria n. 116, de 8 de agosto de 1996 (BRASIL, 1996), que em seu Anexo I apresenta Normas para Estudos da Toxicidade de Produtos Fitoterápicos. Essa posição é mantida com a publicação da Resolução RDC n. 14, de 31 de março de 2010 (BRASIL, 2010).

Para os medicamentos nos quais haja exigência na monografia, a 5ª edição da Farmacopeia Brasileira menciona, sob o tópico toxicidade, o teste de injeção sistêmica (intravenosa, intraperitoneal, subcutânea, oral) em camundongos. No caso de o teste ser dirigido a soros e vacinas de uso humano, além da injeção intraperitonial em camundongos, é recomendado também o emprego de cobaias; ressalva o respeito a orientações distintas que porventura sejam mencionadas em monografias específicas. Essa farmacopeia agrega, no tópico de segurança biológica, além dos aspectos pertinentes à contaminação microbiana, ao pirogênio e à endotoxina, tratados em capítulos distintos, a toxicidade acima explicitada, e as substâncias vasodepressoras, vasopressora e histamina, cujo ensaio deve apenas ser efetuado para determinados grupos de produtos (alguns antibióticos e hormônios).

Quanto à abrangência de produtos, deve-se considerá-los sempre quanto à composição, priorizando aqueles que contêm matéria-prima de origem natural, e quanto à farmacêutica, priorizando os injetáveis, oftálmicos e imunoterápicos.

A etapa de registro de produtos farmacêuticos, envolve distintos níveis de avaliações e documentos, na dependência de tratar-se de medicamentos genéricos, similares e específicos. Cuidadosos protocolos, aplicados nas etapas pré-clínica e clínica, para efeito de registro de medicamentos novos, associados a rígidos critérios de BPF e à evolução nas técnicas de controle físico-químico de qualidade, tornaram dispensáveis avaliações rotineiras de toxicidade de produtos farmacêuticos.

Segurança de excipientes

A Farmacopeia Americana apresenta capítulo orientativo <1.074> *excipient biologic safety evaluation guidelines* (USP, 2014e), com abordagem sobre segurança de excipientes que não tenham sido anteriormente sido autorizados, para emprego em formulação farmacêutica.

Tendo em vista as diferenças intrínsecas dos fármacos, entidades farmacologicamente ativos, as avaliações de segurança aplicáveis a fármacos e excipientes são distintas.

Nos casos em que se dispõe de experiência extensiva em humanos, as informações poderão ser suficientes para atender aos requisitos de excipientes destinados a formas farmacêuticas orais. Adicionalmente, dados de avaliações empregando animais, embora desenvolvidos com objetivos distintos, podem ser aproveitados. Algumas vias de administração apresentam desafios toxicológicos únicos, como a inalação.

A extensão de informação exigida é dependente da utilização pretendida, de sua duração e dos dados do material candidato a excipiente. É necessário que se faça revisão crítica da literatura, que se conheçam as propriedades químicas e processos para sua obtenção, levando em consideração o grupo de pacientes provável e potencial de atividade farmacológica.

Além de informações quanto à toxicidade do material, estudos de absorção, distribuição, metabolismo, excreção, farmacocinética são fundamentais.

Em situações em que o candidato a excipiente de produto de meia-vida reduzida, não é administrado com frequência (p. ex., agente de diagnóstico, usado uma ou duas vezes na vida) são dispensáveis testes adicionais. Esses são necessários para excipientes a serem usados em produto usados repetidas vezes. Para tempos menores que 10 dias, ou de 30 a 90 dias consecutivos, os testes serão respectivamente: efeitos de exposição subcrônica em espécies e vias de administração apropriadas; desenvolvimento de estudos feto-embrionários por via de exposição apropriada; testes adicionais de genotoxicidade *in vitro* e *in vivo*.

Um material candidato a excipiente para uso em produto farmacêutico de uso intermitente, ou administração crônica, durante período longo de tempo, como no tratamento da psoríase, ou no caso da insulina, testes adicionais são também necessários. Esses testes incluem estudos de toxicidade subcrônica e a longo prazo, em roedores e em mamíferos não roedores; estudos de toxicidade reprodutiva e de carcinogenicidade a longo prazo em roedores, dados de exposição em humanos, entre outros.

Os seguintes dados de toxicidade devem ser considerados básicos:

■ Toxicidade aguda pela via de administração tencionada: sensibilização de pele, dose letal aproximada, teste limite etc.

■ Outros estudos de toxicidade aguda, conforme apropriado: toxicidade oral por teste limite, ou método de dose letal aproximada, irritação de pele etc.

■ Absorção/distribuição/metabolismo/excreção/farmacocinética (ADME/PK): doses única ou múltiplas.

- Genotoxicidade: por exemplo, teste Ames, teste de aberração de cromossomo *in vitro*, ensaio de mutação em célula de mamíferos.
- Estudo em 28 dias de doses repetidas em duas espécies (uma roedora, uma mamífero não roedor) com vias apropriadas.
- Vias de administração específicas podem acarretar exigências adicionais. No caso de administração via oral e exposição da mucosa, não são considerados requisitos adicionais.
- Para exposição dérmica, tópica ou transdérmica devem ser considerados os seguintes requisitos adicionais:
  - Efeitos da exposição aguda por via transdérmica
  - estudo de fotoalergia/fototoxicidade
  - estudos em duas espécies (uma roedora, uma de mamífero não roedor) por via transdérmica
- Efeitos de exposição subcrônica, efeitos de toxicidade reprodutiva – estudos iniciais de toxicidade podem ser feitos por via intravenosa (IV), para definir o perfil de toxicidade do excipiente. Isso fornecerá conhecimento dos potenciais órgãos alvo.
- Efeitos da exposição aguda pelas vias tencionadas de injeção, incluindo avaliação da irritação do local de injeção em coelho, ou cachorro, e subsequente avaliação incluindo a velocidade de administração.
- Para via inalatória ou intranasal, devem ser considerados os seguintes requisitos adicionais:
- Toxicidade de inalação aguda: um teste limite usando, por exemplo, a mais alta concentração detectável em uma exposição de 4 horas a vapor, aerossol ou sólido particulado. Sensibilização pulmonar pode ser feita com outros estudos apropriados. Se a exposição for em aerossol ou particulado sólido, devem ser geradas partículas de apropriado diâmetro médio de massa.
- ADME/PK de dose única e repetida, para via inalatória ou intranasal e oral.
- Estudo de inalação em 28 dias, com doses repetidas em duas espécies de mamíferos usando vapor ou partículas de diâmetro médio de massa apropriada, que deve ser comparada a dados de toxicidade oral similar.
- Para exposição oftálmica, deve-se ter conhecimento do pH e da osmolaridade da forma de dosagem, além dos seguintes requisitos adicionais:
- Efeitos da exposição aguda: testes de citotoxicidade (como aquele com camada de revestimento de ágar).
- Efeito de exposições repetidas: com estudos empregando duas espécies (uma roedora, uma de mamífero não roedor); exames dos segmentos anterior e posterior dos olhos; estudos do potencial de alergenicidade.

A comparação dos parâmetros farmacocinéticos da via escolhida para estudos reprodutivos bem como a exposição, são essenciais para extrapolar a toxicidade via oftálmica.

CORRELATOS E MATERIAL POLIMÉRICO DE ACONDICIONAMENTO

Uma primeira abordagem pertinente do tema diz respeito à opção pela nomenclatura Correlatos: trata-se do termo aplicável no Brasil conforme a Leis n. 5991, de 17 de dezembro de 1973, e n. 6.360, de 23 de setembro de 1976, não revogadas. Mantêm-se presentes em algumas portarias e RDC subsequentes, inclusive na Instrução Normativa nº 2, de 31 de maio de 2011, dando conotação de abrangência a produtos médicos, produtos de/para saúde, equipamentos médicos e materiais de uso em saúde (BRASIL, 2011).

Outra abordagem interessante, trazida pela Farmacopeia Americana e outras publicações, traz o termo biocompatibilidade, atrelando-o a materiais usados no acondicionamento de medicamentos, e nos correlatos. A biocompatibilidade refere-se à inércia biológica desses produtos. Assim, os procedimentos usados para esse atributo devem ser capazes de detectar reatividade biológica não específica, além de características físicas dos correlatos, ou materiais usados na sua construção e processamento.

Os correlatos de medicamentos abrangem biomateriais metálicos, cerâmicos ou poliméricos. Esses incluem tanto produtos de origem natural quanto aqueles sinteticamente obtidos, que se destinam ao emprego clínico, seja como material implantável ou não. Seu desempenho é, no geral, avaliado por distintas metodologias, que se complementam para proporcionar a necessária segurança ao produto. Abrangem, quanto à aplicação, as próteses cardiovasculares, agentes hemostáticos, implantes de diversas naturezas, bandagens para feridas e queimaduras, suspensões injetáveis (de colágeno, p. ex.), dispositivos para a liberação de fármacos, entre outros. A indicação de que são adequados ao uso depende da sua biocompatibilidade, ou seja, de que não manifestem toxicidade indevida, e que também apresentem as características adequadas. Enquanto para uma prótese de tendão, ou óssea, é interessante a adesão celular, para uma prótese vascular essa adesão seria desastrosa, e assim por diante.

A regulamentação de tais materiais data de 1965, na USP XVII e na Farmacopeia Francesa VIII. Seguiu-se, em ordem cronológica, a introdução de exigências na Farmacopeia Alemã (DAB-7), com teste de compatibilidade em coração isolado de rã, assim como no National Formulary (NFXIII) em 1969. Em 1971, a Farmacopeia Helvetica VI introduziu o teste de permeabilidade a micro-organismos;

e a Farmacopeia Japonesa, o teste de hemólise após contato, por 24 horas, com sangue desfibrinado de coelho. Em 1973, a Farmacopeia Britânica introduziu a toxicidade cardiovascular, e no ano seguinte a FIP publicou a padronização internacional. O 26º Informe Técnico da Organização Mundial da Saúde, bastante abrangente, é de 1977.

Na legislação brasileira, os frascos plásticos, assim como as tampas de elastômero para soluções parenterais de grande volume apresentavam exigências quanto à toxicidade, contempladas pela Portaria n. 500, de 09 de outubro de 1997, Anexo E[5] (frascos plásticos, tampas elastoméricas). No tópico M-5, sob o título "Ensaios de reatividade biológica", eram apresentadas orientações quanto a ensaios *in vitro* de citotoxicidade, métodos de revestimento em ágar (linha celular ATCC, CCL1, Clone NCTC L-929) ou *in vivo*, incluindo injeção sistêmica intravenosa (em ratos, permanecendo a dúvida se não haveria engano quanto à espécie animal, devendo ser camundongos), ensaio intracutâneo (em coelhos), sempre empregando extratos, na proporção de 0,1 g de elastômero ou 0,2 g de material plástico/por mililitro de meio extrator. Permanecia a opção de amostragem tendo por base a área superficial do frasco (total de 1.250 cm², subdividida em fragmentos de 2 x 5 cm). Essa Portaria foi revogada pela RDC n. 17 (BRASIL. 2010). Esse tópico também é abordado na Farmacopeia Brasileira em sua 5ª edição.

Uma situação que merece ainda ser contemplada é a das bolsas plásticas para coleta e acondicionamento de sangue humano e seus componentes, cujo Regulamento Técnico foi publicado como anexo à Portaria n. 950, de 26 de novembro de 1998 (BRASIL, 1998). As exigências no âmbito da segurança biológica (ou biocompatibilidade) referem-se à citotoxicidade *in vitro* (recomendação para seguir a medotologia USP XXIII), ao teste de injeção sistêmica e hemólise (além de apirogenicidade/ausência de endotoxinas e esterilidade, tratadas em capítulos distintos). A metodologia recomendada para hemólise segue a farmacopeia brasileira, 4ª edição. Os testes deverão ser feitos quando do registro do produto no Ministério da Saúde, e repetidos quando houver modificação significante de processo, ou formulação. Há que ser também mencionada a publicação, do Regulamento técnico para seringas hipodérmicas estéreis para uso único, como Recomendação n. 7, de 14 de maio de 1997, do Instituto Nacional de Metrologia, Normalização e Qualidade Industrial, na qual são exigidos apenas testes de injeção sistêmica (além de teste de pirogênio e esterilidade).

Tabela 5 Classificação de plásticos (USP, 2014a)

Classes de plástico[a]						Testes a serem realizados			
I	II	III	IV	V	VI	Material de teste	Animal	Dose	Procedimento[b]
x	x	x	x	x	x	Extrato de amostra em solução de cloreto de sódio injetável	Camundongo	50 mL/kg	A (IV)
x	x	x	x	x	x		Coelho	0,2 mL/animal em cada um dos dez sítios	B
	x	x	x	x	x	Extrato de amostra de solução de álcool 1:20 em solução de cloreto de sódio injetável	Camundongo	50 mL/kg	A (IV)
	x	x	x	x		Coelho	0,2 mL/animal em cada um dos dez sítios	B
	x		x	x	Extrato de amostra em polietilenoglicol 400	Camundongo	10 g/kg	A (IP)
			x	x		Coelho	0,2 mL/animal em cada um dos dez sítios	B
	x	x	x	x	Extrato de amostra em óleo vegetal	Camundongo	50 mL/kg	A (IP)
		x	x	x		Coelho	0,2 mL/animal em cada um dos dez sítios	B
		x		x	Tiras de implante de amostra	Coelho	Quatro tiras/animal	C
		x		x	Implante de amostra	Rato	Duas amostras/animal	C

[a] Testes exigidos para cada classe indicada com um "x" na coluna apropriada
[b] A (IP): teste de injeção sistêmica (intraperitoneal); A (IV): teste de injeção sistêmica (intravenosa); B: teste intracutâneo (intracutânea); C: teste de implantação (implantação intramuscular ou subcutâneo).

Correlatos

Os procedimentos de teste *in vitro* e *in vivo* usados na avaliação (pré-clínica) de elastômeros, plásticos ou outros polímeros, usados para avaliar a biocompatibilidade, são descritos. Os testes de reatividade *in vitro* (USP, 2014b) consideram testes com culturas celulares pelos métodos de difusão em ágar, teste de contato direto e teste de eluição para todos os materiais poliméricos que, direta ou indiretamente, tenham contato com o paciente.

Os testes de reatividade biológica *in vivo* abrangem os testes de injeção sistêmica (camundongos) e intracutânea (usados com ênfase adicional para tampas elastoméricas que tenham evidenciado reatividade nos testes *in vitro*) e teste de implante. Os três testes são empregados na avaliação dos frascos e acessórios usados para soluções parenterais e para os correlatos (*medical devices* e implantes). Os testes de reatividade biológica originam a classificação de plásticos, de I a VI (Tabela 5). Essa classificação não se aplica a plásticos destinados ao acondicionamento de produtos orais ou tópicos, ou que façam parte da formulação. Também não se aplica a elastômeros naturais, que são testados apenas com injeção de extratos de solução fisiológica. Com exceção do teste de implante intramuscular, os procedimentos descritos na Tabela 5 empregam extratos dos materiais preparados em uma das três temperaturas: 50°C, 70°C, 121°C, que devem ser indicadas juntamente à classe de plásticos. As áreas de superfície consideradas para extração apresentam-se conforme a Tabela 6.

Aspectos importante que foram introduzidos na edição 32 da Farmacopeia Americana são por um lado, a ampliação dos testes de avaliação de biocompatibilida-de dos correlatos, e por outro a categorização de produtos. Passam a ser contemplados, em capítulo orientativo (USP, 2014c) os seguintes procedimentos de toxicidade: citotoxicidade, sensibilização, irritação ou reatividade intracutanea, toxicidade sistêmica (aguda), toxicidade subcrônica (toxicidade subaguda), genotoxicidade, implantação, hemocompatibilidade, toxicidade crônica, carcinogenicidade, toxicidade reprodutiva, ou do desenvolvimento, e biodegradação. A fase de transição justifica o fato de que vários destes procedimentos não dispõem, nos compêndios, de descrição.

Esses serão certamente harmonizados com a ISO 10993: *Biological evaluation of medical devices* que abrange polímeros naturais ou sintéticos, metais, ligas ou cerâmicas, levando em consideração a natureza, grau, frequência e duração da exposição (direta ou indireta) do paciente ao dispositivo, ou seus constituintes (INTERNATIONAL STANDARDS ORGANIZATION, 1998, 2001, 2000, 2002a, 2002b, 2002c, 2003, 2005, 2006a, 2006b, 2006c, 2006d, 2007a, 2007b, 2008, 2009a, 2009b, 2009c, 2010).

Por sua vez, a Farmacopeia Japonesa apenas considera como requisito toxicológico a citotoxicidade e a toxicidade aguda, e a Farmacopeia Europeia omite qualquer teste de toxicidade. Ambas restringem-se a métodos físico-químicos.

De forma muito resumida, apresenta-se na Tabela 7 um comparativo entre exigências no nível químico, conforme USP, EP, JP e ISO. Vale salientar que a USP está em fase de estudo, atualizando seus critérios.

A orientação da *WHO technical reports series 902, 36th report* (WORLD HEALTH ORGANIZATION, 2002), contempla materiais de acondicionamento, frascos

Tabela 6 Área de superfície da amostra a ser utilizada[1] (USP, 2014a)

Forma do material	Espessura	Quantidade de amostra para cada 20 mL de meio de extração	Subdividida em
Filme ou lâmina	< 0,5 mm	Equivalente a 120 cm² da área total de superfície (ambos lados combinados)	Tiras com cerca de 5 × 0,3 cm
	0,5-1 mm	Equivalente a 60 cm² da área total de superfície (ambos lados combinados)	
Tubo	< 0,5 mm (parede)	Comprimento (em cm) = 120 cm² (somatória das circunferências de diâmetro interno e externo)	Partes com cerca de 5 × 0,3 cm
	0,5-1 mm (parede)	Comprimento (em cm) = 60 cm² (somatória das circunferências de diâmetro interno e externo)	
Tiras, tubo e itens moldados	> 1 mm	Equivalente a 60 cm² da área total de superfície (todas as superfícies expostas combinadas)	Pedaços com até 5 × 0,3 cm
Elastômeros	> 1 mm	Equivalente a 25 cm² da área total de superfície (todas as superfícies expostas combinadas)	Sem subdivisão[2]

[1] Quando a área de superfície não puder ser determinada devido a configuração da amostra, utilizar 0,1 g de elastômero ou 0,2 g de plástico ou outro polímero, para cada 1 mL de fluido de extração.
[2] Tampas elastoméricas moldadas são testadas intactas.

Tabela 7 Resumo dos requisitos químicos (ALBERT, 2008)

Testes	USP	EP	JP	ISO
Identidade	Sim	Sim	Não	Não
Resíduo	Não	Sim	Sim	Sim
Metais pesados (Pb)	Não	Não	Sim	Não
Metais individuais	Não	Não	Sim	Sim
Extratos:				
Metais pesados (Pb)	Sim	Sim	Não	Sim
Metais individuais	Não	Sim	Não	Sim
Resíduos	Sim	Não	Sim	Sim
Absorbância/aparência	Não	Sim	Sim	Sim
Acidez/alcalinidade, pH	Sim	Sim	Sim	Sim
Aditivos, antiox, amidas	Não	Sim	Não	Não

e tampas, assim como seringas pré-cheias, abordando os tipos de materiais (vidros, plásticos, elastômeros, metais). Ressalta a sua importância e remete à Farmacopeia Europeia, à Americana e à Japonesa.

Materiais poliméricos de acondicionamento

O acondicionamento de medicamentos envolve um frasco plástico e uma tampa. Os materiais plásticos, ou outros materiais poliméricos, devem apresentar-se não citotóxicos, em cultura celular (USP, 2014b). Os materiais que atenderem satisfatoriamente aos requisitos *in vitro* serão considerados biocompatíveis, sem a exigências de testes adicionais. Se for desejada uma classificação (plásticos classe I-IV), testes *in vivo* deverão ser aplicados.

Particularmente os materiais elastoméricos apresentam em sua composição várias entidades químicas, como material de enchimento, pigmentos, plastificantes, estabilizantes, aceleradores, agentes de vulcanização, além do polímero natural ou sintético. Esses materiais frequentemente demonstram reatividade biológica (degeneração e má formação celular). Assim, a biocompatibilidade do material elastomérico, diferentemente dos plásticos, se não atender aos requisitos do teste *in vitro* (1° estágio) pode ser considerado biocompatível, desde que atenda às exigências do teste de injeção sistêmica e teste intracutâneo. Não se faz distinção entre materiais poliméricos que atenderam ao primeiro ou ao segundo estágio, e aos materiais elastoméricos não são designadas classes de I a IV.

As tampas elastoméricas do tipo I e II destinam-se, respectivamente, a uso com preparações aquosas e não aquosas. Essas, com propriedades otimizadas para usos especiais, podem não atender a todos os requisitos das tampas tipo I, devido à configuração física, material de construção, ou ambos (USP, 2014d).

Os correlatos em contato direto ou indireto com o sistema cardiovascular ou tecidos moles devem ser biocompatíveis, apirogênicos, além de estéreis. Esse grupo de produtos abrange os dispositivos usados na infusão e transfusão (equipamentos de administração, extensores, equipamentos de transferência e de administração sanguínea, cateteres intravenosos, dialisadores, equipamentos e acessórios de diálise, equipamentos de infusão e transfusão e catéteres de liberação instramuscular de drogas).

Aplicam-se a esses materiais os testes de reatividade biológica *in vitro* (citotoxicidade), assim como testes de reatividade biológica *in vivo*. Materiais elastoméricos são considerados sob a mesma possibilidade de 1° e 2° estágio, conforme o caso das tampas dos frascos para acondicionamento.

Estão isentos do requisito dos testes de biocompatibilidade descritos as bandagens, as luvas de látex e produtos ortopédicos (USP, 2014c).

Aspectos em geral considerados pelas agências regulatórias para definir a extensão em que testes devem ser feitos para caracterizar a biocompatibilidade consistem em: similaridade com produto previamente comercializado; extensão e duração do contato entre produto e paciente; composição do material. É interessante considerar que a Tabela 8, traz, o conceito de categorias dos dispositivos (de superfície, de comunicação externa ou implantáveis), cada um dos quais com subcategorias, natureza ou extensão de contato (limitado ou abaixo de 24 horas; prolongado ou de 24 horas a 30 dias; permanente), com alguns exemplos de cada situação.

Orientação para a seleção da classe de plásticos ou outros polímeros, para cada subcategoria de dispositivos de superfície, são apresentados na Figura 2; para dispositivos de comunicação externa, na Figura 3; na categoria de

Tabela 8 Classificação e exemplos de correlatos (USP, 2014a)

Categoria do correlato	Subcategoria do correlato	Natureza ou extensão de contato	Exemplos
	Pele	Correlatos que entram em contato somente com a superfície intacta da pele	Eletrodos, próteses externas, fitas de fixação, bandagens de compressão e monitores de diversos tipos
Superfície	Mucosa	Correlatos que se comunicam com membranas intactas da mucosa	Lentes de contato, cateteres urinários, dispositivos intravaginais e intraintestinais (tubos de estômago, sigmoidoscópios, colonoscópios, gastroscópios), tubos endotraqueais, broncoscópios, próteses dentárias, dispositivos ortodônticos e intrauterinos
	Superfícies comprometidas ou não íntegras	Correlatos que entram em contato com superfícies corporais comprometidas ou não íntegras	Curativos, dispositivos de cicatrização e bandagens oclusivas para úlcera, queimadura e tecido granulado
	Vaso sanguíneo, indireto	Correlatos que entram em contato com o vaso sanguíneo em um ponto e servem como canal de entrada para o sistema vascular	Conjunto de administração de solução, de transferência e de administração de sangue, extensores
Comunicação extracorpórea	Comunicação com tecido, osso ou dentina	Correlatos e materiais que se comunicam com tecido, osso ou sistema dentina/polpa	Laparoscópios, artroscópios, sistemas de drenagem, cimento odontológico, material de enchimento dentário e grampos de pele
	Circulação sanguínea	Correlatos que entram em contato com a circulação sanguínea	Cateteres intravasculares, eletrodos de marca-passo temporário, oxigenadores, tubo de oxigenador extracorpóreo e acessórios, dialisadores, tubo de diálise e acessórios, hemoadsorventes e imunoadsorventes
Implantáveis	Tecido ou osso	Correlatos que entram em contato principalmente com o osso, o tecido ou com o fluido de tecido	Exemplos do primeiro: pinos ortopédicos, placas, juntas de substituição, próteses de osso, cimentos e dispositivos intraósseos. Exemplos dos últimos são marca-passos, dispositivos de suprimento de medicamentos, sensores e estimuladores neuromusculares, tendões de substituição, implantes mamários, laringes artificiais, implantes subperiosteais e grampos de ligação
	Sangue	Correlatos em contato principalmente com sangue	Eletrodos de marca-passo, fístula arteriovenosa artificial, válvulas cardíacas, enxerto de válvula, cateteres de administração interna de medicamentos e dispositivos de assistência ventricular

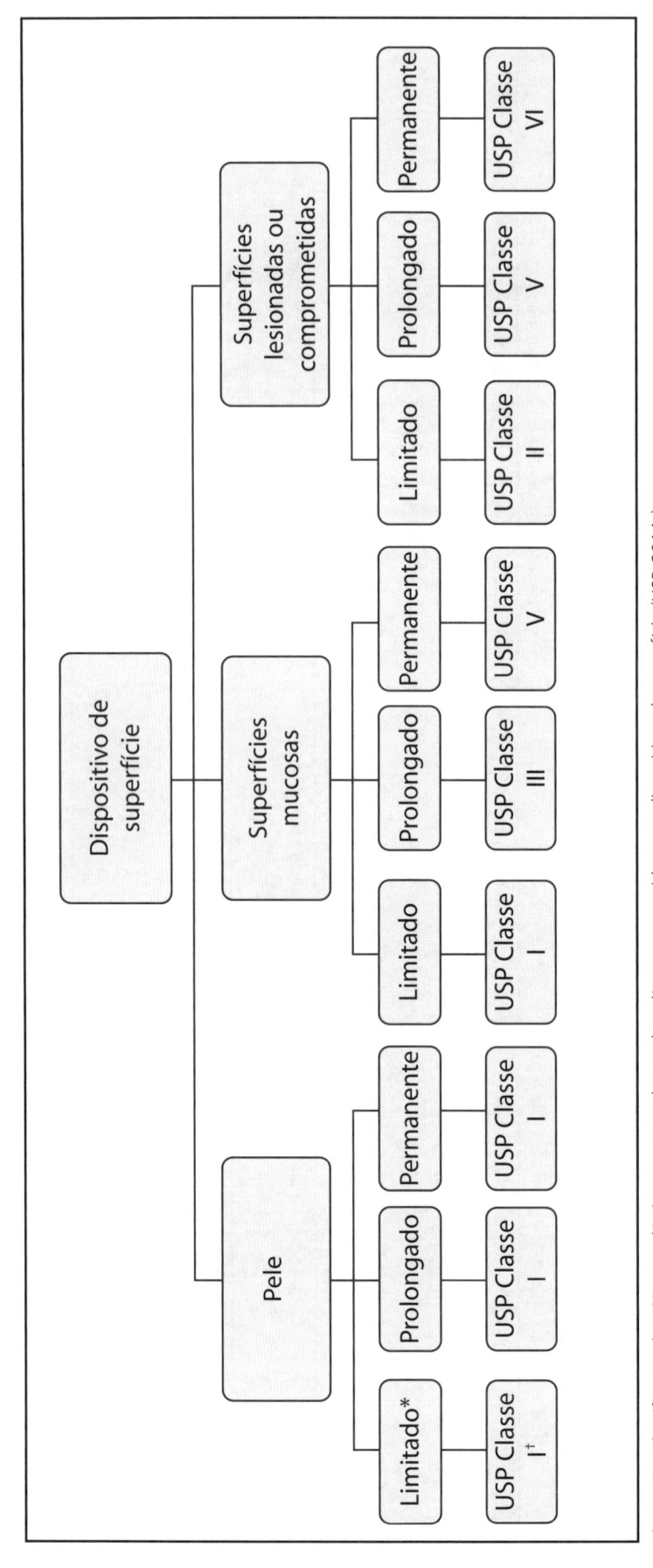

Figura 2 Classificação da USP para plásticos e outras classes de polímeros requeridas para dispositivos de superfície (USP, 2014c).
* Categorização baseada na duração do contato – limitada: menos de 24 horas; prolongada: de 24 horas a 30 dias; permanente: mais de 30 dias.
† Designação de classe de plásticos.

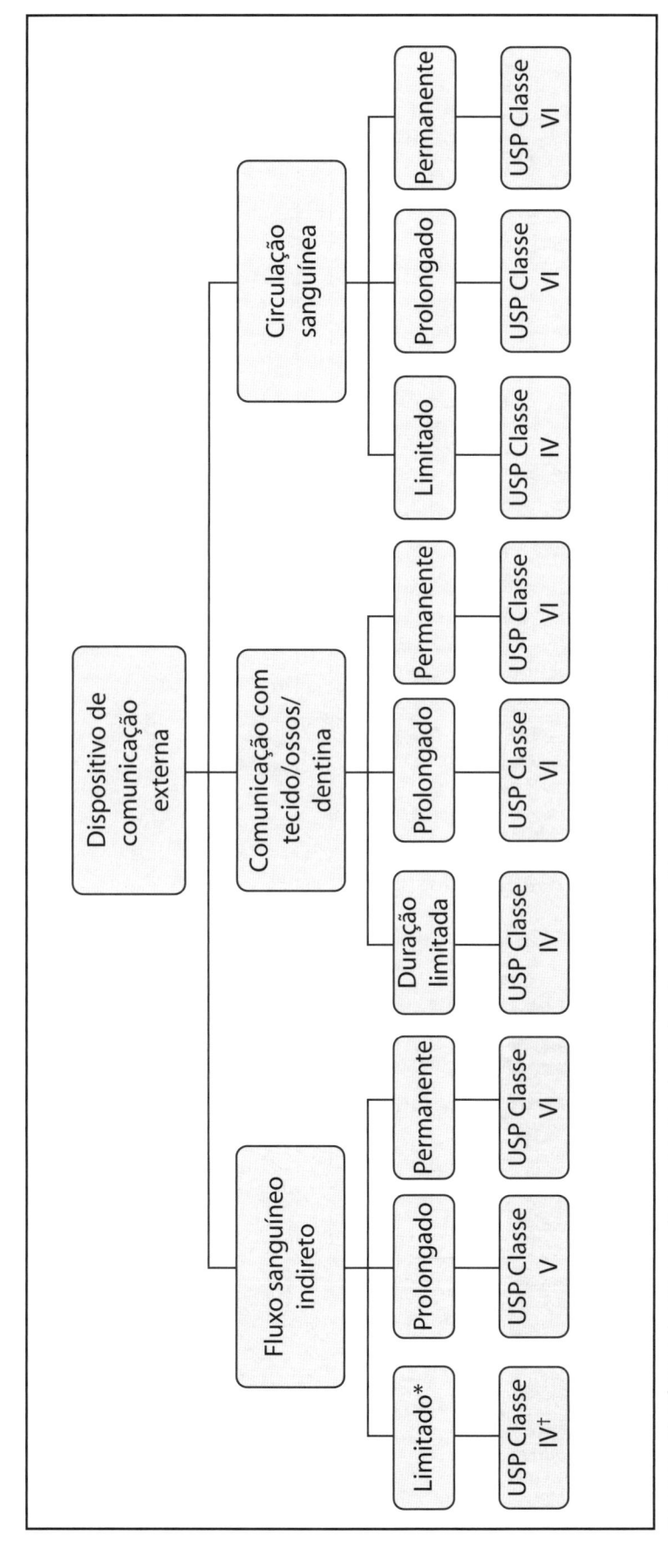

Figura 3   Classificação da USP para plásticos e outras classes de polímeros requeridas para dispositivos de comunicação externa (USP, 2014b).

* Categorização baseada na duração do contato – limitada: menos de 24 horas; prolongada: de 24 horas a 30 dias; permanente: mais de 30 dias.

† Designação de classe de plásticos.

Tabela 9 Matriz de seleção de testes para dispositivos de superfície* (USP, 2014c)

Categorias de correlatos						Efeito biológico[b]								
Contato com o corpo		Duração do contato[a]	Citoto-xicidade	Sensibi-lização	Irritação ou reati-vidade intracu-tânea	Toxici-dade sistêmica (aguda)	Toxicidade subcrônica (suba-guda)	Geno-toxici-dade	Implan-tação	Hemo-com-patibili-dade	Toxici-dade crônica	Car-cino-genici-dade	Toxicidade reprodutiva ou de desen-volvimento	Biode-gradação
Dispositivos de superfície	Pele	A	X	X	X	—	—	—	—	—	—	—	—	—
		B	X	X	X	—	—	—	—	—	—	—	—	—
		C	X	X	X	—	—	—	—	—	—	—	—	—
	Mucosa	A	X	X	X	—	—	—	—	—	—	—	—	—
		B	X	X	X	O	O	—	O	—	—	—	—	—
		C	X	X	X	O	X	X	O	—	O	—	—	—
Superfícies Comprometidas ou não íntegras		A	X	X	X	O	—	—	—	—	—	—	—	—
		B	X	X	X	O	O	—	O	—	—	—	—	—
		C	X	X	X	O	X	X	O	—	O	—	—	—

[a] A: limitada (menos de 24 horas); B: prolongada (de 24 horas a 30 dias); C: permanente (mais de 30 dias).
[b] X: testes de avaliação ISO para consideração; O:testes adicionais que podem ser aplicados.
* Adaptado do FDA's *Blue Book Memorandum #G95-1* (Tabela 1. Testes de Avaliação Inicial para Consideração e Tabela 2. Testes de Avaliação Complementar para Consideração).

Tabela 10 Matriz de seleção de testes para dispositivos de comunicação extracorpórea* (USP, 2014c)

Categorias de correlatos		Efeito biológico[b]												
Contato com o corpo		Duração do contato[a]	Citotoxicidade	Sensibilização	Irritação ou reatividade Intracutânea	Toxicidade sistêmica (aguda)	Toxicidade subcrônica (subaguda)	Genotoxicidade	Implantação	Hemocompatibilidade	Toxicidade crônica	Carcinogenicidade	Toxicidade reprodutiva ou de desenvolvimento	Biodegradação
Vaso sanguíneo, indireto		A	X	X	X	X	—	—	—	X	—	—	—	—
		B	X	X	X	X	O	—	—	X	—	—	—	—
		C	X	X	O	X	X	X	O	X	X	X	—	—
Dispositivos de comunicação extracorpórea	Comunicação com tecido, osso ou dentina	A	X	X	X	O	—	—	—	—	—	—	—	—
		B	X	X	O	O	O	X	X	—	—	—	—	—
		C	X	X	O	O	O	X	X	—	X	X	—	—
Circulação sanguínea		A	X	X	X	X	—	O	—	X	—	—	—	—
		B	X	X	X	X	O	X	O	X	—	—	—	—
		C	X	X	X	X	X	X	O	X	X	X	—	—

[a] A: limitada (menos de 24 horas); B: prolongada (de 24 horas a 30 dias); C: permanente (mais de 30 dias);
[b] X: testes de avaliação ISO para consideração; O: testes adicionais que podem ser aplicados.
* Adaptado do *FDA's Blue Book Memorandum] #G95-1 (Tabela 1. Testes de avaliação inicial para consideração e Tabela 2. Testes de avaliação complementar para consideração).*

Tabela 11 Matriz de seleção de testes para dispositivos implantáveis*(UNITED, 2014c)

Categorias de correlatos		Efeito biológico[b]												
Contato com o corpo		Duração do contato[a]	Citotoxicidade	Sensibilização	Irritação ou reatividade intracutânea	Toxicidade sistêmica (aguda)	Toxicidade subcrônica (subaguda)	Genotoxicidade	Implantação	Hemocompatibilidade	Toxicidade crônica	Carcinogenicidade	Toxicidade reprodutiva ou de desenvolvimento	Biodegradação
Dispositivos implantáveis	Tecido ou osso	A	X	X	X	O	—	—	—	—	—	—	—	—
		B	X	X	O	O	O	X	X	—	—	—	—	—
		C	X	X	O	O	O	X	X	—	X	X	—	—
	Sangue	A	X	X	X	X	—	—	X	X	—	—	—	—
		B	X	X	X	X	O	X	X	X	—	—	—	—
		C	X	X	X	X	X	X	X	X	X	X	—	—

[a] A: limitada (menos de 24 horas); B: prolongada (de 24 horas a 30 dias); C: permanente (mais de 30 dias).
[b] X: Testes de avaliação ISO para consideração; O: testes adicionais que podem ser aplicados.
* Adaptado do *FDA's Blue Book Memorandum #G95-1 (Tabela 1. Testes de avaliação inicial para consideração e Tabela 2. Testes de avaliação complementar para consideração).*

dispositivos implantáveis, é obrigatório o uso exclusivo de plásticos classe VI (USP XXXVII).

A seleção de matriz de testes para cada uma das categorias está nas Tabelas 9 a 11, adaptadas da USP XXXVI.

No Brasil, a Resolução da Anvisa RDC n. 56, de 6 de abril de 2001, dispõe, nos requisitos gerais, que os produtos para saúde devem ser projetados e fabricados de forma que seu uso não comprometa o estado clínico e a segurança do paciente, nem a segurança e saúde dos operadores ou, quando for o caso, de outras pessoas, quando utilizados nas condições e finalidades previstas.

O item 7, relativo a propriedades químicas, físicas e biológicas, contempla a seleção dos materiais utilizados, particularmente quanto a toxicidade, e a compatibilidade entre os materiais utilizados e entre os materiais e os tecidos biológicos, células e fluidos corporais, considerando a finalidade prevista do produto médico. Especial atenção deve ser prestada aos tecidos expostos e à duração e frequência da exposição. No caso em que os produtos para saúde se destinem à administração de medicamentos, deverão ser projetados e fabricados de forma compatível com os medicamentos de que tratam as disposições e restrições que regem tais produtos, e seu uso deverá ajustar-se de modo permanente, à finalidade a que sejam destinados. No seu Art. 1°, parágrafo único, a Resolução estabelece que os produtos para saúde de que trata são os produtos definidos como correlatos pela Lei n. 6.360/1976 e o Decreto n. 79.094/19777, excetuando-se os produtos para diagnóstico de uso *in vitro*.

PRODUTOS DE HIGIENE PESSOAL, COSMÉTICOS E PERFUMES

Conforme foi possível observar no estudo dos medicamentos e correlatos, com exigências mais rígidas quando do desenvolvimento do produto, os testes devem ser efetuados rotineiramente, no sentido de resguardar a segurança do consumidor. Mediante certificação de fornecedor e adoção de boas práticas de fabricação, esses testes podem ainda ser efetuados apenas periodicamente, conforme definido em plano de amostragem, salvo se houver alteração de fornecedor do item em questão, ou alteração em seu processo produtivo.

Também no caso de produtos de higiene pessoal, cosméticos e perfumes, essa conduta é válida. Esse grupo de produtos encontra-se regulamenado pela Resolução RDC n. 211, de 28 de agosto de 2000 (BRASIL, 2000), parcialmente revogada pela Resolução RDC n. 211, de 14 de julho de 2005, que, entre outras providências, avalia sua classificação quanto ao grau de risco que possam proporcionar, tendo em vista a finalidade de uso, áreas do corpo abrangidas, modo de usar e cuidados a serem observados,

quando de sua utilização, por ocasião da solicitação de registro ou de sua alteração.

A portaria também apresenta, para efeito de formulação dos produtos, uma lista positiva de conservantes/antimicrobianos, incluindo concentração máxima autorizada, limitações, assim como condições de uso e advertências; lista aprovada de corantes, com campo de aplicação e outras limitações ou requerimentos; lista de filtros ultravioletas, incluindo concentração máxima autorizada; por fim, lista restritiva de substâncias, as quais apenas podem ser empregadas em campos de aplicação ou uso definidos, sob concentrações máximas autorizadas, além de outras limitações e requerimentos, condições de uso e advertência, inclusive a constar do texto de rotulagem do produto. Portanto, as questões vinculadas a aspectos de toxicidade estão a princípio apenas no desenvolvimento e alteração de um determinado produto.

Os ensaios de toxicidade, seja enquanto objetivando a segurança do produto na etapa de desenvolvimento, ou como item de especificação, portanto item de qualidade de conformidade, devem sempre ser delineados, tendo em mente a finalidade de uso, área ou via de aplicação, dosagem ou concentração, tempo de tratamento ou local de contato, exposições repetitivas ou não, de forma a efetivamente conferir a tencionada segurança ao consumidor. Tratamentos prévios, extrações, critério de amostragem, frequência de aplicações ou de testes, são também fundamentais, podendo divergir para um mesmo produto, no decorrer do seu ciclo de vida. Dependem também de conhecimento prévio obtido via uso consagrado do produto, ou banco de dados existentes sobre determinados grupos de matérias-primas, que não eliminam a necessidade dos testes, mas podem torná-los menos exaustivos.

Outro aspecto de fundamental importância a considerar é o conflito que tem ocasionado, nos últimos anos, o emprego de animais, cujo experimento é por vezes levado a extremos, em testes laboratoriais. As Sociedades Protetoras dos Animais, a comunidade e os próprios cientistas e técnicos mostram-se cada vez mais sensíveis à crueldade de testes empregando animais como reagente biológico. Também o custo inerente a essas metodologias, associado a aspectos de baixa reprodutibilidade e sensibilidade, têm provocado direcionamento crescente no sentido de metodologias *in vitro*. Apesar disso, e mesmo das diferenças interespécies que devem balizar a extrapolação de resultados ao ser humano, o animal ainda permanece como recurso insubstituível na avaliação de níveis de toxicidade, intrínseca ou indevida. Quantitativamente, porém, seu emprego já sofreu redução, que tende a ser maior, graças a experimentos com delineamento experimental mais racional e objetivo.

No que diz respeito à avaliação de risco, deve ser lembrado que produtos que entram em contato com a superfície externa do corpo podem causar dois tipos de toxicidade, local e sistêmica. Devido às propriedades físicas da fórmula, variáveis quanto a seus ingredientes e concentração de materiais ativos, os efeitos tóxicos locais, associados à superfície externa corpórea, são fonte primária de preocupação. Porém, a potencial toxicidade sistêmica não deve ser descartada, uma vez que algumas substâncias químicas são efetivamente absorvidas através da pele e transportadas, atingindo significantes níveis sanguíneos. Adicionalmente, sabe-se que as células da pele podem metabolizar certas substâncias, permitindo que essas, aplicadas externamente, sejam convertidas em um ou mais metabólitos antes de passar à circulação geral.

O número de efeitos tóxicos associados ao uso de cosméticos é relativamente baixo, apesar do grande número de indivíduos que os utilizam. A aparente segurança dos produtos cosméticos pode refletir tanto a baixa toxicidade inerente à maioria dos ingredientes quanto a efetividade da pele em prevenir a absorção de substâncias exógenas. Porém, nem todos os cosméticos são isentos de toxicidade. Uma revisão da literatura pode revelar problemas de irritação de pele, respostas de sensibilidade alérgica e várias toxicidades sistêmicas, especialmente com produtos como tinturas para cabelo, sabões antibacterianos e perfumes. De fato, as respostas tóxicas documentadas são, em parte, responsáveis pelas linhas gerais de avaliação de componentes para cosméticos.

A avaliação toxicológica é baseada em estudos de longo prazo, planejados para revelar efeitos tóxicos tanto locais como sistêmicos, e aceitos pela FDA. As várias categorias de produtos fabricados pela indústria cosmética devem atender aos testes de toxicidade apropriados para cada caso. Uma importante fonte de informação sobre avaliação de toxicidade de ingredientes cosméticos tem sido a orientação da Cosmetic Toiletry and Fragrance Association (CTFA), que estabeleceu um programa visando à segurança de substâncias químicas usadas nesses produtos.

Dos ensaios anteriormente descritos, o que mais apresenta interesse para os produtos em pauta é o teste de citotoxicidade pelo método de revestimento com ágar, que se tem mostrado alternativa promissora, por exemplo, ao teste de irritação ocular de Draize, embora com limitações no caso de produtos sólidos, já que agressão mecânica não é reproduzida, mas apenas detectados os efeitos de substâncias que se difundem em meio aquoso.

Os testes *in vivo* mais empregados nesse grupo de produtos são: o teste de irritação cutânea, o teste de Draize, o teste de irritação ocular, o teste adjuvante completo de Freund e, eventualmente, outros, sempre considerando o grau de risco oferecido pelo produto.

Em contraposição, o Regulamento Técnico para Controle de Produtos Absorventes Higiênicos Descartá-veis, de Uso Externo e Intravaginal, (anexo à Portaria n. 1.480, de 31 de dezembro de 1990), inclui as seguintes avaliações quanto à biocompatibilidade: irritação cutânea primária; irritação cutânea cumulativa; ensaio de sensibilização; ensaio de citotoxicidade *in vitro* (BRASIL, 1991). Os ensaios são apresentados com a conotação de ensaios pré-clínicos, e não de avaliação rotineira da qualidade, abrangendo toxicidade do tipo local e sistêmica. As descrições, por serem mais frequentemente exigidas nos produtos de higiene pessoal, cosméticos e perfumes, constam nesse tópico.

Aspectos regulatórios

A definiçao de cosmético é encontrada na *Resolución Mercosur* GMC n. 110/1994 e foi adotada no Brasil pela Resolução RDC n. 211/2005: "produtos para higiene pessoal, cosméticos, perfumes e as substâncias ou preparados formados por substâncias naturais e sintéticas, e suas misturas, para uso externo em diversas partes exteriores do corpo humano, pele, sistema capilar, unhas, lábios e órgãos genitais externos, dentes e as membranas mucosas da cavidade bucal, com o exclusivo ou principal objetivo de limpar, perfumar, alterar a aparência e/ou corrigir odores corporais e/ou protegê-los e mantê-los em boas condições" (BRASIL, 2005).

De acordo com a Resolução RDC n. 211/2005 (BRASIL, 2005), produtos cosméticos são subdivididos em duas categorias:

- Grau 1 – produtos para higiene pessoal, cosméticos e perfumes, os quais, de acordo com a definição de cosmético, "caracterizado por ter propriedades básicas ou elementares, as quais não necessitam ser inicialmente comprovadas e não requeiram informações detalhadas em relação ao seu modo de uso e às suas restrições de uso, devido às características intrínsecas do produto", são produtos como sabonetes, xampus, cremes de beleza, loções de beleza, óleos, maquiagem, batons, lápis e delineadores labiais, produtos para maquiagem dos olhos (sem proteção solar) e perfumes.

- Grau 2 – produtos para higiene pessoal, cosméticos e perfumes, os quais possuem de acordo com a definição de cosmético, "indicações específicas, cujas características requeiram sua segurança e/ou eficácia a serem provadas, bem como informações e cuidados, modo e restrições de uso". Exemplos de produto de grau 2: xampus anticaspa, cremes dentais anticáries e antiplacas, desodorantes íntimos, desodorantes antiperspirantes axilares, esfoliantes, *peeling* químicos, protetores labiais com protetor solar, alguns produtos para área dos olhos, filtros UV, agentes bronzeadores, tinturas capilares, branqueadores, clareadores, produtos para ondular o cabelo, tônicos capilares, depilatórios químicos, removedores de cutícula, removedores de manchas de nicotina químicos, endurecedores de unha e repelentes contra insetos. Todos os produtos infantis são grau 2.

Essa definição exclui aplicações terapêuticas, em casos de doenças cutâneas. Produtos cosméticos são apenas usados para manter condições saudáveis e para profilaxia.

Por outro lado, substâncias usadas como produtos terapêuticos são classificadas como medicamentos. Isso é de grande importância para avaliações de segurança: como medicamentos devem ter um benefício terapêutico frente a uma doença, esse benefício deve ser considerado em uma análise de risco-benefício, enquanto que o dano à saúde causado por produtos cosméticos, quando utilizados devidamente, não é aceitável. Portanto:

"Um produto cosmético introduzido no mercado não deve causar danos à saúde humana quando aplicado sob condições de uso normais ou razoavelmente previstas, considerando, particularmente, a apresentação do produto, sua rotulagem, quaisquer instruções de seu uso e descarte, bem como quaisquer outras indicações ou informações fornecidas pelo fabricante ou seu agente autorizado, ou por qualquer outra pessoa responsável por colocar o produto no mercado".

Ética nos testes em seres humanos

Testes em seres humanos para determinar a segurança ou eficácia de produtos cosméticos devem estar de acordo com os princípios da declaração de Helsinki e suas emendas. Essa declaração foi inicialmente compilada para testes de medicamentos, e posteriormente estendida para cobrir todos os testes em humanos. Em adição, as regulamentações considerando as boas práticas clínicas e regulamentações nacionais, considerando testes clínicos em humanos, são dadas como referência.

No Brasil, atualmente a principal legislação que regulamenta as pesquisas realizadas em seres humanos é a CNS n. 196/1996, que passou por um recente processo de revisão.[6]

A declaração principal mundialmente aceita é que o sujeito deve decidir pessoalmente se participará ou não dos testes. Ninguém deve ser forçado a testar um produto, ou ser persuadido a participar de testes, sem saber sobre os possíveis riscos à saúde. O consentimento válido do sujeito deve ser documentado, com validade legal dependendo da quantidade de informações fornecidas sobre os possíveis riscos e a capacidade do sujeito de compreender as possíveis reações e consequências. Por essa razão, estudos envolvendo menores ou pessoas legalmente incompetentes são sempre mais complexos.

Os princípios mínimos para a realização de um teste, de acordo com as boas práticas clínicas são:

- seguir a declaração de Helsinki;
- fornecer informações claras para a assinatura do termo de consentimento livre e esclarecido e da declaração de consentimento ao sujeito de pesquisa, garantindo o direito a desistência;
- questões que justifiquem a realização da pesquisa, bem fundamentadas cientificamente;
- execução do teste com um protocolo de estudo e desenho experimental estruturado;
- aprovação do protocolo em comitês de ética independentes;
- provas de que o desenho experimental está de acordo com os princípios da declaração de Helsinki;
- médicos investigadores qualificados cientificamente;
- razão que justifique os objetivos do teste, com os possíveis riscos para o sujeito da pesquisa;
- observação dos direitos do sujeito da pesquisa à liberdade de participação;
- interrupção do teste, se ocorrerem eventos inesperados;
- exatos e completos registros dos resultados do teste.

Princípios fundamentais do planejamento do teste

A situação especial de um teste para um produto cosmético é que no início das avaliações, principalmente no que tange aos aspectos da segurança do produto, o sujeito não pode esperar qualquer efeito útil direto sobre a saúde, decorrente do tratamento, como poderia ser o caso do medicamento. Por isso, não é possível estabelecer a análise de risco-benefício semelhante à que é obtida na farmacologia da razão efeito/efeito adverso. Consequentemente, o desenho do teste e a avaliação preliminar de preparações cosméticas e seus insumos devem seguir, particularmente, elevados padrões de qualidade. A regra é proteger o sujeito da pesquisa contra qualquer tipo de dano, e ao mesmo tempo, obter informações a partir da exposição a uma nova substância ou produto.

É condição mandatória que, na avaliação de um produto ou insumo cosmético, nenhum dano permanente ou efeito adverso ocorram. Sintomas indicando incompatibilidade devem ser sempre reduzidos dentro do período de tempo, e sem causar danos.

O protocolo do teste deve incluir as seguintes informações mínimas:

- objetivo do teste;
- variáveis alvos;
- descrição dos efeitos antecipadamente;
- modelo biométrico (formulação da hipótese);
- planejamento do tamanho da amostra e justificativa estatística;
- critérios de inclusão, não inclusão e exclusão para seleção dos sujeitos de pesquisa;
- critérios estatísticos para a avaliação dos efeitos;
- documentação dos resultados;
- critérios de conclusão;

As exigências específicas para qualificações do investigador principal envolvem principalmente conhecimentos fundamentais sobre a fisiologia da pele. De particular importância são variações inter e intraindividuais na fisiologia da pele humana: apenas quando uma margem esperada de resultado é conhecida, será possível o planejamento do número de amostras, variáveis-alvo a serem selecionadas e observadas, portanto estimativa da precisão do método, seleção dos sujeitos de teste e pontos críticos para garantia da qualidade. Isto é especialmente importante quando se usa um método de medida físico para substanciar a interpretação de testes de compatibilidade, tendo em vista sua margem de medição e a garantia da qualidade exigida.

Outra consideração é a definição exata do problema a ser estudado: se ele engloba, por exemplo, a compatibilidade cutânea básica de um produto sob suas condições de uso, testes diferentes podem obviamente ser necessários para fornecer uma descrição suficientemente ampla dos efeitos do produto. Além de um teste experimental sob apósito (*patch test*), pode ser necessária a realização de um teste sob condições simuladas de uso, considerando exposição tardia e qualquer característica especial do usuário (p. ex., pele sensível). Isso significa que o planejamento de um teste rapidamente evolui para o planejamento de uma estratégia de teste, que vai muito além da pura técnica de execução de um teste padrão. Questões considerando a comparabilidade de efeitos de substâncias ou propriedades de produtos devem também sempre ser vistas e planejadas no contexto.

Irritação primária de pele

A compatibilidade cutânea de um produto pode ser dividida pragmaticamente em compatibilidade cutânea primária e cumulativa, isto é, ausência de efeitos irritantes primários diretos, em uso correto ou possível uso incorreto, e sintomas que são apenas manifestados tardiamente, ou necessitam de cofatores especiais para se tornarem aparentes.

Reações de irritação primária incluem vermelhidão, às vezes eritema, endurecimento, bolhas na superfície da pele, consequência direta de uso em curto prazo, ou após uso repetido. Caso essas manifestações sejam induzidos por uma reação inflamatória local, haverá tipicamente uma correlação direta entre o tempo de exposição, a dose e o efeito. Isto pode ser reproduzido por exposições repetidas sob as mesmas condições de teste. Reações tardias podem se tornar visíveis, como fissuras e descamação.

Para verificar o potencial irritante de um produto ou substância cosmética, são criadas condições de teste que simulam ou excedem a exposição tardia provável. Se nenhuma irritação for encontrada sob as condições de um teste experimental, o produto pode ser considerado seguro considerando-se um fator de segurança na dose, incidência ou intensidade de uso, ou na seleção do grupo de usuários.

Para a determinação dos dados relativamente à irritação cutânea primária, a European Cosmetic, Toiletry and Perfumery Association (Colipa) publicou um guia que definiu pela primeira vez as condições limite para um estudo visando estabelecer a compatibilidade cutânea primária de produtos cosméticos. Esse guia descreveu os desenhos de estudo típicos e mais comuns relativos aos vários tipos de produtos cosméticos, o desenho de teste apropriado para todos os objetivos do teste.

Os delineamentos básicos de testes são: aplicação única ou repetida aberta (*open epicutaneous test* – OET); aplicação única ou repetida fechada (*single or repeat patch test* – (S/R) PT); aplicação repetida controlada sob condições de uso simuladas (*application test, repeated open application test* – ROAT); teste de uso repetido doméstico (*home use test* – HUT).

Fundamentalmente, esses testes servem de modelo principalmente para testar os efeitos irritantes na pele, ou membrana mucosa, mas não para caracterizar produtos com respeito às suas propriedades alergênicas.

Os desenhos de testes propostos para estudos de irritação primária e cumulativa da pele consideram diferentes números de voluntários, nem sempre devidamente calculados. Na prática, esse número deve ser determinado pelo investigador em uma base caso a caso, dependendo do objetivo do estudo.

Testes de compatibilidade

Em geral, a avaliação de todos os testes relacionados pode, adicionalmente às leituras visuais, ser sustentada por resultados de métodos de testes objetivos biofísicos, se a exposição padronizada e as condições de leitura tiverem sido levadas em consideração.

Subsequentemente, foi proposto que esse sistema de métodos fosse suplementado com guias mais concretos e detalhados, o que foi feito com sucesso, para o uso de certos instrumentos de medida, mas não conduziu à desejada harmonização dos delineamentos de estudos. Muitas e distintas opiniões foram manifestadas pela comunidade científica internacional, com forte participação europeia. Porém, nenhum método *in vitro* foi até o momento validado e aceito internacionalmente, no âmbito regulatório.

Consequentemente, a recomendação do teste de segurança de irritação primária para um novo produto cosmético pode ser resumida como segue: a maior quantidade possível de informações sobre as características do produto deve ser obtida, com modelos *in vitro*. Isso melhora a avaliação de risco para a exposição de voluntários e considera a demanda ética, pela minimização dos riscos aos usuários iniciais. Testes mais abrangentes em voluntários devem considerar o modelo-teste, ou uma combinação de modelos que, de acordo com o propósito e o problema, fornecem resposta apropriada e ajudam a produzir a máxima quantidade de informações relevantes, com o número menor possível de voluntários.

A padronização é útil quando surgem questões recorrentes, por exemplo, no *patch test*, para comparar o efeito irritante de substâncias-teste similares, ou como um teste de segurança por exposição excessiva.

Alguns fatores importantes são responsáveis pela dificuldade básica ligada à padronização de métodos de teste:

- ■ Apesar de todo ser humano apresentar basicamente o mesmo padrão de reação em resposta a irritações externas, esse padrão pode diferir significativamente em grau e intensidade. Por isso, apenas irritações em larga escala, ou mais intensas, podem ser descritas com certeza e reprodutibilidade. Os limites de irritação individuais dos voluntários, em um grupo-teste, podem desviar o resultado em qualquer direção. A seleção sensata e justificável de voluntários e a conformidade estrita com os critérios de seleção anteriormente ao estudo são, portanto, cruciais, e sem isso o resultado do estudo dificilmente será aceitável.
- ■ Para assegurar que o resultado seja representativo, deveria haver uma declaração expondo a expectativa da exposição, com data posterior ao estudo.
- ■ O delineamento do estudo deve contemplar um valor de referência para medição dos efeitos, que permita a comparação com outros testes ou informações de um produto conhecido.
- ■ A análise estatística aplicada deve mostrar que, na interpretação dos resultados, não seja excedida uma probabilidade normal de erro.

A exigência mais importante, porém, é que haja evidências que justifiquem ser o modelo do teste adequado para responder às questões que o motivaram. É exatamente essa exigência que torna a interpretação dos dados do teste tão difícil, pois na prática o objetivo original dos testes nem sempre corresponde à interpretação final.

Sensibilização

Na Europa, de maneira geral, as avaliações das propriedades sensibilizantes de uma substância ou formulação cosmética são realizadas por razões éticas, usando exclusivamente os dados disponíveis para as substâncias individuais. É assumido que a combinação de substâncias do produto, cada uma das quais tendo sido avaliada anteriormente como sendo "não sensibilizantes", de acordo com métodos de teste aceitos pelo OECD, não causará sensibilização. Normalmente, tais dados são baseados no contato local e, consequentemente, avaliam o risco da sensibilização por contato.

Uma vez que o teste de um produto cosmético tipicamente não proporciona benefícios para a saúde, o risco de que o voluntário possa desenvolver sensibilização e, consequentemente, dano a longo prazo, em um teste de avaliação do potencial de propriedades sensibilizantes, não é aceitável em termos éticos.

Substâncias contidas no produto final podem também alterar-se, devido às reações químicas, como processos oxidativos, consequentemente, originando estruturas alergênicas. Alguns exemplos são o limoneno, o alfa-pineno, que, como substâncias puras, não são sensibilizantes, mas, uma vez oxidadas, podem ter efeitos sensibilizantes. Nesse caso, seria possível justificar eticamente o teste de segurança, mesmo com aplicações repetidas na pele humana.

Normalmente, porém, o cuidadoso desenvolvimento da formulação, considerando a literatura, sobre a incidência de sensibilização, deve ser suficiente para se conseguir estimar os riscos relativo às propriedades de sensibilização por contato.

Outras reações alérgicas, ou pseudoalérgicas, a ingredientes podem ser previstas buscando, na literatura, substâncias com estruturas químicas análogas reportadas como associadas a tais reações, pois nenhum sistema de teste em pele humana está disponível atualmente para esse tipo de teste.

Fototoxicidade e fotossensibilização

Reações fototóxicas são reações cutâneas em que apenas a ação combinada do produto com a dos raios UV na pele produz uma reação adversa. Isso deveria definitivamente ocorrer quando a exposição à luz ocorre simultaneamente, seguida da aplicação do produto. Os comprimentos de onda desencadeantes ocorrem principalmente na faixa do UVA e visível. Clinicamente, dois processos consecutivos se desenvolvem: após a exposição à luz, ocorre um eritema, com queimação e coceira, que pode levar a edema, ou urticária; em uma segunda fase (aproximadamente 20 a 48 horas depois), aparece vermelhidão, com coceira, que é estritamente limitada ao campo de exposição. Em casos mais graves, desenvolvem-se pequenas ou grandes bolhas. Estas desaparecem lentamente, em até 1 ou 2 semanas, geralmente deixando hiperpigmentações duradouras.

Em princípio, testes experimentais do efeito fototóxico de substâncias ou produtos na pele humana seguem os mecanismos supramencionados: em um delineamento de teste típico, realiza-se um *patch test*, no qual as substâncias teste são aplicadas convencionalmente em uma metade do corpo, e as leituras feitas sem exposição à luz. Esse é o controle para a segunda metade do corpo, à qual as mesmas substâncias são aplicadas contra lateralmente e expostas à luz UVA, em uma dose logo abaixo da dose individual de eritema. Se a reação nos campos irradiados for a mesma que o lado controle, o potencial fototóxico pode ser praticamente excluído de consideração. Se, por outro lado, os sintomas iguais aos descritos ocorrerem com mais severos ou tardios eritemas e coceira, bolhas etc., assume-se ter ocorrido um efeito fototóxico. Além de um maior número de componentes sintéticos, principalmente ingredientes de plantas podem desencadear uma reação fototóxica. Por essa razão, testes preliminares são úteis para essa classe de substâncias.

Da mesma forma que as reações fototóxicas, reações fotoalérgicas tardias também são possíveis. Em tais casos, a reação é precedida por uma sensibilização clássica à substância, sendo a reação desencadeada por conversão fotoquímica da forma não alergênica, para a forma alergênica da substância. Porém, o teste em pele humana, caso haja suspeita justificada de potencial fotossensibilizante, é novamente questionada por fundamentos éticos, devendo ser avaliado em modelos animais ou, por analogia, com substâncias de estrutura química semelhante.

Comedogenicidade

Comedogenicidade e fotocomedogenicidade são fenômenos que, na prática, são conhecidos como reações adversas parecidas com acne. Elas podem ser interpretadas como o efeito direto da oxidação de óleos ou gorduras, sob forma de uma leve irritação proliferativa nas células queratinizadas no infundíbulo das glândulas sebáceas. Na reação a substâncias ou produtos oleosos ou gordurosos,

em conexão com a luz, é vista como uma forma especial de *Acne aestivalis* (*Mallorca acne*). Aqui, há uma clara correlação entre a incidência de eflorescências acneiformes e a exposição à luz, após o uso de produtos ou substâncias oleosas ou gordurosas.

Em princípio, testes experimentais para efeitos comedogênicos seguem o desenvolvimento da seguinte forma: um delineamento de estudo típico é a aplicação da substância-teste em um lado do corpo, na testa ou em uma área com elevado número de folículos, primeiramente sem exposição à luz, e observação por vários dias. No caso das mulheres que estejam no seu ciclo menstrual, em particular, deve-se ter atenção para mudanças acneiformes espontâneas da pele. Se durante o tratamento numerosas eflorescências acneiformes ocorrerem, em comparação à pele não tratada, isto indica potencial comedogênico. Posterior tratamento com UV (novamente envolvendo a aplicação de doses abaixo do *minimal erythema dose individual*) pode provocar uma fotorreação adicional. Uma maior incidência de efeitos acneiformes deve ser interpretada como indicativo de potencial foto-comedogênico, por desencadear reações como *Mallorca acne*.

Reações subclínicas

Reações relevantes de intolerância a produtos percebidas pelos usuários não são apenas irritações visíveis da pele ou membrana mucosa, mas principalmente desconfortos sentidos subjetivamente, mas para os quais medidas físicas são impossíveis, ou muito difíceis. Nesses casos, apenas é possível o registro de relatos pessoais, com as limitações da subjetividade inerente.

Percepção de estiramento da pele, coceira, formigamento, "queimação", e mesmo vários tipos de dor, podem se associar a um produto. Por essa razão, a avaliação de reações subjetivas em um teste em uso é um componente importante na estratégia de segurança. Como pode haver diferenças individuais consideráveis na sensibilidade da pele ou membrana mucosa, e o mesmo indivíduo pode reagir diferentemente ao mesmo produto em um período de tempo, declarações sobre desconfortos subjetivos podem apenas ser adequadamente avaliadas com o envolvimento do maior número de amostras randomizadas de grupos representativos. Porém, no caso de produtos que nunca devem causar qualquer tipo de sensação de desconforto (p. ex., cremes de cuidado com a pele, para uso permanente), a incidência de reações subjetivas deve ser motivo para revisar a fórmula. Em contraste, no caso de um teste com produtos de limpeza da pele (p. ex., produtos para limpeza da face) teria que ser verificado se um usuário com um tipo particular de pele deveria usar tal produto, por exemplo, um usuário com pele muito seca e sensível, poderia ter uma leve sensação de repuxamento apenas com água.

Desenhos de estudo típicos para tais estudos consideram o tipo de pele do grupo de usuários, um número suficientemente grande de voluntários, instruções de uso do produto e informações antecipadas dos efeitos que estariam na margem dos efeitos desejados e não devem ser vistos como efeitos colaterais indesejados. Importante para as análises posteriores é a definição de escalas, pelo menos básicas, para avaliar impressões subjetivas, como: "de muito bom a muito ruim", ou "nenhuma, muito fraca a extremamente intensa" etc. Uma diferenciação mais precisa pode ser obtida utilizando-se escalas de analogia visual, quando o voluntário marca o efeito em uma barra, registrando de 0 a 100%.

Como a variabilidade dos métodos possíveis já sugere, tais pesquisas devem ser usadas principalmente qualitativamente, e relação comparativa em análise estatística pode fornecer uma relação comparativa "melhor/pior".

Medidas instrumentais das reações da pele

O uso de instrumentos diferentes foi proposto, para melhorar os valores informativos de estudo com voluntários, nos testes de compatibilidade local. Além das várias novas técnicas de medida, o evaporímetro em especial possibilitou, nas últimas décadas, o ganho de um significativo entendimento das propriedades funcionais do estrato córneo. O evaporímetro é usado para medir a perda de água transepidérmica (TEWL), que permite a quantificação do impacto do dano à barreira causada pela erosão mecânica do estrato córneo, ou por mudanças mecânicas nas membranas dos queratinócitos. Outros tipos de irritação na camada córnea, e efeitos visíveis nos vasos (causados pela tretinoína ou radiação UV, p. ex.), podem ser demonstrados com medidas de Laser Doppler. Métodos colorimétricos são principalmente adequados para a padronização da impressão visual subjetiva influenciada e, como apropriado, para quantificação de minúsculas diferenças em mudanças de cor específicas. Finalmente, medidas de capacitância podem ser usadas para estudar o efeito de irritantes na capacidade de ligação de água na pele e, em particular, o conteúdo predominante de hidratação do estrato córneo. A habilidade de uma única técnica de medida de detectar e descrever os efeitos de irritação cutânea naturalmente varia de acordo com a natureza e intensidade do efeito. Por essa razão, detalhes apropriados devem ser dados sobre a adequabilidade do instrumento de medição e o tipo de irritação no protocolo de estudo.

Valor de testes preditivos

O valor de testes preditivos ainda depende hoje, em grande extensão, da experiência de um avaliador de produtos extremamente qualificado. IsSo porque as reações adversas a produtos cosméticos mais comuns são percebidas, mas não reportadas pelo usuário, sendo apenas possível fazer uma estimativa superficial do número de casos reportados e não detectados de dano cutâneo que realmente ocorre. Por isso, os seguintes pontos baseados em dados de testes são particularmente valiosos quando se avalia a segurança de um produto:

■ Comparação das condições de uso da substância ou produto a ser avaliado com aqueles produtos bem aceitos no mercado, de fórmula similar. Por exemplo, se ambas as fórmulas foram testadas em paralelo e seus potenciais de irritação forem comparados.

■ A diferença pode ser avaliada biometricamente, se o desenho do teste for apropriado.

■ Estimar superficialmente a exposição em um teste de exposição, por exemplo, se um tratamento oclusivo em um *patch test* não produziu nenhuma reação, mas uma aplicação em aberto e de curto prazo seria esperada. Essa diferença pode ser avaliada com um fator de segurança para cada tipo de produto.

■ Inclusão do maior número possível de parâmetros subjetivos e objetivos em uma avaliação de produto para se saber, com antecedência, pelo menos qualitativamente, os vários possíveis tipos de reação adversa.

■ Inclusão de diferentes tipos de pele e sensibilidade para cobrir toda a margem de variação de usuários.

REFERÊNCIAS BIBLIOGRÁFICAS

1.   ALBERT, D.E. Plastic materials and plastic containers. In: USP ANNUAL SCIENTIFIC MEETING. Missouri, September/2008.
2.   BRASIL. Instrução Normativa n. 7, de 17 de junho de 2009. Estabelece a relação de equipamentos médicos e materiais de uso em saúde que não se enquadram na situação de cadastro, permanecendo na obrigatoriedade de registro na ANVISA. *Diário Oficial da União*, Brasília, DF, 18 jun. 2009. Seção 1, p.47.
3.   BRASIL. Lei n. 11.794, de 8 de outubro de 2008. Regulamenta o inciso VII do § 1° do art. 225 da Constituição Federal, estabelecendo procedimentos para o uso científico de animais; revoga a Lei n. 6.638, de 8 de maio de 1979; e dá outras providências. Brasília, 8 de outubro de 2008. *Diário Oficial da União*, Brasília, DF, 09 out. 2008. Seção 1, p.1-2.
4.   BRASIL. Portaria n. 1480, de 31 de dezembro de 1990. Isenta produtos absorventes higiênicos, destinados ao asseio corporal de registro da Secretária Nacional de Vigilância Sanitária e dá outras providências. *Diário Oficial da União*, Brasília, DF, 07 jan. 1991. Seção 1, p.11-16.
5.   BRASIL. Portaria n. 500 de 09 de outubro de 1997. Aprova o Regulamento Técnico de Soluções Parenterais de Grande Volume SPGV e seus anexos. *Diário Oficial da União, Brasília*, DF, 13 out. 1997. Seção 1, p.44-75.
6.   BRASIL. Resolução n. 196, de 10 de outubro de 1996 – revisão 2012. Aprova as diretrizes e normas regulamentadoras de pesquisas en-

volvendo seres humanos. *Diário Oficial da União*, Brasília, DF, Seção 1, 23 de outubro de 2012.

7.   BRASIL. Resolução n. 251, de 07 de agosto de 1997. Contempla a norma complementar para a área temática especial de novos fármacos, vacinas e testes diagnósticos e delega aos CEPs a análise final dos projetos nessa área, que deixa de ser especial. *Diário Oficial da União*, Brasília, DF, 23 set. 1997. Seção 1, p.33-35.

8.   BRASIL. Resolução n. 79, de 28 de agosto de 2000. Estabelece a definição e classificação de produtos de higiene pessoal, cosméticos e perfumes e outros com abrangência neste contexto. *Diário Oficial da União*, Brasília, DF, 31 ago. 2000. Seção 1, p.34-50.

9.   BRASIL. Resolução RDC n. 14, de 31 de março de 2010. Dispõe sobre o registro de medicamentos fitoterápicos. *Diário Oficial da União*, Brasília, DF, 5 abr. 2010. Seção 1, p.85-87.

10.   BRASIL. Resolução RDC n. 17 de 16 de abril de 2010. Dispõe sobre as boas práticas de fabricação de medicamentos. *Diário Oficial da União*, Brasília, DF, 19 abr. 2010. Seção 1, p.94-110.

11.   BRASIL. Resolução RDC n. 211, de 14 de julho de 2005. Ficam estabelecidas a definição e a classificação de produtos de higiene pessoal, cosméticos e perfumes, conforme Anexos I e II desta Resolução. *Diário Oficial da União*, Brasília, DF, 18 jul. 2005. Seção 1, p.58-60.

12.   BRASIL. Resolução RDC n. 56, de 06 de abril de 2001. Estabelece os requisitos essenciais de segurança e eficácia aplicáveis aos produtos para saúde, referidos no Regulamento Técnico anexo a esta Resolução. *Diário Oficial da União*, Brasília, DF, 10 abr. 2001. Seção 1, p.28-29.

13.   DRAIZE, J.H.; WOODWARD, D.G.; CALVERY, H.O. Methods for the study of irritation and toxicity substances applied topically to the skin and mucous membranes. *J. Pharmacol. Exp. Ther.*, v.82, p.377-390, 1944.

14.   ECOBICHON, D.J. *The basis of toxicity testing*. Boca Raton: CRC Press, 1992. 160p.

15.   FOOD AND DRUG ADMINISTRATION (FDA). *Illustrated Guide for Grading Eye Irritation by Hazardous Substances*. Washington: Government Printing Office. 1965.

16.   FORBES, P.D.; URBACH, F.; DAVIES, R.E. Phototoxicity testing of fragrance raw materials. *Food Cosmet Toxicol.*, v.15, n.1, p.55-60. 1977.

17.   FRIEDENWALD, J.S.; HUGHES, W.F.; HERRMANN, H. Acid-base tolerance of the cornea. *Arch. Ophthalmol.*, v.31, p.279-283. 1944.

18.   GOLDBERT, A.M.; SCHOOL, J.H. Alternativas em toxicologia. *Cosm. Toiletries. (Ed. Port.)*, São Paulo, v.3, p.25-29, 1991.

19.   GORDON, V.C. Determinação de Irritação Ocular e Dérmica por Métodos "in vitro". *Cosmet. Toiletries (Ed. Port.)*, São Paulo, v.3, p.30-34, 1991.

20.   INTERNATIONAL STANDARDS ORGANIZATION (ISO). *ISO 10993-1*: Biological evaluation of medical devices – Part 1: Evaluation and testing within a risk management process. Geneva, 2009a.

21.   INTERNATIONAL STANDARDS ORGANIZATION (ISO). *ISO 10993-10*: Biological evaluation of medical devices – Part 10: Tests for irritation and delayed-type hypersensitivity. Geneva, 2002b.

22.   INTERNATIONAL STANDARDS ORGANIZATION (ISO). *ISO 10993-11*: Biological evaluation of medical devices – Part 11: Tests for systemic toxicity. Geneva, 2006b.

23.   INTERNATIONAL STANDARDS ORGANIZATION (ISO). *ISO 10993-12*: Biological evaluation of medical devices – Part 12: Sample preparation and reference materials. Geneva, 2007b.

24.   INTERNATIONAL STANDARDS ORGANIZATION (ISO). *ISO 10993-13*: Biological evaluation of medical devices – Part 13: Identification and quantification of degradation products from polymeric medical devices. Geneva, 1998.

25.   INTERNATIONAL STANDARDS ORGANIZATION (ISO). *ISO 10993-14*: Biological evaluation of medical devices – Part 14: Identification and quantification of degradation products from ceramics. Geneva, 2001.

26.   INTERNATIONAL STANDARDS ORGANIZATION (ISO). *ISO 10993-15*: Biological evaluation of medical devices – Part 15: Identification and quantification of degradation products from metals and alloys. Geneva, 2000.

27.   INTERNATIONAL STANDARDS ORGANIZATION (ISO). *ISO 10993-16*: Biological evaluation of medical devices – Part 16: Toxicokinetic study design for degradation products and leachables. Geneva, 2010.

28.   INTERNATIONAL STANDARDS ORGANIZATION (ISO). *ISO 10993-17*: Biological evaluation of medical devices – Part 17: Establishment of allowable limits for leachable substances. Geneva, 2002c.

29.   INTERNATIONAL STANDARDS ORGANIZATION (ISO). *ISO 10993-18*: Biological evaluation of medical devices – Part 18: Chemical characterization of materials. Geneva, 2005.

30.   INTERNATIONAL STANDARDS ORGANIZATION (ISO). *ISO 10993-2*: Biological evaluation of medical devices – Part 2: Animal welfare requirements. Geneva, 2006a.

31.   INTERNATIONAL STANDARDS ORGANIZATION (ISO). *ISO 10993-3*: Biological evaluation of medical devices – Part 3: Tests for genotoxicity, carcinogenicity and reproductive toxicity. Geneva, 2003.

32.   INTERNATIONAL STANDARDS ORGANIZATION (ISO). *ISO 10993-4*: Biological evaluation of medical devices – Part 4: Selection of tests for interactions with blood. Geneva, 2002a.

33.   INTERNATIONAL STANDARDS ORGANIZATION (ISO). *ISO 10993-5*: Biological evaluation of medical devices – Part 5: Tests for in vitro cytotoxicity. Geneva, 2009b.

34.   INTERNATIONAL STANDARDS ORGANIZATION (ISO). *ISO 10993-6*: Biological evaluation of medical devices – Part 6: Tests for local effects after implantation. Geneva, 2007a.

35.   INTERNATIONAL STANDARDS ORGANIZATION (ISO). *ISO 10993-7*: Biological evaluation of medical devices – Part 7: Ethylene oxide sterilization residuals. Geneva, 2008.

36.   INTERNATIONAL STANDARDS ORGANIZATION (ISO). *ISO 10993-9*: Biological evaluation of medical devices – Part 9: Framework for identification and quantification of potential degradation products. Geneva, 2009c.

37.   INTERNATIONAL STANDARDS ORGANIZATION (ISO). *ISO/TS 10993-19*: Biological evaluation of medical devices – Part 19: Physico-chemical, morphological and topographical characterization of materials. Geneva, 2006c.

38.   INTERNATIONAL STANDARDS ORGANIZATION (ISO). *ISO/TS 10993-20*: Biological evaluation of medical devices – Part 20: Principles and methods for immunotoxicology testing of medical devices. Geneva, 2006d.

39.   KABARA, J.J. *Cosmetic and drug preservation: principles and practice*. New York: Marcel Dekker, 1984. 765p.

40.   KAIDBEY, K.H.; KLIGMAN, A.M. Topical photosensitizers. Influence of vehicles on penetration. *Arch Dermatol.*, v.110, n.6, p.868-870. 1974.

41.   KAY, J.H.; CALANDRA, J.C. Interpretation of eye irritation tests. *J. Soc. Cosmet. Chem.*, v.13, p.281-289, 1962.

42.   SOCIETY OF JAPANESE PHARMACOPOEIA. *The Japanese pharmacopoeia*. 15. ed. Tokyo: Yakuji Nippo, 2006. p.1728-1729.

43.   TEAL, J.J. Início de nova era: testes de segurança sem animais. *Cosmet. Toiletries (Ed. Port.)*, São Paulo, v.3, p.20-24, 1991.

44.   TURNER J.E.; LAWRENCE W.H.; AUTIAN J. Subacute toxicity testing of biomateriais using histologic evaluation of rabbitt muscle tissue. *J. Biomed. Mater. Res.*, v.7, p. 39-58, 1973.

45.   UNITED States Pharmacopeia. 37 ed. Rockville: The United States Pharmacopeia Convention, 2014a. p.95-100.

46.   UNITED States Pharmacopeia. 37 ed. Rockville: The United States Pharmacopeia Convention, 2014b. p.94-95.

47.   UNITED States Pharmacopeia. 37 ed. Rockville: The United States Pharmacopeia Convention, 2014c. p.487-495.

48.   UNITED States Pharmacopeia. 37 ed. Rockville: The United States Pharmacopeia Convention, 2014d. p.168-172.

49.   UNITED States Pharmacopeia. 37 ed. Rockville: The United States Pharmacopeia Convention, 2014e. p.678-681.

50.   WORLD HEALTH ORGANIZATION (WHO). Who Expert Committee on Specifications for Pharmaceutical Preparations. *36th Report*. Geneva, 2002. (WHO Technical Report Series, 902).

Índice remissivo